# 中华影像医学

## 中枢神经系统卷

## 第3版

**主　编**　龚启勇　卢光明　程敬亮

**副主编**　马　林　洪　楠　张　辉

**编　委**（以姓氏笔画为序）

| | | | |
|---|---|---|---|
| 马　林 | 中国人民解放军总医院 | 张　权 | 天津医科大学总医院 |
| 王晓明 | 中国医科大学附属盛京医院 | 张　勇 | 郑州大学第一附属医院 |
| 月　强 | 四川大学华西医院 | 张　辉 | 山西医科大学第一医院 |
| 卢光明 | 中国人民解放军东部战区总医院 | 张志强 | 中国人民解放军东部战区总医院 |
| 冯　逢 | 中国医学科学院北京协和医院 | 张体江 | 遵义医科大学附属医院 |
| 宁　刚 | 四川大学华西第二医院 | 苗延巍 | 大连医科大学附属第一医院 |
| 吕　粟 | 四川大学华西医院 | 洪　楠 | 北京大学人民医院 |
| 朱文珍 | 华中科技大学同济医学院附属同济医院 | 姚振威 | 复旦大学附属华山医院 |
| 朱明旺 | 首都医科大学三博脑科医院 | 高培毅 | 首都医科大学附属北京天坛医院 |
| 齐志刚 | 首都医科大学宣武医院 | 龚启勇 | 四川大学华西医院 |
| 孙志华 | 天津医科大学总医院 | 程敬亮 | 郑州大学第一附属医院 |
| 杨智云 | 中山大学附属第一医院 | | |

**编写秘书**　月　强　张志强　张　勇

人民卫生出版社

**图书在版编目（CIP）数据**

中华影像医学. 中枢神经系统卷 / 龚启勇，卢光明，程敬亮主编. —3 版. —北京：人民卫生出版社，2019

ISBN 978-7-117-29052-4

Ⅰ. ①中… Ⅱ. ①龚…②卢…③程… Ⅲ. ①影象诊断②中枢神经系统疾病 – 影象诊断 Ⅳ. ①R445②R741.04

中国版本图书馆 CIP 数据核字（2019）第 223139 号

| 人卫智网 | www.ipmph.com | 医学教育、学术、考试、健康，购书智慧智能综合服务平台 |
| 人卫官网 | www.pmph.com | 人卫官方资讯发布平台 |

**中华影像医学·中枢神经系统卷**

**第 3 版**

主　　编：龚启勇　卢光明　程敬亮

出版发行：人民卫生出版社（中继线 010-59780011）

地　　址：北京市朝阳区潘家园南里 19 号

邮　　编：100021

E - mail：pmph @ pmph.com

购书热线：010-59787592　010-59787584　010-65264830

印　　刷：三河市宏达印刷有限公司（胜利）

经　　销：新华书店

开　　本：889×1194　1/16　印张：33

字　　数：1022 千字

版　　次：2004 年 4 月第 1 版　　2019 年 11 月第 3 版
　　　　　　2021 年 12 月第 3 版第 2 次印刷（总第 6 次印刷）

标准书号：ISBN 978-7-117-29052-4

定　　价：243.00 元

打击盗版举报电话：010-59787491　E-mail：WQ @ pmph.com
（凡属印装质量问题请与本社市场营销中心联系退换）

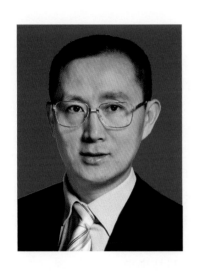

**龚启勇**

　　主任医师，四川大学华西医院副院长。教育部"长江学者"特聘教授、教育部"长江学者奖励计划"创新团队负责人、国家自然科学基金委员会创新研究群体首席专家。任国际医学磁共振学会精神磁共振学组主席、中华医学会放射学分会全国委员、四川省医师协会放射医师分会会长。

　　从事放射影像医教研35年，（共同）主编全国高等学校五年制本科临床医学专业国家统编教材《医学影像学》、国家卫生健康委员会"十三五"住院医师规范化培训规划教材《放射影像学》和国家卫生计生委放射诊断与治疗学专业临床型研究生及专科医师规划教材《神经放射诊断学》。受邀担任北美放射医师医学继续教育系列 *Neuroimaging Clinics of North America* 分册主编。近年在国家杰出青年基金、科技部973、863和"十二五"科技支撑计划等项目课题资助下，就神经与精神放射影像做了系统深入的研究并取得成果，因此受邀在放射学顶级期刊 *Radiology* 发表特约综述；受邀在国际医学磁共振学会（ISMRM）作大会 New Horizons Lecture 荣誉冠名主题演讲。作为通信／共同通信作者在 *JAMA Psychiatry* 等 SCI 杂志发表论文170余篇，H指数72，是科睿唯安"全球高被引科学家"（交叉学科领域）和爱思唯尔"中国高被引学者"（医学领域）。相关成果写入国际放射学百科全书、国际专家共识和临床手册、入选 ISMRM 和北美放射学会（RSNA）继续教育医学（CME）课程，并以第一完成人获国家自然科学二等奖和4项省部级科技进步一等奖（含中华医学科技一等奖）。并获美国中华医学基金会（CMB）杰出教授奖、吴阶平医药创新奖、ISMRM Society Award 等，是首届中华医学会放射学分会"突出贡献奖"金质奖章获得者。

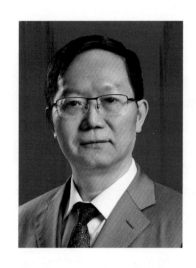

## 卢光明

主任医师，中国人民解放军东部战区总医院医学影像科主任。兼任南京大学医学院临床综合教研室主任、教授、博士生导师。长期从事医学影像学医教研工作，积累了丰富的临床经验，擅长以 CT 和 MRI 为主要技术的影像诊断，主要研究方向：心脑血管影像、神经影像、肿瘤分子影像。近年以首席科学家身份负责国家 973 计划项目 1 个，负责国家自然科学基金重点项目 2 个及重大国际合作项目 1 个，国家自然科学基金重大项目 1 个。在心脑血管病、脑部疾病及肿瘤的影像诊断和研究等领域的某些方面取得了突破性成果。以第一或通信（含共同）作者身份发表 SCI 杂志论文 236 篇，总影响因子（IF）1 131.2。主编专著 10 部，授权发明专利 14 项。以第一完成人身份获国家科技进步二等奖 1 项、省部级一等奖 4 项、二等奖 2 项；以第二完成人身份获省部级（军队）一、二等奖 3 项。获"全国优秀科技工作者""江苏省杰出人才""军队杰出专业技术人才奖"、南京市"十大科技之星"、江苏省"百名医德之星"等表彰或荣誉称号及国务院政府特殊津贴并荣立二等功。担任中华医学会放射学分会副主任委员，国际医学磁共振学会中国分会主席，中国医师协会放射医师分会常委并神经影像专业委员会主任委员，白求恩公益基金会影像诊断专业委员会主任委员，中国神经科学学会神经影像技术学分会副会长，江苏省医学会常务理事，江苏省医师协会放射医师分会会长。

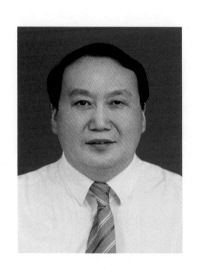

**程敬亮**

主任医师、二级教授、博士生导师,郑州大学特聘教授,郑州大学第一附属医院磁共振科主任、医学影像中心主任、医技医学部主任(副处级)。河南省医学影像诊疗与研究中心主任、河南省医学影像远程网络会诊中心主任、河南省磁共振功能成像与分子影像重点实验室主任、河南省脑功能检测与应用工程技术研究中心主任、河南省学位委员会委员,郑州大学医学部学位委员会副主席、郑州大学和郑州大学第一附属医院学位委员会委员。

1985年自河南医科大学医疗系毕业以来,一直从事放射和磁共振诊断的医疗、教学和科研工作。迄今,已发表科研论文300余篇,主编和参编影像学专著30部,先后获国家专利8项,获国家重点研发计划、国家自然科学基金、河南省杰出人才和杰出青年基金等科研项目研发基金3 000余万元。主持完成的7项研究成果分别获得1998年、1999年、2006年、2008年、2009年、2011年和2015年度河南省科学技术进步奖二等奖,多项研究结果和结论填补了国内外空白。为此,多次受邀参加北美放射学会(RSNA)、欧洲放射学会(ECR)、ISMRM和日本放射学会(JRC)等国际放射学术会议进行交流。目前,已培养硕士和博士研究生80余名。

国家重点研发计划项目(973)首席科学家,国家百千万人才工程有突出贡献中青年专家,享受国务院政府特殊津贴,河南省"中原千人计划"中原名医(首届,2018),河南省杰出专业技术人才,河南省优秀专家,国家卫生健康委员会大型医用设备管理咨询专家,原国家食品药品监督管理总局医疗器械技术评审咨询专家委员会专家,全国优秀科技工作者,"中国医师奖"和"河南优秀医师奖"获得者,河南省跨世纪学术学科带头人,河南省优秀中青年骨干教师,河南省文明教师,河南省科技领军人物,河南省卫生科技领军人才,河南省创新型科技团队带头人。

中华医学会放射学分会副主任委员兼磁共振学组组长,国际医学磁共振学会中国分会主席,中国医师协会放射医师分会副会长,《中华放射学杂志》副总编辑,河南省医学会放射学分会主任委员,黄河医学影像论坛理事会理事长,中国放射影像期刊联盟秘书长,中国医学装备协会磁共振应用专业委员会副主任委员,中国卒中学会医学影像学分会副主任委员,河南省卒中学会医学影像分会主任委员,河南省数字图形图像学会副理事长兼秘书长,河南省数字图形图像学会放射学医工结合专科分会主任委员,《临床放射学杂志》等20余种放射影像学杂志副主编或编委。

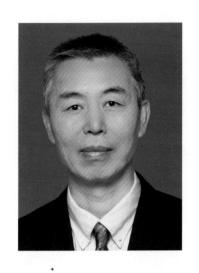

### 马 林

主任医师、教授、博士生导师，中国人民解放军总医院放射诊断科主任。中华医学会放射学分会常务委员兼神经学组组长、中国医师协会放射医师分会常务委员、北京医学会放射学分会副主任委员、国家卫生计生委脑卒中防治工程专家委员会神经影像专业委员会主任委员、中国医学影像技术研究会副会长、中国研究型医院学会医学影像与人工智能专业委员会主任委员。担任《中国医学影像学杂志》主编，*Investigative Radiology*、《中华放射学杂志》等杂志编委。

从事神经系统疾病的影像诊断及相关研究，发表 SCI 杂志论文 70 余篇，主编专著 5 部。承担国家自然科学基金、国家重点研发计划及军队专项课题多项。2013 年获军队医疗成果一等奖。

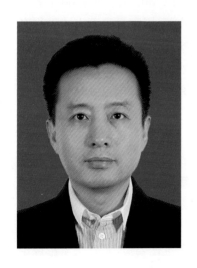

### 洪 楠

主任医师、教授、博士生导师，北京大学人民医院放射科主任。中华医学会放射学分会委员兼秘书长、中国医师协会放射医师分会副会长、北京医学会放射学分会副主任委员、中国医学装备协会磁共振应用专业委员会副主任委员等。主持多项国家级及省部级课题，在国内外学术期刊发表论文近百篇，主编或参编多本教材及专业书籍。

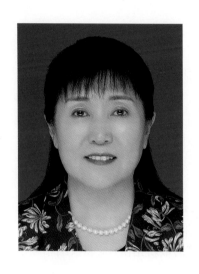

**张　辉**

　　教授、博士生导师、博士后指导教师，山西医科大学副校长、医学影像学系主任、山西医科大学第一医院影像科主任。担任中华医学会放射学分会常务委员，中国医师协会放射医师分会常务委员，山西省医学会放射学专业委员会主任委员。国务院政府特殊津贴专家，全国优秀科技工作者，山西省医学学科带头人，山西省名医，山西省教学名师。

　　主要从事医学影像学医疗、教学和科研工作，研究方向为神经影像学、功能性磁共振成像及影像基因组学。主持国家自然科学基金 2 项，省部级课题 20 余项。荣获山西省科技奉献奖一等奖 1 项，山西省科学技术奖二等奖 3 项、三等奖 2 项。主编或主审专著 3 部、副主编 2 部。发表论文 150 余篇，SCI 杂志收录 30 余篇。指导博士生及博士后 22 人，硕士生 70 余人。

# 第 3 版修订说明

中华影像医学丛书是人民卫生出版社萃集国内影像医学一流专家和学科领袖倾心打造的学术经典代表作,其第 1 版和第 2 版分别代表了我国影像学界当时最高的学术水平,为国内医学影像学的学科发展、人才培养和临床诊疗水平的提升发挥了巨大的推动作用。作为医学的"眼睛",影像学的发展除了需要专家经验的积累外,还有赖于科学技术的不断进步和影像设备的不断更新。该套丛书第 2 版出版以来,医学影像学又取得了更多的进展,人工智能也越来越多地应用于医学影像学,书中的有些内容已经落后于时代需要。此外,近几年来,书籍的出版形式也在从传统的纸质出版向纸数融合的融媒体图书出版转变。

正是基于上述分析,本次修订在第 2 版的基础上与时俱进、吐陈纳新,并以"互联网 +"为指引,充分发挥创新融合的出版优势,努力突出如下特色:

第一,权威性。本次修订的总主编由中华医学会放射学分会主任委员金征宇教授担任,各分卷主编由中华医学会放射学分会和中国医师协会放射医师分会的主要专家担任,充分保障内容的权威性。

第二,科学性。本次修订将在前一版的基础上,充分借鉴国内外疾病诊疗的最新指南,全面吸纳相应学科领域的最新进展,最大限度地体现内容的科学性。

第三,系统性。修订后的第 3 版以人体系统为基础,设立 12 个分卷,详细介绍各系统的临床实践和最新研究成果,在学科体系上做到了纵向贯通、横向交叉。

第四,全面性。修订后的第 3 版进一步发挥我国患者基数大、临床可见病种多的优势,全面覆盖与医学影像学诊疗相关的病种,更加突出其医学影像学"大百科全书"的特色。

第五,创新性。在常规纸质图书图文结合的基础上,本轮修订过程中将不宜放入纸质图书的图片、视频等素材通过二维码关联的形式呈现,实现创新融合的出版形式。同时,为了充分发挥网络平台的载体作用,本次修订将在出版纸数融合图书的基础上,同步构建中华临床影像库。

第六,实用性。相对于国外的大型丛书,该套丛书的内容以国内的临床资料为主,跟踪国际上本专业的新发展,突出中国专家的临床思路和丰富经验,关注专科医师和住院医师培养的核心需求,具有更强的临床实用性。

# 登录中华临床影像库步骤

## ▌公众号登录 >>

扫描图书封底二维码
关注"临床影像库"公众号

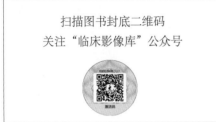

点击"影像库"菜单
进入中华临床影像库首页

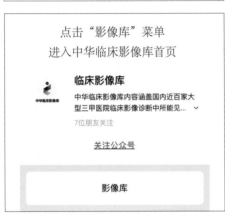

## ▌网站登录 >>

输入网址 medbooks.ipmph.com/yx
进入中华临床影像库首页

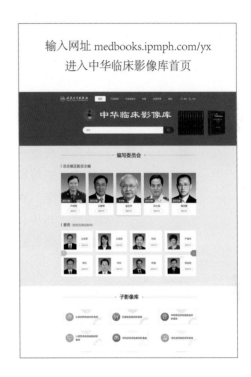

---

## 进入中华临床影像库首页

## 注册或登录

PC 端点击首页"兑换"按钮
移动端在首页菜单中选择"兑换"按钮

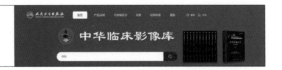

输入兑换码,点击"激活"按钮
开通中华临床影像库的使用权限

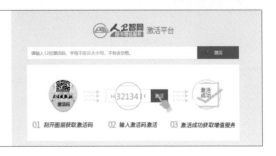

# 目　录

| 分卷 | 主编 | | | 副主编 | | | |
|---|---|---|---|---|---|---|---|
| 头颈部卷 | 王振常 | 鲜军舫 | | 陶晓峰 | 李松柏 | 胡春洪 | |
| 乳腺卷 | 周纯武 | | | 罗娅红 | 彭卫军 | 刘佩芳 | 汪登斌 |
| 中枢神经系统卷 | 龚启勇 | 卢光明 | 程敬亮 | 马　林 | 洪　楠 | 张　辉 | |
| 心血管系统卷 | 金征宇 | 吕　滨 | | 王锡明 | 王怡宁 | 于　薇 | 夏黎明 |
| 呼吸系统卷 | 刘士远 | 郭佑民 | | 伍建林 | 宋　伟 | 陈起航 | 萧　毅　王秋萍 |
| 消化道卷 | 梁长虹 | 胡道予 | | 张惠茅 | 李子平 | 孙应实 | |
| 肝胆胰脾卷 | 宋　彬 | 严福华 | | 赵心明 | 龙莉玲 | | |
| 骨肌系统卷 | 徐文坚 | 袁慧书 | | 程晓光 | 王绍武 | | |
| 泌尿生殖系统卷 | 陈　敏 | 王霄英 | | 薛华丹 | 沈　文 | 刘爱连 | 李　震 |
| 儿科卷 | 李　欣 | 邵剑波 | | 彭　芸 | 宁　刚 | 袁新宇 | |
| 介入放射学卷 | 郑传胜 | 程英升 | | 孙　钢 | 李天晓 | 李晓光 | 肖恩华 |
| 分子影像学卷 | 王培军 | | | 王　滨 | 徐海波 | 王　悍 | |

　　医学影像学在过去十年的发展令人瞩目，无论是影像技术还是疾病诊断都取得了较大进步，尤其是多排螺旋 CT、双源 CT、高场强磁共振设备在临床的广泛应用，极大地丰富了影像学的研究方法、扩大了探索领域，将解剖与结构成像带入功能和代谢成像的时代，并揭示了原来没有"器质性"改变的诸多疾病，如神经精神疾病，也存在细微结构和功能方面的异常。本卷以现代成像技术，包括迅速兴起的功能成像技术在中枢神经系统的应用成果为基础，吸收了近十年来较新且有统一意见的研究发现，由国内知名专家、学者精心编撰而成。既延续了《中华影像医学》系列专著内容翔实、深入浅出的特点，也做了大量更新，采用了多排螺旋 CT、高场磁共振生成的更高质量的图片，同时增加了精神影像学、癫痫、脑变性与退行性疾病、脊柱脊髓外伤、脑小血管病等章节，并在编写过程中以最新的行业标准为参考（如 WHO 中枢神经系统肿瘤分类更新到 2016 年版），以反映影像学发展的最新成果，并凸显影像学不断扩大的学科领域。尤其是在神经放射影像学的前沿领域——精神影像学（或精神放射影像学，psychoradiology），我国放射学界已处于国际领先地位，其主要内容已在本书的第十一章中得到体现。

　　承蒙同道与人民卫生出版社的信任，将此次修订任务交予我们，深感责任重大。在本书的再版工作中，章节编者对稿件进行了多次反复修订，几易其稿；审稿专家对原稿进行了逐字逐句的审阅，提出了许多宝贵的意见，使本书得以保持较高的科学性和可读性。在此，对参与本卷修订的编者们的辛勤工作和严谨学风表示深深的敬意和由衷的感谢。同时特别感谢四川大学华西医院王维娜医生在编写过程中所做的大量细致、烦琐的工作。另外，还有许多老师参与了本书编写，他们是：张妍芬（第一章第二至五节）、伍东升（第三章第三至六节）、胡娜（第三章第七节）、有慧（第六章第一至七节）、曲海波（第七章第一至八节）、袁飞（第七章第十二至十四节）、张思敏（第八章第一至二节）、苏筱芮（第八章第三至五节）、粟靖凯（第八章第六至八节）、杨喜彪（第八章九至十一节）、王维娜（第八章第一至二、十二节）、杨延辉（第九章第一至二、四至六节）、黄靖（第九章第一至二、四至七节）、赵志莲（第九章第三、七节）、戴辉（第十章第一至二节）、史军丽（第十章第三、五节）、张高峰（第十章第四节）、刘衡（第十章第六节）、翁艺菲（第十一章第一至六节）、张凤艳（第十八章第一节）、马彦云（第十八章第一节）、秦江波（第十八章第二节），在此一并致谢。

　　尽管所有编者都以极大的热情和责任心投入工作，但由于编写工作时间短、任务重，加之编者水平有限，错误与疏漏之处在所难免，望广大读者不吝批评指正。

龚启勇　卢光明　程敬亮

2019 年 9 月

# 目　录

# 第一章　颅脑检查方法

## 第一节　头颅X线平片

### 一、概述

1895年德国物理学家伦琴发现了X线，此后X线被用于人体疾病的检查，形成了放射诊断学。随着科学技术水平的不断提高，实现了常规X线摄影信息数字化。

数字化X线成像包括计算机X线成像（computed radiography，CR）和数字X线成像（digital radiography，DR），同其他数字化成像一样，数字化X线成像通过灰阶处理和窗显示技术，可调整影像的灰度和对比度，从而使不同密度的组织结构及病灶同时得到最佳显示，但其仍然保持传统X线图像的放大和失真以及影像重叠的特点。

数字化成像有利于图像信息的保存和传输。图像存档与传输系统（picture archiving and communication system，PACS），是近年来随着数字成像技术、计算机技术和网络技术的进步而迅速发展起来的，旨在全面解决医学图像的获取、显示、存储、传送和管理的综合系统，该系统的应用不但极大地方便了患者的就诊，而且实现了快速远程会诊。

### 二、X线在神经系统的临床应用

在CT、MRI发展的今天，多数情况下X线平片检查只能反映颅内病变的间接征象，某些病例尽管临床症状已较明显，但颅骨X线平片可无异常发现，需进一步行CT和MRI检查，因此，X线检查在中枢神经系统的价值有限，现在已较少使用。

（王晓明　高培毅）

## 第二节　脑血管数字减影血管造影

### 一、概述

在脑血管造影的图像中，血管影与骨骼及软组织影重叠，使部分血管图像显示不清，有的学者采用将正片及负片叠合的方法，初步消除了图像中骨骼及软组织影，这是脑血管造影减影图像的雏形。随着X线机的革新、影像增强及计算机的发展，采用计算机处理数字化的影像信息，形成了数字X线成像（digital radiography，DR）系统，从而完全消除了骨骼与软组织影，形成了新的现代减影技术，即数字减影血管造影（digital subtraction angiography，DSA）。近年来已经出现快速旋转采集的成像系统，结合工作站可行三维成像、血管内镜成像等，对病灶也可做定量分析。影像增强器亦将逐步由直接DR代替。图像的处理和存储功能大大增强，并与PACS无缝结合。DSA的检查技术主要包括：①静脉法DSA（intra-venous DSA，IVDSA）：静脉内注射的造影剂到达靶动脉之前要经历约200倍的稀释，动脉碘浓度低。同时因为造影剂流至靶动脉有一定的时间（循环时间），容易形成运动伪影，图像质量较差。而要得到较好的图像，需要注射高剂量的造影剂，另外，显影的动脉血管相互重叠，对小血管显示不满意。对中心静脉法DSA来说，也有一定的损伤性，所以现在较少应用。②动脉法DSA（intra-arterial DSA，IADSA）：IADSA需要选择或超选择插管，随着介入诊断和治疗的广泛开展，应用也越来越广泛。此法使用的造影剂浓度低，造影剂不需长时间的流动与分布，并在注射参数的选择上有许多灵活性。实践证明IADSA具有如下优点：①造影剂用量少，浓度低；②稀释的造影剂减少了患者不适，从而减少了移动性伪影；③血管相互重叠少，明显改善了小血管的显示；④灵活性大，便于

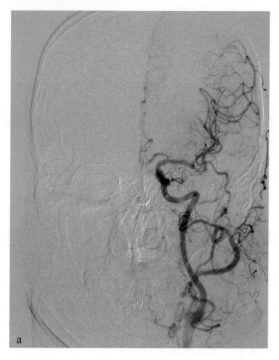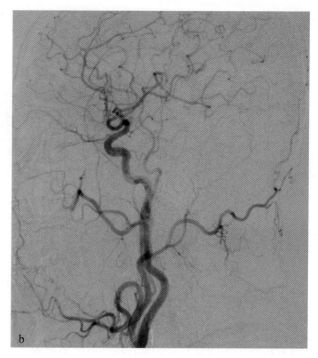

图 1-2-1 正常 DSA

a. 正位；b. 侧位

介入治疗。

## 二、数字减影血管造影在神经系统的临床应用

DSA 由于没有骨骼与软组织影的重叠，使血管及其病变显示更为清楚（图 1-2-1）。目前，DSA 是诊断脑血管病和一些肿瘤性病变的重要检查方法。在大部分脑血管病包括动脉瘤、脑动脉狭窄或闭塞、颅内血管畸形、颈动脉海绵窦瘘等的影像学诊断中被认为是金标准。IADSA 对动脉的显示已达到或超过常规选择性动脉造影的水平，应用选择性或超选择性插管，对直径 200μm 以下的小血管及小病变，IADSA 也能很好地显示。而观察较大动脉，已可不做选择性插管，所用造影剂浓度低、剂量少，还可实时观察血流的动态图像，作为功能检查手段。此外，DSA 可行数字化信息储存。

IVDSA 经周围静脉注入造影剂，即可获得动脉造影，操作方便，但检查区的大血管同时显影，互相重叠，造影剂用量较多，故临床应用少，不过在动脉插管困难或不适于进行 IADSA 时可以采用。

IADSA 对显示颈段和颅内动脉均较清楚，可用于诊断颈段动脉狭窄或闭塞、颅内动脉瘤、血管发育异常和动脉闭塞以及颅内肿瘤的供血动脉和肿瘤染色等。

DSA 设备与技术已相当成熟，快速三维旋转实时成像、实时的减影功能，可动态地从不同方位对血管及其病变进行形态和血流动力学的观察。对介入技术，特别是血管内介入技术，DSA 更是不可缺少的。

## 三、数字减影血管造影的适应证和禁忌证

### （一）DSA 适应证

1. 颅内血管性疾病，如动脉粥样硬化、栓塞、狭窄、闭塞性疾病、动脉瘤、动静脉畸形、动静脉瘘等。

2. 颅内占位性病变，如颅内肿瘤、脓肿、囊肿、血肿等。

3. 颅脑损伤所致各种脑外血肿，不过，在 CT 和 MRI 广泛使用的今天，DSA 在这方面的运用已逐渐被取代。

4. 手术后评价脑血管循环状态。

### （二）DSA 的禁忌证

1. 造影剂过敏或过敏体质者。

2. 严重的心、肝、肾功能不全。

3. 严重的凝血功能障碍，有明显出血倾向。

4. 高热、急性感染及穿刺部位感染。

5. 严重的动脉血管硬化。

6. 甲状腺功能亢进及糖尿病未控制者。

## 四、脑血管造影分析要点

1. 影像分析前应了解病史及各项检查结果，全

面分析已有影像学资料，如 CT、MRI、B 超和 X 线平片等。

2. 检查照片质量，明确头部摆位是否正确，要分清正位、侧位、斜位及特殊投影位，各期血管造影片不能混淆。

3. 掌握正常的血管造影解剖及变异。

4. 对异常的血管造影征象要全面观察，对照分析双侧脑血管造影的动脉期、毛细血管期和静脉期表现，如发现病变要确定部位、表现、染色、供血动脉、引流静脉以及相邻部位的占位征象等，并结合临床、实验室检查及其他影像学检查等多项指标进行分析和诊断。

（王晓明　高培毅）

## 第三节　颅脑CT

### 一、CT发展概况

自从 X 线被发现后，医学上就开始用它来探测人体疾病。1972 年 4 月，Hounsfield 在英国放射学年会上首次公布了这一结果，正式宣告了 CT 的诞生。此后，CT 装置在设计上有了很大发展，临床应用也日趋普遍。CT 设备从诞生开始概括起来，大约每 10 年经历一次变革，从实验室阶段至头部 CT 成像、非螺旋 CT 时代及体部 CT 成像、螺旋时代及血管 CT 成像、多层螺旋 CT 时代及心脏 CT 成像阶段。目前临床上广泛使用的 64 层及以上的多层 CT，也被称为"后 64 排 CT"，具有高时间分辨率、高空间分辨率和高 Z 轴覆盖范围，现代 CT 更关注于低辐射剂量成像和功能成像。

### 二、颅脑CT的扫描方法

#### （一）常规扫描

CT 的常规扫描又称平扫，是 CT 检查中用得最多的一种方法。常规平扫通常是以部位或器官为检查单位区分的，如头颅平扫是以脑实质为扫描对象并包括颅底。

一般不需禁食，扫描前应除去扫描区内体表金属异物。按检查要求确定扫描范围，头先进入，冠状扫描时仰卧或俯卧位头后仰，特殊情况下可进行侧卧或俯卧位的扫描。确定体表标志，以眶耳线（orbitomeatal line，OML）为基线向上扫描，层厚 5～10mm。特殊检查，如垂体层厚可达 1～2mm。

#### （二）增强扫描

增强扫描就是采用人工的方法将造影剂注入体内并进行 CT 扫描，其作用是增强体内需观察的组织对比度。注射造影剂后血液内碘浓度增高，血管和血供丰富的组织器官或病变组织含碘量升高，而血供少的组织含碘量较低。此外，病变区域血 - 脑屏障的破坏，造成血管内含碘造影剂外渗，这都使正常组织与病变组织之间由于碘浓度差形成密度差，有利于病变的显示和区别。另外，利用血供的情况还可区别良、恶性肿瘤和较小的病灶。

#### （三）CT特殊检查

1. CT 血管成像（CT angiography，CTA）　是指经周围静脉团注碘造影剂后，在检查部位靶血管内造影剂充盈的高峰期对其部位进行 CT 连续多层面的扫描，然后将扫描数据进行三维图像处理，根据不同 CT 阈值赋予伪彩色从而显示血管立体形态和邻近组织的空间解剖关系，可对血管疾病进行诊断和术前评估。CTA 的后处理技术主要有最大密度投影（maximum intensity projection，MIP）、表面遮盖显示法（shaded surface display，SSD）和容积再现（volume rendering，VR），通过图像显示阈值的调整即可得到只有连续清晰的血管影而无周围组织结构影的图像。CTA 在神经系统的临床主要应用如下：

（1）颅内动脉瘤（aneurysm）：多为发生在颅内动脉管壁上的异常膨出，是造成蛛网膜下腔出血的首位病因，在脑血管意外中，仅次于脑血栓和高血压脑出血，位居第三。CTA 能够提供更为完整的解剖信息，如动脉瘤的邻近结构及其关系、瘤体与瘤颈的关系、瘤壁的钙化及瘤腔内的血栓等（图 1-3-1），有利于快速、准确地制订手术计划。

（2）脑动静脉畸形（arteriovenous malformation，AVM）：CTA 能清晰显示 AVM 的供血动脉、畸形血管团及引流静脉，并能清楚显示其空间关系以及病灶的毗邻结构，为预测动静脉畸形出血的可能性提供重要信息。

（3）颈内动脉海绵窦瘘（internal carotid cavernous fistulae，ICCF）：CTA 能够显示 ICCF 的大小、形状、范围及引流静脉，可直接显示瘘口部位、大小及数目，并能清楚显示颈内、外动脉及主要分支的走行、管腔大小、管壁厚度、与海绵窦的关系及其他供血动脉，全面了解眼眶、颌面部骨骼和软组织与异常血管的关系。

（4）头颈部血管狭窄及闭塞性病变：CTA 范围广，能很容易完成头颈部血管联合显示，可同时显

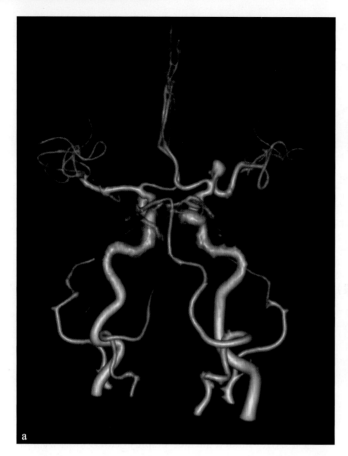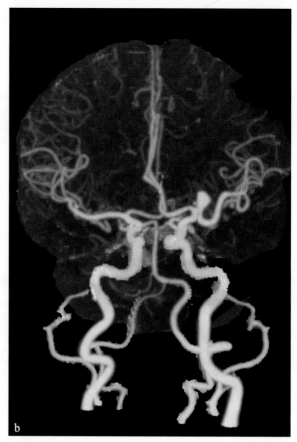

图 1-3-1　动脉瘤 CTA 图像

a. VR；b. MIP

示血管及其邻近结构，从而判定它们之间的关系，能判断血管腔内及管壁斑块。

（5）脑肿瘤：CTA 能够显示肿瘤邻近血管的闭塞、压迫与移位，还可显示肿瘤与血管、颅骨的位置关系。对于血供丰富的肿瘤，用 MIP 重建，可显示瘤内的小血管和丰富的血供，用 VR 重建，还可显示瘤周和瘤内粗大血管的位置与通畅情况。

（6）静脉窦血栓：选择适当的技术参数，脑 CT 血管成像通过三维重建后处理可很好地显示脑静脉窦内血栓。

2. CT 动态增强扫描　静脉注射造影剂后在短时间内对感兴趣区进行快速连续扫描，它除了反映造影剂进入病灶内的数量，还反映了造影剂在病灶内的浓聚和消退的过程，可以更深入地反映病灶的病理本质，对鉴别病灶的性质、了解病变的良恶性程度和血供的情况都有很大的帮助。

3. **灌注扫描**　不同于 CT 动态增强扫描，是在静脉注射造影剂的同时对感兴趣区层面进行连续多次扫描，从而获得感兴趣区时间 - 密度曲线（time-density curve，TDC），并利用不同的数学模型计算出各种灌注参数值，包括局部脑血流量（regional cerebral blood flow，rCBF）、局部脑血容量（regional cerebral blood volume，rCBV）、造影剂的平均通过时间（mean transit time，MTT）、造影剂达峰时间（time to peak，TTP）等参数（图 1-3-2），因此能更有效并量化反映局部组织血流灌注量的改变，对明确病灶的血液供应具有重要意义，目前临床已用于显示早期脑梗死的范围和溶栓治疗效果的评估以及脑瘤的诊断。

4. **CT 能谱成像**　CT 能谱成像作为一项新技术，根据 X 线在物质中的衰减系数转变为相应的图像，除形态展示外尚能够进行特异性的组织鉴别，能够瞬时进行高能量与低能量的数据采集，采用原始数据投影的模式对两组数据进行单能量重建。与常规 CT 相比，CT 能谱成像除可获得常规图像外，最显著的特征就是提供了多种定量分析方法与多参数成像为基础的综合诊断模式，如基物质图像、单能量图像、能谱曲线等，使其在去除硬化伪影、物质分离、降低辐射剂量、优化图像质量及对比噪声比等方面均有重大突破。常规 CT 颅骨内板下方的射线硬化伪影往往会影响颅底及后颅窝病变的诊断，CT 能谱成像的单能量图像具有更好的图像质量、

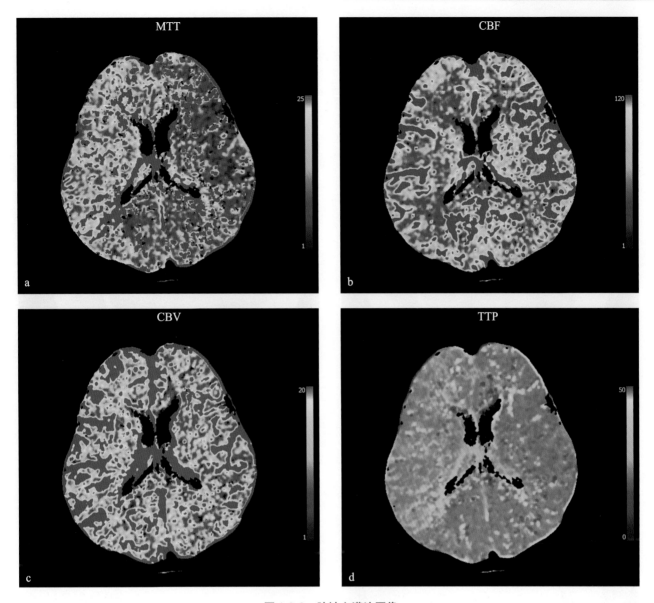

**图 1-3-2　脑缺血灌注图像**
a. MTT；b. CBF；c. CBV；d. TTP
示右侧大脑中动脉及大脑前动脉供血区平均通过时间（MTT）较对侧明显延长，脑血流量（CBF）较对侧明显降低，脑血容量（CBV）较对侧轻度升高，达峰时间（TTP）较对侧延长

信噪比（signal to noise ratio，SNR）及对比噪声比，并可有效消除硬化伪影，能够较为清晰地显示颅底及鞍上病变。常规 CT 扫描时，动脉瘤栓塞后弹簧圈放射状金属伪影会影响载瘤动脉和动脉瘤的观察及评估，而能谱成像的去除金属伪影技术（metal artifacts reduction system，MARS）可去除血管内支架、弹簧圈等金属硬化伪影对图像的影响，从而更好地进行术后评估与诊断。常规 CT CTA 难以区分血管内强化及钙化斑，从而影响管腔狭窄的判断，而能谱血管成像可以利用钙、碘物质分离技术去除骨组织或钙化，对血管壁斑块显示清晰，能够更好地判断管腔狭窄程度。常规 CT 对肿瘤的诊断仅局限于形态学及密度值，CT 能谱成像既有传统 CT 的功能，又能够应用多种参数进行组织成分改变及血供改变的分析，为肿瘤的鉴别诊断、分型、分期及同源性分析提供了更多有效的诊断信息。颅内肿瘤性病变合并急性出血时，在传统 CT 增强检查中，因为高密度出血灶很可能会掩盖强化的肿瘤，导致诊断困难，应用 CT 能谱成像碘基物质密度图像和虚拟平扫图像相结合，能够清晰地显示颅内出血灶和肿瘤性病变。

物质 X 线衰减很大程度上取决于物质的有效原子序数的大小，CT 能谱成像利用此特性，对有效原子序数进行物质化学组成成分的分析，获得有效原子序数（Z-effective）图，可分辨密度相似、CT 值相近的物质（图 1-3-3）。

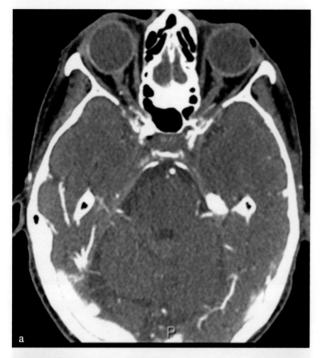

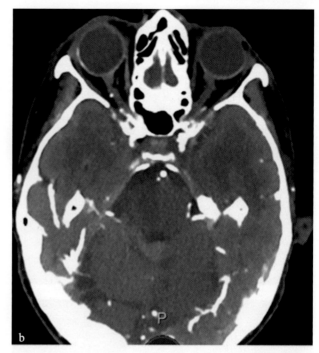

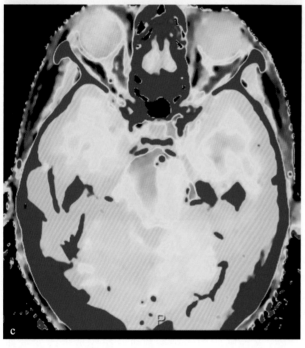

**图1-3-3 颅脑能谱图像**

a. 常规CT；b. 单能量40keV；c. 有效原子序数图

脑桥梗死，常规CT右侧脑桥未见异常密度影，CT能谱成像显示右侧脑桥明显减低

**（四）CT图像后处理技术**

目前用于CTA的后处理技术有：

1. **最大密度投影（MIP）** 是将不在一个平面的结构显示在同一个二维平面上，显示细节较精细，但是立体感差，不能去除血管周围骨骼及钙化等高密度结构的遮盖。

2. **多平面重组（MPR）** 包括曲面重组，主要用于观察血管的毗邻关系，其曲面重建可以使迂曲的血管在同一平面上显示。

3. **容积再现（VR）** 主要用于三维立体观察血管情况，因不同结构间有一定的透明度，且利用了容积扫描范围内所有的数据，较表面遮盖显示法重组技术图像更精细，又有很强的三维空间感，尤其适合显示重叠的血管、血管与邻近结构的三维关系。

4. **表面遮盖显示法（SSD）** 可直接提取血管，作用同容积再现，但三维立体空间效果不如后者，容易丢失部分原始数据，有时出现伪像，易受所选阈值的影响。

（王晓明 高培毅）

# 第四节　颅脑MRI

## 一、常用脉冲序列和成像技术

中枢神经系统MRI检查常用的脉冲序列是自旋回波（spin echo，SE），用于获取$T_1$加权像（$T_1$ weighted imaging，$T_1$WI）；快速自旋回波（fast spin echo，FSE）脉冲序列，用于获取$T_2$加权像（$T_2$ weighted imaging，$T_2$WI）和质子密度加权像（proton density weighted imaging，PDWI）；梯度回波（gradient echo，GRE）脉冲序列，主要用于获取$T_1$WI和$T_2$*WI，2D和3D磁共振血管成像（magnetic resonance angiography，MRA）等；反转恢复（inversion recovery，IR）脉冲序列，主要用于脂肪抑制；液体衰减反转恢复（fluid attenuated inversion recovery，FLAIR）脉冲序列，是IR序列的一种特殊类型，主要用于抑制脑脊液（cerebrospinal fluid，CSF）信号而使含结合水的病变显示得更清楚；平面回波成像（echo planar imaging，EPI），是一种快速成像技术，主要用于脑的弥散加权成像（diffusion weighted imaging，DWI）和灌注加权成像（perfusion weighted imaging，PWI），用于研究和诊断早期缺血性脑卒中等。

常规使用SE或FSE序列获取$T_1$WI、$T_2$WI和PDWI。其中$T_1$WI具有较高信噪比，显示解剖结构效果好；$T_2$WI则更易于显示长$T_2$的水肿和液体，使病变范围清楚显示；PDWI可较好地显示血管结构，主要优点是图像质量高，不足为扫描时间比GRE序列长。

## 二、MRI基本检查方法

### （一）基本检查方法

包括平扫和增强检查。患者仰卧，使用头部线圈。常规取轴位、冠状位、矢状位，层厚7～10mm。其中轴位是最基本的方位。常规选用SE、FSE序列，根据需要再选用其他序列。鞍区检查，除应行轴位、矢状位常规扫描外，还应作冠状位薄层（3mm）扫描。

**1. 平扫**　即血管内不注入造影剂的一般扫描。患者均应先行平扫。平扫可获取$T_1$WI、$T_2$WI、FLIAR等多参数图像，对发现病变、全面了解病变情况，有很重要的意义。

**2. 增强检查**　即静脉内注入造影剂后的扫描。

目前常用顺磁性造影剂钆喷酸葡胺（Gd-DTPA），用量为0.1mmol/kg，检查多发性硬化（multiple sclerosis，MS）、转移瘤时可用至0.2～0.3mmol/kg，以便发现更多病灶。垂体微腺瘤增强检查时为便于显示小肿瘤，造影剂剂量应为常规的一半，即0.05mmol/kg。增强检查是在平扫发现病变需进一步定性，或虽检查为阴性但不能排除病变时选用的方法，仅获取$T_1$WI或重$T_1$WI。Gd-DTPA较安全，耐受性好，注射前不需做过敏试验，少数患者可出现胃肠道刺激症状和皮肤黏膜反应，多较轻微且持续时间短，一般不需特殊处理。但仍有严重不良反应的个例报道，因此仍需密切观察患者，以便及时采取急救措施。

### （二）颅脑MR成像技术及其应用

**1. MRA**　MRA是一种无须向血管内注入造影剂即可使血管显影的无创性血管成像技术，检查过程简单、安全。MRA有两种基本方法：时间飞跃法（time of flight，TOF）和相位对比法（phase contrast，PC）。TOF主要依赖的是流入相关增强；而PC主要依赖于沿磁场梯度流动的质子相位的改变产生影像对比。

TOF和PC均可采用2D和3D采集方式，首先获取一大组薄层面图像，即源图像，再经后处理，将许多薄层面血管影叠加、压缩并用最大密度投影（MIP）法重建出一幅完整的血管影像，获取类似血管造影的效果（图1-4-1）。MRA最大的优点是无创，便于在一般患者中进行血管评估，在显示颈内动脉粥样硬化所致的血管狭窄或闭塞方面效果近似于DSA，可直接显示Willis环全貌，MIP像结合源图像可诊断大于3mm的动脉瘤、颅内动静脉畸形等。Gd-DTPA增强MRA效果更好，但对小血管的显示不如DSA，此外，也不能进行不同期相（如动脉期、静脉期）血管状态的评估。即使对于较大的血管也受到血流速度、流动状态的影响，有可能产生影像失真。

除上述两种基本方法外，还有通过预饱和技术使图像中流动的血流呈黑色信号，称黑血技术。黑血技术包括双反转恢复快速自旋回波（DIR FSE）序列和三反转恢复快速自旋回波（TIR FSE）序列。DIR FSE序列是采用两个反转脉冲，在图像采集前先施加一个非层面选择性180°脉冲，使全身组织磁化发生反转，包括血液；紧接着再施加一个层面选择性180°脉冲，使成像层面的血液磁化再次反转而回到平衡状态，而层面外的血液例外，经过一定的反转恢复时间（TI），也就是当成像层面外的血液反

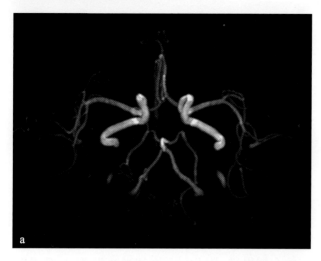
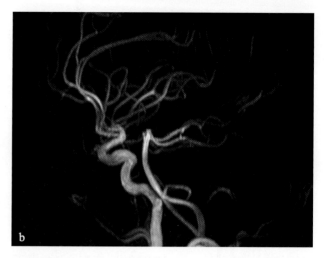

图 1-4-1　正常颅内 MRA 图像
a. 轴位；b. 侧位

转到零点时的时间，原来层面内经过两次反转，预脉冲的血液已经流出了层面而不能成像，管腔内呈无信号。使用快速自旋回波（FSE）序列，其结果是流入层面内的血液因无横向磁化而无信号呈黑色，故称为"黑血"，而血管壁及其他组织有信号，与无信号的血液对比度明显增强。TIR FSE 序列是在 DIR FSE 序列的 FSE 采集前再加一个 IR，其目的是抑制脂肪信号，类似短时反转恢复（STIR）图像。HR-MRI 黑血技术包括 2D 和 3D 成像，2D 成像无法覆盖所有颅内动脉，当需要评估不同段颅内动脉时，需要扫描多个二维层面，每个层面垂直于局部血管方向，而具有各向同性的 3D 扫描序列可广泛地覆盖颅内血管，重建出垂直于局部血管方向的图像。

**2. 磁共振波谱**　磁共振波谱（magnetic resonance spectroscopy，MRS）是目前唯一无创伤性检测活体组织器官能量代谢、生化改变和特定化合物并可行定量分析的技术。主要用于脑缺血缺氧、脑肿瘤、感染性疾病、脑变性疾病和脱髓鞘疾病的诊断和研究。目前临床上应用广泛的原子核有 $^1H$、$^{31}P$、$^{13}C$、$^{19}F$、$^{23}Na$、$^{17}O$ 等，以前两者最常用。MRS 检测体内含被测原子核的分子基团及其化合物，如 $^1H$-MRS 波谱主要为体内含 CH3—、CH2—基团的化合物。

（1）检测空间定位技术：空间定位技术是将被检测范围局限在一定容量的感兴趣区（region of interest，ROI）内的技术，定位的正确与否直接关系到测量数据的准确性。

梯度磁场法，技术发展较成熟，目前应用最广，常用的有：①深部分辨表面线圈波谱分析法（depth resolved surface coil spectroscopy，DRESS）选择一个梯度脉冲激发与体表间隔一定距离并平行于表面线圈的单一层面，使 ROI 信号来源于该层面。②单体素选择法（single voxel selection）包括活体图像选择波谱分析法（image selected in-vivo spectroscopy，ISIS）、激励回波采样法（stimulated echo acquisition mode，STEAM）、点分析波谱法（point resolved spectroscopy，PRESS）等。如利用脉冲梯度磁场（B1）激发三个垂直平面（x、y、z）的原子核，可达到三维空间定位，定位准确，可直接与 MRI 相对应。③化学位移成像（chemical shift imaging，CSI）可进行二维和三维定位，每次检测多个体素。④波谱成像（spectroscopic imaging，SI）是将特殊的化学位移区域内所得的某种化合物共振信号转换为可视图像的方法。

（2）化合物浓度定量测定：包括相对值和绝对值浓度分析。相对值即对波谱中不同化合物信号强度（积分面积）进行比较。该方法简单、易行，可排除 MRI 设备因素的干扰，对分析含量的变化有困难，早期多采用该法。绝对值浓度计算方法有两种：①外标准法，同时扫描已知浓度化合物体模和被检查部位，比较二者化合物的绝对浓度，该方法受设备和生物因素影响较大；②内标准法，利用体内已知浓度的化合物（如水、肌酸）作为参照进行化合物浓度计算，该方法受设备和生物因素影响较小，但要求化合物浓度在生理变化过程中保持恒定且必须已知，目前多采用该法。脑 $^1H$-MRS 分析的主要代谢产物有：① N- 乙酰天门冬氨酸（N-acetyl aspartate，NAA），是正常人脑 MRS 中最高峰，通常位于 2.02ppm 处。NAA 主要存在于神经元及其轴突，其含量多少可反映神经元的功能状态，降低的

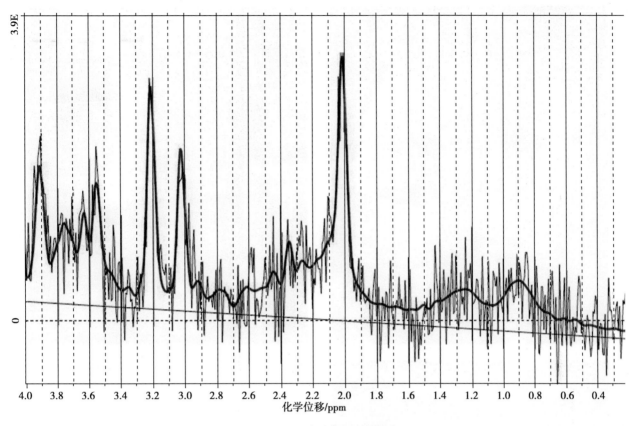

图 1-4-2　正常脑 ${}^{1}$H-MRS 图像

程度反映了神经元受损的大小。②肌酸（Cr），位于 3.03ppm 附近，有时在 3.94ppm 处可见其附加峰（PCr），是脑内能量代谢的标志物，在脑组织中其浓度相对稳定，一般作为脑组织 ${}^{1}$H-MRS 的内参物，常用其他代谢产物与 Cr 的比值反映其他代谢产物的变化。③胆碱（choline，Cho），位于 3.2ppm 附近，是细胞膜磷脂代谢的中间产物，其含量变化反映细胞膜代谢变化，在细胞膜降解或合成旺盛时其含量增加（图 1-4-2）。

**3. 弥散加权成像和体素内不相干运动、弥散张量成像、扩散峰度成像**　弥散加权成像（diffusion weighted imaging，DWI）是建立在人体组织微观流动效应基础之上，利用人体内不同情况下水分子扩散程度的不同所造成的信号改变进行磁共振成像。在 SE 序列的 180° 脉冲前后对称加入扩散敏感梯度场（又称为扩散梯度脉冲）即可获得 DWI。活体内存在大量水分子的无序运动，这可以通过扩散系数（diffusion coefficient，DC）来反映其运动的情况及是否受限，扩散系数值越大，分子的动量改变越大，所受限制越小。在活体内，DWI 信号除受扩散的影响外，还可能对一些生理活动（如心脏搏动、呼吸、灌注、肢体移动等）敏感，所测得的扩散系数并不仅仅反映水分子的扩散状况。为了避免这

一现象，目前使用表观扩散系数（apparent diffusion coefficients，ADC）来描述活体弥散成像中的弥散状况。指数表观扩散系数（exponential apparent diffusion coefficient，eADC）与 ADC 比较可消除 $T_2$ 透射效应，保留 DWI 图像的特点。ADC 值增大，代表水分子弥散增加，而弥散加权图像信号降低；反之亦然。目前 DWI 多用于脑缺血、脑梗死，特别是急性脑梗死的早期诊断，还可用于颅内占位性病变的鉴别诊断（图 1-4-3）。DWI 信号包含了水分子扩散和微循环灌注两种成分，传统的单指数模型通过 ADC 反映组织的扩散活动，但 ADC 受血流灌注的影响，因此并不能真实地反映组织的水分子运动情况。Le Bihan 等在 20 世纪 80 年代首先提出了体素内不相干运动（intravoxel incoherent motion，IVIM）的概念，它包括体素内水分子扩散和微循环灌注，IVIM 双指数模型可以精确描述 DWI 信号衰减与 b 值的关系，分别获取反映组织水分子扩散和微循环灌注的参数。组织内 DWI 局部信号衰减程度与 b 间的关系：$S_b/S_0 = (1-f) \times Exp(-bD) + f \times Exp[-b(D+D^*)]$，其中 f 表示灌注分数，其意义是目标区域内局部微循环的灌注效应与总体的扩散效应的容积比率；$D^*$ 为假性扩散系数，亦称为灌注相关扩散，其意义在于目标区域内微循环

9

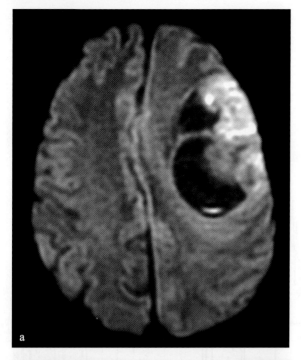

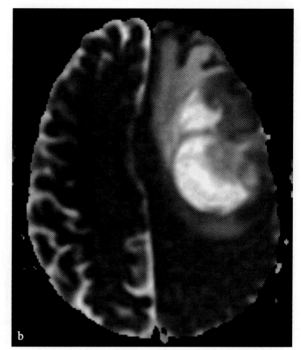

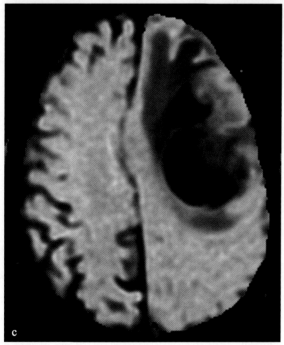

**图 1-4-3 WHO-Ⅳ级胶质瘤弥散加权成像**
a. DWI 图；b. ADC 图；c. eADC 图
示左侧额叶肿瘤实质 DWI 呈高信号，ADC 图呈稍高信号，
eADC 图呈稍低信号

的灌注所致扩散效应；D 为真性扩散系数，其意义在于目标区域内纯的水分子扩散效应；S 为体素内信号强度。b 值为扩散敏感梯度因子，其单位为 s/mm²，通过 b 值的变化，水分子在扩散运动时的自由度会相应变化。在自旋平面回波弥散加权序列中，$B = \gamma^2 \cdot G^2 \cdot \delta^2 \cdot (\Delta - \delta/3)$。表达式中 γ 为磁旋比；G 为梯度场强度；δ 为梯度场持续时间；Δ 为两个梯度场间隔时间。B 值代表扩散敏感系数，是一个磁共振施加梯度场强大小的量度值。B 值与 G 值成正比，即 B 越大，G（施加的正反两个梯度的强度）就越大，对弥散探测就越敏感，但图像的信号越低，信

噪比越差。反之，B 越小，G 越小，对弥散探测就越不敏感，但图像的信号越高，信噪比越好。

弥散张量成像（diffusion tensor imaging，DTI）是 DWI 的发展和深化，是当前唯一一种能有效观察和追踪脑白质纤维束的非侵入性检查方法。主要用于脑部尤其对白质束的观察、追踪（图 1-4-4），脑发育和脑认知功能的研究，脑疾病的病理变化以及脑部手术的术前计划和术后评估。DTI 通过改变弥散敏感梯度方向测量体素内水分子在各个方向上的弥散程度，在三维空间内定量分析水分子的弥散运动，利用所得多种参数值进行成像。DTI 定量研究常

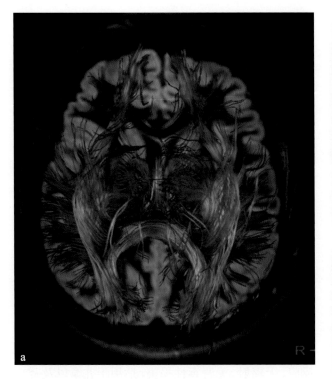

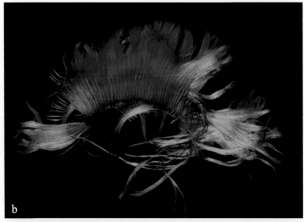

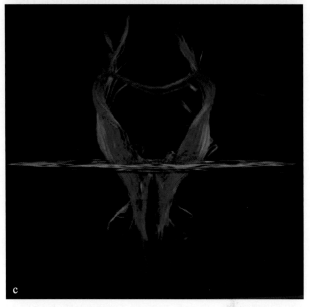

**图1-4-4　正常脑内白质纤维**
a. 脑DTI横断面拟合图；b. 大脑半球内白质纤维成像；
c. 立体重建的皮质脊髓束

用的评价参数有很多，如：各向同性ADC（isotropic ADC）、平均扩散率（mean diffusivity，MD）、部分各向异性分数（fractional anisotropy，FA）、相对各向异性（relative anisotropy，RA）值、容积比（volume rate，VR）、径向扩散系数（radial diffusivity，RD）、轴向扩散系数（axial diffusivity，AD）等。但临床最常用的是FA值。FA是水分子各向异性成分占整个弥散张量的比例，范围为0～1。在脑白质中，其值越接近1，表明纤维束细胞膜、髓鞘以及轴索完整性良好。如果接近于0，则表明纤维束被破坏或者发育不成熟，细胞膜、髓鞘以及轴索方向一致性不完整。FA图的像值取决于FA的值，即体素中水分子弥散各向异性的程度，各向异性程度越高，FA值越大，图像越亮，反之，FA值越小，图像越暗。DTI中FA值目前在中枢神经系统疾病诊断及疗效评价中，主要运用于脑瘫、阿尔茨海默病、癫痫、肌萎缩侧索硬化、脑卒中等方面的疾病。

扩散峰度成像（diffusion kurtosis imaging，DKI）是在DWI的基础上延伸的新兴扩散成像技术，可以量化生物组织内非高斯分布的扩散运动，它能够敏感地反映组织微观结构的复杂程度，也可以反映疾病相应的病理生理改变。DKI的成像指标与传统的扩散成像完全分离，最常用的有平均峰度（mean kurtosis，MK），表示沿所有扩散方向的扩散峰度平均值，反映水分子扩散受限的程度，是衡量感兴趣区内组织结构复杂程度的指标。径向峰度（radial kurtosis，RK）是MK的垂直分量，为非零的扩散受限，其扩散受限主要在径向方向；峰度各向异性（kurtosis anisotropy，KA）指测量组织不均匀度的各向异性分数，在某种程度上类似于FA，可由峰度的标准偏差给出。近年来，DKI在神经系统的研究越来越广泛，主要用于脑损伤、脑梗死、脑肿瘤、神经变性疾病、多发性硬化等疾病。虽然DTI对白质微观结构的显示十分敏感，然而由于灰质的扩散分布被认为主要是各向同性的，对其不敏感，DKI则可弥补这个缺陷，尤其是为灰质区域、肿瘤微环境、神经退行性疾病的区域及创伤后组织内异质性的研究提供了更为详尽的微结构的变化信息。

**4. 灌注加权成像** 灌注加权成像（perfusion weighted imaging，PWI）是用来反映组织微循环的分布及其血流灌注情况、评估局部组织的活力和功能的磁共振检查技术，根据是否注射外源性造影剂将灌注分为：①外源性示踪剂灌注加权成像：根据其对纵向或横向弛豫的影响又分为 $T_1$ 加权动态对比增强磁共振成像（dynamic contrast enhanced MRI，DCE-MRI）和 $T_2/T_2^*$ 加权动态磁敏感对比增强磁共振成像（dynamic susceptibility contrast MRI，DSC-MRI）；②内源性示踪剂灌注加权成像：动脉自旋标记（arterial spin labeling，ASL）。

DSC-MRI 又称造影剂追踪技术或造影剂首过灌注加权成像，是临床上最常用的灌注技术，该技术是经静脉推注造影剂，当造影剂首次通过脑组织时，采用快速扫描序列获得一系列动态图像。DSC-MRI 采用快速平面回波成像（EPI），也可使用 2D 和 3D GRE 或 SE-EPI 序列。其原理为当造影剂在短时间内高浓度通过某一区域的毛细血管网时，它基本上可代表血流通过的情况，由于顺磁性造影剂的磁化率效应，它不但大大缩短了 $T_1$ 时间，也缩短了 $T_2$ 时间，致信号降低，信号降低程度与局部造影剂浓度成正比，根据脑组织信号变化过程可获得时间 - 信号强度曲线，半定量观察到正常脑实质内的局部脑血流量（rCBF）、局部脑血容量（rCBV）、平均通过时间（MTT）和造影剂达峰时间（TTP），其中 CBV 是神经肿瘤学最常用的参数，也是评价脑肿瘤最有效的方法。在临床上主要用于脑梗死的预后判断、溶栓治疗计划指导和效果评价，以及脑肿瘤的定性诊断等。

DCE-MRI 是在造影剂注入前、中、后采集 $T_1WI$ 图像，由此产生的时间 - 信号强度曲线反映了组织灌注、血管通透性和血管外间隙，可从不同角度检测脑微血管，定量评价血 - 脑屏障和微血管通透性及脑肿瘤的血管。DCE-MRI 根据造影剂引起的信号强度变化与时间的关系，绘制时间 - 信号强度曲线，经工作站处理可得出反映血流动力状态的各种灌注指标，如容量转移常数（volume transfer constant，$K^{trans}$）、速率常数（rate constant，$K_{ep}$）、血管外细胞外间隙容积分数（extravascular extracellular volume fraction，Ve），其中 $K^{trans}$ 最常用，取决于血流量和通透性，被广泛应用于神经胶质瘤的检测。

ASL 成像是利用选择性射频脉冲磁化标记自

体动脉血内氢质子作为内源性示踪剂，采用减影方法分析标记前后信号的差别，根据标记方式的不同分为连续动脉自旋标记（continuous arterial spin labeling，CASL）和脉冲动脉自旋标记（pulse arterial spin labeling，PASL）。CASL 是对动脉血进行连续标记直到达到组织磁化稳态，射频脉冲时间长，易产生磁化传递效应，大分子血浆的饱和效应使感兴趣组织的自由水信号衰减，从而对灌注造成过高评估。PASL 是运用短射频脉冲标记一段动脉血，延迟一段时间后成像，以便被标记的血液分布到感兴趣组织中。虽然 CASL 的信噪比相对较高、存在循环时间效应，但标记效率较低、功率沉积大，易对灌注评估过高，进行扫描时需要专用线圈，易受设备的限制，因此目前临床多应用 PASL。

与 DSC-MRI 相比，ASL 存在一些优势，如 ASL 以内源性水分子为示踪剂，不需要造影剂，无过敏反应、无辐射、无肾毒性损害，适用于儿童以及肾功能不良者；ASL 不存在累积效应，可在短时间内对脑血流量进行反复测量，有利于疾病随访及观察治疗反应；DSC-MRI 无法对 CBF 进行绝对量化，而 ASL 却可以准确量化 CBF。但 ASL 仍存在诸多不足，包括 ASL 图像信噪比较低，时间分辨力较差，受检者运动敏感度较高，易受磁化传递效应、运动伪影等因素影响。

ASL 不仅可提供脑组织的血流灌注信息，而且可提供血管闭塞的信息，在短暂性脑缺血发作（TIA）、缺血半暗带及脑梗死后再出血的评估中有很好的应用前景，在脑肿瘤中的应用也日益广泛，包括肿瘤血供、胶质瘤的术前分级及肿瘤放化疗后的疗效评估等（图 1-4-5）。更有研究者将 ASL 应用于抑郁症、癫痫、偏头痛等神经系统疾病并取得了很好的效果。

**5. 功能性磁共振成像** 功能性磁共振成像（functional magnetic resonance imaging，fMRI）在这里是指狭义的脑功能成像，即基于神经元功能活动对局部氧耗量和脑血流影响程度不匹配所导致的局部磁场性质变化的原理。血红蛋白包括含氧血红蛋白和去氧血红蛋白，两种血红蛋白对磁场的影响完全不同。氧合血红蛋白是抗磁性物质，对质子弛豫没有影响。去氧血红蛋白属顺磁性物质，可产生横向磁化弛豫时间（$T_2$）缩短效应（perferential $T_2$ proton relaxation effect，$PT_2PRE$）。因此，当去氧血红蛋白含量增加时，$T_2$ 加权像信号减低。当神经兴奋时，电活动引起脑血流量显著增加，同时氧的消

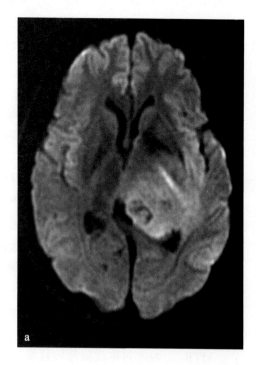
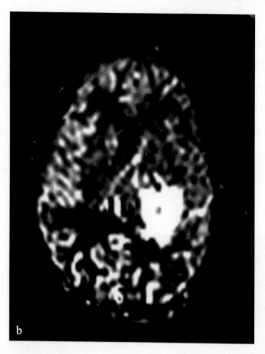

**图 1-4-5　左侧丘脑胶质瘤**
a. DWI；b. ASL
DWI 示左侧丘脑片状高信号区，ASL 示左侧丘脑高灌注区

耗量也增加，但增加幅度较低，其综合效应是局部血液氧含量的增加，去氧血红蛋白的含量减低，削弱了 $PT_2PRE$，$T_2$ 加权像信号增强。总之，神经元兴奋能引起局部 $T_2$ 加权像信号增强，反过来就是 $T_2$ 加权像信号能反映局部神经元的活动。这就是血氧水平依赖（blood oxygenation level dependent，BOLD）效应。早期的 fMRI 是单纯利用神经元活动的血流增强效应，利用注射顺磁造影剂的方法来实现的，后来随着成像技术的发展，才形成了 BOLD。

神经元活动引起局部血流增加是短暂的，普通的 MRI 成像速度慢，难以用来研究神经电活动引起的这种变化，所以需要快速成像技术。快速成像技术主要包括快速小角度激发（fast low angle shot，FLASH）成像和快速平面回波成像（echo planar imaging，EPI）。但 FLASH 成像仍需几秒，虽然可通过减少重复扫描来提高时间分辨率，但会明显降低空间分辨率。EPI 技术是把经典成像中的多次扫描简化成一次扫描，使成像速度明显提高。EPI 技术需要梯度场快速转换，对硬件要求较高，而且梯度场转换产生的噪声也较大。人们对之进行改造，发展出一种新的 EPI 技术：Spirals。与传统 EPI 区别在于其数据采集从数据空间中心开始，然后以旋转方式逐渐向外扩展，但它无法实行傅里叶转换，增加了图像重建的复杂性。

fMRI 在正常人脑功能区（视觉、听觉、嗅觉、运动、感觉及语言等）的基础研究方面均取得一定的进展，在神经外科、神经内科、药理学和精神病学等领域的临床应用也十分广泛。

**6. 磁敏感加权成像**　磁敏感加权成像（susceptibility-weighted imaging，SWI）是一种新的磁共振成像方法，与通常的质子密度、$T_1$ 或 $T_2$ 加权成像不同，它是利用不同组织间的磁敏感性的差异形成图像对比，磁敏感性反映物质在外加磁场作用下的磁化程度，常用磁化率来表示。常见的磁敏感物质有：①顺磁性物质：具有未成对的电子，磁化率为正。血红蛋白的某些降解产物属于超顺磁性物质。②抗磁性物质：无未成对电子，其磁化率为负值，人体内绝大多数物质具有这种特性。③铁磁性物质：拥有强大的正磁化率，去除外磁场后可被永久磁化。总之，无论是顺磁性还是抗磁性物质，只要能改变局部磁场，导致周围空间磁敏感差异的改变，就能产生信号的去相位，造成 $T_2^*$ 缩短。这样，磁敏感性不同的组织在 SWI 上可以被区别出来。

现有的 MRI 扫描并不能直接得到 SWI 图像，只能获得幅度图（magnitude image）和相位图（phase image）。幅度图包含了组织之间的对比，而相位图提供了一种增强对比的方法，其本身能够为脑灰白质、组织内铁沉积、静脉血管及其他存在局部磁敏感差异的组织提供良好的对比,可获得大量反映组织内磁敏感性物质的数据信息。要获得 SWI 图像需对原始图像进行图像的复数重组,在 K 空间中滤波消除相位图像中的磁场不均一性伪影,相位图经过高通滤波,消除非病变引起的背景 $T_2^*$ 信号丢失,生成新相位图像,即相位蒙片,相位蒙片与强度图像加权即得到 SWI 图像,图像进行最小信号强度投影处理后,可显示连续层面的静脉血管图像(图1-4-6)。

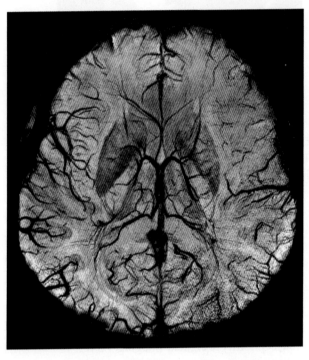

**图 1-4-6 脑磁敏感加权成像(SWI)静脉血管图像(正常)**

SWI 能够比常规梯度回波序列更敏感地显示出血,甚至是微小出血,在诊断脑外伤、脑肿瘤、脑血管畸形、脑血管病及某些神经变性病等方面具有较高的价值及应用前景。

**7. 酰胺质子转移成像** 酰胺质子转移(amide proton transfer,APT)成像是一种从细胞分子水平探测体内蛋白质、多肽浓度及酸碱度的方法,可通过细胞内胞质中游离蛋白质及多肽质子与水中氢质子交换速率的变化,推断内环境酸碱度及蛋白质和多肽的浓度。APT 信号强度主要取决于组织内酰胺质子与自由水质子的交换速率,这种交换速率与蛋白质浓度(即组织内可移动蛋白质和多肽的含量)及pH 值、温度等因素有关。

APT 成像原理是利用特定频率的脉冲来饱和细胞内游离蛋白质和多肽上的酰胺质子,被饱和的酰胺质子与自由水质子之间存在化学交换,交换过程使水不断被饱和,信号降低,这种水质子的饱和不断累积,进而产生水信号的变化。这种信号的变化依赖于酰胺质子与水质子的交换速率,二者的交换速率依赖于体内蛋白质浓度及酸碱度:在一定条件下,蛋白质浓度越高,APT 信号越高;组织内 pH 值降低,APT 信号降低,可用 APT 值来表示 APT 信号的高低。

APT 定量分析的方法是在距离水峰 ±3.5ppm 处进行磁化传递率非对称性分析(MTR$_{asym}$)以反映酰胺质子化学交换信息。通过采集不同频率脉冲下水的信号,获得一条曲线,称为 Z 谱,在水共振频率两侧 ±3.5ppm 位置的磁化转移率之差即为 APT 的信号强度,具体计算公式如下:

$$MTR_{asym}(3.5ppm)=S_{sat}(-3.5ppm)/S_0-S_{sat}(+3.5ppm)/S_0$$

MTR$_{asym}$ 为非对称性磁化转移率,MTR 为磁化转移率,S$_{sat}$ 为施加饱和脉冲后的信号强度,S$_0$ 为未施加饱和脉冲的信号强度。

APT 成像最先用于脑肿瘤,这是考虑到肿瘤发生时,肿瘤组织细胞大量增殖,这将合成更多蛋白质,而 APT 成像作为一种对组织内蛋白质及多肽含量敏感的磁共振成像方法,通过对脑肿瘤内蛋白质含量的差别进行分子水平的成像,对脑肿瘤的分级、肿瘤疗效判定、术后是否复发等的判定具有重要价值。除脑肿瘤外,在神经系统其他方面也取得了一定进展,如缺血性脑卒中、脑发育、神经退行性疾病等方面也有不少的研究。

(王晓明 高培毅)

# 第五节 造 影 剂

## 一、颅脑 CT 造影剂

### (一)颅脑 CT 造影剂分类

目前用于 CT 检查的造影剂均为水溶性有机碘制剂,种类繁多,又分为:①离子型:离子型造影剂按结构分为单酸单体和单酸二聚体。单酸单体的代表药物有泛影葡胺(可用于各种血管造影及静脉肾盂造影。用于不同器官时,其浓度亦不同)、碘他拉葡胺等。单酸二聚体的代表有碘克沙酸。离子型造影剂的不良反应发生率高,机体的耐受性差。②非离子型:如碘海醇(iohexol)、碘普罗胺(iopromide)及碘帕醇(iopamidol)等。非离子型碘造影剂较离子型毒副作用小,可用于各种血管造影及经血管的造影检查。非离子型造影剂不良反应发生率低，机体的耐受性好。③非离子型二聚体：如碘曲仑（iotrolan），多用于椎管内脊髓造影。

**（二）造影剂不良反应分类**

按照发生机制可以分为两类：①特异性反应或过敏样反应，与碘造影剂剂量、注入方式和速度无关，如皮疹、喉头水肿及过敏性休克等属于此类反应；②物理化学反应或非特异性反应，与碘造影剂的剂量、注入方式、速度和理化性质相关，如造影剂肾病属于此类反应。按照发生时间也可以分为三类：①急性不良反应，发生在造影剂注射之后 1h 之内；②迟发不良反应，发生在造影剂注射后 1h 到 1 周之内；③晚发不良反应，发生在造影剂注射 1 周之后。按照严重程度可以分为三类：轻度、中度和重度不良反应。①轻度不良反应：发生率为 3%～4%，主要表现为皮肤发红、荨麻疹、恶心、头晕、喉咙发热发痒、打喷嚏，症状具有自限性特点，一般不需要药物治疗，但应严密观察；②中度不良反应：发生率为 1%～1.5%，主要表现为全身大量荨麻疹、轻微喉头水肿、血压一过性下降等，需要及时进行药物治疗，并严密观察，谨防升级为重度不良反应；③重度不良反应：很少见，发生率仅为 0.01%～0.05%，主要表现为血压明显下降，休克，严重的气管、支气管水肿痉挛，严重的喉头水肿，甚至可能引起死亡，需要及时的辨别和快速有效的抢救，必要时联系相关抢救科室。非离子型造影剂的不良反应率明显低于离子型造影剂的不良反应率，现代新型非离子型造影剂不良反应的发生率更低。

**（三）过敏样反应治疗方案**

常见具体过敏样表现的处置如下：①恶心、呕吐：严重的胃肠道反应可适当使用止吐药；②荨麻疹：可使用静脉注射苯海拉明 25mg，如果出现血压降低，可肌内注射肾上腺素 0.1～0.3ml，必要时可重复；③支气管痉挛：a. 面罩给氧（6～10L/min）；b. $\beta_2$ 受体激动剂类喷雾剂；c. 肌内注射肾上腺素，血压正常时给予 0.1～0.3ml，血压下降时给予0.5ml；④喉水肿：包括面罩给氧（6～10L/min）和内注射肾上腺素 0.5ml；⑤迷走反射导致的低血压和心动过缓：a. 抬高患者肢体；b. 面罩给氧（6～10L/min）；c. 静脉注射阿托品 0.6～1.0mg，3～5min 后可重复，累积量不超过 3mg；d. 静脉快速滴注生理盐水；e. 必要时可加用激素类药物，如地塞米松等。

对重度过敏样休克的处理意见：立即通知临床医师并召唤急救队伍参加抢救，同时现场医护人员应迅速判断患者的意识和呼吸情况；及时展开心肺复苏，尝试使用心电除颤仪等；应具备建立并保障气道开放的能力；使用氧气面罩和球囊通气；肌内注射肾上腺素，成人 0.5mg，根据需要可重复；静脉生理盐水快速输注；静脉注射激素或 $H_1$ 受体阻断药物。

**（四）高危因素**

有造影剂过敏史，过敏体质，如：湿疹、荨麻疹、神经性皮炎、哮喘、食物及花粉过敏，甲状腺功能亢进，甲状腺肿，严重心血管病患（如心功能不全、冠状动脉硬化、近期心肌梗死、长期心律失常和严重高血压等），体弱、脱水，严重肝、肾疾病，严重糖尿病，严重肺部疾患（呼吸功能不全、肺动脉高压和肺栓塞等），脑损伤（新近脑血管损伤、惊厥、颅脑损伤），副蛋白血症（瓦尔登斯特伦巨球蛋白血症、浆细胞瘤），嗜铬细胞瘤（有高血压危象之危险），65 岁以上老人及婴幼儿，过度焦虑，近期使用过造影剂，使用 β 受体阻断剂（易引起支气管痉挛及可能发生难以治疗的心动过缓），长期使用钙离子拮抗剂（易导致心动过缓和血管扩张），使用白介素 -2 和 / 或干扰素治疗，使用双胍类降血糖药（易导致肾功能不全，乳酸性血症），镰状细胞贫血等。

## 二、颅脑 MRI 造影剂

MRI 造影剂可以分为纵向弛豫造影剂（$T_1$ 制剂）和横向弛豫造影剂（$T_2$ 制剂）。$T_1$ 制剂是通过水分子中的氢核和顺磁性金属离子直接作用来缩短 $T_1$，从而增强信号，图像较亮；$T_2$ 制剂是通过对外部局部磁性环境的不均匀性进行干扰，使邻近氢质子在弛豫中很快产生失相位来缩短 $T_2$，从而减弱信号，图像较暗。

按磁性构成来分，MRI 造影剂可以分为顺磁性、铁磁性和超顺磁性三大类。临床中常用的钆类造影剂就属于顺磁造影剂。

钆类造影剂不良反应的发生频率低于碘造影剂，且这些反应绝大多数是轻微的，重度的、危及生命的不良反应非常罕见。常见不良反应：注射部位冰冷、温热或疼痛、感觉异常，恶心伴或不伴呕吐，头痛和头晕，瘙痒风团、荨麻疹。不良反应分为：①急性不良反应，造影剂注射后 1h 内发生的不良反应；②迟发不良反应，造影剂注射后 1h 至 1 周期间发生的反应；③极迟发不良反应，造影剂注射 1 周以后发生的反应，包括肾源性系统性纤维化

（nephrogenic systemic fibrosis，NSF）和体内钆残留。NSF 是一种因患有严重肾病而获得的出疹性皮肤损坏性疾病，为慢性进展过程，可伴发全身皮肤和结缔组织的纤维化。欧洲泌尿生殖放射学会（ESUR）指南（2014 年）把大环状造影剂列为 NSF 低度风险造影剂，如钆布醇，经临床验证常规剂量下使用钆布醇的肾功能不全患者，无任何一例 NSF 病例发生。有文献报道多次使用线性磁共振造影剂的患者齿状核有钆的残留，而使用大环状造影剂则不会有残留或影响很小。

（王晓明　高培毅）

# 参 考 文 献

[1] 吴恩惠 . 影像诊断学 . 3 版 . 北京：人民卫生出版社，1995：30.

[2] 祁吉，高野正雄 . 计算机 X 摄影 . 北京：人民卫生出版社，1997：2.

[3] 单群刚，王劲 . IVIM-DWI 技术在肝脏弥漫性病变中的研究进展 . 国际医学放射学杂志，2016，39（6）：645-648.

[4] 王雅慧，姬芙蓉，苏振丽 . 弥散张量成像在中枢神经系统应用的研究进展 . 实用医学影像杂志，2014，15（5）：372-376.

[5] 郭睿，邓奎品，刘铁军 . 磁共振弥散张量成像在中枢神经系统的应用研究进展 . 医学影像学杂志，2009，19（6）：762-765.

[6] 李道伟，王晓明 . 扩散峰度成像在脊髓型颈椎病中的应用研究初探 . 医学影像学杂志，2017，27（2）：213-216.

[7] 李道伟，王晓明 . 扩散峰度成像在颈髓的应用及与年龄相关性研究 . 磁共振成像，2016，7（8）：587-592.

[8] 党玉雪，王晓明 . 磁共振新技术 DKI 和 IVIM 在中枢神经系统的研究现状 . 磁共振成像，2015，6（2）：145-150.

[9] 张家慧，郎宁，袁慧书 . 磁共振扩散峰度成像的临床研究进展 . 磁共振成像，2018，9（4）：316-320.

[10] 刘灿，高燕华，徐效文，等 . 磁共振灌注成像的原理及其在脑肿瘤诊断与分级中的应用 . 中国医学影像学杂志，2012，12：953-957.

[11] 赵斌 . 磁共振灌注成像临床应用及进展 . 磁共振成像，2014，5（增刊）：46-50.

[12] 吉婷婷，余成新 . 磁共振灌注加权成像在中枢神经系统中的应用 . 临床神经病学杂志，2015，28（1）：77-79.

[13] 陈思攀，王晓明 . 血氧水平依赖功能磁共振成像在脑肿瘤诊治中的应用 . 磁共振成像，2012，3（1）：69-73.

[14] 林坤，次旦旺久，祁英，等 . 多模态磁共振成像技术在胶质瘤评价中的应用研究 . 磁共振成像，2018，9（1）：14-20.

[15] 贾素兰，王晓明 . 磁敏感加权成像对脑梗死的诊断价值 . 磁共振成像，2015，6（3）：182-186.

[16] 郑阳，王晓明 . 磁化传递成像和酰胺质子转移成像联合评价新生儿脑损伤的初步研究 . 磁共振成像，2017，8（3）：189-195.

[17] 郑阳，王晓明 . 酰胺质子转移成像研究进展 . 中国医学影像技术，2014，30（8）：1256-1259.

[18] 王晓明，郑阳 . 酰胺质子转移成像的临床应用及挑战 . 中国临床医学影像杂志，2017，28（10）：692-696.

[19] 郑阳，王晓明 . 酰胺质子转移成像在脑胶质瘤中的应用研究 . 中国临床医学影像杂志，2017，28（10）：697-701.

（朱文珍　龚启勇　审校）

## 第一节　正常表现

### 一、头颅X线平片

正常头颅X线平片见图2-1-1、图2-1-2。

#### (一)颅壁

颅壁的厚度、密度和结构可因年龄、个体差异和部位的不同而不同。6岁前颅骨厚度较薄,密度较低,不能分辨内板、外板与板障。成人时可见顶骨隆突与枕骨粗隆较厚且致密;颞骨鳞部、枕骨鳞部及额骨垂直部较薄,密度相对较低。成人颅壁分为内板、外板及板障三层,内板、外板为致密骨,呈高密度线状影,板障居中为松质骨,密度较低。

#### (二)颅缝

冠状缝、矢状缝及人字缝为颅盖骨缝,呈锯齿状透亮影,30岁后开始闭合,偶可终生不闭。婴儿期额骨中线区可见额缝,正常人偶有终生不闭合者。枕骨假缝及上、下纵裂于出生后几周内仍可见到,不能误认为骨折。后囟及人字缝间可见大小及数目不等的缝间骨,为解剖变异,无病理意义,不可误认为骨折。

#### (三)颅壁压迹

**1. 脑回压迹**　脑回压迫内板所致骨板局部变

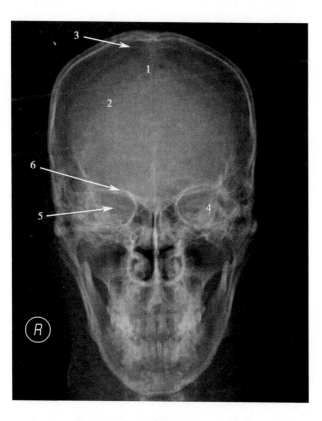

**图2-1-1　头颅后前正位像正常表现**

1. 矢状缝;2. 人字缝;3. 蛛网膜压迹;4. 岩骨;5. 内听道;6. 眶顶

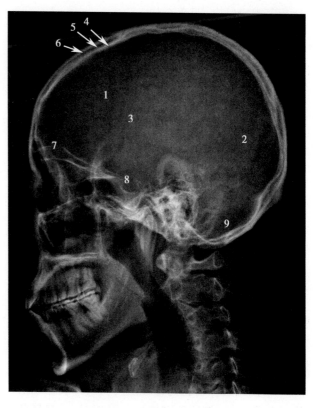

**图2-1-2　头颅侧位像正常表现**

1. 冠状缝;2. 人字缝;3. 脑膜中动脉压迹;4. 内板;5. 板障;6. 外板;7. 前颅凹底;8. 蝶鞍;9. 后颅凹底

薄区,为圆形或类圆形、边缘不清的低密度区,多见于颞骨鳞部和额顶骨下部,在儿童和青年早期明显,前囟闭合前及老年人不明显。

**2. 血管压迹**　为脑膜中动脉、板障血管和硬膜窦压迫颅壁而形成的低密度影。脑膜中动脉分前后两支,前支较清楚,居冠状缝稍后,后支细小,不易显示。脑膜中静脉可在脑膜中动脉的位置形成平行的压迹,行程直,且无分支。板障静脉压迹粗细不均,呈网状或树枝状排列,多见于顶骨,粗细、数目及分布差异较大。

**3. 蛛网膜粒压迹**　为边缘不整、锐利的颗粒状透亮区,直径0.5~1.0cm,大多位于矢状缝两旁2~3cm区域内,数目不等。明显者可贯穿颅壁,形成小的缺损,有时可形成壳状外突阴影,不可误为病变。

**(四)蝶鞍**

头颅侧位片上可观察蝶鞍大小、形状和结构,正常蝶鞍个体差异较大,前后径为7~16mm,平均11.5mm;深径为7~14mm,平均9.5mm;横径约为20mm。还可计算蝶鞍的面积和体积,作为判断大小的标准。蝶鞍形状分为椭圆形、圆形、扁平形,成人多为椭圆形,儿童多为圆形。蝶鞍各部位的厚度与密度不同,老年人可因骨质疏松而密度减低。正位片可观察鞍底,呈平台状。

**(五)岩骨及内听道**

可在后前位片中经眼眶观察。内听道两侧基本对称,大小相差一般不超过0.5mm,内听道宽径最大可达10mm,平均5.5mm。内听道形状分为:①管状,即宽度均匀;②壶腹状,管道膨隆;③喇叭状,内口小而远端膨大。内听道口居内听道内侧端,呈弧形。

**(六)颅内非病理性钙化**

**1. 松果体钙斑**　正常成人显影率高达40%,10岁以下很少发现。其位置较恒定,正位片上居中线,侧位片上在岩骨后上方,呈椭圆形或密集颗粒状、大小不一。可根据其移位的方向,判断肿瘤等占位性病变的大致部位。

**2. 大脑镰钙化斑**　侧位片多不显影,正位片上居中线区,呈带状或三角形致密影,显影率约为10%。

**3. 侧脑室脉络丛钙化**　多两侧同时发生,正位片居眶顶上方,侧位片在松果体钙斑后方,呈环状。显影率不足0.5%。

**4. 床突间韧带钙化**　可见"桥形"蝶鞍,显影率

为4%。

## 二、血管造影

**(一)颈内动脉系统**

脑的动脉来自于颈内动脉和椎-基底动脉系统。以小脑幕为界,幕上结构接受颈内动脉和大脑后动脉的血液供应,幕下结构接受椎-基底动脉的血液供应。

**1. 颈内动脉**　颈总动脉于第4颈椎水平(甲状软骨上缘)分出颈内动脉和颈外动脉。颈内动脉从后外侧向内侧移行,入颈动脉管上行,再向前内侧经破裂孔入颅,穿于硬膜之间,经三叉神经半月神经节的下面弯向上向前,经蝶鞍侧面的海绵窦内前行,至前床突内侧又弯向上,并进入蛛网膜下腔,达大脑外侧裂内侧端,分为大脑前动脉和大脑中动脉。全程分为颈段、颈动脉管段、海绵窦段和脑段。有时把其在海绵窦段及上方的弯曲合称虹吸部。

在血管造影上,过去将颈内动脉分为5段(Fischer,1938年),即海绵窦前段(C5)、海绵窦段(C4)、虹吸曲(C3)、水平段(C2)和上升段(C1)。C1和C2称为床突上段,C3、C4和C5称为床突下段(图2-1-3a)。这种分段方法有两点不足:第一是各段分界在解剖上缺乏明确的标志;第二是分段顺序为逆血流方向。

1996年Bouthillier提出新的分段法,即7段分法。该分段法各段的解剖分界明确,这7段是:C1为颈段,C2为岩段,C3为破裂孔段,C4为海绵窦段,C5为床段,C6为眼段,C7为交通段(图2-1-3b)。

该分段法具体为:

C1:颈段起于颈总动脉分叉水平,终止于颈动脉管颅外口。这段颈内动脉与位于其外侧的颈内静脉和后外侧的迷走神经共同位于颈动脉鞘内。在鞘内,颈内动脉周围绕以含脂肪的结缔组织、静脉丛和节后交感神经。颈动脉鞘是由椎前筋膜折叠形成的。在头侧,颈内动脉进入颈动脉管水平,鞘分为两层,内层延续为颈动脉管的骨膜,外层延续为颅底颅外骨膜。颈段通常不发出任何分支。

C2:岩段颈内动脉位于颈动脉管内,起于颈动脉管颅外口,终止于破裂孔后缘。岩段颈内动脉在颈动脉管骨膜内走行,周围绕以结缔组织、静脉丛和节后交感神经。按其走行方向可分为三部:垂直部、弯曲部(颈内动脉后弯)和水平部(向前、向内走行)。

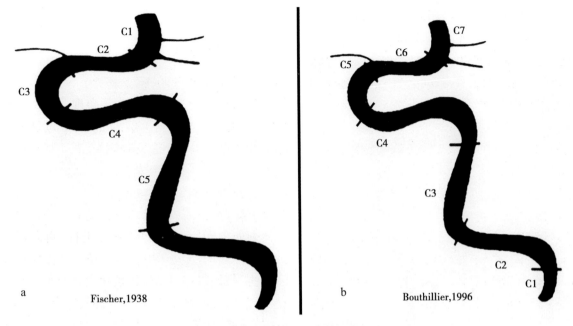

**图2-1-3 颈内动脉分段方法**

a. Fischer 分段法：C1. 上升段；C2. 水平段；C3. 虹吸曲；C4. 海绵窦段；C5. 海绵窦前段。b. Bouthillier 分段法：C1. 颈段；C2. 岩段；C3. 破裂孔段；C4. 海绵窦段；C5. 床段；C6. 眼段；C7. 交通段

C3：破裂孔并非单一的孔道，而是由两部分组成：颅外骨膜上的一个孔和一个垂直管道。后者由破裂孔周围的骨结构和纤维软骨构成。破裂孔段起于颈动脉管末端，动脉越过孔部，但不穿过这个孔，在破裂孔的垂直管内上升，向着海绵窦，止于岩舌韧带上缘。岩舌韧带是颈动脉管骨膜的延续，连接前方的蝶骨小舌和后方的岩尖。在此韧带以远，颈内动脉进入海绵窦。破裂孔段颈内动脉四周为结缔组织、静脉丛和节后交感神经。

C4：海绵窦段始于岩舌韧带上缘，止于近侧硬膜环。这段颈内动脉主要走行于海绵窦内，四周为结缔组织、脂肪、静脉丛和节后交感神经。海绵窦段按其走行方向可分为垂直部、后弯、水平部和前弯。近侧硬膜环是由前床突的内、下面骨膜结合形成的，该环不完整地围绕着颈内动脉。该段一般发出两个主要分支，即脑膜垂体干和下外侧干。

C5：床段起于近侧硬膜环，止于远侧硬膜环。床段短，长约4～6mm，斜行于外侧前床突和内侧颈动脉沟之间。由于近、远侧硬膜环在后方海绵窦顶部融合在一起，因此床段呈楔形。床段属于硬膜外结构。

C6：眼段起于远侧硬膜环，止于紧靠后交通动脉起点的近侧。颈内动脉穿过远侧硬膜环后，即进入硬膜内，因此远侧硬膜环是颈内动脉硬膜内、外部分的分界线。在血管造影上，如何确认远侧硬膜环的位置，是一个尚未解决的问题。这段颈内动脉常发出两条重要动脉，即眼动脉和垂体上动脉。在颈内动脉穿过远侧硬膜环的内侧，有时硬膜冗长，形成一个小的硬膜囊或隐窝，为硬膜内间隙的扩展，其尖端指向海绵窦。这个硬膜隐窝称之为颈动脉腔。

C7：交通段起于紧靠后交通动脉起点的近侧，止于颈内动脉分叉处。此段发出两个重要分支：后交通动脉和脉络膜前动脉。

**2. 颈内动脉的分支**（图2-1-4a、c）

（1）颈内动脉在颈动脉管段的分支：①颈鼓动脉；②翼突管动脉。

（2）颈内动脉海绵窦段的分支：①脑膜垂体干；②下外侧干；③McConnell 垂体被膜动脉。

（3）眼动脉：经视神经孔入眶，主要分出眶上动脉、鼻脊动脉和视网膜中央动脉。

（4）后交通动脉：是颈内动脉与大脑后动脉间的沟通。

（5）脉络膜前动脉：主要分布于基底节区、下丘脑、海马结构等。

（6）大脑前动脉：①眶额动脉；②额极动脉；③额上回动脉、额中回动脉、额下回动脉；④旁中央动脉；⑤楔前动脉；⑥胼胝体压部支；⑦Heubner 回返支；⑧前交通动脉；⑨豆纹动脉。

（7）大脑中动脉：①额前动脉；②中央前沟动脉、中央后沟动脉、中央沟动脉；③顶下动脉；④颞极动脉；⑤颞前动脉、颞中动脉、颞后动脉；⑥角回动脉；⑦豆纹动脉外侧组。

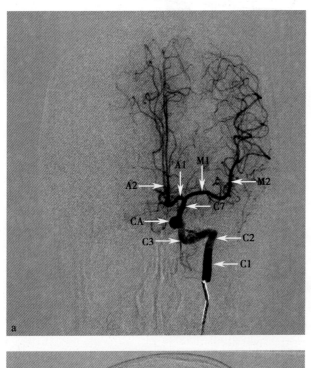
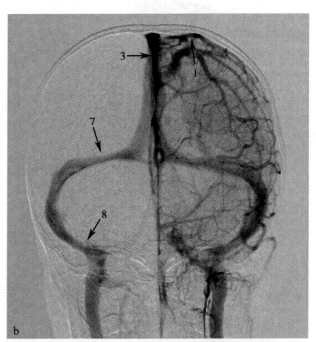
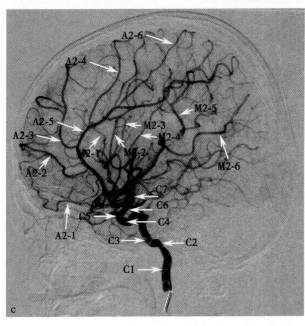
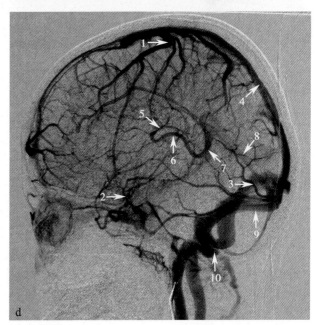

**图 2-1-4　颈内动脉造影**

a．20°正位，动脉期：C1．颈内动脉颈段；C2．颈内动脉岩段；C3．颈内动脉破裂孔段；C7．颈内动脉交通段；CA．颈内动脉虹吸段；A1．大脑前动脉水平段；A2．大脑前动脉纵裂段；M1．大脑中动脉水平段；M2．大脑中动脉侧裂段。b．20°正位，静脉期：1．大脑上静脉；3．上矢状窦；7．横窦；8．乙状窦。c．侧位，动脉期：C1．颈内动脉颈段；C2．颈内动脉岩段；C3．颈内动脉破裂孔段；C4．颈内动脉海绵窦段；C5．颈内动脉床段；C6．颈内动脉眼段；C7．颈内动脉交通段；A2-1．眶额动脉；A2-2．额极动脉；A2-3．胼缘动脉；A2-4．旁中央动脉；A2-5．胼周动脉；A2-6．楔前动脉；M2-1．额前动脉；M2-2．前中央动脉；M2-3．中央动脉；M2-4．顶前动脉；M2-5．顶后动脉；M2-6．角回动脉。d．侧位，静脉期：1．大脑上静脉；2．大脑中静脉；3．大脑下静脉；4．上矢状窦；5．丘纹静脉；6．大脑内静脉；7．大脑大静脉；8．直窦；9．横窦；10．乙状窦

（二）椎-基底动脉系统（图2-1-5a、c）

1. **椎-基底动脉行程** 椎动脉源于锁骨下动脉，于第六颈椎水平入横突孔，上行达寰椎横突孔向后经枕大孔入颅，在桥延池内双侧椎动脉汇合成基底动脉，上行至脑桥上缘分成双侧大脑后动脉。

2. **椎-基底动脉的分支**

（1）椎动脉颅外段分支：①脊髓支；②肌支。

（2）椎动脉颅内段分支：①脑膜支；②脊髓后动脉；③脊髓前动脉；④小脑后下动脉；⑤延髓动脉。

（3）基底动脉分支：①小脑前下动脉；②脑桥动脉穿支；③小脑上动脉。

（4）大脑后动脉分支：①后交通动脉，系与颈内动脉的交通；②颞底前动脉、颞底中动脉、颞底后动脉；③距状裂动脉；④顶枕动脉；⑤后丘脑穿动脉。

（三）颈外动脉系统及分支

1. 甲状腺上动脉。

2. 咽升动脉。

3. 舌动脉。

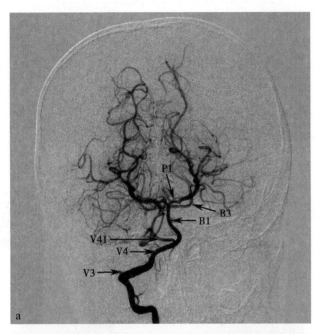
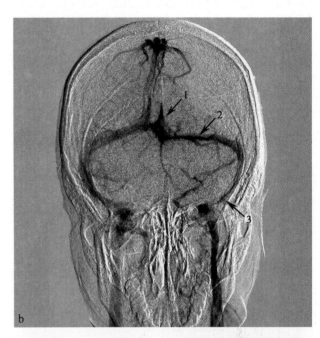
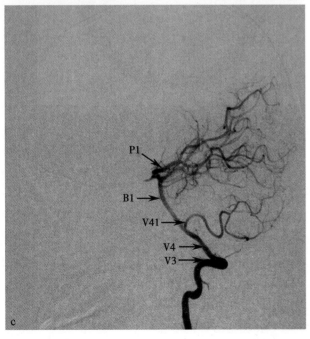
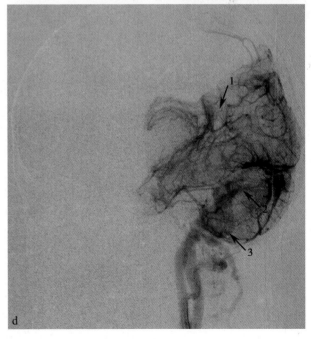

**图2-1-5 椎动脉造影**

a. 20°正位，动脉期：V3. 椎动脉枕段；V4. 椎动脉颅内段；V41. 小脑后下动脉；B1. 基底动脉；B3. 小脑上动脉；P1. 大脑后动脉大脑脚段。b. 20°正位，静脉期：1. 直窦；2. 横窦；3. 乙状窦。c. 侧位，动脉期：V3. 椎动脉枕段；V4. 椎动脉颅内段；V41. 小脑后下动脉；B1. 基底动脉；P1. 大脑后动脉大脑脚段。d. 侧位，静脉期：1. 直窦；2. 横窦；3. 乙状窦

4．面动脉。

5．枕动脉。

6．耳后动脉。

7．颞浅动脉。

8．颌内动脉 ①脑膜中动脉；②翼管动脉；③圆孔动脉；④眶下动脉；⑤颊动脉；⑥腭降动脉。

### （四）脑静脉系统

脑静脉多不与脑动脉伴行，管壁薄，且无瓣膜。脑静脉血主要回流汇集至硬膜窦，再经颈内静脉回流至心脏。大脑的静脉又分为浅、深两组，浅静脉汇集脑浅层的血流，深静脉汇集脑深部实质的血液（图 2-1-4b、d，图 2-1-5b、d）。

1．**大脑浅静脉** ①大脑上静脉；②大脑中静脉；③大脑下静脉。

2．**大脑深静脉** ①大脑大静脉；②大脑内静脉；③基底静脉；④脑底静脉环。

3．**硬膜窦** ①上矢状窦；②直窦；③下矢状窦；④横窦；⑤乙状窦；⑥窦汇；⑦海绵窦；⑧岩上窦；⑨岩下窦。

### （五）脑动脉的吻合和侧支循环

脑动脉的吻合和侧支循环是代偿器官血液供应的重要结构。人脑的动脉吻合，最突出的是脑底部动脉吻合所形成的大脑动脉环（Willis circle，Willis 环），是人脑血液供应的重要调节结构。

1．**脑底部的动脉吻合**

（1）大脑动脉环：是由成对的大脑前动脉交通前段、颈内动脉、后交通动脉及大脑后动脉交通前段与不成对的前交通动脉所围合而成。

（2）延髓动脉环：双侧椎动脉于脑桥下缘发出的脊髓前动脉在正中线汇合而成。

2．**脑周围的动脉吻合**

（1）大脑前动脉分支与大脑中动脉分支间的吻合。

（2）大脑中动脉分支与大脑后动脉分支间的吻合。

3．**脑内动脉吻合** 脑内动脉之间存在广泛的吻合。

4．**颈内动脉分支与颈外动脉分支间的吻合**

（1）颈内动脉的眼动脉与颈外动脉分支间的吻合。

（2）颈内动脉的颈鼓动脉分支与颈外动脉的脑膜中动脉分支间吻合。

（3）颈内动脉的翼管动脉与颈外动脉的腭大动脉分支间的吻合。

5．**椎动脉与颈外动脉分支间的吻合** 颈外动脉的分支与椎动脉横突孔内分支的吻合。

### （六）脑的静脉吻合

脑的静脉吻合比脑的动脉吻合更加丰富，数目更多。

1．**大脑半球浅层的静脉吻合**

（1）大脑上静脉分支间吻合。

（2）上吻合静脉（即 Trolard 静脉），连接上矢状窦与大脑浅中静脉。

（3）大脑中静脉与大脑下静脉间的吻合。

（4）下吻合静脉（Labbé 静脉），连接横窦与大脑浅中静脉。

2．**左右大脑半球间的静脉吻合**

（1）左右大脑内静脉及基底静脉汇入大脑大静脉。

（2）窦汇是双侧大脑半球浅深层静脉最大、最集中的静脉吻合。

3．**颅内、外的静脉吻合**

（1）导静脉是贯穿颅骨孔、颅骨管的静脉，借此建立颅内外静脉的交通。

（2）环绕神经干或血管干的静脉丛，连接颅内硬膜窦与颅外静脉丛。

（3）颅内外间的小静脉吻合。颅内海绵窦分别连通卵圆孔静脉丛、眼静脉等，与颅外的面静脉、眶上静脉等相吻合。

（4）板障静脉，一方面与颅外的静脉和脑膜的静脉交通，另一方面又连接着颅内硬膜窦及硬膜静脉。

## 三、CT

CT 多用轴位横断面图像，为一定厚度的重建图像，因此扫描层面与体轴间的角度以及层厚的不同可使所含的解剖结构不同。

### （一）平扫

平扫 CT 图像是指未注射造影剂所得的图像，可直接显示某些结构的影像，如骨、钙斑、充以脑脊液的脑室、脑池、脑沟以及灰质和白质等。但某些结构没有密度差别，又无解剖标志，只能从位置上间接推断，如某些神经核等。不同层面正常头部平扫 CT 表现见图 2-1-6。

颅骨观察宜用骨窗，可显示骨的细微结构。骨窗可清楚显示颈静脉结节（图 2-1-7a），岩骨，内听道（图 2-1-7b），蝶鞍，前、中颅凹底，颅骨孔、窦、气房，如颈静脉孔、卵圆孔、破裂孔、枕大孔、蝶窦、筛窦及

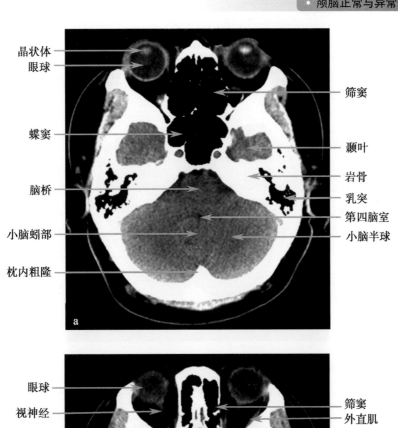

晶状体
眼球
筛窦
蝶窦
颞叶
岩骨
脑桥
乳突
第四脑室
小脑蚓部
小脑半球
枕内粗隆

a

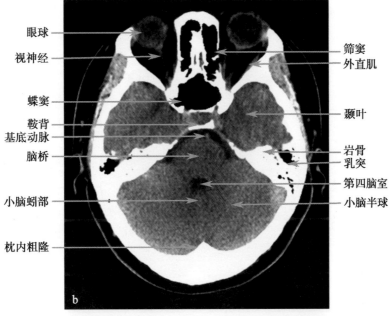

眼球
视神经
筛窦
外直肌
蝶窦
鞍背
基底动脉
颞叶
脑桥
岩骨
乳突
小脑蚓部
第四脑室
小脑半球
枕内粗隆

b

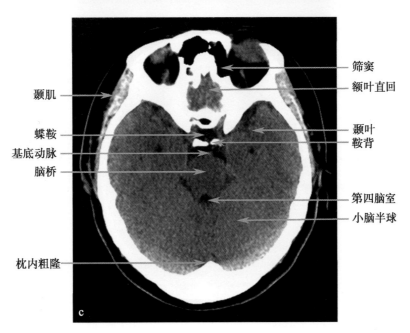

筛窦
额叶直回
颞肌
蝶鞍
颞叶
基底动脉
鞍背
脑桥
第四脑室
小脑半球
枕内粗隆

c

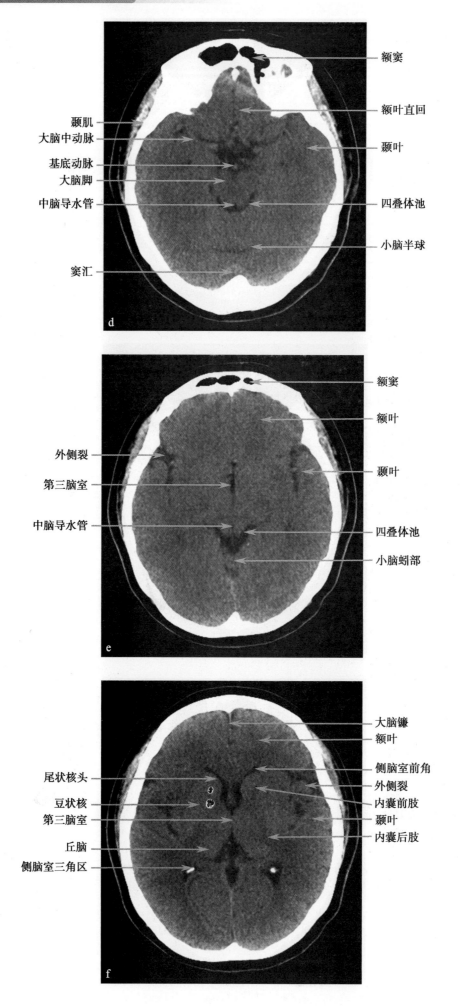

d 图标注：
- 额窦
- 额叶直回
- 颞肌
- 大脑中动脉
- 颞叶
- 基底动脉
- 大脑脚
- 中脑导水管
- 四叠体池
- 小脑半球
- 窦汇

e 图标注：
- 额窦
- 额叶
- 外侧裂
- 颞叶
- 第三脑室
- 中脑导水管
- 四叠体池
- 小脑蚓部

f 图标注：
- 大脑镰
- 额叶
- 尾状核头
- 侧脑室前角
- 外侧裂
- 豆状核
- 内囊前肢
- 第三脑室
- 颞叶
- 丘脑
- 内囊后肢
- 侧脑室三角区

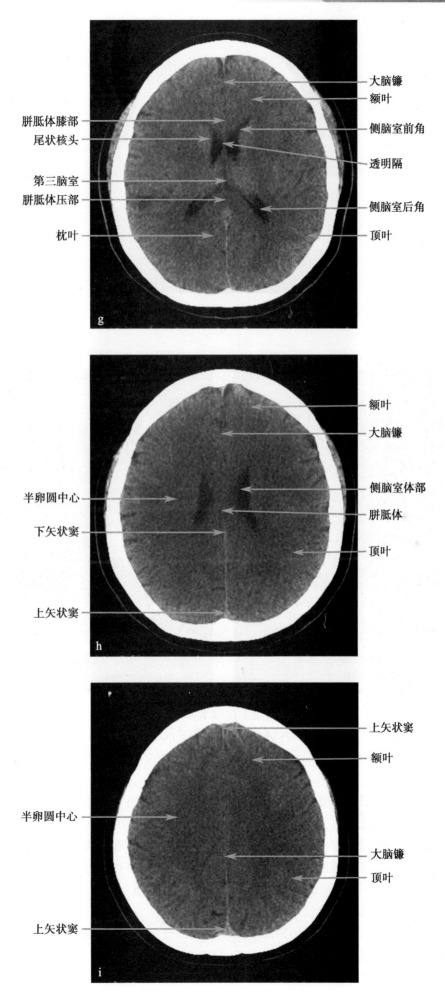

大脑镰
额叶
胼胝体膝部
尾状核头
侧脑室前角
透明隔
第三脑室
胼胝体压部
侧脑室后角
枕叶
顶叶
g

额叶
大脑镰
半卵圆中心
侧脑室体部
胼胝体
下矢状窦
顶叶
上矢状窦
h

上矢状窦
额叶
半卵圆中心
大脑镰
顶叶
上矢状窦
i

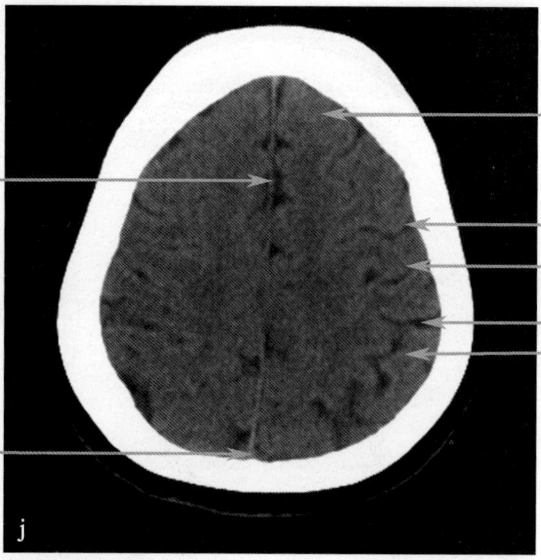
额叶
大脑镰
中央前沟
中央沟
中央后沟
顶叶
上矢状窦
j

图 2-1-6 横轴位头颅平扫 CT 各层面正常表现

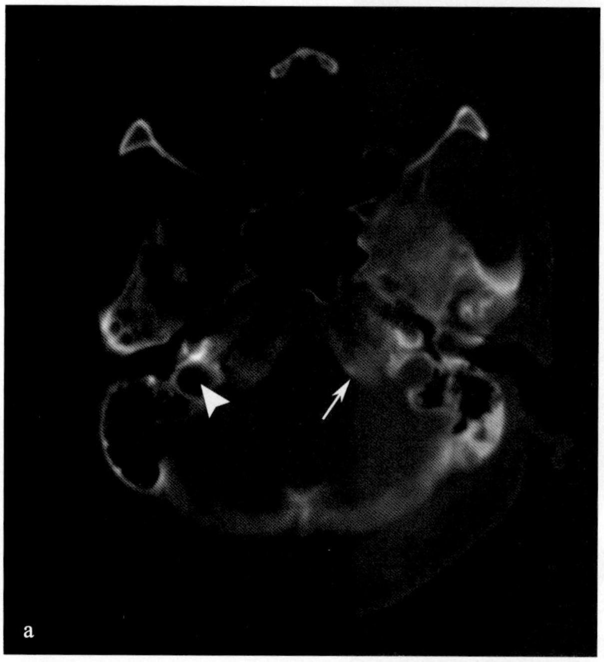
a

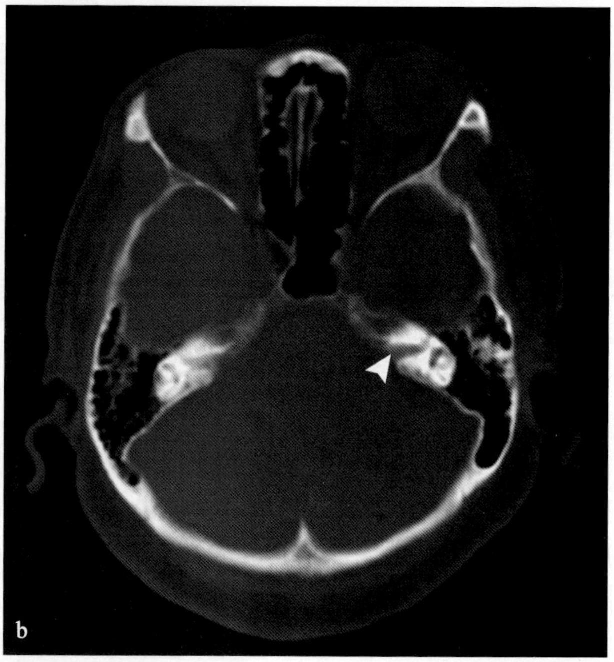
b

图 2-1-7 正常颅骨

a. CT 平扫（骨窗）可见颈静脉结节（↑）、颈静脉孔（▲）；b. CT 平扫（骨窗）可见岩骨呈锥形，其中见内听道（▲）和乳突气房

乳突气房。颅盖骨除可见内板、外板及板障外，还可识别冠状缝、人字缝、颞鳞缝等。

脑室、脑裂、脑池与脑沟等腔内含脑脊液，为低密度区，CT 值为 0～20Hu。脑脊液腔因年龄增长而扩大，如纵裂池、侧裂池、脑干周围脑池、枕大池、鞍上池等。鞍上池为鞍上的星形低密度区（图 2-1-8），因扫描位置与角度原因可有三种表现：如扫描层面为头部前屈位，则池的后界为脑桥前面，而形成五角星形；如为头后伸位，池的后界为大脑脚及脚间窝，池呈六角星形；有时呈四角星形。

鞍上池前界为额叶直回，侧方为颞叶海马。鞍上池前部可见视神经、外侧部可见颈内动脉，呈点状。在侧裂中有时可见大脑中动脉水平段。在后方，脑桥前池与脚间池中可见基底动脉呈点状，多居正中部，有时可偏一侧，特别在动脉硬化致动脉延长、迂曲时常见。鞍上池内可能显示上述结构，但这些结构多不能在一个层面上全部显示。

侧脑室形态不规则，于不同层面表现不一，但

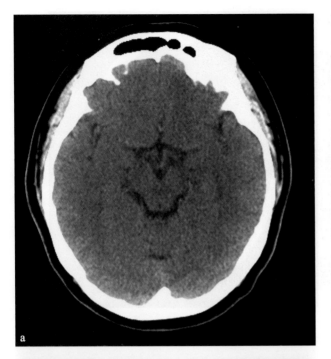

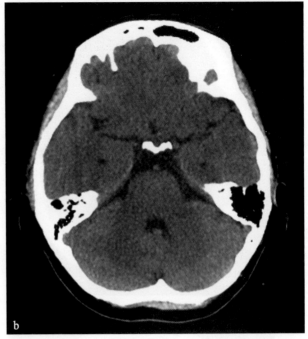

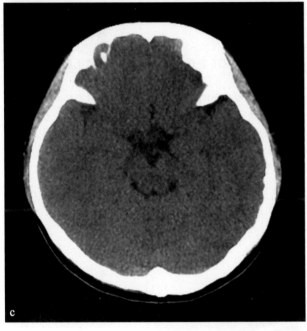

图2-1-8　正常鞍上池CT表现
a. 四角星形；b. 五角星形；c. 六角星形

两侧对称，前角、体部常显示，而后、下角正常年轻人多难以显示。第三脑室位于大脑半球中线区，前后走行，为裂隙状低密度区。第四脑室为后颅凹中线区的马蹄状低密度结构。正常情况下有时可见透明隔间腔、韦氏腔和中间帆腔（图2-1-9）。

正常皮层灰质、灰质核团如尾状核、豆状核、丘脑等与白质有一定密度差别，CT可分辨，但脑干、小脑半球因CT对比分辨力较MRI低以及伪影干扰而不能区分灰白质。CT为识别生理性钙斑的最佳方法，常见松果体与缰连合钙化、脉络丛球钙化，40岁以后出现苍白球钙化，60岁以后可见大脑镰钙化等（图2-1-10）。

**（二）增强检查**

正常颅内组织如血管内腔、脉络丛和硬膜在增强检查后发生强化，密度增高。脑底动脉环（图2-1-11）、上矢状窦、直窦、基底动脉和脉络丛可清楚显影。使用较大剂量造影剂，则颈内动脉分支也可显影。硬膜如大脑镰与小脑幕明显强化。但正常脑实质的X线吸收值只略有增加。

小脑幕轴位强化基本上可分为四种形态：①哥德弧形：小脑幕切迹的断层层面，恰可显示由前床突到切迹尖端的整个轮廓，少见。②V形与Y形：

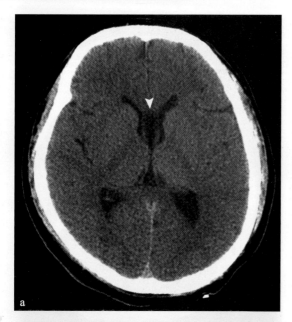

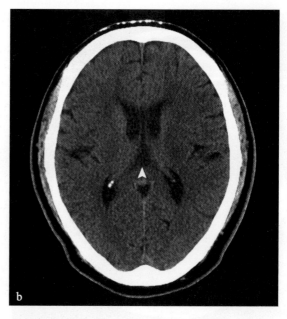

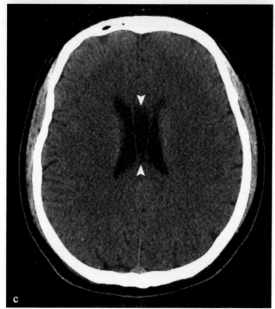

**图 2-1-9 正常 CT 表现——透明隔间腔、韦氏腔和中间帆腔**

a. 两侧侧脑室前角间带状脑脊液密度区（白箭），与前角有线状高密度（透明隔）相隔，为透明隔间腔；b. 位于两侧侧脑室体后下部间的脑脊液密度区为中间帆腔（白箭），为中间帆池扩大形成；c. 两侧侧脑室体部间脑脊液密度区为韦氏腔（白箭），位于中间帆池上方

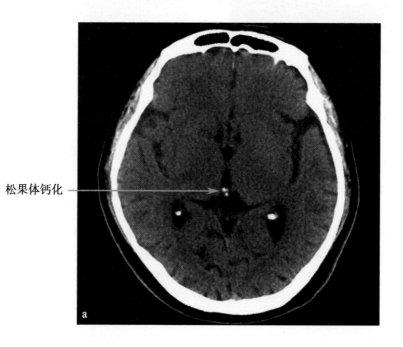

松果体钙化

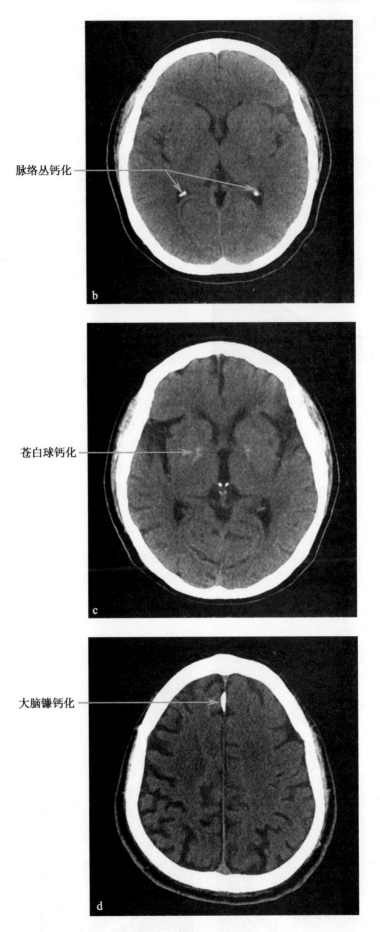

图2-1-10 正常平扫CT表现——颅内钙斑

a. 松果体钙化；b. 脉络丛球钙化；c. 苍白球钙化；d. 大脑镰钙化

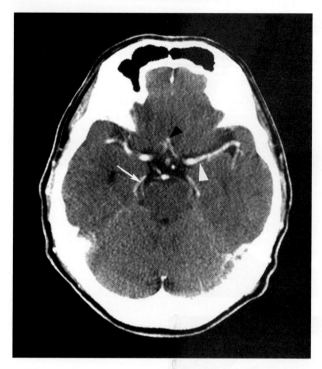

**图 2-1-11　正常脑动脉强化 CT 表现**
大脑中动脉水平段（△），大脑前动脉（▲）及大脑后动脉（白箭）

在窦汇上方层面，切迹缘可显示为 V 形高密度带，两肢可平直或突向外。大脑镰显影则由 V 形变成 Y 形。③八字形：在窦汇平面以下层面切迹缘呈八字形，两肢一般向外略突，也可为直线状。④ M 形：层面直接切过窦汇，则呈 M 形。层面中的 V 形或 Y 形、八字形两肢前方、M 形内侧肢之间均代表小脑幕切迹（图 2-1-12）。

垂体冠状薄层面增强检查显示为鞍内均一强化软组织密度影，上缘下凹、平直或略上凸，至鞍底高度为 4.4～8.0mm。可见与上缘相连的垂体柄，两侧与强化的海绵窦无清楚界限。

## 四、MRI

### （一）概述

脑位于颅腔内，颅腔被硬膜构成的小脑幕分隔为较大的幕上部分和较小的幕下部分。幕上部分主要由两侧大脑半球占据。两侧大脑半球之间有半球间裂，内有硬膜构成的大脑镰，将两侧大脑半球分隔开来。于大脑镰游离缘下方，两侧大脑半球借白质连合纤维彼此连接，其中最大的连合纤维是胼胝体。

大脑半球表面皮质为灰质，皮质灰质下方是白质。大脑半球白质深部有灰质核团——基底核等。大脑半球表面有许多脑沟和脑回。

颅腔和椎管内，蛛网膜与软脑膜之间的间隙称蛛网膜下腔，内含脑脊液。脑沟、裂、池均为蛛网膜下腔。脑内含脑脊液的腔隙构成脑室系统。在幕上，每侧大脑半球内各有一个侧脑室，两侧侧脑室通过左右室间孔与位于中线区、两侧丘脑间的第三脑室相通。在幕下，延髓、脑桥的背侧与小脑之间有第四脑室，借中脑导水管与幕上的第三脑室相通，第四脑室向下与蛛网膜下腔和脊髓中央管相通。脑脊液主要由两侧侧脑室的脉络丛产生，经室间孔→第三脑室→中脑导水管→第四脑室，再经第四脑室

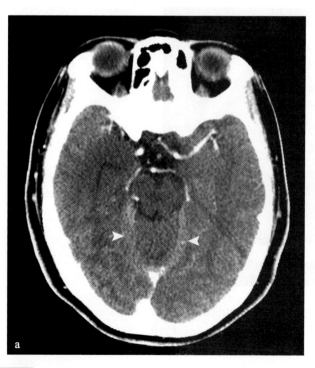

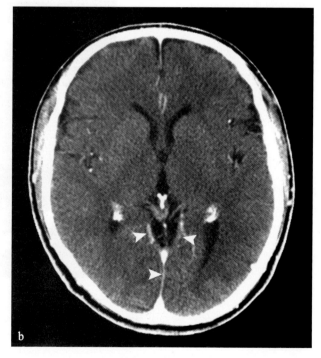

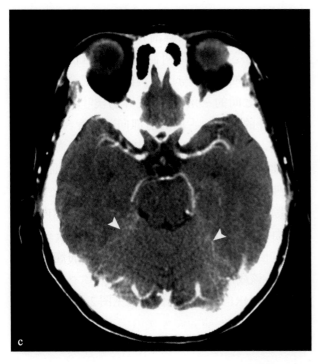
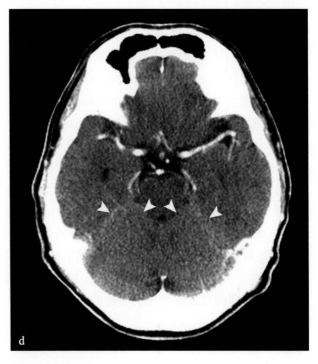

**图 2-1-12　正常小脑幕强化 CT 表现**
a. 小脑幕呈 V 形（白箭）；b. 小脑幕与直窦、大脑镰强化呈 Y 形（白箭）；c. 小脑幕呈八字形（白箭）；d. 小脑幕呈 M 形（白箭）

中孔和侧孔进入蛛网膜下腔。在蛛网膜下腔内，脑脊液流向大脑背侧，经蛛网膜粒吸收入上矢状窦内，回到血液循环中。

**（二）大脑半球表面解剖**

**1. 外侧面**　大脑半球外侧面与颅穹窿相对，呈凸形，有两条明显的脑沟：中央沟和外侧裂。中央沟大致自大脑半球外侧面上缘中点处向前下走行，止于外侧裂的稍上方。外侧裂是大脑半球外侧面最深、最明显的脑沟，起始于大脑半球底面颞极前方，起始段是额、颞叶的分界。当外侧裂走行至大脑半球外侧面时，发出一短的前水平支和一短的前升支，主干向后走行，延续为后支，末端转向上，止于顶叶的缘上回。在大脑半球外侧面，以外侧裂和中央沟为界，外侧裂下方为颞叶；外侧裂上方、中央沟前方为额叶，外侧裂上方、中央沟后方为顶叶。大脑半球外侧面后部，颞、顶、枕叶之间无明确的解剖分界标志，彼此间通过两条假想线作为分界。第一条假想线是顶枕沟上端与枕前切迹（大脑半球外下缘枕极前约 4cm 处）之间的连线，该线后方为枕叶，前方为颞叶、顶叶；第二条假想线是外侧裂后支末端与第一条假想线中点之间的连线，该线上方为顶叶，下方为颞叶。

（1）额叶：中央沟前方为中央前回，其前方是中央前沟，走行与中央沟平行。自中央前沟向前水平发出两条脑沟，即额上沟和额下沟，是额上、中、下回的分界。额上回越过大脑半球上缘至大脑半球内侧面。额下回的后部被外侧裂的前水平支和前升支分为三部分：前水平支以下的部分为眶部；前水平支与前升支之间为三角部；前升支后方为盖部，即岛盖的额部。三角部的后部和盖部又称为 Broca 区。

（2）颞叶：在大脑半球外侧面，颞叶被与外侧裂平行走行的两条脑沟（颞上沟和颞下沟）分为颞上、中、下回。颞下回延伸到大脑半球的底面。

（3）顶叶：中央沟后方是顶叶的中央后回，其后方是与中央沟平行走行的中央后沟。中央后沟后方是顶上小叶和位于其下方的顶下小叶，两者之间的分界是顶内沟。顶下小叶由两个脑回构成，前部为缘上回，围绕在外侧裂后支末端周围；后部为角回，围绕在颞上沟末端周围。

**2. 内侧面**　内侧面较平坦，与半球间裂内的大脑镰相对。大脑半球内侧面最显著的解剖结构是位于大脑镰游离缘下方的胼胝体，由前向后可分为嘴、膝、体、压部。胼胝体上缘有胼胝体沟围绕。胼胝体沟后部向后下走行，绕过胼胝体压部转向前，延续为海马沟。在胼胝体沟上方是扣带回，围绕在胼胝体上方。扣带回上缘是扣带沟，走行大致与胼胝体沟平行。扣带沟向后走行至胼胝体体部中点附近,发出一转折向上的分支,称旁中央支或旁中央沟;再向后,约在胼胝体压部,向后上发出另一分支,称边缘支,后者末端达半球内侧面的上缘。扣带沟的后部转折向下,延续为顶下沟。在此处,扣带回位于胼胝体沟与顶下沟之间的部分称扣带回峡,绕胼胝体压部转向前,进入颞叶底面,延续为海马旁回,前端呈钩形称海马旁回钩。扣带沟的旁中央支与边缘支之间的部分,为旁中央小叶,是中央前、后回向大脑半球内侧面的延伸。中央沟随中央前、后回越过大脑半球上缘伸入旁中央小叶内,是大脑半球内侧面额、顶叶之间的分界,并将旁中央小叶分为较大的前部(属额叶)和较小的后部(属顶叶)。旁中央小叶的前方,是额叶的额上回延伸至大脑半球内侧面的部分。旁中央小叶的后方,是顶叶

的楔前叶。顶枕沟位于楔前叶的后方,是大脑半球内侧面顶、枕叶之间的解剖分界标志。在顶枕沟后方,距状裂是枕叶内最明显的脑沟,自枕极向前走行至扣带回峡附近,与顶枕沟的下端汇合。顶枕沟与距状裂之间的三角部,是枕叶的楔叶。距状裂下方是枕叶的舌回。舌回的前部向前走行,延伸至颞叶底面,位于海马沟与侧副沟之间,并与海马旁回相延续。舌回外侧是梭状回,位于枕叶底面,也向前延伸至颞叶底面,位于侧副沟与枕颞沟之间,并借枕颞沟与颞叶的颞下回相邻。在大脑半球内侧面和底面,枕、颞叶之间无明确解剖分界标志,一般以枕、颞叶下缘间的切迹至扣带回峡之间的连线作为分界线,该线前方为颞叶,后方为枕叶。

正常 MRI T$_1$WI 矢状位表现见图 2-1-13。

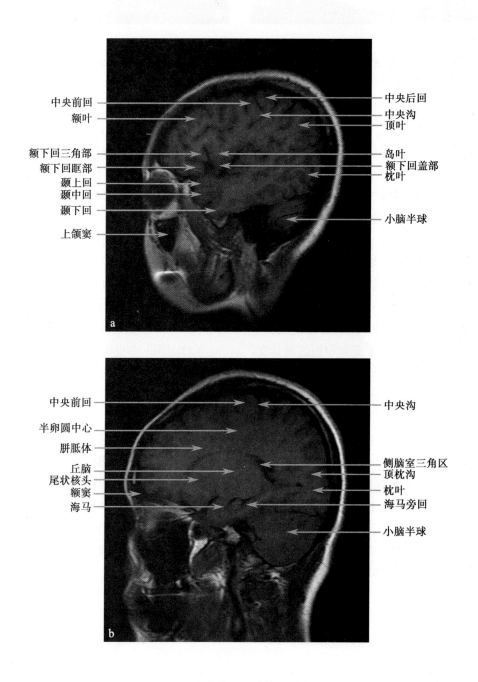

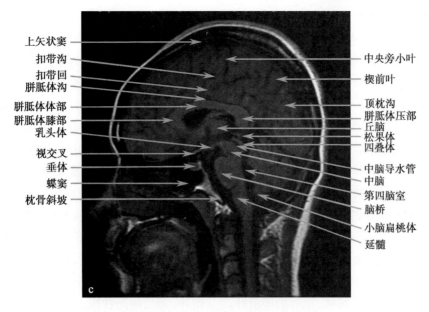

上矢状窦
扣带沟
扣带回
胼胝体沟
胼胝体体部
胼胝体膝部
乳头体
视交叉
垂体
蝶窦
枕骨斜坡

中央旁小叶
楔前叶
顶枕沟
胼胝体压部
丘脑
松果体
四叠体
中脑导水管
中脑
第四脑室
脑桥
小脑扁桃体
延髓

**图 2-1-13　正常 MRI T₁WI 矢状位表现**

### （三）正常层面解剖

**1. 轴位层面解剖**　以眶耳线为基线，以下简述轴位（横断）层面影像解剖。

（1）鞍上池层面：约相当于眶耳线上 2～3cm 水平。在该层面，鞍上池位于中线区偏前部、脑桥和中脑的前方，依层面高低和扫描角度可呈四角形、五角形或六角形。鞍上池内可见视交叉、视束、灰结节、乳头体、漏斗（垂体柄）等结构。外侧裂起始部与鞍上池外侧端相连，稍宽大，称侧裂池或大脑侧谷，其前方为额叶，后方为颞叶。半球间裂位于中线前部，后端与鞍上池前端相连，将两侧大脑半球额叶底部彼此分开。额叶底部位于前颅凹内，由位于中线两侧的直回和直回外侧的眶回构成，层面稍高时在眶回外侧还可见到额下回的一部分。

颞叶位于侧裂池后方、中颅凹内，颞叶外侧缘由前向后依次为颞上、中、下回。颞叶内侧缘的最内端由海马旁回钩及其后方的海马旁回构成，下方即为小脑幕切迹，内侧与位于中线区的脑桥、中脑毗邻，两部之间有环池相隔。海马旁回后方颞叶内侧缘由梭状回构成。颞叶的深部、海马旁回外侧有时可见到侧脑室下角，呈三角形或裂隙状。在该层面，颞叶后方有小脑幕缘，其形态依层面的高低和角度而定，可呈 V 形、八字形、Y 形、M 形。当层面较高时，不显示小脑幕缘，颞叶的后方可见到枕叶。

（2）第三脑室层面：大约相当于眶耳线上 3～4cm 层面，含侧脑室前角、第三脑室和侧脑室三角区。在中线区，两侧侧脑室前角前方横行的白质纤维为胼胝体膝部，两侧侧脑室前角之间为透明隔。

侧脑室前角外侧有尾状核头，在侧脑室前角外侧壁形成压迹。第三脑室居中线处，前方借室间孔与两侧侧脑室前角相连，两侧为丘脑，后方的结构依层面而定，层面稍高时为胼胝体压部，层面稍低时为中脑顶盖。在大脑半球深部，尾状核头、丘脑外侧是内囊，呈"＞＜"形，由白质传导束构成，其外侧是豆状核。内囊在尾状核头与豆状核之间的为内囊前肢，丘脑与豆状核之间的是内囊后肢，前、后肢结合部是内囊膝部。豆状核由两部分构成，外侧部为壳核，内侧部为苍白球。从壳核向外，依次为外囊、屏状核、最外囊和脑岛。外囊和最外囊是薄层状白质纤维束，屏状核呈窄带状。在解剖学上，尾状核和豆状核（两者组成纹状体）、屏状核、杏仁核（位于海马沟内）统称为基底神经节，简称基底核，是大脑半球深部的灰质核团。脑岛是大脑半球皮质的延续，深埋于外侧裂附近额颞顶叶皮层灰质的深面。覆盖脑岛的额、颞、顶叶皮层灰质，分别称为额盖、颞盖、顶盖，合称为岛盖。

在该层面，大脑半球外侧缘被外侧裂分为前、后两部分。外侧裂前方有额上、中、下回和额、顶盖，外侧裂后方是颞上、中、下回，再向后是枕叶。在两侧大脑半球前部，半球间裂较短，其后端止于胼胝体膝部，大脑半球内侧缘从前向后由额上回和扣带回构成；在两侧大脑半球后部，半球间裂稍长，前端止于胼胝体压部，大脑半球内侧缘从前向后由扣带回峡、距状裂和枕叶构成，扣带回峡的前方即胼胝体压部。

（3）侧脑室体部层面：大约相当于眶耳线上

5cm 层面，含侧脑室体部。在该层面，大脑半球外侧缘的脑回和主要的脑沟，从前向后依次为额上、中、下回和中央前回，中央沟位于中央前回后方，位置大致与侧脑室体部与前角的结合部相对，中央沟后方为顶叶的中央后回、顶下小叶（缘上回和角回），其后方为颞顶叶结合部，相当于颞顶叶间假想分界线处，再向后为颞顶枕叶结合部。在该层面大脑半球内侧面，仅前、后部有半球间裂深入，使两侧大脑半球彼此分开，而中间部有胼胝体将两侧大脑半球彼此相连。依从前向后的顺序，半球间裂前部大脑半球内侧缘由额上回和扣带回构成，其中额上回向前、外延伸至大脑半球外侧缘；半球间裂前、后部之间为胼胝体，位于两侧侧脑室之间的上方；半球间裂后部大脑半球内侧缘由扣带回峡、顶叶的楔前叶、顶枕沟和枕叶的楔叶构成。顶枕沟较深，易于识别，是重要的解剖分界标志。在该层面还常显示出两侧侧脑室前角和三角区，前者位于侧脑室体部前端，后者位于侧脑室体部后端。侧脑室体部的方位大致呈矢状位，而前角和三角区则稍向外侧弯曲。沿侧脑室体部的外侧壁是尾状核的尾部，呈一窄带状或梭形灰质核团。

（4）侧脑室上方层面：相当于眶耳线上方6～7cm 层面。层面中不含侧脑室。每侧大脑半球可分为中心部和外周部。中心部为白质，即半卵圆中心；外周部为灰质构成的脑回，走行曲折，表面有脑沟深入，脑回内侧有来自半卵圆中心的白质深入。

在该水平轴位层面，大脑半球外侧缘呈弧形，中央沟位于外侧缘中部，深入半球内向后内走行，

将大脑半球分成大致相等的前后两部分。中央沟前方的额叶脑回，从前向后依次为额上、中、下回和中央前回；中央沟后方为顶叶的中央后回，其后方是中央后沟。再后，在稍高层面显示顶上小叶，在稍低层面显示顶下小叶，两者后方是枕叶，但顶、枕之间无明确的分界标志。大脑半球内侧缘较平直。在稍高层面，可识别出较深的中央沟，位于内侧缘中部，围绕其周围的是旁中央小叶，扣带沟的旁中央支和边缘支分别构成旁中央小叶的前、后界；在稍低层面，显示扣带回，其皮层灰质呈前后走行，位于半球内侧缘，易于识别。旁中央小叶或扣带回的后方是顶叶的楔前叶，顶枕沟位于其后方，是半球内侧缘顶、枕叶间的分界标志。该沟后方是枕叶的楔叶，最后端是枕极。

正常 MRI $T_1$WI 轴位表现见图 2-1-14。

**2. 冠状位层面解剖** 以下简述与眶耳线垂直的冠状位层面影像解剖（图 2-1-15）。

（1）额叶中部层面：该层面大约位于外耳道前方 3cm 处。在中线区，两侧大脑半球内侧面的上部，由额上回和扣带回构成，半球间裂由大脑半球上面向下深入，止于胼胝体；两侧大脑半球内侧面的下部，由额叶直回构成，半球间裂由大脑半球上面向下深入止于透明隔。在胼胝体下方、中线两侧为侧脑室前角，透明隔位于两侧侧脑室前角之间中线区。在大脑半球上面和外侧面，从上至下为额上、中、下回和外侧裂，外侧裂的下方为颞叶前部的颞上回和颞中回。在该层面，外侧裂是一个显著的解剖标志，其上方为额叶，下方为颞叶。在外侧裂附

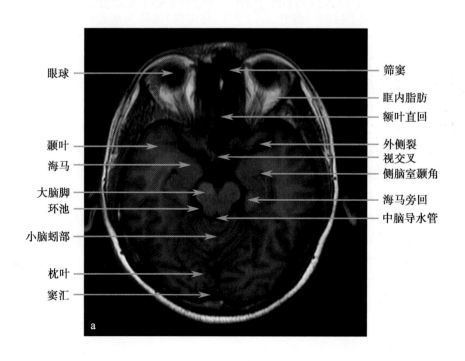

眼球 — 筛窦
— 眶内脂肪
— 额叶直回
颞叶 — 外侧裂
海马 — 视交叉
— 侧脑室颞角
大脑脚 — 海马旁回
环池 — 中脑导水管
小脑蚓部
枕叶
窦汇

a

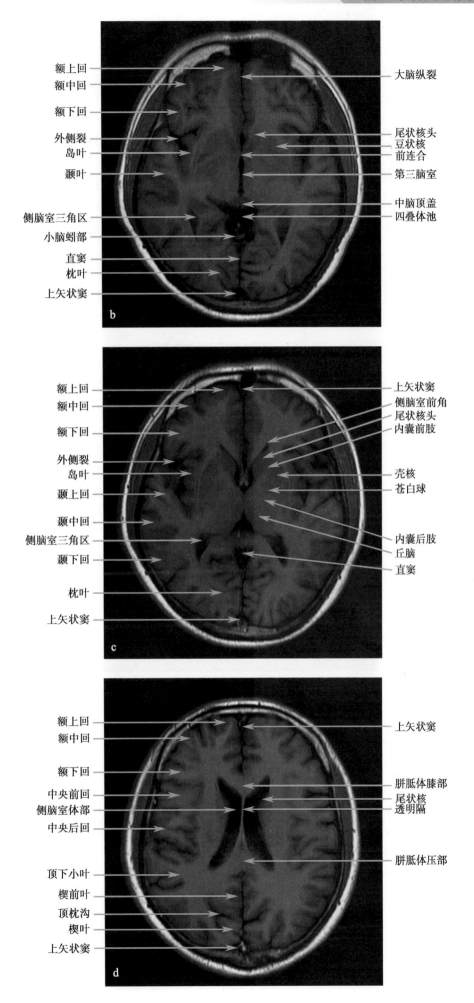

额上回 —— 大脑纵裂
额中回
额下回 —— 尾状核头
外侧裂 —— 豆状核
岛叶 —— 前连合
颞叶 —— 第三脑室
侧脑室三角区 —— 中脑顶盖
小脑蚓部 —— 四叠体池
直窦
枕叶
上矢状窦
b

额上回 —— 上矢状窦
额中回 —— 侧脑室前角
尾状核头
额下回 —— 内囊前肢
外侧裂 —— 壳核
岛叶 —— 苍白球
颞上回
颞中回
侧脑室三角区 —— 内囊后肢
颞下回 —— 丘脑
直窦
枕叶
上矢状窦
c

额上回 —— 上矢状窦
额中回
额下回 —— 胼胝体膝部
中央前回 —— 尾状核
侧脑室体部 —— 透明隔
中央后回
顶下小叶 —— 胼胝体压部
楔前叶
顶枕沟
楔叶
上矢状窦
d

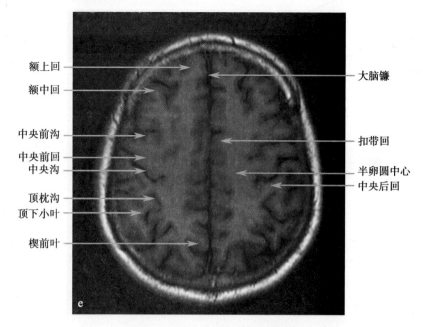

额上回———
额中回———

中央前沟———
中央前回———
中央沟———

顶枕沟———
顶下小叶———

楔前叶———

———大脑镰

———扣带回

———半卵圆中心
———中央后回

图 2-1-14 正常 MRI T₁WI 轴位表现

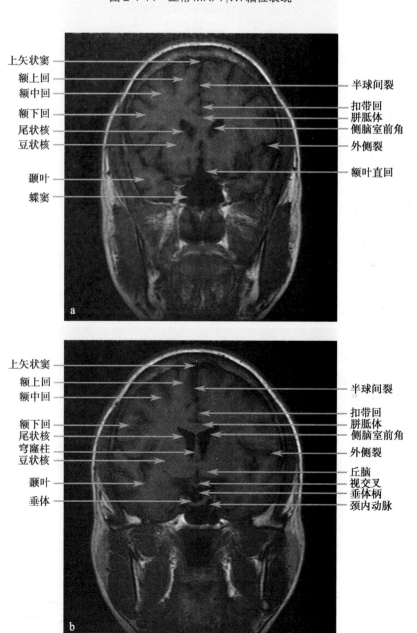

上矢状窦———
额上回———
额中回———

额下回———
尾状核———
豆状核———

颞叶———
蝶窦———

———半球间裂

———扣带回
———胼胝体
———侧脑室前角
———外侧裂

———额叶直回

a

上矢状窦———
额上回———
额中回———

额下回———
尾状核———
穹窿柱———
豆状核———

颞叶———
垂体———

———半球间裂

———扣带回
———胼胝体
———侧脑室前角
———外侧裂

———丘脑
———视交叉
———垂体柄
———颈内动脉

b

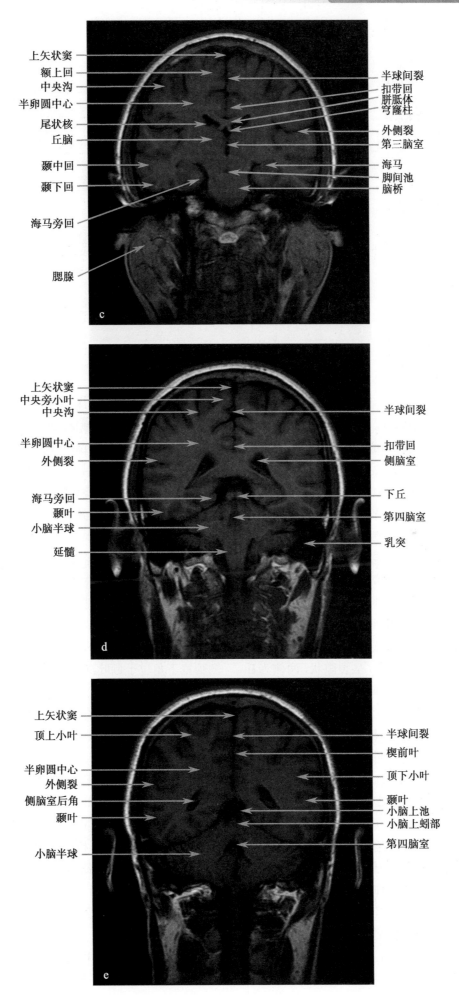

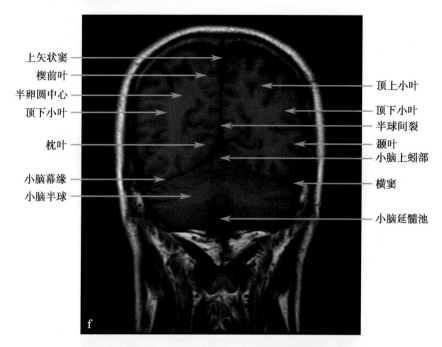

上矢状窦
楔前叶
半卵圆中心
顶下小叶
枕叶
小脑幕缘
小脑半球

顶上小叶
顶下小叶
半球间裂
颞叶
小脑上蚓部
横窦
小脑延髓池

f

**图 2-1-15　正常 MRI T₁WI 冠状位表现**

近，额下回的外侧面和颞上回的外侧面分别构成额盖和颞盖，覆盖深面的脑岛。大脑半球底面由额叶的直回、眶回和颞叶底面构成。在额叶直回和眶回下方、两侧大脑半球的颞叶之间，有蝶鞍和其两侧的海绵窦。在两侧大脑半球深部白质区内，脑岛与侧脑室前角之间，可见到两个灰质核团，即尾状核和壳核，两核借灰质带彼此相连。

（2）丘脑中部层面：该层面大约位于外耳道前方 0.5cm 处。在中线区，两侧大脑半球内侧面由额上回后部或旁中央小叶前部和扣带回构成。半球间裂下端止于胼胝体。在胼胝体下方中线两侧为侧脑室体部，穹窿居于两侧侧脑室体部之间。穹窿下方的中线区结构为第三脑室，呈裂隙状，两侧为丘脑。第三脑室下方中线区主要由脑干前部占据。在大脑半球上面和外侧面，从上至下，为额上回、中央前回、中央沟、中央后回、外侧裂和颞上、中、下回。额上回和中央前回属额叶，约占上 1/3；中央后回属顶叶，约占中 1/3；颞叶的颞上、中、下回大约占下 1/3。中央沟和外侧裂分别是额与顶叶、顶与颞叶之间的分界标志。脑岛位于顶、颞叶深面、外侧裂内侧。覆盖脑岛的中央后回和颞上回分别构成顶盖和颞盖。两侧大脑半球底面由颞叶脑回构成，从外向内依次为颞下回、梭状回、海马旁回。在两侧大脑半球白质区深部、两侧侧脑室体部外侧有较小的尾状核尾部。两侧丘脑外侧依次为内囊后肢、豆状核、外囊、屏状核、最外囊、脑岛。在豆状核的下方、颞叶深部有近于横行的裂隙状侧脑室下角。

（3）胼胝体压部和松果体层面：大约位于外耳道后方 2cm 处。在中线区，两侧大脑半球内侧面的上部由旁中央小叶和扣带回构成。半球间裂止于胼胝体压部。侧脑室体后部位于胼胝体压部的两侧。胼胝体压部下方是四叠体池，将胼胝体压部与中脑顶盖隔开。中脑向下与脑桥、延髓相续。中脑内中线处可见裂隙状的导水管，脑桥两侧向外延伸的部分是小脑中脚。大脑半球上缘由顶叶和颞叶构成，从上至下依次为旁中央小叶、中央沟、中央后回、顶上与顶下小叶、外侧裂、颞上回、颞中回、颞下回。外侧裂是颞顶叶的分界标志。大脑半球底面和内侧面的下部由颞叶的颞下回、梭状回和海马旁回构成，侧脑室下角位于颞叶深部，下角的内侧有横行裂隙状的脉络膜裂。

（4）颞顶枕联合区层面：大约位于外耳道后方 3～5cm 处。在中线区，半球间裂将两侧大脑半球彼此分开，两侧大脑半球之间已无胼胝体的横行白质纤维束相连。两侧大脑半球内侧面由顶叶的楔前叶和枕叶的楔叶构成。在半球间裂内，大脑镰下端与位于大脑半球底面的小脑幕相连，大脑半球底面从外向内依次为颞下回、梭状回和舌回。侧脑室后角位于两侧大脑半球深部。小脑幕下方为小脑占据。大脑半球外侧面由顶上小叶、颞顶联合区和颞叶构成，其中顶叶约占上 2/3，颞叶约占下 1/3，两者间无明确的分界标志。

**（四）正常颅脑 MRI 信号特征**

在正常颅脑 SE 序列 MRI 图像上，皮质骨、脑

表2-1-1 几种正常组织、成分的信号强度和影像灰度

| | 脑白质 | 脑灰质 | 肌肉 | 脑脊液和水 | 脂肪 | 骨皮质 | 骨髓质 | 脑膜 |
|---|---|---|---|---|---|---|---|---|
| T$_1$WI | 较高,白灰 | 中等,灰 | 中等,灰 | 低,黑 | 高,白 | 低,黑 | 高,白 | 低,黑 |
| T$_2$WI | 中等,灰 | 较高,白灰 | 中等,灰 | 高,白 | 较高,白灰 | 低,黑 | 中等,灰 | 低,黑 |

膜结构和钙化因质子密度低,在 T$_1$WI、T$_2$WI 上均呈低信号,鼻窦窦腔内空气中质子含量极低,也呈低信号。血管内流动的血液和中脑导水管中流动的脑脊液产生流空现象,使血管和中脑导水管在 T$_1$WI、T$_2$WI 上均呈低信号,但由于受流入增强现象、偶数回波复相位效应的影响,血管内流动的血液也可呈高信号。颅内脂肪和骨髓质在 T$_1$WI 上呈高信号,在 T$_2$WI 上呈稍高信号,在 FSE T$_2$WI 上呈较高信号。蛛网膜下腔和脑室系统 CSF 在 T$_1$WI 上呈低信号,在 T$_2$WI 上呈高信号。脑皮层灰质比白质含水多,故 T$_1$WI 信号强度稍低于白质,而 T$_2$WI 信号强度稍高于白质。骨骼肌在 T$_1$WI、T$_2$WI 上呈较低或中等信号。

表2-1-1 列出中枢神经系统正常组织、成分在 FSE 序列 MRI 图像上的信号强度和影像灰度。

正常成人随年龄增长脑内有铁质沉积,主要发生于锥体外系的神经核,其中以苍白球、黑质网状部、红核最显著,其次是壳核、小脑齿状核、丘脑下核和尾状核,在 T$_2$WI 上表现为低信号。

(张 权)

# 第二节 异常表现

## 一、头颅 X 线平片

### (一)头颅大小与形态的改变

**1. 头颅增大** 如果发现婴幼儿头颅增大,且颅壁变薄,则多为婴幼儿脑积水所致;而颅壁普遍增厚常见于垂体生长激素腺瘤和畸形性骨炎。

**2. 头颅变小** 见于脑小畸形或脑发育障碍。如有颅缝早闭,伴颅内压增高,则见于狭颅症。

**3. 头颅变形** 可分为舟状头、短头、尖头和偏头畸形,多见于狭颅症。判断头颅大小应注意脑颅骨与面颅骨的比例。正常成人颅面比例为2:1,新生儿为8:1。

头颅大小与形状变化多见于颅脑先天发育障碍,简单介绍如下:

(1)狭颅症:是颅缝早闭、骨化所致的先天性头颅畸形,病因不明,可为单一颅缝或几个颅缝提早闭合,阻碍脑发育,引起颅内压增高,引起不同的头颅畸形。分为:①舟状头畸形,又称长头畸形,为矢状缝、颞鳞缝和蝶枕缝早闭所致。②尖头畸形,也称塔头畸形,是由于冠状缝与矢状缝早闭,致头颅前后径和横径短,而高径增大。③小头畸形。所有颅缝均早闭,造成头颅各径均小,有颅内压增高表现,脑回压迹明显,其与脑小畸形不同,后者头颅也小,但颅缝重叠,无颅内压增高症状,颅骨平坦,增厚。④偏头畸形,又称斜头畸形,为一侧颅缝早闭所致,该侧头颅小,而另一侧可代偿性增大,两侧不对称。

(2)扁平颅底与颅底凹陷:扁平颅底是指颅底变平,前、中、后颅凹由前向后失去阶梯关系,以基底角作为判断依据,即头颅侧位片上,鼻额缝、蝶鞍中点和枕大孔前缘三点连线的夹角。该角大于 148° 则诊断为扁平颅底,可伴发颅底凹陷。颅底凹陷是枕大孔连同周围骨向颅内陷入的一种畸形,常伴发颈椎发育异常。多为先天性,也可为颅底软化,如畸形性骨炎和软骨病的并发症。诊断颅底凹陷应拍包括颅底与颈椎的侧位片,根据枕大孔及周围骨与枢椎齿状突的上移情况判断。常用测量径线有:①硬腭后缘与枕大孔的后缘连线,齿状突高于此线 3mm 为异常;②硬腭后缘与枕鳞外板下缘连线,齿状突尖端高于此线 6mm 为异常;③Klaus 高度指数,系侧位上鞍结节到枕内粗隆连线,齿状突到此线的垂直距离小于 34mm 为异常。上述径线测量阳性结果越多,诊断越可靠。寰枕融合畸形为寰椎与枕骨部分或全部融合;寰枢关节半脱位表现为前弓后缘与齿状突前缘间隙 >3mm;齿状突缺如、发育不全或分离以及颈椎融合等可与颅底凹陷合并出现。

### (二)颅壁异常

**1. 颅骨局部变薄** 多见于颅内占位性病变,压迫颅骨内板、板障,表现为颅骨密度减低区、边缘模糊不清,切线位显示骨质变薄,在儿童可同时见到局部骨质膨隆。颅骨陷窝,是新生儿少见的发育异常,可在生后 1~3 个月后逐渐消失。颅壁薄如皮革样,出现多数陷窝、陷窝处内板与板障缺如,表现为圆形或椭圆形蜂窝状或泡沫状密度减低区,边缘呈

致密线,直径由几毫米到几厘米。切线位显示陷窝口上只有外板,陷窝多累及顶骨或额顶骨,颞枕骨不明显,颅底正常。

**2. 颅骨破坏和骨缺损** 脑膜瘤是造成颅骨改变最常见的颅内占位性病变,骨改变可自内板开始向外发展,以内板为著,严重时可造成骨缺损,肿瘤压迫使骨破坏边缘锐利,而肿瘤侵蚀则边缘模糊。颅骨本身病变所致骨破坏主要位于板障,但可累及内、外板。颅骨缺损可见于颅裂畸形、神经纤维瘤病和术后改变等,边缘规则、锐利。颅外病变引起外板破坏,见于头皮癌、头皮表皮样囊肿等。

**3. 骨质增生** 表现为局部骨硬化增厚。脑膜瘤常引起局部骨质增生,可累及内板或颅壁全层。颅骨本身病变也可引起骨板增生,如骨瘤、骨肉瘤、骨纤维异常增殖症等。骨质增生如果主要发生在内板,且伴颅内压增高则可能由于颅内病变所致;若主要在板障且不伴高颅压,多为颅骨病变所致;如外板增生伴局部软组织肿块影,则为颅外病变。

**(三)蝶鞍改变**

**1. 鞍内型改变** 蝶鞍球形扩大、前后径及深径增大(图2-2-1),多见于垂体瘤,也可见于空蝶鞍。由于鞍内肿瘤的生长方向不同,鞍背与鞍底可形成"双边征",后床突游离,鞍背后移、后倾和前床突变尖、上翘等,对诊断鞍内肿瘤很有价值。空蝶鞍是

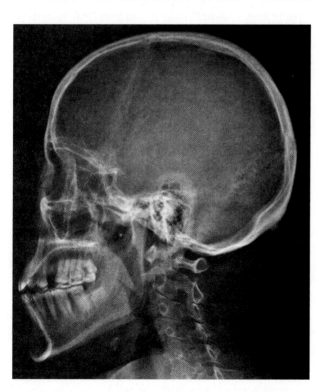

**图2-2-1 蝶鞍扩大**
侧位X线平片,蝶鞍扩大,鞍背变薄,前床突变尖,可见双鞍底

蛛网膜下腔由于鞍膈缺失或颅内压增高而延伸入鞍内,长期脑脊液搏动造成垂体变小,蝶鞍扩大,也可由其他原因造成。颅内压增高可造成蝶鞍球形扩大,后床突变小,鞍背变薄、变短以致消失,但常合并颅缝增宽,脑回压迹增多。

**2. 鞍上型改变** 蝶鞍扁平形,前后径增大,深径不大,入口宽,后床突变小,鞍背短而薄,多见于鞍上颅咽管瘤。

**3. 鞍旁型改变** 鞍底、蝶鞍前壁和鞍背呈"双边征",蝶鞍可增大,见于鞍旁病变。

此外,蝶窦及后组筛窦病变可引起蝶鞍扩大及鞍底骨质破坏。

**(四)内听道及岩骨破坏**

内听道扩大及邻近骨破坏,多见于听神经瘤;三叉神经瘤可致岩骨破坏、截断。

**(五)病理性钙化**

**1. 颅内肿瘤钙化** 发生率约为3%~15%;幕上肿瘤较幕下肿瘤发生钙化的机会多。根据钙化的部位可大致确定肿瘤的位置。不同肿瘤钙化形态不同,如颅咽管瘤钙化为鞍区点状或弧形钙化;而少突胶质细胞瘤的钙化多为条带状或互相交错的不规则形钙化;脑膜瘤钙化多为轮廓清楚的团块状钙化。

**2. 炎症钙化** 常为结核性脑膜炎晚期改变,为鞍上的多发小斑片状钙化。而结核瘤钙化呈断裂的环状,局限于一处或几处。脑脓肿机化也可产生钙斑。

**3. 寄生虫钙化** 脑囊虫钙化为多发散在点状圆形高密度灶;脑包虫病(脑棘球蚴病)和脑型肺吸虫晚期也可见蛋壳样、圆形或卵圆形钙化。

**4. 脑血管疾病钙化** 动脉硬化钙化呈弧线形,动脉瘤壁钙化为弧线或囊壳样。

**5. 先天畸形钙化** Sturge-Weber综合征可见沿软脑膜的轨道状钙化;结节性硬化可见沿侧脑室室管膜下多发的点状钙化灶。

另外,甲状旁腺功能减退可造成灰质核团的对称性多发钙化灶;血肿机化后也可形成钙化。

**(六)松果体钙化移位**

松果体钙化位于颅腔中线,偏离中线2mm则为移位,应进一步行CT或MRI检查以排除大脑半球占位性病变。

**(七)异常血管压迹**

一侧脑膜中动脉压迹迂曲、扩张,可造成病侧棘孔扩大,常见于脑膜瘤和恶性肿瘤。

## （八）颅内压增高

常见且具有诊断意义的是颅缝增宽、蝶鞍扩大、后床突与鞍背骨质吸收及脑回压迹明显增多等。在儿童时，以颅缝增宽较明显，而蝶鞍变化较轻微。在成人则以蝶鞍变化为主，颅缝增宽则不明显。颅内压增高时，可见板障血管及蛛网膜粒压迹的扩大。

临床工作中可根据 X 线平片所见粗略推断病变情况，为进一步检查提供必要的线索，同时需结合 CT 和 MRI 检查，从而获得准确的诊断，指导临床治疗。

## 二、血管造影

血管造影主要显示的是颅内血管的形态学表现，可观察血管的位置、分布、走行、数量、管腔直径、管腔边缘轮廓以及管腔充盈状态等。此外，也可通过血管造影来显示颅内病变的血流动力学改变，如动静脉短路、静脉早显等征象。通过形态学与血流动力学改变，对疾病进行诊断。

### （一）血管性疾病

1. **血管狭窄、闭塞** 血管狭窄表现为血管局部管腔变细，可呈局限性或节段性，形态可为偏心性或向心性，血管边缘可光滑或不光滑，甚至可见溃疡龛影。

血管闭塞中，动脉闭塞表现为动脉中血流的突然截断，远端不能显影，近端部分轻度扩张，多伴有侧支循环建立。可见于动脉粥样硬化、大动脉炎、烟雾病、脑血栓形成或栓塞、占位性病变的压迫等。静脉闭塞以硬膜窦闭塞常见，典型的造影表现为静脉期后无硬膜窦的显影，循环时间延长，并可因合并脑水肿而造成脑血管的纤细等间接征象。

2. **动脉硬化** 造影中可见受累动脉管腔变小，不规则，血管迂曲或不规则串珠样扩张。

3. **血管扩张、瘤样改变** 脑动静脉均可受累。动脉表现为血管局限性膨隆或增粗，形态可呈梭形、类圆形或任一不规则形状，边缘光整或不光整。基底部可呈窄的蒂状或宽基底。因其内可有血栓形成，故部分可见充盈缺损。可见于动脉瘤、动静脉畸形、动脉硬化等。静脉扩张常见于动静脉畸形或动静脉瘘的引流静脉。脑静脉畸形特征性表现为髓质静脉增粗、迂曲，呈伞状或水母头样集中于一条粗大贯穿脑的引流静脉，终止于皮质静脉或硬膜窦。大脑大静脉也可呈瘤样扩张。

4. **畸形血管团** 胚胎期脑血管正常发育受阻，形成动静脉之间直接交通。主要见于脑动静脉畸形。表现为一团排列紊乱、迂曲相互缠绕的异常血管团，多数可见一条或数条增粗供血动脉、引流静脉。选择性血管造影有助于显示病变的范围、供血动脉、引流静脉，分析畸形血管团的供血方式，为治疗提供确切的依据。

5. **动静脉异常沟通** 其原因可以是先天性、创伤性、肿瘤性等。特征性的表现为造影动脉期可见动脉与正常或异常的静脉直接沟通，中间无畸形血管团。因盗血，动脉远端血流减少，分支显影不佳。可见于颈内动脉海绵窦瘘、脑膜动静脉瘘、多形性胶质母细胞瘤等。

6. **脑血管痉挛** 痉挛的动脉粗细不均，可局限于动脉瘤载瘤动脉附近，也可波及较广的范围，甚至对侧动脉，但不累及硬膜外的颈内动脉或皮层血管。

### （二）肿瘤性病变

1. **肿瘤血管** 肿瘤血管分化不良，血管形态不规则、粗细不均、排列紊乱，走行迂曲，末梢可呈丛状、毛刷状，多聚集呈团状。

2. **肿瘤染色** 肿瘤中的毛细血管为造影剂充盈后，则呈边界清楚、密度较均匀的致密影，状如雪团，称之为肿瘤染色。肿瘤染色边缘可呈结节状或不清楚，染色区大小常与肿瘤大小相符，也可为部分肿瘤区。肿瘤染色影中可出现透亮区，提示肿瘤坏死或囊变。若肿瘤染色随不同动脉造影而形态各异，提示肿瘤由多条血管供血。

3. **血管受压移位或侵蚀** 见于瘤体较大的肿瘤，瘤体周围血管牵直或弧形移位，分支聚集，有时呈"握球状"包绕瘤体。根据周围血管的移位情况，可做出占位性病变的定位诊断。如肿瘤侵蚀血管，则出现血管腔狭窄，血管壁毛糙不平或呈血管壁光滑的狭窄。

4. **静脉早显** 由于肿瘤将动、静脉包埋、浸润，破坏血管壁，造成动静脉异常沟通，静脉早期显影。早显静脉多增粗、紊乱，直接或间接引流入硬膜窦。

5. **血管湖或血管池** 造影剂呈湖样或池样聚积，出现于动脉期，消失较慢，在动脉造影剂排空后仍可见到。血管湖分布无规律、形态不规则。有关其发生机制尚不清楚，有学者认为是造影剂滞留于坏死区或变性的血管所致。

6. **瘤栓或血栓** 血管造影时表现为血管闭塞或腔内充盈缺损。如硬膜窦内充盈缺损甚至闭塞，可为肿瘤瘤栓或肿瘤压迫硬膜窦或血栓形成所致。

## 三、CT

CT 异常表现包括直接征象和间接征象。病灶本身的 CT 表现为直接征象，病灶引起的继发改变为间接征象。一些特征性的 CT 表现多为直接征象。对于缺乏特征性 CT 表现的疾病进行诊断与鉴别诊断时，间接征象常起重要作用。

### （一）直接征象

1. **密度**　CT 图像上，只有当病灶与正常组织的密度（即 CT 值）有差异时才能在 CT 图像中确认病灶。与脑皮层灰质 CT 值相比，病灶的密度分为高密度、等密度、低密度，病灶内密度不一致则为混杂密度。

2. **结构**　病灶内部的密度反映了其内部结构，一些病变有特征性的结构，如后颅凹小脑半球血管母细胞瘤的"大囊小结节"就是一种非常有特点的肿瘤结构。

3. **大小**　用于描述病灶的体积，在 CT 图像中应用多田明公式粗略估算：体积 = 长 × 宽 × 高 / 2，长度和宽度均可在轴位的 CT 图像上测量到，而高径为出现病灶的层数 × 层厚，或矢状位、冠状位重建后测量，最准确的方式是确定病灶的 CT 值范围后，由计算机直接计算感兴趣区内相应 CT 值范围的体积。

4. **形态**　即病灶的边缘和形状，如脑瘤的边缘，常可反映其性质、生长方式等特点。

5. **部位**　明确病变的准确位置常有助于判断病灶的性质，如脑瘤的起源，也有利于术前评估，特别是区分颅内肿瘤的脑内和脑外征象。

6. **数量**　单发或多发，多发病灶的生长方式对诊断和治疗手段的选择十分重要。

7. **增强检查**　用以帮助确定病灶的范围和性质，根据有无强化分为不强化、强化，又依强化程度分为轻、中度和显著强化，根据病灶内的密度均匀程度分为均匀强化、不均匀强化。不均匀强化中包括斑片状、环状和不规则强化等。

### （二）间接征象

1. **脑室与脑池的改变**

（1）移位与变形：幕上占位病变可引起脑室与脑池移位与变形。第三脑室为中线结构，它的移位可帮助确定占位病变侧别。侧脑室变形常见于大脑半球占位病变，依变形的部位可确定占位病变的位置。脑室内肿瘤，可见相应的脑室内出现充盈缺损。幕下占位病变使第四脑室发生移位与变形或不显影。第四脑室内肿瘤外推第四脑室，可见肿瘤周围的带状低密度影。脑池也可因占位病变而发生变形与移位或充盈缺损。发生小脑幕切迹下疝时，海马旁回内移位使鞍上池受压、变形。

（2）脑室与脑池扩大：幕上病变引起第三脑室和 / 或两侧侧脑室扩大，可以是不同原因引起的脑室积水或脑萎缩所致。侧脑室内肿瘤也见两侧侧脑室扩大，但以患侧明显，并能见到充盈缺损。后颅凹内占位病变，第三脑室与两侧侧脑室也扩大。一侧侧脑室扩大常为一侧性脑萎缩或对侧大脑半球有占位病变所致。脑池扩大多见于脑萎缩。脑外占位性病变在引起脑池移位、变形的同时，还可发生扩大。除了萎缩性与占位性病变外，先天性颅脑发育异常引起脑室与脑池的改变也可在 CT 上显示。如脑膜脑膨出、先天性第四脑室中孔、侧孔闭锁和胼胝体发育不良等均可能在 CT 上观察到脑室的改变。

2. **正常结构的移位**　一侧大脑半球占位病变可使大脑镰向对侧移位。一侧肿瘤可使同侧脉络丛球受压移位，而使两侧位置不对称。大脑半球肿瘤也常使松果体发生移位。

## 四、MRI

### （一）脑实质信号异常

1. **脑水肿**　脑水肿是指水和钠在脑内的异常蓄积，是最常见的异常表现。多为局限性，也可为弥漫性。可分三型，各有特点：

（1）血管源性水肿：最常见，因血 - 脑屏障（blood brain barrier，BBB）破坏引起血浆中富含蛋白质的滤液进入细胞外间隙，并有沿白质纤维束扩散的倾向。有髓鞘的白质纤维细胞外间隙疏松，而灰质细胞排列更密集、连接更紧密，使血管源性水肿易于在白质区内扩散，而皮层灰质区一般不受累，水肿区典型表现呈"指状"或棕榈叶状，在 $T_1WI$ 上呈低信号、$T_2WI$ 上呈高信号。见于原发或转移性脑瘤、脑脓肿、炎症、脑出血、脑梗死和脑挫伤等。

（2）细胞毒性水肿：因缺氧、缺血引起，细胞膜上的腺苷三磷酸（ATP）依赖性 $Na^+$-$K^+$ 泵功能障碍，细胞内钠、水蓄积。所有细胞成分均肿胀，包括内皮细胞、胶质细胞和神经元，使细胞外间隙变小，但毛细血管通透性未受损。水肿同时累及灰白质区，典型信号表现为 DWI 上呈高信号。

（3）间质性水肿：因脑室内压力升高引起，使 CSF 透过室管膜扩散到脑室周围间质内，见于急性梗阻性或交通性脑积水。PDWI、FLAIR 和 $T_2WI$ 显示敏感，典型表现为扩张的侧脑室、偶为第三脑室周围出现平滑的 $T_2WI$ 高信号带。随着脑室代偿性扩张，脑室内压力下降至正常后，间质性水肿可消失。

**2. 脑出血** 出血可由多种病因引起，一旦在脑实质内形成血肿，MRI 上表现出一系列复杂的异常信号。这些信号变化主要与血肿中血红蛋白的氧化变性过程有关，也与血肿中血细胞比容、红细胞的溶解、血肿所处的氧环境、MRI 设备场强的高低和所用扫描序列等多种因素有关。血肿在超急性期和急性期 $T_1WI$ 上呈等或低信号，也可呈稍高信号，在 $T_2WI$ 上开始呈高信号并迅速演变为低信号；亚急性早期血肿在 $T_1WI$ 上呈周边高信号、中心低信号（周高中低），亚急性晚期 $T_1WI$ 和 $T_2WI$ 均呈高信号；慢性期血肿周边出现含铁血黄素低信号环，$T_2WI$ 上更明显，最终在 $T_1WI$、$T_2WI$ 上均呈低信号裂隙。虽然血肿信号变化复杂，但超急性期和急性期在 $T_2WI$ 上信号迅速由高变低，亚急性早期在 $T_1WI$ 上血肿信号呈周高中低，亚急性晚期在 $T_1WI$、$T_2WI$ 上均呈高信号以及慢性期出现含铁血黄素低信号环和裂隙，均具有特征性，对诊断与鉴别诊断有重要价值。脑瘤内出血的信号表现与脑实质血肿类似，但因含肿瘤成分而使信号不均一，慢性期的含铁血黄素低信号环影也常不完整。

脑外血肿和蛛网膜下腔、脑室内出血信号表现与脑实质血肿不完全相同：硬膜下血肿和硬膜外血肿亚急性早期在 $T_1WI$ 上呈高信号，慢性期在 $T_2WI$ 上呈高信号。此外，硬膜下血肿可因反复出血而信号不均。蛛网膜下腔出血和脑室内出血常为动脉性，因混有 CSF 和有较高的氧张力而与脑实质内血肿信号显著不同。表现为急性期在 FLAIR 像上呈高信号，亚急性晚期在 $T_2WI$ 上见高信号，较具特征性。脑室内出血由于氧张力高，血肿内血红蛋白氧化变性过程较实质内血肿时间更长。

**3. 脑缺血** 脑缺血首先引起细胞毒性水肿，细胞外间隙的水进入细胞内，缺血区所有细胞功能均发生障碍，并最终引起血 - 脑屏障破坏。当缺血区发生再灌注，大分子物质和水由血管内漏出到血管外，引起血管源性水肿。细胞毒性水肿在 DWI 上表现为高信号，并在表观扩散系数（ADC）图上相应区域呈低信号。FLAIR 技术也较敏感，缺血区呈高信号。常规 SE 序列在缺血发生后有时可显示供血动脉（例如大脑中动脉）流空现象消失，也是早期信号

改变征象之一，缺血区出现血管源性水肿后，表现为典型的 $T_1WI$ 低信号、$T_2WI$ 高信号。

**4. 颅内肿瘤与肿瘤样病变** 颅内肿瘤与肿瘤样病变的 MRI 信号特征主要取决于病变的含水量，特别是病变的细胞外间隙含水量。而病变内所含其他一些成分，如钙化、脂类、出血后形成的高铁血红蛋白和含铁血黄素、顺磁性物质如黑色素、囊液中的蛋白质成分，也显著地影响病变的信号强度，并常具有一定的定性诊断价值。

（1）信号的一般规律：大多数实性肿瘤由于含水量增加，$T_1WI$ 为低信号、$T_2WI$ 为高信号，但在 $T_1WI$ 上比 CSF 信号高，在 $T_2WI$ 上比 CSF 信号低，如大多数星形细胞瘤、多形性胶质母细胞瘤、少突胶质细胞瘤、髓母细胞瘤、室管膜瘤、原发性中枢神经系统淋巴瘤与继发性淋巴瘤、转移瘤、松果体细胞瘤；部分脑膜瘤、垂体微腺瘤、实体性颅咽管瘤；大多数神经鞘瘤如听神经瘤、三叉神经瘤等。但下丘脑错构瘤，部分脑膜瘤、神经鞘瘤和神经纤维瘤、垂体瘤、脉络丛乳头瘤以及部分胶质瘤可与皮层灰质信号近似或呈等信号。实性肿瘤可因出血、坏死、囊变、钙化以及水肿而表现为混杂信号。

大多数囊性肿瘤如囊性血管母细胞瘤等、非真性肿瘤的囊肿如蛛网膜囊肿、含胆固醇结晶的颅咽管瘤、大多数表皮样囊肿等，虽 $T_1WI$ 为低信号、$T_2WI$ 呈高信号，但均比实性肿瘤的 $T_1$、$T_2$ 值更长。但囊性肿瘤和囊肿由于囊液所含成分的不同，信号表现可有相当大的差异。

（2）一些成分对信号的影响

1）钙化：在 $T_1WI$、$T_2WI$ 均呈低信号，$T_2WI$ 比 $T_1WI$ 敏感，GRE 序列比 SE 序列敏感。但 MRI 显示钙化的敏感性不如 CT。含钙化的肿瘤常见于少突胶质细胞瘤、颅咽管瘤、畸胎瘤、脑膜瘤、松果体区肿瘤等。其中少突胶质细胞瘤的钙化比较广泛，颅咽管瘤钙化可呈蛋壳状，畸胎瘤内可见钙化或骨化结构等，具有一定特征性，但有时需与血管流空相鉴别。

2）脂质：肿瘤或肿瘤样病变内的脂质含甘油酯和胆固醇，在 $T_1WI$ 呈高信号，$T_2WI$ 呈中高信号，具有特征性。常见含脂肪成分的肿瘤与肿瘤样病变有：脂肪瘤、皮样囊肿、畸胎瘤、部分表皮样囊肿和囊性颅咽管瘤等。脑膜瘤、神经鞘瘤与神经纤维瘤的局灶性退变区也可有脂质沉积而在 $T_1WI$ 上出现高信号灶。

3）囊液中的蛋白质成分：大多数蛛网膜囊肿蛋

白质含量低，呈典型 $T_1WI$ 上低信号、$T_2WI$ 上高信号，与 CSF 信号相似；实性肿瘤囊变区也在 $T_1WI$ 呈低信号、$T_2WI$ 呈高信号，但因囊液中蛋白质含量较高，故在 $T_1WI$ 上常比 CSF 信号高、$T_2WI$ 上比 CSF 信号低；胶样囊肿发生于室间孔区，可因含黏稠的蛋白质成分而在 $T_1WI$ 呈高信号，具有特征性；鞍区有些囊性颅咽管瘤亦可因含高浓度蛋白质和液态胆固醇而在 $T_1WI$ 上呈高信号。

4）出血：主要见于某些恶性程度高或富血管性、生长速度快且易发生坏死的肿瘤。其中恶性肿瘤易发生出血的有：间变性星形细胞瘤和多形性胶质母细胞瘤、转移瘤（肺癌、肾癌、黑色素瘤转移）、黑色素瘤等；良性肿瘤和肿瘤样病变易发生出血的有：垂体瘤、少突胶质细胞瘤、室管膜瘤、表皮样囊肿等。较少发生瘤内出血的有低恶度星形细胞瘤、脑膜瘤、非肿瘤性囊肿、缓慢生长的囊性颅咽管瘤等。出血形成的高铁血红蛋白在 $T_1WI$ 和 $T_2WI$ 上呈特征性高信号和含铁血黄素的特征性低信号，对鉴别诊断有帮助。

5）顺磁性物质：如黑色素，见于黑色素瘤，$T_1$、$T_2$ 均缩短，信号特征为在 $T_1WI$ 上呈高信号、$T_2WI$ 上呈低信号，结合病变的位置、形态等信息，可对黑色素瘤做出定性诊断。

6）肿瘤血管流空：血管母细胞瘤的内部或外周部、脑膜瘤表面、多形性胶质母细胞瘤等肿瘤内部，有时可见血管流空，结合其他征象，对定性诊断很有价值。

7）肿瘤水肿：脑肿瘤，尤其是恶性肿瘤组织的新生毛细血管常比正常脑组织的毛细血管通透性更高，即肿瘤区血-脑屏障不完整或完全缺失，水和血浆蛋白自毛细血管漏出，形成血管源性水肿。例如恶性程度很高的多形性胶质母细胞瘤和转移瘤，都多伴有明显的白质区指状或棕榈叶状脑水肿，表现为 $T_1WI$ 低信号、$T_2WI$ 高信号。

**5. 其他病变** 炎症性病变中，各型脑炎在一定时期可表现为 $T_1WI$ 低信号、$T_2WI$ 高信号；脓肿壁形成后，脓肿壁在 $T_1WI$、$T_2WI$ 均为等信号，而脓腔为 $T_1WI$ 低信号、$T_2WI$ 高信号；脑膜炎、肉芽肿 $T_1WI$ 和 $T_2WI$ 等信号，发生钙化则为低信号或 $T_1WI$ 高信号、$T_2WI$ 等信号。寄生虫病仅就囊性病变而言表现类似脑脓肿。

脱髓鞘病变，急性期均为 $T_1WI$ 低信号和 $T_2WI$ 高信号，但信号强度不同。变性疾病多为 $T_1WI$ 低信号、$T_2WI$ 高信号。

代谢性病变的病灶多为 $T_1WI$ 低信号、$T_2WI$ 高信号，但因亚急性出血可使其信号增高，钙化性病变信号则多降低。

血管畸形中，因异常血管团排列无序的流空血管可诊断；动脉瘤可出现腔内流空、等信号血栓、低信号钙化。

**（二）结构形态异常**

**1. 脑萎缩** 指各种原因引起的脑组织减少，基本影像表现为脑沟、裂、池增宽和脑室扩大。依脑萎缩的范围不同可分为广泛性和局限性两类。前者包括：皮层灰质萎缩、白质萎缩、全脑萎缩。局限性脑萎缩包括：一侧大脑半球萎缩、局部脑叶萎缩、小脑萎缩、脑干萎缩、橄榄脑桥小脑萎缩等，除表现有相应部位蛛网膜下腔增宽和脑室扩大外，同时有局部脑体积的缩小。

**2. 脑积水** 指脑室系统内 CSF 量过多引起的脑室系统异常扩张。根据发病机制可分为梗阻性与交通性脑积水。根据临床有无颅内压增高又分为高压性和正常压力性脑积水。MRI 显示 CSF 循环通路的解剖和病理比 CT 更清楚。

梗阻性脑积水指第四脑室出口或脑室系统任何部位梗阻引起的脑积水，表现为梗阻部位以上脑室系统扩张。可为局限性脑积水，如一侧室间孔梗阻引起同侧侧脑室扩张，第三脑室后部或中脑导水管梗阻引起幕上脑室系统扩张等。也可为完全性脑积水，见于第四脑室正中孔和两外侧孔梗阻引起脑室系统普遍扩张。常见原因有：先天畸形，如室间孔闭锁、中脑导水管狭窄或闭锁、Dandy-Walker 综合征、Arnold-Chiari 畸形等；炎症或出血后粘连、血块堵塞等；颅内占位性病变，如肿瘤、寄生虫囊肿、脑脓肿、炎性肉芽肿等。在 MRI 上脑室扩张积水明显时脑室周围可出现间质性水肿。

交通性脑积水指由于 CSF 产生过多或第四脑室出口以外 CSF 循环和吸收障碍引起的脑积水。前者仅见于脑室内发生脉络丛乳头状瘤或癌时。后者常见于炎症、出血后引起蛛网膜下腔粘连，硬膜窦栓塞引起蛛网膜粒吸收 CSF 障碍等。在 MRI 上表现为脑室系统普遍扩张，可有脑室周围间质性水肿。

正常压力性脑积水脑室系统普遍扩张而脑脊液压力正常。表现为脑室系统普遍扩张，无脑室周围间质水肿。

脑积水需与脑萎缩引起的脑室扩大鉴别，前者通常伴有脑沟、裂、池变窄，而后者常伴脑沟、裂、池增宽，有时需结合临床。

### （三）占位效应

由于颅腔容量有限，因此当发生肿瘤、颅内血肿、脑脓肿等占位性病变和继发性脑水肿时，将产生占位效应。

1. **脑室占位改变** 一侧额叶占位性病变可使同侧侧脑室前角变形、移位；一侧颞叶占位性病变可使同侧侧脑室三角区或下角变形、移位；一侧顶叶占位性病变可使同侧侧脑室体部受压、变形、移位；一侧枕叶占位性病变可使同侧侧脑室后角变形、移位。一侧大脑半球较大的占位性病变甚至可使同侧侧脑室自大脑镰下移位到对侧，形成镰下疝。幕下小脑半球、小脑蚓和脑干占位性病变，可使第四脑室受压变形、移位。脑室内占位性病变可使脑室局部扩张、变形，脑室内出现充盈缺损。

2. **脑沟、裂、池占位改变** 大脑半球占位性病变常引起邻近脑沟变窄、消失和邻近侧裂池受压变窄、移位；鞍区占位性病变可使鞍上池变形、缺损、甚至封闭；脑干占位性病变可使脑桥前池、脚间池、环池以及四叠体池变窄甚至封闭；一侧桥小脑角占位性病变可使同侧桥小脑角池变形，但当脑外占位性病变推移脑干向对侧移位时，也可使局部脑池扩大。

3. **中线结构移位** 当颅内一侧发生占位性病变时，中线区结构如透明隔、第三脑室、松果体、第四脑室甚至大脑镰可向对侧移位。

4. **脑疝** 主要有：大脑镰下疝；小脑幕切迹疝，包括上疝和下疝；小脑扁桃体疝等。

（1）大脑镰下疝：幕上病变占位效应使同侧扣带回经大脑镰游离缘下方越过中线，移位至对侧。严重时侧脑室也移位至对侧，而对侧侧脑室常因室间孔受压、梗阻而扩张。同侧大脑前动脉及其分支可移位至对侧或被压向大脑镰。当胼缘动脉受压闭塞时，可引起继发性脑缺血和脑梗死。

（2）小脑幕切迹疝

1）小脑幕切迹上疝：因幕下病变占位效应引起小脑蚓、小脑半球上部经小脑幕切迹向上疝出。较少见。MRI 显示上蚓池封闭、第四脑室受压前移。随着脑疝的加重，四叠体池变形、封闭，中脑前移，中脑导水管受压可引起幕上梗阻性脑积水。

2）小脑幕切迹下疝：幕上病变占位效应可引起病变侧颞叶海马旁回和钩向内下移位，向小脑幕切迹下方疝出，使病变侧鞍上池封闭。脑干受压向对侧旋转、移位，可使同侧桥小脑角池局部扩大。脑干向对侧移位冲击幕缘，可引起中脑挫伤。幕上病变严重的占位效应还可引起双侧小脑幕切迹下疝。此时，间脑下部和双侧颞叶均向下移位，幕切迹被完全填塞，鞍上池封闭，甚至全部脑底池封闭。小脑幕切迹下疝时还可使脉络膜前动脉、后交通动脉、大脑后动脉向内下移位，Willis 环变形。大脑后动脉被压在小脑幕切迹处而狭窄闭塞时，可引起枕叶缺血、梗死。起自 Willis 环的穿支动脉闭塞可引起基底核和中脑缺血、梗死。MRI 多平面成像可清楚显示上述改变。

（3）小脑扁桃体疝：任何病因引起的后颅凹显著占位效应，均可使小脑扁桃体经枕大孔向下移位。矢状位 MRI 可清楚显示。小脑扁桃体疝可与小脑幕切迹上疝或下疝同时发生。

### （四）强化表现

MRI 增强检查可能使平扫中未显示的病变显影或使平扫已发现的病变显示得更清楚，并有可能根据病变有无强化、强化程度和形式等对病变做出定性诊断。目前临床常规应用的造影剂 Gd-DTPA 是一种顺磁性造影剂，如病变有强化则在 $T_1WI$ 上表现出信号强度增加。在使用常规剂量 Gd-DTPA 和常规方法静脉注药的情况下，病变的强化与强化程度主要取决于病变起源组织有无血 - 脑屏障或血 - 脑屏障有无破坏以及病变的血运程度。

1. **强化程度** 恶性肿瘤，如大多数间变性星形细胞瘤、多形性胶质母细胞瘤、髓母细胞瘤、转移瘤、原发与继发性中枢神经系统淋巴瘤等，由于血 - 脑屏障破坏而常有明显的强化。缺乏血 - 脑屏障的良性肿瘤，如脑膜瘤、神经鞘瘤与神经纤维瘤、垂体瘤、实体性颅咽管瘤、脉络丛乳头状瘤、松果体瘤等也多有明显强化。其他病变，如脑脓肿、脑囊虫病、结核瘤及其他肉芽肿、脑炎、脑梗死等病变过程中的某些阶段，肾上腺脑白质营养不良和多发性硬化活动期脱髓鞘病灶等，均可因血 - 脑屏障破坏和肉芽组织增生而呈明显强化。化脓性脑膜炎和室管膜炎因脑膜、室管膜缺乏血 - 脑屏障，并有大量肉芽组织增生，而常有脑膜、脑池、室管膜明显强化。

大多数低级星形细胞肿瘤（WHO I～II 级）、少突胶质细胞瘤、室管膜下瘤等，由于血 - 脑屏障破坏轻且缺乏肿瘤新生血管，常仅有轻度强化或无强化。但有例外，如发生于脑干的低级星形细胞瘤也可有明显强化，可能与这些部位血 - 脑屏障较薄弱有关。非肿瘤性囊肿，如蛛网膜囊肿、表皮样囊肿等，因无血供而无强化。其他病变，如脑梗死后形成的脑软化灶、多发性硬化的慢性期陈旧斑块,则因血-脑屏障修复而无强化。

**2. 强化形式**

(1)均一强化:脑膜瘤、神经鞘瘤与神经纤维瘤、垂体瘤、转移瘤、生殖细胞瘤等,可发生均一强化。但当肿瘤内出血、坏死、囊变、钙化时,则常表现为不均一强化。

(2)硬膜尾状强化:即"硬膜尾征",表现为肿瘤附着处硬膜强化,见于脑膜瘤,但不具特异性,其他肿瘤如神经鞘瘤、转移瘤和多形性胶质母细胞瘤以及累及脑膜的炎性病变也可出现此征。

(3)脑回样强化:可见于脑梗死、病毒性脑炎、软脑膜转移等。

(4)环形强化:间变性星形细胞瘤与多形性胶质母细胞瘤常有不规则环形厚壁强化。转移瘤、原发性中枢神经系统淋巴瘤、囊性颅咽管瘤等,可呈环形强化。颅内非真性肿瘤的囊肿,如蛛网膜囊肿、表皮样囊肿等,当形成肉芽肿性囊壁时,可出现环形强化。其他病变,如脑脓肿、结核瘤与肉芽肿性病变、多发性硬化、脑囊虫病以及血栓化的动脉瘤等,也可呈环形强化。

(5)结节样强化:见于转移瘤、结核瘤、肉芽肿性病变、脑囊虫病及多发性硬化等。

(6)斑片样强化:部分星形细胞瘤与少突胶质细胞瘤、脑梗死、急性播散性脑脊髓炎、非感染性血管炎引起的炎症等,可呈斑片状强化。

(7)壁结节强化:常见于血管母细胞瘤等。

(8)脑膜强化:见于脑梗死、脑膜转移瘤、黑色素瘤、化脓性脑膜炎,而结核性脑膜炎可发生脑底池强化。

(9)室管膜强化:可见于室管膜种植性转移瘤、室管膜炎等,表现为沿室管膜厚薄一致或不一致的强化。

(10)异常血管强化:AVM异常血管巢中慢血流的强化、静脉血管畸形的髓静脉强化等,具有特征性。

(张 权)

## 参 考 文 献

[1] 吴恩惠,张云亭,白人驹.头部CT诊断学.2版.北京:人民卫生出版社,1995:13.

[2] 白人驹,张雪林.医学影像诊断学.3版.北京:人民卫生出版社,2010.

[3] 金征宇.医学影像学.2版.北京:人民卫生出版社,2010.

[4] 吴恩惠.中枢神经系统与头颈部疾病影像诊断图谱.福州:福建科学技术出版社,1999:155.

[5] Osborn AG. Diagnostic Neuroradiology. St Louis: Mosby-Year Book, Inc., 1994:186.

(朱文珍 龚启勇 审校)

# 第三章 脑血管疾病

## 第一节 脑 出 血

### 【概述】

脑出血（cerebral hemorrhage）是指脑实质内出血。依出血原因可分为创伤性和非创伤性，前者包括各种外伤性原因，后者又称为原发性或自发性脑出血（intracerebral hemorrhage，ICH），多指高血压、动脉瘤、血管畸形、脑淀粉血管病变、静脉血栓、脑血管炎、出血性脑梗死或栓塞后再灌注、血液疾病和颅内肿瘤等所引起的出血。

原发性或自发性脑出血以高血压性脑出血最为常见，其病理基础主要是脑动脉硬化。有关脑动脉硬化真正的病因与发病机制至今尚未完全阐明，但多认为与下列因素有关：①年龄与性别：年龄大于40岁者易患本病，且男性多于女性；②饮食习惯：饮食含高热量、高脂肪、高胆固醇类、高糖、高盐者易患本病；③血液高脂质者；④原发性高血压：为主要因素；⑤糖尿病；⑥精神紧张：紧张的脑力劳动、易激动、缺乏体力劳动等；⑦吸烟者；⑧遗传因素：家族性；⑨其他伴有血脂升高的疾病：如黏液水肿、肾病综合征等。

血液滞流、乳糜微栓、高血脂成分与血小板凝聚形成微小血栓，使动脉内压力增加，导致血管平滑肌代偿能力受损，血管扩张，血管内膜通透性增加，大分子低密度脂蛋白、血浆成分渗入内膜下，由单核细胞衍变而成的巨噬细胞和平滑肌细胞补充受损的内膜，使该处内膜增生，聚集脂肪酯，变为泡沫细胞，然后死亡，产生细胞外胆固醇沉积在内膜并形成斑块。进一步发展，出现血管内膜玻璃样变和纤维性坏死，血管中外膜薄弱，弹力纤维和肌纤维减少，当血压突然升高时，微小动脉就会发生破裂而引起脑出血。

高血压性脑出血多为动脉性出血，好发于基底节区，其次为丘脑、脑桥和小脑。这是因为基底节

的供血动脉——豆纹动脉较细小，且呈直角直接开口于较粗大的大脑中动脉水平段。当血压突然增高时，细小的豆纹动脉难以承受过高的压力而破裂出血。血肿常可破入脑室系统或蛛网膜下腔，并引起脑水肿和占位表现，使脑组织受压、推移、发生坏死等。

根据脑血肿的病理演变过程，分为急性期、吸收期和囊变期。根据脑出血的时间又分为超急性期、急性期、亚急性期、慢性早期和慢性期。在超急性期时，主要是新鲜血液经破裂的血管破入脑实质内，形成血肿，血肿最初为与全血相似的红细胞悬液，继之红细胞凝聚，形成主要由血细胞和血小板以及血清等构成的血块，此时血块中95%～98%为氧合血红蛋白。继之急性期血细胞中的营养成分耗尽，血块中水分下降，血块浓缩，周围脑组织受压，发生灶周水肿。进一步，血细胞发生明显脱水、萎缩，去氧血红蛋白形成。到亚急性血肿时去氧血红蛋白转变为高铁血红蛋白，继之，血块周围血红蛋白氧化，血细胞皱缩、溶解，并将高铁血红蛋白释放到细胞外。血块灶周水肿和占位表现减轻。血肿、血管周围出现类似炎性的反应，并有巨噬细胞沉积。到慢性血肿早期时，血块周围水肿消失，炎性反应开始消退，血管增生，血肿缩小。灶周出现反应性胶质细胞增生，还有细胞外高铁血红蛋白和巨噬细胞形成，巨噬细胞内含有铁蛋白和含铁血黄素。在慢性血肿晚期，即血肿囊变期，血肿边缘形成致密的胶原包膜，包括新生毛细血管、血管纤维基质、铁蛋白、含铁血黄素等。

通常，在不再继续发生新鲜出血的前提下，血肿进入吸收期后，血肿内的血液细胞自身破坏、崩解，使血肿液化，血肿周围聚集大量吞噬细胞，并有大量新生的含丰富毛细血管的肉芽组织形成，灶周水肿逐渐消退。最后，血肿内的坏死组织被吞噬、移除，同时胶原组织增生，形成囊腔。随着时间的

延长，囊腔逐渐缩小，被胶原瘢痕组织取代。有些患者的血肿可以被完全吸收。这种血肿的吸收方式是逐渐由外向内进行。

【临床特点】

脑出血起病多较突然，常在体力活动、情绪激动或过度劳累时发病，表现为突发性头痛，并迅速出现偏瘫、失语和不同程度的意识障碍，病情呈逐渐加重趋势并一般于24h内达到高峰。

【影像检查技术与优选】

脑出血的诊断方法和检查手段主要有CT、MRI。常规X线检查无意义。

CT可以直接显示脑内血肿，明确诊断是脑出血还是脑梗死，明确显示血肿发生的部位、大小、形态、与周围脑组织的关系、血肿是否破入脑室系统或蛛网膜下腔以及血肿的动态变化等，为脑出血的早期诊断、疗效观察、预后判断提供重要信息。CT血管成像（CTA）则可早期显示可能存在的动脉瘤或血管畸形以排查出血病因，并评估颅脑动脉硬化。CT灌注成像（CTP）可反映脑出血后脑组织的血流动力学变化，以评估血肿周围组织的血流灌注情况。

MRI显示脑内血肿极佳，并较CT更敏感、明确，因为MRI所揭示的血肿的一系列信号动态变化是建立在细胞分子水平之上的。但应指出的是，MRI与CT相比较而言，CT更宜作为急性脑出血诊断的首选检查方法。因为急性脑出血常规MRI诊断不如CT有特点，且MRI检查费用高、时间相对较长，处于不合作状态的患者难以配合，患者轻微的移动就会直接影响MRI图像的质量。

一般来说，单纯的高血压性脑出血多无须进行血管造影。但在怀疑动脉瘤或血管畸形而有必要明确出血原因或需要进一步介入治疗时，可做血管造影。不过，由于急性脑出血时多有脑血管痉挛，所以大约20%的脑出血患者血管造影可能为阴性。

【影像学表现】

1. **血管造影** 可见脑动脉分支变细、僵直，为脑水肿及脑血管痉挛改变。若是因脑动脉瘤、AVM、脑脉管炎、脑肿瘤引起的脑出血则可见到相应的征象。

2. **CT** 可反映出脑内血肿形成、吸收、囊变三个阶段的病理演变过程（图3-1-1）。平扫，超急性及急性期即血肿形成期，新鲜血肿CT表现为脑内密度均匀一致的高密度灶，这是因为血红蛋白对X线的吸收高于脑实质之故。血肿呈圆形或卵圆形，边界清楚，CT值约为50~80Hu（图3-1-1a）。一般来说，CT可以检测出容积为1ml的血肿，利用高分辨率CT扫描有可能发现更小的血肿。高密度血肿周围可见一低密度环影，为水肿带所致，与血肿压迫周围脑组织造成缺血、坏死有关。还可见因血肿和水肿造成的脑池、脑沟、脑室受压以及中线结构移位等占位表现。高血压性脑出血常发生于基底节

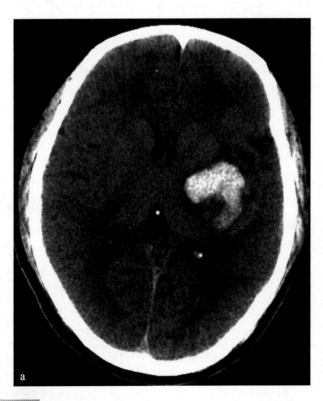

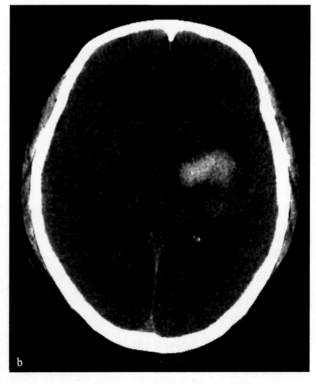

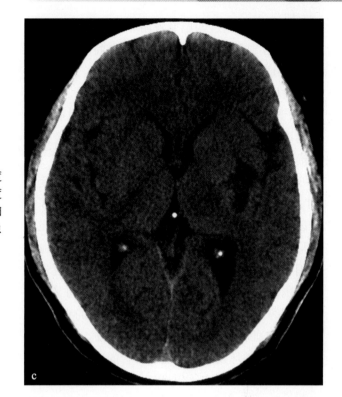

**图 3-1-1　左基底节区脑内血肿演变过程**
a. 急性血肿形成期：CT 平扫血肿呈均匀高密度，周围轻度水肿；b. 血肿吸收期：CT 平扫血肿周围密度淡薄，中心密度稍高，呈"融冰征"，灶周水肿明显；c. 血肿囊变期：CT 平扫左侧基底节区低密度软化灶形成，邻近侧脑室后角扩大呈负占位改变

区，以壳核和内囊区最常见，其次为丘脑。血肿多为单发，偶多发。

出血可破入相邻脑室和 / 或蛛网膜下腔。表现为相应部位的高密度影。有时可见脑内血肿与脑室内积血相连。脑室内少量积血则沉积于侧脑室后角或三角区，呈高密度影的积血与上方呈低密度影的脑脊液间形成液 - 液平面，具有明显的密度差异。脑室内大量积血则可形成高密度脑室铸型。蛛网膜下腔积血则为相应部位蛛网膜下腔呈高密度影，大量积血则表现为蛛网膜下腔高密度铸型（图 3-1-2）。

较大血肿除造成明显的占位表现外并可引起脑疝。占位表现一般在出血后 3～7 天达高峰，此时为脑水肿的高峰期，在出血后 16 天左右占位效应开始减轻，以后随着血肿吸收而逐渐消失。

出血后 3～7 天，血肿内血红蛋白发生破坏、纤维蛋白溶解。这种病理演变过程从血肿周边向中心发展，形成所谓"融冰征"，表现为高密度血肿边缘模糊、密度减低、淡薄，周围低密度环影逐渐扩大，血肿高密度影向心性缩小（图 3-1-1b）。随着时间的推移，血肿的 CT 值下降，平均每天下降约 15Hu。在 15 天～1 个月后，血肿被逐渐溶解、吸收，由高密度转变为等、低或混杂密度灶，大约在 2 个月内，血肿可被完全吸收，形成囊腔状软化灶（图 3-1-1c）。血肿吸收后，为瘢痕组织修复，局部收缩，故可出现邻近脑室被牵拉扩大、脑池增大、脑沟加深等萎缩

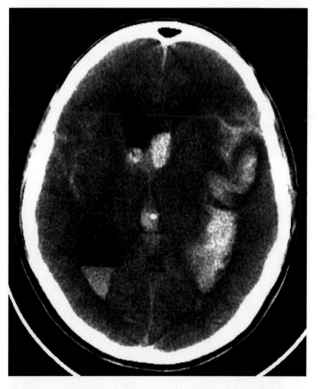

**图 3-1-2　左侧颞叶出血并破入脑室系统及邻近蛛网膜下腔**
CT 平扫左侧颞叶高密度血肿并脑室系统、双侧外侧裂蛛网膜下腔高密度铸型改变

性改变，出现所谓的"负占位"表现。部分患者可无后遗改变（占 27% 左右），这主要见于出血灶小和儿童患者。偶见血肿钙化。

脑室内积血的吸收较脑内血肿快，通常在 1～3

周内可被完全吸收，与脑脊液循环有关。

有时，血肿会出现一些不典型或特殊的 CT 表现，如：血肿呈等密度、血肿内出现液平，这主要见于凝血机制障碍的患者如血小板功能不全、血红蛋白低、过多的纤溶反应、血块不收缩等。血肿密度普遍降低，有时其内可见液平，也见于正在进行溶栓治疗的患者。

增强检查，急性期血肿不需增强检查，即使行 CT 增强早期也无强化。强化一般在出血后第 3 天出现，并可持续数月之久。但大多数病例出现在血肿形成后的第 2 周～2 个月内。增强检查可见血肿周围完整或不完整的环形强化，这种强化环位于血肿周围低密度影的内缘，与高密度血肿之间又有低密度或等密度溶解血肿带相隔。强化环的大小、形态与最初血肿的大小和形态基本一致。其原因与血 - 脑屏障破坏及有丰富毛细血管的肉芽组织形成有关。如血肿中央部位为高密度，则呈所谓的"靶征"。通常，血肿经平扫 CT 即可准确诊断，但当血肿为等密度，又有占位表现时，增强检查则具有意义。

3. MRI　超急性期，血肿形成，其内主要为含氧合血红蛋白的红细胞凝集。氧合血红蛋白缺少不成对的电子，具有抗磁性，无质子弛豫增强作用。所以在磁共振成像时既不影响 $T_1$ 弛豫时间，也不影响 $T_2$ 弛豫时间。此时血肿信号可为等信号。但由于短期内血块收缩和血浆中水分被吸收而致蛋白含

量增加，又可能造成 $T_1$ 弛豫时间缩短，此时血肿将表现为等或略高信号。这在低场强磁共振检查装置尤为明显，可能与低场强对蛋白质的作用较敏感有关。在 PDWI 和 $T_2$WI 上，血肿为略高信号。氧合血红蛋白在出血后就开始逐渐转为去氧血红蛋白，去氧血红蛋白具有 $T_2$ 弛豫增强作用，造成 $T_2$ 缩短，可使血肿显示为等信号或混杂信号。在血肿早期，其周围可无水肿，但数小时后血肿周围出现水肿，为环带状 $T_1$WI 低信号、$T_2$WI 高信号改变。若血肿较大，则可见占位表现。

急性期，血肿内红细胞主要为去氧血红蛋白，去氧血红蛋白含有 4 个不成对的电子，呈高速自旋，具有很强的顺磁性作用。但去氧血红蛋白不引起质子和电子的偶极增强，因此不能缩短 $T_1$，所以无论在细胞内还是在细胞外，去氧血红蛋白 $T_1$WI 均呈等信号。相反，去氧血红蛋白对 $T_2$ 的作用非常明显，能显著缩短 $T_2$ 时间。因此急性血肿在 $T_2$WI 呈低信号。去氧血红蛋白的短 $T_2$ 作用是由于铁在红细胞内外分布不均匀，造成局部磁场不均匀从而引起质子去相位造成的。去氧血红蛋白的短 $T_2$ 作用是与 MRI 扫描机的磁场强度的平方成正比，故上述现象在高场强机器更为明显。在 PDWI 上，由于质子密度较高，血肿为略高信号。急性期血肿周围出现较明显的血管源性水肿，水肿灶表现为 $T_1$WI 呈低信号，$T_2$WI 呈高信号（图 3-1-3）。

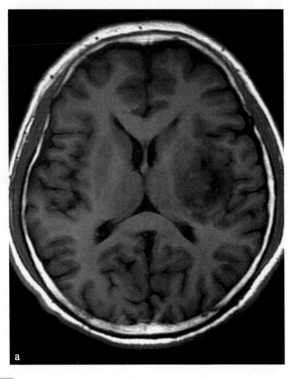

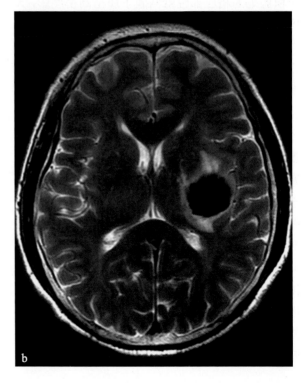

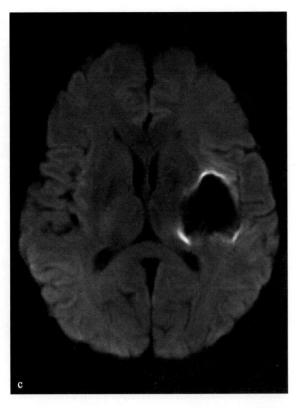
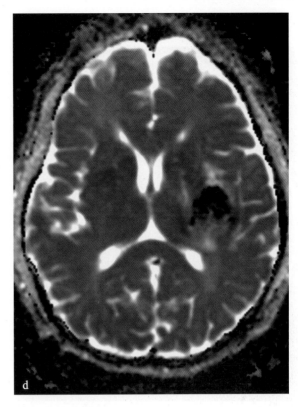

**图 3-1-3 左侧基底节区脑内血肿（急性期）**

a. MRI $T_1WI$ 血肿信号混杂，以等信号为主，灶周水肿为低信号；b. MRI $T_2WI$ 血肿以低信号为主，灶周水肿呈高信号；c. MRI DWI 血肿呈低信号，周围可见磁敏感伪影；d. ADC 图示血肿中央扩散受限呈低信号，周围水肿高信号

亚急性期，血肿内红细胞的去氧血红蛋白进一步氧化，形成高铁血红蛋白，同时红细胞也可能发生溶解。高铁血红蛋白内含有 5 个不成对电子，为强顺磁性物质，使 $T_1$、$T_2$ 弛豫时间同时缩短。一般情况下，去氧血红蛋白氧化成高铁血红蛋白的过程是由血肿外层向中心推移的；此外，在亚急性期血肿周围水肿带仍存在。典型的亚急性血肿在 $T_1WI$ 上中心为等信号，边缘为高信号，而周围的水肿带可以不甚明显或显示为一低信号带；在 $T_2WI$ 上则呈现为低信号的血肿绕以高信号的水肿带（图 3-1-4）。在亚急性血肿后期，红细胞溶解，高铁血红蛋白游离于细胞外，$T_1$ 仍缩短，但 $T_2$ 延长，故此时血肿在 $T_1WI$ 和 $T_2WI$ 上均表现为高信号。此外，含铁血黄素在血肿壁沉积成环，在 $T_2WI$ 上呈极低信号（图 3-1-5）。脑水肿在亚急性后期开始逐渐消退。

慢性期，血肿内部的红细胞已溶解，稀释的游离高铁血红蛋白引起 $T_1$ 弛豫时间缩短和 $T_2$ 弛豫时间延长，$T_1WI$ 和 $T_2WI$ 均呈高信号。含铁血黄素环更加明显，在 $T_2WI$ 上表现为一极低信号环。此后，随着血肿的进一步演变，由于吞噬细胞的不断吞噬、分解和移除血肿内血红蛋白，在血红蛋白分解的同时产生大量的含铁血黄素和铁蛋白，形成大量含

铁血黄素和铁蛋白的囊腔，$T_1WI$、$T_2WI$ 均为低信号。但这种情况也可能不出现，而直接形成一类似脑脊液信号的囊腔，$T_1WI$ 为低信号、$T_2WI$ 为高信号（图 3-1-6）。周围水肿逐渐消退，占位表现也消失。

**4. 功能性磁共振成像** 脑出血 DWI 信号受血肿 $T_2$ 信号影响显著，超急性期呈高信号，急性期呈较低信号，亚急性早期也呈低信号，亚急性晚期及慢性期则呈高信号为主；ADC 图示超急性期、急性期及亚急性期早期出血核心扩散受限，信号减低，慢性期呈高信号，但由于磁敏感效应，常难以准确测量 ADC 值（图 3-1-3～图 3-1-6）。

DTI 和弥散张量纤维示踪技术可观察脑出血后血肿邻近纤维束受累、移位或破坏的程度和范围，以评估预测其临床预后。磁敏感加权成像（SWI）对脑实质内少或微量出血显示敏感，表现为低信号（图 3-1-7）。PWI 可显示脑血肿及周围灌注改变情况，通常血肿周围脑血流量（CBF）较对侧减少，平均通过时间（MTT）延长。

**【诊断要点】**

**1. 突发卒中症状。**

**2. CT/MRI** CT 平扫表现为脑实质内高密度病变（50～70Hu），MRI 病变信号符合上述脑出血的信

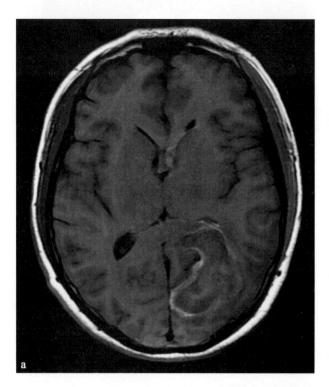
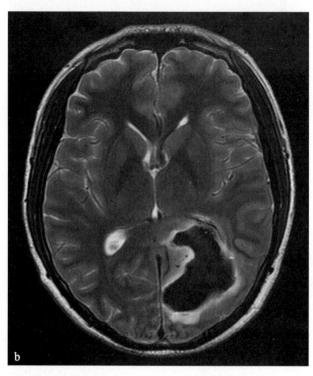

图 3-1-4　左侧顶枕叶脑血肿（亚急性早期）

a. MRI T₁WI 血肿呈边缘高信号，中心等信号；b. MRI T₂WI 血肿呈低信号，周围环绕高信号水肿带

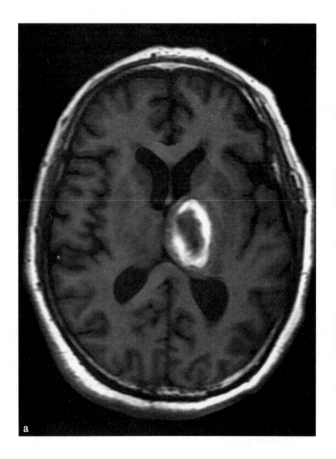
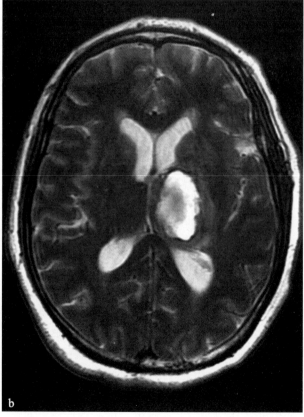

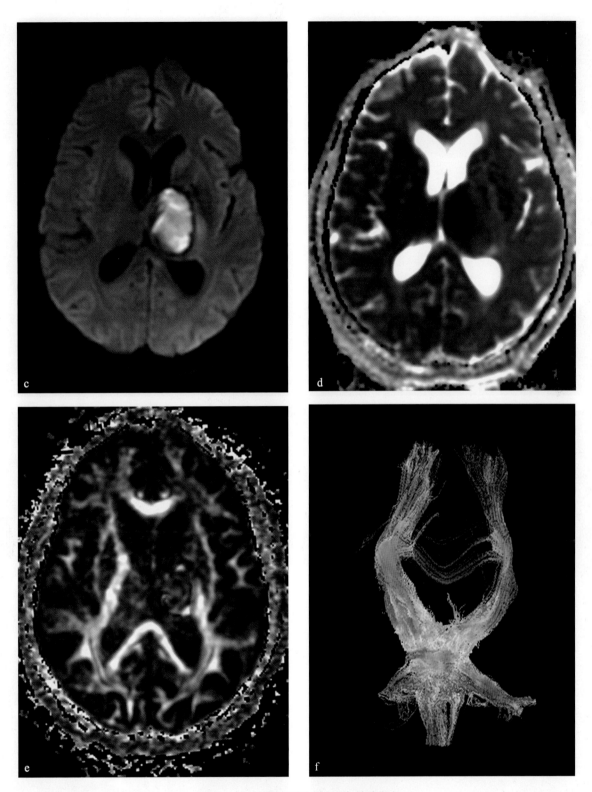

**图 3-1-5 左侧丘脑血肿（亚急性晚期）**

a. MRI T₁WI 血肿边缘呈高信号，中心少许呈等信号；b. MRI T₂WI 血肿呈高信号，边缘少许低信号含铁血黄素沉积，周围水肿高信号较少；c. MRI DWI 血肿呈明显高信号；d. ADC 图示血肿扩散受限，低信号改变；e. DTI FA 图示左侧内囊部分纤维受累，FA 值减低；f. DTI 纤维示踪图示血肿周围皮质脊髓束较对侧稍稀疏

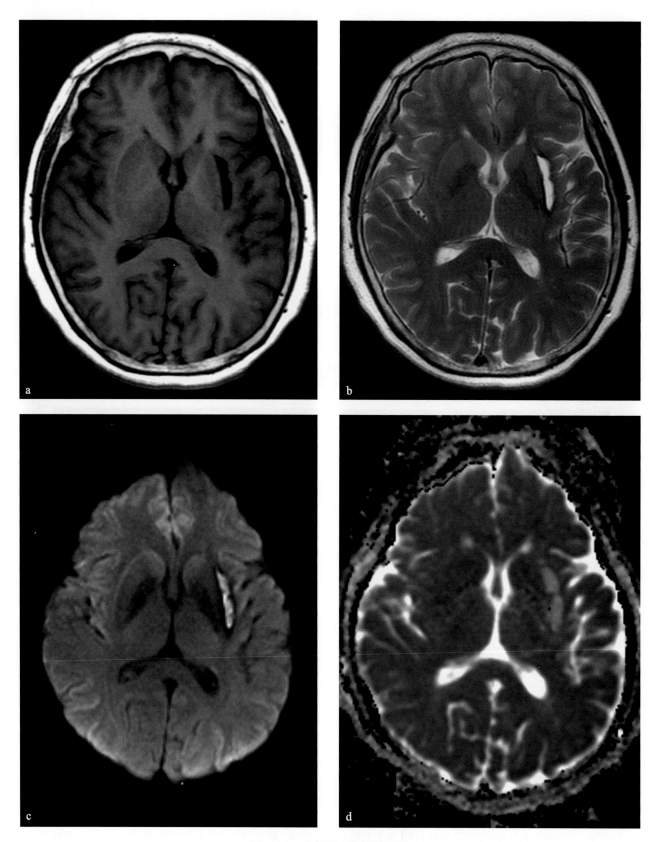

**图 3-1-6 左侧基底节慢性血肿**

a. MRI T₁WI 血肿呈脑脊液样低信号；b. MRI T₂WI 血肿中央呈高信号，周围可见含铁血黄素低信号；c. DWI 血肿呈高信号
改变，周围环绕低信号；d. ADC 图显示扩散不受限，高信号改变

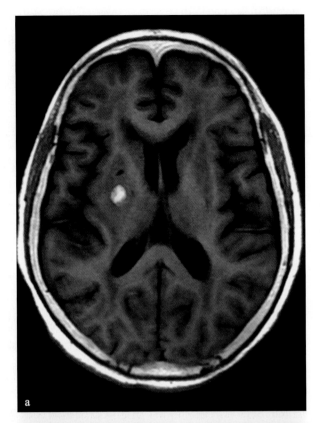

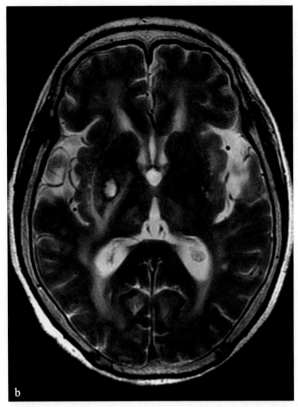

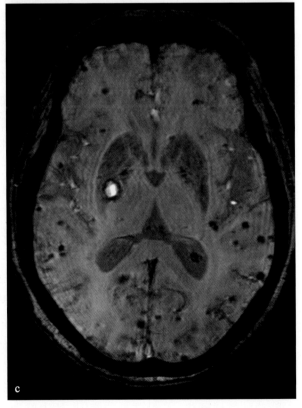

**图 3-1-7　颅脑血管淀粉样变性(CAA)伴右侧豆状核亚急性晚期出血**

a、b. MRI T$_1$WI 右侧豆状核出血呈 T$_1$ 高信号、T$_2$ 低信号，伴周围环绕少许含铁血黄素低信号；c. SWI 不仅显示右侧豆状核高信号出血，还可显示脑叶皮层及皮层下多发的低信号微出血灶

号演变规律，诊断脑出血并不困难。但需注意血肿的 CT 和 MRI 征象除受出血时间因素影响外，还与血肿的大小和位置、所采用的检查方法或检查装置有关。此外，脑出血只是一种疾病的表现或后果，不仅需要早期诊断、分期及部位分型，还需进行病因分析，明确是否为高血压性脑出血，并与脑动脉瘤、脑血管畸形（AVM 或海绵状血管瘤）、脑血管炎、出血性梗死、脑肿瘤等所引起的脑出血相鉴别。进一步行 CTA、MRA、磁共振静脉成像（MRV）、SWI、DSA 或 MRI 增强检查可提供鉴别价值。

【鉴别诊断】

肿瘤出血：脑肿瘤出血主要是由于肿瘤生长速度过快，肿瘤内血管形成不良，肿瘤中心坏死和出血。通常肿瘤内出血量较少，以脑肿瘤为背景的脑出血易与脑内单纯性出血鉴别。当肿瘤内出血严重，肿瘤大部分被出血所掩盖时，需依据以下几点鉴别：肿瘤成分更复杂，不均匀，增强后常有强化的非出血区；良性出血常有含铁血黄素环，而肿瘤没有；良性出血追踪观察有顺序演变，而肿瘤出血的演变顺序延迟，不规则；良性出血的水肿及占位效应很快消退，而肿瘤出血则持久存在；出血性血管畸形常多发，而肿瘤常为单发，转移瘤可多发。

【拓展阅读】

血肿扩大是导致脑出血患者死亡率增加和不良预后的决定因素，研究表明 CT 血管成像（CTA）、增强 CT（CECT）及 CT 灌注成像（CTP）可以观察到脑出血患者血肿局部的活动性造影剂外渗情况，包括点征（spot sign）和渗漏征（leakage sign）。前者是指 CTA/CTP 原始图像或 CT 增强图像中血肿内强化灶，后者是指延迟期病灶周围感兴趣区 CT 值较 CTA 动脉期增加 >10%。这些征象同血肿局部的活动性出血有关，可以有效地预测患者早期血肿的进展及预后。另有研究表明，CT 平扫发现血肿形态的不规则和密度不均匀征象（岛征、黑洞征、混杂征等），也可预测脑出血血肿扩大。

脑出血周围区域是否存在缺血半暗带也是近期深入研究的焦点，研究表明 MR 灌注加权成像（PWI）或 CT 灌注成像（CTP）结合 DWI 检查可以观察到血肿周围存在低灌注区，但并未证实血肿周围低灌注区存在缺血损伤。这些结论仍存在争议，可能对脑出血患者预后具有一定的指导意义。

脑微出血（cerebral microbleeds，CMBs）指 <5mm 的小出血灶，由于体积小、无周围脑组织水肿，MRI 常规序列常较难显示。SWI 可以通过出血灶中含铁血黄素等顺磁性物质的磁敏感效应有效地提高微出血灶的检出率。最新研究表明，脑微出血灶是脑小血管病的重要表现及诊断标志，可能引起急性神经功能障碍，并可能成为脑卒中发生或复发、抗栓治疗后出血转化、血管性认知障碍和痴呆的预测因素。

DTI 所显示的纤维束移位或破坏对脑出血患者预后有一定的指导作用。

（朱文珍）

# 第二节 脑 梗 死

## 一、缺血性脑梗死

### 【概述】

缺血性脑梗死（ischemic cerebral infarction）是指因急性脑循环障碍所引起的供血区域内脑组织缺血性坏死。脑梗死可因脑动脉狭窄、闭塞或急性血栓形成所致，也可在其他病变基础上，由各种原因造成的脑部血液循环障碍，引起以脑细胞缺血缺氧为主的非动脉闭塞性脑梗死。

脑缺血后，其相应供血区内的脑组织随着时间的推移而发生一系列病理变化。目前，关于脑梗死分期标准不统一，参照 Steve H. Fung 的方法分为以下几期：超急性期（发病 <6h），细胞缺氧，钠钾泵活性减弱，发生细胞毒性水肿。急性期（发病 6~24h），仍主要是细胞毒性水肿，梗死区脑组织肿胀变软、灰白质界限模糊。亚急性早期（发病 1~7 天），开始发生血管源性水肿。脑组织水肿达到高峰，神经细胞发生髓鞘脱失，细胞坏死。修复过程也同时开始，小胶质细胞向坏死区增生并吞噬坏死组织，星形胶质细胞增生活跃，内皮细胞增生形成新的毛细血管。亚急性晚期（发病 8~14 天），细胞毒性水肿与血管源性水肿并存，脑组织水肿相对减轻，修复活动继续。梗死区较大时，中央坏死脑组织常不能完全清除，开始出现液化。慢性期（发病 >15 天），主要为局限性脑萎缩和囊变。

脑动脉闭塞性脑梗死主要与下列因素有关：①脑动脉粥样硬化：是最常见的病因，约占脑梗死的 90%。由于粥样斑块使动脉管腔狭窄，血流缓慢，血细胞易停滞或附着于动脉粥样斑块上，长期可导致动脉的高度狭窄直至动脉闭塞；而动脉粥样硬化的继发性血栓脱落或斑块自身脱落阻塞相应脑动脉，均致脑梗死；②高血脂、吸烟、糖尿病、凝血机制异常、血液病等均可引起血流缓慢,血栓形成,最终发展为脑梗死;③原发性高血压:长期高血压,脑内小动脉,如穿支动脉会发生类纤维素性坏死;④脑血管炎:脑动脉炎使血管壁不规则,管腔狭窄,直至闭塞;⑤脑动脉瘤、AVM、风湿性或非风湿性心脏病、扩张型心肌病、心房颤动等心脏疾病可形成血栓随血液循环阻塞脑血管引起脑梗死;⑥颅脑手术、插入导管和穿刺导致的血管损伤,以及药物、毒物、恶性肿瘤所致的血管病损。此外,脑血管发育不良,如大脑前、中、后动脉终末支稀少,是导致各支动脉末梢边缘区梗死(即"分水岭梗死")的重要原因;脑底动脉环发育不全,使应有的侧支循环不能建立,也易发脑梗死。

### 【临床特点】

脑梗死可发生于任何年龄,但大多发生于 40 岁以上,以 50~60 岁为多见。脑梗死的临床症状和体征主要取决于梗死的大小、部位及时间。主要临床表现为偏瘫、失语、口角歪斜、意识模糊等,部分患者可有 TIA 前驱症状如肢体发麻、无力,海马梗死可出现记忆力下降,脑干及小脑梗死可出现眩晕、呕吐、四肢瘫痪、共济失调、肌张力降低、昏迷、高热等。实验室检查无特异性,脑脊液可有蛋白增高。

### 【影像检查技术与优选】

起病 6h 以内的超急性期脑梗死 CT 平扫常呈阴性表现,诊断较难。在疾病早期 CT 平扫常用来鉴别梗死与出血。24h 后 CT 可明确梗死的部位、范围、脑水肿情况以及有无脑疝等。在病情突然加重时急诊 CT 检查,明确有无梗死后出血,以指导治疗。CT 灌注成像可以评估脑缺血区域的血流灌注情况。CTA 可以评估血管狭窄与闭塞的程度。

MRI 作为一种无创性、高敏感度的检查方法,可更早、更明确地显示梗死病变,其多序列、多模态的检查可提供大量有益的诊断信息。DWI 在脑梗死起病 6h 以内即可观察到梗死区域,指导早期诊断。PWI 可早期评估脑组织灌注状态,判断缺血半暗带。SWI 可早期检出梗死灶内出血成分。MRA 可无创地评估血管状态,高分辨率血管壁成像可清晰显示血管壁的厚度及斑块的形态、大小及性质。

脑梗死的诊断不需进行 DSA 检查。DSA 可以观察脑血管情况及侧支循环状况,可进行取栓等介入治疗,还可评价溶栓治疗后血管再通情况。

从超早期、早期诊断与治疗角度看,MRI 特别是功能 MRI 为首选检查方法。

### 【影像学表现】

1. **血管造影** 在早期,血管造影除了可以看到脑动脉变细、僵直等征象外,在部分患者可观察到动脉闭塞,表现为闭塞动脉的走行突然中断,其远端分支不显影,但血管造影对动脉细小分支闭塞的判断较困难,必须特别仔细分析。若行动脉内溶栓治疗,疗效好者可见闭塞动脉再通。

2. **CT** 平扫表现与梗死的类型和病期密切相关。

CT 平扫在超急性期常为阴性,最重要的意义在于排除脑出血。少许病例会出现以下征象提示脑梗死的可能:①动脉高密度征(图 3-2-1),该征象常发生于颅内大动脉主干,如大脑中动脉、颈内动脉、椎动脉等,表现为沿动脉走行的条形高密度,其 CT 值较正常动脉增高 30~40Hu,其病理基础为血管栓塞或血栓形成,血流阻断,局部红细胞密集。②岛带消失征:大脑中动脉主干起始部闭塞,侧支循环建立不良,早期表现为岛带(脑岛、外囊、屏状核)的灰白质界限消失。③豆状核征:豆状核的轮廓模糊或密度减低。④皮质征:皮质局限性密度减低,与脑白质密度一致。⑤早期低密度征:早期低密度改变,CT 值减低,当临床怀疑脑梗死患者左右脑实质 CT 值相差大于 1.8Hu,应短期复查 CT 或行 MRI 检查。⑥占位征:局部脑肿胀,表现为局部脑回变平增宽,脑沟变浅消失和轻微占位效应。

血管闭塞 24h 后的急性期脑梗死 CT 平扫多有阳性发现,表现为梗死区脑实质模糊密度减低、动脉高密度征、局部脑组织肿胀,无或仅有轻微占位表现。梗死灶的部位和形态与闭塞的动脉有关,在相应的供血区域内出现片状低密度灶,呈矩形、楔形或底边在外的三角形。大多数情况下,低密度梗死区内可见散在的等密度灶,为梗死区脑实质的相对非损害区,或因脑动脉闭塞后,局部细小动脉有一定程度的侧支循环建立所致。分水岭区域的梗死则多呈带状。

梗死后 3~15 天内的亚急性期是脑水肿的高峰期,根据梗死范围的大小和程度不同,可出现不同程度的脑水肿和占位表现。梗死范围较大者,可导致局部或广泛性脑组织或脑室系统受压、中线结构移位,甚至可造成大脑镰下疝或小脑幕孔下疝,危及生命。

梗死 2~3 周,梗死灶内出现小斑片状或小结节状等密度或稍高密度灶,病变区内密度相对增高,病灶范围较前相比显得不太清楚,称之为"模糊效

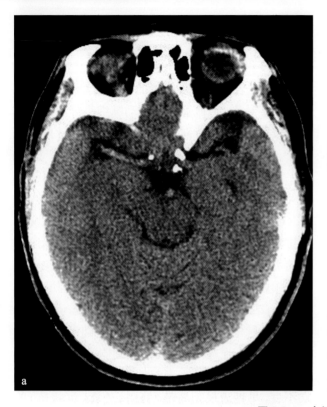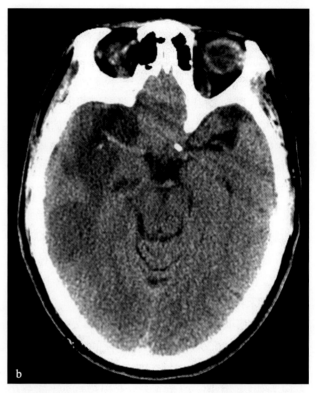

**图3-2-1　右侧颞叶脑梗死**
a. CT平扫右侧大脑中动脉高密度征；b. CT复查右侧颞叶大片状低密度灶

应"（fogging effect）。这主要是由于梗死区内吞噬细胞的浸润，大量毛细血管增生所致。

梗死4周后，随着梗死进一步演变至慢性期，梗死区域内密度明显降低，接近脑脊液，表现为软化灶或囊腔改变，局部可因瘢痕组织的形成显示出负占位效应。

CT增强检查，尽管通常情况下平扫足以对脑梗死做出准确诊断，但在某些情况下，尤其是梗死后因脑水肿出现中线结构明显移位或患者首次检查在起病2～3周CT平扫出现模糊效应时，需行增强扫描进行鉴别诊断。梗死后3～7天即可出现相应的强化改变。梗死后2～3周，约90%以上的脑梗死灶可出现强化，且强化最明显，可持续1个月或更久。梗死灶的强化可表现为多样化，如斑片状、线状，甚至均匀强化，但典型的表现为脑回样强化，强化的病理基础与梗死时期、血-脑屏障的破坏及侧支循环有关。

3. MRI　超急性期常规MRI平扫诊断效能有限，这是因为超急性期梗死灶的主要病理生理改变为细胞毒性水肿，而相应缺血区域的含水量并未增加，氢质子浓度没有明显改变，$T_1WI$及$T_2WI$可显示为阴性。DWI对超急性期脑梗死非常敏感，梗死区DWI呈高信号，与缺血区血管供血范围一致，缺血后1～2h即可有阳性发现，缺血后6h几乎均有阳性发现。ADC值可定量测量并避免$T_2$穿透效应，更加准确客观。MRA可以显示责任血管粗细不均、狭窄或闭塞等改变，高清血管壁成像还可以显示血管壁斑块的形态、大小及活动状态。

急性期出现血管源性水肿，梗死区域内水分明显增加，局部氢质子浓度增高，$T_1$和$T_2$弛豫时间受到影响，为$T_1$和$T_2$明显延长，在$T_1WI$上表现为低信号，在$T_2WI$、$T_2$-FLAIR上表现为高信号。大面积脑梗死水肿进展迅速，常早期出现占位效应，发生脑疝。DWI表现为高信号，ADC值减低。

亚急性早期脑组织肿胀到达高峰，梗死区在$T_1WI$上表现为低信号，在$T_2WI$、$T_2$-FLAIR上表现为高信号，病灶DWI呈高信号，ADC值减低。此时增强扫描病灶可见脑回样强化（图3-2-2）。

亚急性晚期水肿开始减轻，MRI信号同亚急性早期，但占位效应开始消失，梗死区DWI高信号开始减低，在此期可出现假正常化，增强扫描梗死灶进一步强化。

随着脑梗死的进一步演变至慢性期，梗死区逐渐形成脑软化灶或囊性灶，使得梗死灶显示更加清楚，边界更为明显，呈显著$T_1WI$低信号、$T_2WI$高信号，$T_2$-FLAIR囊腔表现为明显低信号，周围胶质增

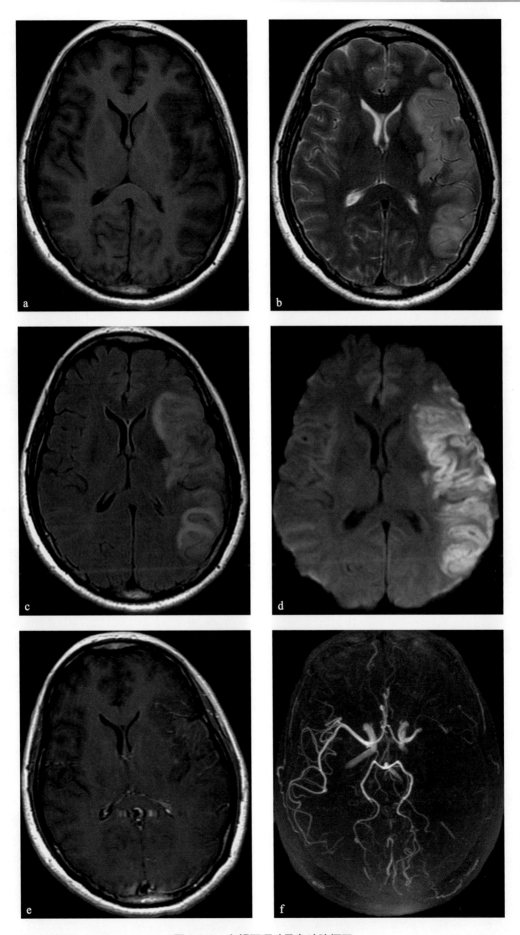

**图 3-2-2　左额颞顶叶及岛叶脑梗死**

a. T₁WI 病灶呈低信号；b. T₂WI 病灶呈高信号；c. T₂-FLAIR 病灶呈高信号；d. DWI 病灶呈高信号；e. T₁WI 增强病灶呈脑回样强化；f. MRA 示左侧大脑中动脉闭塞

生呈高信号。增强扫描常不再强化。

功能性磁共振成像：除 DWI 技术外，其他功能性磁共振成像在超急性及急性期脑梗死中同样被广泛应用。MRA 可以显示责任血管粗细不均、狭窄或闭塞等改变，高清磁共振血管壁成像还可以显示斑块状态（图 3-2-3）。

磁共振灌注成像可评价脑组织的血流灌注，包括 DSC-PWI 及 3D ASL 技术（图 3-2-4）。DSC-PWI 的观察指标有脑血流量（CBF）、脑血容量（CBV）、平均通过时间（MTT）和达峰时间（TTP），其中 MTT 是最敏感的指标。3D ASL 无须注射造影剂即可获得全脑 CBF 图，且可多次扫描评估梗死区的血流灌注恢复状况（图 3-2-5），但有一定的扩大效应。

DWI 与 PWI 对超急性期和急性期脑梗死的诊断价值及早期溶栓治疗的价值很高。急性缺血性脑卒中的梗死核心周围往往存在缺血半暗带（ischemic penumbra，IP），该部分缺血脑组织一旦血流恢复可转变为正常脑组织，是神经影像和溶栓治疗的靶点。传统观念认为 DWI 高信号代表梗死核心区，PWI 与 DWI 不匹配作为 IP 的界定标准，但该标准夸大了 IP 会直接导致患者的过度治疗，可引起严重的出血转化。新的理念认为 PWI-DWI 不匹配区包含了 IP 及良性灌注不足区，并且 DWI 上的高信号并不完全代表梗死核心，IP 亦可以存在于 DWI 及 PWI 异常的区域，良性灌注不足区无须治疗可自动恢复。

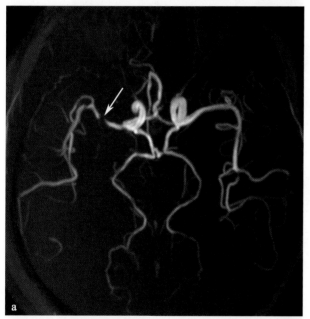
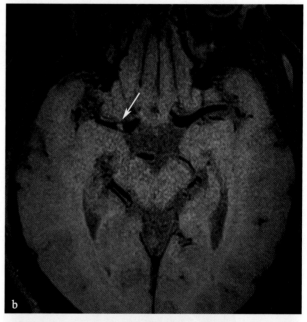
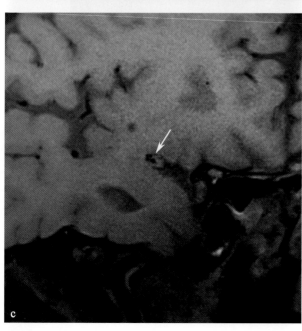
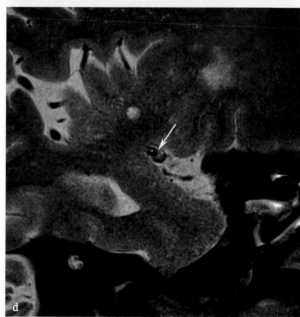

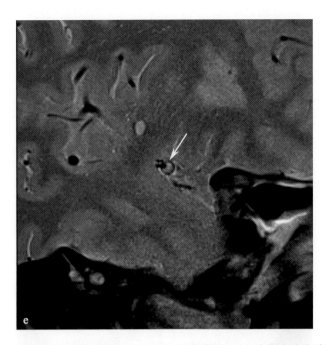

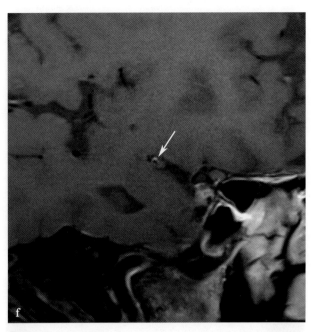

**图 3-2-3 右侧大脑中动脉 M1 段狭窄，斑块形成**

a. MRA 示右侧大脑中动脉 M1 段狭窄；b. 3D SPACE 示右侧大脑中动脉 M1 段斑块形成，呈等信号，提示斑块内无活动性出血；c～e. 斜矢状位高分辨率 $T_1WI$、$T_2WI$、PDWI 血管壁成像，显示血管内附壁斑块；f. 斜矢状位高分辨率 $T_1WI+C$（C 表示增强扫描，后同）示斑块局部强化，说明为不稳定斑块

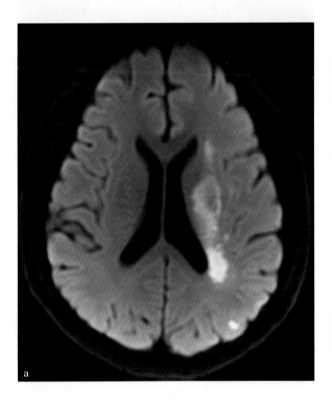

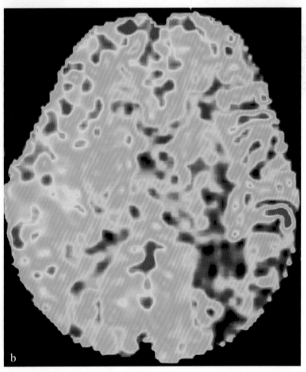

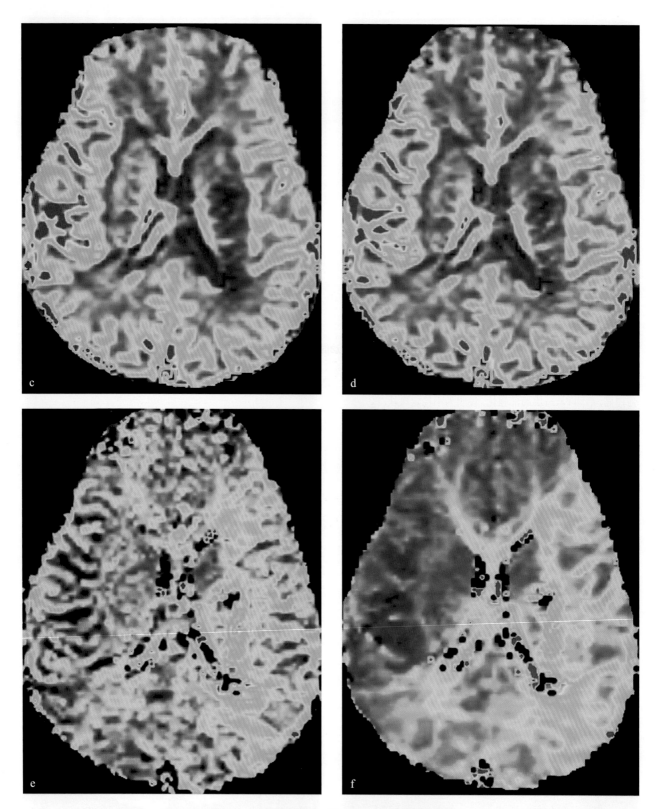

**图 3-2-4 左基底节区、放射冠区及左顶叶脑梗死**

a. DWI 病灶呈高信号；b. ASL 左侧大脑半球大片状 CBF 减低；c. PWI 左侧大脑半球大片状 CBF 减低；d. PWI 左侧大脑半球大片状 CBV 减低；e. PWI 左侧大脑半球大片状 MTT 延长；f. PWI 左侧大脑半球大片状 TTP 延长

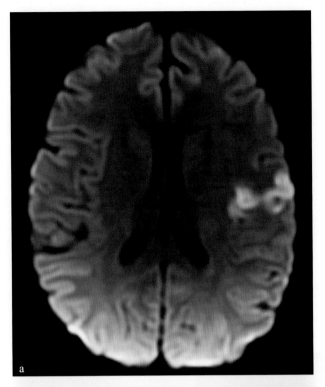

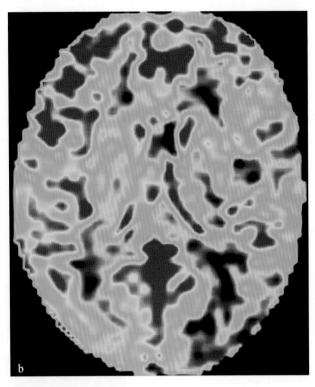

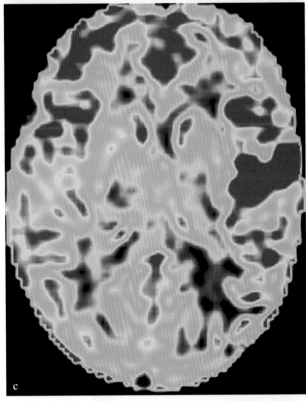

**图 3-2-5 左颞叶脑梗死**

a. DWI 示左侧颞叶异常高信号；b. ASL 左侧大脑中动脉供血区 CBF 减低；c. 溶栓治疗后复查原大脑中动脉供血 CBF 减低区血流灌注基本恢复，左侧颞叶梗死区再灌注高于对侧

扩散峰度成像（diffusion kurtosis imaging，DKI）能同时计算出扩散系数和峰度系数，或可提高探测神经组织结构变化的敏感性和特异性。DKI 的定量参数主要为平均峰度（mean kurtosis，MK）、轴向峰度（axial kurtosis，AK）和径向峰度（radial kurtosis，RK）。梗死区的 MK 值往往呈不均匀升高，反映脑梗死急性期损伤区非高斯分布水分子扩散受限的高度不均质化。

磁共振波谱（magnetic resonance spectroscopy，MRS）成像在急性脑梗死具有特异征象。¹H-MRS 反映超早期缺血比常规成像敏感，乳酸（Lac）升高是早期缺血的敏感指标，NAA 减低比 Lac 升高出现晚，标志着损伤程度加重，出现了神经元不可逆损伤（图 3-2-6）。

静息态 BOLD-fMRI 可以从脑网络水平了解脑梗死后神经功能连接状态的改变。

【诊断要点】

1. **卒中病史。**

2. **CT**　超急性期主要排除脑出血改变，对疑似病例应仔细观察是否存在密度减低区及岛带消失征、动脉高密度征、豆状核征等间接征象。较晚期 CT 平扫出现与供血范围一致的片状低密度影，此时诊断并不困难。

3. **MRI**　超急性期缺血区 DWI 信号升高，是诊断早期脑梗死最敏感的序列。PWI 及 ASL 可以有效探测出脑血流灌注减低区。发病 6h 后 MRI 平扫出现与供血范围一致的长 $T_1$、长 $T_2$ 信号。亚急性期增强扫描梗死区域可出现脑回样强化或斑片状、线样强化。慢性期可见与脑脊液信号相仿的软化灶形成并周围胶质增生。

4. **急性缺血性梗死血管内治疗的影像评估**　进行急性缺血性梗死血管内治疗病例选择时，除时

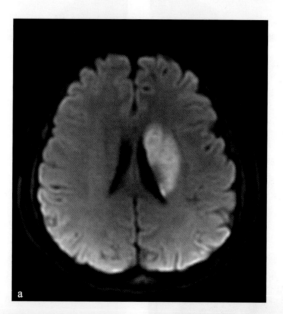

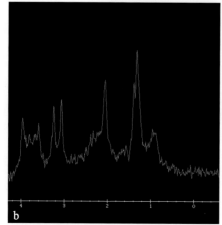

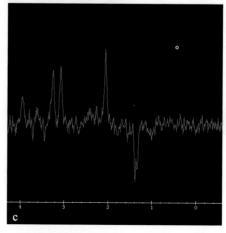

**图 3-2-6　左基底节区急性期脑梗死**

a. DWI 左侧基底节区高信号 MRS；b、c. 可见高耸（TE=35ms）及倒置（TE=144ms）的乳酸（Lac）双峰，NAA 及 Cho 峰下降

间窗外，通过影像评估选择适合的患者是获得良好预后的关键。排除出血性病变、识别血管闭塞部位以及通过直接或间接征象评估梗死核心灶、缺血半暗带及侧支循环，以此识别通过取栓治疗可能获得良好预后的患者。

平扫 CT 可通过上述诊断要点提示超急性期脑梗死，但阳性率低。如需精准明确大血管闭塞，需要进行血管影像学检查，如 CTA、MRA 及 DSA，了解血管解剖及颅内外血管有无夹层、狭窄以及闭塞。

梗死核心是发生不可逆性损伤的脑组织，多项研究将梗死核心定义为局部脑血流量下降至正常脑组织血流量 30% 以下的区域。梗死核心与血管内治疗预后密切相关，推荐使用 CT 平扫、CTP、多模态 MRI 评估梗死核心体积或计算 Alberta 卒中项目早期 CT 评分（ASPECTS）。

缺血半暗带为脑梗死核心灶周围由于脑血流灌注不足而导致神经功能受损的脑组织，但其细胞正常电活动仍可维持正常。急性大血管闭塞后脑组织的缺血区从外向内依次包括：①良性灌注不足区：可自行恢复功能的区域；②缺血半暗带区：除非积极有效的治疗，否则进展为不可逆损伤的区域，是临床治疗及研究的焦点；③梗死核心区。在伴有大的半暗带体积时，血管再通治疗具有特别重要的作用。临床研究中，将低灌注体积定义为脑血流达峰时间（$T_{max}$）>6s 的区域体积，梗死核心定义为局部脑血流量下降至正常脑组织血流量的 30% 以下的区域，不匹配量为低灌注体积减去梗死核心体积，不匹配率为低灌注体积/梗死核心体积。对于经筛选发病 6h 以内、ASPECTS<6 分、拟接受紧急再灌注治疗的患者，或发病超过 6h 拟接受紧急再灌注治疗的患者，建议完成 CTP 检查以明确梗死核心区和缺血半暗带体积。一站式 CTA+CTP 检查方案可缩短多模态 CT 的检查时间；对于无法完成 CTP 的卒中中心，可根据 CTA 源图像进行梗死核心和缺血半暗带的判断，也可通过 MRI 的 DWI+MRA+PWI 进行术前评估。

脑侧支循环是指当大脑的供血动脉严重狭窄或闭塞时，血流通过其他血管（侧支或新形成的血管吻合）到达缺血区，从而使缺血组织得到不同程度的灌注代偿，侧支循环良好与取栓预后密切相关。对拟行血管内治疗的患者，推荐完成代偿相关血管的 DSA 检查，也可在治疗前对患者进行多时相 CTA 检查评估侧支循环的代偿程度，进行危险度分层。但目前关于是否应将侧支循环评价作为急性期

血管再通治疗前的常规影像学评价指标仍未明确，仍需前瞻性临床研究证实。

【鉴别诊断】

脑梗死影像表现典型，但有时需要与脑炎、低级别胶质瘤、脱髓鞘性疾病、转移瘤、脑脓肿等鉴别。脑炎分布多较弥散，且不按血管走行分布，灌注常呈不均匀等、高灌注。低级别胶质瘤多占位效应明显，且 MRS 多出现典型的 Cho 峰升高，而脑梗死一般不会出现 Cho 峰的改变而表现为 Lac 峰的早期升高。脱髓鞘疾病如多发性硬化多位于侧脑室周围，垂直于侧脑室分布，且常出现空间及时间上的多发性。转移瘤多呈均匀或环形强化，周围可有水肿。脑脓肿多为规则环形强化。

## 二、出血性脑梗死

【概述】

脑梗死在最初常为缺血性梗死，部分患者可继发梗死区出血，转变为出血性脑梗死（hemorrhagic cerebral infarction）。

病理发现脑梗死后出血的发生率为 18%～42%，多继发于脑栓塞（动脉血栓栓塞和心源性栓塞性脑梗死）和大面积脑梗死（梗死面积越大，发生概率越高）。梗死后发生出血的机制是：①栓子或血栓溶解破碎后，闭塞血管再通，血流通过已受损的血管而发生出血；②梗死后因侧支循环形成，在梗死灶的边缘因血管已受损或新生血管通透性增高发生出血；③大面积梗死后水肿明显，周围小血管受压，血流淤滞引起管壁受损，当水肿消退时，梗死灶边缘易发生出血。

【临床特点】

出血性梗死的神经系统病情恶化与病灶大小和出血程度有关。小灶渗出性出血，病情可无明显变化，病灶较大，出血量多，特别是有血肿形成时，往往使原有病情加重，并出现意识障碍。

【影像检查技术与优选】

CT 易于显示出血性脑梗死内高密度出血灶，且扫描迅速，检查费用相对较低，临床随访容易接受。但首次 CT 扫描时出血已液化吸收者，不易辨别出血。而且 CT 扫描有电离辐射，复查次数不宜过多。

高场强 MRI 易于显示梗死后出血，尤其是 SWI 及梯度回波序列，敏感性明显高于 CT，对于小出血灶或 CT 显示为等密度及低密度出血者仍能较好分辨。且 MRI 无电离辐射，更适于临床随诊复查。

【影像学表现】

1. CT　CT 诊断出血性脑梗死的发生率为 3%～10%，一般位于大脑中动脉主干或其分支供血区内。平扫表现为在扇形或不规则低密度区内或边缘出现不均匀高密度出血灶。部分病例首次 CT 扫描为缺血性梗死，随访发现转为出血性梗死。多数出血灶位于皮层灰质区或基底节区，但常同时累及皮层下白质，也可仅限于白质。出血灶常为不均匀、散在小斑片或斑点状高密度影，少数病例出血灶可占据大部分低密度梗死区，但其密度不均匀、形态不规则，为多个小斑片状出血融合所致；偶为血肿，较多出血可破入脑室或者蛛网膜下腔（图 3-2-7）。多数占位表现明显，主要是出血及脑水肿所致。

随访 CT 可见部分病例出血灶呈逐渐增多或此起彼伏的形式，可能是：①栓子或血栓溶解破碎移行到远端血管，此时近端血管再通发生出血，远端血管栓子继续溶解再通又发生出血；②早期为血管再通出血，稍晚则为侧支循环出血；另外，侧支循环出血也可以是不同部位多次发生。随后出血灶逐渐吸收变小，密度减低，约 1 个月后变为低密度影。出血灶完全吸收所需时间与出血量及有无反复出血有关。出血吸收后，CT 上不能与原梗死灶辨别而仅显示为梗死后低密度灶或残腔。

出血性脑梗死一般无须行 CT 增强检查。CT 增强表现与一般缺血性梗死相似，为脑回状或散在小斑片状强化。

2. MRI　单纯缺血性梗死灶在 $T_1WI$ 上呈低信号，$T_2WI$ 上呈高信号，并发出血转化后则依据出血的时间而变化。出血性脑梗死的出血灶与脑出血一样，都经历由氧合血红蛋白到去氧血红蛋白、再到红细胞内外高铁血红蛋白（图 3-2-8）、最后变为含铁血黄素的演变过程（具体见"脑出血"部分）。出血 3 天内特别是在超急性期，信号改变不明显或缺乏特征性，常规自旋回波成像显示不明确时，SWI 非常有价值，梗死灶内出血呈明显低信号（图 3-2-9）。

【诊断要点】

出血性脑梗死仅据临床表现很难诊断，CT 和 MRI 可以确诊，表现为梗死病灶中出现出血的密度、信号。

【鉴别诊断】

出血性脑梗死应与高血压性脑出血、AVM、动脉瘤、外伤性及肿瘤性出血鉴别。高血压性脑出血多位于基底节区，形态较规则，密度较均匀，周围低密度或 $T_1WI$ 低信号环较薄且较规则。血管畸形及动脉瘤出血常破入蛛网膜下腔，CT 平扫血管畸形有时可见钙化，增强检查可见不规则强化血管团及动脉瘤影像，MRI 可见异常流空血管或动脉瘤影像。外伤性出血发生在对冲或受力部位，无一定血管分布区。肿瘤出血常有液平，并可有强化的肿瘤实体，这些均不难鉴别。

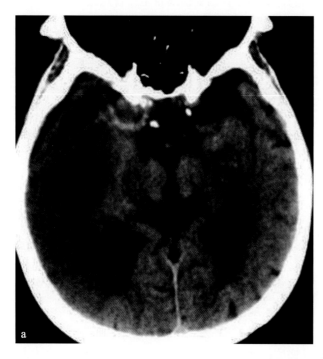
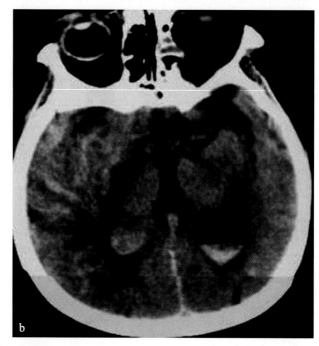

**图 3-2-7　出血性脑梗死**

a. CT 平扫，发病后 2 天，右侧颞叶大片状低密度灶，为缺血性脑梗死；b. CT 平扫，发病后 3 周，原病变区出现片状不规则不均匀高密度影，出血破入脑室，提示为出血性脑梗死

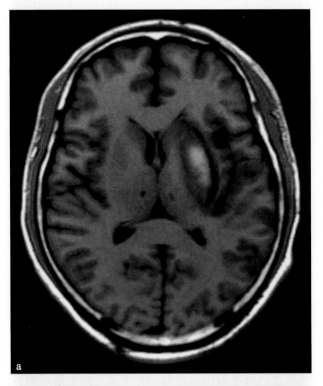

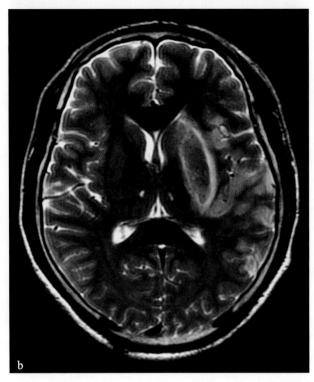

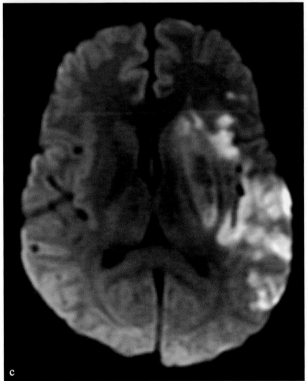

**图 3-2-8　出血性脑梗死**

a. T₁WI 左侧基底节区、颞叶片状低信号灶，中间片状高信号出血灶；b. T₂WI 左侧基底节区、颞叶片状高信号灶，中间片状低信号出血灶，提示高铁血红蛋白阶段；c. DWI 左侧基底节区、颞叶片状不均匀高信号灶，中间片状低信号灶

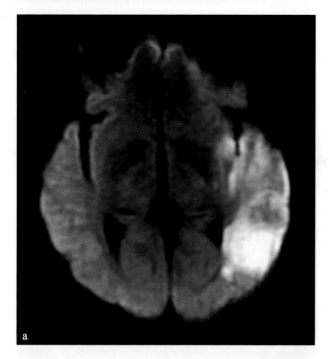
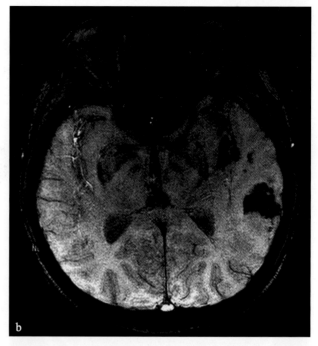

**图 3-2-9　出血性脑梗死**
a. DWI 左侧颞叶、岛叶不均匀高信号；b. SWI 左侧颞叶、岛叶片状低信号出血灶

## 三、腔隙性脑梗死

### 【概述】

腔隙性脑梗死（lacunar infarction）是指脑穿支动脉阻塞引起的深部脑组织较小面积的缺血性坏死，好发于基底节、内囊、丘脑、大脑半球深部脑白质、脑干及小脑等，腔隙性脑梗死的直径通常小于10mm 或不超过 20mm。

穿支动脉是脑动脉大分支的终动脉，管径在 $40\sim900\mu m$，多数在 $100\sim500\mu m$。易阻塞的穿支动脉多起自大脑中动脉、大脑后动脉和基底动脉，常见于豆纹动脉、丘脑穿支动脉、中脑旁中央动脉以及基底动脉的旁中央支等。来自大脑前动脉和椎动脉的穿支动脉阻塞较少。多支穿支动脉受累可致多发性梗死。一侧的丘脑、下丘脑和中脑的旁中央动脉可供应双侧的丘脑、下丘脑及中脑中线旁区域，因此，这些动脉阻塞可引起这些部位对称性梗死灶。

病理检查显示腔隙性脑梗死的穿支动脉存在微小动脉的粥样硬化、脂肪透明变性和纤维素样坏死，常常是高血压性脑动脉的病理改变，常造成小动脉管腔的狭窄和阻塞，是腔隙性脑梗死最常见的原因，约占 90%。脑小动脉的粥样硬化斑块所阻塞的管径稍大，多发生于豆纹动脉，形成较大的腔隙性梗死灶。此外，穿支动脉的微小栓塞也是造成腔隙性脑梗死的原因之一，其栓子多来自心脏和颈动脉病变所脱落的附壁血栓，瓣膜微小赘生物和动脉粥样硬化斑块，也可来自肿瘤的瘤栓。其他较少见的病因有小动脉夹层、脑动脉炎、遗传性脑小血管病等。

穿支动脉阻塞后，缺血的脑组织经水肿、细胞坏死、组织液化及巨噬细胞浸润等病理阶段，最后形成类圆形小囊腔，外周由增生的胶质纤维包绕形成囊壁，境界清楚。由于胶质纤维收缩，病变后期囊腔轻度皱缩。

### 【临床特点】

腔隙性脑梗死一般起病缓慢，症状逐渐出现。但约 40% 的患者可急性起病。约 20%～25% 的患者卒中前有 TIA 病史。临床表现取决于发病部位。患者大多表现为单纯偏瘫，即单纯运动功能缺失而没有其他神经功能缺失；其次是感觉运动功能缺失，表现为单侧肌力减弱，伴有相同区域的本体感觉和痛觉丧失；其他还有共济失调性偏瘫、构音障碍、手部动作笨拙、单纯感觉性卒中等。腔隙性脑梗死与大血管性脑梗死相比预后较好，多数患者卒中后生活仍能自理。

### 【影像检查技术与优选】

CT 和 MRI 虽均为诊断腔隙性脑梗死的主要影像学方法，但二者的诊断效果有所差异。CT 的阳性发现率为 30%～70%，而 MRI 可达 78%～89%。CT 局限性在于不能显示早期的病变和发现后颅凹的病灶。MRI 在成像技术上所具备的优势，使它在发现病灶，显示病灶的数量、部位、大小以及反映病灶与临床表现的相关性上均较 CT 敏感和准确，特别是对病变的早期诊断和脑干、小脑病灶的显示很敏感。

**【影像学表现】**

1. CT　典型者为类圆形低密度灶，直径为 2～20mm，多数在 5～10mm。病变常见于基底节、丘脑、内囊、放射冠及侧脑室周围白质（图 3-2-10）。病灶的 CT 表现与梗死后的时间关系密切。缺血发作后 24h 内，CT 一般不能发现病灶。随着病变进展，CT 上病灶的密度逐渐降低，明显低密度改变多见于发病后第 2 周。发病后 2～3 周，因病变的"模糊效应"，病灶密度可略升高，边界常不清晰。于 4 周后形成境界清楚的低密度软化灶。后期因病灶周围胶质纤维收缩，腔隙灶略有皱缩。发病后 2～4 周增强检查，因血 - 脑屏障损伤和周围肉芽组织增生，病灶可出现环状或小斑片状强化，形成软化灶则不强化。

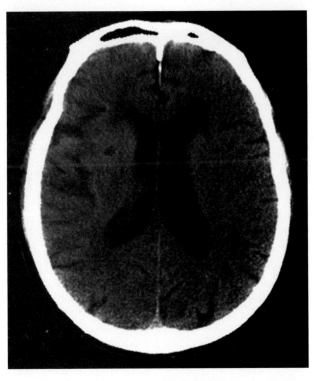

**图 3-2-10　腔隙性脑梗死**
CT 平扫右侧基底节区类圆形低密度灶

2. MRI　腔隙性梗死灶在 $T_1WI$ 上呈低信号、$T_2WI$ 上呈高信号（图 3-2-11）。病灶的信号强度与病程关系密切。梗死灶的病理改变是由缺血水肿、细胞坏死向组织液化逐渐演变，因此病灶 $T_1$、$T_2$ 的延长基本也呈渐进性发展，即病程愈长，$T_1WI$ 上信号越低，$T_2WI$ 上信号越高。在显示腔隙性梗死较

早期的病理改变上，$T_2$-FLAIR 及 $T_2WI$ 比 $T_1WI$ 敏感，超急性期病灶以 DWI 最敏感。梗死发生后 1～7 天，$T_2$-FLAIR 及 $T_2WI$ 可以敏感地发现病灶，但 $T_1WI$ 却不一定能显示。$T_1WI$ 上病灶信号的明显降低大多出现于发病 1 周以后。随着组织坏死液化程度的逐渐加重，病灶 $T_1WI$ 低信号、$T_2WI$ 高信号愈加显著，至软化灶形成阶段则近似于脑脊液信号，此时 $T_2$-FLAIR 显示中央坏死区呈低信号而周围胶质增生呈高信号。病变进展期所显示的梗死灶通常较后期为大，这是由于灶周水肿和胶质增生引起 $T_1$、$T_2$ 延长的缘故。至软化灶阶段，脑水肿消退，病灶范围缩小，呈边界清楚的小囊腔。病变进展期行 Gd-DTPA 增强检查可见斑片状或环状强化，多见于梗死发生 4 天以后，90% 出现于发病后 2～4 周。

MRI 在早期发现腔隙性梗死及显示病灶部位、大小、数量等方面有重要的临床意义。发生于小脑和脑干的腔隙性梗死，因后颅凹骨伪影的干扰，CT 通常不能显示，但 MRI 易于发现（图 3-2-12）。位于丘脑内侧、脑干边缘、小脑蚓部及侧脑室周围白质的病灶因邻近脑室或脑池，$T_2WI$ 上容易受脑脊液高信号的掩盖和部分容积效应的影响而被遗漏，采用 $T_2$-FLAIR 序列可抑制脑室或蛛网膜下腔内的脑脊液信号，将病灶清楚显示出来。常规 SE 序列难以显示超急性期病灶，DWI 能非常敏感地显示缺血早期细胞毒性水肿阶段的缺血梗死灶，同时可将新近病灶与陈旧性梗死灶区分开来。

**【诊断要点】**

临床和影像学表现结合起来对腔隙性脑梗死不难诊断。

**【鉴别诊断】**

腔隙性脑梗死应与扩大的血管周围间隙（V-R 间隙）、陈旧性小出血灶以及某些脑内囊性病变相鉴别。血管周围间隙为穿支动脉及其分支周围的潜在间隙，多分布于基底节区及颞叶内侧，横断面上，扩大的血管周围间隙呈类圆形或线条样，与脑脊液密度及信号相似，CT 上为低密度，$T_1WI$ 上呈低信号，$T_2WI$ 上呈高信号，$T_2$-FLAIR 上呈低信号；腔隙性脑梗死在 $T_1WI$ 上呈低信号，$T_2WI$ 上呈高信号，但在 $T_2$-FLAIR 上呈高信号或中央液化区呈低信号而周围胶质增生呈高信号。陈旧性小出血灶在 CT 上有与腔隙性脑梗死相似的形态和密度，如无明确病史，不易区分。MRI 上，出血吸收后周边常可见含铁血黄素沉着所形成的环状低信号带，SWI 及 $T_2WI$ 具有特征性，不难鉴别。

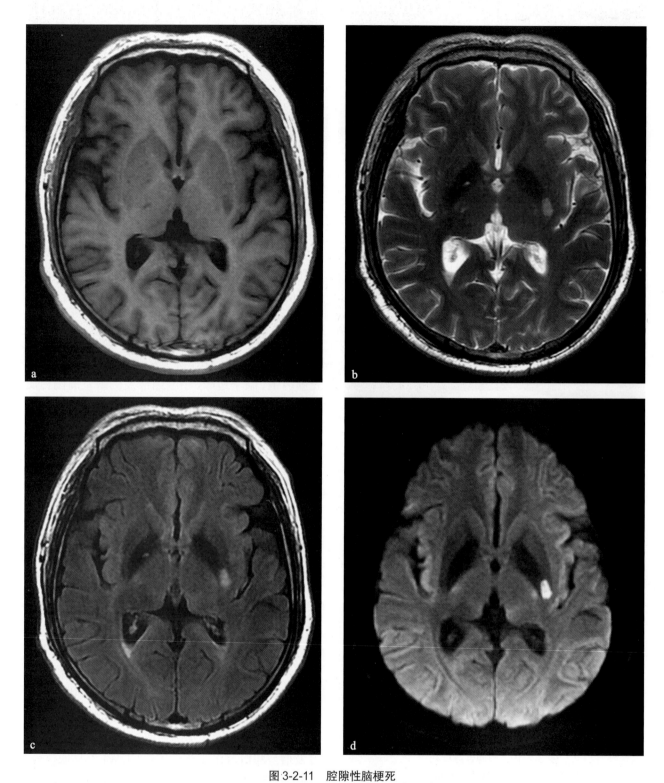

**图 3-2-11　腔隙性脑梗死**
a. 左侧基底节区 $T_1WI$ 低信号灶；b. $T_2WI$ 病灶呈高信号；c. $T_2$-FLAIR 病灶呈高信号；d. DWI 病灶呈高信号

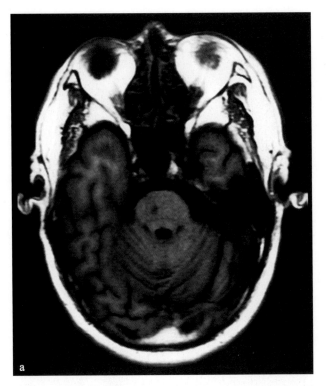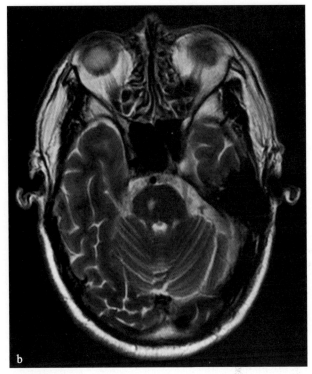

**图 3-2-12　脑桥腔隙性梗死**
a. T₁WI病灶呈类圆形低信号；b. T₂WI病灶呈高信号

（朱文珍）

# 第三节　脑静脉和静脉窦血栓形成

## 【概述】

脑静脉和静脉窦血栓形成（cerebral venous and venous sinus thrombosis，CVST）是一种特殊类型的脑血管疾病，临床少见，但死亡率较高（20%～78%），其危害日益受到临床重视。早期诊断、早期治疗可以大大降低死亡率。然而本病临床表现缺乏特异性，早期诊断依赖影像学，因此提高影像诊断水平具有重要临床意义。

## 【临床特点】

脑静脉和静脉窦血栓形成的致病因素众多，可分为全身因素和局部因素，前者主要包括妊娠及围生期、口服避孕药、血液高凝状态、重度脱水、红细胞增多症、败血症等，后者多继发于乳突炎、鼻窦炎、颜面部感染和脑膜肿瘤。本病临床表现各异，缺乏特异性，常见的症状是头痛和颅内压增高，癫痫及肢体瘫痪常提示脑实质损害。上矢状窦是血栓形成的常见部位，其次为横窦、乙状窦和海绵窦。

脑组织的病理改变与静脉和静脉窦的受累部位、阻塞的程度以及侧支循环是否有效建立有关。

脑静脉和静脉窦血栓形成引起静脉血回流障碍，致使静脉和毛细血管的压力增高，出现脑淤血、脑水肿、静脉性脑梗死。静脉性脑梗死多位于脑白质或脑灰白质交界区，常伴有出血。

## 【影像检查技术与优选】

CT 和 MRI 不仅可以显示静脉或静脉窦内血栓的直接征象，还可以清楚显示受累脑组织的继发改变，成为诊断本病的主要影像学方法。CT 平扫和增强可作为初筛的检查方法，进而可联合应用 MRI 平扫、增强、DWI 和 SWI 等多种序列，但确诊仍依赖于 CTV 和 MRV，只有当 CTV 和 MRV 成像仍不能确诊时，则采用脑血管造影作为诊断的金标准。

## 【影像学表现】

脑静脉和静脉窦血栓的影像表现可分为血栓的直接征象和由静脉回流受阻所致的脑实质改变的继发征象。前者取决于血栓形成时间的长短和残余血流量，后者取决于静脉和静脉窦的受累部位、阻塞程度以及侧支循环建立情况。

1. CT　急性期的静脉或静脉窦血栓在 CT 平扫上显示为带状高密度影（图 3-3-1a），称之为"带征"（cord sign），皮层静脉血栓常表现为线状或条索状高密度影，也称为绳索征或高密度血管征。亚急

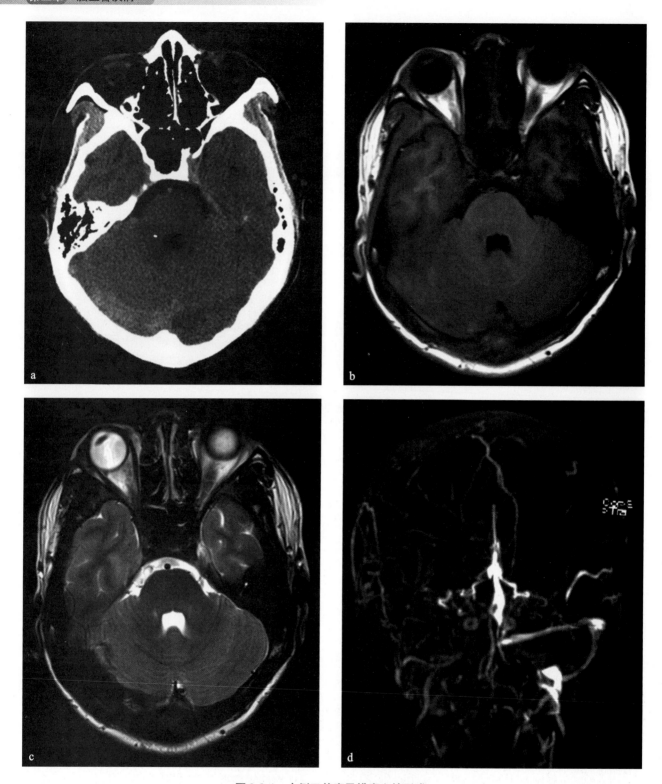

**图 3-3-1　右侧乙状窦及横窦血栓形成**

a. CT 右侧乙状窦及横窦呈条形高密度；b. MRI T₁WI 右侧乙状窦及横窦内可见稍高信号；c. MRI T₂WI 右侧乙状窦及横窦内可见低信号；d. MRV 右侧乙状窦及横窦闭塞

性期或慢性期血栓在 CT 平扫上密度逐渐减低，增强检查时造影剂经吻合静脉或不全闭塞的静脉进入闭塞的静脉窦内，使静脉窦周围显影，密度增高，而位于中心的血栓不强化，呈充盈缺损表现，位于上矢状窦的血栓则表现为空三角征或空"δ"征。CTV 上可见受累静脉或静脉窦内充盈缺损，伴侧支静脉不规则增粗及扩张。但急性期高密度的血栓在 CTV 上有可能呈现假阴性表现，需结合 CT 平扫综合分析。

受累的脑组织弥漫性或局限性的脑肿胀，CT 表现为边界不清的低密度灶。静脉性脑梗死时，CT 常表现为片状低密度灶内可见点片状高密度出血灶，多位于受累部位的皮层及皮层下。脑深部静脉血栓形成时，多为双侧丘脑及基底节区受累。

2. MRI　脑静脉或静脉窦血栓在 MRI 平扫上表现为正常流空效应消失，血栓本身在 MRI 平扫的信号特点取决于血栓形成时间的长短。急性期（3～5 天）静脉血栓内一部分氧合血红蛋白转变为去氧血红蛋白，$T_1WI$ 呈等信号，$T_2WI$ 呈低信号。亚急性期（5～30 天）血栓内去氧血红蛋白转变为高铁血红蛋白，$T_1WI$ 和 $T_2WI$ 均呈高信号。慢性期（>2～4 周）信号取决于血管再通情况和血流量，若血管再通则表现为流空信号，但大多数患者静脉内异常信号可持续数月至数年。MRI 增强检查时，与 CT 增强表现类似，围绕血栓周围的硬膜强化而血栓本身不强化，形成所谓的空三角征。慢性期的血栓可因血栓内机化的纤维组织，发生再通而产生强化。DWI 上约 40% 血栓呈高信号表现，SWI 图像上正常静脉内去氧血红蛋白和血栓均呈低信号，诊断优势不明显。MRV 是诊断本病的最佳成像方法之一，表现为受累的静脉或静脉窦因血流信号缺失而不显影，或静脉窦呈现破损的或凸凹不平的外观表现，并侧支循环的异常开放（图 3-3-1）。

静脉血栓可位于静脉窦、皮质表面浅静脉和深静脉系统，不同部位的静脉受累引起其相应静脉回

流脑实质区的继发改变，前两者的静脉血栓继发的脑实质改变多位于灰白质交界区或白质，而深静脉系统的血栓继发的脑实质改变多位于双侧丘脑及基底节区。继发脑组织水肿时，MRI 平扫表现为 $T_1WI$ 呈低信号，$T_2WI$ 呈高信号，FLAIR 呈高信号（图 3-3-2），如最常见的上矢状窦血栓形成可见双侧顶枕叶灰白质交界区或白质对称性脑水肿。当静脉压进一步增高出现静脉性脑梗死时，MRI 信号变得不均匀，在 $T_1WI$ 低信号、$T_2WI$ 高信号的受累脑实质内出现点片状混杂的出血信号。增强扫描时可见到不均匀强化。由于静脉性梗死时细胞毒性水肿和血管源性水肿并存，在 DWI 和 ADC 图像上静脉性梗死呈现混杂信号。SWI 对出血极其敏感，因此有助于发现早期静脉性梗死中的微出血灶，也可显示由于静脉窦压力升高所导致的皮层静脉扩张（在最小强度投影图像上易于观察）（图 3-3-2）。

临床上采用 MRI 技术诊断脑静脉和静脉窦血栓时存在许多容易混淆的诊断陷阱，须注意鉴别，见后述"【鉴别诊断】"部分。

3. DSA　表现为受累的脑静脉和静脉窦不显影、充盈缺损或不规则狭窄，局部引流静脉扩张或血流反向，侧支循环形成。尽管 DSA 作为临床上诊断静脉和静脉窦血栓形成的金标准，但还是有其局限性，诸如检查的有创性，不能显示血栓本身，与窦腔外压迫性狭窄和先天发育不良有时难以区分，不

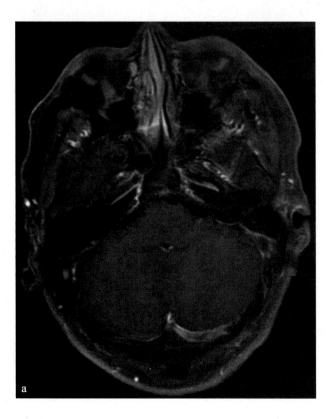

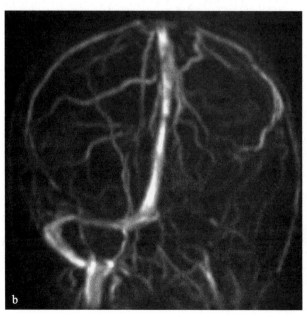

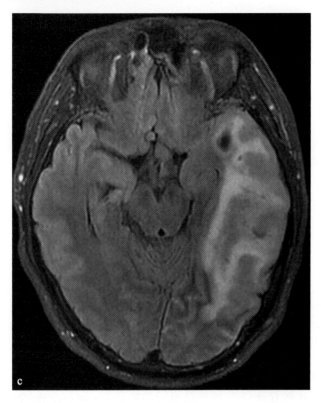
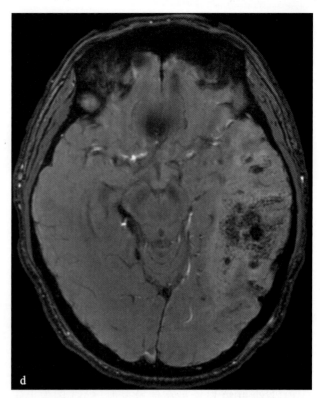

**图3-3-2 左侧颞枕叶出血性脑梗死伴静脉血栓形成**

a. MRI增强扫描左侧乙状窦、横窦内可见充盈缺损；b. MRV左侧乙状窦、横窦未见显示；c. FLAIR左侧颞枕叶呈片状高信号；d. SWI可见广泛点片状低信号出血灶

能显示继发的脑实质病变等。

【诊断要点】

1. 直接征象 静脉或静脉窦血栓急性期CT平扫表现为带状、线状高密度影，亚急性期或慢性期血栓密度逐渐减低。急性期（3～5天）MRI平扫$T_1WI$呈等信号、$T_2WI$呈低信号；亚急性期（5～30天）$T_1WI$和$T_2WI$均呈高信号；慢性期（>2～4周）若血管再通则表现为流空信号，但大多数患者静脉内异常信号可持续数月至数年。CT和MRI增强扫描静脉或静脉窦内血栓不强化，呈充盈缺损改变。

2. 间接征象 弥漫性或局限性脑肿胀CT表现为边界不清的低密度灶；MRI平扫表现为$T_1WI$低信号、$T_2WI$高信号。静脉性脑梗死时，CT常表现为片状低密度灶内可见点片状高密度出血灶；MRI平扫脑肿胀区可见出血信号。

3. 当临床上出现与动脉供血区不相符的脑梗死，尤其是双侧皮层和皮层下对称性出血性梗死时，需要考虑静脉血栓形成的可能。

【鉴别诊断】

1. 肿瘤栓塞 增强扫描瘤栓可见强化，而血栓不强化，结合既往肿瘤病史可资鉴别。

2. 急性期静脉血栓在$T_2WI$上呈低信号，极易误认为静脉的流空信号而造成假阴性诊断。静脉窦发育不良或缺如等先天变异在MRV上显影不佳或不显影，常被误诊为静脉窦血栓而导致假阳性诊断。静脉的慢速血流在$T_1WI$上可呈高信号，容易误诊为亚急性期静脉血栓。蛛网膜颗粒常常突入静脉窦造成类似于静脉血栓的充盈缺损。增强MRI时强化的静脉窦内有时可因流空效应而出现低信号区，极似静脉窦内血栓形成。通过多种MRI技术的联合应用与分析综合判断，如若仍不能确诊，可行DSA进一步检查。

（吕 粟）

## 第四节 动 脉 瘤

【概述】

颅内动脉瘤（aneurysm）依据形态分为常见的囊状动脉瘤（浆果形动脉瘤）、少见的梭形动脉瘤以及罕见的夹层动脉瘤。近来，有学者提出血泡状动脉瘤（blood-blister like aneurysm）的类型，其瘤壁由薄层纤维结缔组织构成，直径小于10mm，常规影像学多不能显示瘤体本身，仅能发现其破裂所致的蛛网膜下腔出血。

有关颅内动脉瘤的病因及发病机制尚有争论。目前认为，发生的主要因素是血流动力学改变，特别是血管分叉部血液流动对血管壁形成剪力以及搏动的压力造成血管壁的退化。囊状动脉瘤病理可见血管内膜正常或内膜下细胞增生；内弹力膜缺失；肌层缺失并止于动脉瘤瘤颈的开口处；外膜可有淋巴细胞和吞噬细胞浸润；动脉瘤腔内可有血栓形成；载瘤动脉常发生动脉粥样硬化。梭形动脉瘤大多是由于动脉粥样硬化所致。另外，颅内动脉瘤常与一些疾病伴发，如纤维肌肉发育异常、Ⅳ型 Ehlers Danlos 综合征、Marfan 综合征、Ⅰ型神经纤维瘤病、多囊肾等。一些少见的因素，如创伤、真菌感染、肿瘤（原发或继发）以及某些高血流状态下（如动静脉畸形或动静脉瘘），也可以导致颅内动脉瘤。据报道约半数颅内动脉瘤患者存在Ⅲ型胶原蛋白缺乏，但是尚未发现相应的基因片段。

**【临床特点】**

脑动脉瘤的发病率是 1%～14%。典型发病年龄在 40～60 岁；儿童较少见且多为外伤性或真菌性动脉瘤。囊状动脉瘤通常为单发，约 15%～20% 的患者为多发，女性患者多见（女性：男性为 5∶1）。家族性动脉瘤也有报道。

囊状动脉瘤为真性动脉瘤，呈类圆形，多发生于动脉分叉部，90% 位于前循环，以前后交通动脉起始处最常见。直径最小者约 2～3mm，大于 15mm 为大动脉瘤，大于 25mm 的动脉瘤称为巨大动脉瘤，多伴有血栓。动脉粥样硬化性梭形动脉瘤常发生在

椎 - 基底动脉以及颈内动脉；外伤性夹层动脉瘤多发生在椎 - 基底动脉。

未破裂的动脉瘤通常无临床症状，但可压迫邻近组织引起相应临床表现，如后交通动脉和颈内动脉动脉瘤可导致动眼神经麻痹，颈内动脉海绵窦段动脉瘤可导致动眼神经、滑车神经、三叉神经损伤。蛛网膜下腔出血是颅内动脉瘤最常见的表现。动脉瘤破裂后 1/3 以上的病例因血管痉挛导致死亡，幸存者留有神经损害，未经治疗的 50% 在半年内再出血，未经治疗的动脉瘤破裂危险以每年 1%～2% 增加，不规则或分叶状动脉瘤破裂危险性更大。治疗方面，除了传统的外科夹闭术，介入栓塞治疗目前也被广泛应用。

**【影像检查技术与优选】**

DSA 是诊断动脉瘤的金标准。CTA 显示动脉瘤的阳性率达 95% 以上，且有助于了解动脉瘤全貌及其与周围组织的关系。MRA 为无创性检查方法，可用于筛查无症状的高危人群，但具有一定的局限性。CT 对显示动脉瘤破裂引起的急性蛛网膜下腔出血等并发症较 MRI 为优。当诊断困难或介入治疗时应用 DSA。

**【影像学表现】**

1. **血管造影** 尽管出现了一些无创、微创的检查方法如 MRA、CTA 等，但 X 线动脉造影（四血管）仍是诊断动脉瘤的金标准。囊状动脉瘤表现为动脉壁上局限性圆形或分叶状突起，正位、侧位以及多个角度的斜位可以显示完整的颅内血管和动脉瘤形态的细节特征（图 3-4-1）。确定是单发或多发；载瘤

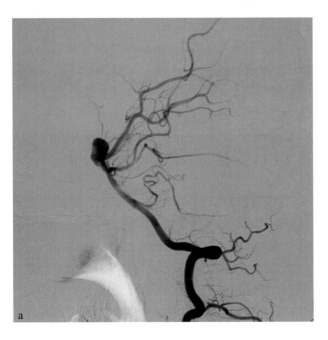
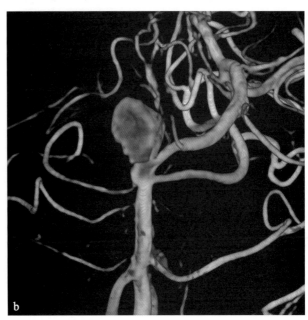

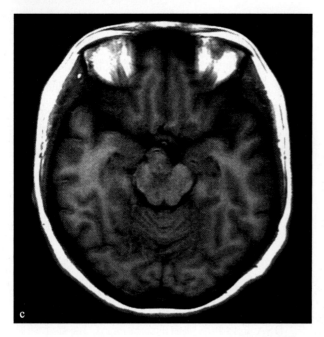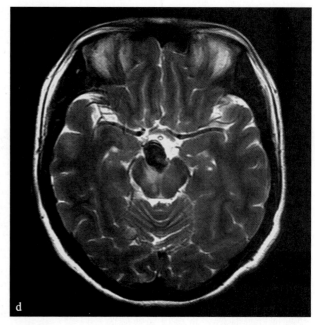

图 3-4-1 基底动脉瘤

a. 血管造影正位片；b. 血管造影三维图：动脉期可见基底动脉顶端囊状突起；c. $T_1WI$；d. $T_2WI$：脑干前方可见卵圆形等 $T_1$、短 $T_2$ 信号，边界清楚

动脉是否有痉挛；动脉瘤颈部（蒂部）；侧支循环状况；动脉瘤的形态。梭形动脉瘤 DSA 上表现为动脉迂曲、延长，管腔梭状扩张。2%～5% 的动脉瘤动脉造影为阴性，再次动脉造影时 10%～20% 可有阳性表现。动脉瘤在血管造影检查中阴性可能是动脉瘤出血后消失、载瘤动脉痉挛等原因所致。

2. CT 平扫用于检查 SAH、动脉瘤腔内血栓及瘤壁钙化等表现，较大的动脉瘤还可观察到邻近部位骨质的压迫吸收。局限性脑出血和 SAH 的部位有助于判断动脉瘤的部位，例如前纵裂出血多见于前交通动脉瘤。增强检查有助于鉴别颅内肿瘤，动脉瘤腔因造影剂充盈而显著强化，血栓内无造影剂充盈不增强，瘤壁可呈环形强化。CTA 可使用多种后处理技术，如多平面重组（multiplanar reformation，MPR）、最大密度投影（maximum intensity projection，MIP）、表面遮盖显示法（shaded surface display，SSD）、容积再现（volume rendering，VR）以及仿真内镜（virtual endoscopy，VE）等技术，用以补充轴位图像的信息，在诊断大于 3mm 的颅内动脉瘤时其准确率达 95% 以上（图 3-4-2）。

3. MRI 囊状动脉瘤依有无血栓可分为无血栓形成的动脉瘤、部分血栓形成的动脉瘤和完全血栓形成的动脉瘤。三种动脉瘤的 MRI 表现不同，无血栓形成的动脉瘤在 $T_1WI$ 和 $T_2WI$ 图像中呈流空的低信号，周围可有搏动伪影；完全血栓形成的动脉瘤可见层状血栓，周边可有含铁血黄素黑环；部分血栓形成的动脉瘤兼具两者的表现。梭形动脉瘤和夹层动脉瘤表现为迂曲增粗流空血管，若血管内流速较低可显示为高信号。无创性血管内血液流动成像，主要使用两种扫描序列——时间飞跃法（TOF）（图 3-4-3）和相位对比法（PC）（图 3-4-4）。颅内动脉瘤多使用 3D TOF 扫描以及多种后处理技术进行检查。由于 MRA 是利用血液流动成像，而较大的动脉瘤内部血液流动常形成湍流或缓慢地流动，使这些动脉瘤不能被 MRA 完全显示。

【诊断要点】

动脉瘤表现为动脉壁局限性突起或管腔梭形扩张，通过多角度观察对绝大多数动脉瘤都可做出准确诊断。CT、MRI 还可显示动脉瘤内血栓、钙化及继发颅内出血。CT 增强扫描动脉瘤腔内造影剂充盈而显著强化，血栓内无造影剂充盈不增强，瘤壁可呈环形强化。MRI 图像上动脉瘤腔内血流速度较快时呈流空低信号，血流速度较慢时呈高信号。

【鉴别诊断】

当巨大动脉瘤发生占位表现时，需与其他占位病变鉴别。但 CT、MRI 可显示其中的血管流空、血栓、钙化和动脉瘤内含有造影剂强化的血流，可以帮助诊断。血管袢及后交通动脉起始部的漏斗需要与动脉瘤鉴别，多个角度观察常常有助于鉴别。

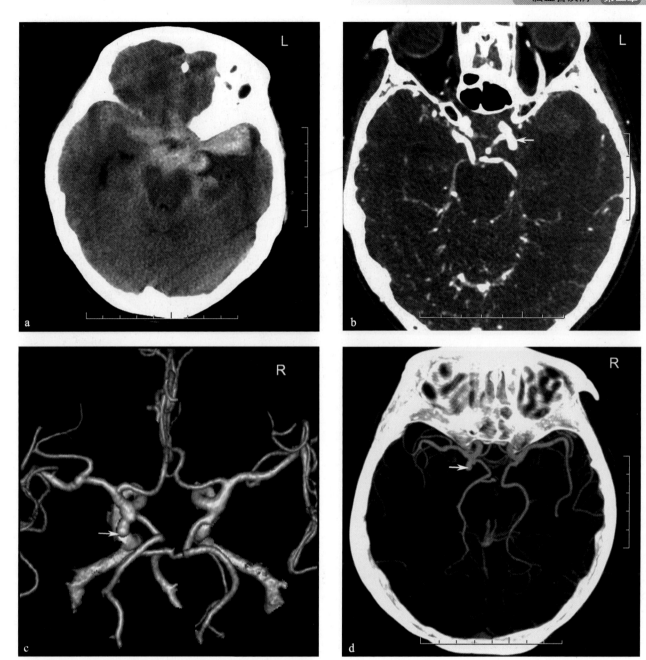

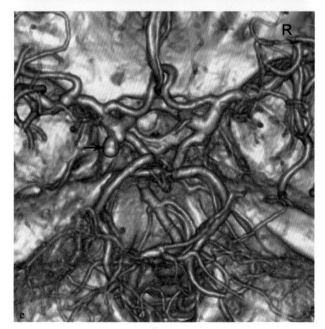

**图 3-4-2　颈内动脉交通段动脉瘤**

a. CT 平扫显示鞍上池、环池、脚间池及双侧外侧裂池高密度影，为动脉瘤破裂导致；b. CT 增强显示左侧颈内动脉交通段异常膨大；c～e. 3D CTA 及 MIP、VR 显示左侧颈内动脉交通段浆果型动脉瘤的三维图像

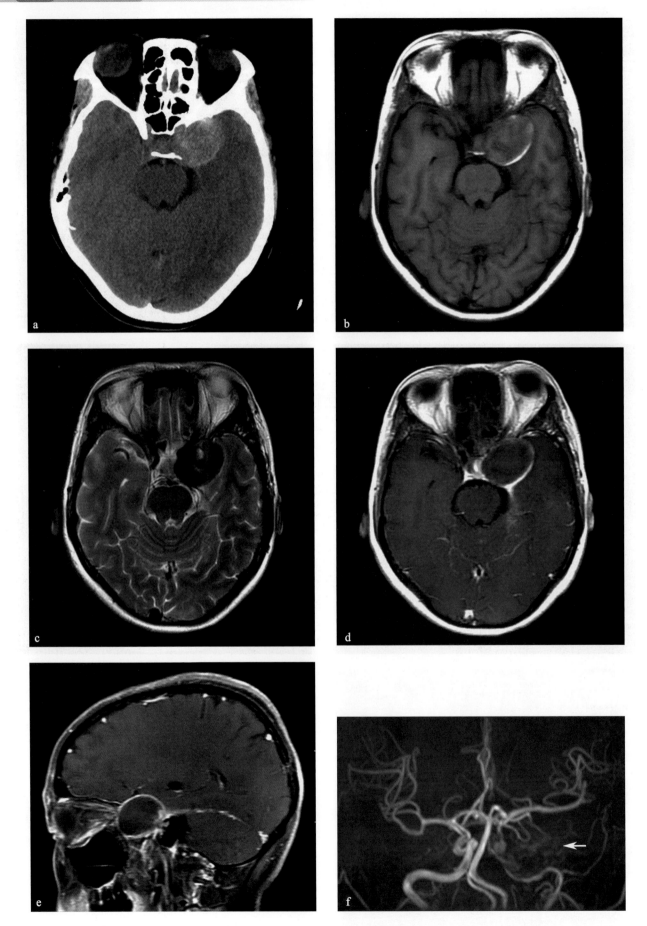

**图 3-4-3　颈内动脉海绵窦段动脉瘤**

a. CT 平扫显示左侧鞍旁类圆形高密度影，边界清楚；b、c. $T_1WI$ 及 $T_2WI$ 显示左侧鞍旁类圆形等 $T_1$、短 $T_2$ 信号病灶，内可见血栓形成；d、e. MRI 增强扫描显示瘤体边缘强化；f. 3D TOF MRA 显示左侧颈内动脉海绵窦段巨大动脉瘤

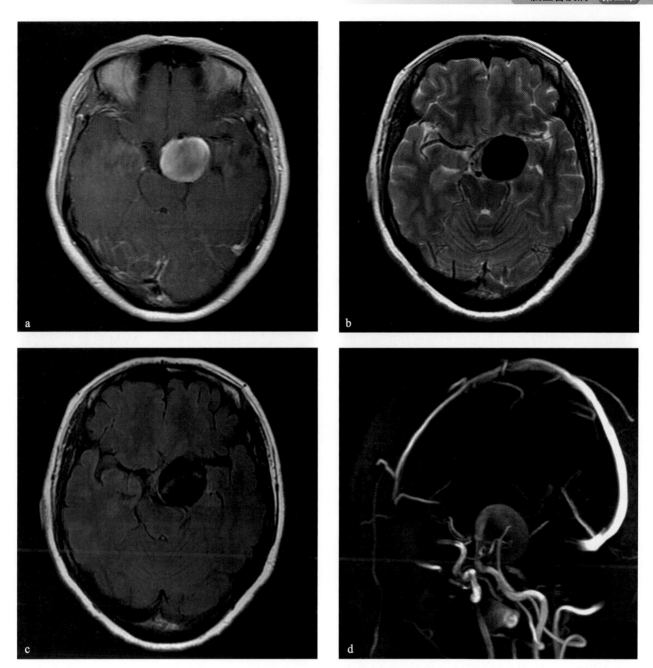

**图 3-4-4　颈内动脉交通段动脉瘤**
a. MRI 增强扫描显示瘤灶均匀明显强化；b、c. $T_2WI$ 及 FLAIR 显示鞍上池异常圆形流空低信号瘤灶；d. 3D PC MRA 显示左侧颈内动脉交通段动脉瘤

（吕　粟）

# 第五节　脑血管畸形

## 一、动静脉畸形

### 【概述】

动静脉畸形（arteriovenous malformation，AVM）由供血动脉、引流静脉及动脉化的静脉（血管巢）组成，动脉与静脉直接交通，其间无毛细血管床。多见于男性，男女比约为 1.3∶1。发病年龄 80% 在

11～40 岁，最多见于 20～30 岁。最常发生于大脑中动脉系统，其次为大脑后动脉系统。儿童多以脑出血、成人常以癫痫就诊。AVM 被认为是胎儿期脑血管形成异常的先天性疾患，但罕见有家族史。

AVM 是胚胎期脑血管葡萄糖跨膜转运蛋白（$GLUT_1$，胚胎期微血管内的一种蛋白）、基质金属蛋白酶（MMPs）和血管内皮生长因子（VEGF）等表达发生异常，导致脑血管局部结构的异常。近来基因学研究发现，转化生长因子 -β（transforming growth factor-β，TGF-β）和白细胞介素 -1（IL-1）与 AVM 的

形成与发展密切相关。

在胚胎发育早期，原始脑血管内膜胚芽形成管道，构成原始脑血管网，然后分化出动脉、静脉及毛细血管网。原始动、静脉并行且紧相邻，二者仅被两层内皮细胞隔开。如二者之间发育异常，则动、静脉直接相通，形成短路，而不经过毛细血管网。正常的动、静脉之间，因通过毛细血管可产生血管阻力，但如有窦道存在，血流通过时缺乏阻力，窦道逐渐扩大。供血动脉因优势血流有较多的血液流入静脉而逐渐扩大变粗。导出静脉因引流出较多的血液，亦随之扩张、迂曲，加之侧支循环形成并加入病变内，病变逐渐扩大，形成含有动脉及静脉、管腔大小不等的错综扭曲的血管团，称血管巢。AVM有一支或多支供血动脉及一支或多支引流静脉，大的供血动脉可类似静脉，引流静脉可呈瘤样扩张。畸形的血管极度扩张、扭曲，管壁薄，有搏动，易出血。而邻近脑组织可有反复小的出血性梗死、软化灶，使病变缺乏支持，更容易发生出血。由于血块发生机化及液化，再出血时血液可流入此腔内，形成更大的囊腔，使病变的体积逐渐增加。故病变虽非肿瘤，但可逐渐缓慢增大。AVM的存在，使局部脑组织血流量较正常增加50%～100%，但局部脑组织的血流灌注量却明显下降，病变邻近的脑组织由于长期缺血，营养不足，可形成脑软化灶，局部常有瘢痕组织形成，使局部脑萎缩，相邻脑室扩大。后颅凹病变可导致中脑导水管或第四脑室阻塞，产生梗阻性脑积水。

由于胚胎脑血管首先在软脑膜发育，故AVM常位于脑表浅部。80%～90%的病变位于幕上，最多见于顶叶，余依次为额、颞叶及枕叶，亦可见于胼胝体、基底节、脑室、硬膜等。病变可大可小，一般直径在2cm以下者称小型，中型2～4cm，大于4cm为大型。大的病变直径可达8～10cm，占据两个以上脑叶，有的甚至累及两侧大脑半球，由两侧大脑动脉供血，可同时有脑膜动脉供血。1980年，Parkinson等将AVM分为5型：Ⅰ型，复合型，由多条供血动脉和引流静脉组成畸形血管团；Ⅱ型，单一型，由一支供血动脉和一支引流静脉组成单一病变，通常病变较小；Ⅲ型，直线型，是直接的动静脉短路，多见于婴幼儿，常伴大脑大静脉瘤；Ⅳ型，结合型，颈内外动脉同时参与供血；Ⅴ型，硬膜窦型，为颈外动脉供血的硬膜窦AVM。

脑AVM常是单发的，多发的（不到2%）往往见于系统性病变，如遗传性出血性毛细血管扩张症（Rendu-Osler-Weber病）、Wyburn-Mason综合征等。AVM的动脉壁变薄，内膜增生，内弹力层缺失，中层薄厚不等，可有动脉瘤样扩张。静脉常有纤维样变或玻璃样变，管壁常增厚。有些小血管管壁仅为胶原纤维构成的内膜，动静脉较难区分。偶见小血管内有血栓形成或附有粥样硬化斑块，可堵塞血管腔。病变内可见出血灶，常有含铁血黄素沉积。血管间混杂有大量胶样变的脑组织。邻近脑组织可见神经元缺失或胶质增生，皮层下常有一些脱髓鞘改变。约5%～7%的患者合并脑动脉瘤，多发生于供血动脉。

【临床特点】

病灶较小的AVM患者常无症状，甚至相当大的AVM也可无症状。其症状与体征取决于它的大小、形状、部位及是否破裂。AVM破裂后引起蛛网膜下腔出血是其最常见的症状。以此起病的占40%～60%，可反复多次，出血者多较年轻，多数在30岁以下。除表现为蛛网膜下腔出血外，常有脑实质内出血，脑室及硬膜下出血少见。约有20%的患者有两次以上出血，两次出血间隔时间多数在一年以上，少数可为数周或数月，平均4～6年。出血时患者表现为突然头痛，大多数伴有恶心、呕吐及意识障碍。少数伴癫痫，多数为大发作。出血后根据病变所在的部位，出现相应的症状和体征。

约30%患者有癫痫发作，可为首发症状。癫痫发作患者年龄一般在30岁以上。癫痫大发作与局灶性癫痫的发生率几乎相等，精神运动性发作和小发作较少出现，与AVM的部位和大小有关，额顶叶多数有癫痫发作。

部分患者出现阵发性非典型偏头痛，多位于病变侧，常呈搏动性并反复发作。约10%患者可有进行性一侧肢体肌力减弱、轻度偏瘫，并可导致肢体肌肉萎缩。这些症状多由盗血现象致邻近病变及其远端的脑组织长期缺血。病变大、累及脑组织范围广泛者，可有智力减退及精神症状。

个别病例有头晕、耳鸣等，亦可有视力减退及复视。精神症状出现率也很高，主要因额叶或颞叶受损。亦可听到血管杂音，发生在颈外动脉供血的硬膜AVM较多见，压迫患侧颈内动脉，杂音可减退或消失。

有多种方法用于术前评估AVM风险，最常用的是Spetzler-Martin评分，根据病灶大小（小于3cm为1分；3cm～6cm为2分；大于6cm为3分）、是否位于语言区（不位于语言区为0分；位于语言区为1

分）及静脉引流方式（只有浅静脉引流为 0 分；深静脉引流 1 分）记为 1～5 分，分数越高手术风险越大。

【影像检查技术与优选】

较大的 AVM，CT、MRI 均可清楚显示，但 MRI 因多序列、多方位成像显示更为清楚；CTA、MRA、DSA 可全面了解 AVM，对临床治疗制定方案更有价值，在 DSA 基础上还可行介入治疗。

【影像学表现】

1. X 线平片　一般无阳性发现，20%～30% 的 AVM 可见钙化，呈斑片状或不规则状。个别患者有颈外动脉系统参与供血，可见颅骨血管沟增宽，棘孔扩大。有脑内出血者，可见松果体、大脑镰钙化移位。AVM 累及颅骨板障，可见虫蚀样骨质破坏。

2. 血管造影　绝大多数情况下 CT、MRI 检查可确诊 AVM，但尚不能全面显示供血动脉和引流静脉。血管造影迄今仍是脑血管畸形最可靠的诊断方法，为手术提供重要的参考资料，有利于治疗方案的选择。由于畸形血管团内的动静脉短路，血流通过病灶速度较快，血管造影最好用连续摄片，3～6 张 /s。一般在动脉期就可显示迂曲、纠缠的畸形血管团，供血动脉近端迂曲、增粗，远端无造影剂充盈或显影很淡。引流静脉早期显影，在动脉期显影很清楚，在静脉期反而没有或极少造影剂充盈。AVM 的血管巢表现为管径大小不等、走向不明或相互缠绕的造影剂通道，在动脉充盈期显影最清楚，50% 的血管巢内含有至少一个动脉瘤样的扩张血管（血管巢内动脉瘤）。小的 AVM 仅见较粗的血管和静脉早期引流，无明显血管巢。由于有动静脉短路，通过血管巢的血流快，供血动脉血流量增加，供血动脉可明显扩张，部分供血动脉合并动脉瘤形成，在颈内动脉的虹吸部较常见。引流静脉扩张更明显，常可见瘤样扩张。

脑内 AVM 合并血肿时，血管造影检查似占位性病变，血肿旁的血管受推压移位，附近的血管常有痉挛变细。由于受血肿压迫、血管痉挛及血栓形成影响，血管造影有时不能显示畸形的血管团。

3. CT　脑 AVM 在 CT 图像上常像"一袋子蠕虫"，由堆在一起的杂乱血管组成（图 3-5-1），可有或无占位效应。平扫为一局限性稍高混杂密度灶，病灶形态多不规则，多呈团块状，亦可呈点状、不规则条状，边缘多不整齐。病灶中的高密度往往代表病灶内局限性胶质增生、钙化、出血、含铁血黄素沉着或血管内血栓形成。病变一般无占位效应。病灶周围可有局限性脑萎缩，邻近脑室及蛛网膜下腔扩大，病灶周围无脑水肿。增强表现为团块状强化，造影剂滞留在粗大、迂曲的血管团内是病灶强化的主要原因。有时可见迂曲的血管影，其周围可见供血动脉和引流静脉（图 3-5-2）。部分 AVM 平扫无异常发现，仅在增强后扫描才可发现病变。少数 AVM 增强前后 CT 扫描均无异常发现。

CT 扫描对出血范围、血肿大小、蛛网膜下腔出血及脑积水有很高的诊断价值。AVM 出血常在脑实质内，可进入蛛网膜下腔和脑室，硬膜下罕见。脑内血肿形态多不规则，可能是由于血液在不规则排列的畸形血管团内扩展所致。脑出血及其周围水肿使病灶有明显的占位效应。增强后在血肿的周围

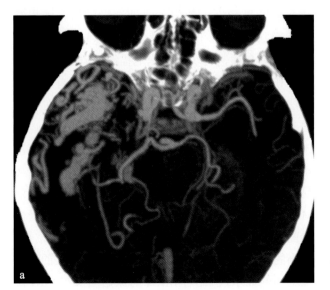
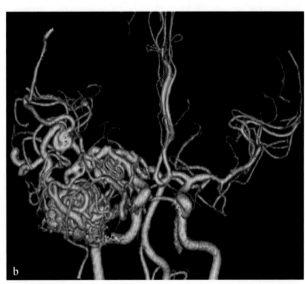

**图 3-5-1　右颞叶 AVM**

CTA 示右侧颞叶粗大迂曲的血管团

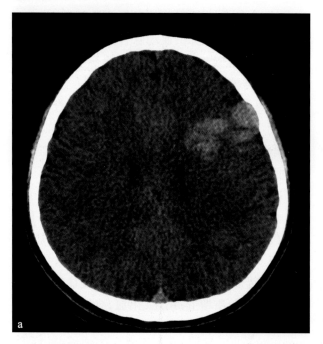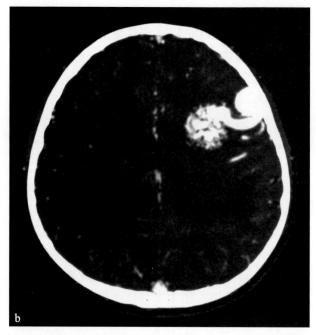

**图 3-5-2 左侧额叶 AVM**

a. CT 平扫病灶呈稍高密度；b. 增强后可见强化血管团及粗大引流静脉

多数可见畸形、迂曲的血管强化影。

发生在硬膜的 AVM，CT 平扫价值有限，有时可见由于静脉回流受阻造成脑水肿，或脑脊液循环障碍所致脑室系统扩大，增强后扫描可见病变处硬膜有斑片状或蚓状强化，此外，还可见直窦、横窦扩张。发生在脉络丛的 AVM 常见于青少年患者，多表现为脑室出血，血管造影多为阴性，CT 扫描很少能显示畸形血管，仅见脑室内出血。

4. MRI 由于流空效应，血流呈黑色，使 MRI 检查对脑内血管性病变较敏感。AVM 较大的血管巢，$T_1WI$、$T_2WI$ 均呈低信号的迂曲血管团（图 3-5-3），其内有血栓时，$T_1WI$ 表现为低信号的血管团内夹杂有等或高的信号灶，$T_2WI$ 表现为低信号的血管内夹杂高信号灶。较小的血管巢，其内的血流较慢，$T_1WI$、$T_2WI$ 可呈均匀等信号。MRI 对供血动脉和引流静脉显示也较满意，一般引流静脉较粗大，其与硬膜窦的关系均较容易显示。由大脑前、中、后动脉及其主要分支供血的 AVM，其供血动脉较易显示，由较小的脑内动脉三级分支供血的 AVM，其供血动脉较难确定，并且与小的引流静脉难以鉴别。增强检查，血管巢均可强化，引流静脉和一些流速较慢的供血动脉也可强化。AVM 平扫可确诊，无须做增强检查。

病变周围及病变远端由于盗血所致的软化灶，$T_1WI$ 呈低信号，$T_2WI$ 呈高信号，增强后无强化，亦

可显示邻近的脑室及蛛网膜下腔扩大。AVM 出血的 MRI 信号变化较复杂，可参考"脑出血"节，一般 $T_1WI$、$T_2WI$ 均为高信号，陈旧性出血可见病灶周围有含铁血黄素沉积，$T_2WI$ 呈低信号。

常规 MRI 检查通常即可明确诊断 AVM，MRA 检查价值在于进一步显示 AVM 的结构，为治疗提供有价值的信息。MRA 能清楚地显示 AVM 的血管巢及其供血动脉和大的引流静脉。MRA 的不同检查方法各有优势，3D TOF MRA 对供血动脉大、血流速度快而复杂的 AVM 较理想，对 AVM 的小动脉和静脉显示好。若用顺磁性造影剂增强能提高引流静脉的显示，供血动脉由于流速较快，影响不大。用多个预饱和块能精确地描绘 AVM 的血供情况。在无出血时，信噪比好的 3D TOF 是首选检查方法。若有明显出血时，应用 PC 法，因血肿在 TOF 法 MRA 检查亦呈高信号，影响对血管的显示。2D PC 法检查时间短，约 1min，可用不同流速编码多次检查，一般 10～80cm/s，间隔 10cm/s 反复检查，可显示不同流速的供血动脉和引流静脉。3D PC 法 MRA 效果同 3D TOF 法相近，背景压抑好，不受出血的影响，但检查时间略长，最佳流速码较难掌握。较小的 AVM 由于流动效应不够，有时 MRA 的血管像上不能显示，应结合 MRA 的原始图像和 MRI 图像。到目前为止，无论哪一种 MRA 检查方法均不能显示全部供血动脉和引流静脉，还不能为手术和

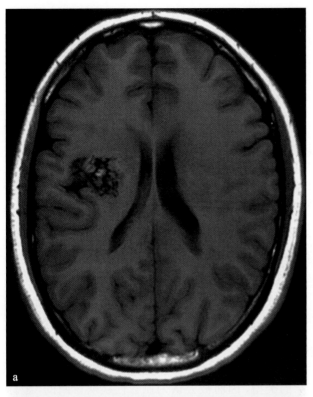

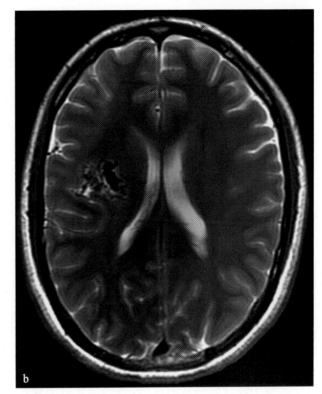

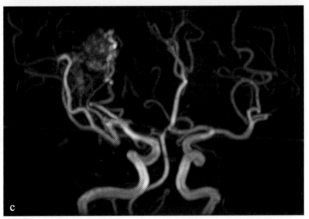

**图 3-5-3　右侧侧脑室旁 AVM**
a. MRI $T_1WI$ 右侧侧脑室旁血管流空信号影；b. MRI $T_2WI$ 病灶呈混杂信号，其中可见血管流空；c. MRA 右侧大脑中动脉分支参与供血，血管巢显示清楚

栓塞提供全部信息，所以 MRA 还不能完全取代血管造影。

外科治疗后，局部可见术后软化灶及术后残腔形成。介入栓塞治疗后，血管巢内血流消失，CT 呈等密度，MRI $T_1WI$ 呈等信号、$T_2WI$ 呈等或稍高信号，增强后扫描可有轻度强化。血管巢周围的脑软化灶仍可继续存在。

放射性治疗包括 γ 刀和 X 刀治疗。血管巢直径小于 1cm 闭塞率可达 100%，血管巢直径在 1～4cm 者，闭塞率达 85%，大于 4cm 的闭塞率约 50%。血管巢完全闭塞后表现同上述栓塞治疗后。放射性治疗后的并发症有：①脑梗死，由于病变周围正常动脉受照射闭塞所致；②迟发性囊肿，血 - 脑屏障被破坏形成的液性囊腔；③放射性脑病，多在治疗后 2～

3 年内发生，与血管损失及免疫机制有关，表现为放射野内脑组织坏死，周围有指状水肿，CT 和 MRI 增强后扫描病灶中央有明显不规则环状强化。

**【诊断要点】**

CT 平扫表现为边界不清的等或略高密度病灶，其间可夹杂等密度脑实质，周围无水肿及占位表现，有时病灶内可见点、片状钙化灶。增强后病灶呈点、线状血管影，可见粗大导入动脉和引流静脉；MRI 上由于血管流空显示更为清楚。同时 CT、MRI 上可见 AVM 引起的脑萎缩、软化灶、出血等并发症。

MRA、CTA 可显示较大的 AVM，而 DSA 为诊断本病的金标准。

**【鉴别诊断】**

在 DSA 中个别病例需与胶质瘤鉴别，鉴别要点为：① AVM 有异常血管团，血管密集；胶质瘤的异常血管团不如 AVM 密集。② AVM 有动静脉短路，动脉期即有静脉出现；胶质瘤无此现象。③ AVM 引流静脉增粗显著；胶质瘤静脉无明显改变。

（吕　粟）

## 二、脑静脉畸形

### 【概述】

脑静脉畸形（cerebral venous malformation，CVM），又名脑静脉性血管瘤或脑发育性静脉异常，一般认为其病因系胚胎发育时宫内意外导致静脉阻塞，由侧支代偿增生所致，其形成时间在脑动脉形成之后，故仅含静脉成分。CVM 病理表现为由许多扩张的髓静脉和一条至数条引流静脉组成。髓静脉根据位置和血流方向分为表浅和深部髓静脉。表浅髓静脉血管较小，位于皮层灰质下 1～2cm 的白质内，向皮层走行汇入软脑膜静脉。深部髓静脉较大，起源于表浅髓静脉的深面，并与其走行方向相反，排列成楔形，其尖端位于侧脑室前角的前外侧、尾状核头部和体部、侧脑室体部中央和侧脑室下角，直接汇入侧脑室室管膜下静脉系统。此外，还存在脑贯穿静脉，亦称脑内吻合静脉或联络静脉，联系表浅和深部髓静脉，有人称其为第三组髓静脉。幕下髓静脉亦分为表浅和深部两组，深部髓静脉可聚集在桥臂和齿状核水平的第四脑室，汇入第四脑室的室管膜下静脉，最后进入第四脑室侧隐窝静脉或向前进入桥横静脉。镜下仅有静脉成分，畸形血管之间可有正常脑组织。静脉直径大小不一，多呈高度扩张，管壁内肌层增厚或萎缩，由较多透明变性的胶原纤维增生组成。常有新鲜或陈旧性血栓形成致管腔闭塞，亦可见钙化。曲张静脉之间脑实质可继发软化、萎缩。

### 【临床特点】

脑静脉畸形在 20～60 岁发病者占多数，男女比例接近。可发生于任何部位，但以额叶和小脑最常见。一般无症状，少数有症状者与病变部位有关。幕上 CVM 可产生头痛、癫痫和感觉、运动障碍；幕下者可有共济失调。因合并海绵状血管瘤或静脉血栓聚集，可表现为出血，出现头痛、颅内压增高、偏瘫、失语、脑膜刺激征等。

### 【影像检查技术与优选】

MRI 能显示血管与周围组织的差别，清晰显示 CVM，尤其是引流静脉。DSA 血管具有选择性，能够判断血流方向和优势供血，有典型的静脉期"水母头"表现，特异性最强，可明确诊断且了解引流静脉的类型，因而被公认为血管性疾病诊断的"金标准"，但属于有创性检查，有射线辐射，具有一定危险性而致使用范围受限，且无法显示脑实质情况。常规 CT 平扫无法辨识脑内静脉血管，增强扫描在一定程度上能显示脑静脉结构。总之，MRI 组织分辨率高，可显示幕下 CVM 和伴随的隐匿性脑血管畸形，直接诊断绝大多数 CVM 而无需行血管造影，是诊断此类疾病的首选方法（图 3-5-4）。

### 【影像学表现】

1. 血管造影　典型表现为静脉期见许多细小扩张的髓静脉呈放射状汇入一条或多条粗大的引流

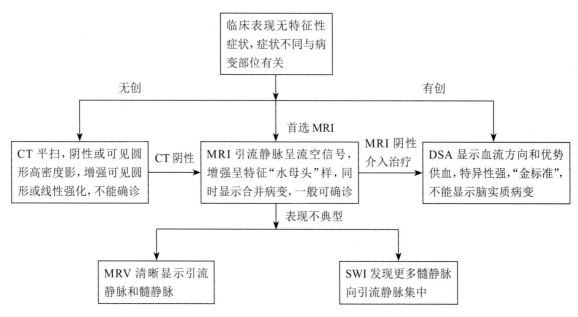

图 3-5-4　脑静脉畸形影像学检查流程

静脉，正常髓静脉直径小于 0.02mm，血管造影不显影，在脑静脉畸形中髓静脉直径扩大 10～100 倍，在静脉期显影，引流静脉通常经表浅的皮层静脉进入硬膜窦，有时向深部进入室管膜下深静脉系统，呈"水母头"征（caput medusa）改变。CVM 的血管造影诊断要点为：①正常的循环时间；②动脉期正常；③在动脉晚期至毛细血管早期，毛细血管扩张或静脉早显；④静脉期见许多细小扩张的髓静脉呈辐射状经扩张的引流静脉到达硬膜窦（表浅型）或经室管膜下静脉引流（深部型）；⑤无肿块占位效应。

2. CT　平扫病变发现率为 47.3%，最常见的表现为圆形高密度影（34%），系扩张的髓静脉网或引流静脉。此外，可见钙化或高密度的含铁血黄素沉着。增强检查阳性率为 87%，有三种表现：①白质中圆形强化影（32.5%），周围无水肿或占位，系髓静脉网或引流静脉；②穿越脑的线形强化影（32.5%），为引流静脉；③两者同时出现（18.6%）。CT 表现取决于引流静脉与扫描平面的关系，当其平行于扫描平面，则呈线形；当其垂直于扫描平面，则呈圆形。采用薄层扫描及三维重建，有助于显示引流静脉。CTA 或 CTV 可清晰显示 CVM 的组成及其三维影像（图 3-5-5）。

3. MRI　典型表现为许多细小扩张的髓静脉呈放射状汇入一条或多条引流静脉。引流静脉在

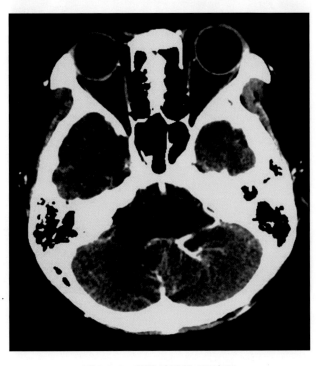

**图 3-5-5　静脉畸形的 CT 表现**
CT 增强左侧小脑半球可见树枝状不规则线样强化影，周围可见一支粗大引流静脉

$T_1WI$、$T_2WI$ 多呈流空信号，少数引流静脉 $T_2WI$ 呈高信号，可能与血流较慢有关。也有人认为系偶回波相位重聚现象，当引流静脉平行于扫描平面时，为高信号，其他方向的血管多呈低信号。髓静脉网较细且血流较慢，较引流静脉的发现率低。其在 $T_1WI$ 呈低信号（40%）、$T_2WI$ 呈高信号（57%）。增强后引流静脉和髓静脉网均明显增强，可清晰显示 CVM"水母头"样表现（图 3-5-7）。MRV 可直观形象地显示引流静脉和髓静脉，并显示引流静脉的引流方向。

SWI 是近年来开发的一种功能性磁共振成像方法，通过运用高分辨率扫描、相位图像蒙片和最小强度投影（min IP）等技术，呈现包含相位图像与幅度图像的三维、高分辨、完全流速补偿的梯度回波序列，使组织间的敏感性达到最大化，从而产生的对比图像，$T_2^*$ 缩短导致信号的降低是 SWI 的首要成像基础。在静脉结构系统成像中，SWI 就是利用血氧饱和度形成的磁敏感差异，含有去氧血红蛋白的静脉血导致磁场的不均匀引起 $T_2^*$ 时间缩短，血管与周围其他组织的相位差增大，从而表现为特征性的信号丢失，在 min IP 图像上表现为连续条状低信号，因此使 SWI 无需使用造影剂就能对静脉结构进行很好的显示。脑静脉畸形是由许多异常深部髓静脉汇集到一根粗大的中央引流静脉，在 SWI 图像上形成特征性的"水母头"样结构（图 3-5-6～图 3-5-8），并可显示丛状细如发丝的髓静脉，较增强 MRI 及 MRV 发现更多的髓静脉向粗大引流静脉集中。该序列所显示的静脉畸形血管的形态、数量、范围分布将明显优于常规扫描序列。特别是对细小毛细血管畸形，并不会因畸形血管的迂曲、狭窄、走行途径异常、血栓形成等病理状态的存在而漏诊。

**【诊断要点】**

1. 血管造影的典型表现为静脉期见许多细小扩张的髓静脉呈放射状汇入一条或多条粗大的引流静脉。

2. CT 平扫最常见的表现为圆形高密度影，增强扫描呈圆形或线形强化影。此外，可见钙化或高密度的含铁血黄素沉着。

3. 引流静脉在 $T_1WI$、$T_2WI$ 多呈流空信号，少数引流静脉因血流较慢在 $T_2WI$ 呈高信号。在 SWI 图像上形成特征性的"水母头"样结构。

**【鉴别诊断】**

脑静脉畸形主要应与脑动静脉畸形、海绵状血管瘤、毛细血管扩张症鉴别（表 3-5-1）。

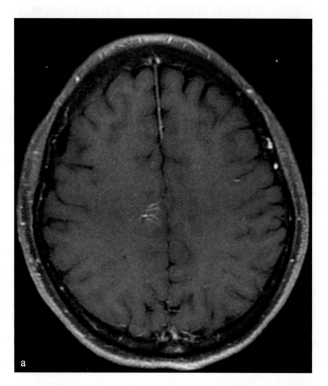
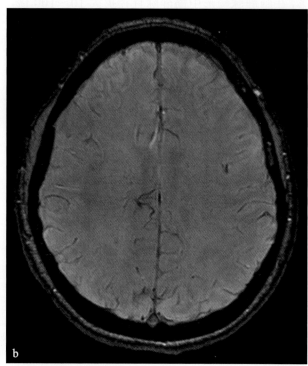

**图 3-5-6　幕上 CVM 在 SWI 的典型表现**

a. 轴位 T₁WI 增强扫描显示右侧扣带回区域可见不规则线样强化灶，呈放射状排列；b. SWI 轴位图像清晰显示扩张的髓静脉向引流静脉集中

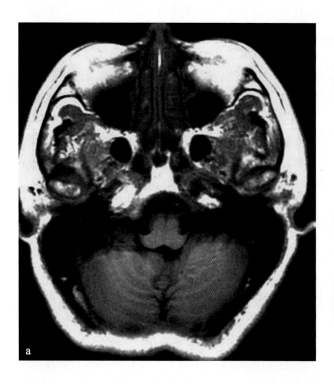
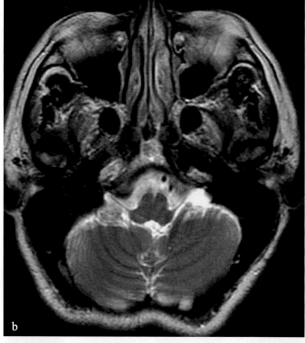

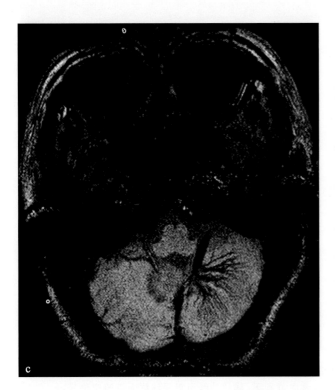

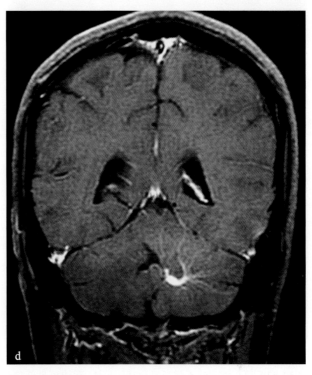

**图 3-5-7　幕下 CVM 典型 SWI 表现**

a、b. T₁WI 及 T₂WI 可见左侧小脑半球树枝状稍低信号灶；c. 轴位 SWI，SWI 清晰显示髓静脉及引流静脉，呈典型"水母头"样改变；d. 冠状位 T₁WI 增强，左侧小脑半球可见病灶呈不规则线样强化影

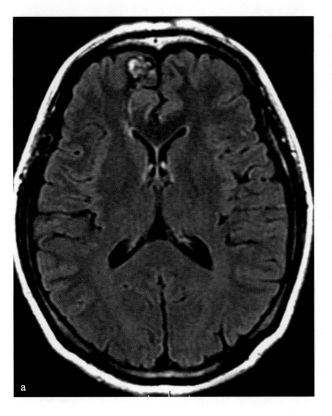

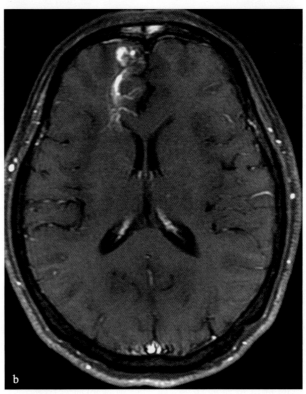

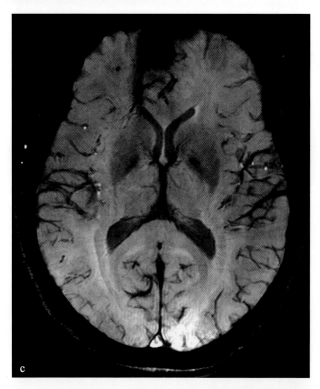
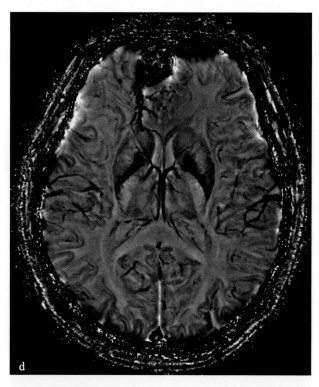

图 3-5-8 CVM 合并海绵状血管瘤 SWI 表现

a. FLAIR 示右侧额叶不规则混杂高信号灶，周边可见低信号的含铁血黄素环，病灶边缘可见呈线样血管流空信号；b. 轴位 T₁WI 增强病灶明显强化，并可见强化的引流静脉引流向侧脑室前角；c、d. SWI 幅度图及相位图，清晰显示引流静脉及合并的海绵状血管瘤

表 3-5-1 脑静脉畸形的鉴别诊断

| 疾病 | 病理特点 | 影像学特点 |
| --- | --- | --- |
| 脑静脉畸形 | 由许多扩张的髓静脉和一条至数条引流静脉组成 | 引流静脉在 T₁WI、T₂WI 多呈流空信号，呈"水母头"样改变 |
| 脑动静脉畸形 | 动脉及静脉经畸形血管团连接，两者之间无正常毛细血管床，包括扩张动脉、瘤巢、增粗的引流静脉 | 由供血动脉、畸形血管团和粗大引流静脉构成，呈蜂窝状流空信号，病灶内无正常脑组织，占位效应无或轻微 |
| 海绵状血管瘤 | 不成熟的血管密集排列成蜂窝状，畸形血管间无神经组织，以大脑皮髓质交界及皮质下区多见 | 不同时期反复出血，MRI 呈爆米花样病变，中心为混杂信号，周边见低信号含铁血黄素环，增强扫描轻度或无强化 |
| 毛细血管扩张症 | 棕色或粉红色小结节，由异常扩张的毛细血管夹杂脑组织构成，病变周围可见胶质增生和含铁血黄素沉积，大于1cm者可见明显的引流静脉。病变以脑桥常见 | 常规 T₁WI、T₂WI 常为阴性，GRE 序列（T₂*/SWI）呈低信号，增强后可见强化 |

【拓展】

SWI 对静脉的成像依赖血氧饱和度形成的磁敏感差异，不受血液流速的干扰，对小血管的成像具有特别的优势，结合图像的相位信息，能够发现仅在 DSA 上才能看到的静脉细微结构变化。静脉畸形的特点是血流缓慢，属于低流速的血管结构，以往的 CT 和 MRI 技术对颅内的静脉畸形显示受到很大的限制，容易漏诊。常规 MRI 序列因血液流空效应的影响，对流速低、管径细小的血管敏感性下降，

磁共振增强扫描能够提高对静脉血管的分辨力，但由于体素较大所致部分容积效应的影响，难以显示细小静脉血管，而 SWI 静脉血管的磁敏感效应可以显示低流速的静脉血管，能发现其他常规序列不能发现的更多隐匿性的静脉血管畸形，能直观地观察到引流静脉及髓静脉，同时可以显示其并发的出血及其他血管畸形，在脑静脉畸形诊断中有重要的价值。

（吕 栗）

## 三、Galen 静脉动脉瘤样畸形

### 【概述】

Galen 静脉即大脑大静脉，由胚胎发育时期的前脑内侧 Markowski 静脉（median prosencephalic vein of Markowski，MProsV）发育而来。MProsV 是一支位于中线的引流静脉，随着双侧大脑内静脉发育形成，其脉络丛的静脉引流功能逐渐被双侧大脑内静脉取代，故而 MProsV 前段逐渐退化或消失，而后段则发育为 Galen 静脉，双侧大脑内静脉血流汇入 Galen 静脉。倘若 MProsV 前段不发生退化，在脉络丛供给动脉高压血流的作用下，逐渐扩张形成 Galen 静脉动脉瘤样畸形（vein of Galen aneurysmal malformation，VGAM）。

VGAM 命名尚不统一，曾称为大脑大静脉畸形、大脑大静脉瘤及大脑大静脉瘘等，既往被认为其病理本质是动脉瘤或者动静脉畸形，然而真正的 VGAM 本质上是动静脉瘘，是由多支供血动脉将血液引流入持续存在的 MProsV 所致。除了畸形的 MProsV 之外，VGAM 还可以伴有直窦的狭窄、重复畸形或缺失，窦汇的减小或缺失，以及永存镰状窦和副窦汇形成等。

VGAM 有以下两种主要的分型：

Lajaunias 分型：Lajaunias 等将其分为 2 型，即脉络膜型和壁型。前者是最常见且较复杂而严重的一型，由多支供血动脉通过支流静脉进入 MProsV 的前面，供血动脉均为脉络膜动脉。临床上此型在新生儿多见，通常表现为大量动静脉瘘血流继发的充血性心力衰竭。后者由一支或多支供血动脉进入 MProsV 的下侧缘，供血动脉为脉络膜四叠体动脉和 / 或脉络膜后动脉。由于流出道梗阻严重，MProsV 显著扩张，临床上此型多见于婴幼儿，主要表现为巨头、脑积水及生长缓慢，而心肌肥大或心力衰竭程度较轻。

Yaşargil 分型：Yaşargil 将其分为 4 型，其中 I ~ III 型为真性 VGAM，即纯粹的供血动脉与 MProsV 之间的动静脉瘘，IV 型为假性 VGAM，本质为邻近血管动静脉畸形引流入 Galen 静脉导致其继发性动脉瘤样扩张。I ~ III 型根据供血动脉的来源进行划分，即 I 型供血动脉为软脑膜动脉（如胼胝体周围动脉分支）和 / 或大脑后动脉 P3 段，II 型供血动脉为丘脑穿支动脉及大脑后动脉的 P1、P2 段，III 型最为常见，供血动脉为 I 型和 II 型的混合。IV 型根据邻近血管动静脉畸形的位置分为 A ~ C 三个亚型，IVA

型继发于邻近丘脑动静脉畸形，引流入 Galen 静脉形成动脉瘤样扩张，IVB 型继发于中脑动静脉畸形，IVC 型则继发于丘脑中脑或中脑间脑的动静脉畸形。

### 【临床特点】

VGAM 扩张引起的占位征象如头颅增大、脑积水，以及大量动脉血通过动静脉瘘回流至心脏继发的心脏杂音、心室或心脏增大及心力衰竭等表现。临床表现常因患者年龄而异。

新生儿期，常有难治性高输出量性心力衰竭，因为 80% 的心输出量进入脑循环，尤其是存在 AVM 者。可有发绀、头颅血管杂音，预后差，常在出生后数天死亡。婴幼儿期常有脑积水、抽搐等症状。儿童和成人可出现头痛、晕厥、蛛网膜下腔出血、智力障碍、神经功能缺失（如视力下降、共济失调、偏瘫）等症状。

### 【影像检查技术与优选】

CT、MRI 可以诊断。CTA、MRA/MRV 和 DSA 可以显示供血动脉、动静脉瘘的瘘口，以及静脉引流。

### 【影像学表现】

1. **X 线平片** 可见颅内压增高表现，还可见病变血管壁的钙化，表现为松果体部完全或不完全的环状高密度影。

2. **血管造影** 见大脑大静脉瘤样扩张及大脑大静脉与颈内动脉及椎 - 基底动脉的动静脉瘘，可为一支动脉与一支静脉之间的交通，亦可为多支血管之间相交通。因此必须做全脑选择性血管造影，以便显示所有的供血动脉及引流静脉。

供血动脉根据年龄不同，将其分为四型：①新生儿型，供血动脉从大脑大静脉前上方直接交通，常由双侧大脑前动脉、豆纹动脉、丘脑穿通动脉及脉络膜前、后动脉组成，偶见小脑上动脉参与供血。大脑大静脉瘤样扩张常呈中等大小，引流至直窦及其他硬膜窦。②婴儿型，供血动脉常位于大脑大静脉的下部和外侧部，由一侧脉络膜后动脉供血。有脑积水者，静脉瘤样扩张常大而圆，引流通道显示差。③儿童型，供血动脉位于大脑大静脉前上部，由一侧或双侧脉络膜后动脉或大脑前动脉供血。④成人型，大脑大静脉前方有一小片血管网，主要由起源于脉络膜后动脉和丘脑穿通动脉的血管网组成，直接进入大脑大静脉系统，引流至直窦或横窦。

大脑大静脉系统瘤样扩张伴随动静脉瘘可分为三型：①仅大脑内静脉扩张；②仅大脑大静脉扩张；

③全部大脑大静脉系统扩张,末端静脉和室管膜下静脉的逆行性扩张,直窦、上矢状窦下部、基底静脉和窦汇均扩张。

了解引流静脉对判断预后和解释症状有重要的意义。在病理情况下,大脑大静脉下游的硬膜窦闭塞是造成一系列侧支回流的关键。尽管硬膜窦闭塞后侧支回流缓解了一些高流量的冲击,但也由此引发一系列症状和体征。当直窦闭塞、颈内静脉仍通畅时,静脉可向上矢状窦、横窦及窦汇回流,可能使上矢状窦压力增高,脑脊液吸收障碍,引起交通性脑积水。当颅底硬膜窦闭塞时,血液可向深部静脉,如 Rosenthal 基底静脉、海马静脉、后颅凹静脉等逆流,可引起蛛网膜下腔出血或神经功能障碍。向海绵窦引流时,则可能有突眼、面静脉怒张、鼻出血等。大脑大静脉下游的硬膜窦闭塞越靠近端,静脉瘤样扩张则越大;越靠远端,则相对较小。

3. CT 平扫见第三脑室后上部大脑大静脉池内条形高密度影(图 3-5-9a),亦可见其内部分等密度血栓形成,壁可见钙化,多见于儿童及成人,约占50%。第三脑室和侧脑室扩大。脑室周围有不规则低密度影,也可伴广泛点状钙化,提示脑室周围白质软化。增强及 CTA 检查肿块明显强化,MIP 及VR 重建可更好地显示扩张的供血动脉及皮层、脑内和室管膜下扩张的静脉和直窦(图 3-5-9b、图 3-5-10、图 3-5-11e、图 3-5-11f),借此可与肿瘤鉴别。

4. MRI 第三脑室后上部大脑大静脉池内见团块状流空的结节影(图 3-5-11),有血栓形成时内部可出现 $T_1WI$ 高信号,周围可见扭曲的异常血管流空影像,还可见引流的直窦、永存镰状窦等。MRI及 MinIP 重建、MRA/MRV 可以较好地显示扩张静脉的大小和结构,并能初步评估供血动脉的数目和类型。此外,MRI 还可以详细评估脑实质的其他异常,如局灶性脑软化、弥漫性脑体积缩小及钙化,这些异常都是预后不良的重要预测因子。

【诊断要点】

1. 血管造影表现为大脑大静脉瘤样扩张及大脑大静脉与颈内动脉及椎 - 基底动脉的动静脉瘘,可为一支或多支动脉与静脉之间的交通。

2. CT 平扫时表现为大脑大静脉池内条形高密度影,血栓形成时呈等密度影,壁可见钙化。增强扫描及 CTA 检查肿块明显强化。

3. MRI 表现为大脑大静脉池内团块状流空的结节影,有血栓形成时 $T_1WI$ 可见高信号,周围可见扭曲的异常血管流空影像。

4. CT 及 MRI 还可显示颅内继发病变如脑出血、脑积水、脑室周围白质软化等。

【鉴别诊断】

真假性 VGAM 鉴别:真性 VGAM 是一支或数支供血动脉与 MProsV 之间的动静脉瘘,而假性VGAM 则是邻近血管的动静脉畸形引流入 Galen 静脉致其血流超负荷而继发扩张(图 3-5-12)。

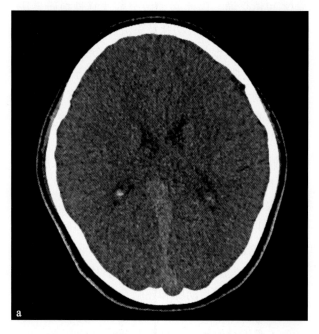
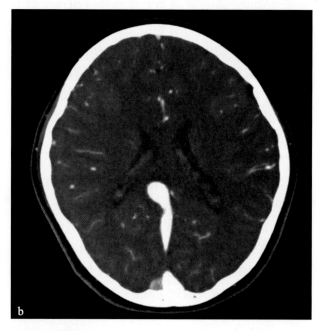

**图 3-5-9 Galen 静脉动脉瘤样畸形**

a. CT 平扫第三脑室后方可见条形高密度影;b. CT 增强见造影剂填充

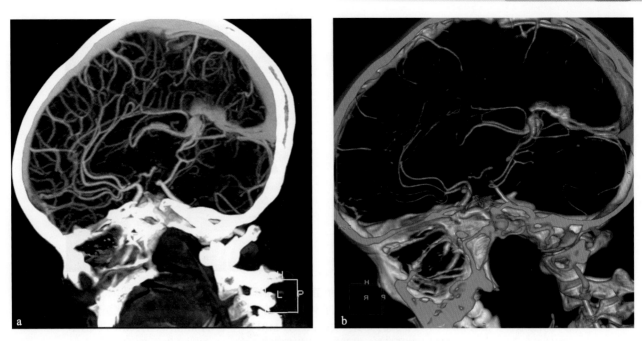

图 3-5-10　Galen 静脉动脉瘤样畸形
a、b. CTA-MIP 及 CTA-VR 显示动脉瘤样扩张的 MProsV 及扩张的直窦

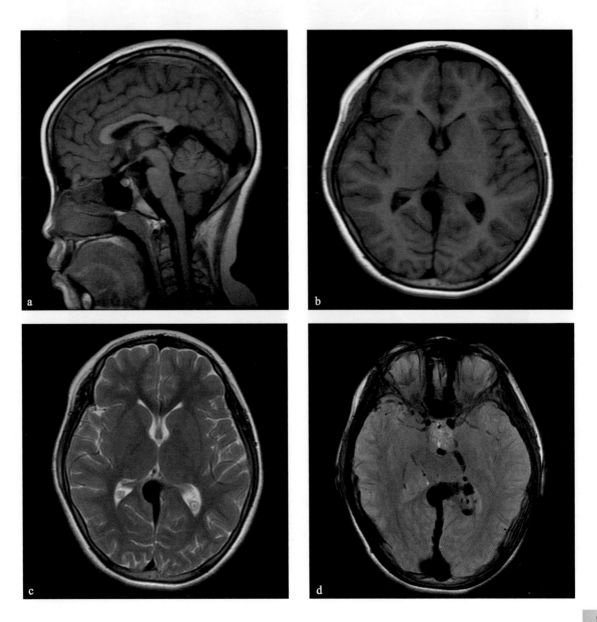

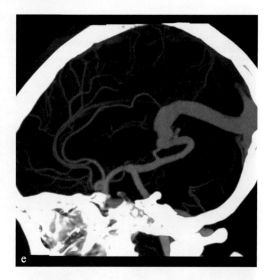
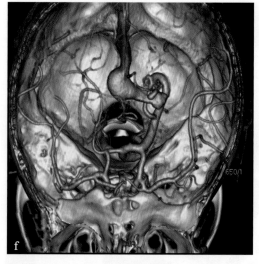

**图 3-5-11　Galen 静脉动脉瘤样畸形**

a～c. MRI 矢状位 $T_1WI$、轴位 $T_1WI$ 及 $T_2WI$ 示四叠体池后上方、直窦及窦汇区类圆形或条状血管流空影为动脉瘤样扩张的 MProsV 及扩张的直窦及窦汇；d～f. MRI 轴位 $T_2WI$-MinIP、CTA-MIP 及 CTA-VR 显示供血动脉来源于左侧大脑后动脉，以及动脉瘤样扩张的 MProsV、扩张的直窦及窦汇

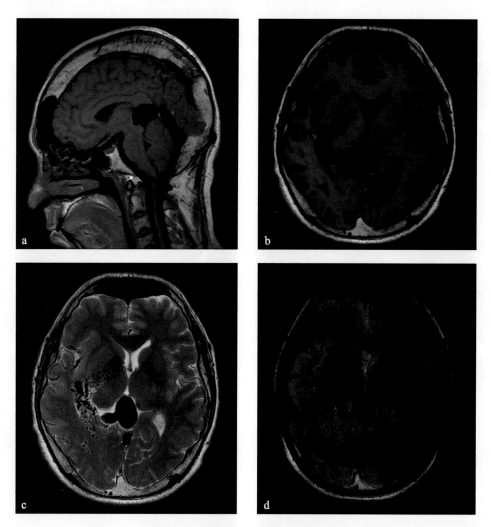

**图 3-5-12　假性 Galen 静脉动脉瘤样畸形**

a～c. MRI 矢状位 $T_1WI$、轴位 $T_1WI$ 及 $T_2WI$ 示右侧颞叶及右侧基底节区多发细小血管流空影为动静脉畸形，第三脑室后方及直窦区类圆形及条状血管流空影为动脉瘤样扩张的 Galen 静脉及扩张的直窦；d. MRI 轴位 $T_2WI$-MinIP 示动脉畸形引流入 Galen 静脉，引起 Galen 静脉、直窦及右侧横窦扩张

（吕　粟）

## 四、海绵状血管瘤

### 【概述】

海绵状血管瘤（cavernous angioma）是一种少见的先天性脑血管畸形，占脑血管畸形的 1.9%～6%，占隐匿性脑血管畸形的 11%～20%。

它由 1mm 至数厘米大小不同的缺乏肌层和弹力层的薄壁海绵状血管窦组成，一般看不到明显的供血动脉和引流静脉。其颜色呈紫红色或蓝色，常为分叶状，界限清楚，小者针尖大，大者可累及脑的大部分，通常直径在数毫米至 4cm，平均 2cm。

血管窦间不含脑组织，只有少量结缔组织。窦腔内壁为一层扁平的内皮细胞，腔内有凝固及半凝固的血块，有的成层附着在腔壁上，并呈不同程度的机化、钙化甚至骨化。常因自发性出血使周围脑组织、脑膜或室管膜因含铁血黄素沉着而呈棕黄色，并伴有胶质增生。随着病变的进展，腔壁可有不同程度的纤维化、玻璃样变及增厚。海绵状血管瘤无包膜，病变周围为萎缩的脑组织，海绵状血管瘤可自发性发生毛细血管的"芽生"作用，逐渐伸入组织间隙，使病灶进行性扩大。

### 【临床特点】

本病多见于 20～60 岁，婴幼儿及儿童也可发病，男女之比约 6：5。75% 位于幕上，25% 位于幕下。以大脑半球最多见，脑桥次之，小脑少见。幕上常位于皮层灰质下，依次为额叶、顶叶、颞叶、基底节、丘脑、枕叶、侧脑室、第三脑室及第四脑室内等。脑室内者极为罕见。位于颅底的海绵状血管瘤，多起源于硬膜，体积可较大，并可与硬膜、三叉神经半月节、海绵窦、岩骨嵴等结构紧密粘连。位于脑池内的海绵状血管瘤酷似脑瘤，于桥小脑角者可压迫脑神经造成神经功能障碍。

病变多为单发，16%～33% 为多发。据文献记载多发者病灶为 2～42 个。偶有家族性倾向。

10%～15% 海绵状血管瘤伴有静脉畸形，也可伴有头、面、颈、四肢、躯干等处皮肤的海绵状血管瘤，或伴肝肾先天囊肿、马蹄肾、肾上腺异位等。

常见临床症状有癫痫（38%）、颅内出血（23%）、头痛（28%）及局部神经功能障碍（12%），少见症状及体征有失语、精神症状和颅内压增高等，部分患者可无症状，症状主要取决于病变的部位。

海绵状血管瘤可合并多种综合征。如 Riley 综合征——皮肤及中枢神经系统血管瘤、巨颅症及假性视乳头水肿；Burke 综合征——皮肤及中枢神经系统血管瘤；Kasabach Merrit 综合征——血管瘤伴血小板减少症；Dirru Van Boaareta 病——脑膜脑血管瘤病；Cobb 综合征——皮肤脑膜脊髓血管瘤病；家族性海绵状血管瘤——皮肤、中枢神经系统及视网膜受累。

### 【影像检查技术与优选】

对海绵状血管瘤的显示，MRI 较 CT 更敏感。MRI 应作为海绵状血管瘤的首选检查方法，尤其是 SWI 序列，对海绵状血管瘤内出血，尤其是早期、微量和静止出血的检测更为敏感，有助于海绵状血管瘤的诊断。

### 【影像学表现】

1. **X 线平片** 绝大多数患者正常，少数患者可见斑点状或小结节状钙化，多不清楚。

2. **血管造影** 绝大多数患者造影正常，少数见无血管区。血管造影不显示的原因有：①血栓形成；②血流淤滞；③病变小；④没有明显的供血动脉；⑤血肿或脑水肿压迫及破坏；⑥操作技术因素等。几乎所有病例均有血栓形成，为血管造影不显影的主要原因。出血是血栓形成主要原因。未出血血栓形成在年轻人以血流紊乱、中老年人以动脉硬化为主要原因。

3. **CT** 平扫表现为类圆形、边界清楚的高密度区，密度不均匀，30% 可见钙化，增强后轻度或明显强化，取决于血栓形成的程度（图 3-5-13）。一般无灶周水肿及占位效应，但急性出血时可出现水肿及轻度占位效应。此外，还可有局限性脑萎缩及脑室扩大。起源于硬膜的海绵状血管瘤酷似脑膜瘤，平扫呈等或稍高密度，增强后显著强化，且体积较大，亦称硬膜型海绵状血管瘤，应注意鉴别。

4. **MRI** 平扫特点为：①边界清楚的混杂信号灶，呈"爆米花"样，$T_1WI$ 及 $T_2WI$ 均可见病变中央呈高信号，其周围见一圈低信号围绕，亦称"铁环征"，$T_2WI$ 显示较显著（图 3-5-14）。这种混杂信号的高信号由亚急性出血的产物高铁血红蛋白引起，而周围低信号则由慢性出血的代谢产物含铁血黄素沉积所致。②异常血管流空现象不明显。③一般无灶周水肿及占位效应，但急性出血则有轻度灶周水肿及占位效应。④靠近脑表面的海绵状血管瘤出血易破入蛛网膜下腔，造成邻近脑池中高铁血红蛋白形成，线条状高信号可勾画出附近脑回。Gd-DTPA 增强检查，病变可出现轻度强化（图 3-5-14）。

起源于硬膜的海绵状血管瘤，其信号特点与脑膜瘤相似，$T_1WI$ 呈等、稍高信号，$T_2WI$ 呈较高信号，注射 Gd-DTPA 可显著强化，可有"脑膜尾征"，并沿

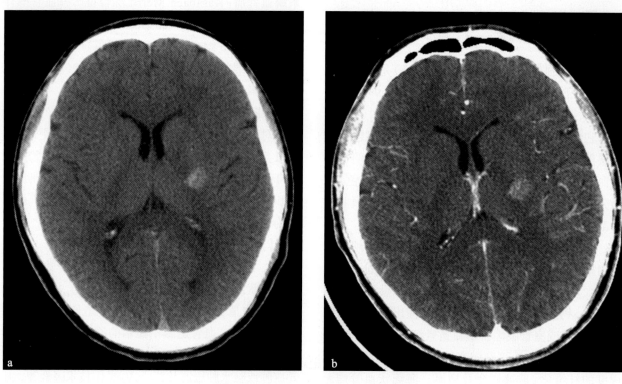

图 3-5-13　左侧基底节区海绵状血管瘤

a. CT平扫病灶呈结节状高密度,有点状钙化,无水肿及占位效应;b. CT增强示病灶轻度强化

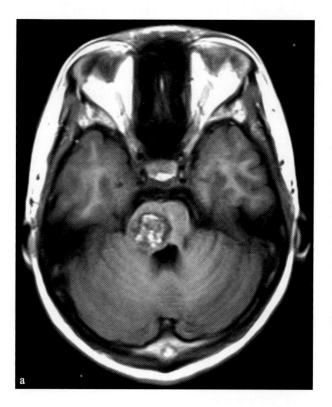
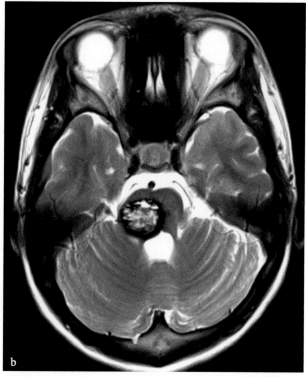

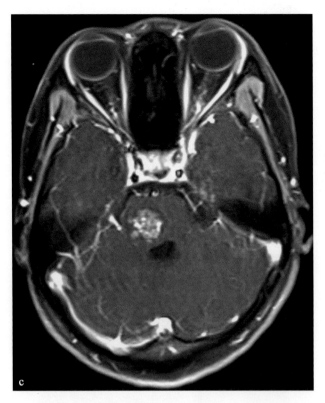
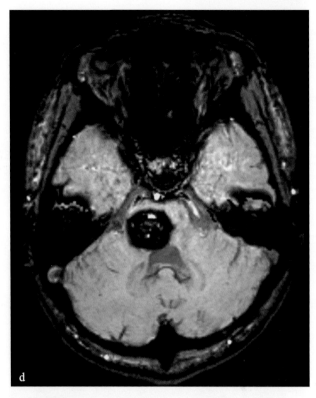

**图 3-5-14 脑干海绵状血管瘤**

a、b. MRI T₁WI、T₂WI 病变呈高低混杂信号，呈"爆米花"样，边界清晰，T₂WI 边缘见显著"铁环征"；c. MRI 增强检查病灶轻度强化，无水肿，有轻度占位效应；d. SWI 序列示病变范围更大，边缘呈明显低信号，中心呈混杂信号

硬膜广泛生长。

SWI 特点为：SWI 较常规序列对含铁血黄素沉着更敏感，显示的病灶范围更大，病灶周围呈明显低信号，即"铁环征"（图 3-5-14），中心可见点片状、桑葚状高信号。另外，海绵状血管瘤部分出现钙化，其在校正相位图表现为显著高信号。

**【诊断要点】**

1. CT 平扫表现为类圆形高密度影，边界清楚，密度不均匀，增强后轻度或明显强化。一般无灶周水肿及占位效应。

2. MRI 上呈"爆米花"样混杂信号，周围可见"铁环征"，以 T₂WI 显著；增强扫描病灶轻度强化。

**【鉴别诊断】**

海绵状血管瘤偶尔同其他隐匿性脑血管畸形如隐匿性 AVM、毛细血管扩张症等 CT 鉴别可发生困难，SWI 序列有助于鉴别。有时还应与转移瘤及脑膜瘤相鉴别。

（吕 粟）

## 五、脑颜面血管瘤综合征

**【概述】**

脑颜面血管瘤综合征是一种先天性神经皮肤血管发育异常疾病。可以分为三型：Ⅰ型：为经典的 Sturge-Weber 综合征，同时累及面部及软脑膜的血管畸形，可能伴发青光眼。Ⅱ型：只累及面部的血管畸形，不累及中枢神经系统，可能伴发青光眼。Ⅲ型：只累及软脑膜 - 脑实质的血管畸形，通常没有青光眼。

Sturge-Weber 综合征（Sturge-Weber syndrome，SWS）具有极其特征性的临床表现及影像学表现。其发生于胚胎早期，与神经外胚层和血管中胚层组织发育障碍有关。主要病理改变为颅内血管畸形、颜面三叉神经分布区皮肤血管痣及眼球脉络膜血管畸形。脑的基本病变为覆盖脑皮层灰质表面的软脑膜毛细血管异常瘤样改变，这种改变通常发生于枕或顶枕叶、额极或颞极并导致血管闭塞、脑组织缺血、萎缩、坏死致神经细胞变性，胶质细胞增生和皮层钙质沉着等。

**【临床特点】**

临床主要表现为癫痫、头痛，部分患者伴偏瘫、不同程度的智力低下。可能因脑部异常血管瘤以及继发性脑血液循环障碍等所致。颜面部沿三叉神经分布区皮肤上酒红色血管痣，范围较广，这种颜面部血管痣的发生常与颅内血管瘤同侧。部分患者出现视力下降及青光眼,为眼球脉络膜血管畸形所致。

**【影像检查技术与优选】**

有时仅根据 X 线平片即可诊断,CT 和 MRI 能提供更多的诊断信息,血管造影不宜作为常规检查手段。

**【影像学表现】**

**1. X 线平片**　额极、颞极、枕叶或顶枕叶交界处,蜿蜒迂曲的弧线状钙化,平行如轨道,呈脑回样或波浪状,极具特征性。

**2. 血管造影**　主要表现为毛细血管期至静脉期的网状、绒毛状,粗细不规则的异常血管。通常不易观察到供血及引流血管。

**3. CT**　主要表现为皮层及皮层下不规则的斑片状高密度影。皮层钙化呈脑回状,多发生于枕叶或顶枕叶(图 3-5-15),可延伸入颞叶和额叶,一般见于皮肤和软脑膜血管瘤的同侧。可能伴发局部或广泛性脑萎缩改变。增强检查少数病例可见钙化灶部位及周围不规则的、轻微的脑皮层强化。有时可能

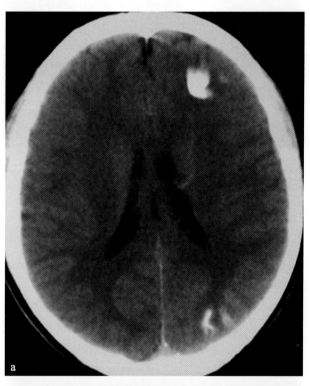

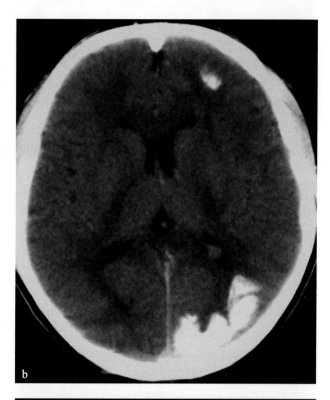

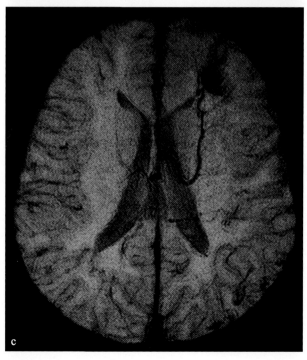

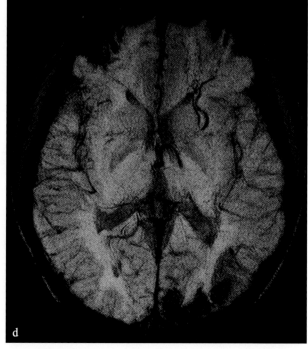

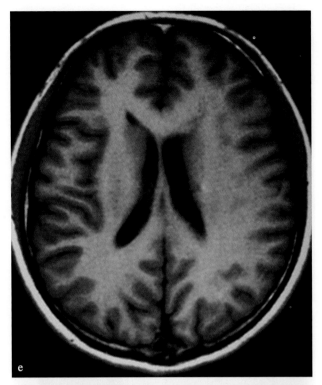

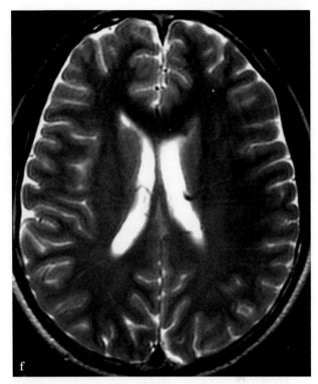

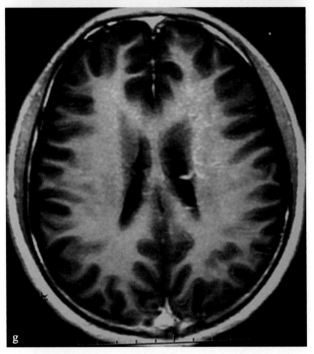

**图 3-5-15 Sturge-Weber 综合征**
a、b. CT 平扫示左侧额叶及左侧顶枕叶皮层下脑回样及结节状钙化灶；c、d. SWI 示左侧额叶异常小血管影及左侧额叶、顶枕叶皮层下低信号钙化灶；e～g. T₁WI、T₂WI、T₁ 增强病灶未见明显显示

出现同侧颅骨增厚。

4. MRI 平扫有时征象不明显或仅见脑萎缩，患侧脑萎缩表现为病变部位及附近脑池、脑沟增宽，脑室扩大，脑回细小。典型者在 T₁WI、T₂WI 均见病变区弧线形低信号，为钙化灶所致。高场强 MRI 图像上钙化也可表现为弧线状高信号，有时，在软脑膜区可见蜿蜒状或扭曲状流空信号，为细小异常血管所致。如有静脉血栓形成使血流缓慢或脑梗死，则局部可见 T₁WI 高、低信号，T₂WI 高信号。此外，

还可见一侧脑萎缩及同侧侧脑室脉络丛增大强化（图 3-5-16）。

【诊断要点】

本病的诊断除了临床体征之外，主要依靠普通 X 线检查、CT、MRI 及血管造影。通常，如果有典型的症状和体征，仅依据上述影像学特征性表现结合临床多可考虑本病诊断。典型的影像学表现为：单侧脑回样钙化；局部脑萎缩；面部血管痣；侧脑室脉络丛异常（强化明显，增大）；皮层下钙化的脑回

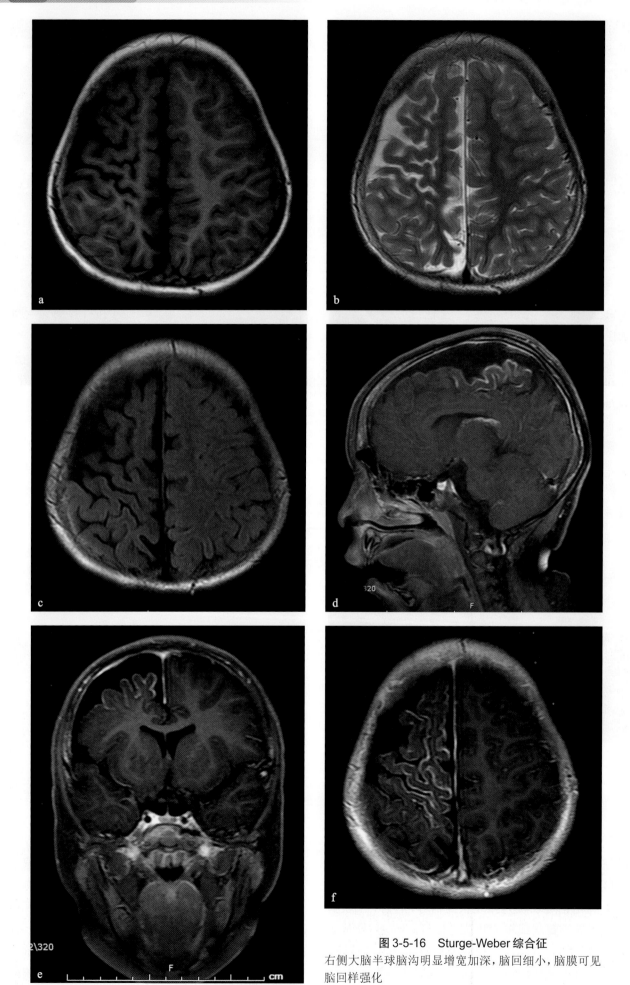

图 3-5-16　Sturge-Weber 综合征

右侧大脑半球脑沟明显增宽加深，脑回细小，脑膜可见脑回样强化

样强化；可出现同侧颅骨增厚。CT 平扫可清楚显示颅内钙化灶，较 X 线平片显示更清晰，位于脑皮层内。CT 所见钙化范围较 X 线平片更为广泛，特征更为明显。MRI 征象明显且典型，特别是 MRI 增强可以显示典型的脑回样强化。

【鉴别诊断】

结合临床体征和影像学表现，本病通常不难与其他疾病鉴别。

（吕　粟）

## 六、毛细血管扩张症

【概述】

毛细血管扩张症（capillary telangiectasia）又称毛细血管畸形，为隐匿性脑血管畸形的一种，约占脑血管畸形的 2.7%～11.8%。

病变境界清楚，呈一团紫红色或灰红色极度扩张扭曲的毛细血管团。供血动脉常无异常，引流静脉常显著扩张，扩张的毛细血管之间可有脑组织，间质神经组织大多正常，亦可有神经元、神经纤维变性等，镜下可见病灶由一团极度扩张的毛细血管构成。扩张的管径及形状不一，有的呈梭形囊状，有的呈袋状，直径可达 50～150μm，仅由一层内皮细胞构成，缺乏平滑肌层及纤维组织，偶伴胶质增生。

【临床特点】

本病多见于 40～60 岁，男女发病无显著差异。常见于大脑半球软脑膜下，脑干较多见，尤其是脑桥。幕下占 63.3%，幕上占 36.7%，多位于皮层灰质。一般不引起临床症状，出现症状与病变部位及并发出血有关。

本病可伴发其他脑血管畸形，如海绵状血管瘤、CVM、AVM。本病多单发，少数为多发。Oesler 病，又称遗传性出血性毛细血管扩张症，是一种累及多个脏器的常染色体显性遗传病。其特点为皮肤和黏膜的毛细血管及小静脉高度扩张，常引起鼻、口腔、胃肠道、阴道及泌尿系统出血。

【影像检查技术与优选】

常规 CT 及 MRI 平扫易漏诊，对可疑病例均应行 SWI 检查。

【影像学表现】

1. 血管造影　毛细血管扩张症属隐匿性脑血管畸形的一种，血管造影常表现为阴性，有时毛细血管期可显示异常血管团。

2. CT　平扫显示为小的孤立结节，直径小于 2cm，呈稍高密度，少数伴钙化，增强后可出现强化，病变周围脑实质可有局限性脑萎缩。有时多发。

3. MRI　常规 SE 序列不易发现畸形扩张的毛细血管团。少数病例表现为直径小于 2cm 的小病灶，$T_1WI$ 呈稍低或等信号，$T_2WI$ 呈等信号或稍高信号，病灶边缘无含铁血黄素沉积所致的低信号"铁环征"；并发颅内出血时 $T_1WI$ 信号升高。由于病灶内的静脉血含有较多去氧血红蛋白，而去氧血红蛋白为顺磁性物质，能缩短组织 $T_2^*$ 时间，故在 GRE 序列上表现为明显低信号，SWI 表现为多发类圆形均匀低信号，无水肿及占位效应（图 3-5-17）。

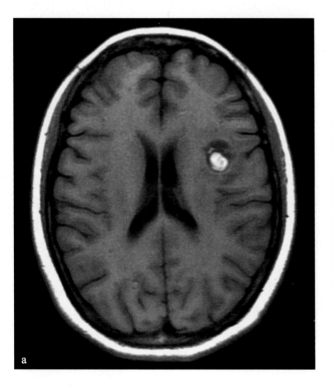

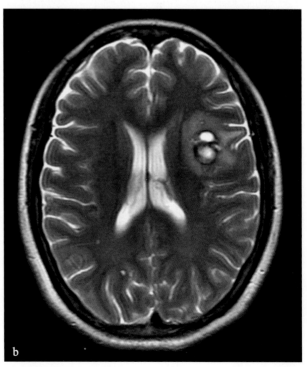

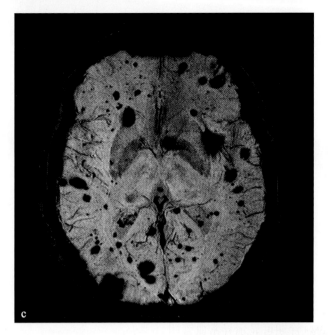
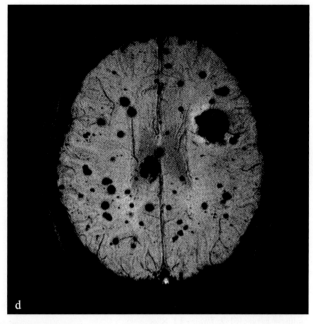

**图 3-5-17 毛细血管扩张症**

a、b. $T_1WI$、$T_2WI$ 仅见左侧额叶短 $T_1$、长 $T_2$ 异常信号影为毛细血管扩张症伴出血，以及右侧顶叶可见散在斑点状短 $T_1$、长 $T_2$ 信号影；c、d. SWI 示双侧大脑半球多发类圆形明显低信号灶

【诊断要点】

1. CT 平扫表现为稍高密度结节影，直径小于 2cm，少数伴钙化；增强扫描病灶强化。

2. SWI 表现为多发类圆形均匀低信号，无水肿及占位效应。

【鉴别诊断】

毛细血管扩张症与其他无动脉性隐匿性脑血管畸形如海绵状血管瘤，无论是影像学还是组织病理学检查，其鉴别诊断都存在一定困难。海绵状血管瘤易反复出血，病灶内有钙化和周边含铁血黄素沉积，故在 SWI 上表现为病灶中央不均匀斑点状高低混杂信号，周边有特征性的"铁环征"。而毛细血管扩张症的 SWI 特征性表现为脑实质内小点状和/或小圆形明显低信号区，无占位效应，边界清楚，直径多在 2～10mm。部分病例可与其他隐匿性脑血管畸形同时存在。

（吕 粟）

## 第六节 烟雾病

【概述】

烟雾病（moyamoya disease），又称脑底毛细血管扩张症、脑底动脉环闭塞症、烟雾综合征、脑底异常血管网症等。是指一组原因不明的以单侧或双侧颈内动脉末端或者大脑前动脉近端或大脑中动脉近端管腔的进行性狭窄或闭塞合并颅底代偿小血管网形成为特征的脑血管疾病。该病多发生于以日本为代表的亚洲国家，西方国家少见。临床上儿童及青少年患者以脑缺血、脑梗死为特征，成人患者则常以缺血症状或颅内出血为首发症状。近年来由于 MRI 的广泛应用及体检时进行头部检查的人数增加，无症状烟雾病及不表现特殊症状（如头痛、头晕等）的烟雾病逐渐引起人们的关注。

病因至今尚不完全清楚，主要认为是一种先天性脑底动脉环发育不全伴有后天某些血管的慢性炎症，或免疫性血管反应与炎症的结果，致使血管管腔狭窄和闭塞，使侧支循环建立。也有学者认为是后天性多病因疾病。

烟雾病血管的病理学改变为颈内动脉分叉部、大脑前动脉和大脑中动脉起始部、脑底动脉环管腔狭窄闭塞，也可累及椎动脉、基底动脉及颈外动脉的部分分支。日本 2012 年的烟雾病指南认为：受累动脉大量的血管平滑肌细胞死亡和增生是动脉管腔狭窄或闭塞的原因，而且这种改变可以发生在全身动脉。异常血管网多位于脑底部及基底节区，主要为来自 Willis 环，前、后脉络膜动脉，大脑前动脉，大脑中动脉和大脑后动脉的扩张的中、小肌型血管，壁薄而扩张，易发生出血。狭窄的异常血管网的小动脉内膜可见水肿、增厚，中层纤维化，弹力层变薄、断裂，以致血管屈曲，血栓形成而闭塞。扩张的小动脉中层纤维化，弹力纤维增生，内膜增厚，有时内弹力层断裂，中层变薄，形成微动脉瘤而破裂出血。随着年龄增大，扩张的血管减少，狭窄动脉增加。

**【临床特点】**

本病好发于儿童及青少年，亦可见于成人，以10岁以下及30～40岁为两个高发年龄组，分别占50%及20%左右，女性稍多于男性。

临床症状大致可分为缺血性与出血性两组表现，与一般的颅内出血及缺血表现相似。约46%的患者出现脑缺血的症状与体征，且常发生在少年组，15岁以下者约95%以脑缺血为首发症状，这是由于烟雾状的血管狭窄、闭塞造成脑梗死，常多发。早期表现为短暂性脑缺血发作（TIA），多次反复发作后，随着血管狭窄加重可出现闭塞，即出现永久性脑缺血表现。症状与颈内动脉系统血管狭窄的程度、累及范围及代偿性侧支循环建立是否完善有关。以发作性肢体无力或轻度偏瘫多见，可交替出现。约41%患者表现为出血症状与体征。颅内出血表现为蛛网膜下腔出血（60%）、脑出血或脑室内出血，是导致死亡的重要原因。出血多发生在成人组。烟雾病出血所造成的脑实质损害常能得到恢复，60%预后较好，后遗症较少。再出血发生率为35%，再出血者40%预后较好。

**【影像检查技术与优选】**

DSA对病变显示最佳。CT显示并发症较好，但MRA对烟雾病的原发性病变如Willis环的狭窄、闭塞及侧支循环的形成显示较好；而MRI对继发性改变如脑梗死、出血、白质病变、脑萎缩显示较好。MRA及MRI单独诊断烟雾病的敏感性和特异性分别为73%、100%和92%、100%；而二者联合应用的敏感性和特异性则达到92%、100%。MRI与MRA的综合应用对烟雾病的诊断非常重要，而且是无创性，已逐步取代传统的血管造影，成为烟雾病首选的确诊方法。PWI作为一种无创性的手段，逐步成为临床评估烟雾病患者颅内血流动力学状态及血管重建术前评估的首选检查方法。

**【影像学表现】**

1. **血管造影**　脑血管造影是明确诊断烟雾病的金标准：①颈内动脉末端或大脑前动脉和/或大脑中动脉起始部狭窄或者闭塞；②动脉期在狭窄或者闭塞血管附近出现异常脑血管网；③双侧均符合①和②的表现。

血管造影的表现为双侧或一侧颈内动脉末端和

大脑前、中动脉近端有严重的狭窄或闭塞，大脑后动脉近端也可受累。两侧可不对称，一般先始于一侧，后发展成双侧，先累及Willis环的前半部，然后发展至后半部，直至整个动脉环闭塞，造成丘脑、基底节、脑干等多数脑底穿通动脉的闭塞。广泛而丰富的侧支循环形成，包括颅内、外吻合血管的建立。其侧支循环通路有三类：①颈内动脉虹吸部末端闭塞后，通过大脑后动脉与大脑前、中动脉终支间吻合形成侧支循环；②未受损的动脉环及虹吸部的所有动脉分支均参与基底节区的供血，构成侧支循环以供应大脑前、中动脉所属分支，因此基底节区形成以内外侧豆纹动脉、丘脑动脉及丘脑膝状体动脉、前后脉络膜动脉为中心，十分丰富的异常血管网是本病最重要的侧支循环通路；③颈外动脉的分支与大脑表面的软脑膜血管之间吻合成网。

根据血流动力学变化，将该病分为六期：

Ⅰ期：颈内动脉分叉狭窄期。仅见颈内动脉末端和/或大脑前、中动脉起始段狭窄，其他血管正常。

Ⅱ期：异常血管网形成期。此期见脑底部大血管狭窄，出现烟雾状血管，所有的主要脑血管扩张。

Ⅲ期：异常血管网增多期。此期脑底部的烟雾状血管增多、增粗，大脑前、中动脉充盈不良。

Ⅳ期：异常血管网变细期。烟雾状血管变细，数目减少，可见大脑后动脉充盈不良。

Ⅴ期：异常血管网缩小期。烟雾状血管进一步减少，所有主要的脑动脉均显影不良或不显影。

Ⅵ期：异常血管网消失期。烟雾状血管消失，颈内动脉系统颅内段全部不显影，脑血循环仅来自颈外动脉或椎动脉系统。

此外，还有其他两种特殊形式的烟雾病：①筛部烟雾病：烟雾状血管位于眶内，其侧支循环途径为：颌外动脉→眼动脉→筛前动脉（筛部烟雾病）→额叶底软脑膜血管。此形式多见于儿童，成人少见。②颅顶部烟雾病：颅顶部烟雾状血管来自脑膜中动脉和颞浅动脉经硬膜的吻合，所有吻合血管部位均与骨缝一致。

2. **CT**　平扫有如下表现：①低密度病灶，为缺血梗死所致，为双侧、多发，主要位于皮层灰质及灰质下，不发生于小脑及脑干；②脑萎缩；③出血灶，表现为蛛网膜下腔出血、脑室出血和脑内血肿，以蛛网膜下腔出血最多见；④软化灶，为脑梗死及脑出血的慢性期改变。

增强检查可见脑底池及基底节区的侧支循环

网,表现为不规则的扭曲成团血管网或斑片状强化影。而脑梗死、脑出血依不同时期发生强化(详见"脑梗死""脑出血"部分)。

3. CTA　可在一定程度上显示颈内动脉、大脑前动脉、大脑中动脉、Willis 环的狭窄和闭塞,以及脑底部异常血管网的形成。

4. MRI　单侧或双侧颈内动脉虹吸部,大脑前、中动脉近段狭窄或闭塞,流空效应减弱。患侧或双侧尾状核、豆状核、内囊以及下丘脑建立侧支循环,SE 序列呈无数点状或细线样流空的低信号影。

闭塞所致多发性脑梗死,新旧病灶同时存在并有大小不一的脑软化灶,$T_1WI$ 呈低信号、$T_2WI$ 呈高信号。这种缺血性梗死以双侧性和多发性为特征,与常见的脑梗死不同,常与单一动脉灌注区不一致。病灶可发生于皮层灰质和灰质下,最常见于额顶叶、颞叶,很少见于基底节,不发生于小脑和脑干(图 3-6-1)。多发局限性脑萎缩与颈内动脉闭塞的范围直接相关,且颈内动脉狭窄越严重,血供越差的部位,脑萎缩越明显,好发于颞叶、额叶、枕叶。61%~77% 烟雾病患者可发生颅内出血。

蛛网膜下腔出血最多见,约占 60%。脑室内出血亦较常见(图 3-6-2),占 28%~60%,多合并蛛网

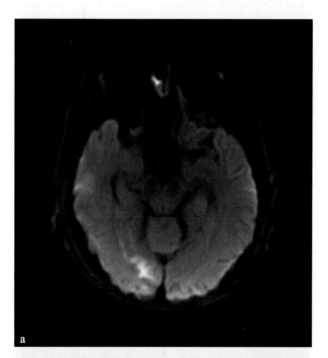

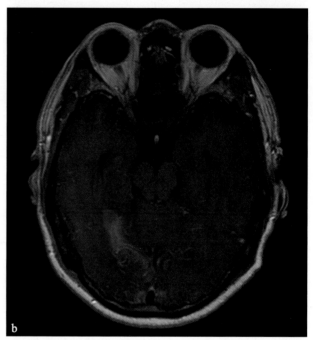

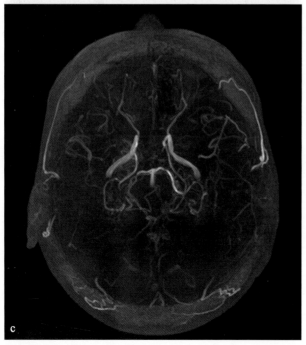

**图 3-6-1　烟雾病继发右枕叶脑梗死**
a. MRI DWI 右枕叶片状高信号为脑梗死;b. $T_1WI$ 增强扫描呈脑回样强化;c. MRA 示双侧大脑前动脉、大脑中动脉闭塞、右侧大脑后动脉 P2 段狭窄,颅底多发侧支循环血管开放

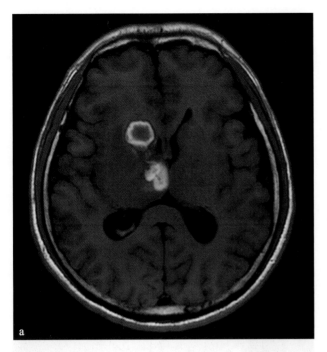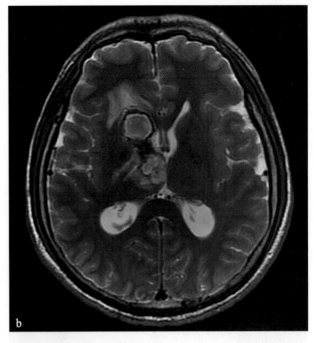

**图 3-6-2　烟雾病继发右侧背侧丘脑及右侧侧脑室出血**
a. MRI T$_1$WI 血肿呈高信号；b. MRI T$_2$WI 血肿呈高信号

膜下腔出血，其中 30% 的脑室内出血为原发性脑室内出血，为菲薄的异常血管网破裂所致。不同时期的颅内出血 MRI 信号亦不同，与血红蛋白代谢产物、场强、不同成像序列等有较大关系。

　　MRA 可形象而直观地显示颈内动脉，大脑前、中动脉及 Willis 环的狭窄或闭塞，但可能有轻度夸大效应。Willis 环周围的异常血管网亦可清晰显示（图 3-6-3）。

　　当 MRI 和 MRA 的表现符合以下所有标准时，可不行脑血管动脉造影检查。以下为 MRI 和 MRA 影像学诊断标准：① MRA 显示颈内动脉末端或大脑前动脉和 / 或大脑中动脉起始部狭窄或者闭塞；② MRA 显示在基底部出现异常脑血管网（注意：当 MRI 显示在基底节区出现 2 个以上可见的流空影时，可以将流空影作为异常血管网的表现）；③双侧均符合①和②的表现。

　　随着磁共振技术的发展，一些新的技术如 DSC-PWI 及动脉自旋标记正逐步应用于烟雾病患者颅内血流动力学评估及外科颞浅 - 大脑中动脉搭桥手术术前评估（详见下述灌注成像内容）。

　　MRS 可显示脑代谢情况。DWI 能显示早期脑缺血性改变，并能监视病情发展。磁化转换对比显示皮层萎缩非常有益。

　　**5. 灌注成像**　PWI（灌注加权成像）、SPECT 及正电子发射断层成像（positron emission tomography，PET）、CTP（CT 灌注成像）均可应用于

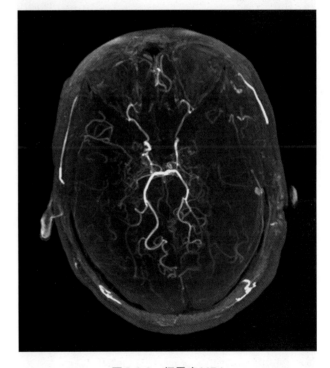

**图 3-6-3　烟雾病 MRA**
MRA 可见双侧大脑前动脉、大脑中动脉闭塞，颅底部见异常小血管网

烟雾病患者脑血流动力学改变的评估，是对是否进行外科脑血管重建术的参考及治疗后疗效评估的重要检查手段。PWI 作为一种无放射损伤的检查手段正广泛应用于临床。DSC-PWI 图像经后处理后得到脑血流灌注参数图，包括 CBF（脑血流量）、CBV（脑血容量）、MTT（平均通过时间）及 TTP（达

峰时间）。

　　烟雾病患者颅内血流动力学改变通常表现为局部脑实质区域 CBF（脑血流量）、CBV（脑血容量）下降，MTT（平均通过时间）及 TTP（达峰时间）时间延长（图 3-6-4）。烟雾病患者 CBF 及 CBV 下降是由于颈内动脉或大脑前、中动脉狭窄闭塞导致颅内供血不足所致；有的学者认为 MTT 及 TTP 时间延长是颅底、软脑膜及基底节等区域的细小烟雾状血管网的血流速度较慢所致。

　　ASL-PWI 相对于 DSC-PWI 而言，无须注射造影剂即可以得到 CBF 的参数图，缺点是为了得到信噪比更高的图像需要的扫描时间较长以及对磁共振设备的场强要求较高，而且只能得到 CBF 一个参数来评估血流动力学改变（图 3-6-5）。

　　CTP 可以通过后处理得到包括 CBF、CBV、MTT、TTP 等参数。虽然该检查可以得到与 DSC-PWI 相同的参数，但由于 CTP 需要的造影剂剂量和 X 线剂量较高，所以不作为临床首选。但是具有磁

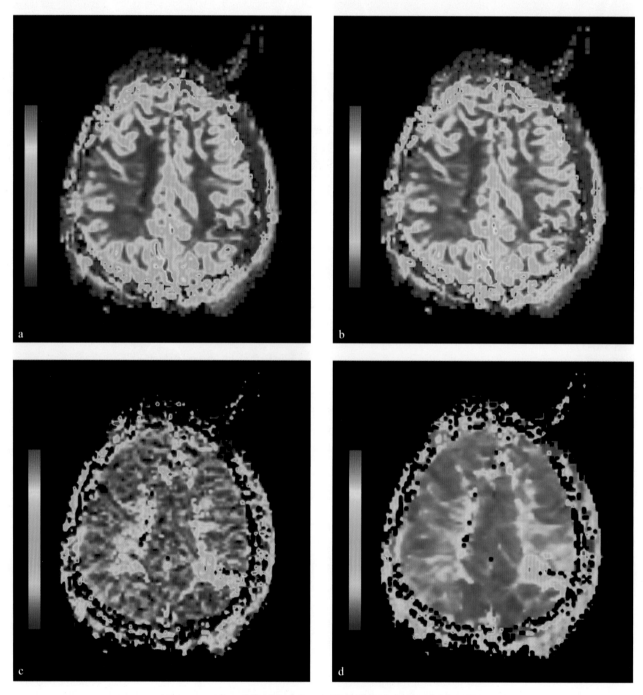

**图 3-6-4　DSC 示烟雾病患者双侧额叶局部脑实质血流灌注下降**

a. 双侧额叶 CBF 局部脑实质下降；b. 双侧额叶局部脑实质 CBV 下降；c. 双侧额叶局部脑实质 MTT 延长；d. 双侧额叶局部脑实质 TTP 延长

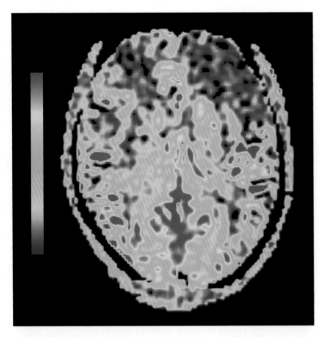

图 3-6-5 ASL 示烟雾病患者双侧额叶血流灌注减低（双侧额叶 CBF 值下降）

共振检查禁忌证的患者可以采用该检查。

SPECT 及 PET 成像脑血流灌注显像能够评估烟雾病患者颅内血流动力学的原理为：放射性核素示踪剂进入脑实质后，如果存在血流灌注减低或者细胞新陈代谢减低的区域，则相应的图像上出现核素分布的降低或缺失。

**【诊断要点】**

以一侧或两侧颈内动脉与大脑前、中动脉近段狭窄、闭塞及侧支循环明显，同时可见梗死、出血、软化灶和脑萎缩为诊断标准。

**【鉴别诊断】**

烟雾病需与类烟雾病进行鉴别。

类烟雾病是指表现为颈内动脉末端狭窄和 / 或闭塞合并大脑前动脉和 / 或大脑中动脉起始部出现异常血管网，并伴有一种基础疾病。2012 年日本烟雾病诊疗指南上收录的此类基础疾病包括：动脉粥样硬化、自身免疫性疾病（系统性红斑狼疮、抗磷脂抗体综合征、结节性周围动脉炎、干燥综合征）、脑膜炎、多发性神经纤维瘤病、颅内肿瘤、Down 综合征、头部外伤、放射性损伤、甲状腺功能亢进、特纳综合征、Alagille 综合征、Williams 综合征、努南综合征、马方综合征、结节性硬化等。

（吕 粟）

# 第七节 脑小血管病

**【概述】**

脑小血管病（cerebral small vessel disease，CSVD）是指多种病因影响脑穿支小动脉、微动脉、毛细血管、微静脉及小静脉所引发的一系列临床、影像及病理综合征。CSVD 按病因共分为六型，即小动脉硬化（1 型）、散发性和遗传性脑淀粉样血管病（cerebral amyloid angiopathy，CAA）（2 型）、不同于脑淀粉样血管病的遗传性或基因性小血管病（3 型）、炎症及免疫调节性小血管病（4 型）、静脉胶原病（5 型）和其他（6 型），其中以 1 型和 2 型最常见。本节将重点叙述这两个类型：1 型也被称为年龄和血管危险因素相关性小血管病或高血压性小血管病，以血管中膜平滑肌细胞丢失、纤维蛋白样坏死、脂透明变性、微粥样斑块、微动脉瘤、管腔狭窄、管壁增厚、节段性动脉结构破坏为病理特征；2 型以淀粉样蛋白在中小动脉、毛细血管、静脉管壁的进行性沉积为特点，主要累及软脑膜和皮层，严重时可见血管扩张破坏，导致管壁碎片形成、血液外漏，可伴有微动脉瘤样扩张和管腔闭塞。CAA 不仅见于老年人并随年龄增长而加重，还是阿尔茨海默病的病理标记，与 MRI 显示的微出血、白质病变（white matter lesions，WMLs）和微梗死有关。

CSVD 损伤脑实质的病理生理机制尚未完全明确，具有多样性，目前瀑布假说认为，危险因素和基因因素共同作用于小血管，引起平滑肌细胞丢失、血管腔狭窄、管壁增厚及破坏、微动脉瘤形成、淀粉样蛋白沉积，从而脑血流减少、自动调节功能下降、少突胶质细胞凋亡、血 - 脑屏障破坏和炎性反应，导致慢性弥漫性亚临床缺血、急性重度局部缺血和血管破裂，最后发生不完全性梗死、局部完全坏死、显微镜下出血或肉眼可见出血合并大片脑实质破坏。主要危险因素包括高龄、高血压、糖尿病、吸烟等。CSVD 占全球卒中病因的 20%，不仅是脑出血常见病因，也是血管性痴呆和混合性痴呆（血管性痴呆合并阿尔茨海默病）的最常见病因，另外，与大部分无症状脑血管病（silent cerebrovascular disease）密切相关。

**【临床特点】**

1 型 CSVD 临床表现复杂多样，起病形式可缓可急。通常早期缺乏明显临床表现，但可在影像学检查上找到支持证据，被称为"无症状

(silent)"CSVD。对于已有症状的患者，临床表现主要包括认知障碍、抑郁、步态异常、尿失禁和急性卒中。其中，认知障碍（血管性痴呆）最为常见，起病隐匿且进展缓慢，表现为信息处理速度减慢、回忆能力受损、持续性注意力下降、执行功能障碍等。步态异常表现为慢步态、步长不对称、步幅缩短等，可引起跌倒。急性卒中多为皮层下梗死，可反复出现，临床表现取决于卒中部位，如纯运动性轻偏瘫、纯感觉障碍、感觉-运动性卒中、构音障碍-手笨拙综合征和共济失调性轻偏瘫。一系列临床功能评估和测试量表、专科查体能针对特定临床类型来筛查患者、评估病情严重程度。目前实验室诊断指标普遍缺乏特异性。另外，虽然基因检测可用于鉴别散发型和遗传型CSVD，例如NOTCH3基因突变可用于诊断常染色体显性遗传性脑动脉病伴皮质下梗死和脑白质病（cerebral autosomal dominant arteriopathy with subcortical infarcts and leukoencephalopathy，CADASIL）（见第八章第八节），但不作为常规检查手段。

2型CSVD以反复脑叶出血、进行性认知功能下降、短暂性神经功能障碍为主要临床表现。轻度CAA可见于无临床症状老年人群，也可以表现为认知功能缓慢隐匿下降。重度CAA的急性临床表现为反复和/或多发脑叶出血、快速进展的认知功能减退和短暂性神经功能缺损等。急性脑出血是非创伤性CAA老年患者就诊的首要原因。

**【影像检查技术与优选】**

CT是诊断急性脑出血的首选影像学检查，能在急性神经功能障碍的疾病谱中快速识别急性大出血（macrohemorrhage，直径>5mm）、蛛网膜下腔出血及硬膜下出血等其他颅内出血。CT还可以显示脑萎缩、较明显的WMLs和发病12h以上的急性腔隙性梗死，但受敏感度、分辨率、显示病变范围与实际范围欠一致的局限，不推荐作为诊断CSVD的常规检查手段。然而近期有学者结合CT出血征象和*APOEε4*基因型成功构建了中重度CAA相关脑叶出血的预测模型，即爱丁堡标准，敏感性及特异性分别高达100%、96%，有望将CT应用到CAA的诊治领域，尤其适用于急症及经济欠发达地区。

MRI是诊断CSVD的最佳影像学检查，比CT具有更高软组织分辨率和多参数成像的优势，能更好识别脑萎缩、小的皮层和皮层下梗死、血管源性腔隙（lacune）、WMLs、血管周围间隙（perivascular spaces，PVSs）、脑微出血（cerebral microbleeds，

CMBs）以及铁沉积。满足CSVD诊断要求的最简化MRI序列应当包括$T_1WI$、$T_2WI$、$T_2$-FLAIR、弥散加权成像（DWI）以及$T_2^*$磁敏感加权成像（SWI）或梯度回波（GRE）序列。$T_1WI$用于辨识血管源性腔隙和扩大的PVSs、灰质和白质，评价脑萎缩。$T_2WI$可以观察脑结构，区分与白质高信号（white matter hyperintensities，WMHs）和PVSs相混淆的血管源性腔隙，识别陈旧性梗死。$T_2$-FLAIR有助于确定WMHs、皮层或大的皮层下梗死，鉴别与PVSs和血管源性腔隙相混淆的WMLs。DWI对急性缺血灶的显示最为敏感，甚至可以显示发病后数周的病变。$T_2^*$W-SWI或GRE序列在检测出血、CMBs和铁沉积上独具优势。另外一些高分辨率MRI技术虽然尚处于研究阶段，但由于可以反映脑灌注、脑血管反应性（cerebrovascular reactivity，CVR）、血-脑屏障通透性、功能与结构连接、微结构完整性等信息，从而有望成为CSVD的影像学生物标记，例如动脉自旋标记（arterial spin labeling，ASL）、血氧水平依赖（blood oxygenation level dependent，BOLD）、动态对比增强磁共振成像（dynamic contrast enhanced MRI，DCE-MRI）、弥散张量成像（DTI）以及磁敏感转化等。

**【影像学表现】**

**1. 1型CSVD**

（1）MRI：脑部主要表现为新发小皮层下梗死、腔隙、WMHs、扩大的PVSs、CMBs和脑萎缩，可随时间发生动态变化，不仅表现为数量增多、体积增大或程度加重，也可消失或转化，例如新发小皮层梗死在1年后复查时有10%的病灶消失，30%~80%转化为WMHs，20%~94%进展为腔隙。近20年学术领域对CSVD缺乏统一的影像术语和定义，一定程度上阻碍了相关临床诊疗和科研学术交流。神经影像学血管改变报告标准（Standards for Reporting Vascular Changes on Neuroimaging，STRIVE）是致力于规范CSVD科研标准的国际协作组织，在2013年推荐了CSVD相关MRI及CT成像技术的基本标准，归纳总结出以MRI为主的CSVD常见影像学征象并统一了术语及其定义。美国心脏协会和美国卒中协会在2017年联合发表声明，建议使用STRIVE标准来概括和规范CSVD的影像学特征术语，包括新发小皮层下梗死、可能的血管源性腔隙、可能的血管源性WMHs（MRI）或白质低密度（CT）、PVSs、CMBs和萎缩，并对其定义进行了阐述，如表3-7-1。

表 3-7-1　脑小血管病神经影像学特征的建议术语及定义

| 病灶 | 定义 |
| --- | --- |
| 新发小皮层下梗死 | 神经影像学证据显示的穿支小动脉供血区的新发梗死灶，其影像学特征或临床症状与数周内发生的病变吻合 |
| 可能的血管源性腔隙 | 圆形或卵圆形的含液体空腔（信号与脑脊液一致），直径约 3～15mm，与既往穿支小动脉供血区的急性小皮层下梗死或出血一致 |
| 可能的血管源性白质高信号（MRI）或白质低密度（CT） | 白质内多种大小的异常信号或密度，特征为在 $T_2$ 加权图像（如 FLAIR）呈高信号或 CT 呈低密度，无空腔形成（信号不同于脑脊液）。除非明确说明，否则不包括皮层下灰质或脑干病变；如果要包括深部灰质和脑干的 MRI 高信号（或 CT 低密度），则应表述为 MRI 皮层下高信号（或 CT 皮层下低密度） |
| 血管周围间隙 | 灰质或白质内沿血管走行的含液体间隙，信号与脑脊液一致。当成像平面与血管走行平行时呈线状；当垂直时则呈圆形或卵圆形，直径约小于 3mm |
| 脑微出血 | 在 SWI、$T_2^*$ 加权 MRI 或其他磁敏感序列上的无信号小病变，通常直径 2～5mm，有时可达 10mm，可见晕染效应 |
| 脑萎缩 | 脑体积减小，并与肉眼可见的特异局灶性损伤（如创伤或梗死）无关。除非明确说明，否则不包括梗死 |

1）新发小皮层下梗死：位于穿支小动脉分布区，直径约 3～20mm，以 DWI 呈高信号为特征，$T_2WI$ 和 $T_2$-FLAIR 亦呈高信号并且可以持续数周，$T_1WI$ 呈低信号，见图 3-7-1。

2）可能的血管源性腔隙：大多为慢性皮层下梗死，少数源自小的深部出血灶，表现为位于皮层下的圆形或卵圆形病灶，直径 3～15mm。腔隙在 $T_1WI$ 呈低信号、$T_2WI$ 呈高信号，通常在 $T_2$-FLAIR 表现为中心低信号，边缘环状高信号，后者代表神经胶质增生，见图 3-7-1。当病变空腔内液体信号不完全被抑制时，则只表现为高信号。若腔隙边缘在 $T_2^*WI$ 上出现环状低信号，则提示病变来自陈旧性深部出血。

3）可能的血管源性 WMHs：病理改变可能由多种因素引起并呈现多样性，这也可能与疾病的不同阶段有关，如脱髓鞘、少突胶质细胞丢失、轴突破坏、神经胶质密度降低、空泡形成及水肿等。WMHs 按部位可分成脑室旁和深部两类，通常双侧对称分布，可累及包括脑桥和脑干在内的白质，也见于深部灰质。基底节周围 WHMs 与年龄、深部 CMBs、WMHs 总体积和基底节明显扩大的 PVSs 有关。WMHs 形态与疾病发展阶段、严重程度有关，大小多变，可呈结节、斑片状或融合状，见图 3-7-2；在 $T_2WI$ 及 $T_2$-FLAIR 呈高信号，$T_1WI$ 呈等或低信号但高于脑脊液信号，DWI 呈等信号。

4）PVSs：可见于基底节下部、半卵圆中心和颞叶，沿血管走行分布，形态与 MRI 平面有关，可呈小圆形、卵圆形或线状，边界清楚，轮廓光滑，见图 3-7-3。明显扩大的 PVSs 具有占位效应，PVSs 广泛扩大与血管源性腔隙、WMHs 有关，呈较大囊状或腊肠样，见图 3-7-2。PVSs 在 $T_1WI$ 和 $T_2$-FLAIR 呈低信号，$T_2WI$ 呈均匀高信号，DWI 呈等信号。

5）CMBs：代表着血管周围组织的含铁血黄素沉积，分布不对称。病变在 $T_2^*WI$、SWI 或 GRE 具有特征性，呈直径约 5～10mm 的小圆形信号缺失灶，见图 3-7-4；在 DWI、$T_1WI$、$T_2WI$ 和 $T_2$-FLAIR 呈等信号而难以显示。值得注意的是，CMBs 在磁敏感序列具有晕染伪影（blooming artifact），表现为病变显示的大小超过实际范围，因此用 SWI 测量病变大小会出现过度评价。

6）脑萎缩：表现为全脑或局部脑体积缩小，可对称或不对称，相应区域脑沟增宽、加深（外周性），脑室扩大（中央性），同时对应的脑回变窄，见图 3-7-3。CSVD 相关脑萎缩不包括脑梗死继发的局部脑体积缩小。

（2）CT：显示病变的能力有限。可能的血管源性腔隙和扩大的 PVSs 表现为低密度影，但前者边界通常模糊且中心密度更低，后者边界光滑清楚且密度均匀。白质低密度常表现为高于脑脊液密度的稍低密度影（图 3-7-5a）。脑萎缩改变与 MRI 一致。

2. 2 型 CSVD　主要影像表现为脑出血、皮层微梗死（cortical microinfarcts，CMIs）、WMLs 以及 PVSs。

（1）脑出血：表现为脑叶出血和 / 或 CMBs（直径≤5mm），可能代表不同的病因基础。脑叶出血具有特征性，常引起急性神经功能缺失，累及皮层 - 皮

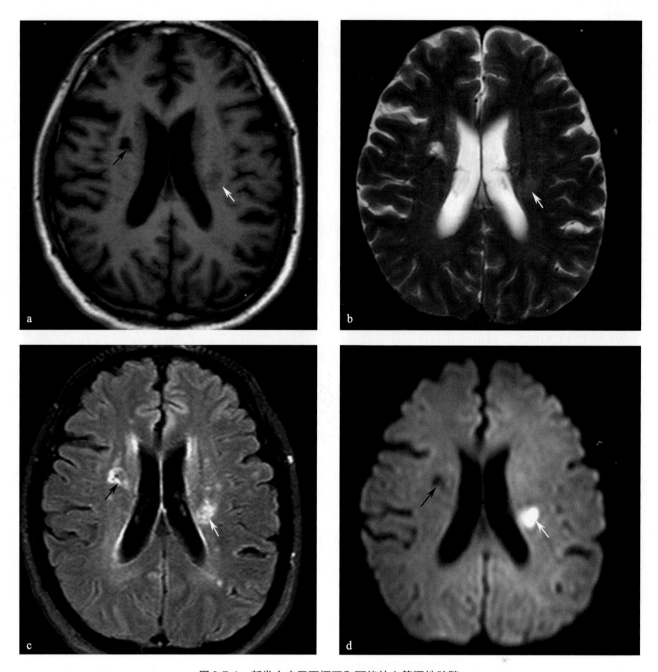

**图 3-7-1 新发小皮层下梗死和可能的血管源性腔隙**

同一层面 $T_1WI$（a）、$T_2WI$（b）、FLAIR（c）、DWI（d）显示新发皮层下梗死（白箭）和可能的血管源性腔隙（黑箭）

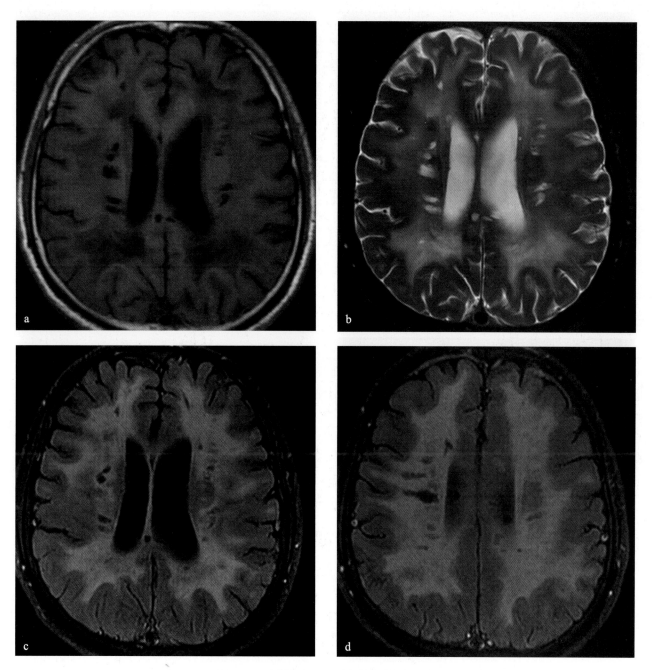

**图 3-7-2 白质高信号和扩大的血管周围间隙**

同一层面 T₁WI（a）、T₂WI（b）、FLAIR（c）和相邻层面 FLAIR（d）显示双侧大脑半球对侧分布大片融合状白质高信号；多个扩大的血管周围间隙位于白质高信号内，呈较大囊状或腊肠样改变，沿血管走行

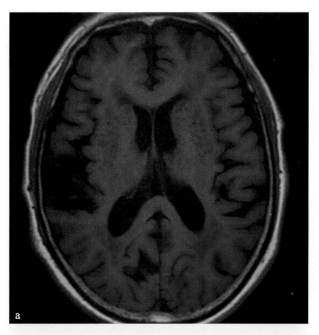

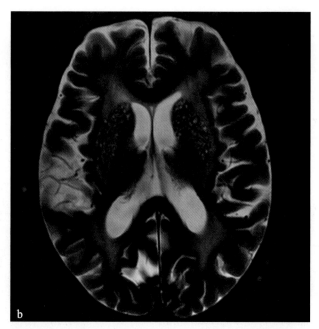

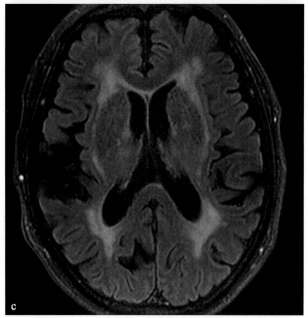

**图 3-7-3　血管周围间隙**
同一层面 $T_1WI$（a）、$T_2WI$（b）、FLAIR（c）显示双侧基底节多发小圆形血管周围间隙；此外，双侧脑室旁对称分布结节、斑片状白质高信号，双侧大脑半球对称性脑萎缩

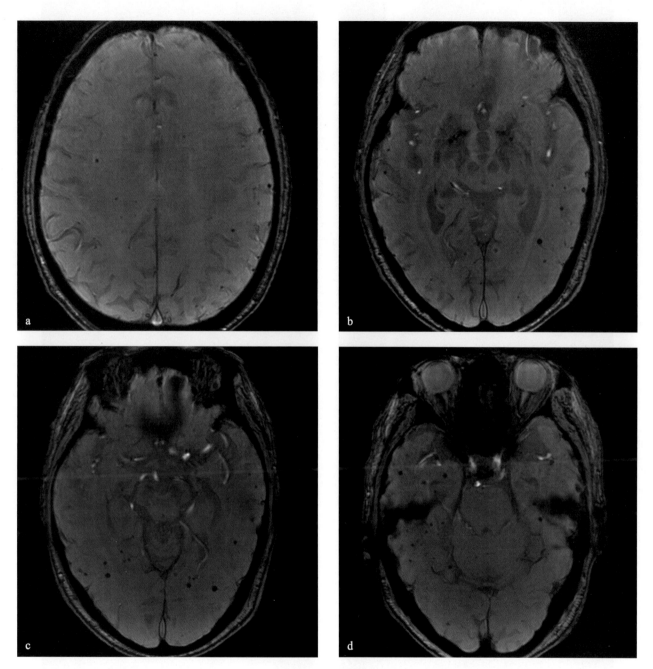

**图 3-7-4　脑微出血**

同一患者 SWI 不同层面（a～d）显示双侧半球皮层及皮层下散在多发微出血

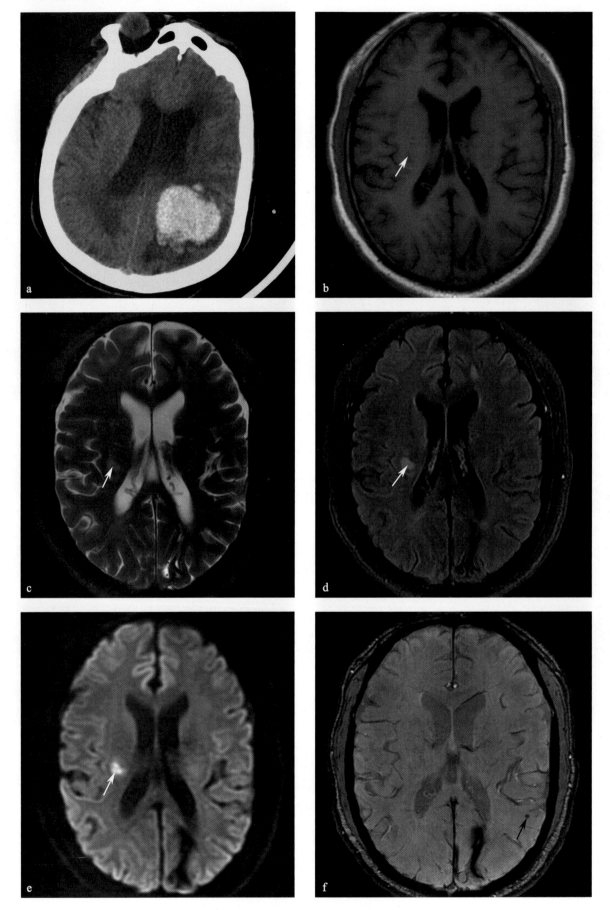

**图 3-7-5 脑叶急性出血和陈旧性出血**

CT 平扫（a）显示左侧顶叶急性脑出血，此外，双侧脑室旁对称分布片状白质低密度；$T_1WI$（b）、$T_2WI$（c）、FLAIR
（d）、DWI（e）、SWI（f）联合显示左侧顶叶陈旧性出血并形成血管源性腔隙；此外，b～e 示右侧脑室旁新发小皮层
下梗死（白箭），f 示左侧颞叶一脑微出血（黑箭）

层下区域，尤其见于脑后部（图3-7-5a），也可累及小脑，但很少见于基底节、丘脑及脑干等深部脑实质，这与淀粉样沉积易累及颞枕叶的皮层-皮层下血管有关。脑出血常合并其他颅内出血；蛛网膜下腔出血和硬膜下出血也可单独出现，源自软脑膜血管受损，也可以继发于皮层-皮层下出血；脑室内出血通常源自脑叶出血。陈旧性出血可出现铁沉积（图3-7-5b～f），尤其在磁敏感序列（图3-7-5f）上表现明显，呈斑片状低信号，若沉积在脑表面则呈曲线状或脑回样。

（2）CMIs：位于脑叶皮层内，直径通常小于15mm，FLAIR呈高信号，$T_1WI$呈低信号，新发病灶在DWI呈特征性高信号。

（3）WMLs：通常不具有特异性，虽然也见于健康老年人群、阿尔茨海默病或轻度认知功能障碍者，但2型CSVD患者的病变程度更加明显，可以反映脑损伤程度，并且病变进展可作为早期治疗效果的观察指标。MRI显示的皮层下WMHs与脑叶CMBs有关，和半卵圆中心PVSs扩大程度一致。

（4）PVSs：表现与1型相同。有研究认为2型CSVD扩大的PVSs主要分布在半卵圆中心，与淀粉样物质沉积于浅表皮质血管一致，而1型CSVD则多见于基底节区。

【诊断要点】

1.1型CSVD 目前临床诊断尚无统一标准，影像诊断需要依靠MRI扫描规范来广泛搜集CSVD的一系列征象，即新发小皮层下梗死、可能的血管源性腔隙、可能的血管源性WMHs或低密度、PVSs、CMBs和脑萎缩，同时密切结合患者的基本情况、患病因素、卒中、痴呆及抑郁等临床证据。由于无症状脑梗死、WMHs、CMBs对未来临床事件的发生具有预测价值，影像判读时不仅应重点描述，还要注意对比征象的纵向变化，可采用半定量或定量描述。Fazekas直观评分量表是最常用的视觉测量方法，用于半定量评估WMHs严重程度，如表3-7-2所示；微出血解剖评分量表（microbleed anatomical rating scale，MARS）用于统计不同解剖部位的CMBs数量，如表3-7-3所示。为减少诊断

表3-7-2 Fazekas直观评分量表

| 白质高信号部位 | 评分 | | | |
|---|---|---|---|---|
| | 0 | 1 | 2 | 3 |
| 脑室旁 | 无 | 帽状或细线状 | 光滑晕圈 | 不规则突入深部白质 |
| 深部（皮层下） | 无 | 斑点状 | 开始融合 | 大片融合 |

注：Fazekas直观评分量表（0～6分）先按照脑室旁、深部病变分部计分，然后相加计算总分

表3-7-3 微出血解剖评分量表

| 总分 | 部位 | 肯定 | | 可能 | |
|---|---|---|---|---|---|
| | | 右侧 | 左侧 | 右侧 | 左侧 |
| 幕下总分 | 脑干（B） | | | | |
| | 小脑（C） | | | | |
| 深部总分 | 基底节（Bg） | | | | |
| | 丘脑（Th） | | | | |
| | 内囊（Ic） | | | | |
| | 外囊（Ec） | | | | |
| | 胼胝体（Cc） | | | | |
| | 深部和脑室旁白质（DPWM） | | | | |
| 脑叶总分 | 额叶（F） | | | | |
| | 顶叶（P） | | | | |
| | 颞叶（T） | | | | |
| | 枕叶（O） | | | | |
| | 岛叶（I） | | | | |

注：微出血解剖评分量表先分别计算幕下、深部、脑叶肯定及可能的微出血数量，然后相加计算总分。基底节包括尾状核和豆状核；脑叶包括皮层和皮层下白质

术语多样化给临床交流带来的不畅,建议影像报告采用 STRIVE 标准来描述病灶的分布、形态、数量、大小、信号及成分,以及是否与临床症状相关(部位及时间)、是否利用了特殊评分或测量方法。当无传统血管危险因素的年轻患者存在大量 WMHs 及腔隙时,应警惕罕见遗传型 CSVD 的可能,尤其是 CADASIL(最常见的遗传型 CSVD),需要全面评估偏头痛、认知受损等临床资料和家族史,必要时结合基因检测。

2. 2 型 CSVD　目前公认的诊断标准为基于 MRI 的 2010 年改良 Boston 标准(modified Boston criteria),是在 1995 年经典 Boston 标准的基础上新增了表面铁沉积的诊断价值,将 CAA(2 型 CSVD)的诊断等级由高到低分成四级:"确诊的 CAA""很可能的 CAA 并有病理支持""很可能的 CAA"和"可能的 CAA",其中前两项涉及病理诊断,后两项主要依靠影像学诊断,也是对经典版的修订之处(表

3-7-4)。

近期基于 CT 的爱丁堡标准可用于诊断中重度 CAA 相关脑叶出血,该标准在确诊急性脑叶出血的前提下,结合 CT 可见的蛛网膜下腔出血、血肿指样突起和 APOE ε 4 等位基因等三个因素,将诊断可能性划为三个级别,即高度可能、中度可能及低度可能(表 3-7-5)。

【鉴别诊断】

CSVD 的主要影像特征之间、特征与其他疾病之间均存在混淆可能。

1. 可能的血管源性腔隙与 PVSs　可能的血管源性腔隙位于皮层下,直径≥3mm,形态多呈圆形或不规则,FLAIR 可见病变边缘呈环状高信号;同一患者既往 MRI 图像上可能有与之部位对应的急性梗死灶。PVSs 沿血管走行,直径＜3mm,形态根据扫描平面的不同可为线状、圆形或卵圆形。除非 PVSs 恰好位于 WMHs 之内,否则病变边缘在

表 3-7-4　改良 Boston 标准(2010 年)

| 诊断分级 | 标准 |
| --- | --- |
| 确诊的 CAA | 全面尸检证实:<br>• 脑叶、皮层或皮层 - 皮层下出血<br>• 严重 CAA 伴血管病<br>• 无提示其他诊断的病变 |
| 很可能的 CAA 并有病理支持 | 临床资料和病理组织(清除的血肿或皮层活检)证实:<br>• 脑叶、皮层或皮层 - 皮层下出血<br>• 标本有一定程度的 CAA<br>• 无提示其他诊断的病变 |
| 很可能的 CAA | 临床资料和 MRI 或 CT 证实:<br>• 多个局限于脑叶、皮层或皮层 - 皮层下区域(可以是小脑出血)的出血,或单个脑叶、皮层或皮层 - 皮层下区域(可以是小脑出血)的出血合并局灶[a]/散在[b]表面铁沉积<br>• 年龄≥55 岁<br>• 无其他原因引起的出血或表面铁沉积 |
| 可能的 CAA | 临床资料和 MRI 或 CT 证实:<br>• 单个脑叶、皮层或皮层 - 皮层下出血,或局灶[a]/散在[b]表面铁沉积<br>• 年龄≥55 岁<br>• 无其他原因引起的出血或表面铁沉积 |

注:[a]≤3 个脑沟存在铁沉积;[b]≥4 个脑沟存在铁沉积

表 3-7-5　中重度 CAA 相关脑叶出血的爱丁堡标准

| 诊断级别 | 脑叶出血 | 蛛网膜下腔出血 | 血肿指样突起 | APOE ε 4 等位基因 |
| --- | --- | --- | --- | --- |
| 高度可能 | + | + | + | + |
| | + | + | + | − |
| | + | + | − | + |
| 中度可能 | + | + | − | − |
| | + | − | − | + |
| 低度可能 | + | − | − | − |

FLAIR 无高信号。扩大的 PVSs 可能与不伴胶质增生的慢性皮层下梗死相混淆，应仔细观察病变走行是否与血管伴行。

**2. 可能的血管源性腔隙与 WMH** 可能的血管源性腔隙以病灶内空腔形成为特点，在 $T_1WI$、$T_2WI$、$T_2$-FLAIR 与脑脊液信号一致，而 WMHs 在 $T_2$-FLAIR 上呈高信号。然而一些急性腔隙性梗死在后期并不形成空腔，与 WMHs 难以鉴别。

**3. CMBs 与其他 $T_2^*WI$ 低信号物质** CMBs 可能与其他一些 $T_2^*WI$ 低信号物质相混淆，以下列举部分常见类型。脑深部小的陈旧自发性出血通常较 CMBs 大，形态欠规则且含有囊性空腔，病变边缘在 $T_1WI$、$T_2WI$ 或 $T_2$-FLAIR 上显示低信号。钙化和铁沉积在 $T_2^*WI$ 上呈小的低信号灶，常见于双侧基底节，钙化还可分布在脉络丛、松果体、脑叶，在 SWI 相位图上呈高信号或高低混杂信号，有别于 CMBs 的无信号特点；CT 显示钙化为高密度，亦有助于鉴别。软脑膜血管横断面的流空伪影位于脑沟内或脑表面，在 GRE 和 $T_2$ 加权自旋回波序列（$T_2$-SE）上呈无信号，在连续层面呈线状结构，而 CMBs 呈点状、小结节状。出血性转移灶（黑色素瘤）在 $T_1WI$ 上呈高信号，病灶周围可见水肿（常见于近期发生瘤内出血之后）。海绵状血管瘤可利用质子密度加权像（PDWI）或 $T_2WI$ 序列鉴别，其中心呈高信号或高低混杂信号，代表瘤体内窦状腔隙淤滞的血液，边缘呈环状低信号，提示含铁血黄素沉积。弥漫性轴索损伤需结合外伤史、头部其他创伤性改变相鉴别。此外，颅骨的部分容积效应或磁敏感伪影可能干扰 CMBs 的显示及判读，常见于含气窦腔附近，如眼眶附近的额叶、乳突附近的颞叶。

**4. 1 型 CSVD 和 2 型 CSVD** 2 型 CSVD 的脑叶出血具有鉴别意义，同时 CMBs 主要分布在皮层、皮层 - 皮层下区，不常累及深部灰质和脑干，常合并蛛网膜下腔出血，在脑沟内可见表面铁沉积；APOE ε4 等位基因检测有助于诊断 2 型 CSVD。WHMs 在 1 型、2 型分别主要分布在皮层下和基底节周围；1 型 WHMs 与脑叶 CMBs 和半卵圆中心明显扩大的 PVSs 有关，而 2 型与高龄、高 WMH 负担、深部 CMBs 和基底节扩大的 PVSs 有关。PVSs 在 1 型多见于基底节区，而 2 型以半卵圆中心分布为主；小梗死灶在 1 型多见于皮层下，2 型多见于皮层。

**5. 多发性硬化与 1 型 CSVD** 多发性硬化（MS）和 CSVD 均多发白质高信号灶，容易混淆。

MS 常见于青壮年人，脱髓鞘斑多发于中线附近和侧脑室后角旁白质，常累及胼胝体，也可累及皮层下 U 形纤维，甚至皮层灰质。MS 患者胼胝体及侧脑室周围脱髓鞘斑呈卵圆形斑块，其长轴与侧脑室体部长轴垂直，具有特征性；可合并脊髓病变。较严重的 MS 病灶在 $T_1WI$ 上呈明显低信号，可见强化，周围可伴轻度水肿，罕见出血。CSVD 患者神经功能的症状轻微或无明显表现，多伴有高血压、糖尿病、心血管疾病，其 WMHs 不常累及胼胝体和 U 形纤维，在 $T_1WI$ 上等或略低信号，无强化或弥散受限。CSVD 脑实质合并 CMBs、腔隙性梗死、PVSs 有助于鉴别。

**6. 高血压性脑出血与 CAA 相关脑出血** 高血压脑出血患者较年轻，出血部位常见于深部脑实质（基底节、丘脑、脑干）。CAA 患者年龄偏大，好发部位在脑叶皮层及皮层下区域。

（吕 粟）

## 参 考 文 献

[1] 中华医学会神经病学分会，中华医学会神经病学分会脑血管病学组 . 中国脑小血管病诊治共识 . 中华神经科杂志，2015（10）：838-844.

[2] Merrow AC, Gupta A, Patel MN, et al. 2014 Revised Classification of Vascular Lesions from the International Society for the Study of Vascular Anomalies: Radiologic-Pathologic Update. Radiographics A Review Publication of the Radiological Society of North America Inc, 2016, 36 (5): 150-197.

[3] Blair GW, Hernandez MV, Thrippleton M, et al. Advanced neuroimaging of cerebral small vessel disease. Curr Treat Options Cardiovasc Med, 2017, 19(7): 56.

[4] Smith EE, Saposnik G, Biessels GJ, et al. Prevention of stroke in patients with silent cerebrovascular disease: a scientific statement for healthcare professionals from the American Heart Association/American Stroke Association. Stroke, 2017, 48(2): e44-e71.

[5] Shi Y, Wardlaw JM. Update on cerebral small vessel disease: a dynamic whole-brain disease. Stroke Vasc Neurol, 2016, 1(3): 83-92.

[6] Pantoni L. Cerebral small vessel disease: from pathogenesis and clinical characteristics to therapeutic challenges. Lancet Neurol, 2010, 9(7): 689-701.

[7] Wardlaw JM, Smith EE, Biessels GJ, et al., Neuroimaging standards for research into small vessel disease and its

contribution to ageing and neurodegeneration. The Lancet Neurology, 2013, 12 (8): 822-838.

[8] Rincon F, Wright CB. Current pathophysiological concepts in cerebral small vessel disease. Front Aging Neurosci, 2014, 6: 24.

[9] Linn J, Halpin A, Demaerel P, et al. Prevalence of superficial siderosis in patients with cerebral amyloid angiopathy. Neurology, 2010, 74: 1346-1350.

[10] Rodrigues MA, Samarasekera N, Lerpiniere C, et al. The Edinburgh CT and genetic diagnostic criteria for lobar intracerebral haemorrhage associated with cerebral amyloid angiopathy: model development and diagnostic test accuracy study. Lancet Neurol, 2018, 17 (3): 232-240.

（朱文珍　龚启勇　审校）

# 第四章　颅 内 肿 瘤

## 第一节　胶 质 瘤

### 一、弥漫性星形细胞和少突胶质细胞肿瘤

#### 【概述】

2016 年，在颅内肿瘤组织学分类 2007 年版的基础上，WHO 首次针对大多数颅内肿瘤在组织学分型基础上增加了分子分型，从而建立了分子时代中枢神经系统肿瘤诊断的新概念。2016 年版主要对弥漫型胶质瘤、髓母细胞瘤和其他胚胎性肿瘤在组织学分型基础上依据分子分型进行了重分类，如弥漫性星形细胞瘤，异柠檬酸脱氢酶（IDH）突变型；间变性星形细胞瘤，IDH 突变型；胶质母细胞瘤，IDH 野生型；胶质母细胞瘤，IDH 突变型；少突胶质细胞瘤，IDH 突变型及 1p/19q 联合缺失；间变性少突胶质细胞瘤，IDH 突变型及 1p/19q 联合缺失（表4-1-1）。也增加了部分新的肿瘤，如弥漫中线型胶质瘤，H3 K27M- 突变型；上皮样成胶质细胞瘤。删除了部分不再与诊断和生物学相关的名称、变化和形式等，如大脑胶质瘤病。尽管增加了分子分型，但是 WHO 分级标准依旧以组织学分类为基础，在组织学分型基础上增加了分子分型来进行分类。

胶质瘤包括弥漫性星形细胞和少突胶质细胞肿瘤（diffuse astrocytic and oligodendroglial tumors）、其他星形细胞肿瘤、室管膜肿瘤（ependymal tumors）、其他胶质瘤和脉络丛肿瘤（choroid plexus tumors）。

#### 【临床特点】

不同于以往的 WHO 分类标准，新分类将弥漫性星形细胞肿瘤和弥漫性少突胶质细胞肿瘤合二为一为弥漫性星形细胞和少突胶质细胞瘤，这不仅取决于二者的生长方式和行为，也依赖于二者 IDH1 和 IDH2 基因有共同的遗传驱动子突变。新胶质瘤分类是基于表型和基因型的动态分类，按相似的预后标志物对肿瘤归类，也指导治疗（常规或靶向）。

按照新分类，弥漫性胶质瘤包括弥漫性星形细胞瘤（WHOⅡ级）和间变性星形细胞瘤（WHO Ⅲ级）、弥漫性少突胶质细胞瘤（WHOⅡ级）和间变性少突胶质细胞瘤（WHO Ⅲ级）、胶质母细胞瘤（WHO Ⅳ级）以及儿童弥漫中线型胶质瘤（WHO Ⅳ级）。大脑胶质瘤病在新版本分类中被删除，不再独立成病名。

弥漫性星形细胞瘤（WHOⅡ级），占脑星形细胞肿瘤的 10%～15%，多见于成年人。肿瘤细胞呈弥漫性生长，细胞数增加，可有多形改变，可见核不典型及核分裂，少有血管增生，无坏死，罕见出血，少有钙化。

间变性星形细胞瘤（WHO Ⅲ级），占脑星形细胞肿瘤的 25%～30%，好发于中年人，30～60 岁多见。肿瘤细胞弥漫生长且发生间变，细胞数增加，明显多形改变，核不典型及核分裂活跃，明显血管增生。按照分子分型，弥漫性星形细胞瘤和间变性星形细胞瘤都再分为 IDH 突变型、IDH 野生型和未分类型（NOS）。其中，IDH 突变型居大多数，IDH 野生型少见。弥漫性少突胶质细胞瘤和间变性少突胶质细胞瘤的诊断必须 IDH 突变和 1p/19q 联合缺失共同存在，多发生于成年，发病高峰年龄为 35～45 岁。

胶质母细胞瘤（WHO Ⅳ级），可为原发性或继发性。原发性胶质母细胞瘤多为 IDH 野生型，多发生于老年人，中位年龄 62 岁；继发性胶质母细胞瘤则多为 IDH 突变型，常发生于小于 45 岁的中青年人。细胞分化差，呈梭形、圆形或变形性细胞，有时可见多核细胞。组织学诊断依据是存在明显的血管增生和 / 或坏死。大体标本上可见各种颜色，是由于退行性改变、坏死及出血所致。胶质母细胞瘤中，约 90% 为 IDH 野生型，而 IDH 突变型约 10%。胶质母细胞瘤，IDH 野生型的中位整体生存时间明显短于胶质母细胞瘤，IDH 突变型（9.9～15 个月，24～31 个月）。

表 4-1-1　2016 年 WHO 中枢神经系统肿瘤分类( 简化版 )

| 肿瘤类型 | | WHO 分级 | 肿瘤类型 | | WHO 分级 |
|---|---|---|---|---|---|
| 1 | 弥漫性星形细胞和少突胶质细胞肿瘤 | | 6 | 6.8　中枢神经细胞瘤 | Ⅱ |
| | 1.1　弥漫性星形细胞瘤,IDH 突变型 | Ⅱ | | 6.9　脑室外神经细胞瘤 | Ⅱ |
| | 1.2　间变性星形细胞瘤,IDH 突变型 | Ⅲ | 7 | 松果体区肿瘤 | |
| | 1.3　胶质母细胞瘤,IDH 野生型 | Ⅳ | | 7.1　松果体细胞瘤 | Ⅰ |
| | 1.4　胶质母细胞瘤,IDH 突变型 | Ⅳ | | 7.2　中间分化的松果体实质瘤 | Ⅱ或Ⅲ |
| | 1.5　弥漫中线型胶质瘤,H3 K27M- 突变型 | Ⅳ | | 7.3　松果体母细胞瘤 | Ⅳ |
| | 1.6　少突胶质细胞瘤,IDH 突变型及 1p/19q 联合缺失 | Ⅱ | | 7.4　松果体区乳头样瘤 | Ⅱ或Ⅲ |
| | 1.7　间变性少突胶质细胞瘤,IDH 突变型及 1p/19q 联合缺失 | Ⅲ | 8 | 胚胎性肿瘤 | |
| | | | | 8.1　髓母细胞瘤 | Ⅳ |
| 2 | 其他星形细胞瘤肿瘤 | | | 8.2　髓上皮瘤 | Ⅳ |
| | 2.1　毛细胞型星形细胞瘤 | Ⅰ | 9 | 脑神经和脊神经肿瘤 | |
| | 2.2　室管膜下巨细胞型星形细胞瘤 | Ⅰ | | 9.1　施万细胞瘤 | Ⅰ |
| | 2.3　多形性黄色星形细胞瘤 | Ⅱ | | 9.2　神经纤维瘤 | Ⅰ |
| | 2.4　间变性多形性黄色星形细胞瘤 | Ⅲ | | 9.3　神经束膜瘤 | Ⅰ |
| 3 | 室管膜肿瘤 | | | 9.4　恶性周围神经鞘瘤 | Ⅱ、Ⅲ 或Ⅳ |
| | 3.1　室管膜下瘤 | Ⅰ | 10 | 脑膜肿瘤 | |
| | 3.2　黏液乳头型室管膜瘤 | Ⅰ | | 10.1　脑膜瘤 | Ⅰ |
| | 3.3　室管膜瘤 | Ⅱ | | 10.2　不典型脑膜瘤 | Ⅱ |
| | 3.4　间变性室管膜瘤 | Ⅲ | | 10.3　间变性脑膜瘤 | Ⅲ |
| 4 | 其他胶质瘤 | | 11 | 脑膜间质,非脑膜上皮肿瘤 | |
| 5 | 脉络丛肿瘤 | | | 11.1　孤立性纤维瘤 / 血管外皮瘤 | Ⅰ、Ⅱ或 Ⅲ |
| | 5.1　脉络丛乳头状瘤 | Ⅰ | | 11.2　血管母细胞瘤 | Ⅰ |
| | 5.2　非典型脉络丛乳头状瘤 | Ⅱ | 12 | 黑色素瘤 | |
| | 5.3　脉络丛癌 | Ⅲ | 13 | 淋巴瘤 | |
| 6 | 神经元和混合神经元 - 胶质肿瘤 | | 14 | 鞍区肿瘤 | |
| | 6.1　胚胎发育不良性神经上皮肿瘤 | Ⅰ | | 14.1　颅咽管瘤 | Ⅰ |
| | 6.2　节细胞瘤 | Ⅰ | | 14.2　垂体细胞瘤 | Ⅰ |
| | 6.3　神经节细胞胶质瘤 | Ⅰ | | 14.3　鞍区颗粒细胞瘤 | Ⅰ |
| | 6.4　间变性神经节细胞胶质瘤 | Ⅲ | 15 | 转移瘤 | |
| | 6.5　发育不良性小脑神经节细胞瘤 | Ⅰ | | | |
| | 6.6　乳头状胶质神经元肿瘤 | Ⅰ | | | |
| | 6.7　玫瑰花结样胶质神经元肿瘤 | Ⅰ | | | |

【影像检查技术与优选】

胶质瘤的诊断以 MRI 为主,其定位、定性诊断均佳,并可以发现 CT 未能发现的小病灶,尤其是对位于脑干及后颅凹肿瘤较 CT 显示好,但对钙化的显示不如 CT。目前,脑血管造影及 SPECT、PET 一般不用于胶质瘤的诊断,而 MRI 灌注、弥散成像、波谱成像等功能成像技术虽然应用日益增多,但其价值尚待进一步大样本研究。

【影像学表现】

1. CT

(1)弥漫性星形细胞瘤(WHO Ⅱ级):肿瘤可发生于中枢神经系统的任何部位,但主要位于大脑半球,以额叶和颞叶白质或灰白质交界处最为常见。CT 平扫呈圆形或椭圆形等或低密度区,边界常清楚,但可见局部或弥漫性浸润生长,15%~20% 有钙化,也可见出血,一般不强化。

(2)间变性星形细胞瘤(WHO Ⅲ级):肿瘤多发生于大脑半球,进展很快。CT 平扫为边界不清的低密度病变,有水肿和占位效应;亦可为高等低混杂密度,钙化少见;增强后肿瘤可无强化或局部强化。

(3)胶质母细胞瘤(WHO Ⅳ级):CT 平扫呈高、等、低混杂密度。由于肿瘤浸润生长,故边缘模糊,95% 中心坏死呈低密度,钙化罕见,常有出血。增强后肿瘤呈厚壁环状强化,其内可见强化的壁结节,强化的厚壁环代表血管增生,中心为凝固坏死形成的透亮区;亦可呈团块状强化。周围伴有明显的水肿区,占位效应显著。

(4)弥漫性少突胶质细胞瘤(WHO Ⅱ级)和间变性少突胶质细胞瘤(WHO Ⅲ级):以额叶、顶叶、胼胝体嘴部多见,偶见于脑桥及小脑。肿瘤常同时累及皮质和皮层下白质,可侵及软脑膜。CT平扫肿瘤多呈类圆形高、等、低混杂密度灶。瘤内钙化是少突胶质细胞瘤的特征性改变,高达90%病例可有钙化,而间变性少突胶质细胞瘤钙化发生率相对低。

钙化呈弯曲条带状、点片状、不规则团块状。部分有瘤周水肿,多呈轻度水肿。瘤体大而水肿轻也是少突胶质细胞瘤一个相对特点。CT增强扫描,少突胶质细胞瘤常无强化或有轻度强化,而间变性者表现为不均匀的斑片状中度强化(图4-1-1)。

2. MRI

(1)弥漫性星形细胞瘤(WHO Ⅱ级):肿瘤 $T_1WI$ 为等或低信号,圆形、椭圆形或不规则形,边界清楚或模糊,$T_2WI$ 均为高信号,很少形成囊变,水肿一般较轻,无明显出血及坏死。DWI无水分子弥散受限改变。增强后无强化或部分强化(图4-1-2)。

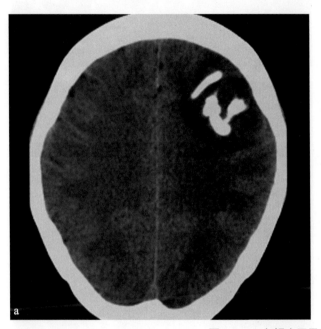
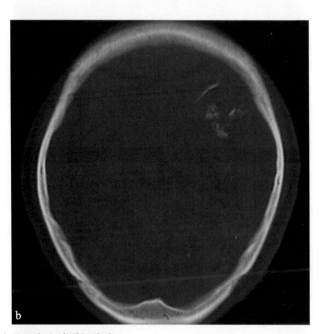

**图 4-1-1 左额皮层及皮层下少突胶质细胞瘤**

a. CT 平扫;b. CT 平扫骨窗像。示左额皮层及皮层下多个条块状高密度钙化影。病灶的实性部分和灶旁水肿分界不清,表现为稍低密度区。局部脑组织肿胀,邻近脑沟受压闭塞

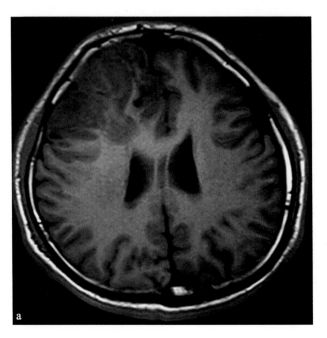
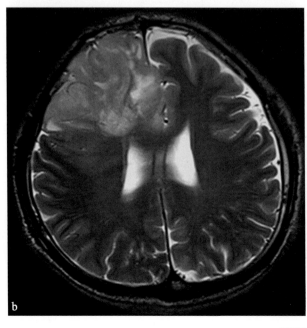

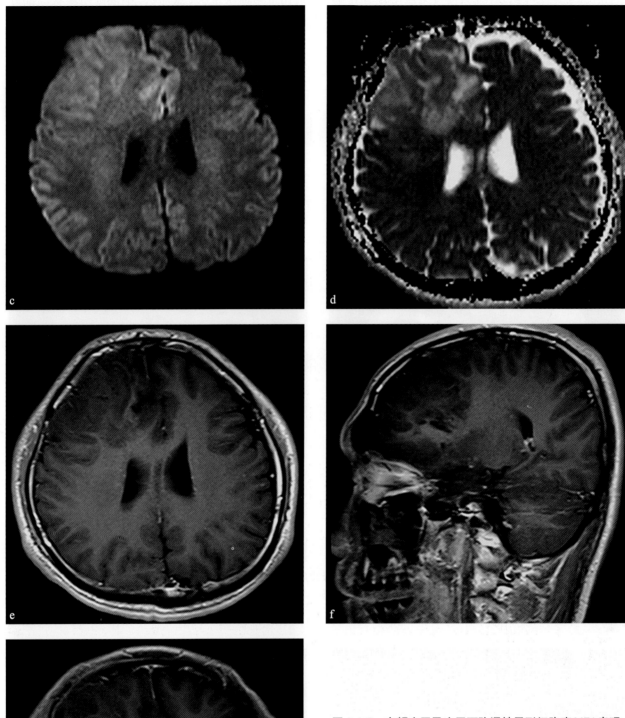

**图4-1-2 右额皮层及皮层下弥漫性星形细胞瘤MRI表现**
a. 轴位 $T_1WI$；b. 轴位 $T_2WI$；c. DWI；d. ADC 图；e. 轴位 $T_1WI$ 增强扫描；f. 矢状位 $T_1WI$ 增强扫描；g. 冠状位 $T_1WI$ 增强扫描。示右额叶皮层及皮层下不规则形实性异常病灶，局部脑组织肿胀，病灶边缘与邻近脑组织分界不清，同侧侧脑室可见受压变形。病灶在 $T_1WI$ 呈不均匀性稍低信号影，在 $T_2WI$ 上为不均匀稍高信号影。DWI 及 ADC 图见病灶为等信号强度，未见水分子弥散受限征象。增强检查见病灶无强化

（2）间变性星形细胞瘤（WHO Ⅲ级）：MRI $T_1WI$ 病灶为边界不清低或混杂信号，$T_2WI$ 上呈混杂信号。DWI 偶见肿瘤实性部分有轻度水分子弥散受限区域。增强后不强化或局部强化（图 4-1-3）。

（3）胶质母细胞瘤（WHO Ⅳ级）：MRI $T_1WI$ 及 $T_2WI$ 均可见信号不均匀、外形不规则肿块。瘤内常见出血及含铁血黄素沉着，在梯度回波上或 SWI 上呈现低信号。DWI 可在肿瘤内部见水分子弥散受限区域。增强后肿瘤呈不规则厚壁环状强化及大的团块状强化（图 4-1-4），有时为不均匀强化。

（4）弥漫性少突胶质细胞瘤（WHO Ⅱ级）和间变性少突胶质细胞瘤（WHO Ⅲ级）：MRI $T_1WI$ 上，肿瘤多呈低信号，部分为等信号，少数可呈高信号；$T_2WI$ 上，肿瘤呈不均匀的高信号；边缘清楚或

不清，可浸润正常脑组织。WHO Ⅱ级者无水分子弥散受限改变，Ⅲ级者瘤内可见不均匀弥散受限区域。额叶肿瘤可侵及胼胝体，形成蝴蝶样改变。瘤内钙化常呈粗大的条带状、点片状或团块状低信号，但 MRI 对于钙化的诊断不如 CT 敏感。Ⅱ级者瘤周水肿常不明显，占位征象相对轻（图 4-1-5），Ⅲ级者瘤周水肿和占位征象较明显（图 4-1-6）。$T_1WI$ 增强时，可见瘤体内有点状或花边状轻 - 中度强化，但强化程度一般不如星形细胞瘤明显。

【诊断要点】

基于肿瘤发生部位、密度或信号、强化改变等特点，诊断弥漫性星形细胞和少突胶质细胞肿瘤并不困难。但是，由于同一种瘤内细胞分化程度不一，不同级别肿瘤影像征象互相重叠，分级诊断有时比

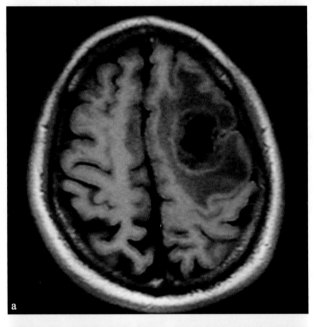

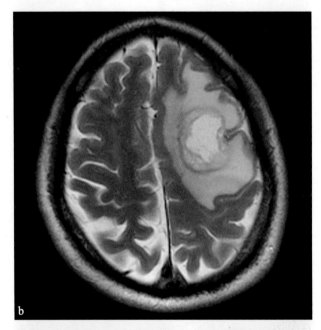

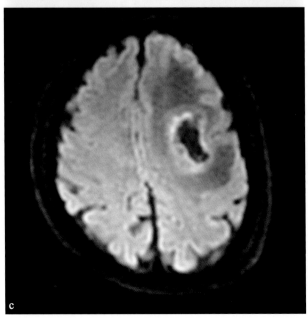

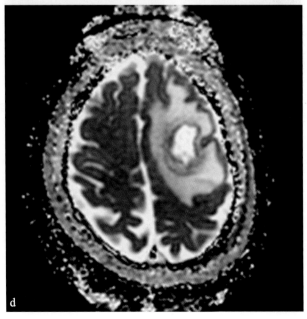

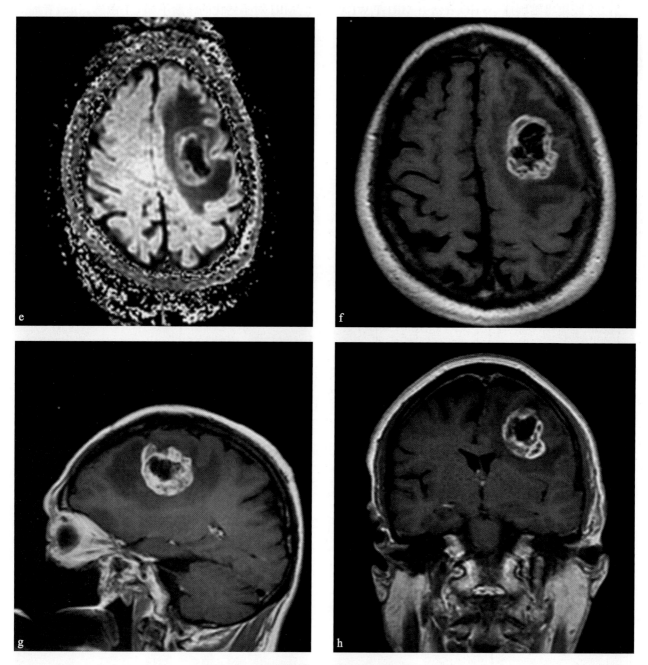

**图 4-1-3 左额皮层下间变性星形细胞瘤 MRI 表现**

a. 轴位 $T_1WI$；b. 轴位 $T_2WI$；c. DWI；d. ADC 图；e. eADC 图；f. 轴位 $T_1WI$ 增强扫描；g. 矢状位 $T_1WI$ 增强扫描；h. 冠状位 $T_1WI$ 增强扫描。示左额叶皮层下不规则形环形异常病灶，灶旁可见明显水肿带。不规则环形病灶的壁较厚，呈 $T_1WI$ 等信号和 $T_2WI$ 稍高信号；病灶内部坏死区为 $T_1WI$ 低信号和 $T_2WI$ 高信号改变；病灶旁水肿呈 $T_1WI$ 低信号和 $T_2WI$ 高信号强度。DWI 见环壁前内侧为高信号强度，ADC 图为稍低信号强度，eADC 图表现为弧形高信号强度，提示环壁局部水分子弥散受限。增强检查见肿块呈不规则形、非均匀环形强化

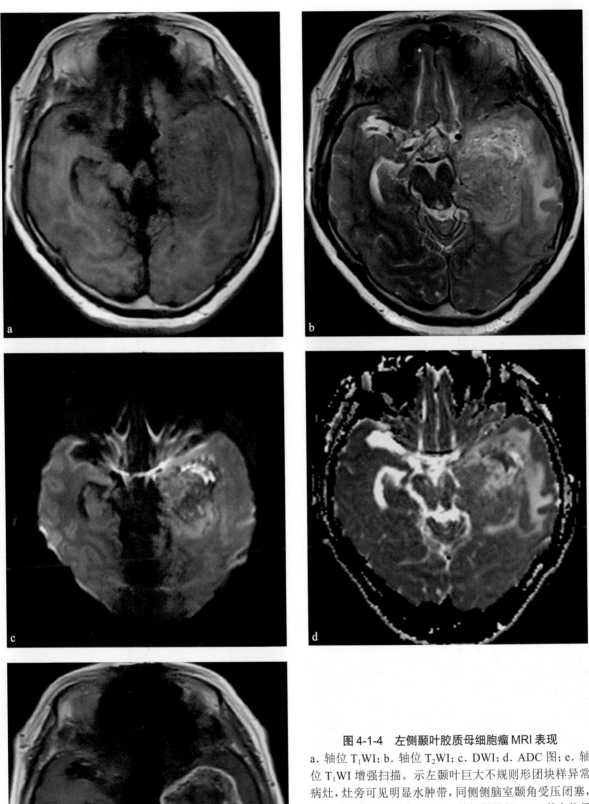

**图 4-1-4　左侧颞叶胶质母细胞瘤 MRI 表现**

a. 轴位 $T_1WI$；b. 轴位 $T_2WI$；c. DWI；d. ADC 图；e. 轴位 $T_1WI$ 增强扫描。示左颞叶巨大不规则形团块样异常病灶，灶旁可见明显水肿带，同侧侧脑室颞角受压闭塞，脑干受压变形。团块呈 $T_1WI$ 稍低信号和 $T_2WI$ 稍高信号强度，信号欠均匀；病灶旁水肿呈 $T_1WI$ 低信号和 $T_2WI$ 高信号强度。DWI 见肿块信号不均匀，呈混杂高信号、等信号及低信号强度，ADC 图见 DWI 高信号区为稍低信号强度，提示肿块局部水分子弥散受限。增强检查见肿块呈不规则形、非均匀环形强化

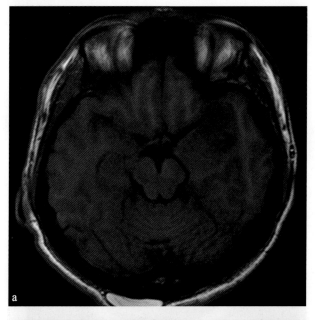

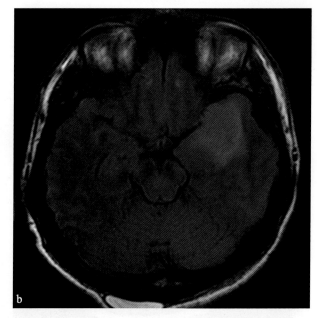

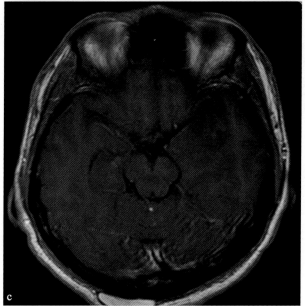

**图 4-1-5 左颞叶Ⅱ级少突胶质细胞瘤**
左颞叶见类圆形异常信号，$T_1$WI 上呈稍低信号（a），FLAIR
上呈高信号，灶周见轻度水肿信号（b），增强后病灶轻度不均
匀强化（c）

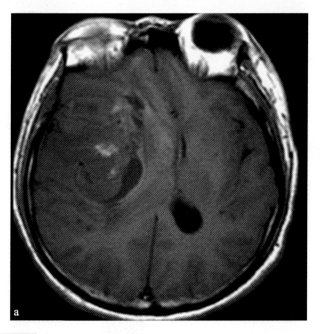

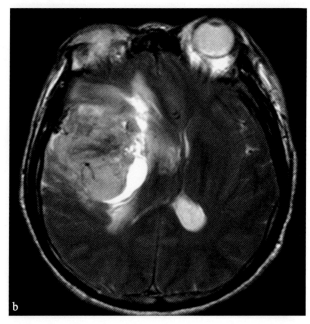

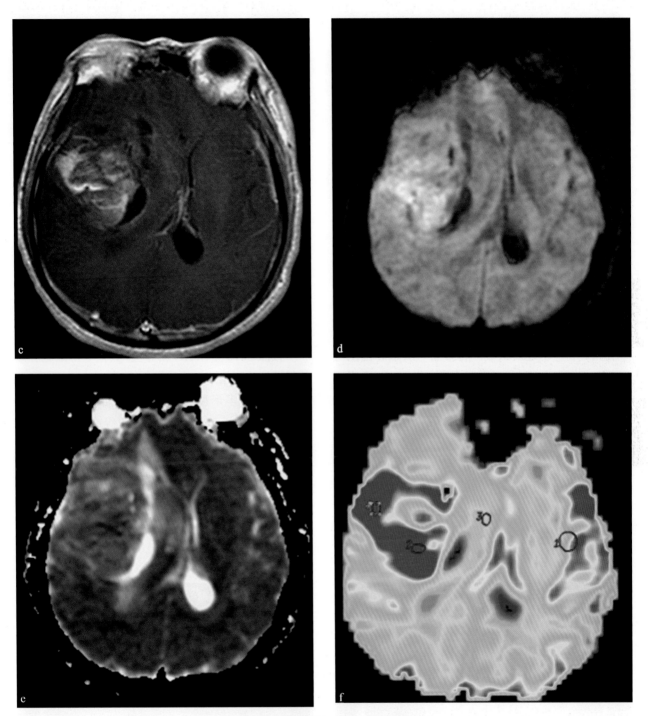

**图 4-1-6　右颞叶间变性少突胶质瘤**

右颞叶椭圆形肿块,在 $T_1WI$ 上呈低信号,其中可见少许高信号(a),$T_2WI$ 上呈稍高 - 等信号,周围伴中度水肿(b),增强后明显不均匀斑片状增强(c)。DWI 上示病变呈不均匀高信号(d),ADC 图上呈略低信号(e)。CBV 图上显示肿瘤实质明显高灌注,中央灌注较低(f)

较困难。诊断要点包括：

1. 肿瘤本身引起的密度和信号变化。

2. Ⅱ级肿瘤密度和信号均匀，囊变、坏死少，占位征象轻，无或轻度强化。

3. Ⅲ、Ⅳ级肿瘤密度和信号不均匀，囊变、坏死明显，出血多，占位征象重，强化明显。

4. 相比较Ⅱ级肿瘤，Ⅲ、Ⅳ级肿瘤实质的水分子弥散更受限，血流灌注更明显；MRS Cho/NAA>2.0。

5. 瘤内条带状、团块状钙化是少突胶质细胞瘤的特征性改变。

**【鉴别诊断】**

弥漫性星形细胞和少突胶质细胞肿瘤并需与下述病变鉴别：

1. **单发转移瘤** 单发转移瘤与高级别胶质瘤多见于老年人，必须进一步鉴别。但一般来讲，转移瘤的环形增强是外厚内薄（皮层灰质侧厚），这是由于皮层灰质侧血管较白质血管丰富所致。肿瘤环外壁多较规则，内壁多不规则。但胶质瘤由于起源于白质，环的白质侧较厚，且环内外侧壁均不规则，不光滑，多有切迹及结节。转移瘤一般水肿范围与肿瘤结节范围相比大而且密度低，这点与胶质瘤不同。若有钙化则更趋向胶质瘤。

2. **脑脓肿** 脑脓肿壁在CT和MRI上均呈环状显著规则强化、壁厚薄均匀，无肿瘤结节。CT或MRI常规序列对二者鉴别有时困难。DWI对鉴别诊断有很大帮助，由于脑脓肿脓液中有很多炎症细胞、细菌、坏死组织以及蛋白分泌物的黏稠液体，限制水分子的运动，故ADC值明显下降，脓肿腔呈高信号，

而肿瘤的囊变、坏死区内包含坏死肿瘤细胞的碎屑，少量炎症细胞以及较清亮旳浆液成分，水分子的运动无明显受限，ADC值高，囊变、坏死区呈低信号。

3. **脑梗死** 低级别星形细胞瘤因无肿瘤结节且不强化，应与脑梗死鉴别。鉴别点在于脑梗死一般不见指样水肿，为灰白质均受累。星形细胞瘤则以白质为主。缺血性脑梗死的低信号或低密度区常出现"丘脑空白征"（丘脑不受侵犯），这是由于血供的缘故。脑梗死的占位轻亦有助于鉴别，另外，脑梗死一般为突发，罕见有抽搐的症状。

4. **局灶性脑炎及脑脱髓鞘病变** 由于感染或变态反应等原因引起，CT常表现为不规则低密度区，MRI $T_1WI$上可见低信号区，$T_2WI$上为高信号区。强化不明显或有条状强化或非完整性环形强化（开环样强化），一般无占位效应（图4-1-7），与低度恶性星形细胞瘤很难区别，有时需靠随诊鉴别。

## 二、毛细胞型星形细胞肿瘤

**【概述】**

按照2016年WHO新分类，其他星形细胞肿瘤包括毛细胞型星形细胞瘤（pilocytic astrocytoma，PA，WHO Ⅰ级）、多形性黄色星形细胞瘤（pleomorphic xanthoastrocytoma，PXA，WHO Ⅱ级或Ⅲ级）和室管膜下巨细胞型星形细胞瘤（subependymal giant cell astrocytoma，SGCA，WHO Ⅰ级）。毛细胞型星形细胞瘤因肿瘤含有单极或双极长突起星形细胞而命名。

**【临床特点】**

毛细胞型星形细胞瘤，WHO Ⅰ级，好发于青少

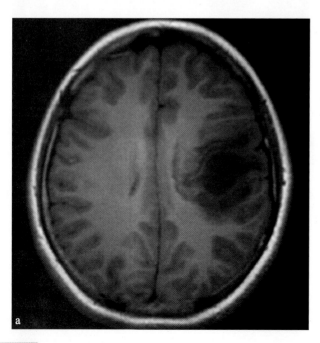

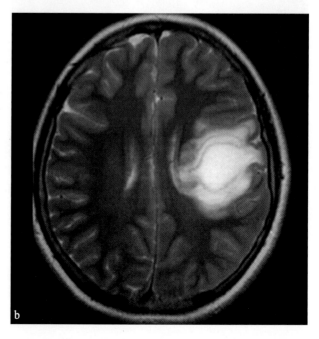

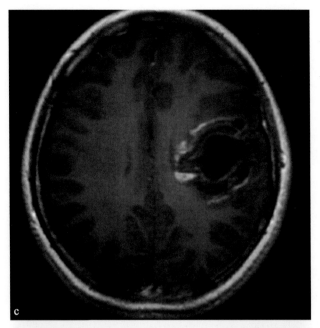

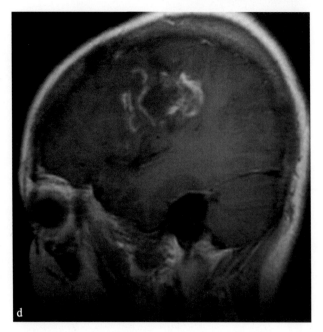

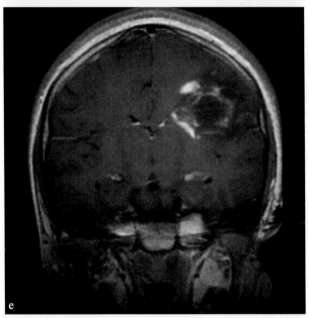

图 4-1-7　左额后皮层下及深部白质肿瘤样脱髓鞘病变 MRI 表现

a. 轴位 $T_1WI$；b. 轴位 $T_2WI$；c. 轴位 $T_1WI$ 增强扫描；d. 矢状位 $T_1WI$ 增强扫描；e. 冠状位 $T_1WI$ 增强扫描。示左额后皮层下及深部白质不规则形环形异常病灶，灶旁可见明显水肿带，占位征象不明显，同侧侧脑室无明显受压变形。不规则环形病灶的壁较厚，呈 TWI 等信号和 $T_2WI$ 高信号；病灶内部为 $T_1WI$ 低信号和 $T_2WI$ 高信号改变。病灶旁水肿呈 $T_1WI$ 低信号和 $T_2WI$ 高信号。增强检查轴位及矢状位图像见肿块呈不规则形、厚壁、非均匀开环样强化，环形强化缺口朝向皮层。冠状位图像见病灶呈不规则非均匀性环形强化，"开环"征不明显

年，90% 的毛细胞型星形细胞瘤发生于 20 岁以下的青少年。好发部位依次为小脑半球 - 小脑蚓部、视交叉 - 下丘脑、大脑半球、脑室内和脑干。肿瘤边界清楚，细胞伴有致密的纤维组织，肿瘤细胞形成致密的平行束，肿瘤含有长形的单极或双极细胞，血管贫乏，可形成单囊或多囊。肿瘤具有包膜，切除后可不复发。

**【影像检查技术与优选】**

诊断以 MRI 为主，尤其是对位于小脑肿瘤较 CT 显示好，但对钙化的显示不如 CT。

**【影像学表现】**

1. CT　CT 平扫时 85% 为边缘清楚的囊实性病变，圆形或椭圆形，囊可为小囊或大囊。10% 可见钙化，周围水肿及占位改变轻。如位于后颅凹则可见第四脑室移位。有的亦可呈实质性，但密度较正常脑实质低。增强后囊壁、间隔及实性部分明显强化。

2. MRI　多为囊实性病变，边界清晰，MRI $T_1WI$ 上为低信号或等信号，$T_2WI$ 上为高信号，DWI 无水分子弥散受限改变；增强后肿瘤囊壁、间隔及实性部分强化明显（图 4-1-8）。不典型的毛细胞型星形细胞瘤可位于大脑皮层，呈实质性肿块或多囊状改变，增强后可见厚壁不规则的环状强化，强化程度轻。

**【诊断要点】**

1. 好发于青少年。

2. 小脑半球最好发，其次为视交叉 - 下丘脑。

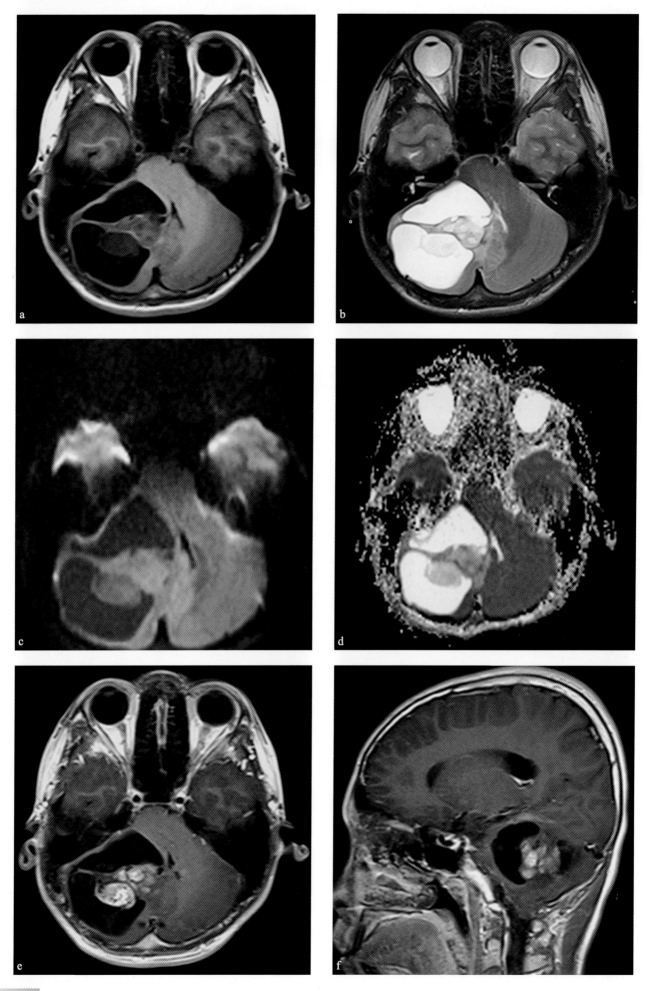

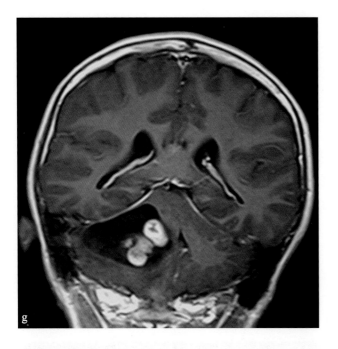

g

图 4-1-8 右侧小脑半球毛细胞型星形细胞瘤 MRI 表现

a. 轴位 $T_1WI$；b. 轴位 $T_2WI$；c. DWI；d. ADC 图；e. 轴位 $T_1WI$ 增强扫描；f. 矢状位 $T_1WI$ 增强扫描；g. 冠状位 $T_1WI$ 增强扫描。示右侧小脑半球巨大囊实性病灶，邻近第四脑室明显受压变形。病灶囊性部分较大，在 $T_1WI$ 呈水样低信号影，在 $T_2WI$ 上呈水样高信号影，信号均匀；病灶的实性部分较小，部分呈分隔样，在 $T_1WI$ 上呈稍低信号影，在 $T_2WI$ 上呈稍高信号影，信号欠均匀。DWI 及 ADC 图见病灶实性部分为等信号强度，囊性部分为水样信号影，未见水分子弥散受限征象。增强检查见病灶实性部分呈非均匀性中等程度团块样及分隔样强化

3. 多为囊实性病变，CT 平扫为低密度，MRI $T_1WI$ 上为低信号，$T_2WI$ 上为高信号。

4. 增强后肿瘤囊壁、间隔及实性部分明显强化。

【鉴别诊断】

小脑半球毛细胞型星形细胞瘤多发生于儿童、青少年，主要需要与以下疾病鉴别：

1. **髓母细胞瘤** 多发生于小脑蚓部，实性为主，可有小囊变，周围水肿轻；增强后轻中度不均匀强化，可有脑脊液播散。

2. **室管膜瘤** 发生于第四脑室，分叶状，囊变、钙化常见，不均匀中度强化。

3. **血管母细胞瘤** 多见于成年人，多呈囊实性，壁结节明显强化，无瘤周水肿。

### 三、多形性黄色星形细胞瘤

【概述】

多形性黄色星形细胞瘤因肿瘤混有多形性肿瘤细胞，并伴有黄色脂质小泡而命名。

【临床特点】

多形性黄色星形细胞瘤，WHO Ⅱ级，少见，占全部脑星形细胞肿瘤的不足 1%。该肿瘤主要发生于儿童和青少年。多位于大脑皮层的表浅部位，颞叶居多，偶有该肿瘤位于小脑或脑干的报道。肿瘤混有多形性肿瘤细胞，从纤维型星形细胞到巨大、多核的细胞，后者常可见脂质小泡，呈黄色。临床多表现为癫痫发作。生物学行为局限，预后良好。间变性多形性黄色星形细胞瘤（WHO Ⅲ级）为新增分

类，细胞发生间变，每 10 倍高倍视野 ≥5 个有丝分裂，可有坏死发生。

【影像检查技术与优选】

诊断以 MRI 为主，但对钙化的显示不如 CT。

【影像学表现】

1. CT 典型改变是囊性肿块伴有壁结节，靠近软脑膜处，增强后壁结节明显强化，囊壁不强化；或是实性肿块伴有小的囊变，密度不均，可见钙化及出血，增强后实性肿块多不均匀强化。

2. MRI 多为囊性肿块伴有壁结节，$T_1WI$ 为低信号，$T_2WI$ 为高信号，囊内可有出血改变，增强后壁结节明显强化，少数可见脑回、类脑膜强化等（图 4-1-9）。少数表现为实性肿块伴有小的囊变，信号不均，可有钙化及出血，增强后实性肿块多不均匀强化。DWI 无水分子弥散受限征象。

【诊断要点】

1. 多为儿童和青少年。

2. 好发于幕上，以颞叶最常见。

3. 肿瘤靠近软脑膜、皮质表面。

4. 肿瘤多呈囊性伴壁结节，壁结节明显增强。

【鉴别诊断】

囊性为主型需要与毛细胞型星形细胞瘤、血管母细胞瘤、胚胎发育不良性神经上皮瘤等鉴别；实性肿块为主型，主要与脑膜瘤相鉴别。

1. **毛细胞型星形细胞瘤** 好发于儿童及青少年，且多呈囊性并伴壁结节，但常常发生在小脑半球；囊壁很少见强化；

2. **发生囊变的弥漫性星形细胞瘤** 囊壁较厚

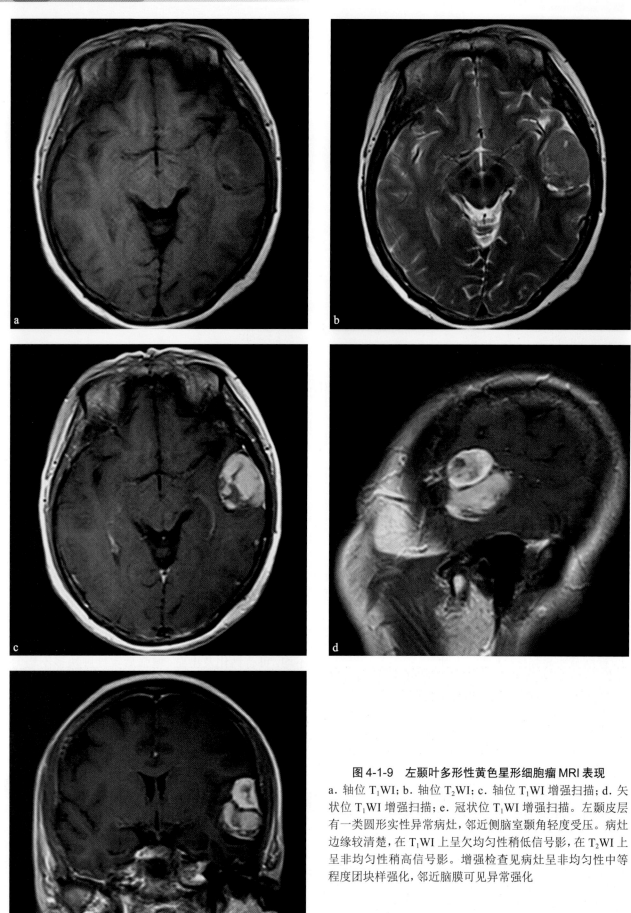

**图 4-1-9 左颞叶多形性黄色星形细胞瘤 MRI 表现**
a. 轴位 $T_1WI$；b. 轴位 $T_2WI$；c. 轴位 $T_1WI$ 增强扫描；d. 矢状位 $T_1WI$ 增强扫描；e. 冠状位 $T_1WI$ 增强扫描。左颞皮层有一类圆形实性异常病灶，邻近侧脑室颞角轻度受压。病灶边缘较清楚，在 $T_1WI$ 上呈欠均匀性稍低信号影，在 $T_2WI$ 上呈非均匀性稍高信号影。增强检查见病灶呈非均匀性中等程度团块样强化，邻近脑膜可见异常强化

且不规则,不均匀环形强化,周围水肿范围较大;

**3. 胚胎发育不良性神经上皮肿瘤** 胚胎发育不良性神经上皮肿瘤(dysembryoplastic neuroepithelial tumor,DNET)很少强化。

**4. 脑膜瘤** $T_2WI$上多为等信号,囊变较少,强化明显且均匀,常见"脑膜尾征"。

## 四、室管膜下巨细胞型星形细胞瘤

### 【概述】

室管膜下巨细胞型星形细胞瘤是一种良性、慢性生长、发生于室管膜上皮外面一层星形细胞的肿瘤,是染色体显性遗传性疾病,多为结节性硬化在中枢神经系统的一种表现,大约6%~14%结节性硬化的患者可发生此瘤。

### 【临床特点】

室管膜下巨细胞型星形细胞瘤,为WHO I级,多位于室间孔附近,组织学上可见有大的肥胖细胞样星形细胞,很少发生钙化,核分裂缺如或罕见。多发生于青少年,男性略多于女性。80%~90%的患者有面部皮脂腺瘤、癫痫和智能低下(结节性硬化的临床三联症)。肿瘤生长缓慢,手术可治愈。

### 【影像检查技术与优选】

诊断以MRI为主,但对钙化的显示不如CT。

### 【影像学表现】

**1. CT** 肿瘤常位于室间孔附近,形成分叶状肿块,并可见囊变及钙化。可见结节性硬化的表现,为沿侧脑室壁及室管膜下分布的点状或小块状钙化灶或结节影。

**2. MRI** 室间孔附近的分叶状肿块(图4-1-10),$T_1WI$上多为等或稍低信号,$T_2WI$上为不均匀的稍高信号(瘤内钙或铁沉积造成信号不均匀),并可见囊变。增强后明显均匀或不均匀强化。DWI上无水分子弥散受限改变,ADC值增高。除了瘤体之外,常常可见结节性硬化的表现,为沿侧脑室壁及室管膜下分布的点状或小块状结节。

### 【诊断要点】

1. 多发生于青少年。
2. 发生在一侧侧脑室孟氏孔附近。
3. 瘤体明显强化。
4. 可合并室管膜下或脑实质多发结节。
5. 合并结节性硬化其他表现,如肾错构瘤。

### 【鉴别诊断】

室管膜下巨细胞型星形细胞瘤为侧脑室内肿瘤,需要与脑室内其他肿瘤,如中枢神经细胞瘤、室管膜下瘤、室管膜瘤、脑膜瘤、脉络丛乳头状瘤相鉴别。

**1. 中枢神经细胞瘤** 发病年龄较大,瘤内囊变较常见,增强后轻度或中度强化;

**2. 室管膜下瘤** 多见于中老年人,增强扫描不强化;

**3. 室管膜瘤** 多发生在侧脑室三角区,儿童多见,囊变明显,可跨室壁生长,增强后不均匀强化;

**4. 脑膜瘤** 多见于成年女性,多发生在侧脑室三角区,强化均匀且显著;

**5. 脉络丛乳头状瘤** 常见于儿童,侧脑室三角区好发,多呈分叶状或颗粒感,分泌大量脑脊液。

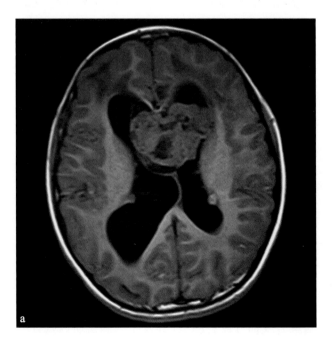

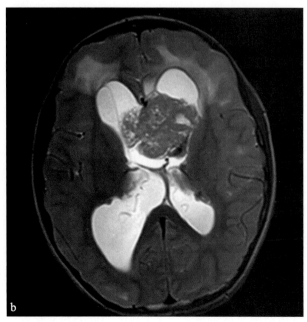

a                                          b

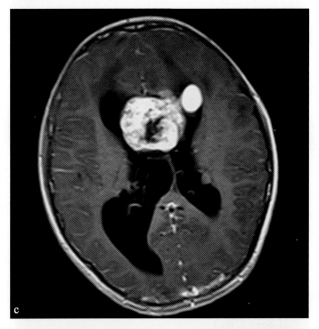

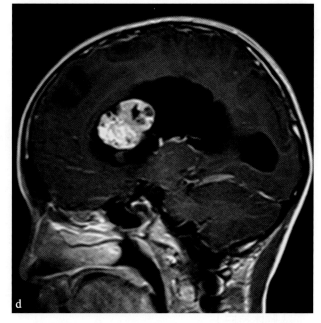

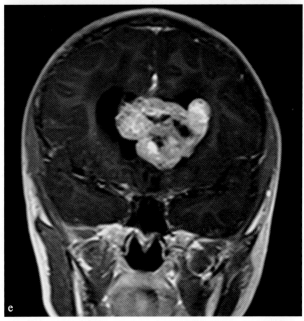

图 4-1-10　左侧侧脑室室间孔区室管膜下巨细胞型星形细胞瘤伴结节性硬化 MRI 表现

a. 轴位 $T_1WI$；b. 轴位 $T_2WI$；c. 轴位 $T_1WI$ 增强扫描；d. 矢状位 $T_1WI$ 增强扫描；e. 冠状位 $T_1WI$ 增强扫描。示左侧侧脑室室间孔区非均匀性巨大实性团块样病灶，病变向右侧侧脑室生长，双侧侧脑室室间孔受压，脑室增大。肿块在 $T_1WI$ 上呈等信号影，其内可见稍低信号坏死区；$T_2WI$ 上肿块呈非均匀性等信号影，边缘不规整，呈浅分叶状。双侧侧脑室体部外侧壁可见一小结节样异常病灶，$T_1WI$ 信号略增高，$T_2WI$ 信号减低。双额深部白质可见片状 $T_1WI$ 稍低信号和 $T_2WI$ 稍高信号改变。增强检查见室间孔区肿块呈非均匀性中等程度强化，病灶内部坏死区无强化。双侧侧脑室体部外侧壁小结节样病灶未见强化

## 五、室管膜肿瘤

室管膜肿瘤包括室管膜瘤（WHO Ⅱ级）、间变性室管膜瘤（WHO Ⅲ级）、室管膜下瘤（WHO Ⅰ级）等。

### （一）室管膜瘤

【概述】

室管膜瘤（ependymoma）是发生于脑室壁与脊髓中央管室管膜细胞的神经上皮肿瘤，多为 WHO Ⅱ级，少数间变者为 WHO Ⅲ级。约占颅内肿瘤的 1.9%～7.8%，好发年龄为儿童与少年，男女比例约为 3∶2。

【临床特点】

由于室管膜瘤在小儿中占了一半，在小儿颅内肿瘤中，其所占比例达 13%。室管膜瘤的好发部位以第四脑室底部最为常见，其次为侧脑室、第三脑室、脊髓、终丝和脑实质。由于肿瘤部位不同，所产生的临床症状也不同，以颅内压增高为主要症状，幕上室管膜瘤还可伴有抽搐、视野缺损，幕下室管膜瘤则常伴有共济失调。室管膜瘤是中等恶性程度的肿瘤，5 年存活率约为 50%，可以通过脑脊液种植转移，多发生于手术后，但转移概率低于髓母细胞瘤。

颅内室管膜瘤由于发病部位不同，所具特性也不相同。幕下室管膜瘤约占 60%～70%，以小儿多见，由于多位于第四脑室内，常引起程度较重的脑积水。肿瘤边界尚清，有时可沿第四脑室侧孔（Luschka 孔）和中孔（Magendie 孔）向桥小脑角池及枕大池生长。幕上室管膜瘤多见于成人，约 70% 以上完全位于脑室外，这些脑实质的室管膜瘤常位于脑室旁或部分侵犯脑室，其发生与脑实质内残存的

室管膜细胞有关。幕上室管膜瘤恶性程度略高于幕下室管膜瘤，囊变与出血的概率也略高，而且肿瘤与脑实质常分界不清。

【影像检查技术与优选】

MRI 可以多方位、多参数扫描，明显优于 CT。幕上室管膜瘤 MRI 与 CT 类似，没有特异性，但钙化显示不如 CT。

【影像学表现】

1. CT 幕下室管膜瘤为等或稍低密度的软组织块影，有时可在肿瘤周围见到低密度环状影，是肿瘤周围水肿与残存第四脑室所致。

CT 可清楚显示肿瘤出血与钙化，钙化在室管膜瘤约占一半，呈点状或位于肿瘤与囊变的周边。幕

上室管膜瘤多位于脑实质，CT 表现多种多样，但囊变与出血较幕下常见。静脉注入造影剂后肿瘤呈轻到中度强化。

2. MRI 肿瘤形态多不规则，可呈分叶状或结节状。由于肿瘤伴有出血、囊变及钙化所致而信号不均匀，肿瘤实质 $T_1WI$ 上呈等或略低信号，$T_2WI$ 上为等或稍高信号，而囊变在 $T_1WI$ 上为低信号、$T_2WI$ 上为高信号。增强后，实性部分明显强化（图4-1-11、图4-1-12）。MRI 显示肿瘤边界较 CT 清楚，并可显示肿瘤周围残余的第四脑室以及脑干受压情况。肿瘤沿第四脑室侧孔与中孔向脑室外的脑桥小脑角及枕大孔生长是幕下室管膜瘤一个典型但并非特异的特征。这是由肿瘤的可塑性以及它特殊的发

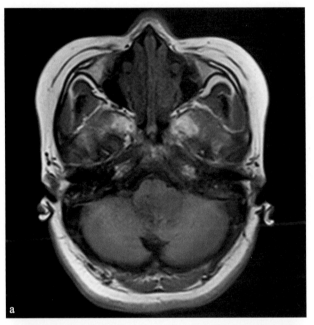
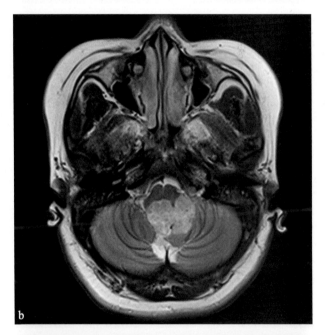
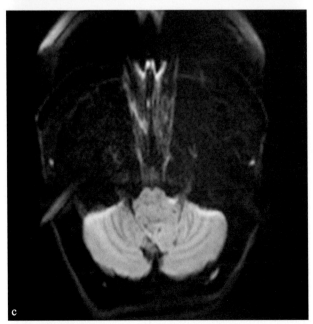
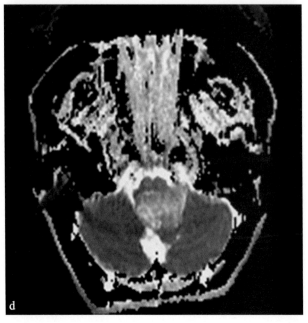

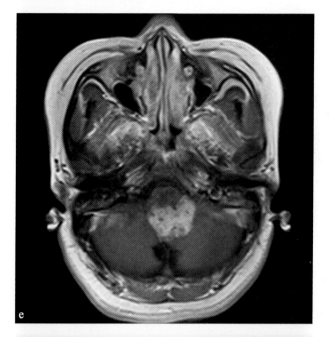

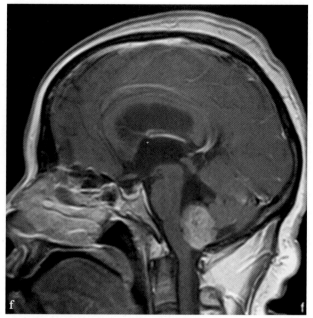

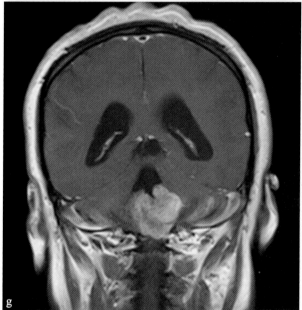

**图 4-1-11 第四脑室室管膜瘤 MRI 表现**

a. 轴位 $T_1WI$；b. 轴位 $T_2WI$；c. DWI；d. ADC 图；e. 轴位 $T_1WI$ 增强扫描；f. 矢状位 $T_1WI$ 增强扫描；g. 冠状位 $T_1WI$ 增强扫描。示第四脑室下部团块样病灶；第四脑室下部和中孔受压部分闭塞。团块样病灶边缘尚清楚，可见分叶样改变，呈欠均匀性 $T_1WI$ 稍低信号和 $T_2WI$ 稍高信号强度。DWI 见肿块信号不均匀，呈等信号，ADC 图为稍高信号，提示肿块无水分子弥散受限。增强检查见肿块呈实性中等程度强化，肿块内可见无强化的散在小坏死区。矢状位图像可见肿块位于第四脑室下部，有经中孔向枕大池生长趋势

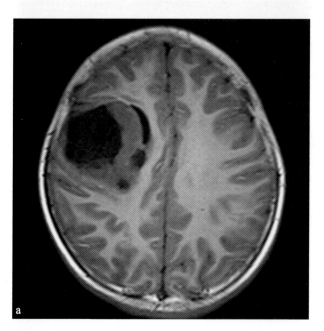

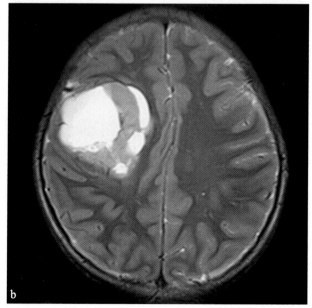

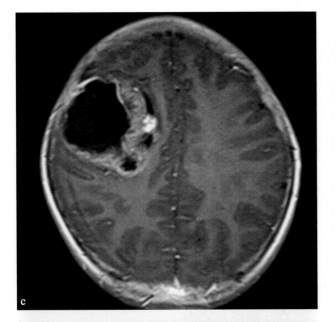

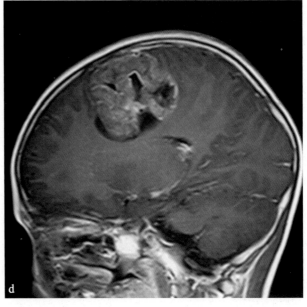

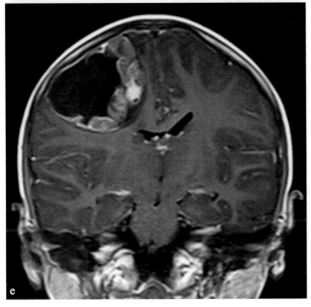

**图 4-1-12 右额后脑实质内室管膜瘤 MRI 表现**
a. 轴位 $T_1WI$; b. 轴位 $T_2WI$; c. 轴位 $T_1WI$ 增强扫描; d. 矢状位 $T_1WI$ 增强扫描; e. 冠状位 $T_1WI$ 增强扫描。示右额后皮层及皮层下一巨大囊实性病灶，同侧侧脑室体部可见受压下移，中线结构轻度左移。肿块边缘尚清楚，无明显灶旁水肿。病灶实性部分呈较均匀性 $T_1WI$ 等信号和 $T_2WI$ 等信号强度，囊性部分 $T_1WI$、$T_2WI$ 上均表现为水样信号强度。增强检查见肿块实性部分为中等程度非均匀性强化

生部位所决定的。

DWI 显示肿瘤无水分子明显弥散受限；室管膜瘤实质的 $^1H$-MRS 多表现为 Cho 升高而 NAA 降低；PWI 主要表现为肿瘤实质血流量明显升高，但是不能再回到基线，提示室管膜瘤具有丰富的血供，但血 - 脑屏障不完整。

**【诊断要点】**

1. 多见于儿童与青少年。

2. 肿瘤多位于第四脑室。

3. 肿瘤信号不均匀，容易发生囊变、钙化。

4. 肿瘤实质强化明显。

**【鉴别诊断】**

幕下室管膜瘤在儿童需与髓母细胞瘤及毛细胞型星形细胞瘤鉴别。髓母细胞瘤起源于第四脑室顶部的下髓帆或上髓帆，CT 多为稍高密度，出血与钙

化相对少见，MRI 呈 $T_1WI$ 低信号、$T_2WI$ 高信号，与室管膜瘤不易区分，$T_2WI$ 肿瘤信号强度多较均匀。增强后呈均匀显著强化，肿瘤多侵犯小脑与第四脑室，脑干受压程度相对较轻。髓母细胞瘤容易发生脑脊液转移。毛细胞型星形细胞瘤也是儿童后颅凹常见肿瘤，多位于小脑半球，当肿瘤发生在小脑蚓部并侵犯第四脑室时，需与室管膜瘤鉴别，肿瘤常伴有较大的囊变，在囊变的周边可见不规则强化的壁结节，肿瘤边缘相对清楚。

幕下室管膜瘤在成年人需与脉络丛乳头状瘤鉴别，脉络丛乳头状瘤较少发生于第四脑室脉络丛，也可沿第四脑室侧孔及中孔向脑室外生长，肿瘤多为实性，呈分叶状，强化明显，肿瘤内部有时可见血管流空影。幕上室管膜瘤表现多种多样，诊断有时较困难，肿瘤往往较大，而且伴有较大的囊变。

## （二）室管膜下瘤

### 【概述】

室管膜下瘤（subependymoma）起源于室管膜下层细胞，是一种由许多纤维基质分割的胶质细胞巢组成的神经上皮良性肿瘤，WHO Ⅰ级。

### 【临床特点】

室管膜下瘤发病部位以侧脑室和第四脑室最为常见。发生在侧脑室的肿瘤常毗邻室间孔，多位于一侧。约50%~60%室管膜下瘤发生于第四脑室，通常附着于脑室壁，并完全位于脑室内。多数室管膜下瘤直径小于2cm，通常临床上多无明显症状。当肿瘤生长到一定程度，引起梗阻性脑积水或侵犯脑实质时，才出现相应的临床症状。中老年人多见，发病年龄多在45~75岁，男性多于女性。

大体病理上，室管膜下瘤为灰色或白色实性肿瘤，常有分叶，界限清晰，与脑室壁以窄蒂相连。通常乏血供，瘤内可有小囊变、钙化、出血。组织学上，室管膜下瘤含有室管膜细胞和星形细胞成分，并有致密的纤维基质。核分裂象无或者很少。

### 【影像检查技术与优选】

同"室管膜瘤"。

### 【影像学表现】

1. CT 脑室内与脑实质等密度或稍低密度的实性肿物，肿瘤可有轻微钙化，出血及囊变均不常见，增强后多不强化，有时局部可见轻度强化。

2. MRI 多为边界清楚，信号略不均匀的脑室内实性肿物，由一个点或蒂附着于脑室壁上。多完全位于脑室内而不侵犯脑实质，偶尔有小的囊变

（图4-1-13）。DWI无水分子弥散受限。增强后室管膜下瘤多不强化，也有小部分肿瘤为轻度强化。

### 【诊断要点】

1. 多见于中老年人。

2. 好发生于室间孔附近。

3. 实性肿物，可有小囊变和钙化。

4. 仅轻度强化或无强化。

### 【鉴别诊断】

第四脑室室管膜下瘤主要与室管膜瘤和脉络丛乳头状瘤鉴别；幕上室管膜下瘤需要与脑室内其他肿瘤，如室管膜瘤、室管膜下巨细胞型星形细胞瘤、脑膜瘤、中枢神经细胞瘤、脉络丛乳头状瘤相鉴别。详细鉴别诊断见"室管膜下巨细胞型星形细胞瘤"部分。

## 六、脉络丛肿瘤

脉络丛原发肿瘤包括脉络丛乳头状瘤（WHO Ⅰ级）、非典型脉络丛乳头状瘤（WHO Ⅱ级）和脉络丛乳头状瘤（WHO Ⅲ级）。其他累及脉络丛组织的肿瘤有脑膜瘤和转移瘤，非肿瘤性囊肿和血管畸形也可累及脉络丛组织。

### （一）脉络丛乳头状瘤

### 【概述】

脉络丛乳头状瘤（choroid plexus papilloma）起自脑室内脉络丛上皮细胞，生长缓慢。脉络丛乳头状瘤少见，占所有颅内肿瘤的0.4%~0.6%，而占儿童脑肿瘤的2%~4%，是2岁以下儿童最常见的颅内肿瘤之一。近70%的脉络丛乳头状瘤发生于5岁以下儿童，男性稍多见。

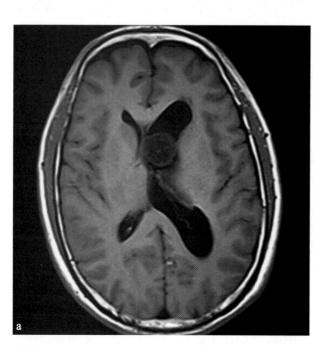

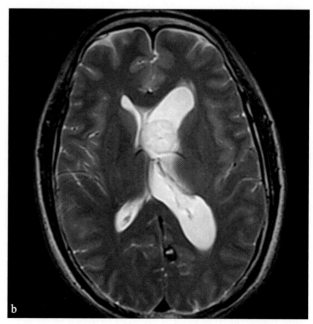

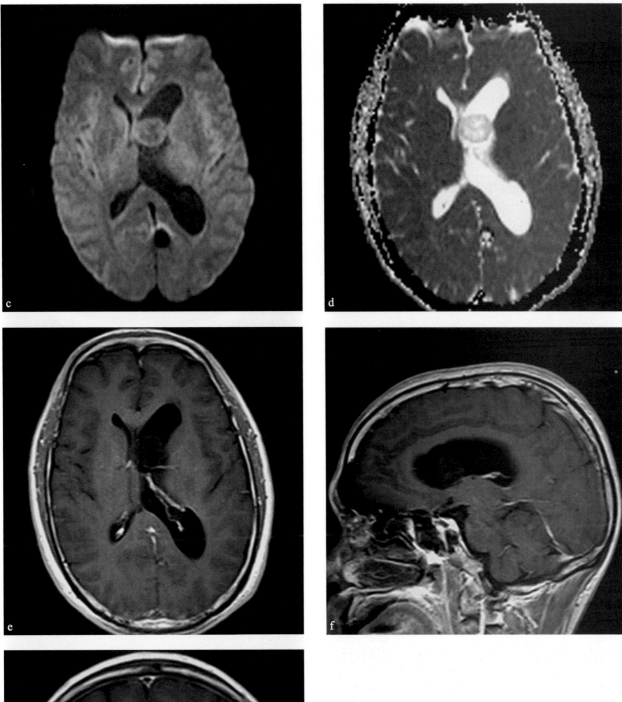

**图 4-1-13 左侧侧脑室内室管膜下瘤 MRI 表现**

a. 轴位 $T_1WI$；b. 轴位 $T_2WI$；c. DWI；d. ADC 图；e. 轴位 $T_1WI$ 增强扫描；f. 矢状位 $T_1WI$ 增强扫描；g. 冠状位 $T_1WI$ 增强扫描。示左侧侧脑室内体前部近室间孔处一类圆形异常病灶，压迫左侧室间孔造成同侧侧脑室积水增大，中线结构轻度右移。类圆形病灶紧贴侧脑室内侧壁，病灶似有等信号薄膜，其内信号欠均匀，边缘尚清楚，呈欠均匀性 $T_1WI$ 稍低信号和 $T_2WI$ 稍高信号强度。DWI 及 ADC 图见肿块信号不均匀，呈等信号强度，提示肿块无水分子弥散受限。增强检查未见肿块强化

【临床特点】

因为脉络丛组织在侧脑室居多,因此,脉络丛乳头状瘤多发生在侧脑室(约50%,依次为三角区及体部);而第四脑室次之(40%),第三脑室少见(5%左右)。肿瘤位于脑室内,呈膨胀性生长。

脉络丛乳头状瘤质软,易脱落,可沿蛛网膜下腔种植播散。肿瘤大体标本呈灰红色,质软,无包膜,多呈乳头状、小结节状、绒毛颗粒状,与脑组织分界清楚,切面粗糙,出血、囊变、钙化、坏死少见。

临床表现常与脑积水引起的颅内压增高和局限性神经系统损害有关。本病易引起脑积水,其成因可能是:肿瘤阻塞脑脊液循环通路,造成梗阻性脑积水;肿瘤分泌过量的脑脊液。

【影像检查技术与优选】

MRI应作为首选检查方法,CT次之。

【影像学表现】

1. CT 大部分肿瘤呈稍高或等密度,少数为低或混杂密度。肿瘤内出现大的高密度钙化灶,肿瘤出血相对少见。增强检查中,肿瘤可均匀明显强化。大部分肿瘤边界清楚,密度均匀(图4-1-14)。

2. MRI 肿瘤绝大多数为实性,少数病例可见囊性成分。T₁WI为等信号或稍低信号,T₂WI扫描中肿瘤多为高信号(图4-1-15)。肿瘤内部信号基本均匀,略呈颗粒状。DWI检查一般无水分子弥散受限改变。边缘常为颗粒状或凹凸不平,呈羽毛状。

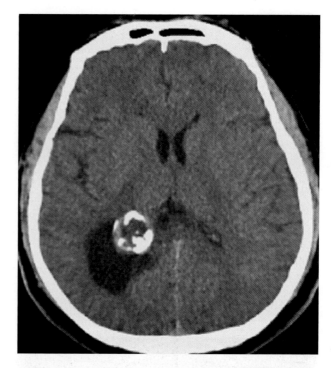

**图4-1-14 右侧侧脑室三角区脉络丛乳头状瘤CT表现**

CT平扫见右侧侧脑室内一囊实性肿块,实性部分呈球形,密度不均匀,其内可见多个斑块样高密度钙化影;囊性部分为水样密度影

增强检查肿瘤实性部分均匀明显强化。

肿瘤常引起脑积水,瘤体常位于扩大的脑室内,并与脉络丛组织相连,周围可见脑脊液的包绕,积水严重者肿瘤几乎完全浸泡在脑脊液内。

桥小脑角区脉络丛乳头状瘤多发生于第四脑室

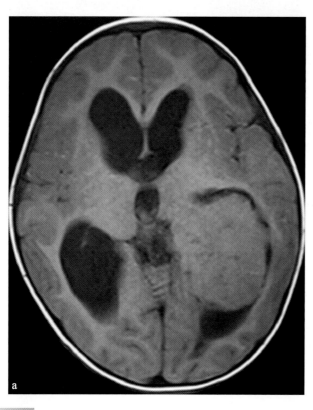

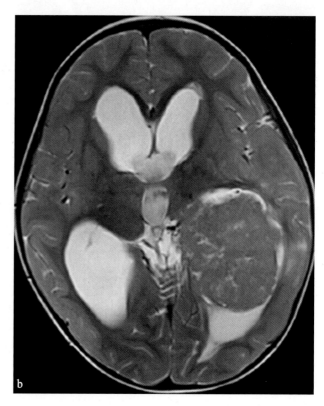

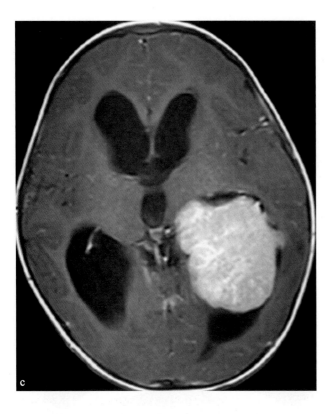

图 4-1-15　左侧侧脑室脉络丛乳头状瘤 MRI 表现

a. 轴位 $T_1WI$；b. 轴位 $T_2WI$；c. 轴位 $T_1WI$ 增强扫描。示左侧侧脑室三角区内一巨大实性类圆形肿块影，幕上脑室可见明显扩大，中线结构轻微右移。肿块信号略显不均匀，边缘清楚，呈 $T_1WI$ 稍低信号和 $T_2WI$ 稍高信号强度。增强检查见肿块为中等程度强化，信号稍显不均匀

侧隐窝脉络丛，并经第四脑室外侧孔向外生长（图4-1-16、图4-1-17）。

【诊断要点】

位于第四脑室、侧脑室三角区内，CT 呈稍高密度，MRI $T_1WI$ 为等或低信号，$T_2WI$ 为高信号，羽毛状边缘，肿块有明显强化，可作定性诊断。

【鉴别诊断】

第四脑室内脉络丛乳头状瘤的鉴别诊断主要包括室管膜瘤、髓母细胞瘤。它们之间信号和密度特点有时很相似，不易鉴别。室管膜瘤信号混杂，肿瘤边缘较清楚，常见出血、钙化、囊变和坏死等。增强检查可见肿瘤不均匀强化，肿瘤信号更显混杂。髓母细胞瘤发生于中线部位，常见小囊变，钙化少，增强可见中等强化。脉络丛乳头状瘤增强可见均匀明显强化，是第四脑室内强化最明显的肿瘤，其边缘也较具特异性。

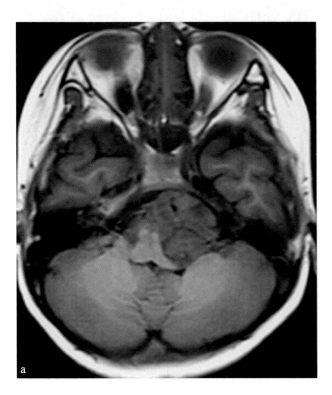

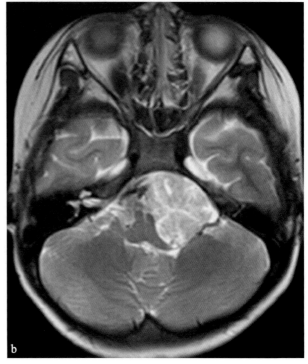

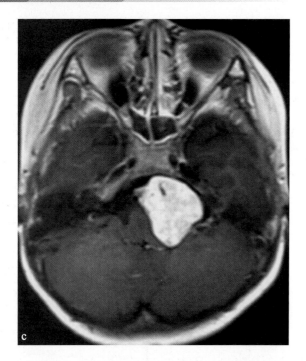

**图 4-1-16　左侧桥小脑角区脉络丛乳头状瘤 MRI 表现**
a. 轴位 $T_1WI$；b. 轴位 $T_2WI$；c. 轴位 $T_1WI$ 增强扫描。示左侧桥小脑角区团块样病灶，脑干受压变形及右移。肿块信号略显不均匀，边缘尚清楚，呈 $T_1WI$ 稍低信号和 $T_2WI$ 稍高信号强度。增强检查见肿块中等程度较均匀强化

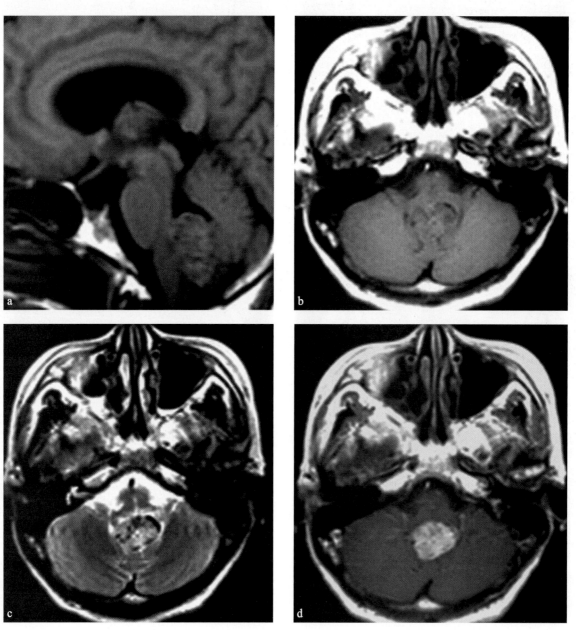

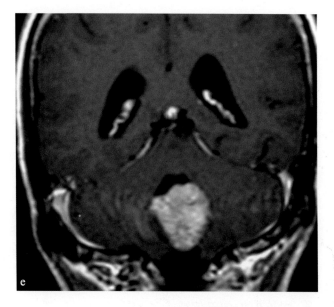

侧脑室三角区脉络丛乳头状瘤主要与脑膜瘤鉴别，三角区脑膜瘤边缘光滑，肿瘤多呈圆形，一般不引起脑室系统扩大。脉络丛囊肿也常见于三角区，在 $T_1WI$ 和 $T_2WI$ 上与脑脊液信号相似。

桥小脑角区的脉络丛乳头状瘤仅从信号和密度与此区神经鞘瘤和脑膜瘤的表现相似，不易鉴别。神经鞘瘤边缘光滑，常发生囊变，内部信号不均匀。$T_1WI$ 上为低信号，$T_2WI$ 上为高信号，常引起内听道扩大。脑膜瘤边缘光滑，密度均匀，具有典型的皮层灰质信号特点。神经鞘瘤和脑膜瘤与岩骨的关系密切，一般不累及第四脑室。

#### （二）脉络丛乳头状癌

**【概述】**

脉络丛乳头状癌（choroid plexus carcinoma）非常罕见，几乎总发生于侧脑室，约占全部脉络丛肿瘤的 10%～20%，是新生儿及 2～4 岁儿童少见颅内肿瘤。

**【临床特点】**

肿瘤呈浸润性生长。临床症状主要由脑积水引起。

**【影像检查技术与优选】**

MRI 作为首选检查方法。

**【影像学表现】**

脉络丛乳头状癌 CT 及 MRI 表现与脉络丛乳头状瘤很相似，但密度或信号更加不均匀，瘤内出血、囊变更多见，同时邻近脑实质受侵也更常见。

因为脉络丛乳头状瘤或癌均可以发生脑脊液种植转移，因此，术前或术后随访行全脊髓 MRI 扫描是很有必要的。

**【诊断要点】**

诊断同脉络丛乳头状瘤。如果瘤体信号明显不均匀，瘤内出血、囊变更明显，邻近脑实质受侵更明显，要考虑到脉络丛乳头状癌。

**【鉴别诊断】**

鉴别诊断同脉络丛乳头状瘤。

（苗延巍　高培毅）

## 第二节　神经元和混合性神经元 - 神经胶质肿瘤

神经元和混合性神经元 - 神经胶质肿瘤（neuronal and mixed neuronal-glial tumors）是一组由不同分化程度的神经元伴有或不伴有胶质细胞的中枢神经系统肿瘤，主要包括胚胎发育不良性神经上皮肿瘤（WHO Ⅰ级）、节细胞瘤（WHO Ⅰ级）、节细胞胶质瘤（WHO Ⅰ级）、间变性神经节细胞胶质瘤（WHO Ⅲ级）、发育不良性小脑神经节细胞瘤（WHO Ⅰ级）、乳头状胶质神经元肿瘤（WHO Ⅰ级）、玫瑰花结样胶质神经元肿瘤（WHO Ⅰ级）、中枢神经细胞瘤（WHO Ⅱ级）、脑室外神经细胞瘤（WHO Ⅱ级）；较少见，预后一般较好。

### 一、胚胎发育不良性神经上皮肿瘤

**【概述】**

胚胎发育不良性神经上皮肿瘤（dysembryoplastic neuroepithelial tumor，DNET）是一种罕见的、常位于幕上的良性胶质神经元肿瘤，与儿童和青少年难治性复杂部分性癫痫明显相关。

**【临床特点】**

DNET 好发于幕上，典型的位于大脑皮层，以颞叶最常见，也可发生在额叶、顶叶。DNET 好发于儿童及青年，一般在 20 岁以下。临床上均以顽固性癫痫发作为主要临床表现。20 岁以前可继发癫痫大发作，伴认知功能障碍，而缺乏神经功能障碍的症状。

DNET 的病理级别为 WHO Ⅰ级。肿瘤位于皮层内，典型的为含有胶质神经元成分的胶状结构，与多灶性硬结相连。组织学见肿瘤由特异性胶质神经元成分构成，包括少突胶质样细胞，"漂浮"神经元和星形细胞，在一些黏液或致密的神经纤维基质中。

【影像检查技术与优选】

定位、定性诊断以 MRI 为主，CT 可显示邻近颅骨受压改变以及囊壁钙化。

【影像学表现】

1. CT 病灶常位于幕上脑叶皮层部位，尤其是颞叶；多呈圆形、类圆形，有的可呈楔形，特殊的为脑回样外形。CT 平扫肿瘤为单囊或多囊样低密度灶，边界清楚，少数可有囊壁钙化，邻近颅骨可变薄；增强后无强化。

2. MRI 肿瘤为单囊或多囊，在 $T_1WI$ 上多呈低信号，少数可呈等信号，在 $T_2WI$ 上呈高信号，多信号均匀；边界清楚；增强后肿瘤一般不强化，少数病灶实质可有强化。常无肿瘤周围水肿及占位效应（图 4-2-1～图 4-2-3）。

肿瘤在 $T_2$-FLAIR 序列上可见边缘较高信号环，其成因为疏松的胶质神经元成分，其诊断敏感性为 82%。

在 DWI 上，肿瘤的水分子弥散不受限，ADC 值升高。除了 MI/Cr 在 DNET 较正常脑组织为高以外，DNET 与正常脑皮质的 MRS 无显著差异。此外，DNET 的 rCBF 值减低。

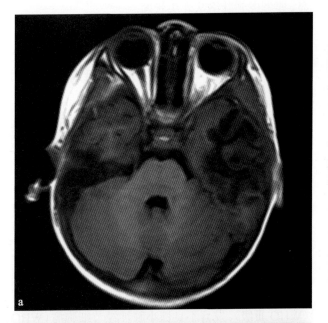

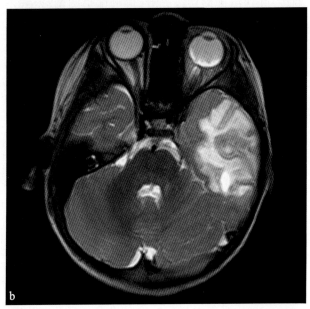

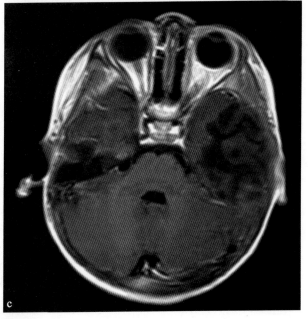

图 4-2-1 左颞叶胚胎发育不良性神经上皮肿瘤 MRI 表现

a. 轴位 $T_1WI$；b. 轴位 $T_2WI$；c. 轴位 $T_1WI$ 增强扫描。左颞叶皮质见椭圆形肿物，累及脑回，$T_1WI$ 上呈低信号（a），$T_2WI$ 上呈高信号（b），$T_1WI$ 增强未见明显强化（c）

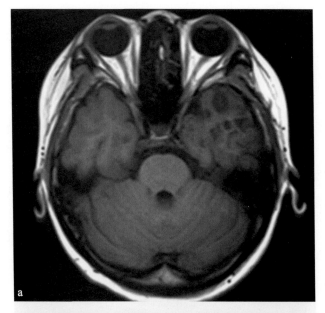
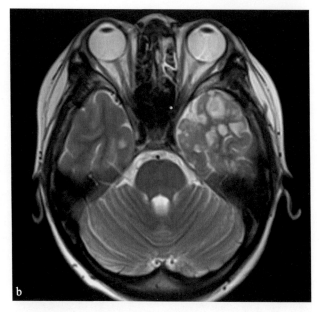
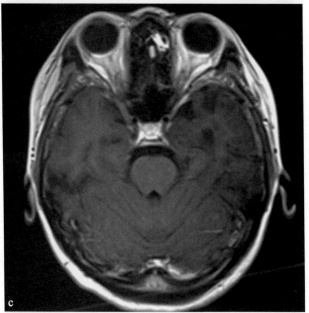

**图 4-2-2 左颞叶胚胎发育不良性神经上皮肿瘤 MRI 表现**
a. 轴位 $T_1WI$；b. 轴位 $T_2WI$；c. 轴位 $T_1WI$ 增强扫描。左颞叶可见多囊状类圆形病灶，$T_1WI$ 上呈低信号，$T_2WI$ 上呈高信号，$T_1WI$ 增强未见明显强化。

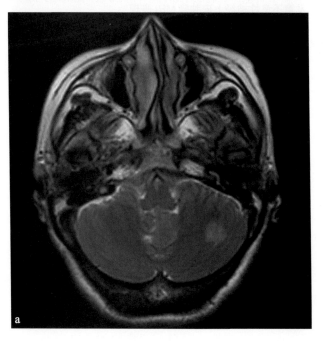
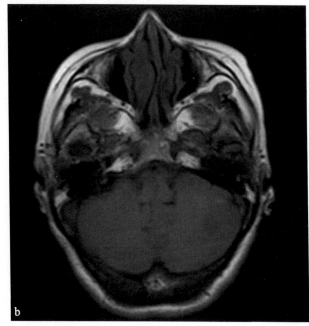

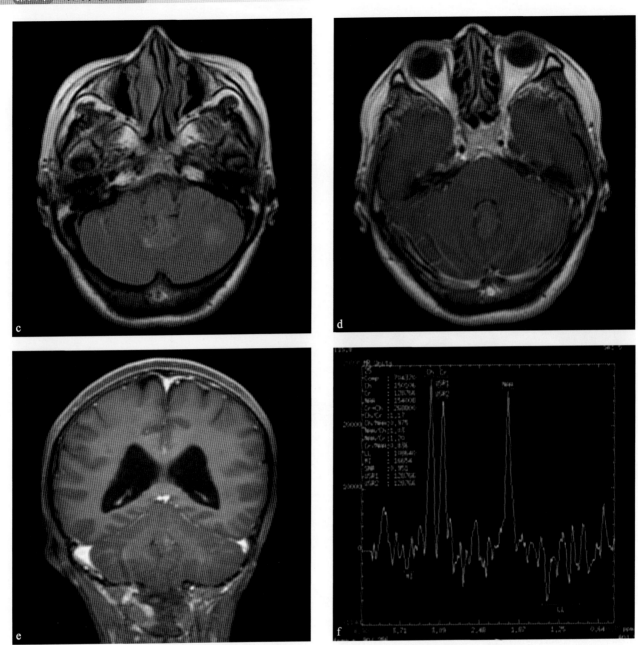

**图 4-2-3　小脑蚓部及左侧小脑半球胚胎发育不良性神经上皮肿瘤 MRI 表现**

a. 轴位 $T_2WI$；b. 轴位 $T_1WI$；c. 轴位 $T_2$-FLAIR；d. 轴位 $T_1WI+C$；e. 冠状位 $T_1WI+C$；f. $^1H$-MRS。示小脑蚓部及左侧小脑半球结节状异常信号，在 $T_1WI$ 上为稍低信号，$T_2WI$ 上及 $T_2$-FLAIR 上为稍高信号，信号均匀，边界清晰，周围未见水肿，增强扫描病灶未见强化。$^1H$-MRS 显示病灶 NAA 峰轻度降低，Cho/NAA=0.975，Cho/Cr=1.170

【诊断要点】

1. 好发于儿童及青年。

2. 常位于脑叶皮层部位，颞叶常见。

3. 类圆形或楔形外观。

4. 脑脊液样密度或信号。

5. 一般无强化。

6. 常无肿瘤周围水肿及占位效应。

【鉴别诊断】

1. **神经节细胞瘤**　以大囊加壁结节常见，壁结节显著强化，MRS 示 Cho 升高。

2. **发育不良性小脑神经节细胞瘤**　多见于小脑，且见到多条纹状改变或"虎皮征"。

3. **弥漫性星形细胞瘤 / 少突胶质细胞瘤**　好发于脑白质；弥漫性星形细胞瘤 / 少突胶质细胞瘤界限不清，有囊变、出血；有不均匀强化；可有 Cho 峰升高，ADC 值降低。

4. **蛛网膜囊肿**　多位于脑外；囊内脑脊液成分；界限清晰，周围无 $T_2$-FLAIR 高信号；无强化。

## 二、节细胞瘤 / 节细胞胶质瘤

【概述】

节细胞瘤（gangliocytoma）是罕见的起源于神经

细胞的良性肿瘤，主要由异常发育的成熟神经节细胞和高度可变的非肿瘤性胶质细胞构成。节细胞胶质瘤（ganglioglioma）约占中枢神经系统肿瘤的 2%，在神经元和混合性神经元 - 神经胶质起源肿瘤中最常见，由不典型神经节细胞和肿瘤性胶质细胞以不同比例混合构成。

### 【临床特点】

节细胞瘤多发生在儿童和青少年。大脑半球和颈段脊髓最常发生。在大脑半球，颞叶最常受累，也可合并额叶、顶叶受累。临床表现与肿瘤位置有关，颞叶癫痫及头痛最常见。节细胞瘤为 WHO Ⅰ级，呈实性或囊性，囊变常见。显微镜下可见大量新生神经细胞，细胞肿大，排列紊乱。胞核为大囊状，核仁明显，细胞质丰富，细胞突触发育不良。间质由非肿瘤性胶质纤维和围绕在血管周围网织纤维组成。

节细胞胶质瘤可发生于脑实质和脊髓。主要见于儿童和青少年，绝大多数发生在 30 岁之前。肿瘤生长缓慢，生物学行为良性。临床表现为癫痫，是慢性颞叶癫痫相关的最常见的肿瘤。节细胞胶质瘤分化较好，WHO Ⅰ级，大体上呈实性或囊性。肿瘤通常境界清楚，常为单个大囊伴有壁结节钙化。显微镜下既含有神经节细胞又含有胶质细胞，胶质细胞主要是星形细胞，偶尔可见少突胶质细胞。

有些节细胞胶质瘤含间变的胶质肿瘤成分，称为间变性节细胞胶质瘤（anaplastic ganglioglioma，

WHO Ⅲ级），呈弥漫性生长，境界不清；瘤内可见小囊变，可出血、坏死，钙化常见；镜下可见细胞或核多形性，有丝分裂和血管增生常见，可有显著的瘤周水肿。

### 【影像检查技术与优选】

MRI 是肿瘤定位、定性诊断的主要方法。CT可显示瘤内钙化。

### 【影像学表现】

**1. CT**

（1）节细胞瘤：可以发生在任何部位，但以颞叶皮层最常见，其次是顶叶以及额叶。肿瘤大小不一，在成人直径一般 2～3cm，儿童 >4cm。多为单发。增强扫描肿瘤通常为中度不均匀强化。

（2）节细胞胶质瘤：多位于幕上大脑半球，颞叶常见，其次为额叶和顶叶。典型者影像上具有一定特征性，即单个大囊加壁结节钙化。但囊变不明显或多发小囊变者一般无法与节细胞瘤区别。注射造影剂后，实性部分、囊壁及结节轻度到明显增强。一般无明显瘤周水肿或轻度水肿。1/3 的病例可伴有钙化。

**2. MRI**

（1）节细胞瘤：分为 3 种类型：囊 + 壁结节型最常见；实性型，常使脑回增厚；浸润型，边界不清（图4-2-4）。T$_1$WI 上肿瘤多呈低 - 等信号；T$_2$WI 上为高信号，可不均质。可合并周围脑皮质发育不良；多合并钙化。增强扫描肿瘤通常为中度不均匀强化。

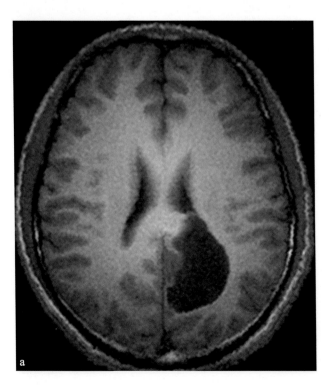

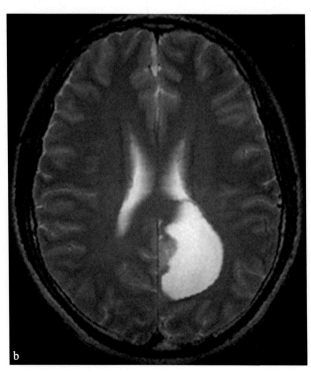

a　　　　　　　　　　　　　　　　　b

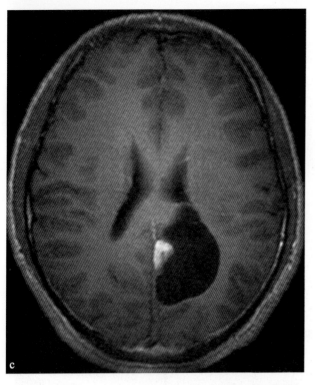

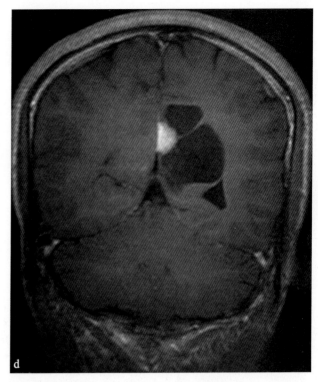

**图 4-2-4　左枕叶节细胞瘤 MRI 表现**

a. 轴位 $T_1WI$；b. 轴位 $T_2WI$；c. 轴位 $T_1WI+C$；d. 冠状位 $T_1WI+C$。轴位 $T_1WI$ 显示左枕叶有一类圆形病灶，囊性部分呈低信号，内侧结节为稍低信号；$T_2WI$ 囊性部分呈高信号，结节为较高信号；轴位及冠状位增强扫描示结节明显强化

$T_2^*WI$ 或 SWI 可显示瘤内钙化区，呈花团样高信号。MRS 显示瘤体 Cho 峰升高。

（2）节细胞胶质瘤：典型者表现为单个大囊加壁结节。肿块在 $T_1WI$ 呈低信号，囊性部分更低，$T_2WI$ 呈高信号。注射造影剂后，实性部分、囊壁及结节增强，增强程度可由轻度强化到明显强化。一般无明显瘤周水肿或轻度水肿。可伴有钙化。（图 4-2-5、图 4-2-6）

单纯依靠影像方法是难以区分神经节细胞瘤、节细胞胶质瘤及间变性节细胞胶质瘤的，它们之间

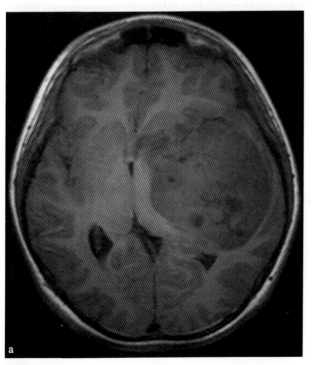

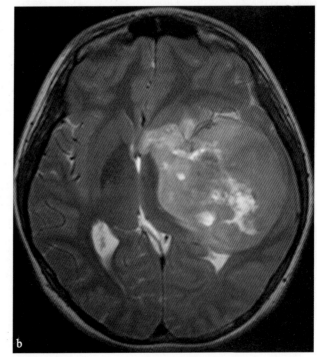

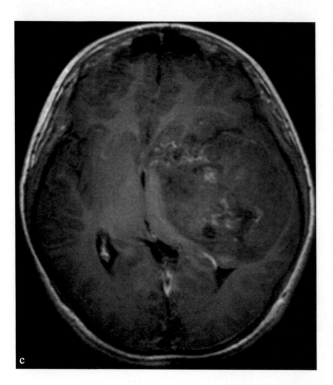

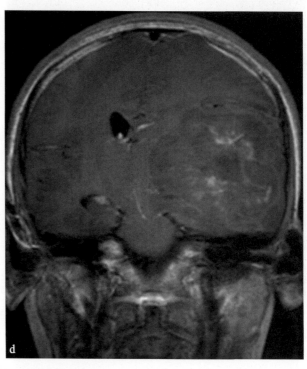

**图 4-2-5  左颞叶节细胞胶质瘤 MRI 表现**

a. 轴位 $T_1WI$；b. 轴位 $T_2WI$；c. 轴位 $T_1WI+C$；d. 冠状位 $T_1WI+C$。示左颞叶类圆形肿块，$T_1WI$ 呈低信号，其内有斑片状更低信号（a）；$T_2WI$ 呈稍高信号，内部可见斑片状高信号；肿块界限清晰，无周围水肿（b）；增强扫描示肿瘤内部不均匀点、线样强化（c、d）

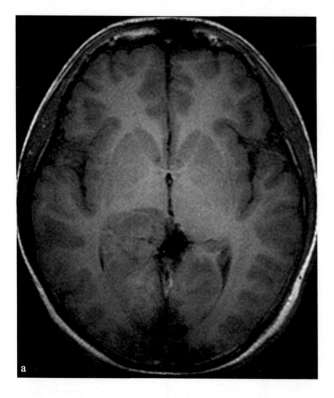

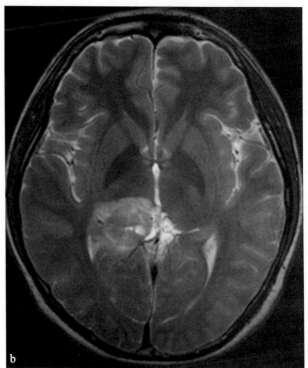

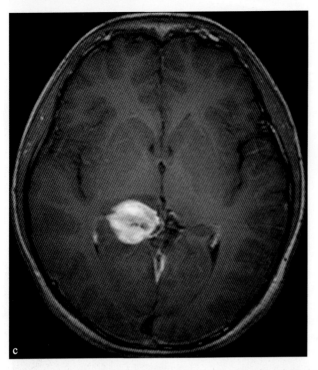
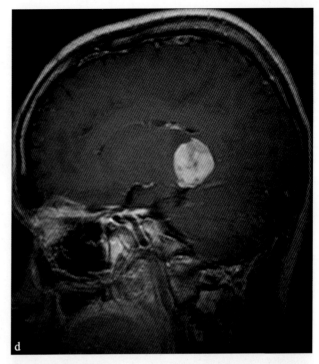

**图 4-2-6 右侧丘脑节细胞胶质瘤 MRI 表现**

a. 轴位 $T_1WI$；b. 轴位 $T_2WI$；c. 轴位 $T_1WI+C$；d. 矢状位 $T_1WI+C$。示肿块呈 $T_1WI$ 等 - 低信号（a）；$T_2WI$ 呈稍高 - 高信号（b）；增强扫描示肿瘤明显强化，内有点状无强化区（c、d）

的鉴别必须依靠组织学检查。

**【诊断要点】**

1. 多发生在儿童和青少年。

2. 大脑半球表面，颞叶最常见。

3. 囊 + 壁结节型最常见。

4. $T_1WI$ 呈低到等信号，$T_2WI$ 为高信号。

5. 增强扫描肿瘤通常为中度不均匀强化。

**【鉴别诊断】**

1. **多形性黄色星形细胞瘤** 幕上皮质来源肿瘤，颞叶最多见。通常为大囊内有壁结节，也可为实性。"脑膜尾征"常见，结节邻近的软脑膜强化。

2. **胚胎发育不良性神经上皮肿瘤（DNET）** 幕上皮质来源肿瘤，境界清楚，囊或多囊表现，$T_2WI$ 高信号，不强化或轻微强化；可使颅骨变形。

3. **毛细胞型星形细胞瘤** 幕上多见于下丘脑及鞍上，典型表现为囊实性或实性肿块，明显强化。

4. **低级别星形细胞瘤** 边界清晰但为浸润性的白质肿块，无或轻度强化。

5. **少突胶质细胞瘤** 钙化常见，比节细胞瘤更加弥漫，瘤体较大，可使颅骨变形或侵蚀颅骨。

## 三、发育不良性小脑神经节细胞瘤

**【概述】**

发育不良性小脑神经节细胞瘤，又称 Lhermitte-Duclos 病（Lhermitte-Duclos disease，LDD），属于一种良性神经元性肿瘤，WHO Ⅰ级，十分罕见。该病发病机制目前仍存在较大争论，可能与多发性错构瘤综合征（Cowden 综合征）有关，以进展性多发错构瘤为特点，表现为周身皮肤黏膜丘疹、甲状腺和乳腺肿瘤、肠息肉等。

**【临床特点】**

该病可发生在任何年龄，以中青年较多见。患者可以无症状，或者表现为颅内高压的症状和体征，或可引起小脑受累的相关症状。可合并巨脑、智力低下、多指（趾）畸形、血管畸形、骨性狮面等。

典型的病理表现为一侧小脑半球增大，皮质变宽，大量发育不良的皮质神经元（神经节细胞）肥大，替代小脑的颗粒层；肿瘤细胞也侵入分子层，分子层增厚、髓鞘形成增多。肿瘤与正常组织呈分层结构。肿瘤细胞核异型不明显，多无核分裂象；间质内血管不丰富，可有局灶性毛细血管增生、微囊变，偶有钙化；没有明确的神经胶质成分。

**【影像检查技术与优选】**

MRI 是肿瘤定位、定性诊断的主要方法。

**【影像学表现】**

1. **CT** 肿瘤发生在小脑，常累及单侧整个小脑半球。患侧小脑皮层增厚，病灶呈低密度。肿瘤界限清晰，无水肿。增强扫描，肿瘤多不强化。

2. MRI 肿瘤常累及单侧整个小脑半球。患侧小脑皮层增厚,可见不规则条纹样或分层样结构。肿瘤呈 $T_1WI$ 等、低信号带相间改变,$T_2WI$ 等、高信号带相间,此表现为本病较特征性改变,称为"虎皮征"(tiger-striped appearance)。瘤内钙化很少见。肿瘤界限清晰,无水肿。肿瘤可引起小脑扁桃体疝。增强扫描,肿瘤多不强化。(图 4-2-7)

肿瘤在 DWI 可呈稍高或高信号;在 DTI FA 图上信号降低。在 $^1$H-MRS 上,肿瘤 NAA 峰、Cho 峰和肌醇峰降低,可有乳酸峰升高。

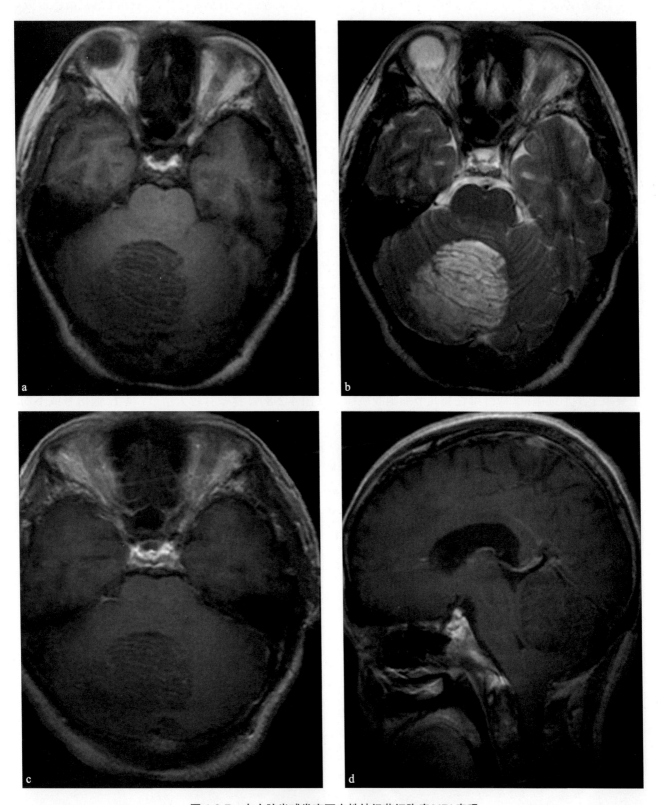

**图 4-2-7 右小脑半球发育不良性神经节细胞瘤 MRI 表现**

a. 轴位 $T_1WI$;b. 轴位 $T_2WI$;c. 轴位 $T_1WI+C$;d. 矢状位 $T_1WI+C$。$T_1WI$ 可见右侧小脑半球类圆形条纹样低信号灶(a),$T_2WI$ 呈等、高信号相间表现(b),轴位及矢状位增强扫描病灶无明显强化(c、d)

【诊断要点】

1. 中青年较多见。

2. 患侧小脑皮层增厚。

3. 不规则条纹样或分层样结构较具特征性。

4. 大多数病变不强化。

【鉴别诊断】

1. **小脑梗死** 小脑梗死无"虎皮征"，其分布与形态与小脑动脉供血区相一致；此外，DWI 和 MRA 有助于鉴别。

2. **急性脑炎** 多为病毒或细菌感染，有典型的临床表现，细菌感染时常继发于邻近乳突感染。

3. **毛细胞型星形细胞瘤** 儿童多见；典型表现为囊实性或实性肿块，实性部分明显强化。

## 四、成纤维性婴儿星形细胞瘤 / 节细胞胶质瘤

【概述】

成纤维性婴儿星形细胞瘤 / 节细胞胶质瘤（desmoplastic infantile astrocytoma / ganglioglioma）是发生在婴儿的、罕见的中枢神经系统肿瘤，属 WHO Ⅰ级肿瘤。病变位于大脑皮质和软脑膜，可分为两型：①成纤维性婴儿星形细胞瘤（DIA），组织学表现为明显的间质纤维增生伴神经上皮成分，主要限于星形细胞；②成纤维性婴儿节细胞胶质瘤（DIG）：除了星形细胞，还含有不等量神经元成分。

【临床特点】

该病约占脑内肿瘤的 1.25%，占婴儿脑肿瘤的 15.7%。最常见于 1～24 个月的婴儿，3～6 个月为发病高峰，偶见于 5～17 岁儿童。男性患儿较女性略多。常见症状及体征包括头围增大、囟门膨胀不闭合、轻瘫或癫痫发作。

本病可能起源于软脑膜下的星形细胞，为星形细胞或神经元细胞混合伴纤维结缔组织增生形成，含有不成熟神经元成分或星形细胞。肿瘤体积较大，瘤内常有单发或多发性囊腔。肿瘤实性部分可外凸于脑外，累及皮质表浅部分和软脑膜。镜下可见未成熟的星形细胞或神经元成分，细胞有丝分裂少见，大量网状蛋白及促结缔组织增生基质，肿瘤细胞边界不清，P53 蛋白无表达。

【影像检查技术与优选】

MRI 是肿瘤定位、定性诊断的主要方法。

【影像学表现】

1. **CT** 肿瘤好发于幕上大脑半球，额叶最多见，其次是顶叶、颞叶；可累及一叶以上的脑组织。肿瘤常有单发或多发性囊腔，呈低密度，其内可有隔膜。囊壁有较大稍低密度结节，以皮质为基底。结节一般无钙化。瘤周多无水肿。增强扫描囊壁不强化，实性结节明显强化，邻近柔脑膜也可强化。

2. **MRI** 肿瘤常有单发或多发性囊腔，囊腔在 $T_1WI$ 上为低信号、$T_2WI$ 上为高信号，囊内可有隔膜（图 4-2-8）。囊壁有较大结节，呈 $T_2$ 低信号或不均匀信号，以皮质为基底。瘤周多无水肿。增强扫描囊壁不强化，实性结节明显强化，邻近柔脑膜也可强化。大囊腔加以皮质为基底的强化结节是较特异

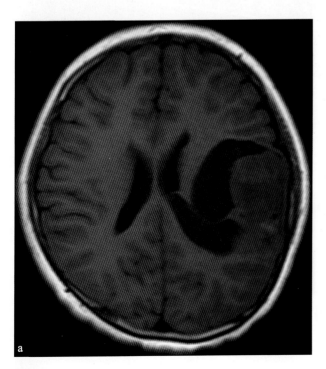

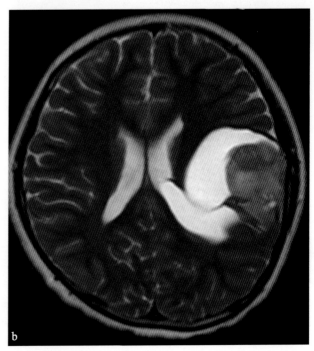

a

b

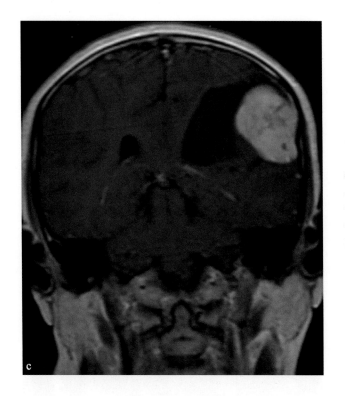

**图 4-2-8　左颞叶婴儿促纤维性节细胞胶质瘤 MRI 表现**
a. 轴位 $T_1WI$；b. 轴位 $T_2WI$；c. 冠状位 $T_1WI+C$。左颞叶类圆形囊实混合型肿块，$T_1WI$ 上肿瘤实性部分呈稍低信号，囊性部分呈低信号（a），$T_2WI$ 实性部分为不均匀高信号，囊性部分为高信号（b），冠状位增强扫描可见肿瘤实性部分明显强化，贴近皮层。左侧脑室后角受压

的诊断征象。

【诊断要点】

1. 最常见于 1～24 个月的婴儿。

2. 额叶最多见。

3. 大囊腔加以皮质为基底的强化结节较具特征。

【鉴别诊断】

1. 多形性黄色星形细胞瘤（PXA） 与 DIA/DIG 影像表现类似，但发生在年龄较大的患者，且颞叶最常见。

2. 节细胞瘤/节细胞胶质瘤 多发生在儿童和青少年；颞叶最常见；也常表现为囊＋壁结节，但壁结节相对小；增强扫描肿瘤通常为中度不均匀强化。

3. 血管母细胞瘤 主要见于 30～40 岁患者，肿瘤主要位于中线旁小脑半球，少数也可位于桥小脑角，但很少发生在幕上。

## 五、中枢神经细胞瘤

【概述】

中枢神经细胞瘤（central neurocytoma）是少见的神经系统肿瘤，约占 0.25%～0.5%。肿瘤多位于透明隔孟氏孔（foramen of Monro）附近，向一侧或双侧脑室突出生长（13% 的病例是双侧的），也可以向下累及第三脑室。

【临床特点】

中枢神经细胞瘤好发于青壮年（平均发生年龄

在 30 岁左右），10 岁以下或 50 岁以上的很少有发病。男女发病无显著差异。

中枢神经细胞瘤的病程相对较短，平均约为 3 个月。临床症状包括颅内压增高症状、智力下降、视力障碍或者激素水平失调。

中枢神经细胞瘤是 WHO Ⅱ级肿瘤，大体标本上，肿瘤为灰红色、分叶状肿块，境界清楚，常有钙化或出现，囊变也较常见，血供较丰富。在光镜下，瘤细胞类似于少突胶质细胞瘤，由一致的圆形或多边形小细胞构成；电镜下瘤细胞有向神经元分化的特征。免疫组化染色突触蛋白（SYN）及神经特异性烯醇化酶（NSE）阳性。

【影像检查技术与优选】

MRI 是肿瘤定位、定性诊断的主要方法。

【影像学表现】

1. CT 瘤体多为类圆形，边缘不规则，有明显分叶，界限清晰。瘤体较大时，可跨越透明隔，突向双侧脑室。因瘤体内囊变（约占 67%）或钙化（约占 50%）较常见，CT 平扫密度不均匀。瘤内可多发小囊变，表现为较为典型的"泡泡征"。部分瘤内可出现出血。增强后，肿瘤实质部分多呈中度强化。肿瘤压迫室间孔引起梗阻性脑积水。

2. MRI 瘤体多为类圆形，有明显分叶，界限清晰。瘤体较大时，可跨越透明隔，突向双侧脑室。瘤体 MRI 信号也往往不均匀，$T_1WI$ 多为等或稍低信号，$T_2WI$ 为等或稍高信号（图 4-2-9、图 4-2-10）。

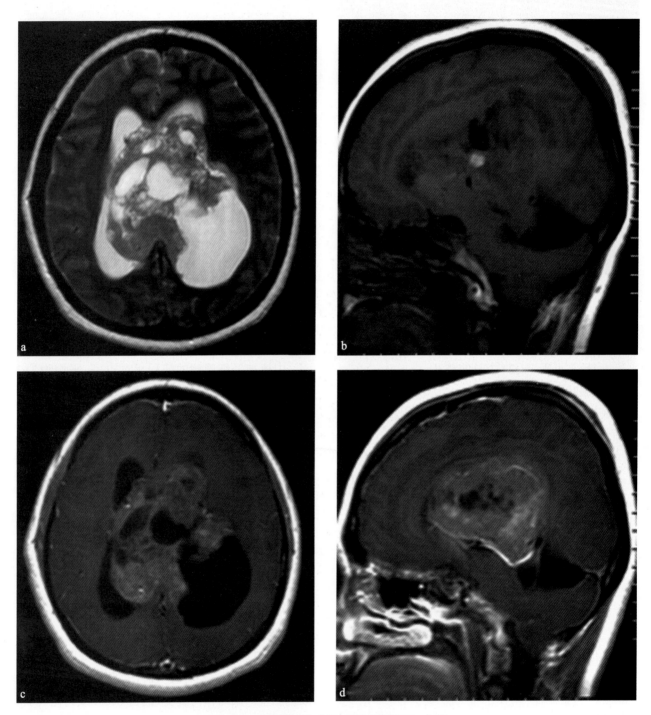

**图 4-2-9 双侧侧脑室中枢神经细胞瘤 MRI 表现**

a. 轴位 $T_2WI$；b. 矢状位 $T_1WI$；c. 轴位 $T_1WI+C$；d. 矢状位 $T_1WI+C$。双侧侧脑室扩大，其内可见肿瘤，肿瘤体积较大，跨越透明隔，突向双侧脑室；瘤体边缘有明显分叶，界限清晰；瘤体信号不均匀，$T_2WI$ 为等 - 高混杂信号（a），$T_1WI$ 为等 - 低混杂信号，并可见肿瘤内有点状 $T_1$ 高信号灶，提示瘤内少量出血（b）。增强后，肿瘤实质部分呈中度不均匀强化（c、d）

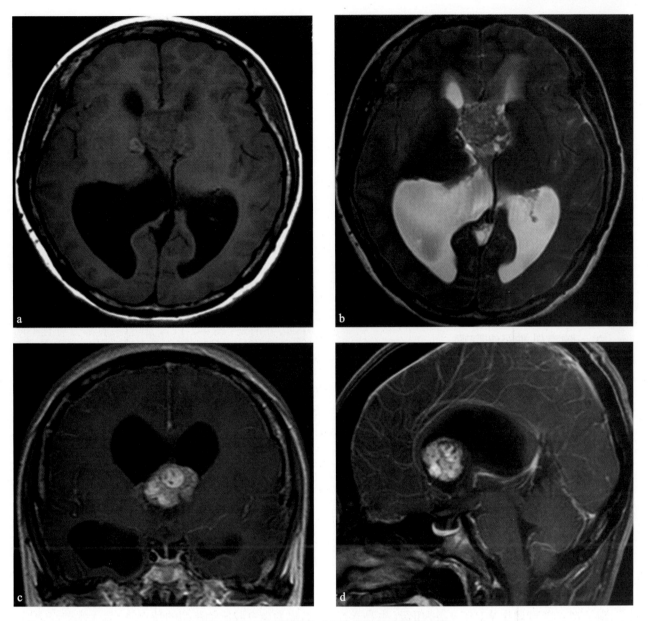

**图 4-2-10　双侧侧脑室中枢神经细胞瘤 MRI 表现**

a. 轴位 $T_1WI$；b. 轴位 $T_2WI$；c. 冠状位 $T_1WI+C$；d. 矢状位 $T_1WI+C$。双侧侧脑室扩大，孟氏孔附近可见类圆形肿瘤，跨越透明隔，突向双侧脑室；瘤体边缘有明显分叶，界限清晰；瘤体信号不均匀，$T_1WI$ 为等 - 低混杂信号（a），$T_2WI$ 为等 - 高混杂信号，其内可见多发小囊状高信号（b）。增强后，肿瘤呈明显不均匀强化（c、d）

瘤内发生多发小囊变时，表现为较典型的"泡泡征"。部分肿瘤内可出现流空的小血管影或瘤内出血。增强后，肿瘤实质部分多呈中度强化。瘤体体积较大时，可侵及胼胝体、侧脑室顶部及侧壁，出现胼胝体下方和侧脑室顶部呈星网状或丝条状垂直向下的瘤体组织征象。肿瘤压迫室间孔引起梗阻性脑积水。

中枢神经细胞瘤实性部分在 DWI 上呈等及稍高信号，囊变区呈 DWI 低信号。MRS 显示，瘤体实质的 Cho 峰明显升高，NAA 峰显著降低，Cho/Cr 和 Cho/NAA 比值均升高，而且可出现肌醇峰。近来有研究发现，中枢神经细胞瘤在 3.35ppm 处有较具特异性的波峰。

**【诊断要点】**

1. 好发于青壮年。

2. 多位于侧脑室孟氏孔附近，可累及双侧。

3. 瘤体有明显分叶。

4. 瘤内多发小囊变，呈"泡泡征"。

5. 瘤内还常有钙化和 / 或瘤内小血管。

**【鉴别诊断】**

中枢神经细胞瘤主要与以下疾病鉴别：

1. **脑膜瘤**　好发于成年女性。多位于侧脑室三角区，多呈 $T_1WI$ 等 / 稍低信号，$T_2WI$ 等 / 稍高信号，明显均匀强化，少有囊变。

2. **室管膜瘤**　多见于儿童。瘤体呈分叶状，其内常有钙化、囊变，多位于第四脑室，沿脑室塑形生长；肿瘤实质成分 $T_1WI$ 为等或低信号，$T_2WI$ 为高信号，增强扫描肿瘤不均匀强化。

**3. 脉络膜丛乳头状瘤** 好发于侧脑室三角区及第四脑室。易产生交通性脑积水。肿瘤通常有分叶或颗粒感，边缘清楚，$T_1WI$ 为等信号，$T_2WI$ 为等或稍高信号，增强扫描肿瘤明显强化。

**4. 室管膜下巨细胞型星形细胞瘤** 与结节性硬化有关，室间孔附近好发，易产生阻塞性脑积水。增强扫描肿瘤明显强化，同时可见室管膜下的其他结节。

**5. 室管膜下瘤** 多发生在老年患者，第四脑室比侧脑室更多见，很少囊变，一般轻度强化或不强化。

## 六、脑室外神经细胞瘤

### 【概述】

中枢神经细胞瘤大多位于脑室内，少数位于脑室外，称之为脑室外神经细胞瘤（extraventricular neurocytomas，EVNs）。在 2007 年 WHO 中枢神经系统肿瘤分类中，脑室外神经细胞瘤作为一个独立的肿瘤名称出现。

### 【临床特点】

脑室外神经细胞瘤发病年龄跨度较大，常见于年轻人及儿童，平均年龄为 35 岁。肿瘤好发于额叶、颞叶，其次为顶叶、丘脑、小脑、脑桥等。患者常见癫痫发作，也可引起瘫痪等。

脑室外神经细胞瘤 WHO 分级为Ⅱ级，生物学行为及组织病理学与脑室内者相似，但常有神经节或神经胶质的分化。大体上呈肿块，可伴有囊变、钙化。显微镜下为均匀一致的小圆形细胞组成，伴有分支状毛细血管网。

### 【影像检查技术与优选】

MRI 是肿瘤定位、定性诊断的首选方法。

### 【影像学表现】

1. CT 肿块位于深部白质，可侵及皮质；常为较大的囊实混合性肿物，实质部分为略低密度，可合并钙化（10% 以上）。边界清楚。增强后实质部分可有不同程度的强化。少数主要表现为囊性改变，边界清楚。可伴有轻度瘤周水肿。

2. MRI 肿块常常表现为较大的囊实混合性肿物，实质部分 $T_1WI$ 可呈低或等信号，$T_2WI$ 呈高信号，边界清楚（图 4-2-11）。肿瘤实质部分可有不同程度的强化。少数主要表现为囊性改变，边界清楚。可伴有轻度瘤周水肿。

有报道 MRS 对脑室外神经细胞瘤的诊断有一定帮助，除了 Cho 峰升高、Cr 峰及 NAA 峰降低以外，在 3.35ppm 处有一尖峰波。

### 【诊断要点】

1. 常见于年轻人及儿童。

2. 发于额叶、颞叶。

3. MRI 表现以囊实性肿块为主。

### 【鉴别诊断】

1. **少突胶质细胞瘤** 发生在白质，可侵及皮质，这种浸润性改变与 EVNs 不同，含有粗条状大量钙化为少突胶质细胞瘤的特点，一般无水肿。

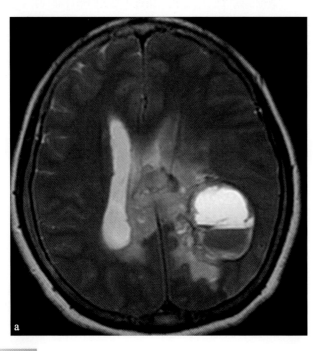

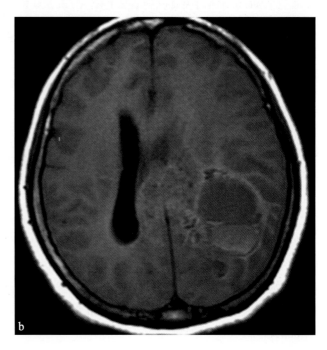

a

b

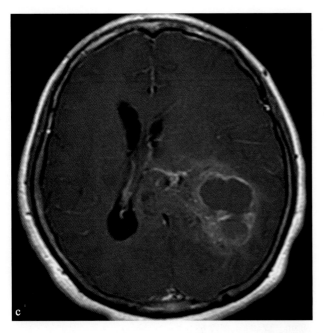
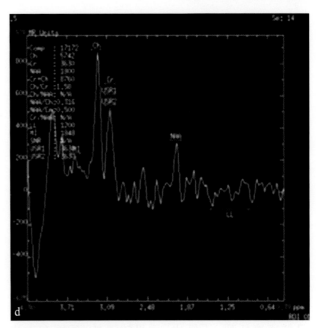

**图 4-2-11 左侧顶枕叶脑室外神经细胞瘤 MRI 表现**

a. 轴位 $T_2WI$；b. 轴位 $T_1WI$；c. 轴位 $T_1WI+C$；d. MRS。左侧顶枕叶不规则形囊实性肿块影，实性部分在 $T_2WI$（a）、$T_1WI$（b）均呈稍高信号，$T_1WI$（c）增强扫描轻度环形强化；病灶内可见液 - 液平面，上方为 $T_1WI$ 低、$T_2WI$ 高信号影，下方为 $T_1WI$ 稍高、$T_2WI$ 低信号，提示肿瘤内出血。MRS（d）显示 Cho 轻度升高，Cr 及 NAA 明显降低，Cho/Cr 为 2.5

2. **毛细胞性星形细胞瘤及多形性黄色星形细胞瘤** 均为低级别星形细胞瘤，常表现为大囊壁结节，很少有钙化发生。

3. **节细胞胶质瘤** 累及皮层，典型表现为单个大囊伴壁结节，钙化较常见，增强扫描强化较明显。

（苗延巍 高培毅）

## 第三节 生殖细胞与松果体细胞肿瘤

### 一、生殖细胞瘤

**【概述】**

松果体区肿瘤是儿童最常见的颅内肿瘤之一。松果体来源于神经外胚层，主要由松果体细胞和神经胶质细胞组成，是神经内分泌 - 生殖轴的重要组成部分。它产生多种激素，包括性激素、褪黑激素、去甲肾上腺素、5- 羟色胺和组胺等。松果体区肿瘤占颅内肿瘤 0.4%～1%。来自生殖细胞的肿瘤约为 70%，其中生殖细胞瘤占 36%，畸胎瘤和恶性畸胎瘤占 30%；松果体细胞瘤和松果体母细胞瘤占 8.1%，星形细胞瘤和室管膜瘤占 19.8%，其他细胞来源者占 2.7%。

**【临床特点】**

生殖细胞瘤（germinoma）90% 以上为男性，男性患者临床常表现为性早熟。发病高峰 10～25 岁。肿瘤最常发生在中线松果体区，其次为鞍上、基底节区和第四脑室。鞍上生殖细胞瘤又称异位生殖细胞瘤，约占全部颅内生殖细胞瘤的 14%～30%。基底节区和丘脑生殖细胞瘤占 5%～10%，女性多见。肿瘤易发生在蛛网膜下腔和邻近脑组织播散种植。

生殖细胞瘤呈球形，与周围脑组织境界不清，大多呈浸润性生长，质软而脆，肿瘤内出血坏死常见，偶有点状钙化。肿瘤组织易于脱落，并沿脑脊液通道播散转移，肿瘤可沿脑室壁呈"葡萄样"生长，向周围脑组织浸润。

松果体区生殖细胞瘤临床表现有：①脑积水：头痛、呕吐、视力下降，由于导水管压迫所致颅内压力增高；②Parinaud 综合征：眼向上凝视，光调节和聚合不能；③内分泌异常：面部皮脂腺瘤，男性儿童生殖器官发育较同龄更成熟。

鞍上生殖细胞瘤临床表现有：①尿崩症：每日尿量增多，尿比重低于正常值；②视力、视野障碍；③下丘脑和垂体功能紊乱；生长发育停滞，身材矮小消瘦。

生殖细胞瘤对放射线治疗敏感，临床证明生殖细胞瘤放射治疗存活率达 88%。手术死亡率为 3%，术后复发率高。

**【影像检查技术与优选】**

MRI 在显示松果体区以及鞍上生殖细胞瘤方面

优于 CT，以矢状位、冠状位显示最佳，对肿瘤蛛网膜下腔以及室管膜播散的显示也明显优于 CT。

**【影像学表现】**

1. CT 平扫肿瘤常表现为第三脑室后部等或高密度影，边界较清楚，偶见点状钙化、低密度坏死区。第三脑室后部受压使第三脑室前部及双侧脑室扩大。可见双侧脑室壁增厚，脑室旁有低密度水肿。增强检查肿瘤明显均匀强化，偶见不强化的低密度囊变、坏死区，沿脑室壁或蛛网膜下腔播散种植使增厚脑室壁和蛛网膜下腔明显强化。

异位鞍上生殖细胞瘤平扫为高密度，边界清楚，无钙化，部分肿瘤可沿双侧视放射纤维浸润生长，表现为低密度。其次见肿瘤在第三脑室后部伴鞍上种植。基底核生殖细胞瘤平扫高密度，可见低密度坏死，无钙化，边界较清楚，周围有大片低密度水肿，增强检查肿瘤明显不均匀强化，边界清楚。

2. MRI 第三脑室后部生殖细胞瘤 $T_1WI$ 和 $T_2WI$ 多为等信号，边界清楚，坏死区呈 $T_1WI$ 低信号、$T_2WI$ 高信号，肿瘤压迫第三脑室后部致第三脑室及双侧脑室扩大，可伴双侧脑室壁增厚。增强检查病灶强化明显，均一或不均一（图 4-3-1）。鞍上生殖细胞瘤 $T_1WI$ 和 $T_2WI$ 均为等信号（图 4-3-2），沿视放射浸润生长肿瘤为 $T_1WI$ 低信号、$T_2WI$ 高信号。鞍旁视放射可部分强化。第三脑室后部肿瘤伴鞍上种植，常发生肿瘤播散种植于蛛网膜下腔和脑室，见脑室壁增厚，蛛网膜下腔有 $T_1WI$ 和 $T_2WI$ 等信号种植灶，增强检查病灶明显强化（图 4-3-3）。单纯发生于基底核区生殖细胞瘤呈团块状，$T_1WI$ 和 $T_2WI$ 为混杂或低信号，混杂信号为肿瘤出血所致，肿瘤明显不均匀强化，并有患侧颞叶萎缩。DWI 偶见轻度水分子弥散受限。

**【诊断要点】**

儿童发现松果体区肿块伴有性早熟表现为松果体区生殖细胞瘤典型表现，可作诊断。

**【鉴别诊断】**

1. **松果体细胞瘤** 中青年多见，CT 平扫松果体增大呈类圆形等或高密度影，松果体钙化被肿瘤包裹。MRI $T_1WI$ 和 $T_2WI$ 肿瘤为等信号，边界清楚。CT 和 MRI 增强检查明显均匀强化。

2. **畸胎瘤** CT 平扫密度不均，内有脂肪密度影，软组织密度影和钙化影，肿瘤边界清楚，增强检查见部分软组织强化。MRI $T_1WI$ 和 $T_2WI$ 为混杂信号，有脂肪、软组织和钙化信号，肿瘤边界清楚，增

强检查肿瘤不均匀强化。

3. **颅咽管瘤** CT 见鞍上有囊性和/或实性肿瘤，囊壁蛋壳样钙化，囊内密度高于脑脊液密度。实性有点状或小片状钙化，钙化发生率高。增强检查肿瘤囊壁强化，实性均匀或不均匀强化。MRI 囊性肿瘤为 $T_1WI$ 低信号、$T_2WI$ 高信号，边界清楚，实性为 $T_1WI$ 和 $T_2WI$ 呈等或低信号，增强检查肿瘤可强化。

## 二、畸胎瘤

**【概述】**

畸胎瘤（teratoma）是由三个胚叶组织形成的真性肿瘤。肿瘤好发于松果体区（占 50%），其次是鞍区（15%），余散发于颅内各部位，倾向于中线区如后颅凹、第三脑室等处。

**【临床特点】**

畸胎瘤较少见，约占颅内肿瘤的 0.3%～0.7%，小儿及 20 岁以下青年人占 70%，男性多于女性，比例约为 2：1。肿瘤多为单发，少数多发。肿瘤壁光滑，有包膜，呈圆形或分叶状，部分呈囊性。肿瘤内含多胚叶组织如骨骼、牙齿、腺体、毛发、皮肤、肌肉及神经组织等。肿瘤多为良性，少数则因组织分化不良呈恶性。恶性畸胎瘤可导致远处播散及种植。

大部分畸胎瘤位于松果体区，性早熟等内分泌紊乱症状是颅内畸胎瘤突出的临床表现。位于松果体区的畸胎瘤可压迫第三脑室及中脑导水管致第三脑室前部、侧脑室扩大，引起梗阻性脑积水及颅内压增高症状。位于鞍区的畸胎瘤可产生视神经压迫症状或合并下丘脑-垂体功能低下。畸胎瘤偶可破裂，引起严重的反应性脑膜炎或室管膜炎。

**【影像检查技术与优选】**

MRI 显示肿瘤范围、肿瘤内脂肪成分及破裂方面优于 CT，CT 对钙化、骨的显示优于 MRI。

**【影像学表现】**

1. CT 平扫肿瘤呈类圆形或分叶状，边界清楚、光滑；密度混杂，可含脂肪、软组织及钙化密度等（图 4-3-3），有时可见具特征性的骨骼、牙齿等成分。增强后，肿瘤实质部分明显强化，囊性及脂肪、钙化部分不强化。位于松果体区时，压迫第三脑室后部，使第三脑室前部、双侧脑室扩大、积水。位于鞍区者使鞍上池大部分或全部闭塞。如肿瘤囊腔破裂，囊液可进入蛛网膜下腔及脑室内，可见散在"油滴"样影像，脑室内可见油-液平面。恶性畸胎瘤常

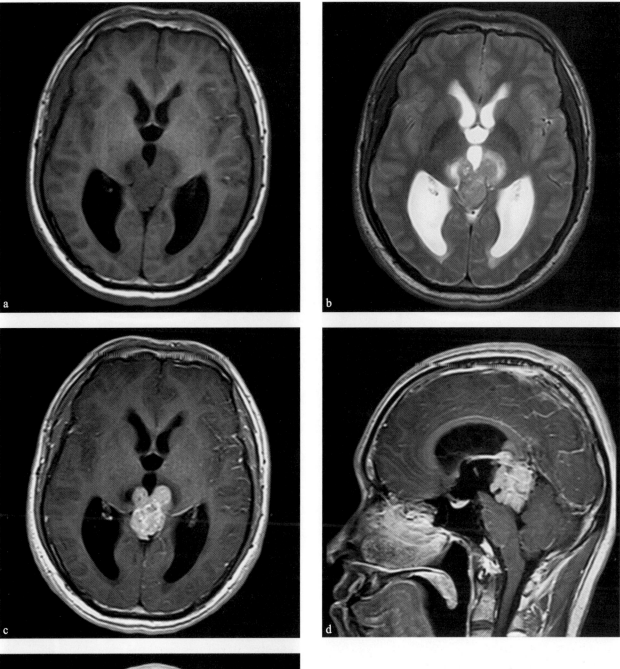

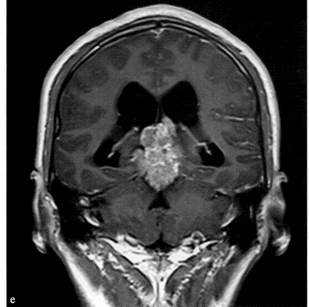

**图 4-3-1 第三脑室后生殖细胞瘤 MRI 表现**

a. 轴位 $T_1WI$；b. 轴位 $T_2WI$；c. 轴位 $T_1WI$ 增强扫描；d. 矢状位 $T_1WI$ 增强扫描；e. 冠状位 $T_1WI$ 增强扫描。示第三脑室后一不规则形实性肿块影，信号尚均匀，边缘较清楚，可见瘤旁水肿带。第三脑室后部受压变窄，呈"笔尖"样改变，提示肿块沿第三脑室侧壁向前蔓延。$T_1WI$ 见肿块为等信号，$T_2WI$ 上呈等信号强度，内可见散在点状高信号影，提示小囊变、坏死灶。增强扫描见肿块为中等程度强化，略显不均匀，内可见线条样明显强化影，肿块边缘呈颗粒状

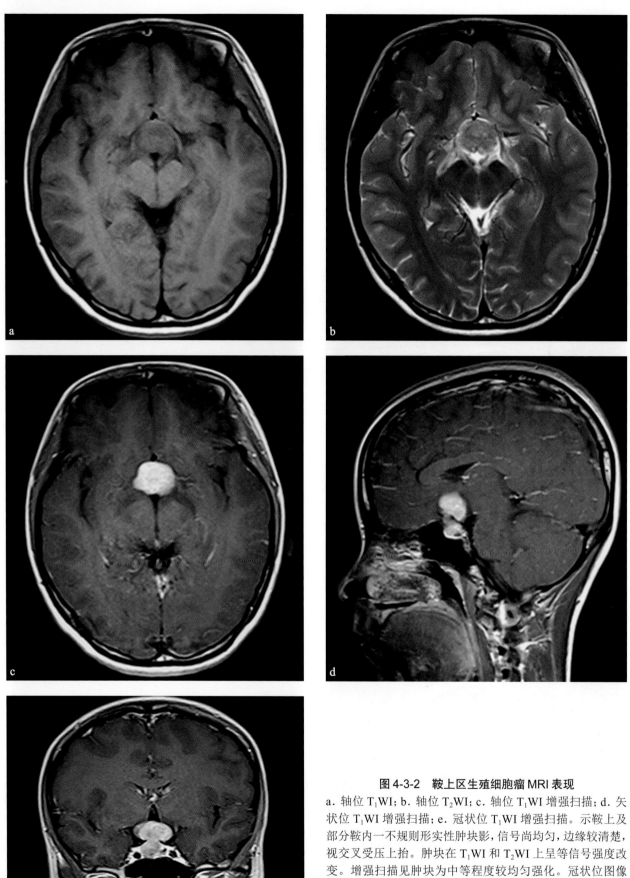

**图 4-3-2 鞍上区生殖细胞瘤 MRI 表现**

a. 轴位 $T_1WI$；b. 轴位 $T_2WI$；c. 轴位 $T_1WI$ 增强扫描；d. 矢状位 $T_1WI$ 增强扫描；e. 冠状位 $T_1WI$ 增强扫描。示鞍上及部分鞍内一不规则形实性肿块影，信号尚均匀，边缘较清楚，视交叉受压上抬。肿块在 $T_1WI$ 和 $T_2WI$ 上呈等信号强度改变。增强扫描见肿块为中等程度较均匀强化。冠状位图像见鞍上病灶深入鞍内，垂体受压左移

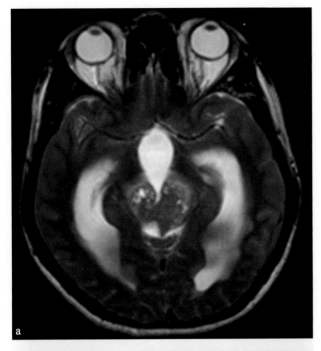

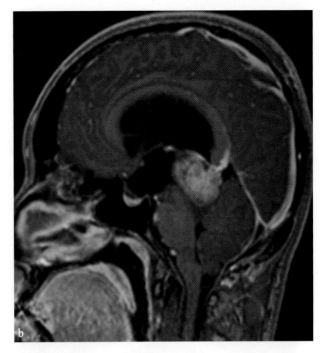

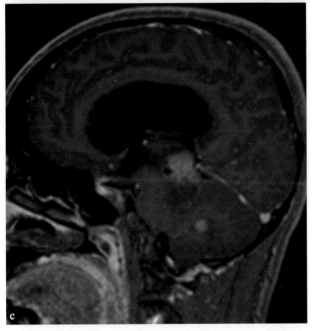

**图4-3-3　松果体区生殖细胞瘤伴小脑半球播散MRI表现**
a. 轴位 $T_2WI$；b. 矢状位 $T_1WI$ 增强扫描；c. 矢状位 $T_1WI$ 增强扫描。肿瘤呈等 $T_2$ 信号，其内可见小囊状影，增强扫描明显不均匀强化，小囊腔不强化，左侧小脑半球可见强化的结节灶（播散灶）

以实性为主，可有小囊变区，平扫呈均匀稍高密度，边界不清，浸润生长；增强后肿瘤实质部分明显不规则强化。

2. MRI　肿瘤呈混杂信号，$T_1WI$ 肿瘤中脂肪呈明显高信号，囊变呈低信号，骨质、钙化呈低信号或极低信号，而 $T_2WI$ 脂肪、囊变及实质成分均呈高信号，以脂肪信号为最高，骨质、钙化呈低信号（图4-3-4、图4-3-5）。

**【诊断要点】**

依松果体区 CT 显示边界清楚类圆形肿块，其中有脂肪密度、钙化甚至骨与牙齿；MRI 为混杂信号并见脂肪高信号肿块不难诊断。

**【鉴别诊断】**

1. 生殖细胞瘤　多位于松果体区，边界清楚，多为实性肿块，极少囊变，不含脂肪成分，增强后明显均匀强化。

2. **表皮样囊肿**　多见于第四脑室、桥小脑角池，偶见于松果体区，为低密度，无强化囊性病变。在 DWI 上该病变呈高信号，有助于诊断该病。

3. **颅咽管瘤**　鞍上有囊性和／或实性肿瘤，囊壁蛋壳样钙化，囊内密度高于脑脊液密度；钙化发生率高。增强检查肿瘤囊壁强化，实性部分均匀或不均匀强化。MRI 囊性部分为 $T_1WI$ 低信号、$T_2WI$ 高信号，边界清楚，实性部分为 $T_1WI$ 和 $T_2WI$ 呈等

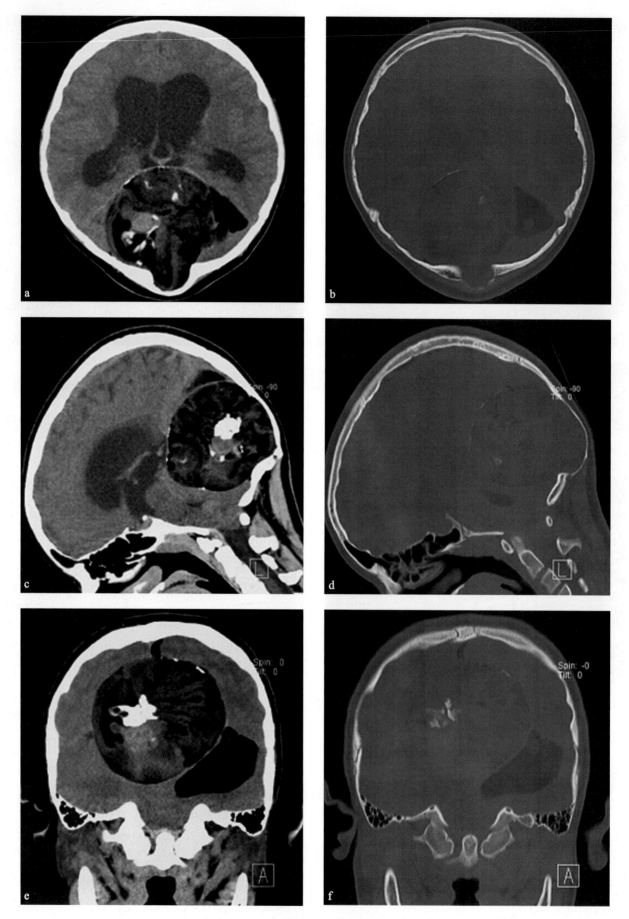

**图 4-3-4 小脑幕下巨大畸胎瘤 CT 表现**

a. 轴位 CT 平扫；b. 轴位 CT 平扫骨窗；c. 矢状位薄层 CT 重建软组织窗；d. 矢状位薄层 CT 重建骨窗；e. 冠状位薄层 CT 重建软组织窗；f. 冠状位薄层 CT 重建骨窗图像。示小脑幕下一巨大类圆形肿块影，肿块密度不均，内有高密度钙化影、低密度脂肪影及软组织密度影，邻近枕骨可见明显受压变薄，小脑及脑干受压前移

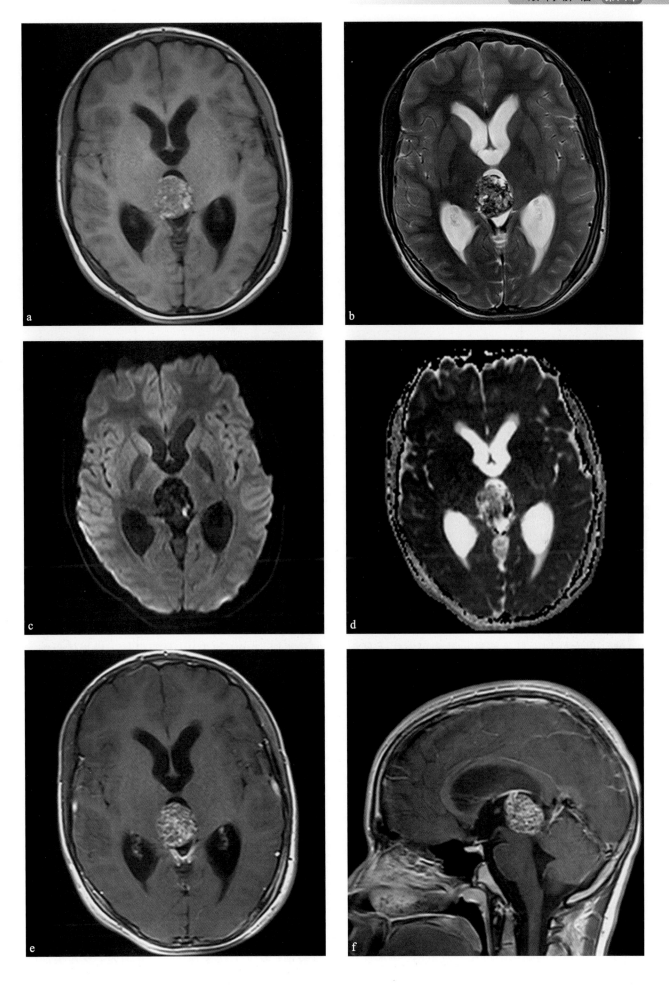

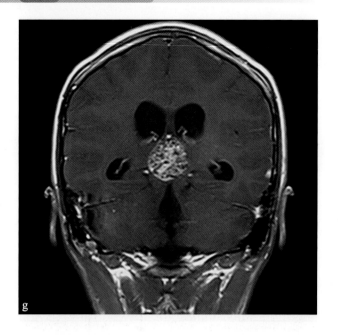
g

图 4-3-5　第三脑室后畸胎瘤 MRI 表现

a. 轴位 $T_1WI$；b. 轴位 $T_2WI$；c. 轴位 DWI；d. 轴位 ADC 图；e. 轴位 $T_1WI$ 增强扫描；f. 矢状位 $T_1WI$ 增强扫描；g. 冠状位 $T_1WI$ 增强扫描。示第三脑室后一类圆形实性肿块影，呈混杂信号改变，肿块边缘尚清楚。$T_1WI$ 见病灶内有斑点样高信号影，$T_2WI$ 上见肿块内为高、等和低混杂信号改变，第三脑室明显受压及大部分闭塞。DWI 和 ADC 图见病灶左侧有点状暗化效应，无水分子弥散受限征象。增强检查见肿瘤明显非均匀性强化

或低信号，增强检查肿瘤实性部分可强化。

## 三、松果体细胞瘤和松果体母细胞瘤

### 【概述】

松果体腺由实质细胞和间质细胞构成。实质细胞是松果体细胞，它是一种特殊的神经元，类似视网膜的视觉感受细胞。松果体细胞肿瘤来源于松果体腺本身的神经上皮细胞。源于松果体细胞的肿瘤，根据瘤细胞分化程度而分为高分化的松果体细胞瘤（pineocytoma）和低分化的松果体母细胞瘤（pineoblastoma）以及混合性松果体细胞 - 母细胞瘤。

### 【临床特点】

松果体细胞瘤相当少见，只占颅内肿瘤的0.19%，男女性别无显著差异。肿瘤可发生于任何年龄，松果体细胞瘤更多见于成年人，比松果体母细胞瘤的发病年龄大。

松果体细胞瘤边界清晰，通常不侵犯脑组织，为慢性、良性生长。松果体母细胞瘤由分化低的和未成熟的细胞组成，胞质含量少，常有局部出血和微量坏死。绝大多数松果体母细胞瘤发生在松果体区，极少数发生在桥小脑角区。肿瘤倾向早期经蛛网膜下腔播散，有软脑膜和室管膜下的种植。肿瘤恶性度高，生长快，侵袭性强，预后不良。临床表现与其他松果体区肿瘤的相似；当导水管阻塞导致颅内压增高时，可出现头痛、喷射性呕吐以及视力障碍等症状。

### 【影像检查技术与优选】

在显示肿瘤的确切部位和侵及范围、导水管状况、有无脑疝发生、多发脑内转移病灶和脑膜转移病灶的检出等方面，MRI 比 CT 显示更清晰准确。

### 【影像学表现】

1. CT　大多数松果体细胞瘤位于第三脑室后方，肿瘤直径常 <3cm，多为边界清楚的卵圆形或圆形等密度或稍高密度实性肿物。肿瘤可突入第三脑室，使第三脑室后部撑开扩大，呈"杯口"状，侧脑室呈轻、中度扩大。增强后肿瘤均匀强化。松果体母细胞瘤肿瘤体积较大，分叶或不规则形，呈浸润性生长，可见出血或低密度囊变、坏死区。松果体母细胞瘤和松果体细胞瘤均可伴有钙化，但是在松果体细胞瘤更常见到。增强后松果体母细胞瘤明显不均匀强化。

2. MRI　松果体细胞瘤和松果体母细胞瘤 MRI 信号类似，$T_1WI$ 和 $T_2WI$ 呈等信号。松果体母细胞瘤因囊变出血常使信号不均。增强后松果体细胞瘤明显均一强化（图 4-3-6），松果体母细胞瘤强化明显但不均一。

### 【诊断要点】

松果体细胞瘤和松果体母细胞瘤的发生率很低，影像学表现又缺乏特异性，诊断有困难。主要诊断要点：①位于松果体区；②实性肿物，有钙化，少有囊变、出血；③若体积增大，呈分叶或不规则形，浸润性生长，瘤内出血或囊变、坏死区明显，要考虑松果体母细胞瘤；④明显强化。

### 【鉴别诊断】

松果体区肿瘤有多种，影像学表现多为非特异性，很难确定肿瘤的良恶性。主要需要与生殖细胞瘤鉴别：多位于松果体区，边界清楚，多为实性肿块，极少囊变，不含脂肪成分，增强后明显均匀强

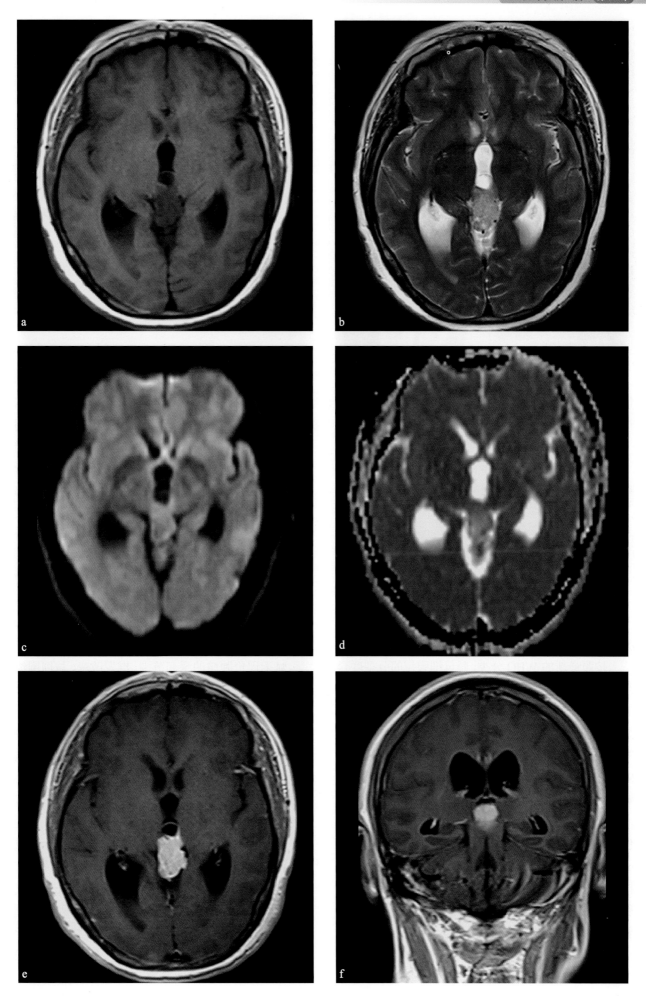

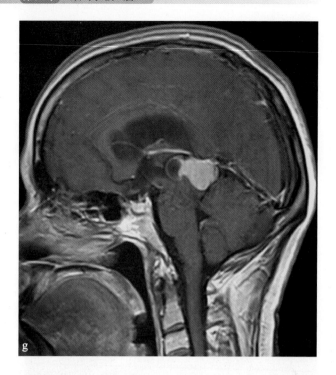

图 4-3-6　第三脑室后松果体细胞瘤 MRI 表现

a. 轴位 $T_1WI$；b. 轴位 $T_2WI$；c. 轴位 DWI；d. 轴位 ADC 图；e. 轴位 $T_1WI$ 增强扫描；f. 冠状位 $T_1WI$ 增强扫描；g. 矢状位 $T_1WI$ 增强扫描。示第三脑室后一椭圆形实性肿块影，信号较均匀，肿块边缘清楚，第三脑室明显受压及大部分闭塞。$T_1WI$ 及 $T_2WI$ 见肿块为均匀性等信号强度。DWI 及 ADC 图无水分子弥散受限征象。增强检查见肿瘤中等程度均匀性强化

化。松果体实性肿物，需要先排查生殖细胞瘤，进行血液或脑脊液实验室检查辅助诊断。

（苗延巍　高培毅）

# 第四节　胚胎性肿瘤

## 一、髓母细胞瘤

### 【概述】

髓母细胞瘤（medulloblastoma）属胚胎性肿瘤，一般认为儿童髓母细胞瘤起源于髓帆生殖中心的胚胎残余细胞。肿瘤恶性度较高，为 WHO Ⅳ 级。

按照最新的 WHO 分类，髓母细胞瘤的分型联合组织学和分子分型。组织学分型包括经典型、促结缔组织增生型/结节型、广泛结节型及大细胞和间变型；基因分型有：WNT- 激活型；SHH- 激活型，TP53- 突变型；SHH- 激活型，TP53- 野生型；非 WNT/ 非 SHH，3 组以及非 WNT/ 非 SHH，4 组。这些组织学亚型和基因亚型相关的预后和治疗存在明显差异。

髓母细胞瘤以外的胚胎源性肿瘤在分型上也有重要改变，原始神经外胚层肿瘤（primitive neuroectodermal tumor，PNET）被删除。非典型畸胎样/横纹肌（atypical teratoid/rhabdoid tumor，AT/RT）现在以 INI1 或者非常罕见的 BRG1 突变来定义，需要明确的特征性分子检测。

### 【临床特点】

髓母细胞瘤好发于后颅凹，小脑蚓部最常见，多见于男性儿童，约占儿童后颅凹肿瘤的 18.5%。肿瘤开始时位于蚓部或下髓帆，瘤体迅速生长充满第四脑室，并向下生长而填充枕大池。易发生脑脊液转移，广泛种植于脑室系统、蛛网膜下腔和椎管内，因此，临床需同时进行脑脊液检查和脊髓 MRI 增强扫描以评价肿瘤有无脊髓转移。本病起病急、病程短，多在 3 个月之内死亡。临床常见躯体平衡障碍、共济运动差、颅内高压症状。

大体病理检查可见肿瘤呈灰红色或粉红色，边界清楚，但无包膜，柔软易碎，出血、囊变、钙化及坏死少见。

### 【影像检查技术与优选】

对于评价肿瘤的浸润范围、继发改变、与周围组织关系和肿瘤的定位、定性诊断 MRI 明显优于 CT。

### 【影像学表现】

1. CT　多发生于小脑蚓部，平扫为边缘清楚的等或稍高密度实性肿瘤，周围可见低密度水肿包绕。肿瘤内密度可不均，可见小囊变、出血或钙化。增强检查主要表现为中等或轻度强化，个别病例甚至无强化。

2. MRI　多发生于小脑蚓部，$T_1WI$ 肿瘤为低或等信号，$T_2WI$ 为等或略高信号。肿瘤因内部钙化、出血、囊变可使信号不均。囊变为多发小斑片状或点状，肿瘤体积越大，囊变越多且较大，与肿瘤生长迅速有关。肿瘤内钙化、出血较少见。肿瘤多位于小脑蚓部，以中下蚓最常见（图 4-4-1）。MRI 矢状位可显示肿瘤突入第四脑室，占据第四脑室下部，

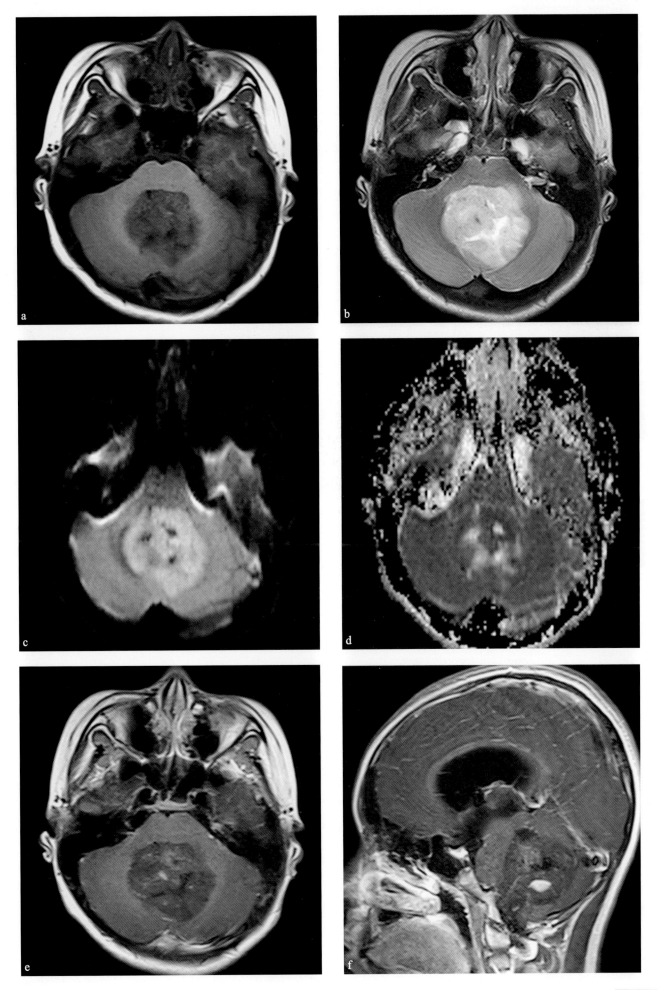

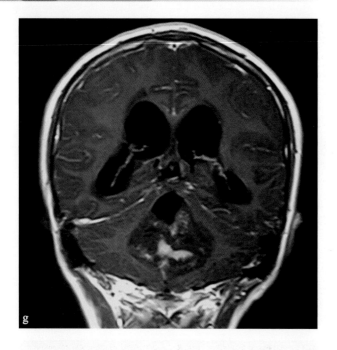

图 4-4-1 小脑蚓部髓母细胞瘤 MRI 表现

a. 轴位 $T_1WI$；b. 轴位 $T_2WI$；c. DWI；d. ADC 图；e. 轴位 $T_1WI$ 增强扫描；f. 矢状位 $T_1WI$ 增强扫描；g. 冠状位 $T_1WI$ 增强扫描。示小脑蚓部类圆形实性病灶，第四脑室受压闭塞。类圆形病灶信号欠均匀，边缘尚清楚，呈 $T_1WI$ 稍低信号和 $T_2WI$ 稍高信号强度。DWI 及 ADC 图见肿块信号不均匀，呈 DWI 稍高信号强度，ADC 稍低信号强度，提示肿块水分子弥散受限。增强检查见肿块内散在斑块样强化

第四脑室上部及导水管扩张。轴位示第四脑室受压变扁，呈弧形包绕在肿瘤前方和侧方。发生于小脑半球的髓母细胞瘤多累及皮层灰质区（图 4-4-2）。DWI 上，肿瘤有轻度水分子弥散受限改变。增强后肿瘤可呈轻度至明显强化。

髓母细胞瘤易沿脑脊液播散至脑室或蛛网膜下腔，其信号以及增强表现与原发灶相同。

【诊断要点】

1. 好发于男性儿童。

2. 多位于小脑蚓部，以中下蚓最常见。

3. 肿瘤实性为主，$T_1WI$ 呈低信号，$T_2WI$ 多呈等或高信号，信号不均，易有小囊变。

4. 易发生蛛网膜下腔转移。

【鉴别诊断】

本病的鉴别诊断主要包括室管膜瘤、脉络丛乳头状瘤、星形细胞瘤及血管母细胞瘤，它们之间的鉴别点如表 4-4-1 所示。

## 二、非典型畸胎样 / 横纹肌样瘤

【概述】

非典型畸胎样 / 横纹肌样瘤（atypical teratoid/rhabdoid tumor，AT/RT）是高度恶性的中枢神经系统胚胎性肿瘤，多见于 3 岁以下儿童。AT/RT 发生率很低，约占儿童中枢神经系统肿瘤的 1%～2%，但是

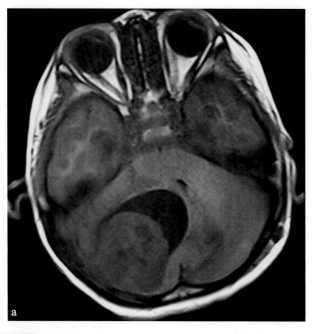

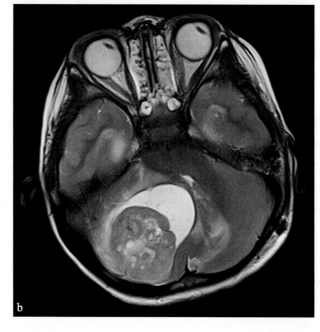

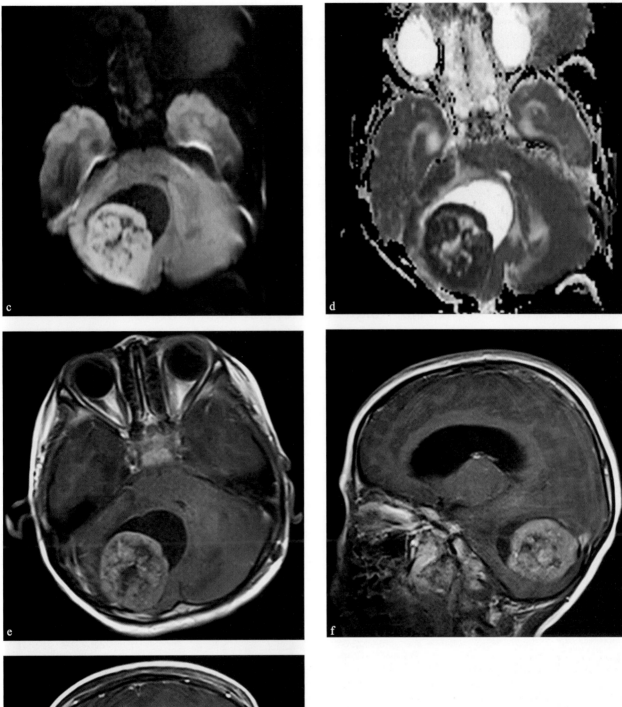

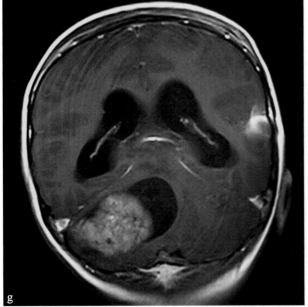

**图 4-4-2　右小脑半球髓母细胞瘤 MRI 表现**

a. 轴位 $T_1WI$；b. 轴位 $T_2WI$；c. DWI；d. ADC 图；e. 轴位 $T_1WI$ 增强扫描；f. 矢状位 $T_1WI$ 增强扫描；g. 冠状位 $T_1WI$ 增强扫描。示右小脑半球类圆形异常囊实性病灶，第四脑室明显受压及大部分闭塞。病灶囊性部分呈水样信号强度，实性部分信号欠均匀，在 $T_1WI$ 呈稍低信号，在 $T_2WI$ 为稍高信号，肿块边缘尚清楚，可见较明显瘤旁水肿，呈 $T_1WI$ 稍低信号和 $T_2WI$ 稍高信号强度。DWI 及 ADC 图见肿块信号不均匀，呈 DWI 稍高信号强度，ADC 稍低信号强度，提示肿块水分子弥散受限。增强检查见肿块实性部分呈非均匀性中等程度强化

表 4-4-1　髓母细胞瘤鉴别诊断

| 第四脑室及周围 | 年龄 | 囊变 | 增强 | 瘤周水肿 | 钙化 |
| --- | --- | --- | --- | --- | --- |
| 髓母细胞瘤 | 主要 15 岁以前 | 有，小 | 轻度至明显 | 较明显 | 少见 |
| 室管膜瘤 | 5 岁前和 40 岁左右 | 多见 | 中度 | 轻 | 约 1/2 有钙化 |
| 脉络丛乳头状瘤 | 成人 | 可有 | 明显，均匀 | - | 多见 |
| 星形细胞瘤 | 儿童、青少年 | 多见 | 囊壁无强化 | 轻或无 | 少见 |
| 血管母细胞瘤 | 20～40 岁 | 多见 | 壁结节强化 | 轻 | 少见 |

6 个月以内婴儿最常见恶性肿瘤。AT/RT 的诊断和治疗极具挑战性。仅仅根据影像和组织病理学表现来鉴别 AT/RT 和髓母细胞瘤或原始神经外胚层肿瘤是很困难的。AT/RT 的诊断需要特征性分子缺失的支持，主要根据 INI1 缺失，或极少情况下 BRG1 缺失来确定诊断。

【临床特点】

AT/RT 是婴幼儿高度恶性肿瘤（WHO Ⅳ 级），几乎累及中枢神经系统各个位置，包括桥小脑角池、脑膜、脑神经、椎管和硬膜外间隙。成人 AT/RT 更罕见，多位于幕上，而鞍区和鞍上区更常受累。颅内压增高是常见临床表现，患儿有头痛、呕吐等症状；小脑半球受累可有共济失调、眼球震颤等表现；桥小脑角区肿瘤可发生脑神经（Ⅶ 和 Ⅷ）麻痹。

AT/RT 高度异质性，组织学成分复杂，由原始神经外胚层细胞与横纹肌细胞紧密混合而成。有丝分裂明显（包括不典型的有丝分裂），坏死和出血区域也常见。大多数 AT/RT 显示 SMARCB1/INI1 的丢失，而少数有 SMACA4/BRG1 表达缺失。AT/RT 患者的存活率低，中位生存期不足 1 年。

【影像检查技术与优选】

MRI 明显优于 CT，能够更好的评价肿瘤部位、浸润范围、与周围组织关系。

【影像学表现】

1. CT　AT/RT 在 CT 平扫为实性为主的高密度肿块，密度不均匀，40% 以上的肿瘤中可见钙化，囊变、出血也常见。增强后肿瘤不均匀强化。

2. MRI　AT/RT 为实性为主的肿块，实性部分在 $T_1WI$ 和 $T_2WI$ 上呈等信号，肿块外周可见囊变成分，瘤内可见出血、钙化改变（图 4-4-3）。增强后肿瘤可表现为不均匀、外周结节状、明显或轻度强化。弥散加权成像显示水分子扩散受限制。

【诊断要点】

1. 多见于 3 岁以下儿童。

2. 实性为主的肿块。

3. 瘤内常见囊变或出血。

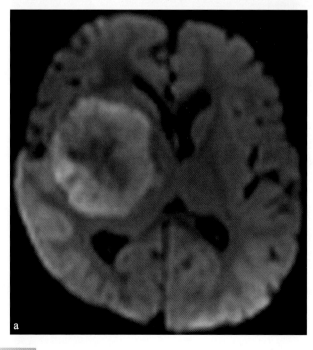
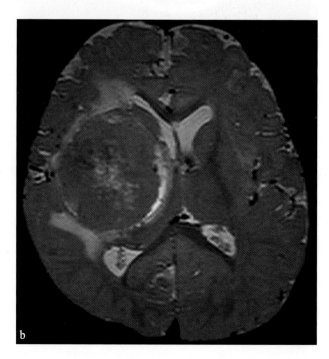

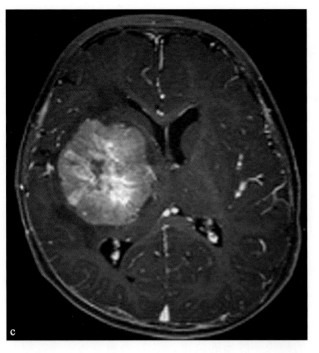
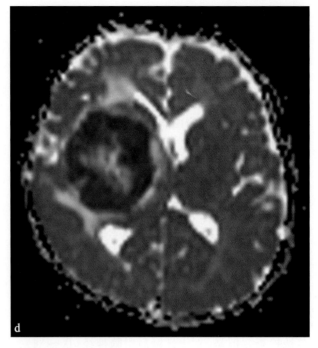

**图4-4-3　非典型畸胎样/横纹肌样瘤MRI表现**

a. DWI图；b. 轴位$T_2WI$；c. 轴位$T_1WI$增强扫描；d. ADC图。示右侧基底节区类圆形$T_2WI$等信号影，肿块中央坏死部分呈$T_2WI$高信号，增强扫描肿块明显强化，DWI肿块弥散受限，其ADC值明显低于正常脑组织

4. 肿瘤不均匀强化。

【鉴别诊断】

AT/RT主要需要与髓母细胞瘤鉴别，其他包括室管膜瘤、畸胎瘤、脉络丛肿瘤、毛细胞型星形细胞瘤等。一些放射学特征可能有助于鉴别AT/RT和髓母细胞瘤，前者多位于离线位置，瘤内有偏心囊肿、钙化和出血。

（苗延巍　高培毅）

# 第五节　脑神经肿瘤

## 一、施万细胞瘤（神经鞘瘤）

【概述】

按照2016年WHO中枢神经系统肿瘤分类，脑神经肿瘤归脑神经和脊神经肿瘤，分为施万细胞瘤（神经鞘瘤）、神经纤维瘤、神经束膜瘤及恶性周围神经鞘瘤。

施万细胞瘤，又名神经鞘瘤，是一种生长缓慢的良性肿瘤，起源于脑神经或周围神经的施万鞘（即神经鞘）。发生于脑神经的施万细胞瘤80%以上位于桥小脑角区，第Ⅷ对脑神经（听神经）最多见（也称之为听神经瘤）。其他脑神经发病率按名称序号依次为：Ⅴ>Ⅸ>Ⅹ>Ⅶ>Ⅺ>Ⅻ>Ⅲ>Ⅳ>Ⅵ。因为缺乏施万细胞，嗅神经和视神经不发生施万细胞瘤。

【临床特点】

施万细胞瘤可为自发性，也可在家族性肿瘤综合征背景下发生，如Ⅱ型神经纤维瘤病、神经鞘瘤等。90%施万细胞瘤是单发的，3%见于Ⅱ型神经纤维瘤病，2%见于神经鞘瘤，5%伴有多发性脑膜瘤同时伴有或不伴有Ⅰ型神经纤维瘤病。施万细胞瘤多见于青壮年，以20~40岁发病率高，男性发病率略高于女性。

发生于脑神经的施万细胞瘤表现为相应的脑神经受损症状，如听神经瘤主要表现为耳鸣、听力减退、头晕、头痛，三叉神经施万细胞瘤表现为患侧面部及口腔麻木感、痛觉减退、角膜反射迟钝、三叉神经痛、咀嚼肌、颞肌萎缩，三叉神经眼支损害可有顽固性角膜炎。位于后颅窝的肿瘤多表现出桥小脑角综合征，包括第Ⅵ、Ⅶ、Ⅷ对脑神经损害、锥体束征、小脑性共济失调及眼震。中颅窝病变易破坏颅底骨质形成颅内外沟通瘤，还可压迫颞叶产生癫痫、幻嗅。颅内肿瘤体积过大可压迫导水管和第四脑室产生梗阻性脑积水引发高颅压症状。发生于椎管内的施万细胞瘤，表现为不同程度的肢体麻木、腰背疼痛、节段性感觉障碍及排尿排便困难。

施万细胞瘤形态学表现各异，属WHO Ⅰ级的良性肿瘤，很少恶变。2016版WHO中枢神经系统肿瘤分类在施万细胞瘤分类下包括了富细胞性施万细胞瘤和丛状施万细胞瘤两个亚型。肿瘤常有包膜，质地柔软或可有波动感，极少数纤维化的肿瘤质地较硬。肉眼观淡红、黄或珍珠样灰白色，切面常可见变性所引起的囊肿，其中有液体或血性液体。

镜下施万细胞瘤由病变的施万细胞组成，交替出现由排列紧密、伸长的梭形细胞构成 Antoni A 型细胞区和结构疏松、细胞成分较少的 Antoni B 型细胞区。Antoni B 型组织可变性而形成小囊肿，融合可成大囊腔，其中充满液体。肿瘤出血时，镜下见巨噬细胞和肿瘤组织中含铁血黄素沉积。

### 【影像检查技术与优选】

第 I～XII 对脑神经结构细小、走行迂曲，如何清晰显示一直是影像学的一个难题。CT 因为相对低的软组织分辨力和具有射线辐射等弱势不推荐为首选检查。但是，对于怀疑后组脑神经（IX～XII）病变，可以建议行颅底 CT 薄层扫描来明确有无颅底骨质改变。CT 增强有助于显示肿瘤血供、与周围血管和软组织结构关系。

MRI 由于多平面成像、多参数、良好的软组织分辨力的优势已经成为脑神经检查的首选方法。在成像序列选择上，常规序列（SE $T_1$WI、FSE $T_2$WI）对脑神经的显示并不令人满意。以脑脊液高信号为背景，3D $T_2$WI 能够清晰地显示脑神经脑池段。由于脑神经结构细小，需要采用高分辨率成像（层厚 ≤1mm，像素 ≤1mm³），特别是儿童更要采用高分辨率成像方案。3D 稳态自由进动序列（steady-state

free precession sequences）因为能够在较短的时间获得高信噪比和对比噪声比的脑神经图像而被广泛应用，类似的序列包括 3D FIESTA、3D CISS、3D B-FFE 等。国内外有学者也有用 3D FLASH、3D TOF-SPGR、3D COSMIC、3D $T_2$-FLAIR 等序列对脑神经进行成像研究，各有优势及不足。怀疑肿瘤的患者，平扫后需要进行增强扫描，建议采用 3D $T_1$ FSPGR 序列（3D BRAVO、3D MPRAGE）。除了序列选择以外，由于脑神经走行迂曲，建议采用多平面重组（MPR）尽可能显示神经全貌，明确肿瘤与神经的关系。

MR 弥散成像、灌注成像、波谱成像等技术应用日益增多，但对施万细胞瘤诊断的价值尚需进一步研究。

### 【影像学表现】

1. CT　影像表现很大程度上取决于肿瘤起源的神经和肿瘤的位置、范围，着重叙述听神经瘤及三叉神经施万细胞瘤的表现。

（1）听神经瘤：多起自内听道，单发多见，同侧内听道扩大，可见自内听道向桥小脑角区延伸的等、低混杂密度肿块，可呈"冰激凌样"外观（图 4-5-1）。CT 薄扫可更清晰显示同侧内听道扩大及肿块。面神经施万细胞瘤 CT 薄扫可显示面神经管扩大及鼓室、乳突的骨质破坏。增强后肿瘤实质部分明显强化，而囊变部分不强化。

（2）三叉神经施万细胞瘤：常位于桥小脑角区，起源于中颅窝半月节的肿瘤由于受硬脑膜限制病灶一般较小，源于后颅窝神经根部的肿瘤往往瘤体较

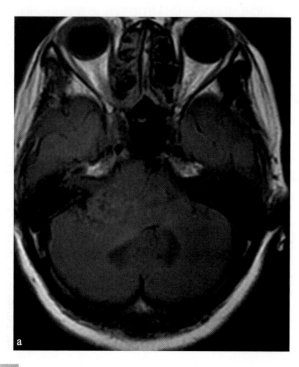

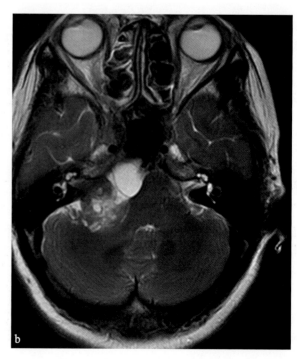

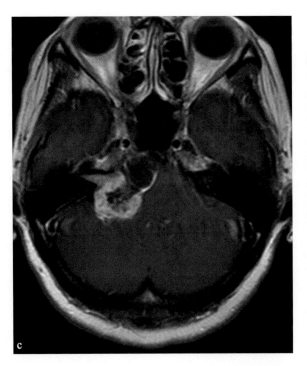
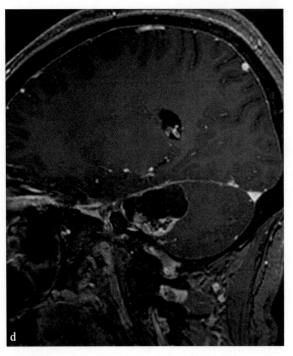

**图 4-5-1 听神经鞘瘤**

右侧桥小脑池扩大,其内见分叶状 $T_1$ 略低信号灶(a),$T_2$ 等高混杂信号(b),边界清晰,脑干、小脑、第四脑室受压移位;增强扫描示病灶不均匀明显强化,呈环状强化,瘤体带蒂突入内听道、内听道口呈喇叭口样扩大(c、d)

大,囊变更多见。约 10%~20% 的三叉神经施万细胞瘤跨中、后颅窝生长,呈"哑铃型"(图 4-5-2)。骨窗可见岩骨尖骨质吸收甚至破坏。肿物多呈纺锤形,边界清楚,CT 平扫呈等或稍低密度,低密度与施万细胞内的脂质成分有关。根据囊变程度可分为囊性肿瘤、囊实性肿瘤以及实性肿瘤。增强后肿瘤实质部分多呈明显不均匀强化,瘤内囊变区增强后显示得更清楚。

**2. MRI**

(1)听神经瘤:可见以内耳道为中心生长的肿块,$T_1WI$ 呈等信号或稍低信号,$T_2WI$ 呈等或稍高信号;信号不均匀,其内常见 $T_1WI$ 更低、$T_2WI$ 更高信号的囊变区信号;合并出血时,肿块内出现 $T_1WI$ 高信号,$T_2WI$ 等或高信号以及低信号的含铁血黄素环。患侧的第Ⅶ、Ⅷ对脑神经束增粗,呈"鼠尾状"与肿瘤相连,增强扫描和肿瘤同时强化,为听神经

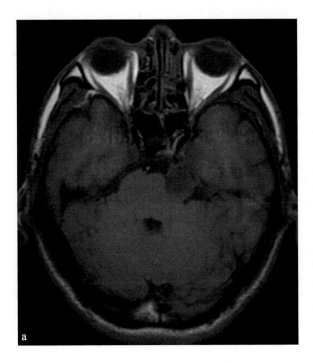
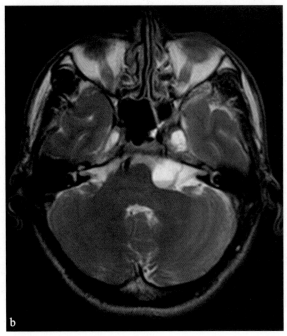

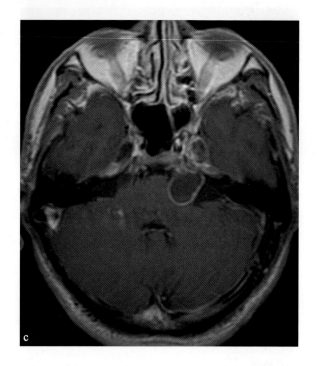

**图 4-5-2　三叉神经鞘瘤**
左侧跨越中、后颅窝区见一个椭圆形肿块，$T_1WI$ 呈等低信号（a）、$T_2WI$ 呈等高信号灶（b），边缘尚清晰。增强显示，病灶呈明显环状强化（c）

瘤特征性表现。肿瘤实质成分呈 DWI 等信号，囊变成分呈 DWI 低信号（ADC 值升高）。

（2）三叉神经施万细胞瘤：MRI 信号改变与听神经瘤一致，特征改变为三叉神经束增粗和颞骨岩部在 $T_1WI$ 正常的高信号消失，部分可伴咀嚼肌萎缩和肿瘤内脂肪变性。

【诊断要点】

1. **听神经瘤**　位于桥小脑角区，同侧内听道扩大，听神经增粗，肿块呈"鼠尾状"或"冰激凌样"与肿瘤相连，因囊变明显而密度或信号不均匀，增强后明显不均匀强化。

2. **三叉神经瘤**　常位于桥小脑角区，沿神经走行跨中、后颅窝生长，呈"哑铃型"，岩骨尖骨质吸收甚至破坏。MRI 信号不均，因囊变区而强化不均匀。

【鉴别诊断】

起自脑神经的施万细胞瘤主要需要与以下几种疾病相鉴别：

1. **脑膜瘤**　发生在桥小脑角区的脑膜瘤多以宽基底与岩骨硬脑膜相贴，呈扁丘状；CT 平扫密度为均一等或稍高密度，少有坏死或出血，钙化多见；MRI 特征性表现是 $T_1WI$ 及 $T_2WI$ 均呈等信号，很少发生囊变；肿瘤常均匀性强化，其边缘可见"脑膜尾征"。

2. **表皮样囊肿**　又称胆脂瘤，肿块具有匍匐性生长、"见缝就钻"特点，形态不规则，$T_1WI$ 低信号，$T_2WI$ 高信号，DWI 高信号为其特征性表现，增强扫描表皮样囊肿本身无强化，周围若有肉芽组织可强化。

3. **蛛网膜囊肿**　与脑脊液信号相同，$T_1WI$ 低信号，$T_2WI$ 高信号，DWI 呈低信号，增强无强化。

4. **幕下胶质瘤**　胶质瘤位于脑实质内，而施万细胞瘤发生在与脑神经发生部位相关的脑实质外，胶质瘤 $T_2WI$ 信号强度小于神经鞘瘤，增强轻度强化或不强化，常伴有周围脑组织水肿。对于罕见的发生于脑实质内的施万细胞瘤，术前诊断较为困难，极易误诊。

DWI 有助于桥小脑角区肿瘤鉴别。神经鞘瘤实质成分呈 DWI 等信号，囊变成分呈 DWI 低信号（ADC 值升高），而表皮囊肿（胆脂瘤）在 DWI 表现为特征性高信号，ADC 值等或轻度增高；脑膜瘤在 DWI 多为等信号，ADC 值与脑实质相仿。利用 DTI 技术可以成功追踪多对脑神经的完整形态、走行，神经三维示踪重建技术可判断神经与肿瘤的立体空间关系，预测神经相对肿瘤的位置、走行、形态变化、包裹情况，可指导临床医生在术中迅速准确定位，有利于缩短手术时间。

## 二、神经纤维瘤

【概述】

神经纤维瘤（neurofibromas）是一种由神经鞘细胞和纤维母细胞为主要成分的良性肿瘤，可发生于神经末梢或沿神经干走行的身体任何部位，约占良性软组织肿瘤的 5%。神经纤维瘤可单发，也可以多发,为Ⅰ型神经纤维瘤病(neurofibromatosis type 1,NF-1型)的一部分。神经纤维瘤包括两个特殊亚型:丛状神经纤维瘤(plexiform neurofibroma,PNF)和不典型神经纤维瘤(atypical neurofibroma,ANF)。神经纤维瘤累及多条神经束及其分支即为丛状神经纤维瘤。丛状神经纤维瘤是一种常染色显性遗传病,起源于分化异常的神经嵴细胞。丛状神经纤维瘤主要见于NF-1型患者。约5%~10%的丛状神经纤维瘤可发生恶变。不典型神经纤维瘤是2016年WHO中枢神经系统肿瘤分类新增加的神经纤维瘤亚型,诊断指标包括:富细胞性、散在核分裂象、细胞形态单一和/或编织状生长方式,形态学与低级别恶性外周神经鞘膜肿瘤难以鉴别。

**【临床特点】**

神经纤维瘤好发年龄为20~40岁,无性别差异。神经纤维瘤多生长缓慢,由数月至数年,表现为局限性结节状生长,甚至呈侵袭性生长,青春期发育、妊娠或绝经期、传染病、严重外伤、精神刺激等可使瘤体增大加速。无典型临床症状,表现为局部肿块,表浅肿瘤一般无明显症状。随病变增大局部可有隐痛或酸痛,逐渐加重。如侵犯邻近骨组织时,常出现局部疼痛,药物不能缓解。

丛状神经纤维瘤发病年龄小,多发生于2~12岁的儿童,好发部位为头颈部、躯干和四肢,最常累及第Ⅴ、Ⅸ、Ⅹ对脑神经,眶周最常见。通常为单侧。表浅部丛状神经纤维瘤多为弥漫性生长,体积较小,触诊不能确定肿瘤边界;而深部病变呈粗大的结节状或索条状。多个融合的丛状神经纤维瘤可出现神经纤维性象皮病。发生于头颈部者易导致毁容、疼痛和功能障碍。肿瘤弥漫生长可刺激皮肤增生过度,触诊感觉如同"成袋蠕虫"。肿瘤表面皮肤常有色素沉着,累及眼眶者表现为眼睑及眶周皮肤增生肥厚,伴上睑下垂和突眼。丛状神经纤维瘤可恶变,当肿瘤短期内迅速增大、边缘强化、周围出现水肿、肿瘤内出现囊变、坏死、浸润性生长时提示恶变,恶变者预后差,患者死亡率高。

大体病理:神经纤维瘤多呈结节状或息肉状,边界清楚,无包膜;部分肿瘤呈浸润性生长,边界不清;瘤体表面核切面呈灰白色或灰红,质软、韧或较硬,可见旋涡状纤维,也可呈胶冻状,病变较大者易发生出血和囊变。

镜下病理:神经纤维瘤细胞成分复杂,典型者主要为施万细胞和纤维母细胞,细胞呈梭形,通常无髓鞘,与胶原纤维束呈波浪状排列,瘤细胞间充满大量黏液或黏液样物质,亦可出现肥大细胞等。有时在瘤内可见到轴突,这是区别神经鞘膜瘤的要点之一。病变神经的横断面上,孤立神经束表现为靶征改变,中心是致密的神经内膜组织,其周围是松散胶原束构成的疏松组织环,外周带是神经内膜组织,其内有髓鞘纤维和施万细胞增生。典型神经纤维瘤罕见核分裂象。丛状神经纤维瘤特征性镜下表现为梭形瘤细胞呈同心圆形、类圆形或不规则形排列,形成丛状或簇状结构,瘤细胞核细长、弯曲似波浪状,丛状结构内可看到粗大的神经纤维。不典型神经纤维瘤富细胞,散在核分裂象、细胞形态单一和/或编织状生长方式,形态学与低级别恶性外周神经鞘膜肿瘤难以鉴别。

**【影像检查技术与优选】**

MRI为首选影像检查方法,对确定肿瘤来源、边界和累及范围非常有价值,详细情况参照"施万细胞瘤"部分。

**【影像学表现】**

1. CT 典型神经纤维瘤CT表现为等肌肉密度肿块,呈分叶状或息肉状,密度均匀,边界略毛糙,增强扫描轻中度均匀强化。

头颈部丛状神经纤维瘤生长较缓慢,常伴有骨骼或发育异常,表现为巨颅、颅骨缺损。表浅型呈束带状分布,边界较清,仅累及皮肤及皮下脂肪。肿瘤以纤维组织为主,变性及黏液基质少,CT平扫呈均匀等密度,增强扫描轻至中度强化。侵袭型丛状神经纤维瘤多累及周围组织,边界不清,CT表现为不均匀较低密度肿块,增强强化不明显。

2. MRI 典型神经纤维瘤MRI $T_1WI$呈等信号,$T_2WI$呈高信号,边缘毛糙,与神经关系密切,可包绕神经并与之无明显分界(图4-5-3)。Gd-DTPA增强后较小瘤体呈明显均匀强化,较大瘤体呈不均匀强化。

头颈部丛状神经纤维瘤常伴有骨骼或发育异常,表现为巨颅、颅骨缺损。表浅型呈束带状分布,边界较清,$T_1WI$与肌肉呈等信号,$T_2WI$呈稍高信号,增强扫描轻至中度强化。丛状生长的肿瘤可包绕皮下残留的脂肪组织,MRI表现为肿瘤内混杂点片状、线样$T_1WI$和$T_2WI$高信号,抑脂序列信号减低。位于头皮的丛状神经纤维瘤部分可见包绕纤细血管影,有学者指出该征象为浅表型丛状神经纤维瘤的特征之一。侵袭型丛状神经纤维瘤呈弥漫粗大索条状、多发结节状分布,$T_1WI$呈不均匀等信号,$T_2WI$呈稍高或高信号,内可混杂片状由黏液基

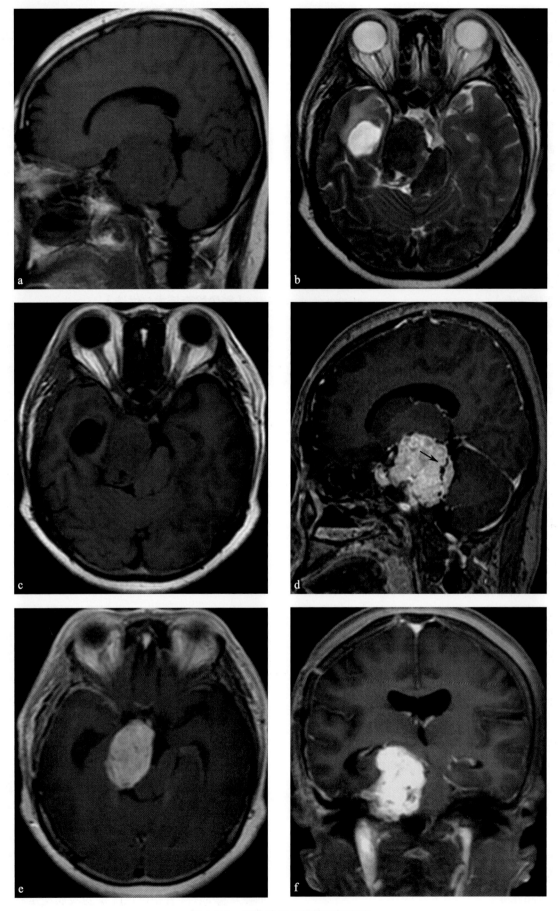

**图 4-5-3　三叉神经丛状神经纤维瘤**

右侧鞍旁、鞍上区见一个椭圆形肿块，$T_1WI$ 呈等低信号（a）、$T_2WI$ 呈等信号灶（b），瘤内信号不均匀，可见点条状 $T_1$ 低、$T_2$ 低信号灶；肿瘤边缘清晰，邻近中脑、颞叶海马受压（c）；增强显示，病灶呈明显强化（d、e、f），其内可见流空血管（d，黑箭）

质及肿瘤包绕残留脂肪所致的高信号区;增强扫描病灶不均匀中度强化,延迟期黏液基质区呈明显强化。侵袭型丛状神经纤维瘤向深部生长时,可出现"靶征",靶征的中心低信号代表受累增粗的神经束,或致密的胶原和纤维组织,周围高信号为黏液基质;增强扫描"靶征"中心区明显强化。

DWI 对于鉴别神经纤维瘤是否恶变有所帮助,研究表明恶变的神经纤维瘤 DWI 信号增高,相应的 ADC 图上信号减低,这与恶性肿瘤细胞密集导致水分子活动受限有关。弥散张量纤维束成像(DTT)对于术前评估肿瘤毗邻、包裹关系、神经完整性有重要意义。

**【诊断要点】**

年轻人多见,多为孤立性病变,四肢躯干皮肤及皮下组织多见,其次为头颈部。丛状神经纤维瘤主要见于 NF-1 型患者,发病年龄小,多发生于 2～12 岁的儿童,头颈部多见。典型神经纤维瘤为沿神经走行的结节状或息肉状肿块,CT 呈等肌肉密度,MRI $T_1WI$ 呈等肌肉信号,$T_2WI$ 呈高信号,边缘毛糙,与神经关系密切,可包绕神经。增强后瘤体明显均匀或不均匀强化。如果肿块累及周围组织,边界不清,密度或信号不均匀,增强强化不明显,需要考虑侵袭型或恶变可能。

**【鉴别诊断】**

1. **神经鞘瘤** 神经鞘瘤囊变、出血较常见,肿瘤密度或信号不均匀,常呈现典型的靶征。

2. **恶性周围神经肿瘤** 瘤体通常较大,直径大于 5cm,肿瘤短期内迅速增大提示恶性,位置较深,边缘分叶状或棘状突起提示恶性。肿瘤易囊变及出血,MRI 信号混杂,血供丰富,增强扫描呈不均匀强化。可浸润性破坏周围组织结构,如骨质、肌肉及软组织间隙、神经根等。

3. **血管瘤** 发生位置表浅时受累皮肤多为暗红色,病灶于 $T_2WI$ 上呈高信号,内部纤维组织及血栓表现为不同程度的中高信号,可伴钙化,因含脂肪成分抑脂序列信号减低,增强明显强化,部分病灶可见迂曲、粗大的血管。

(苗延巍 高培毅)

# 第六节 脑 膜 瘤

**【概述】**

脑膜瘤(meningioma)是颅内常见肿瘤,其发生率仅次于胶质瘤,占颅内原发肿瘤的 15%～20%。据统计,该肿瘤的发病率为(2～3)/100 000。

绝大多数脑膜瘤来源于蛛网膜粒的特殊细胞即蛛网膜帽细胞,少数者起于硬膜的纤维母细胞或附于脑神经、脉络丛的蛛网膜组织。脑膜瘤的发生与多种因素有关,其中染色体 22 异常起重要作用,单一染色体见于 72% 患者,此外长臂缺如也较为常见。Ⅱ型神经纤维瘤病(neurofibromatosis,NF)系遗传性病变,其易发生脑膜瘤。脑膜瘤发生还可能与性激素有关,表现为肿瘤易发生在女性,孕期肿瘤增大及肿瘤中可查出孕激素、雌激素或雄激素的受体。此外,放射治疗也可能是脑膜瘤的诱发因素之一。

**【临床特点】**

脑膜瘤多见于中老年人,发病峰值年龄为 40～60 岁;儿童者仅占 1%～2%。女性多见,男女比例为 1:2～1:4。脑膜瘤一般为单发,偶为多发(图 4-6-1),多发者常见于Ⅱ型神经纤维瘤病。脑膜瘤易发生在硬膜窦附近、颅缝封合处及有蛛网膜粒和蛛网膜残遗细胞部位。其中幕上者占 90%,最常见的部位是矢状窦旁(25%)和大脑凸面(20%),两者之和几乎占全部脑膜瘤的 1/2。多数矢状窦旁脑膜瘤起于上矢状窦中 1/3,而发生在上矢状窦后 1/3 者仅占 15%。大脑凸面脑膜瘤起于大脑表面硬膜,常发生在冠状缝附近。幕上脑膜瘤第三个常见部位是蝶骨嵴(15%～20%),其中 1/3 发生在前床突附近,并常侵犯视神经管,余 2/3 位蝶骨嵴中、外侧部。发生在鞍区、嗅沟、前颅凹底脑膜瘤各占 5%～10%。后颅凹脑膜瘤约占 10%,常见部位是桥小脑角区、斜坡和小脑幕(图 4-6-2)。约 2% 颅内脑膜瘤不与硬膜相连,通常位于侧脑室的三角区,起于脉络丛的间质细胞或脉络丛组织。其他少见部位是松果体区和视神经鞘。发生在中枢神经系统硬膜之外的脑膜瘤罕见,仅占全部脑膜瘤的 1%,常见于鼻窦,也可发生在鼻腔、腮腺等处,而原发于颅骨或帽状腱膜下的脑膜瘤甚少见。

病理检查,脑膜瘤通常属脑外肿瘤,多有完整包膜。大体形态分两型,即球形或扁平状,表面可有分叶而呈结节状。脑膜瘤既可与硬膜以宽基底相连,也可为柄状相连而形成有蒂肿块。瘤周硬膜常有环状反应性增厚,肿瘤还可侵犯硬膜甚至下方的骨质。通常,肿瘤与相邻脑实质有明确分界,其间有裂隙状蛛网膜下腔及陷入的脑脊液和血管。脑膜瘤血供丰富,多来自脑膜动脉分支,但较大肿瘤的周边部可有软脑膜血管参与供血,侧脑室内脑膜瘤

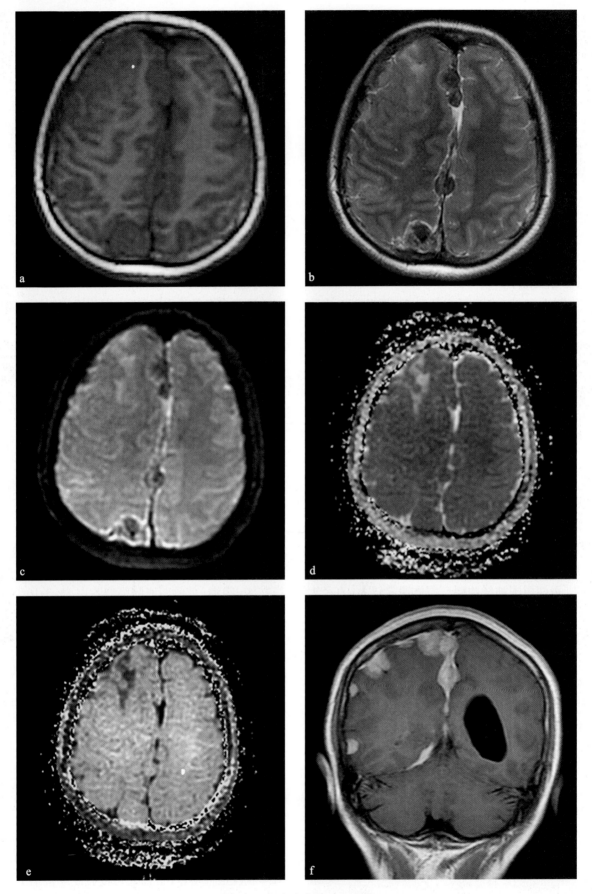

**图 4-6-1 多发脑膜瘤 MRI 表现**

a. 轴位 $T_1WI$；b. 轴位 $T_2WI$；c. DWI；d. ADC 图；e. eADC 图；f. 冠状位 $T_1WI$ 增强扫描。示右额顶凸面、右侧上矢状窦旁、大脑镰旁以及右侧小脑幕多发大小不一结节样及球形实性病灶，边缘较清楚，部分肿块在 $T_2WI$ 上可见弧形线样高信号影，为残存脑脊液影。在 $T_1WI$ 呈稍低信号，在 $T_2WI$ 亦为稍低信号影，无明显瘤旁水肿。DWI、ADC 图和 eADC 图未见水分子弥散受限征象。增强检查见肿块呈中等程度较均匀性强化，上矢状窦内可见部分肿块影

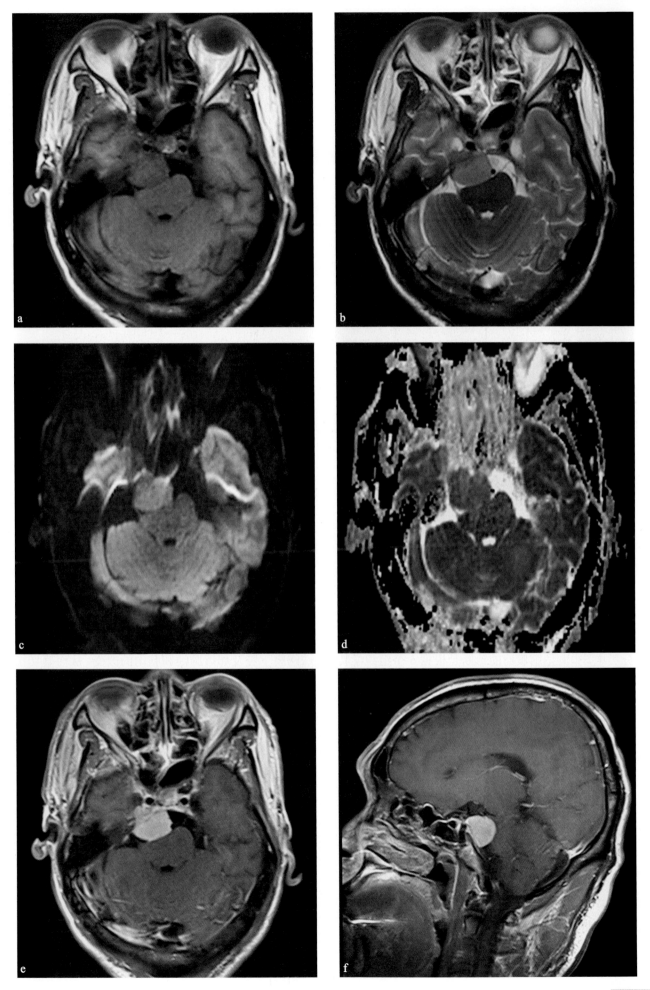

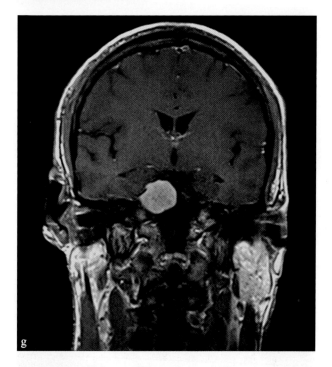

g

**图 4-6-2 右侧岩骨尖脑膜瘤 MRI 表现**

a. 轴位 $T_1WI$；b. 轴位 $T_2WI$；c. DWI；d. ADC 图；e. 轴位 $T_1WI$ 增强扫描；f. 矢状位 $T_1WI$ 增强扫描；g. 冠状位 $T_1WI$ 增强扫描。示右侧岩骨尖类圆形实性病灶，脑干明显受压变形。肿块信号均匀，在 $T_1WI$ 和 $T_2WI$ 均呈等信号强度。DWI 及 ADC 图见肿块为等信号，提示肿块无水分子弥散受限。增强检查见肿块呈均匀性中等程度强化

血供来自脉络膜动脉。肿瘤质地可较软或较硬，主要取决于瘤内的纤维组织和钙化量。瘤内常有坏死和出血灶，然而大量出血少见，有时瘤内还可见到囊变或黄色瘤样变。镜下检查，根据脑膜瘤细胞学表现，可将其分为合体细胞型、纤维型、过渡型、成血管细胞型和间变型等，此外还有许多亚型。

目前，世界卫生组织（WHO）依肿瘤增殖活跃程度、侵袭性等生物学行为，将脑膜瘤分为三型：①典型良性脑膜瘤（typical meningioma），最常见，WHO Ⅰ级；②不典型脑膜瘤（atypical meningioma），WHO Ⅱ级；③间变性（恶性）脑膜瘤（anaplastic or malignant meningioma），WHO Ⅲ级。在 2007 年版分类中，非典型脑膜瘤的诊断是根据 5 个组织学特征中的任意 3 条进行诊断，包括自发性坏死、薄膜改变（旋涡或束样结构）、明显的核仁、高度细胞增生和小细胞（细胞簇伴增高的核浆比）。而在 2016 年分类中，仅根据出现脑组织侵袭联合大于 4 个以上分裂计数就可以诊断非典型脑膜瘤。

脑膜瘤的临床表现取决于肿瘤的大小和部位。肿瘤较小时多无症状，而于影像学检查或尸检中意外发现。由于脑膜瘤生长缓慢，产生症状时，瘤体多已达到相当大的程度。矢状窦旁和大脑凸面脑膜瘤常见表现为癫痫和/或半身无力，发生在鞍区海绵窦者可产生多支脑神经受损，额区和嗅沟脑膜瘤可引起精神症状或失嗅，蝶骨嵴脑膜瘤可致视力障碍，桥小脑角区肿瘤则可发生听力和颜面感觉异常。

脑膜瘤预后主要取决于病变位置和组织类型。

病变位置不同而具有相同组织学特征的肿瘤，其预后可有明显差异，如大脑凸面脑膜瘤可完全切除，其预后明显优于累及海绵窦和颅底的相同类型肿瘤。使用 WHO 分类法，不同类型肿瘤的术后复发率有明显差异，典型良性脑膜瘤复发率仅为 3%～7%，不典型者复发率约为 1/3，而间变性者复发率高达 75%。

**【影像检查技术与优选】**

CT 和 MRI 检查是脑膜瘤的主要影像诊断方法。两者相比，MRI 检查对脑膜瘤的定位、定性及与邻近结构关系的显示要优于 CT 检查；其能确切显示病变处灰白质界面的受压和移位、周围残存的蛛网膜下腔及邻近脑池和脑沟的改变，从而确切指明肿瘤位于脑外；MRI 的多方位成像能准确评估肿瘤的大小及与邻近结构的关系；血管流空表现还可显示肿瘤内和周边血管及肿瘤区大血管移位情况，有助于术前参考；MRI 的多参数成像也有利于脑膜瘤与其他颅内肿瘤的鉴别。然而，MRI 检查也有不足之处，即对脑膜瘤内钙化及邻近骨质改变的显示还不及 CT；此外，MRI 检查还不如 CT 普及，且检查费用较高，如此致多数脑膜瘤的诊断仍依赖于 CT 检查。

CT 和/或 MRI 检查确诊为脑膜瘤后，有时仍需行脑血管造影包括 DSA 检查，目的在于了解肿瘤的供血动脉，以减少术中出血，或于术前行供血动脉的介入性栓塞治疗，以利于手术进行。目前，术前通过 CTA 也可以明确肿瘤的供血动脉及引流静脉，

确定肿瘤与邻近大血管的关系。

X线平片因其限度已不是脑膜瘤的影像诊断方法。然某些患者可因头外伤等原因行X线平片检查，有可能意外发现无症状脑膜瘤所致的骨质改变、肿瘤钙化等，从而提示进一步行CT或MRI检查。

**【影像学表现】**

1. **血管造影** 可显示脑膜瘤所致的血管移位及其供血动脉、肿瘤循环和导出静脉。

血管移位：绝大多数脑膜瘤居于脑外且较大，易造成邻近血管发生突然转折或弧形移位，也可使周围血管分离而包绕肿瘤。脑凸面肿瘤则致皮质动脉与颅骨内板分离而形成无血管区。

供血动脉：脑膜瘤血供丰富并多由颈外动脉脑膜支供血，显示供血动脉迂曲、扩张，末端分为数小支呈丛状进入瘤内。较大的肿瘤周边部可有颈内动脉的软脑膜支参与供血。

肿瘤循环：脑膜瘤常具有典型的肿瘤循环，即动脉期肿瘤染色呈网状、放射状或栅栏状，而在动脉晚期直至静脉期，则呈明显均一染色，状如"棉花团"样，具有特征（图4-6-3）。

导出静脉脑膜瘤通常无明确导出静脉，有时可见数支小静脉包绕肿瘤并导入浅静脉内。

2. **CT** 平扫和增强检查脑膜瘤的发现率分别为85%和95%。表现与其组织分型密切相关：即典型脑膜瘤多具有典型表现，约占85%～90%；而不典型脑膜瘤的表现常不典型，约占5%～10%；间变性

即恶性脑膜瘤，仅占1%～2%。

通常，脑膜瘤具有脑外肿瘤特征，即广基与颅骨内板或硬膜相连，皮层受压内移、变形并与颅骨内板距离增大，肿瘤处脑池、脑沟封闭，相邻脑池和脑沟扩大。侧脑室内肿瘤多位于三角区，其长轴与脑室方向一致，周围有残存的室腔。约60%脑膜瘤呈均一略高密度肿块，与其富有砂粒瘤样钙化、细胞致密及水分较少等因素有关；约30%肿瘤呈均一等密度肿块（图4-6-4）。瘤内常有点状、星状或不规则形钙化，偶尔整个瘤体完全钙化。脑膜瘤通常呈圆形、卵圆形或分叶状，颅底者可为扁平状，边界清楚、光滑，见于脑膜瘤的好发部位。较大脑膜瘤有明显占位表现。瘤周脑水肿一般较轻，然压迫或侵犯静脉和/或硬膜窦时，也可发生明显脑水肿。骨窗观察，可发现肿瘤引起的内板局限性或弥漫性骨增生及骨破坏。增强检查，脑膜瘤血供丰富，不具有血-脑屏障，因而多呈明显均一强化。动态增强检查，脑膜瘤的时间-密度曲线与血管同步升高，达到峰值后则保持较长时间的相对平稳，其后缓慢下降。

脑膜瘤不典型表现包括瘤内范围不等的低密度区、肿瘤高密度出血灶和瘤周水样低密度病变。

（1）低密度区：平扫检查即可显示，其大小不等，形态规则或不规则，可单发或多发，系肿瘤坏死、囊变、黏液变性、脂肪变性或陈旧性出血所致。增强检查，低密度区多无强化。

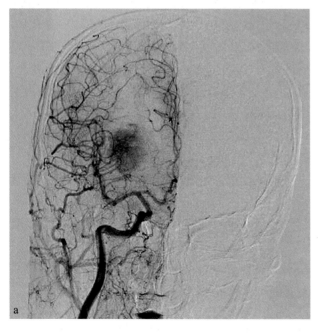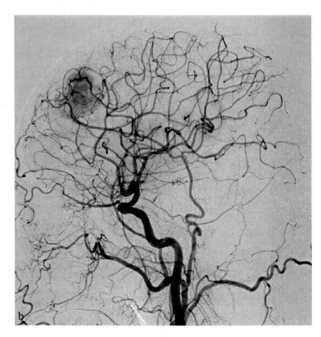

**图4-6-3 右额凸面脑膜瘤DSA表现**

a. 正位DSA动脉晚期图；b. 侧位DSA动脉晚期图。示右额凸面球形异常（棉花团）样肿瘤染色，以及脑膜中动脉供血

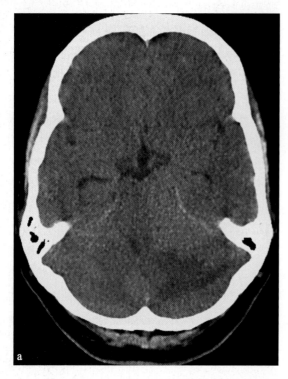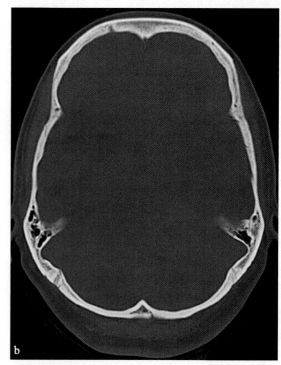

**图 4-6-4 左侧桥小脑角区脑膜瘤 CT 表现**

a. 轴位 CT 平扫；b. 轴位 CT 平扫骨窗。示左侧桥小脑角区半月形等密度肿块影，灶旁可见明显低密度水肿带，第四脑室明显受压变形

（2）肿瘤高密度出血灶：脑膜瘤很少发生明显出血，可见于瘤内或瘤周。平扫检查，新鲜出血表现肿瘤内或邻近脑实质内的高密度灶。若出血进入原有的坏死腔内，则出现液平。瘤内陈旧性出血表现为低密度灶，此时难与囊变或黏液变性所致的低密度区鉴别。

（3）瘤周水样低密度病变：常见于矢状窦旁区脑膜瘤，其可为局部脑脊液循环障碍所致的部分蛛网膜下腔增宽，也可为蛛网膜囊肿。与脑水肿不同，这种瘤周低密度区虽呈水样密度，但边缘清楚、锐利，位于脑外。

恶性脑膜瘤表现为平扫形态多不规则，常有蘑菇状的突出部分，肿瘤的部分边界显示不清。瘤内易有囊变或坏死性低密度区，多无钙化，周围常有明显脑水肿，肿瘤易侵犯周围结构。增强检查，肿瘤常呈不均一强化，有不规则形强化肿块向脑实质内侵入，部分边界仍显示不清。

3. MRI 平扫，大多数脑膜瘤具有明确脑外肿瘤特征，即灰白质界面受压并向内移位，于脑实质与肿瘤间可见裂隙状 $T_1WI$ 低信号、$T_2WI$ 高信号影，其代表残存的蛛网膜下腔（图 4-6-5）。$T_1WI$ 上，多数肿瘤呈等信号，少数为略低信号；在 $T_2WI$ 上，肿瘤常为等或略高信号（图 4-6-6）。无论 $T_1WI$ 还是

$T_2WI$ 上，肿瘤信号常不甚均一，表现为颗粒状、斑点状或轮辐状影，其与瘤内血管、钙化、囊变及纤维性间隔有关（图 4-6-7）。瘤内血管呈点状或弧线状无信号影。钙化则呈边缘毛糙的低或无信号灶，有时难与流空的血管鉴别。瘤内囊变区则呈 $T_1WI$ 低信号、$T_2WI$ 高信号灶。恶性脑膜瘤常为不规则而呈分叶状和/或结节状，肿瘤包膜多不完整且内部信号不均。脑膜瘤所致的脑水肿在 $T_1WI$ 上呈低信号，而在 $T_2WI$ 上为高信号，位于瘤周。脑水肿程度与肿瘤大小、组织类型及良、恶性的相关性均不明显。MRI 检查同样可显示脑膜瘤所致的颅骨骨质改变（图 4-6-8）。

DWI 检查时，不典型脑膜瘤及间变性脑膜瘤有时可见水分子弥散受限改变。

增强检查，脑膜瘤有明显相对均一强化，而囊变、坏死或出血部分无强化。部分肿块边缘与脑实质间无锐利分界，提示脑实质受累。60% 脑膜瘤显示肿瘤邻近硬膜发生鼠尾状强化，此即"硬膜尾征"（dural tail sign）（图 4-6-9），其发生原因还有不同认识，可能与肿瘤细胞浸润或硬膜反应性改变有关。

【诊断要点】

脑膜瘤的影像学检查，无论 CT、MRI 检查，还是 X 线平片、血管造影均具有一定特征，因此，和其

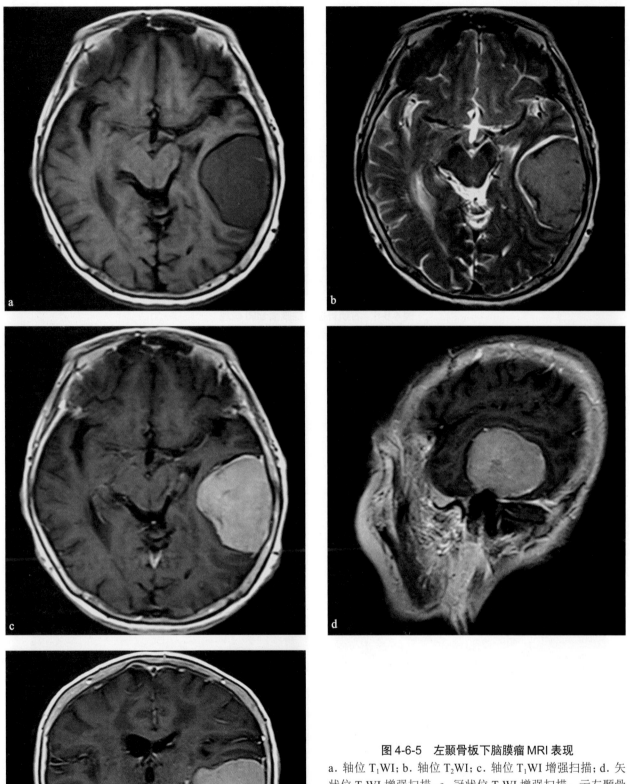

**图 4-6-5　左颞骨板下脑膜瘤 MRI 表现**

a. 轴位 $T_1WI$；b. 轴位 $T_2WI$；c. 轴位 $T_1WI$ 增强扫描；d. 矢状位 $T_1WI$ 增强扫描；e. 冠状位 $T_1WI$ 增强扫描。示左颞骨板下类圆形实性肿块影，信号尚均匀，边缘清楚，邻近皮层可见受压向内侧移位。$T_1WI$ 和 $T_2WI$ 见肿块边缘有薄层脑脊液样信号影，为残存的脑脊液；肿块旁无明显水肿带，同侧侧脑室三角区可见明显受压。增强检查见肿块均匀中等程度强化，"脑膜尾征"阳性

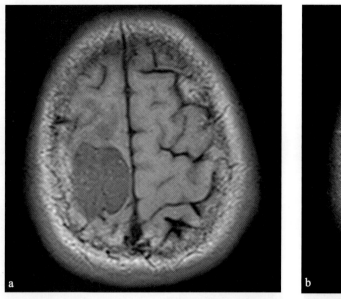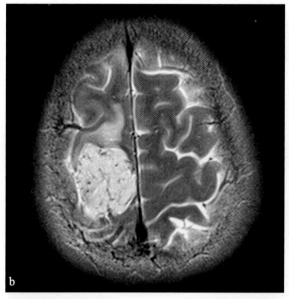

**图 4-6-6 右顶骨板下脑膜瘤 MRI 表现**

a. 轴位 T₁WI；b. 轴位 T₂WI。示右顶骨板下类圆形实性肿块影，呈 $T_1WI$ 稍低信号和 $T_2WI$ 稍高信号强度，肿块尚均匀，内可见少量点状血管流空影，边缘清楚。肿块旁可见水肿带

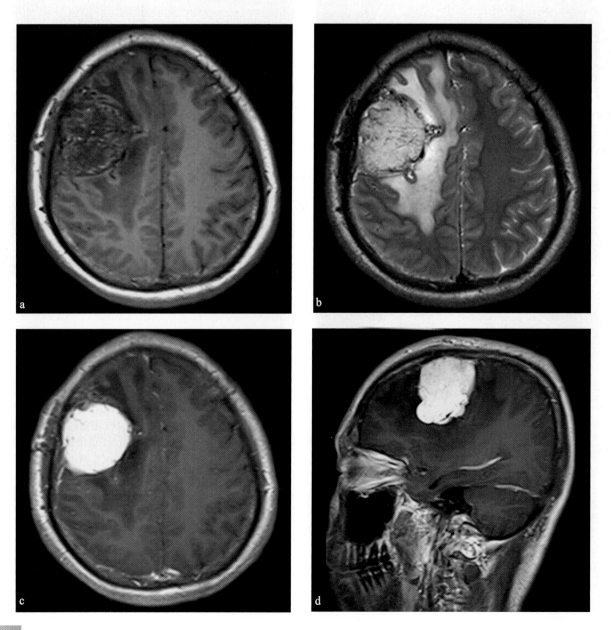

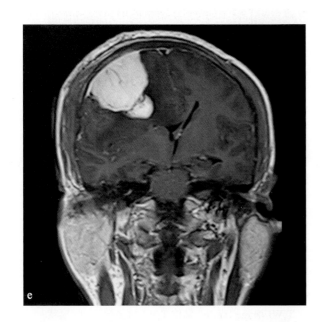

**图 4-6-7 右额骨板下脑膜瘤 MRI 表现**

a. 轴位 $T_1WI$；b. 轴位 $T_2WI$；c. 轴位 $T_1WI$ 增强扫描；d. 矢状位 $T_1WI$ 增强扫描；e. 冠状位 $T_1WI$ 增强扫描。示右额骨板下类圆形实性肿块影，信号不均匀，边缘尚清楚。$T_1WI$ 见肿块呈非均匀性等低信号改变，$T_2WI$ 表现为稍高信号强度，其内可见点状和线条样低信号影，提示为肿瘤血管可能。肿块旁可见明显水肿带，中线结构左移。增强检查见肿块较均匀明显强化，"脑膜尾征"阳性

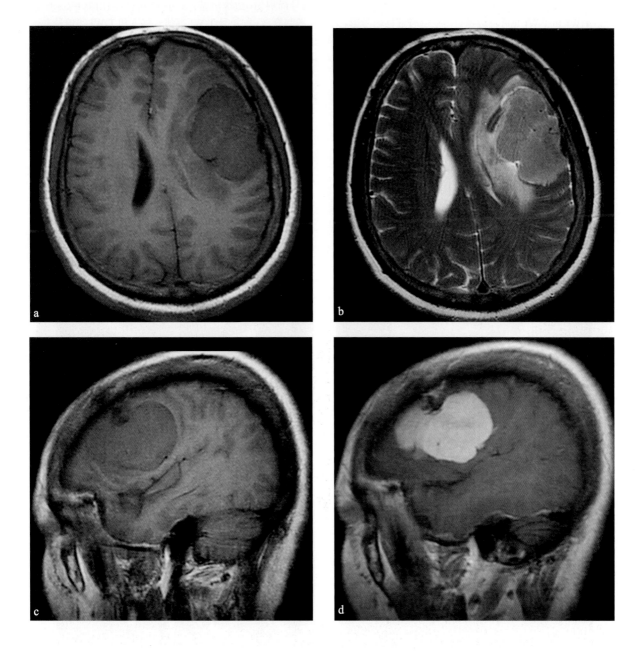

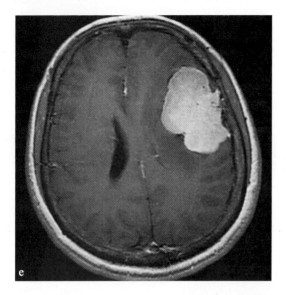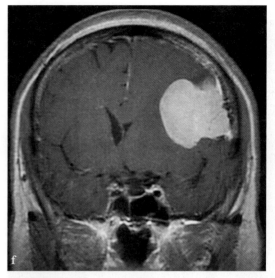

**图 4-6-8　左额骨板下脑膜瘤 MRI 表现**

a. 轴位 $T_1WI$；b. 轴位 $T_2WI$；c. 矢状位 $T_1WI$；d. 矢状位 $T_1WI$ 增强扫描；e. 轴位 $T_1WI$ 增强扫描；f. 冠状位 $T_1WI$ 增强扫描。示左额骨板下类圆形实性肿块影，信号尚均匀，边缘清楚，邻近皮层受压向内侧移位。$T_1WI$ 和 $T_2WI$ 见肿块边缘有薄层脑脊液样信号影，为残存的脑脊液；肿块呈 $T_1WI$ 等信号强度和 $T_2WI$ 等信号改变，灶旁可见明显水肿带，同侧侧脑室见明显受压；邻近骨板厚薄不均，提示骨质受压变薄和局部骨质增生改变。增强检查见肿块均匀中等程度强化，"脑膜尾征"阳性

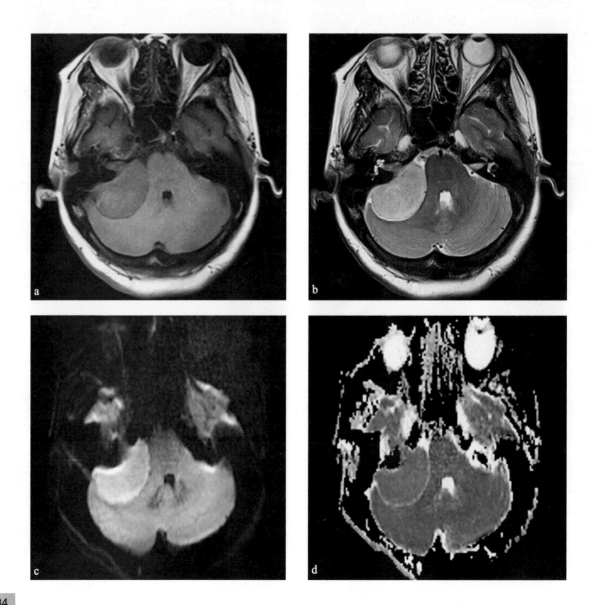

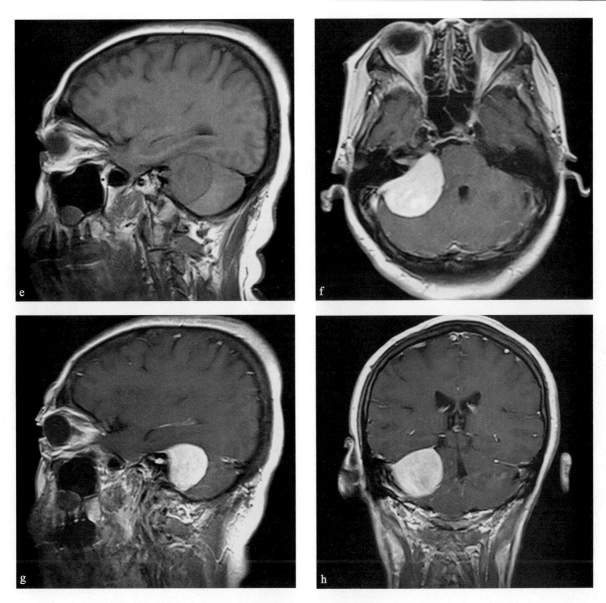

**图 4-6-9 右侧桥小脑角区脑膜瘤 MRI 表现**

a. 轴位 $T_1WI$；b. 轴位 $T_2WI$；c. 轴位 DWI；d. 轴位 ADC 图；e. 矢状位 $T_1WI$；f. 轴位 $T_1WI$ 增强扫描；g. 矢状位 $T_1WI$ 增强扫描；h. 冠状位 $T_1WI$ 增强扫描。示右侧桥小脑角区类圆形实性肿块影，信号尚均匀，边缘清楚，呈弧线样低信号影，未见明显瘤旁水肿；第四脑室轻微受压变形。$T_1WI$ 见肿块呈均匀等信号改变，$T_2WI$ 上亦表现为等信号强度。DWI 及 ADC 图未见水分子弥散受限征象。增强检查见肿块均匀中等程度强化，"脑膜尾征"阳性

他颅内肿瘤相比，脑膜瘤具有较高的诊断准确率。

脑膜瘤 X 线检查时，骨质改变、肿瘤钙化及血管压迹改变可提示诊断，但这些异常表现仅见于 20%～30% 肿瘤，且不能指明肿瘤大小和与邻近结构的关系。脑血管造影检查，脑膜瘤的诊断准确率可高达 90%，肿瘤主要由颈外动脉分支供血，动脉晚期出现雪团状染色并维持较长时间，这些表现是脑膜瘤的特征，也是诊断的主要依据。然而脑血管造影属有创性检查，目前已不再是脑膜瘤的主要影像诊断方法。

如同其他颅内肿瘤，当前脑膜瘤的主要影像诊断方法是 CT 和 MRI 检查。CT 检查，脑膜瘤的诊断

准确率达 90% 以上。绝大多数脑膜瘤具有典型 CT 表现：肿瘤位于脑膜瘤的好发部位；具有脑外肿瘤的特征，与颅骨、硬膜关系密切；呈均一略高密度或等密度；边缘清楚、锐利；有明显均一强化。据此可明确诊断，如同时合并钙化和骨质改变，则诊断更为可靠。CT 表现不典型的脑膜瘤，仅是部分征象不典型，如内有无强化低密度区或周边有水样低密度灶，但依据其余典型表现仍可能做出正确诊断。对于恶性脑膜瘤的诊断，CT 检查有限度，但依据前述恶性脑膜瘤的 CT 表现有可能提示诊断。MRI 检查，脑膜瘤的诊断准确率可高达 97%。诊断依据是：肿瘤位于脑外；见于脑膜瘤的好发部位；边界清

楚；$T_1WI$ 为略低或等信号，$T_2WI$ 呈等或略高信号；增强检查有明显强化并多具有"硬膜尾征"。应当指出的是，"硬膜尾征"虽对诊断有帮助，但不具特异性，同样表现也可见于硬膜受累的胶质瘤、转移瘤或神经鞘瘤。恶性脑膜瘤 MRI 检查可发现某些征象，包括形态不规则、包膜不完整及邻近脑实质出现强化灶，从而有可能提示诊断，但并不可靠，最终仍需获得组织学证实（图 4-6-10）。

【鉴别诊断】

无论 CT 还是 MRI 检查，表现典型的脑膜瘤易于诊断，不典型者需与相应部位的其他肿瘤鉴别。大脑凸面的脑膜瘤需与胶质瘤、淋巴瘤或转移瘤鉴别，一般不难，较为困难的是与有颅内侵犯的颅骨转移瘤鉴别；鞍区者需与垂体瘤鉴别，正常蝶鞍、鞍膈及垂体上缘的显示均利于脑膜瘤的诊断；桥小脑角区脑膜瘤应与听神经瘤鉴别，内听道扩大及内有

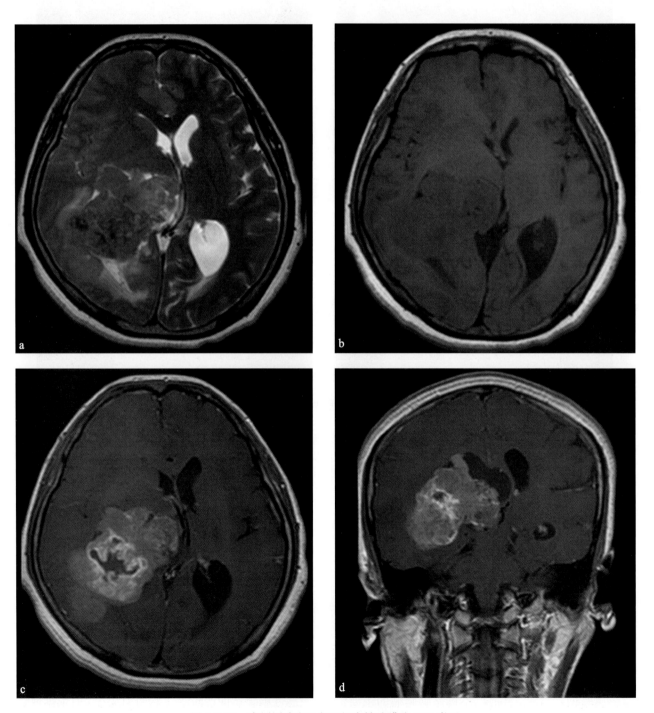

**图 4-6-10　右侧侧脑室三角区间变性脑膜瘤 MRI 表现**

a. 轴位 $T_2WI$；b. 轴位 $T_1WI$；c. 轴位 $T_1WI$ 增强扫描；d. 冠状位 $T_1WI$ 增强扫描。示右侧侧脑室三角区不规则肿块，分叶明显，凸向脑实质，$T_1WI$ 为等信号，$T_2WI$ 为等、低混杂信号，增强扫描明显不均匀强化，肿瘤内部可见坏死区

强化肿块指明为听神经瘤；脑室内脑膜瘤需与脉络丛乳头瘤鉴别，后者常致交通性脑积水，并多见于青少年。某些硬膜病变如血管畸形、海绵状血管瘤、转移瘤或白血病浸润也可类似脑膜瘤，均需加以鉴别。

（苗延巍　高培毅）

## 第七节　非脑膜上皮起源的间质性肿瘤

### 一、孤立性纤维瘤/血管外皮细胞瘤

#### 【概述】

孤立性纤维瘤（solitary fibrous tumor）/血管外皮细胞瘤（hemangiopericytoma）少见，中枢神经系统的病灶均起自硬膜，一般不起自脑实质内，偶有起自脉络丛的报道。孤立性纤维瘤极少见，多发生于40岁以后的成年人，男女发病率相近，预后较好。血管外皮细胞瘤约占颅内肿瘤的0.29%～1%，颅内病灶的部位与脑膜瘤类似，80%位于幕上，多见于大脑镰、小脑幕、矢状窦旁、蝶骨嵴等处。好发年龄同孤立性纤维瘤，男性略高于女性。与脑膜瘤起源于蛛网膜的帽细胞不同，血管外皮瘤起源于毛细血管周围的外皮细胞。其生物学行为与脑膜瘤截然不同，局部术后易复发。

除中枢神经系统外孤立性纤维瘤/血管外皮瘤还可见于腿部、臀部、后腹膜、纵隔等处。2016版WHO分类将这两个肿瘤归于一类，并根据病理特点将它们分为3级：1级，胶原丰富而细胞少，主要为梭形细胞，以往诊断为孤立性纤维瘤；2级，细胞丰富而胶原量少，主要为肥胖细胞伴鹿角样血管，以往诊断为血管外皮瘤；3级，以往诊断为间变血管外皮瘤，10个高倍镜下可见5个以上的核分裂细胞，属脑膜间质非脑膜上皮细胞肿瘤，为恶性肿瘤。

#### 【临床特点】

临床表现无特异性，主要与肿瘤的部位有关。常为头痛、癫痫，后颅凹的病灶还可有步态异常、站立不稳等。血管外皮瘤手术切除后容易复发，甚至可转移至肺、骨等中枢神经系统以外器官。文献报道术后1、5、10年的复发率分别为15%、65%、76%，且对放疗、化疗均不敏感。

#### 【影像检查技术与优选】

MRI在显示肿瘤的位置、范围、内部结构上均优于CT，还可显示肿瘤内部的流空血管影，诊断和鉴别价值均高于CT，是首选的影像学检查方法。

CT对显示钙化和颅骨或大脑镰/小脑幕的破坏价值较大，利于和脑膜瘤鉴别。血管造影的价值在于术前栓塞，以减少术中出血。

#### 【影像学表现】

1. **血管造影**　血管外皮细胞瘤为富血管肿瘤，可见浓密的肿瘤染色，且持续时间较长。特征表现为小血湖的存在。一般无动静脉短路表现。供血动脉为颈外动脉的脑膜支和/或少部分颈内动脉。

2. **CT**　SFT的CT表现主要包括：①孤立性实质性肿块，边界清晰，边缘分叶改变；②稍高密度，实性部分CT密度较均匀，增强扫描肿块实性部分明显不均匀强化；③无"脑膜尾征"，局部颅骨可以有破坏，无增生，邻近脑实质受压、常见水肿。血管外皮瘤CT平扫常表现为肿块形状不规则，表面呈分叶状，以窄基与硬膜或颅骨内板相连。肿块呈等或高密度，部分病例密度不均，其中可见低密度囊变或坏死区。肿瘤内无钙化。肿瘤周围脑实质可有受压移位，水肿表现较轻。肿瘤常引起邻近颅骨侵蚀性骨破坏改变，一般不引起骨质增生。增强后肿瘤强化明显，呈均一或不均一强化。

3. **MRI**　SFT MRI $T_1WI$呈等信号，$T_2WI$可见"阴阳图"征（图4-7-1），低信号代表肿瘤的胶原纤维基质成分，高信号区则由富细胞区组成。该征象具有诊断意义。肿瘤内钙化、出血、囊变及血管流空影少见。增强扫描明显不均匀强化，$T_2WI$上表现的低信号区在增强后更显著强化被认为是颅内SFT的特征性表现。血管外皮瘤位于脑外，呈分叶状。$T_1WI$肿瘤与脑皮层灰质等信号，$T_2WI$信号略高于脑皮层灰质，部分病例信号强度不均，其中可见液性$T_1WI$低信号、$T_2WI$高信号区，为坏死和囊变组织。肿瘤内可见流空的小血管影，具有一定特征性。肿瘤邻近脑实质受压移位，没有或仅有轻度水肿表现。DWI多无水分子弥散受限。增强后肿瘤强化明显，呈均一（图4-7-2）或不均一强化（图4-7-3），病灶常呈窄基底与颅骨相连（图4-7-4）。

#### 【诊断要点】

1. **孤立性纤维瘤**　$T_2WI$可见"阴阳图"征；增强扫描明显不均匀强化，$T_2WI$上表现的低信号区在增强后更显著强化。

2. **血管外皮瘤诊断要点**

（1）肿瘤起自硬膜，以窄基和硬膜或颅骨内板相连。

（2）肿瘤内无钙化，增强后肿瘤强化明显。

（3）瘤内可见流空小血管影。

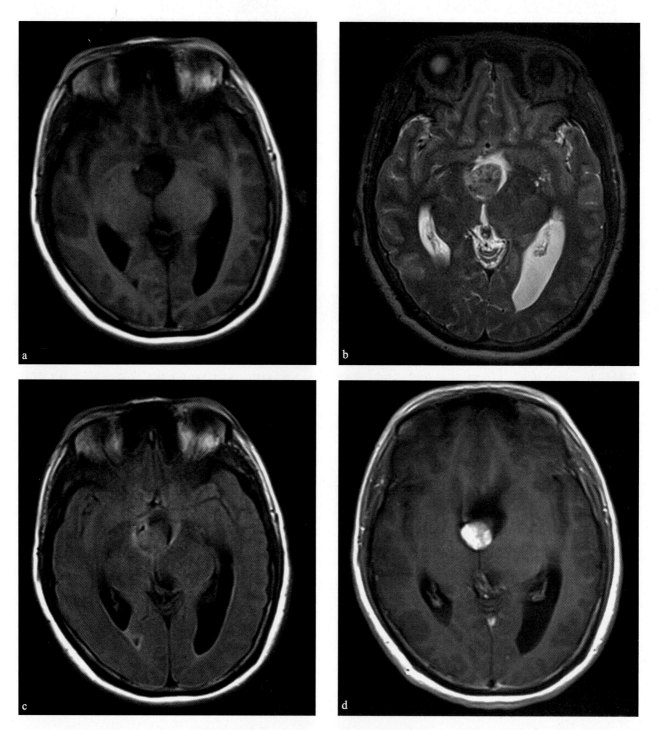

**图 4-7-1 孤立性纤维瘤 MRI 表现**

a. 轴位 $T_1WI$；b. 轴位 $T_2WI$；c. 轴位 $T_2$-FLAIR；d. 轴位 $T_1WI$ 增强扫描。示第三脑室前部可见类圆形占位病灶，$T_1WI$ 呈稍低信号，$T_2WI$ 呈高低混杂信号，形成"阴阳图"征。$T_2$-FLAIR 上病灶呈稍高信号，未见明显低信号区，提示 $T_2WI$ 高信号区非囊变、坏死。增强扫描病灶高低强化区可见，高强化区为 $T_2WI$ 低信号区，此为 SFT 的特征

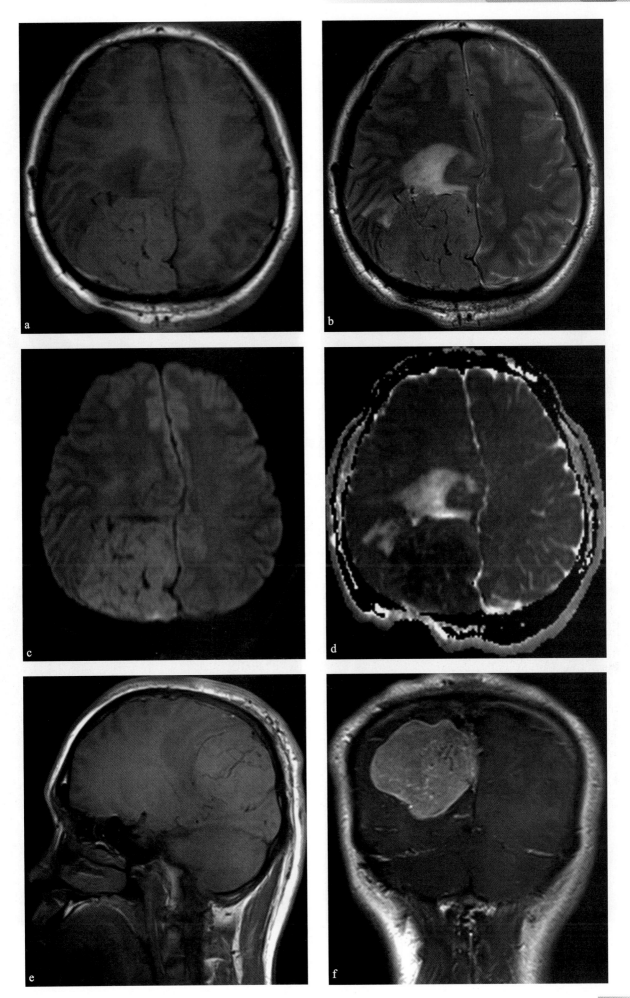

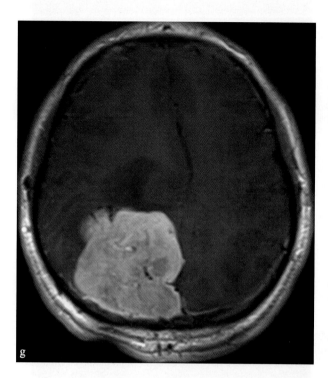
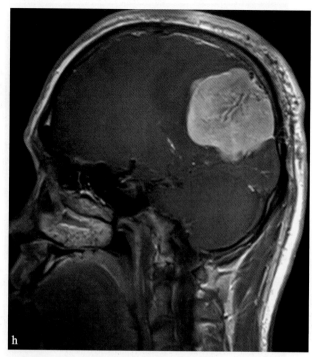

**图 4-7-2 右顶上矢状窦旁及大脑镰旁血管外皮细胞瘤 MRI 表现**

a. 轴位 T₁WI；b. 轴位 T₂WI；c. 轴位 DWI；d. 轴位 ADC 图；e. 矢状位 T₁WI；f. 矢状位 T₁WI 增强扫描；g. 冠状位 T₁WI 增强扫描；h. 轴位 T₁WI 增强扫描。示右顶上矢状窦旁及大脑镰旁巨大类圆形实性肿块影，信号略显不均匀；肿块边缘较清楚，邻近皮层可见推挤向内移位，瘤旁水肿较明显，枕叶受压变形。邻近上矢状窦可见受压改变。T₁WI 见肿块呈非均匀等信号改变，T₂WI 上亦表现为非均匀等信号强度，内可见明显线条样低信号血管流空影。DWI 及 ADC 图见肿块水分子弥散受限征象。增强检查见肿块较均匀中等程度强化，大部分边缘光滑清楚，部分边缘毛糙模糊，提示局部肿瘤向脑实质浸润

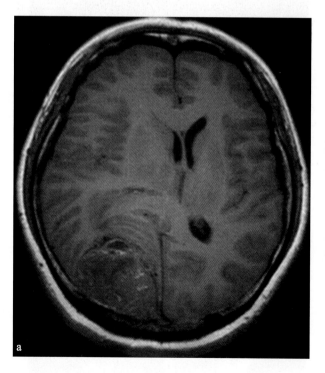
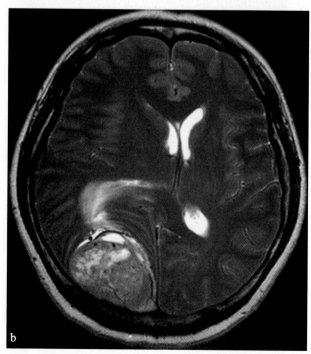

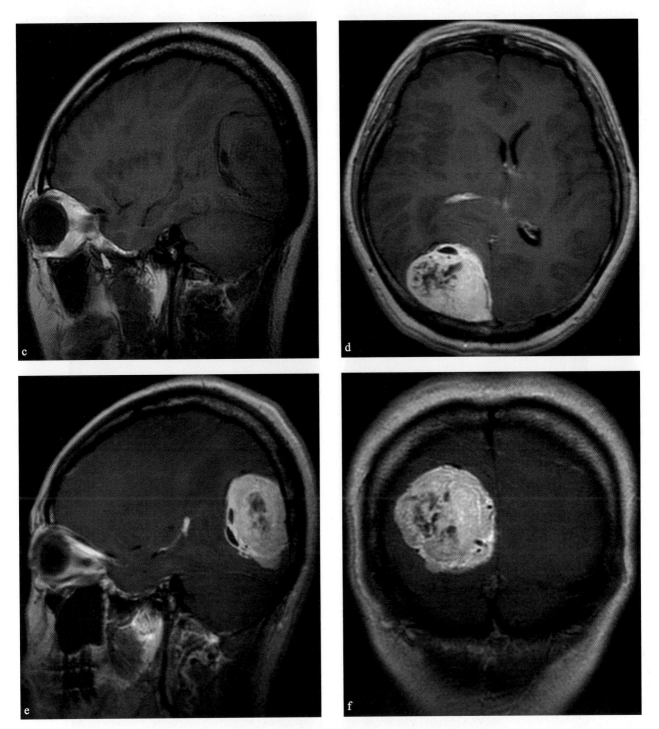

**图 4-7-3　右顶枕上矢状窦旁及大脑镰旁血管外皮细胞瘤 MRI 表现**

a. 轴位 $T_1WI$；b. 轴位 $T_2WI$；c. 矢状位 $T_1WI$；d. 轴位 $T_1WI$ 增强扫描；e. 矢状位 $T_1WI$ 增强扫描；f. 冠状位 $T_1WI$ 增强扫描。
示右顶枕上矢状窦旁及大脑镰旁类圆形实性肿块影，信号不均匀，肿块内可见囊变、坏死区及血管流空影；肿块边缘较清楚，呈广基底与邻近骨板和大脑镰相依，邻近皮层可见推挤向内移位，瘤旁水肿较明显，同侧侧脑室及枕叶受压变形。邻近上矢状窦可见受压改变。$T_1WI$ 见肿块呈非均匀等信号改变，$T_2WI$ 上肿块主体表现为非均匀稍高信号强度，内可见明显点状低信号血管流空影及脑脊液样高信号囊变、坏死区。增强检查见肿块非均匀中等程度强化，边缘尚光滑清楚

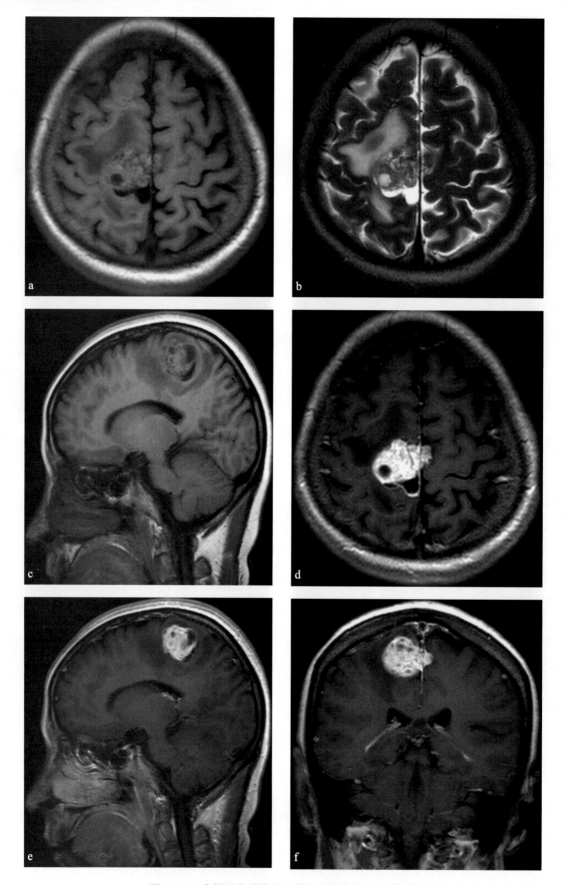

**图4-7-4 右额后大脑镰旁血管外皮细胞瘤MRI表现**

a. 轴位 $T_1WI$；b. 轴位 $T_2WI$；c. 矢状位 $T_1WI$；d. 轴位 $T_1WI$ 增强扫描；e. 矢状位 $T_1WI$ 增强扫描；f. 冠状位 $T_1WI$ 增强扫描。示右额后大脑镰旁类圆形实性肿块影，信号不均匀，肿块后外侧可见囊变区；肿块前侧边缘欠清楚，瘤旁水肿明显。肿块与大脑镰相依，大脑镰对侧可见结节样肿块影。$T_1WI$ 见肿块呈非均匀高、等、低混杂信号改变，$T_2WI$ 上亦表现为非均匀等信号强度。增强检查见肿块较均匀中等程度强化，大部分边缘光滑清楚，部分边缘毛糙模糊，提示局部肿瘤向脑实质浸润

【鉴别诊断】

主要须与脑膜瘤鉴别：

孤立性纤维瘤出现以上特征表现时易与脑膜瘤鉴别。

血管外皮瘤与脑膜瘤的鉴别要点为：

（1）血管外皮细胞瘤表面常呈分叶状；多有坏死和囊变，密度和信号可以不均。

（2）血管外皮细胞瘤一般无钙化，有钙化则支持脑膜瘤的诊断。

（3）血管外皮细胞瘤术后容易复发，脑膜瘤完全切除后极少复发。

## 二、血管母细胞瘤

【概述】

血管母细胞瘤（hemangioblastoma，HB）是主要好发于中枢神经系统、少见的、良性的血管源性肿瘤，约占后颅窝肿瘤的10%及颅内原发肿瘤的2%，最常见的发病部位是小脑半球（44%～72%）、脊髓内（13%～50%）、延髓（5%），幕上病灶少见。

好发年龄约为30～50岁，没有明显男女性别差异。人群中可以散发单发的血管母细胞瘤，但是多发的血管母细胞瘤多与 von Hippel-Lindau（VHL）病有关，约5%～30%小脑半球血管母细胞瘤患者存在 VHL 病，然而约80%脊髓内血管母细胞瘤患者存在 VHL 病，伴发 VHL 病的患者年龄偏轻。VHL病的患者多伴发多脏器肿瘤，如视乳头血管母细胞瘤、中枢神经系统多发血管母细胞瘤、胰腺囊肿、肾癌等。

典型的血管母细胞瘤呈囊实性，伴有明显强化结节，然而约有30%的血管母细胞瘤呈实性，实性血管母细胞瘤往往可见流空血管影。小脑半球的血管母细胞瘤以囊实性多见，幕上或脊髓内的血管母细胞瘤以实性多见。囊实性血管母细胞瘤囊肿的体积可大大超过肿瘤本身，巨大的囊肿可将肿瘤本身推向囊肿的一侧，称之为附壁结节，个别很小的结节隐蔽在囊壁内，甚至手术中也不易发现。

病理上血管母细胞瘤由血管及细胞两种成分组成。血管大部分为毛细血管网，部分为大的海绵状血管，管壁为一层内皮细胞，血管内为网状内皮细胞，可呈团状、索状或散在分布，网状细胞可产生大量网状纤维环绕血管，碳酸银染色时可显示。肿瘤细胞常可见吞噬类脂质物质。囊壁由纤维性胶质细胞组成。因此细胞内类脂以及丰富网状纤维是血管母细胞瘤的特征表现。血管母细胞瘤很少钙化或坏死。

【临床特点】

临床症状与肿瘤的位置有关。幕上血管母细胞瘤的患者常有缓慢、进行性颅内压升高，如头痛、恶心、呕吐、眼球震颤等；小脑半球血管母细胞瘤的患者可有共济失调、眩晕、脑神经麻痹等症状；脊髓内的血管母细胞瘤可出现局灶性的脊柱疼痛。在 VHL 病的患者中，除中枢神经系统病变外，还出现其他系统病变，包括视网膜、胰、肺、肾等症状。

【影像检查技术与优选】

MRI 对显示附壁结节、流空血管优于 CT，而 CT 显示钙化是 MRI 所不能比拟的，是否存在钙化可以为鉴别诊断提供信息。因此 MRI 结合 CT 检查，可全面了解肿瘤的影像学特征。

【影像学表现】

1. CT 血管母细胞瘤通常在 CT 上呈圆形或类圆形的低密度病灶，边界清楚。CT 平扫因囊变区内囊液含有蛋白质或可能出血，故密度较脑脊液稍高，壁结节和实质型肿块表现为等密度或略低密度。增强扫描壁结节和实质型肿块可见明显强化，囊变区囊壁常常无强化，提示囊壁大多为神经胶质纤维构成，部分囊壁明显强化提示肿瘤原为实性肿块，后中心出现坏死、囊变形成囊腔，实质性肿块病灶内或外常有一根或数根较粗大血管影。病灶周围水肿一般较轻，病灶较大时可出现明显的占位效应。

2. MRI MRI 上囊实性血管母细胞瘤最常见的典型表现为大囊腔小结节征，囊腔张力高，边缘光整，壁结节附于囊壁的一侧。结节多位于远离中线位置，在 $T_1WI$ 上呈低信号，$T_2WI$ 上呈高信号，DWI 不出现弥散受限表现，增强后结节可见明显强化，囊变区及囊壁一般不强化（图4-7-5）。实质型血管母细胞瘤最常见的典型表现是肿瘤内部和/或肿瘤周围往往可见血管影，实性成分在 $T_1WI$ 上肿瘤呈等低信号，$T_2WI$ 上呈高信号，DWI 一般不出现弥散受限表现，血管影呈流空信号，增强后实性成分可见明显强化，内部若出现坏死、囊变可不强化（图4-7-6）。病灶周围水肿一般较轻，若肿瘤压迫静脉窦导致静脉回流障碍时可出现明显水肿。病灶较大时可出现明显占位效应，从而推移周围组织或中线结构。

脊髓内的血管母细胞瘤一般位于髓内，局部脊髓肿胀，蛛网膜下腔变窄，周围脊髓可见水肿。囊实性血管母细胞瘤呈大囊腔小结节征，结节在 $T_1WI$ 上呈低信号，$T_2WI$ 上呈高信号，增强后结节可见明

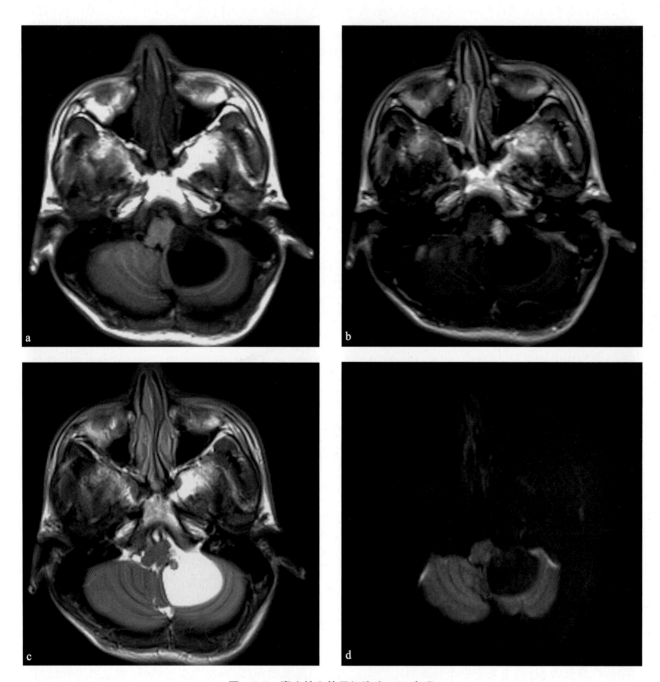

**图4-7-5 囊实性血管母细胞瘤MRI表现**

a. 轴位 $T_1WI$ 平扫示左侧小脑半球囊实性低信号灶；b. 轴位 $T_1WI$ 增强示囊性部分未见明显强化伴实性结节明显强化；
c. 轴位 $T_2WI$ 示囊性部分高信号伴实性结节稍高信号；d. 轴位 DWI 未见明显弥散受限表现

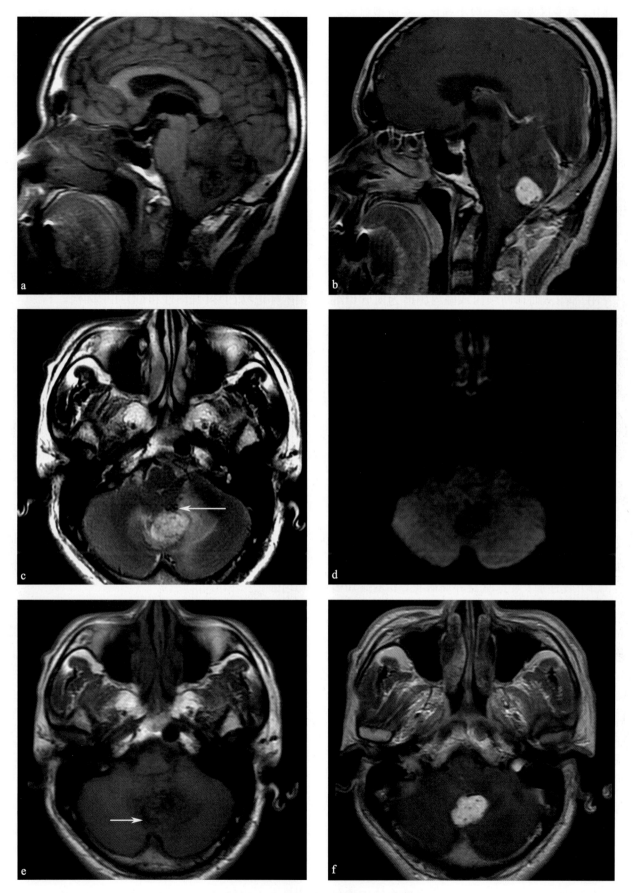

**图 4-7-6　实性血管母细胞瘤 MRI 表现**

a、e. 矢状位及轴位 $T_1WI$ 平扫示小脑扁桃体团块状低信号灶伴周围及内部流空低信号；b、f. 矢状位及轴位 $T_1WI$ 增强示明显强化伴边缘及内部未强化流空信号；c. 轴位 $T_2WI$ 示小脑扁桃体团块状高信号伴周围水肿及流空低信号灶；d. 轴位 DWI 未见明显弥散受限表现

显强化，囊变区及囊壁一般不强化。实质型血管母细胞瘤实性成分在 $T_1WI$ 上肿瘤呈等低信号，$T_2WI$ 上呈高信号，DWI 呈低信号；增强后可见明显强化。仔细观察病灶周围的血管流空信号（主要为增粗的引流静脉）具有鉴别诊断价值。

**【诊断要点】**

1. 囊实性血管母细胞瘤最常见的典型表现为大囊腔小结节征，结节显著强化。

2. 实质型血管母细胞瘤常常 DWI 呈低信号，伴有邻近异常血管影。

3. 脊髓病灶常可在脊髓背侧观察到异常增粗的血管。

4. 当患者同时存在其他脏器肿瘤时，需考虑 VHL 病，从而诊断颅内或髓内肿瘤为血管母细胞瘤。

**【鉴别诊断】**

1. 小脑半球常见的囊实性血管母细胞瘤应与以下肿瘤鉴别：

（1）毛细胞星形细胞瘤：亦呈囊实性，但实性成分相对较多，不伴有血管流空信号，实性成分及囊壁常有不均匀明显强化。

（2）髓母细胞瘤：儿童多见，典型髓母细胞瘤位于小脑蚓部，实性较多，细胞密集，故 CT 上密度略高，DWI 可见弥散受限表现，坏死、囊变、出血相对较多，故密度、信号不均匀，增强后较明显不均匀强化，可沿蛛网膜下腔种植转移。

（3）转移瘤：常有原发肿瘤病史，多发病灶多见，增强后常呈环形强化。

2. 脊髓内囊实性血管母细胞瘤应与室管膜瘤、星形细胞瘤相鉴别：

（1）室管膜瘤：位于髓内中心性纵行生长，常常伴有出血、坏死、囊变，故信号混杂不均匀，典型者病灶上下两端脊髓可见含铁血黄素沉积形成的"帽征"，常合并中央管扩张，可沿脑脊液播散。

（2）星形细胞瘤：发病年龄相对较轻（20 岁以下较多），位于脊髓外周偏心性生长，一般累及脊髓范围较广（大于 2 个脊髓节段），强化不明显。

## 三、血管肉瘤

**【概述】**

血管肉瘤（angiosarcoma），广义的血管肉瘤包括来自血管内皮细胞和淋巴管内皮细胞的恶性肿瘤，狭义的血管肉瘤仅指来自血管内皮细胞的恶性肿瘤。但也有人认为因其可表达淋巴内皮特异性标志物 Podoplanin，因此为血管内皮和淋巴内皮混合起源。病因尚不明确，可能与遗传、外伤、淋巴水肿及放化疗有关。本病由 Kolaczek 于 1878 年首先描述，1949 年由 Kinkade 命名为血管肉瘤。皮肤和软组织为最常见的发病部位，原发于颅内极为罕见。据报道，血管肉瘤约占成人恶性肿瘤的 1%。原发于脑内的血管肉瘤男女发病比例为 2：1；发病平均年龄 30 岁；发生于幕上脑实质者超过 80%，其中以顶枕叶最为多发，发生于脑膜较少见。

颅内的血管肉瘤有完整的包膜，呈紫红色或朱红色。其内含有不规则血管及片状分布的肿瘤内皮细胞，常伴有出血、坏死及囊变，有时可见散在的钙化及含铁血黄色颗粒。免疫组织化学特征包括内皮细胞标记物 CD34 强阳性和 CD31 弱阳性。

**【临床特点】**

血管肉瘤的临床表现与其所在中枢系统中的解剖位置相关。常急性起病，出现颅内压增高、神经损害等症状。该病预后欠佳，5 年生存率为 12%。

**【影像检查技术与优选】**

MRI 对显示肿瘤成分优于 CT，而 CT 显示钙化以及新鲜出血有一定的优势。DSA 一般无阳性发现，不予考虑。因此应首选 CT，再行 MRI 检查，可全面了解血管肉瘤的影像学特征。

**【影像学表现】**

1. CT　平扫表现为高密度肿块，其内可见钙化及出血，周围中等程度水肿。增强扫描呈片状不均匀强化。

2. MRI　MRI 表现较为复杂，$T_1WI$、$T_2WI$ 均呈高低混杂信号，可呈现不同时间段的出血信号（图 4-7-7）。水肿呈中等程度。增强扫描呈不均匀强化。

**【诊断要点】**

1. CT 平扫表现为高密度肿块，其内可见钙化及出血。

2. MRI 表现为 $T_1WI$、$T_2WI$ 均呈高低混杂信号，可呈现不同时间段的出血信号，增强扫描呈不均匀强化。

**【鉴别诊断】**

1. 高级别星形细胞瘤合并出血、坏死或囊变时，需与血管肉瘤鉴别。高级别星形细胞瘤 CT 表现为混杂密度，MRI 常呈 $T_1WI$ 低信号、$T_2WI$ 高信号，信号多不均匀，形态欠规整，占位效应明显，病灶周围可见明显的脑水肿。增强扫描常呈花环状强化。

2. 脑膜瘤 CT 平扫为等或稍高密度，可见钙化、出血以及囊变，常呈"宽基底"与硬脑膜或邻近颅骨

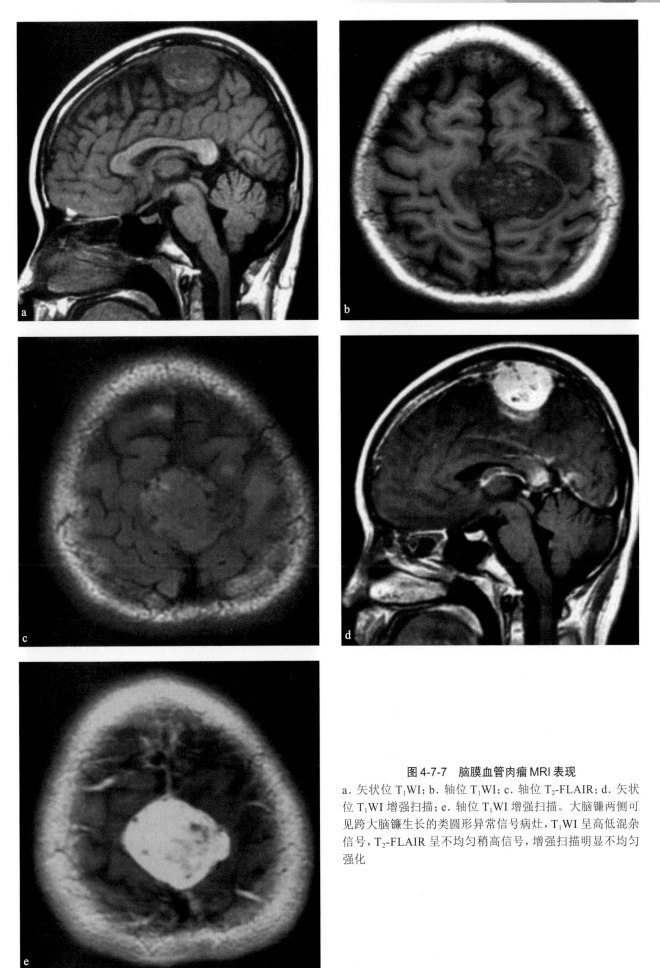

**图 4-7-7　脑膜血管肉瘤 MRI 表现**

a. 矢状位 $T_1WI$；b. 轴位 $T_1WI$；c. 轴位 $T_2$-FLAIR；d. 矢状位 $T_1WI$ 增强扫描；e. 轴位 $T_1WI$ 增强扫描。大脑镰两侧可见跨大脑镰生长的类圆形异常信号病灶，$T_1WI$ 呈高低混杂信号，$T_2$-FLAIR 呈不均匀稍高信号，增强扫描明显不均匀强化

相连。瘤内少有囊变。MRI 表现为 $T_1WI$ 低信号、$T_2WI$ 高信号。MRI 增强多为明显均匀强化，邻近脑膜增厚伴强化，呈"脑膜尾征"。

3. 海绵状血管瘤易出血，一般无瘤周水肿，占位效应轻。CT 表现可以为等密度、稍高密度及高低混杂密度。MRI 呈 $T_1WI$ 稍低信号或低信号，$T_2WI$ 高信号，周围可见环状低信号，为含铁血黄素沉着所致。增强扫描明显均匀强化。

## 四、脂肪瘤

### 【概述】

颅内脂肪瘤（intracranial lipoma），是一种罕见的良性肿瘤，发病机制尚未十分明确，是中枢神经组织胚胎发育异常所致的脂肪组织肿瘤，约占原发性颅内肿瘤的约 0.08%。本病可发生在任何年龄，以青少年发病最多见，50% 以上发病年龄在 30 岁以下。男女之比为 2:1。绝大多数病灶位于脑中线附近，其中最常见的部位是胼胝体区，约占 50%，小部分位于第三脑室下部、脑干、小脑、基底节、四叠体区、侧脑室、外侧裂和桥小脑角区。颅内脂肪瘤常伴发神经管发育不全等其他畸形，以胼胝体发育异常最多见，48%～50% 的胼胝体脂肪瘤伴有胼胝体发育不良或缺如。其他常见的畸形有透明隔缺失、脊柱裂、脊膜膨出、颅骨发育不全（额、顶骨缺损）、小脑蚓部发育不全等。少见的畸形有漏斗胸、硬腭高弓、心隔缺失、唇裂、皮下脂肪瘤或纤维瘤等。

### 【临床特点】

大部分颅内脂肪瘤隐匿起病，颅内脂肪瘤症状进展缓慢病程较长，可达 10 年以上，偶尔症状可自行缓解。当脂肪瘤不位于脑重要功能区时一般不出现神经系统症状和体征。癫痫是颅内脂肪瘤最常见的症状，约占 50%，可为各种类型癫痫，但以大发作为主。位于桥小脑脚区的脂肪瘤可引起耳鸣、听力下降、眩晕、三叉神经痛、眼球震颤、共济失调等；鞍区脂肪瘤可引起内分泌紊乱及视力、视野改变等。约 20% 的患者有不同程度的精神障碍甚至痴呆，可表现为淡漠、反应迟钝、无欲、记忆力下降、小便失禁等。约 20%～40% 胼胝体脂肪瘤患者可表现为精神障碍，16% 的患者可表现为头痛。

### 【影像检查技术与优选】

CT 能够测量病灶 CT 值，观察肿瘤内及边缘钙化、囊变，对肿瘤内混杂成分的鉴别有一定的优势。若发现脂肪密度成分，再行 MRI 常规扫描及抑脂扫描，可明确脂肪瘤的诊断。特殊部位如脑池、颅骨的脂肪瘤 CT 容易漏诊，首选 MRI 检查。

### 【影像学表现】

1. CT　由于 CT 密度分辨率高，颅内脂肪瘤的 CT 扫描有很高的临床价值。脂肪瘤的 CT 表现为圆形、类圆形或不规则形的低密度区，病灶直径一般在 2cm 左右。CT 值为 $-110$～$-10$Hu（图 4-7-8）。病灶一般边缘光滑，病灶周围可有层状钙化。增强扫描 CT 值无明显增加。冠状面重建脂肪瘤钙化往往显示更清楚。脂肪瘤钙化以胼胝体脂肪瘤多发。25% 胼胝体脂肪瘤可多发，常见发病部位为胼胝体、双侧侧脑室脉络丛附近等。颅内脂肪瘤往往合并胼胝体发育缺如及其他常见的畸形：如透明隔缺失、脊柱裂、脊膜膨出、颅骨发育不全（额、顶骨缺损）、小脑蚓部发育不全等均在 CT 上清楚显示。但 CT 扫描同时存在着一定的局限性，比如发生在脑室、脑池的脂肪瘤，由于脑脊液及脂肪在 CT 上均表现为低密度，仅仅依靠 CT 容易漏诊。另外，当肿瘤位于颅骨附近时，可因颅骨产生容积效应，使得脂肪瘤的检出率降低。

2. MRI　颅内脂肪瘤在磁共振上主要表现为颅内 $T_1WI$，$T_2WI$ 高信号病灶，STIR 序列呈均匀的低信号（图 4-7-9）。与脂肪组织一样，脂肪瘤具有短的 $T_1$ 弛豫值和长的 $T_2$ 弛豫值。在 STIR 序列中脂肪瘤中的脂肪完全被抑制，呈均匀的低信号，该序列为脂肪成分的定性提供了准确可靠的诊断手段，有助于与其他一些在 $T_1WI$ 及 $T_2WI$ 像上呈高信号的病变相鉴别，这是脂肪瘤在 MRI 上特征性表现。而脂肪瘤壁上或瘤内的钙化有时呈无信号影，此时，结合 CT 能够更好的判断瘤内成分。一般而言，颅内脂肪瘤的 MRI 可多轴位成像，可更清楚地显示肿瘤的大小范围及其与周围组织的解剖关系，同时无骨伪影的干扰，对位于后颅凹的较小脂肪瘤的诊断较敏感。在 MRI 图像上，高信号的脂肪瘤和低信号的脑脊液等对比鲜明，不容易发生漏诊，尤其是发生在脑室、脑池的脂肪瘤。

### 【诊断要点】

颅内脂肪瘤临床表现隐匿，患者往往没有明显的临床症状，故单靠其临床表现，诊断困难。临床上对于长期癫痫发作合并智力障碍的患者、出现精神障碍及耳鸣、头痛的患者，应行神经放射学检查。根据其好发部位，CT 上呈脂肪样低密及 MRI 上 $T_1WI$、$T_2WI$ 均呈高信号，诊断多能确定。

### 【鉴别诊断】

1. **皮样囊肿、表皮样囊肿**　皮样囊肿也称囊性

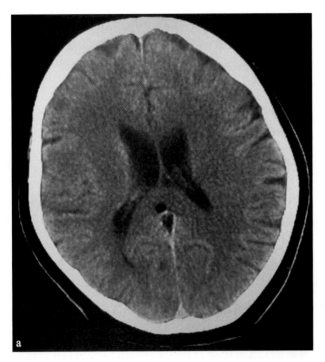
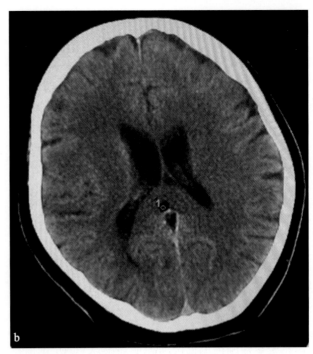

**图 4-7-8　脂肪瘤 CT 平扫图**

a. 横断面；b. 同一层面测 CT 值。CT 平扫图上可见胼胝体压部右后方小圆形低密度病灶，CT 值 –50Hu 左右，边界清楚

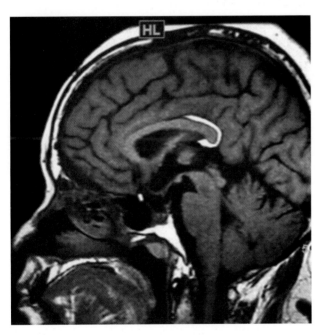

**图 4-7-9　胼胝体后上方脂肪瘤 MRI 表现**

矢状位 $T_1W$ 扫描。示胼胝体后上方条状高信号病灶，信号均匀，边界清楚

畸胎瘤，也表现为 $T_1WI$、$T_2WI$ 均呈高信号，抑脂像可见 $T_1WI$ 上高信号消失。但往往皮样囊肿信号欠均匀，蛛网膜下腔常可见 $T_1WI$ 高信号小脂质颗粒，可鉴别与脂肪瘤。表皮样囊肿较皮样囊肿多见，高 4～9 倍。病变多位于中线外，桥小脑角区最为多见，大部分表皮样囊肿与脑脊液相似，不含脂肪成分，DWI 呈高信号，无强化。

2. **畸胎瘤**　颅内畸胎瘤是颅内生殖细胞瘤中的一种亚型，是由一个以上胚叶多种组织构成的一种先天性肿瘤，比较少见，颅内畸胎瘤由 2 种或 3 种胚层分化构成，故在磁共振及 CT 上表现信号、密度不均匀，钙化多见，分化较好的畸胎瘤可见牙齿、毛发等结构。

3. **蛛网膜囊肿**　蛛网膜囊肿，属于先天性良性脑囊肿病变，是由于发育期蛛网膜分裂异常所致。囊壁多为蛛网膜、神经胶质及软脑膜，囊内有脑脊液样囊液，故磁共振多表现为水样信号，不含脂肪成分。蛛网膜囊肿往往不累及脑实质，多为单发，少数多发。

## 五、脂肪肉瘤

### 【概述】

颅内脂肪肉瘤（intracranial liposarcoma）是脂肪细胞和向脂肪细胞分化的不同阶段的间叶细胞的一种恶性肿瘤，起源至今未清，据现有的文献报道，多数为原发。颅内脂肪肉瘤非常罕见，大多为个案报道。脂肪肉瘤往往男性发病率高于女性，大多仅局部浸润性生长，切除后易复发，低分化者易转移。

根据脂肪肉瘤的分型，颅内脂肪肉瘤可分为：①高分化脂肪肉瘤：较常见，往往较大，肿块呈分叶状，镜下见较多相对成熟的脂肪组织、数量不等的单泡或多泡脂肪母细胞及散在分布的间质细胞和多核间质细胞,与良性脂肪瘤相比,细胞大小有显著性差异。脂肪细胞核有局灶异型性以及核深染有助于诊断。②去分化脂肪肉瘤:一般为黄色肿物,含有散在的、实性非脂肪性区域,该亚型坏死多见。5%~10%去分化脂肪肉瘤可有异源性分化,其中,肌性、骨及软骨肉瘤性分化最为多见。③黏液样脂肪肉瘤:低度恶性的黏液样脂肪肉瘤往往切面呈褐色、呈胶冻状,而高度恶性者呈白色、肉质感,该亚型坏死少见。镜下观,黏液样脂肪肉瘤呈分叶状结构,见原始非脂肪性间叶细胞和小的印戒样脂肪母细胞混合存在,间质内黏液及毛细血管丰富。④小圆细胞脂肪肉瘤:该亚型质地较硬,切面呈白色至黄色。镜下见多形性梭形肿瘤细胞及束状排列的梭形、小圆形细胞构成,并混杂多核巨细胞及脂肪母细胞。

【临床特点】

大多数颅内脂肪肉瘤无明显临床表现,术前诊断困难,多需术后及病理诊断证实。

【影像检查方法技术与优选】

因大多脂肪肉瘤含有脂肪成分,且成分较为复杂,MRI对显示脂肪成分优于CT,MRI抑脂扫描,可明确其内脂肪成分。常规首选MRI。CT扫描因其高密度分辨率,亦可以对其形态、内成分分析及周围结构侵袭和肿瘤转移情况等提供更多信息。

【影像学表现】

1. CT

(1)高分化型脂肪肉瘤:CT平扫肿物呈软组织密度,内见大量脂肪密度成分,多见散在团片状、结节状或条索状相对高密度影,增强扫描脂肪成分无明显强化,非脂肪密度区可见轻至中度的延迟强化,该亚型与周围组织结构分界清晰,侵袭性低。

(2)去分化脂肪肉瘤:呈实性肿块,脂肪成分一般小于50%。CT平扫呈软组织密度,增强扫描非脂肪成分见明显延迟强化。

(3)黏液样脂肪肉瘤:该亚型因含有大量黏液基质,脂肪成分相对较少,通常CT平扫往往表现为肿瘤内见多发片状低密度的区域,有时甚至呈液性密度,增强扫描实性部分延迟强化。

(4)小圆细胞脂肪肉瘤:几乎不含脂肪成分,故CT平扫呈软组织密度,增强扫描呈不均匀强化。

2. MRI

(1)高分化型脂肪肉瘤:MRI平扫可于肿瘤内较多的短$T_1$、长$T_2$脂肪信号,MRI抑脂序列上见高信号区域被抑制,$T_1WI$增强扫描脂肪成分无明显强化,非脂肪区域呈轻度强化。

(2)去分化脂肪肉瘤:MRI平扫肿瘤内可见部分短$T_1$、长$T_2$脂肪信号,脂肪含量较高分化型脂肪肉瘤少,增强扫描可见非脂肪成分部分明显强化。

(3)黏液样脂肪肉瘤:MRI平扫肿块内见多发片状长$T_1$、长$T_2$信号区域,部分表现为等、稍长$T_1$、长$T_2$信号,信号与脑内囊肿相似,MRI增强扫描强化方式多变,主要取决于肿瘤内所含毛细血管、纤维成分。

(4)小圆细胞脂肪肉瘤:MRI平扫不可见短$T_1$、长$T_2$脂肪信号,$T_1WI$呈稍低信号,$T_2WI$呈稍高混杂信号,增强扫描呈不均匀强化。

【诊断要点】

颅内脂肪肉瘤往往无特殊临床表现,故单靠其临床表现,诊断困难,多需术后及病理诊断证实。MRI扫描见颅内软组织肿块,内见短$T_1$、长$T_2$脂肪信号,并且信号欠均匀,呈分叶状,与周围组织边界欠清晰,应考虑脂肪肉瘤的可能性。同时需要注意的是,黏液样脂肪肉瘤可见大片状液体信号,可作为诊断依据之一,另外,小圆细胞脂肪肉瘤影像表现可无脂肪成分,应注意鉴别诊断。

【鉴别诊断】

1. 脂肪瘤　最常见的部位是胼胝体区,约占50%,MRI扫描见类圆形脂肪信号肿块,MRI抑脂扫描可见高信号的脂肪被抑制,边缘光滑,与周围组织分界清楚,内部信号均匀。

2. 胶质肉瘤伴脂肪化　胶质肉瘤是指包含胶质母细胞瘤和肉瘤两种混合成分的原发中枢神经系统恶性肿瘤。胶质肉瘤CT平扫呈稍高密度,增强扫描呈不均匀强化或环状强化,周边多有水肿。伴脂肪分化的胶质肉瘤内可见脂肪成分,影像表现与脂肪肉瘤鉴别困难,需借助病理检查。

3. 颅内囊肿　黏液样脂肪肉瘤在MRI平扫肿块内见多发片状长$T_1$、长$T_2$信号区域,需与脑内囊肿及脓肿鉴别。颅内囊肿往往增强扫描时无明显强化。

## 六、软骨瘤及软骨肉瘤

【概述】

颅内软骨瘤/软骨肉瘤(chondroma/chondrosarcoma)是一种较为罕见的肿瘤,主要起源于颅底的软骨结合处或硬膜、脉络膜及脑实质内的残余软骨,因此多位于颅底中颅窝、鞍旁或岩骨尖端,少数可以位于大脑凸面、大脑镰及脑实质等。软骨瘤属于进行性软骨内化骨发育不良或增生紊乱的良性骨肿瘤,约占原发性颅内肿瘤的0.2%~0.3%。软骨肉瘤则是间充质来源的恶性肿瘤,常由软骨瘤恶变而来,约占颅内肿瘤的 0.16%。两者发病高峰年龄均为 20～40 岁，软骨瘤发病率女性略多于男性；软骨肉瘤无明显性别差异。

软骨瘤肿瘤边界清楚，多呈不规则分叶状，表面光滑，常覆盖一层含有小血管的薄壁纤维囊。主要成分为成熟的半透明软骨，其次为软骨退化所形成的假囊肿或骨化的软骨。镜下肿瘤钙化的组织内可见分化成熟的透明软骨细胞；未钙化的组织多由软骨基质和含薄壁血管的软骨间质构成。软骨肉瘤则由不成熟的软骨组织构成，切面常呈黏液状或软骨样，常伴有出血、坏死、囊变。软骨肉瘤主要分为 3 种亚型：①高分化软骨肉瘤；②黏液样软骨肉瘤（亦称脊索样肉瘤）；③间叶性软骨肉瘤。钙化是软骨源性肿瘤重要征象，颅底软骨瘤钙化率为 60%，软骨肉瘤约为 45%～60%。

**【临床特点】**

软骨瘤和软骨肉瘤临床表现基本相似，早期均无明显症状，随着肿瘤的生长可出现颅内压增高及脑神经压迫症状。软骨瘤临床病程较长，而软骨肉瘤病程相对短，呈渐进性加重。由于病灶常位于鞍旁，可累及视神经，最常见的临床表现为头痛、复视或视力下降等。其他症状包括视乳头水肿、嗅觉减退、耳聋、耳鸣、听力下降、眼球运动障碍、面部感觉障碍、肢体无力伴行走不稳等。

**【影像检查技术与优选】**

CT 与 MRI 是颅底软骨源性肿瘤最常用的影像学检查方法。MRI 软组织分辨率高，可明确显示肿瘤的位置、范围及对周围组织的侵袭程度，MRI 增强扫描能更清楚地显示病变强化程度；而 CT 对显示肿瘤内的钙化及周边的骨质侵犯改变则更为敏感。

1. **CT** 平扫表现为颅底密度不均的分叶状高密度肿块，边界清晰，内部可见散在分布的钙化，钙化形态可包括颗粒状、结节状及片絮状等（图 4-7-10）。有学者认为肿瘤良、恶性程度与钙化率相关，恶性度越低钙化率越高。软骨瘤及软骨肉瘤都可造成邻近骨质的侵蚀破坏改变。软骨瘤生长缓慢，以膨胀性骨质破坏为主，骨质破坏区边界较清晰，肿块周围常常无水肿。增强扫描后软组织部分早期呈轻 - 中度不均匀强化，延迟期可见渐进性强化改变，可能与肿瘤组织内血流缓慢有关。软骨肉瘤则大部分呈溶骨性骨质破坏，边界不清晰，血供较丰富，增强后较软骨瘤强化明显。

2. **MRI** 肿块实性部分信号不均匀，$T_1WI$ 呈低信号或混杂信号，$T_2WI$ 呈分房样明显高信号改变，与病理上肿瘤间质含有大量的黏液样基质相关；肿瘤周边有时可见线状短 $T_2$ 信号，为肿瘤表面所覆盖的薄壁纤维囊（图 4-7-11）。钙化部分 $T_1WI$ 及 $T_2WI$ 均呈低信号。由于软骨基质被多发含血管的纤维束带分隔，MRI 增强表现多为周边及内部分隔分房样强化，呈具有特征的"蜂窝""石榴籽"征。渐进性强

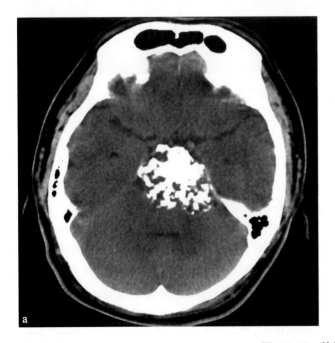

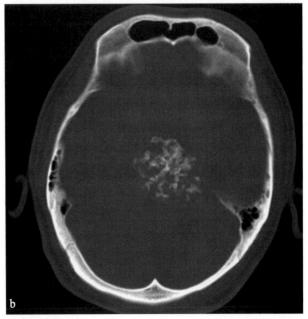

**图 4-7-10 软骨瘤 CT 表现**

a. 轴位 CT 平扫，软组织窗；b. 轴位 CT 平扫，骨窗。示颅底脑干前方团块状病灶，病灶内见多发结节状钙化，邻近骨质结构吸收破坏

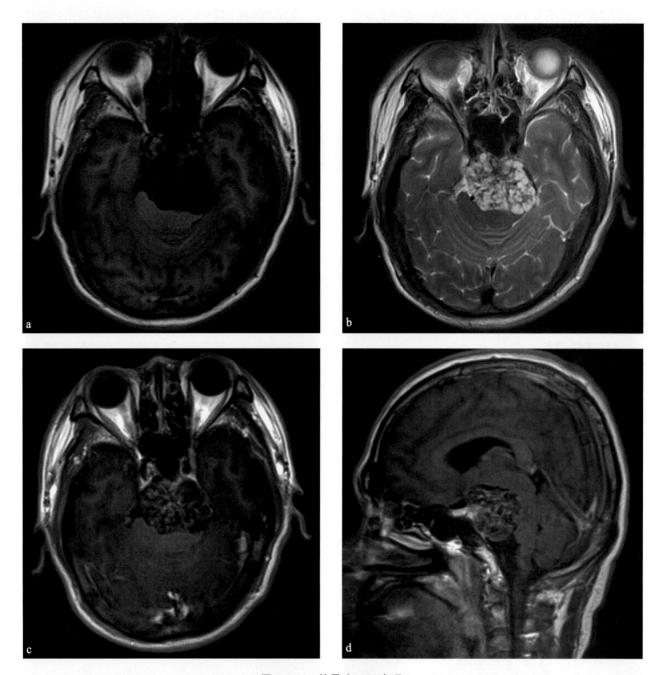

**图 4-7-11　软骨瘤 MRI 表现**

a. 轴位 $T_1WI$；b. 轴位 $T_2WI$；c. 轴位 $T_1WI$ 增强扫描；d. 矢状位 $T_1WI$ 增强扫描。病灶在 $T_1WI$ 呈低信号，$T_2WI$ 信号不均，高信号内见多发低信号分隔样改变，增强后病灶不均匀强化，呈"蜂窝"征

化亦是软骨瘤的特点，该强化方式与瘤内肿瘤细胞少、血供差且含有大量的黏液基质、黏蛋白吸附聚积的钆造影剂分子等作用有关。当软骨肉瘤恶性程度较高时，血供丰富且生长迅速的肿瘤软骨细胞破坏软骨基质钙化及纤维分隔，可表现为早期的明显强化或无分隔状强化而呈不均匀的斑片状强化。

**【诊断要点】**

1. 颅底不规则分叶状肿块，边界清楚，伴散在多发钙化及周围骨质侵蚀和破坏。

2. CT 或 MRI 密度及信号不均匀，呈分隔样改变。

3. 增强扫描呈渐进性"蜂窝"样强化。

**【鉴别诊断】**

1. **脊索瘤**　脊索瘤起源于残留的脊索组织，常位于中线部，侵犯枕骨斜坡，伴有广泛的骨质破坏；而软骨瘤大多数位于中线附近偏一侧，常位于鞍旁、鞍背一侧及斜坡上部，骨质破坏相对较轻。脊索瘤内见残存的"骨嵴"，呈点状，而软骨瘤钙化多为斑片状、结节状。明显软组织肿块形成是脊索瘤的主要特点。

2. **颅咽管瘤**　多见于儿童及青少年，好发于鞍上,位于中线,囊实性多见。典型 CT 表现为鞍上"蛋壳"样钙化,MRI 肿瘤信号多样,实性部分及囊壁明显强化。肿瘤较少造成鞍区骨质破坏。

3. **脑膜瘤** CT 平扫为等或稍高密度,可伴有钙化,以宽基底与颅骨相连并伴骨质增生。MRI 上呈 $T_1WI$ 和 $T_2WI$ 均匀等信号,边缘清楚。增强检查有明显均匀强化,并可见"脑膜尾征"。

4. **海绵状血管瘤** 鞍旁海绵状血管瘤常呈横向葫芦样改变,部分突入鞍区,$T_1WI$ 呈等或稍低信号,$T_2WI$ 呈特征性明显高信号,信号较均匀,少数信号不均。瘤内出血、钙化少见。增强后病灶呈显著强化,并呈渐进性强化。

(姚振威)

## 第八节 脑膜黑色素瘤

【概述】

黑色素瘤(melanoma)是一种罕少见病,起源于黑色素细胞的恶性肿瘤。该病主要发生于皮肤,也可发生于颅内、眼色素膜等少见部位。在中枢神经系统中非常少见,约占颅内肿瘤的 0.18%～0.56%,本病多发生于青壮年,男性稍多于女性。

黑色素瘤大体可分为黑色素型和无黑色素型两类:①黑色素型黑色素瘤:肉眼可见黑色素沉着,镜下常可见明显黑色素颗粒、核大而深染的黑色素细胞。②无黑色素型黑色素瘤:肉眼常无黑色素沉着,但 HE 染色可见少量黑色素颗粒。

黑色素瘤细胞形态多样、变异性较强,可出现上皮样、梭形或极其怪异从小的淋巴细胞样到大的多核巨细胞样。在黑色素瘤的诊断中,免疫组化极为关键,主要依靠 S-100、HMB-45、Melan-1 等作为黑色素瘤检测的常用指标。恶性黑色素瘤中,S-100 蛋白表达率高,但特异性差。HMB-45 特异性很强,联合 HMB-45 及 Melan-1 可以避免漏诊。

【临床特点】

颅内黑色素瘤分为原发性黑色素瘤和转移性黑色素瘤,以转移性黑色素瘤多见。原发性黑色素瘤是指来源于软脑膜、蛛网膜和硬脑膜的黑色素细胞,患者不伴有颅外的黑色素瘤或黑痣。转移性黑色素瘤多是由皮肤、黏膜及脉络膜黑色素瘤转移而来。患者临床症状可表现为颅内压增高或者癫痫。

【检查方法优选】

黑色素瘤的诊断可以结合 CT 与 MRI,但 CT 的诊断价值有限,MRI 则可以提供更多的肿瘤信息。

【影像学表现】

1. **CT** 平扫一般表现为类圆形或结节状高密度影,但是容易与颅内出血或胶质瘤混淆,单独依靠 CT 容易将黑色素瘤误诊为脑出血,病灶内可出血、囊变、坏死,但钙化少见,增强 CT 可表现为环状或均匀强化。

2. **MRI** 黑色素瘤可以出现于颅内任何部位,但以幕上多见,肿瘤呈圆形类圆形,瘤周水肿明显,占位效应非常明显。典型的黑色素瘤富含黑色素,黑色素的顺磁性缩短 $T_1$ 和 $T_2$ 弛豫时间,故可出现 $T_1WI$ 高信号和 $T_2WI$ 低信号,但是黑色素瘤容易侵犯血管而导致出血,出血的不同时期会遮掩黑色素瘤本身的信号,所以出血与黑色素的最终含量决定了肿瘤内的信号。黑色素瘤 MRI 表现差异大,目前可以分为四类:①黑色素型,$T_1WI$ 高信号,$T_2WI$ 低信号;②非色素型,$T_1WI$ 等信号或低信号,$T_2WI$ 高信号;③混杂型,$T_1WI$ 与 $T_2WI$ 信号混杂不一;④出血型,出血信号为主。

颅内原发性黑色素瘤与颅内转移性黑色素瘤(图 4-8-1)的鉴别极为重要,因为黑色素瘤一旦发生转移,中位生存期多在 1 年以内。黑色素颅内转移多位于皮髓质交界区,病灶一般为多发,而原发性黑色素瘤多发生于脑膜附近,并弥漫性侵犯脑膜,怀疑黑色素瘤颅内转移的患者应该仔细询问病史。

【诊断要点】

富含黑色素的黑色素瘤特征性的 $T_1WI$ 高信号,$T_2WI$ 低信号,一般比较容易诊断。

【鉴别诊断】

非黑色素型或者合并出血的黑色素瘤术前定性很难,需要与以下疾病进行鉴别:

1. **急性亚急性血肿** 血肿 CT 上表现为团状或梭形高密度影,在 MRI 上出血时期不同而信号不同,病灶不强化,治疗后最终可吸收消失。

2. **胶质瘤或胶质瘤卒中** 低级别胶质瘤一般无强化或低强化,水肿少;高级别胶质瘤合并出血时与黑色素瘤较难鉴别,高级别胶质瘤囊变、坏死多,强化欠均匀,黑色素瘤则强化稍均匀,两者最终需要依靠病理鉴别。

3. **脑膜瘤** 典型脑膜瘤呈等 $T_1$、长 $T_2$ 信号,强化均匀,"脑膜尾征"明显,但一般不引起脑膜的广泛强化。

4. **其他类型的转移瘤** 黑色素瘤颅内转移与其他部位肿瘤如胃肠道癌、肺癌的颅内转移区分较难,当同时出现脑膜及脑实质的转移应该想到黑色

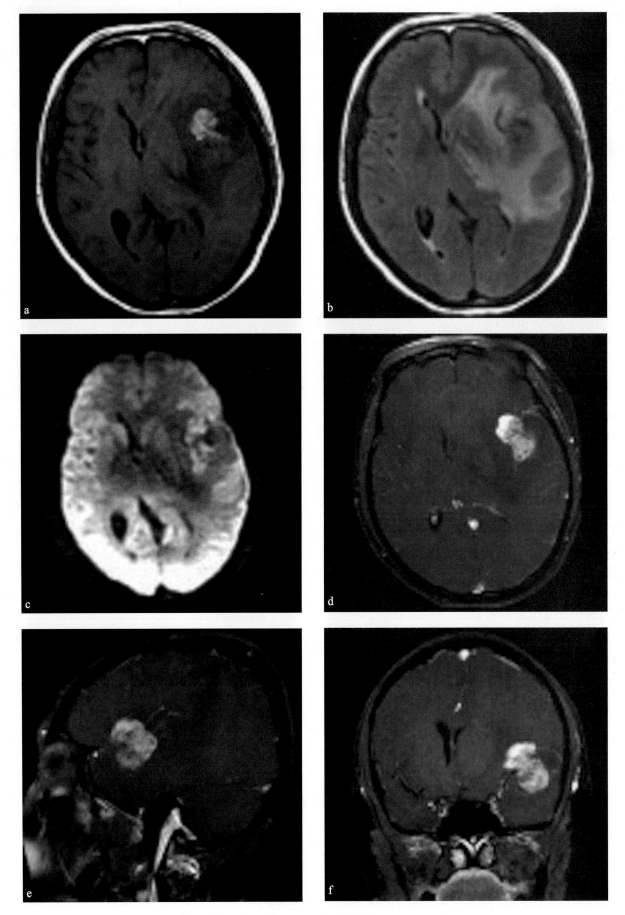

**图 4-8-1　黑色素瘤**

男性，56 岁。a. 轴位 $T_1WI$；b. 轴位 $T_2$-FLAIR；c. 轴位 DWI（b=500mm²/s）；d. 轴位 $T_1WI$ 增强扫描；e. 矢状位 $T_1WI$ 增强扫描；f. 冠状位 $T_1WI$ 增强扫描。左侧颞叶见类圆形 $T_1WI$ 高信号、$T_2$-FLAIR 混杂高信号肿块，边界清楚，病灶周围见大片水肿，病灶 DWI 信号较高，增强病灶明显均匀强化

素瘤的可能,仔细询问病史非常重要。

(姚振威)

# 第九节　原发性中枢神经系统淋巴瘤

## 【概述】

原发性中枢神经系统淋巴瘤(primary CNS lymphoma, PCNSL)是相对少见的颅内肿瘤,占颅内原发肿瘤的 0.8%～1.5%,WHO Ⅲ～Ⅳ级。命名之初,较为复杂,包括网状细胞肉瘤、软脑膜肉瘤、淋巴肉瘤、组织细胞性淋巴瘤、血管外皮肉瘤、混合性肉瘤、小胶质细胞瘤、混合性血管肉瘤等。脑内原发性淋巴瘤均为非霍奇金淋巴瘤,是少见肿瘤,但是近年来由于艾滋病(又名获得性免疫缺陷综合征, acquired immunodeficiency syndrome, AIDS)及器官移植术后服用大量的免疫抑制剂患者的增多,淋巴瘤的发生率逐年增加。原发性中枢神经系统淋巴瘤的发病在无免疫系统缺陷的人群时,好发于 40～70 岁,平均发病年龄为 40 岁左右,而具有机体免疫抑制和艾滋病患者的发病年龄高峰在 30～40 岁,发病率男性高于女性。

脑部原发性淋巴瘤起源于脑内何种细胞尚不十分清楚,有学说认为起源于多能干细胞,常离心性播散,从血管周围浸润进入相邻的脑实质,肿瘤也可侵透血管壁进入管腔内,从而造成血 - 脑屏障的破坏。CT 和 MRI 增强检查时的造影剂外渗,形成病灶的显著强化,而未被完全破坏的血 - 脑屏障部分则强化较轻,这一影像表现支持上述的学说。

典型的原发性中枢神经系统淋巴瘤是小病灶性淋巴细胞聚集于血管周围,大多数为 B 细胞型淋巴瘤,T 细胞型淋巴瘤极少发生。

## 【临床特点】

由于肿瘤的占位征象及浸润性脑实质内生长,临床上主要有两类表现:①基底部脑膜综合征:如头痛、颈项强直、脑神经麻痹及脑积水所致的高颅压症状,脑脊液检查可查出瘤细胞。②颅内占位症状:如癫痫、精神错乱、痴呆、乏力及共济失调,伴相应的神经体征。总之,临床表现无特征性,可为多种多样。

无论单发或多发原发性中枢神经系统淋巴瘤可见自行消退现象,故又称"鬼瘤",可能与自身免疫的变化有关。

原发性中枢神经系统淋巴瘤对放射线很敏感,放疗后大多数病灶几乎完全消退,但大都在一年内复发,预后较差,平均生存时间在诊断后为 13～15 个月。

## 【影像检查技术与优选】

CT 和 MRI 均可作为首选方法,但 MRI 2～3 倍剂量 $T_1WI$ 增强后可显示小的病变,1/2 剂量 $T_2$-FLAIR 增强也可以更好显示微小病灶;$T_2WI$ 显示瘤周水肿较 CT 清楚。

## 【影像学表现】

1. CT　平扫时肿瘤大多数为稍高密度,也可表现为等密度,密度都较均匀;形态为圆形、椭圆形或不规则形;边界多较清楚,但呈浸润性生长可使边界不清;病灶囊变、坏死、钙化和出血相对少见。肿瘤可单发,亦可多发,大小不等。病灶占位征象一般较轻,灶周水肿为轻至中度。少数肿瘤可沿室管膜播散,表现为脑室壁多发稍高密度病灶。侵及软脑膜及硬膜时平扫不易发现。继发于 AIDS 及其他原因免疫功能缺陷的淋巴瘤患者,病理上常有淋巴瘤中心坏死,CT 表现多呈低密度病灶。

增强后病灶大多呈均匀强化,但偶有病灶形态不规则,边界模糊不清,强化不均匀。沿室管膜播散病灶均匀强化,侵及脑膜病灶可因强化而清晰,伴发 AIDS 患者病灶可见低密度周围的环状强化。

2. MRI　原发性中枢神经系统淋巴瘤好发于表浅部位邻近脑沟的脑实质,也可发生于脑室周围深部白质内,胼胝体是容易累及的部位。病灶较大时可侵及多个脑叶;多发病灶约占 20%～40%,病灶可见沿室管膜种植。病灶主要表现为 $T_1WI$ 低信号、$T_2WI$ 高信号,也可 $T_1WI$ 和 $T_2WI$ 均为等信号,病灶的边界可清楚或不清楚(图 4-9-1、图 4-9-2),灶周水肿于 $T_2WI$ 观察较清楚。增强后病灶均匀或不均匀强化。沿脑膜发生病灶可见相应部位弥漫性异常信号,增强后可见脑膜强化。总之,MRI 可行多方位扫描,充分显示病灶,在某些病灶显示较 CT 清楚,且经 $T_1WI$ 及 $T_2WI$ 对比可区分肿瘤与瘤周水肿。

淋巴瘤在 DWI 图像上显示高信号,ADC 图为低信号改变。MRI 磁敏感对比灌注成像可见 CBV 减低。MRS 感兴趣区放置在肿瘤实性部分可表现为 Cho 峰升高,NAA 峰明显降低,并出现 Lip 峰。

## 【诊断要点】

1. 原发性淋巴瘤好发于额叶、颞叶的脑沟附近浅表皮层或基底核及丘脑区等深部核团,也可发生于侧脑室周白质、胼胝体、小脑和脑干。

2. CT 平扫为稍高密度,MRI 为 $T_1WI$ 略低信

205

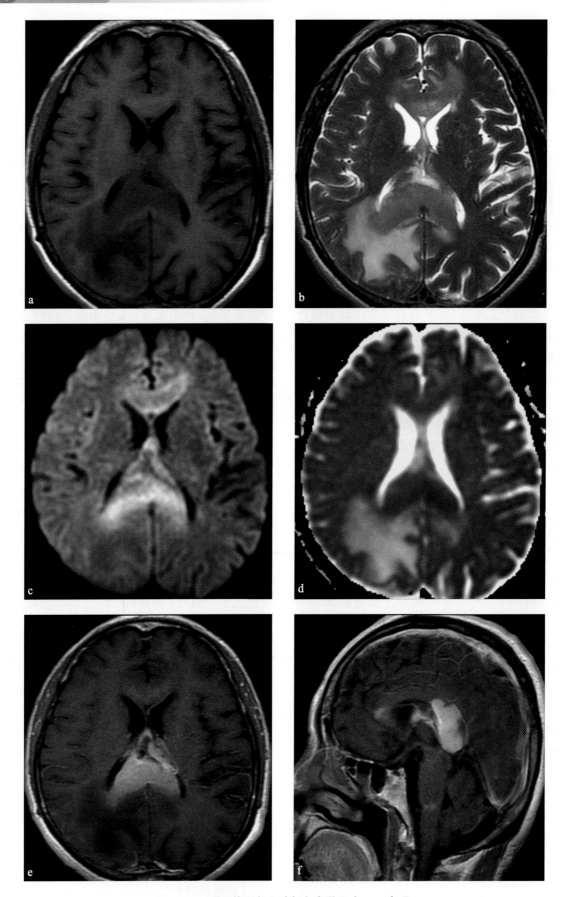

**图 4-9-1　胼胝体压部和膝部多发淋巴瘤 MRI 表现**

a. 轴位 $T_1WI$；b. 轴位 $T_2WI$；c. 轴位 DWI；d. 轴位 ADC 图；e. 轴位 $T_1WI$ 增强扫描；f. 矢状位 $T_1WI$ 增强扫描。示胼胝体压部和胼胝体膝部不规则形团块样异常病灶，邻近侧脑室可见轻度受压变形。病灶在 $T_1WI$ 呈稍低信号影，在 $T_2WI$ 上呈稍高信号影，病灶信号尚均匀；病灶周围脑白质区可见斑片样水肿带，在 $T_1WI$ 呈低信号影，在 $T_2WI$ 上呈稍高信号影。DWI 见胼胝体压部和膝部病灶呈高信号改变，ADC 图则表现为稍低信号强度，提示水分子弥散受限。增强检查见病灶呈均匀性中等程度强化

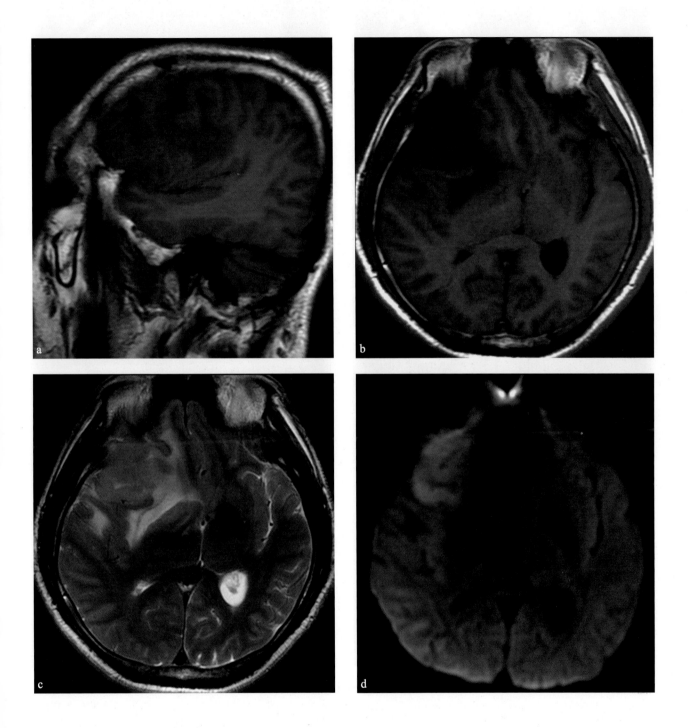

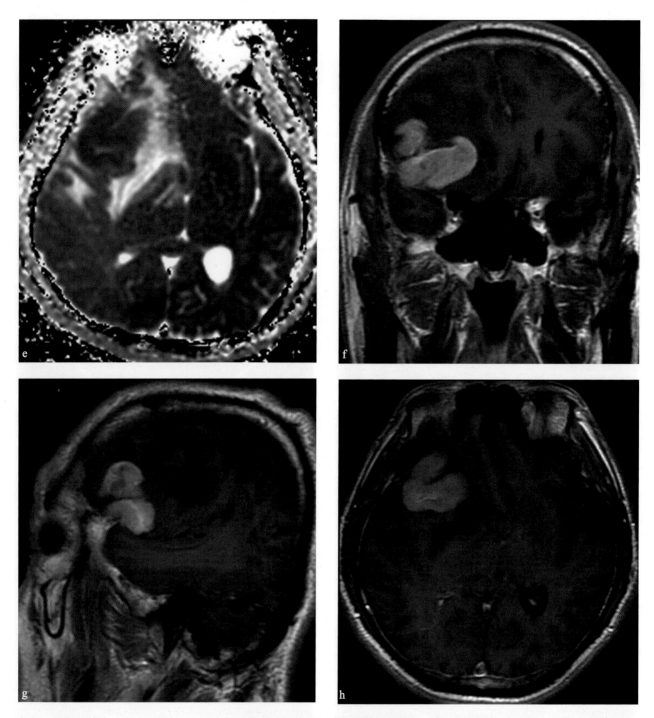

**图 4-9-2　右额淋巴瘤 MRI 表现**

a. 矢状位 $T_1WI$；b. 轴位 $T_1WI$；c. 轴位 $T_2WI$；d. 轴位 DWI；e. 轴位 ADC 图；f. 冠状位 $T_1WI$ 增强扫描；g. 矢状位 $T_1WI$ 增强扫描；h. 轴位 $T_1WI$ 增强扫描。示右额皮层及皮层下有一不规则形团块样异常病灶，邻近脑实质及侧脑室可见明显受压变形，中线结构可见左移。病灶在 $T_1WI$ 呈稍低信号影，在 $T_2WI$ 上呈稍高信号影，病灶信号尚均匀，边缘呈分叶状；病灶周围脑白质区可见斑片样水肿带，在 $T_1WI$ 呈低信号影，在 $T_2WI$ 上呈高信号影。DWI 见右额团块样病灶呈稍高信号改变，ADC 图则表现为稍低信号强度，提示水分子弥散受限。增强检查见病灶呈较均匀性中等程度强化

号、$T_2$WI 略高信号,弥散加权成像呈高信号。

3. 增强后病灶呈明显均匀强化;PWI 呈低灌注改变;灶周水肿多为轻至中度。

**【鉴别诊断】**

1. **继发性淋巴瘤** 全身淋巴瘤的颅内转移,其影像学征象与原发相似,但继发性淋巴瘤以软脑膜浸润为突出特征。

2. **转移瘤** CT 和 MRI 上转移瘤水肿常较明显,且占位表现也明显,而淋巴瘤则水肿相对较小,占位较轻;若转移瘤为多发,且无灶周水肿,也未发现原发灶时,则鉴别困难。但较大的转移瘤多为环形强化,淋巴瘤多均匀强化。

3. **感染性病变** 典型炎性病变鉴别并不难,而不典型病变则鉴别困难,需进行短期诊断性抗感染治疗,同时进行影像复查。若病变增大,则淋巴瘤的可能性大,若病灶明显缩小则多为感染。

4. **星形细胞肿瘤** 当淋巴瘤表现为不规则浸润性病变时,两者鉴别困难,而淋巴瘤表现为类圆形或椭圆形病变时,边界清楚则鉴别容易。

5. **脑膜瘤** 原发性淋巴瘤位于脑表面及三角区时应与脑膜瘤鉴别,有时两者的 CT 及 MRI 表现极相似,但在脑血管造影上脑膜瘤大都有典型的均匀"雪团样"淡染色,且有清楚的供血动脉,而淋巴瘤则无此特征,可助鉴别。

(姚振威)

## 第十节 组织细胞肿瘤

2016 世界卫生组织(World Health Organization,WHO)中枢神经系统肿瘤分类中,将组织细胞肿瘤(histiocytic tumours)作为一个单独的肿瘤类型进行描述,包括朗格汉斯细胞组织细胞增生症(Langerhans cell histocytosis,LCH)、罗 - 道病(Rosai-Dorfman disease,RDD)、脂质肉芽肿病(Erdheim-Chester disease,ECD)、青少年黄色肉芽肿(juvenile xanthogranuloma)和组织细胞肉瘤。

### 一、朗格汉斯细胞组织细胞增生症

**【概述】**

朗格汉斯细胞组织细胞增生症(Langerhans cell histocytosis,LCH),是包括莱特勒 - 西韦(Letterer-Siwe,LS)病、韩 - 薛 - 柯(Hand-Schuler-Christian,HSC)病和嗜酸性肉芽肿(eosinophilic granuloma,EG)的一组疾病的统称。本病可发生于任何年龄,多见于婴儿和儿童,成人相对少见。属于全身多系统多器官性疾病,几乎可累及全身任何脏器。骨病变中颅骨损害最为多见,颅内以下丘脑垂体最易受累,其他少见累及部位包括脑膜、脉络丛、松果体和脑实质。

病理上以朗格汉斯细胞为主的组织细胞在单核 - 巨噬细胞系统过度增殖浸润为基本特征。免疫组织化学检查病变细胞的 CD1a 和 CD207 染色阳性是确诊 LCH 的重要依据。

**【临床特点】**

本病根据病变侵犯的部位不同,临床表现多样。根据不同的临床类型,预后差异很大。发病年龄越小(如小于 2 岁),受累器官越多,器官功能障碍越明显,预后越差。颅骨侵犯时常表现为头皮软组织肿块或者无痛性颅骨病变,下丘脑垂体受累常引起中枢性尿崩症状。

**【影像检查技术与优选】**

X 线、CT 和 MRI 是最常用的检查方法。颅骨 X 线平片检查主要用于观察颅骨溶骨性损害。颅脑 CT 较普通 X 线检查发现颅骨病变更敏感,在评估颅底骨侵犯时较 X 线检查有明显优势。颅脑 MRI 对于颅骨病变不如 CT 敏感,但由于组织分辨率高,是颅内 LCH 的首选检查方法。颅脑 MRI 增强是 LCH 垂体下丘脑损害的最佳检查方法。PET/CT 是识别 LCH 病灶和跟踪评估 LCH 疗效的最敏感的功能性检查方法。颅脑以外的骨骼、肺、肝脾以及淋巴结影像学检查是 LCH 诊断和治疗前的必要检查步骤。

**【影像学表现】**

1. **CT** 病变颅骨表现为溶骨性骨质破坏(图 4-10-1a~d)。病灶内有时可见纽扣状残余骨,称为"纽扣征"。多发病灶也可相互融合,颅骨三维容积再现,可见典型的"地图样改变"。颅骨内外板可同时受累,形成锐利的破坏缘:"刀削征",近外板外侧可见软组织肿块。

2. **MRI** 颅骨破坏通常表现为 $T_1$ 低信号、$T_2$ 高信号,弥散呈高信号,增强扫描病灶呈周边显著强化(图 4-10-2a~c)。下丘脑垂体损害表现为下丘脑视交叉区域肿块,$T_1$WI 呈等信号,$T_2$WI 呈高信号,增强扫描呈肿块明显均匀强化(图 4-10-3a~c);垂体受累可表现为垂体后叶 $T_1$WI 神经垂体高信号消失,垂体柄增粗并明显均匀强化,冠状面病灶多呈菱形,周围可见水肿。脑膜受累表现为 $T_1$WI 等信号,$T_2$ 低信号,增强扫描明显强化。脑实质受累少见。

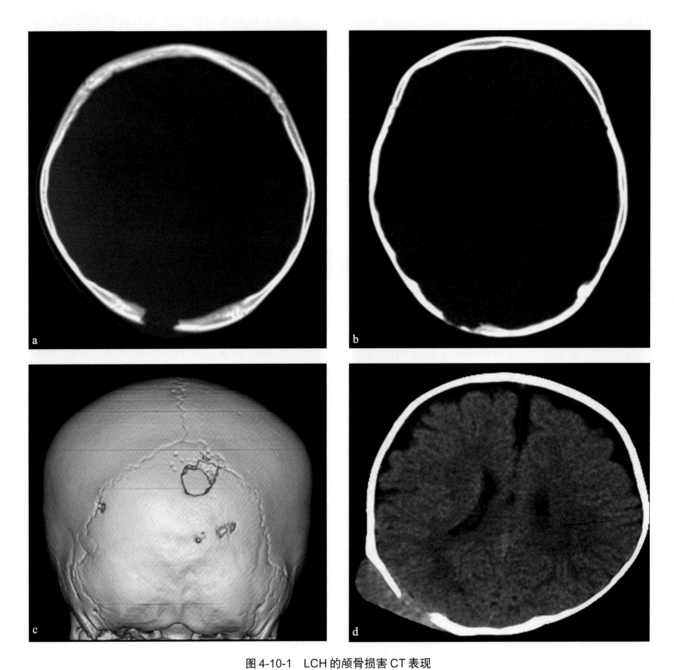

**图 4-10-1 LCH 的颅骨损害 CT 表现**

a、b. 横断面骨窗；c. 三维颅骨容积再现，示右枕骨多发性溶骨性骨质破坏；d. 横断面脑窗（另一病例），示右枕骨骨质破坏伴邻近外板外侧软组织肿块

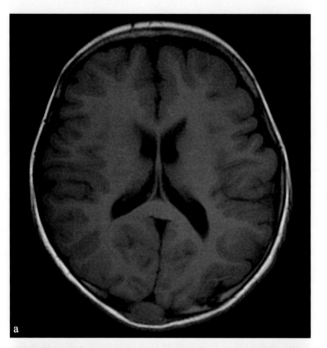

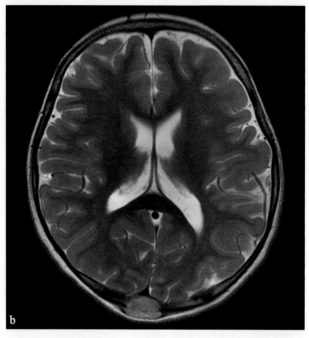

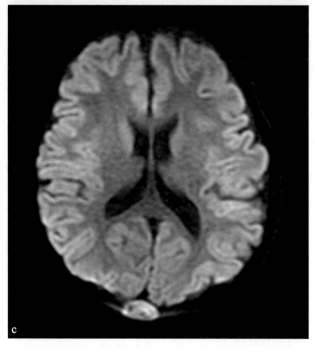

**图 4-10-2　颅骨 LCH 典型 MRI 表现**
a. 横断面 $T_1WI$；b. 横断面 $T_2WI$；c. 横断位 DWI。示中线偏右侧枕骨肿块，累及颅骨内外板，$T_1WI$ 等 - 稍低信号，$T_2WI$ 稍高信号，DWI 呈高信号

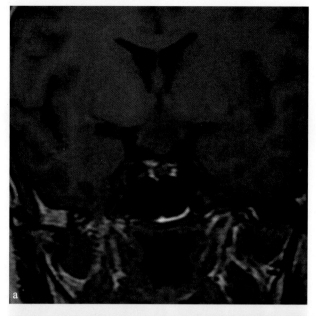

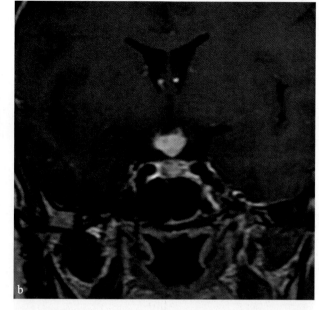

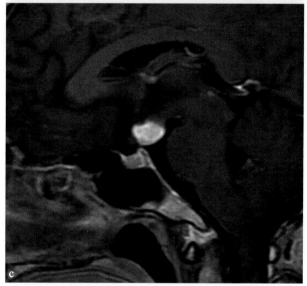

**图 4-10-3 下丘脑受累 LCH 典型 MRI 表现**
a. 冠状位 $T_1WI$ 平扫；b. 冠状位 $T_1WI$ 增强扫描；c. 矢状位 $T_1WI$ 增强扫描。示下丘脑视交叉区肿块向下累及垂体柄，$T_1WI$ 呈稍低信号，肿块呈明显均匀强化

【诊断要点】

LCH 影像诊断基本特征包括颅骨的溶骨性骨质破坏、骨膜反应及软组织肿块以及垂体下丘脑损害，但这些征象对诊断 LCH 不具特异性，最终确诊需要病理活检。

【鉴别诊断】

鉴别诊断根据发病部位和年龄不同，主要需与以下疾病鉴别：

1. **根据发病部位** 脑颅骨受累，需要与转移瘤，浆细胞瘤以及恶性脑膜瘤等鉴别；颅底受累，除了与上述肿瘤鉴别外，还需要与横纹肌肉瘤、骨纤维结构发育不良以及严重的乳突炎等鉴别；下丘脑垂体受累，需要与结节病、结核性肉芽肿、生殖细胞肿瘤和转移瘤等鉴别。

2. **根据发病年龄** 在儿童，需要与神经母细胞瘤骨转移鉴别；在青少年，需要与横纹肌肉瘤鉴别；

在成人，则需要与浆细胞瘤或骨转移瘤鉴别。

LCH 影像检查的目的在于发现病变，评价病变累及的部位和范围，为有针对性的治疗策略的制定提供依据，对病变疗效进行跟踪随访。

## 二、罗 - 道病

【概述】

罗 - 道（Rosai-Dorfman）病于 1969 年由 Rosai 和 Dorfman 详细描述，他们发现一组临床表现为无痛性双侧颈部淋巴结肿大、发热和体重下降的患者具有相似的病理表现，即淋巴吞噬现象（lymphophagocytosis），故将此病称为窦性组织细胞增生伴巨淋巴结病（sinus histiocytosis with massive lymphadenopathy，SHML）。一般认为与病毒感染或自身免疫功能异常有关，大多数发生于淋巴结内，也可同时累及淋巴结及结外不同部位，甚至单独发生于结外器官。颅内罗 - 道病罕见，约占结外病变的 4%，男性略多于女性，发病率 1.5∶1，好发年龄 39 岁左右。

光镜下较为特征性，可见组织细胞、淋巴细胞、浆细胞窦性增生，并以吞噬淋巴细胞的组织细胞为特征，缺乏典型的朗格汉斯细胞核凹陷特点，免疫组织化学检查特异性组织细胞 S-100 蛋白、CD68 阳性，另外，CD1a 抗原阴性以及电镜下组织细胞缺乏 Birbeck 颗粒是区别于 LCH 的特征性病理表现。

【临床特点】

临床表现多样，约 70% 不伴有肿块样淋巴结肿大。神经系统症状取决于发病部位，可有头痛、癫痫、麻木和脑神经症状，如累及下丘脑垂体轴，可有尿崩症状。病程通常为自限性，70%～80% 的病例可以自发缓解，但颅内罗 - 道病自发缓解少见。

外科手术切除是首选治疗方法，几乎没有复发，而通过手术不能全部切除的病例，可以辅助放疗、化疗和激素治疗，但疗效报道不一。

【影像检查技术与优选】

颅脑 CT 和 MRI 是最常用的检查方法，头颅 MRI 增强检查优先推荐。

【影像学表现】

颅内罗 - 道病约占中枢神经系统罗 - 道病的 75%，脊柱约占 25%。颅内罗 - 道病常累及大脑凸面（图 4-10-4），矢状窦和岩斜部。鞍区受累少见（图 4-10-5）。少数病例可累及海绵窦。部分好发于中线区域，以中线为轴左右对称分布。

1. CT 病灶可单发或者多发。肿块内部表现为等或高密度，无钙化，边界清晰（图 4-10-4），可与硬膜相连。偶可见颅骨受累，多表现为溶骨性骨质破坏，尚未见骨质增生性改变的报道。

2. MRI 肿块表现为 $T_1WI$ 等信号，$T_2WI$ 以稍低信号为主，病灶中心可见低信号（目前认为是炎性巨噬细胞释放自由基所致），边界清晰，可见瘤周水肿，增强扫描呈明显均匀强化（图 4-10-5），广基底与硬脑膜相连，可见"脑膜尾征"或广泛脑膜增厚。DWI 以低信号为主。病变可侵犯静脉窦，填塞窦腔。

相比于典型脑膜瘤的富血管特征，罗 - 道病病灶血管相对较少些，在磁共振灌注加权成像（perfusion weighted-MRI, PWI）上，肿块内部局部脑血容量（regional cerebral blood volume, rCBV）降低，呈低灌注表现，rCBV 值降低。

【诊断要点】

罗 - 道病影像诊断困难，极易误诊为脑膜瘤。若中年男性，临床病程呈良性发展，MRI 发现脑膜或者脊膜生长单发或多发病灶，特别是伴脑脊膜广泛增厚者，$T_2WI$ 病灶中心低信号，$T_2WI$ 和 DWI 均呈低信号（双低）时，应考虑到 RDD 的可能性。确诊有赖于病理和免疫组织化学检查。

【鉴别诊断】

1. 脑膜来源的肿瘤 $T_2WI$/FLAIR 等信号肿块

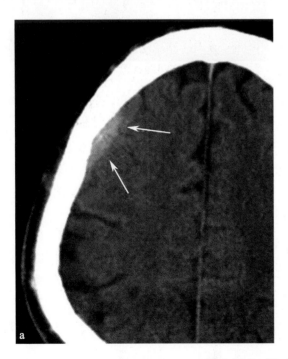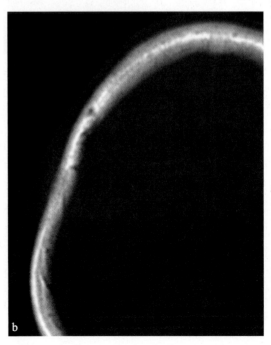

**图 4-10-4 罗 - 道病的 CT 表现**

a. 软组织窗；b. 骨窗。示右侧额部片状高密度灶，紧贴颅骨，局部骨质略变薄

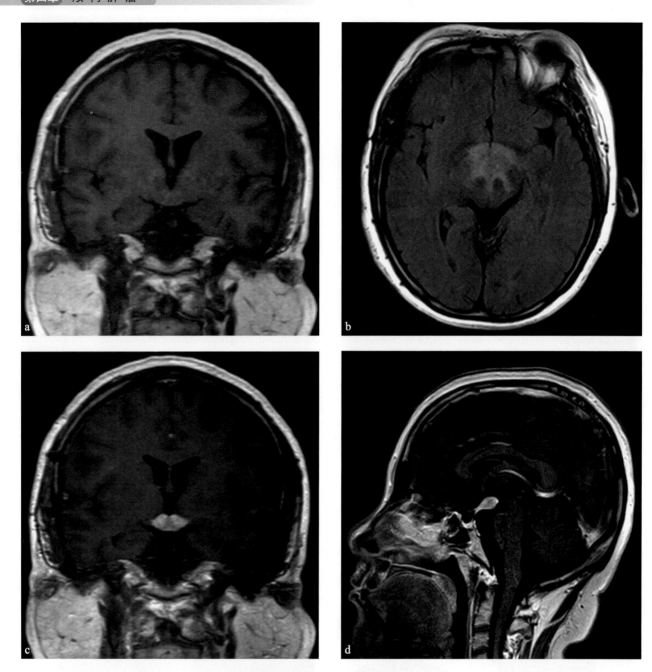

图 4-10-5 罗 - 道病 MRI 表现

a. 冠状位 $T_1WI$；b. 轴位 $T_2$-FLAIR；c. 冠状位增强 $T_1WI$；d. 矢状位增强 $T_1WI$。示下丘脑、视交叉肿胀，$T_1$ 见团片状等信号伴斑点状高信号，FLAIR 不均匀高信号，增强后明显较均匀强化

内部伴更低信号是罗 - 道病特征，有助于与 $T_2WI$ 高信号的典型脑膜瘤鉴别。脑膜瘤好发于中老年女性，而罗 - 道病中年男性多见。文献提示 PWI 罗 - 道病肿块内部低灌注，有助于鉴别脑膜瘤、孤立性纤维瘤和血管外皮细胞瘤。

**2. 颅内朗格汉斯细胞组织细胞增生症** LCH 信号不均匀，增强后病变不均匀明显强化，可伴有邻近颅骨破坏或软组织肿块，可与罗 - 道病鉴别。

**3. 神经纤维瘤病（Ⅱ型）** 主要表现为听神经瘤和多发脑膜瘤，多有家族性倾向，常合并皮肤的咖啡牛奶斑或多发神经纤维瘤。

**4. 其他少见的脑膜起源的肿瘤** ① 纤维黄色瘤：信号不均，不均匀明显强化，可伴邻近颅骨破坏或软组织肿块；② 浆细胞瘤：多累及颅骨，表现为以颅骨为中心侵犯的软组织肿块。

（姚振威）

# 第十一节 鞍区肿瘤

## 一、颅咽管瘤

### 【概述】

颅咽管瘤（craniopharyngioma）源于胚胎时期 Rathke 囊的鳞状上皮残余，约占原发性颅内肿瘤的 2%～8%。半数以上发生于儿童及青少年，为颅咽管瘤发病的第一高峰期，约占儿童鞍区肿瘤的 50%，儿童中约 40% 发生于 8～12 岁。成人也可发病，多见于 40～60 岁，为颅咽管瘤发病的第二高峰期。无明显性别差异。肿瘤多位于鞍内加鞍上区，约占 3/4，鞍内、蝶骨内或咽顶部者少见。

肿瘤可分为囊性、实质性及囊实性三型。其中囊性约占 70%～95%，多为单囊，也可为多囊。典型表现为分叶状、边缘清楚、带壁结节的囊性肿块。囊液通常呈黄色、棕色或机油样外观，其内含有不同数量的胆固醇结晶、角蛋白碎屑及高铁血红蛋白。囊壁及实质部分常发生钙化。实性肿瘤瘤体多较小，质地较硬，常有钙化，有时可含有一个或多个囊性病变。

### 【临床特点】

常见临床表现有：头痛、视力障碍、视野缺损、脑积水、尿崩症等。儿童颅咽管瘤有时还可造成垂体性侏儒。肿瘤较大时，其小部分位于鞍内，大部常突入鞍上，部分可突入第三脑室内，位于丘脑之间，压迫、推移视交叉和室间孔，引起相应临床症状。

### 【影像检查技术与优选】

CT 显示囊壁、实性肿瘤钙化优于 MRI，MRI 对显示囊内成分优于 CT。因此应首选 CT，再行 MRI 检查，可全面了解颅咽管瘤影像学特征。

### 【影像学表现】

1. CT 平扫表现为鞍上低密度囊性肿块，CT 值多为 -40～10Hu。囊壁及实性部分为等或略高密度，可在周围脑池或脑室衬托下而被显示。肿瘤呈圆形、类圆形或分叶状肿块，边界清楚、边缘光滑。囊内蛋白成分多时，CT 值可达 20Hu 左右。实质性肿瘤多呈均匀、略高或等密度肿块。颅咽管瘤钙化发生率极高，儿童高达 90%，成人亦有约 30%。囊壁钙化多呈弧线状、蛋壳状，实质内钙化多呈斑片状（图 4-11-1）。鞍上池可部分或完全性闭塞，第三脑室前部多不能显示。肿瘤较大、突向侧脑室底部

时，可显示两侧侧脑室前角后下部弧形受压。侧脑室可扩大，蝶鞍多无明显改变。增强检查，囊性者囊壁多呈薄环状或多环状强化，壁结节亦有强化，中心部低密度囊液无强化，实性者多为均匀强化，少数肿瘤无强化或呈均匀强化。

2. MRI 鞍区肿瘤中，颅咽管瘤信号强度变化较多，主要与其囊内成分有关。囊内坏死组织多呈 $T_1WI$ 低信号、$T_2WI$ 高信号，胆固醇结晶呈 $T_1WI$ 高信号、$T_2WI$ 低信号，角蛋白碎屑呈 $T_1WI$ 中等信号、$T_2WI$ 高信号（图 4-11-2），高铁血红蛋白呈 $T_1WI$ 和 $T_2WI$ 均为高信号，实质性部分呈 $T_1WI$ 等信号、$T_2WI$ 高信号，而钙化则为低信号。肿瘤外形多呈边界清楚的分叶状、囊状结构，向后生长常累及脚间池和桥前池。DWI 无水分子弥散受限。增强检查，囊壁、壁结节及实质部分呈明显强化。为正确诊断颅咽管瘤，多方向切层是关键，肿瘤的生长部位、形态比其信号强度更具诊断价值。

### 【诊断要点】

1. 鞍内及鞍上囊性、囊实性肿块，呈分叶，分房改变。

2. CT 可见钙化。

3. MRI 依内容物不同而信号多变，并见囊壁和实体强化。

### 【鉴别诊断】

1. 垂体瘤向鞍上生长及合并出血、坏死或囊变时，需与颅咽管瘤鉴别。CT 上垂体瘤少有钙化，蝶鞍多有扩大，而后者钙化常见，蝶鞍多无明显改变。MRI 上两者鉴别容易，垂体瘤由鞍内向上生长，多不能显示正常垂体信号；而后者向鞍内生长时常压迫致垂体变扁，但垂体信号仍能显示。

2. 鞍上脑膜瘤 CT 平扫为等或稍高密度，常有沙粒样钙化，邻近骨质增生。瘤内少有囊变。MRI 上呈 $T_1WI$ 和 $T_2WI$ 均为等信号，边界清楚；增强检查有明显均一强化。

3. 视交叉胶质瘤 CT 为等低密度占位病变，也可有钙化。MRI 呈 $T_1WI$ 低信号、$T_2WI$ 高信号，强化明显。视神经、视交叉、视束可增粗，而颅咽管瘤时视交叉多为受压、变薄或移位。

4. 鞍区动脉瘤多位于鞍旁，CT 上呈等密度占位，附壁血栓钙化常呈蛋壳样或同心圆状高密度影，边界清楚，增强检查有明显强化。MRI 上呈不均匀流空信号。合并血栓时形成"靶征"，无血栓时可见相位编码方向的搏动伪影。

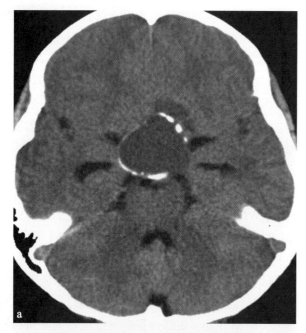

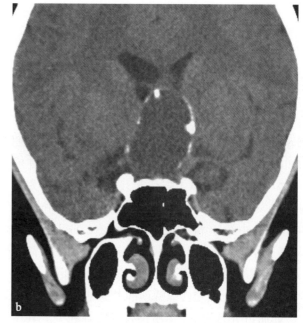

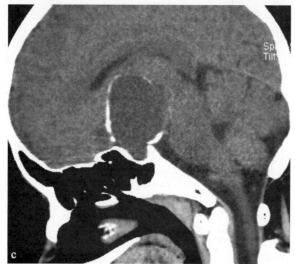

**图 4-11-1　囊性颅咽管瘤 CT 表现**
a. 轴位 CT 平扫；b. 冠状位 CT 薄层重建图像；c. 矢状位 CT 薄层重建图像。示鞍上池内有一类圆形囊性病灶，囊壁见非连续性蛋壳状高密度钙化灶。囊性部分呈均匀性低密度改变，密度稍高于脑脊液

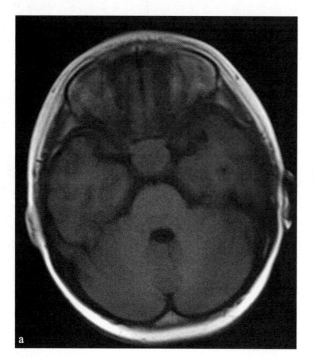

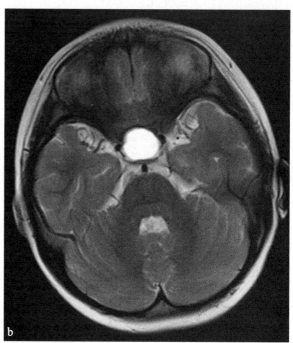

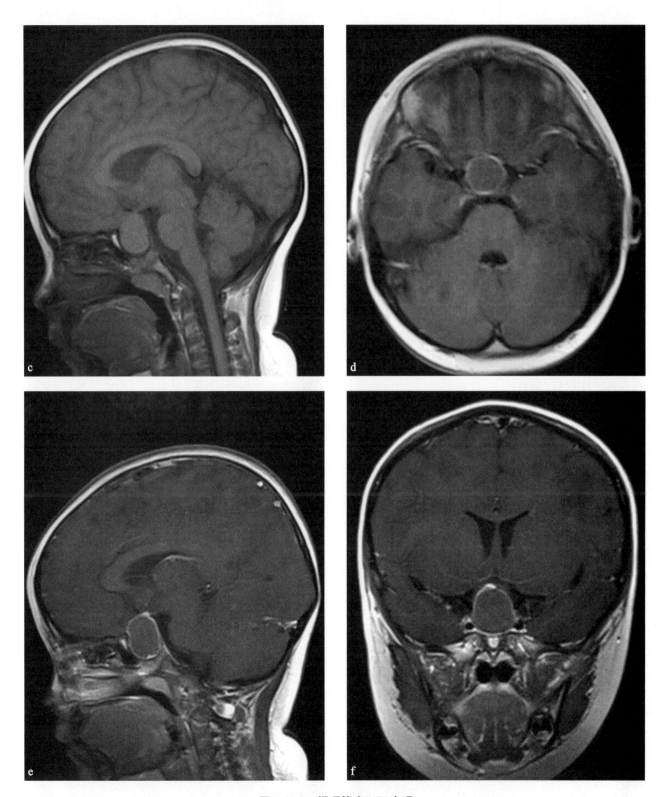

**图 4-11-2　颅咽管瘤 MRI 表现**

a. 轴位 $T_1WI$；b. 轴位 $T_2WI$；c. 矢状位 $T_1WI$；d. 轴位 $T_1WI$ 增强扫描；e. 矢状位 $T_1WI$ 增强扫描；f. 冠状位 $T_1WI$ 增强扫描。示鞍内及鞍上一椭圆形囊性肿块影，信号尚均匀，囊性肿块可见一薄壁，病灶边缘清楚，蝶鞍可见扩大。$T_1WI$ 见病灶呈轻微高信号影，$T_2WI$ 上为高信号改变，视交叉受压上抬。增强检查见囊性肿块薄壁环形强化

## 二、鞍区颗粒细胞瘤

### 【概述】

神经垂体颗粒细胞瘤（granular cell tumor, GCT）起源于异位的胚胎组织，故被称作"迷芽瘤"。由于组织细胞形态与起源于胚胎肌细胞的颗粒细胞瘤相似，又被认为是一种成肌细胞源良性肿瘤，所以又被称作"颗粒细胞成肌细胞瘤"。目前关于神经垂体GCT的组织学起源仍有争议，主要集中于两种观点：①神经组织起源：神经垂体GCT免疫组化S-100和NSE阳性。S-100蛋白是神经胶质细胞主要标志蛋白，NSE主要存在神经组织内和神经内分泌肿瘤中，所以认为神经垂体GCT可能起源外周神经系统施万细胞。②胶质细胞起源：另外一些学者认为，垂体后叶区的GCT可能起源于神经垂体内的神经胶质细胞。该病平均发病年龄约50岁，男女比1∶2。

肿瘤多为实性肿块，罕见囊变及钙化。肿瘤多呈灰白色、质韧，血供丰富。肿瘤细胞形态大且呈多边形，细胞质丰富，细胞质内含有大量的大小不等的嗜酸性颗粒，细胞核小，较规则。

### 【临床特点】

神经垂体GCT患者起病缓慢，临床表现缺乏特异性，主要为肿瘤压迫症状，如头痛、视力视野障碍、闭经；尿崩症、溢乳及性功能低下等少见。肿瘤多位于鞍上，部分同时累及鞍内及鞍上，极少完全位于鞍内。

### 【影像检查技术与优选】

由于软组织分辨率高，MRI对显示肿瘤及边界优于CT，而CT对于鉴别肿瘤钙化则优于MRI。神经垂体GCT的影像学诊断，应首选MRI平扫及增强检查，再行CT检查鉴别肿瘤钙化，可较全面了解神经垂体GCT影像学特征。

### 【影像学表现】

1. CT　平扫表现为鞍上或同时累及鞍上及鞍内的高密度实性肿块，罕见坏死及钙化。肿瘤边界清楚，多呈类圆形（图4-11-3）。鞍上池可部分或完全性闭塞，第三脑室前部可受压。肿瘤较大时，可导致幕上脑室系统扩张，蝶鞍多无明显改变。增强检查，肿瘤明显强化，部分肿瘤强化不均匀。

2. MRI　神经垂体GCT表现为鞍上或同时累及鞍内的实性肿块，边界清晰，平扫信号较均匀，$T_1WI$多呈等信号、$T_2WI$呈等信号或低信号，罕见坏死及钙化。增强扫描肿瘤多呈明显强化，强化可不均匀（图4-11-4）。正常垂体信号可见，蝶鞍多无扩

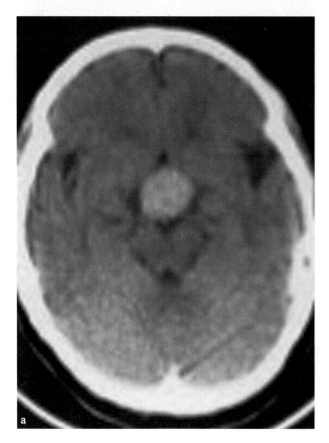
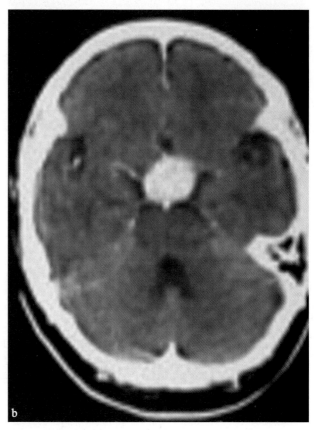

图4-11-3　神经垂体颗粒细胞瘤CT表现

a. 轴位CT平扫；b. 轴位CT增强。示鞍上池内有一类圆形实性肿块，增强后明显强化

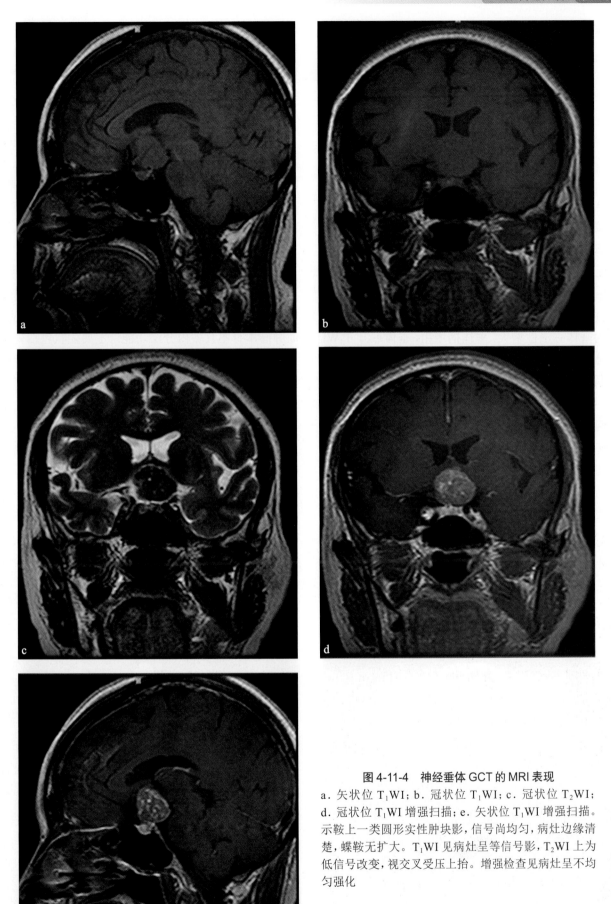

**图 4-11-4　神经垂体 GCT 的 MRI 表现**
a . 矢状位 $T_1WI$；b . 冠状位 $T_1WI$；c . 冠状位 $T_2WI$；
d . 冠状位 $T_1WI$ 增强扫描；e . 矢状位 $T_1WI$ 增强扫描。
示鞍上一类圆形实性肿块影，信号尚均匀，病灶边缘清
楚，蝶鞍无扩大。$T_1WI$ 见病灶呈等信号影，$T_2WI$ 上为
低信号改变，视交叉受压上抬。增强检查见病灶呈不均
匀强化

大改变。

【诊断要点】

1. 鞍上或同时累及鞍上及鞍内的实性肿块。

2. CT 呈稍高密度,罕见囊变、坏死及钙化。

3. MRI $T_1WI$ 呈等信号,$T_2WI$ 呈等信号或低信号,增强扫描肿瘤多见明显强化,强化可不均匀。

【鉴别诊断】

1. **垂体瘤** 当垂体瘤向鞍上生长时,需与神经垂体 GCT 鉴别。CT 上垂体瘤蝶鞍多有扩大,而后者蝶鞍多无明显改变。MRI 上两者较容易鉴别,垂体瘤由鞍内向上生长,多不能显示正常垂体;而后者垂体仍能显示。另外,神经垂体 GCT 在 MRI $T_2WI$ 上多呈等信号或低信号,罕见侵袭周围结构及包绕血管。

2. **淋巴细胞性垂体炎** 为自身免疫性疾病,表现为垂体弥漫性增大,垂体柄增粗,垂体后叶 $T_1WI$ 高信号消失,增强扫描呈明显强化,可有邻近硬膜增厚强化。

3. **窦组织细胞增生症** 为良性组织细胞增生性疾病,病灶边界不清,CT 上呈稍高密度,在 MRI 上,呈 $T_1WI$ 低信号,$T_2WI$ 稍高信号,夹杂低信号,信号不均匀,DWI 呈低信号;增强扫描呈不均匀强化。

4. **实性颅咽管瘤** 鉴别诊断困难,如果肿瘤见钙化灶,可资鉴别。

## 三、垂体细胞瘤

【概述】

垂体细胞瘤(pituicytoma)是一种罕见的起源于神经垂体和漏斗柄神经胶质细胞的低级别星形细胞瘤。WHO(2007)中枢神经系统肿瘤分类将其正式列入新增肿瘤实体 WHO I 级。构成神经垂体和垂体柄的神经胶质细胞包括:主细胞,暗细胞,嗜酸性细胞,室管膜细胞和颗粒细胞,而垂体细胞瘤起源于其中的主细胞和暗细胞或其前体细胞。

垂体细胞瘤最常见于成年人,多数位于 40~60 岁,无性别差异。肿瘤常表现为边界清晰的圆形或卵圆形实性肿块,对周围结构无侵袭性。肿瘤血供丰富,由颈内动脉床突上段多支增粗、迂曲的小动脉(垂体上动脉)向肿瘤供血,可自发性出血,尚可见血液流入第三脑室。病灶可位于鞍内、鞍上或两者兼而有之。

【临床特点】

垂体细胞瘤患者的临床症状与体征可表现多样,主要继发于肿块对周围结构产生的占位效应,而肿瘤本身不具备内分泌功能。主要症状包括视交叉受压引起视觉障碍,腺垂体受压引起垂体功能低下及头痛。肿瘤生长缓慢,目前手术切除是治疗该疾病的主要手段。

【影像检查技术与优选】

MRI 显示病灶明显优于 CT,结合颈内动脉 DSA 可全面了解垂体细胞瘤的术前影像学特征。

【影像学表现】

1. **CT** 平扫常表现为等密度类圆形实体性肿块,未发现钙化、瘤组织坏死、周围骨组织破坏及刺激性增生,病灶可向鞍上发展压迫第三脑室(图 4-11-5)。增强扫描可见病灶明显均匀强化。

2. **MRI** 垂体细胞瘤一般位于鞍内、鞍上或两者均有。其信号特征不具有特异性,MRI 表现为 $T_1$

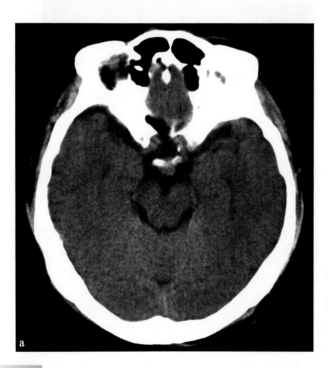

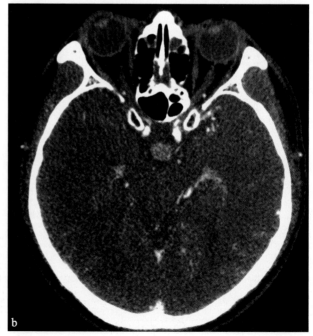

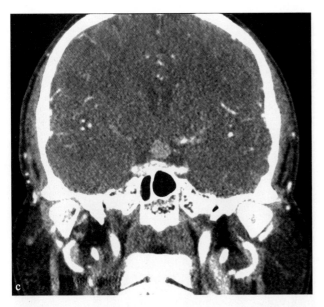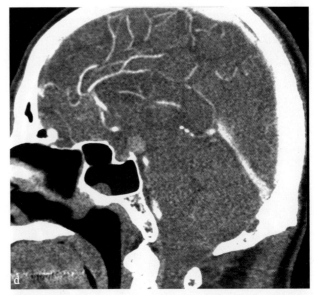

**图 4-11-5　垂体细胞瘤 CT 表现**

a. 轴位 CT 平扫；b. 横轴位薄层增强；c. 冠状位 CT 薄层增强重建图像；d. 矢状位 CT 薄层增强重建图像。示鞍上一类圆形等密度、边界清的实性病灶，增强扫描可见病灶明显均匀强化

等信号，$T_2$ 大多为轻中度高信号的实性病灶，边界清，MRI 上几乎无肿瘤坏死的表现；但肿瘤血供非常丰富，可以自发性出血，MRI 可显示肿瘤出血的改变；周围组织结构可有受压改变，比如视交叉、腺垂体及下丘脑等；垂体后叶高信号经常缺如；增强扫描病灶常呈现明显均匀强化；动态增强 MRI 显示肿瘤多为早期强化，与神经垂体强化方式相近，达峰时间早于腺垂体，而垂体腺瘤呈晚期增强，主要是因为造影剂依次通过起源于颈内动脉近端的供应神经垂体的垂体下动脉，其次为垂体上动脉供应的垂体柄，最后为门脉系统供应的腺垂体。颈内动脉造影时可见颈内动脉床突上段有多支增粗、迂曲的小动脉向肿瘤供血，形成肿瘤染色，选择性颈外动脉造影未见颈外动脉有分支参与供血（图 4-11-6）。

**【诊断要点】**

1. 鞍内鞍上类圆形或椭圆形的实性肿瘤。

2. 与垂体前叶有清晰的分界。

3. 动态增强扫描早期均匀强化。

**【鉴别诊断】**

1. **垂体腺瘤**　好发于育龄期妇女，临床上多伴有内分泌功能紊乱，蝶鞍常呈卵圆形或球形扩大，鞍底下陷，肿块多为直立性生长，典型呈"束腰征"，$T_1WI$ 及 $T_2WI$ 多呈等信号，动态增强扫描肿瘤呈渐进性强化（晚期强化），可与垂体细胞瘤相鉴别。

2. **淋巴细胞性垂体炎**　通常发生于产后妇女，常伴有糖尿病及尿崩；垂体柄增粗，伴或不伴有垂体肿块，3/4 垂体后叶高信号消失；周围硬脑膜增厚强化。

3. **颗粒细胞瘤**　肿瘤起源于神经垂体的颗粒细胞，发病部位及信号特征与垂体细胞瘤类似，增强扫描多呈中等程度的不均质强化。两者鉴别主要依据病理。

4. **鞍区脑膜瘤**　肿瘤中心多位于鞍上，增强扫描多呈明显强化，垂体信号多正常并位于肿瘤下方，两者分界清晰，并且可见"脑膜尾征"。

## 四、垂体腺瘤

**【概述】**

垂体腺瘤（pituitary adenoma）起源于腺垂体，发生率仅次于星形细胞肿瘤和脑膜瘤，约占颅内肿瘤的 8%～15%。可发生于任何年龄，以 30～60 岁多见，发病高峰在 40～50 岁。

垂体腺瘤起于单细胞系基因突变而成的纯种细胞，其内缺乏正常基质和网状蛋白的支持，肿瘤细胞具有不同的染色特征。以往曾根据其在常规 HE 染色标本上的染色特征，将其分为嫌色性细胞腺瘤、嗜酸性粒细胞腺瘤、嗜碱性粒细胞腺瘤和混合性腺瘤四类。随免疫组化技术、激素测定技术、电镜技术和显微外科技术的进展，目前多按肿瘤有无分泌功能分为两类：有分泌功能性腺瘤和无分泌功能性腺瘤。前者又分为：泌乳素腺瘤（prolactinoma）、生长激素腺瘤（growth hormone adenoma）、促肾上腺皮质激素腺瘤（corticotrophic adenoma）、促甲状腺素瘤（thyrotrophic adenoma）、促性腺激素腺素瘤

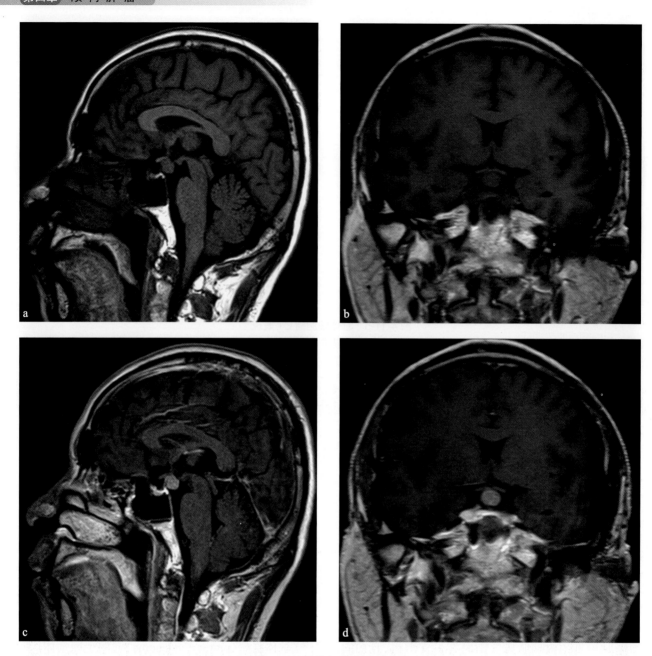

**图 4-11-6 垂体细胞瘤 MRI 表现**

a. 矢状位 $T_1WI$；b. 冠状位 $T_1WI$；c. 矢状位 $T_1WI$ 增强扫描；d. 冠状位 $T_1WI$ 增强扫描。示鞍上一类圆形实性肿块影，信号均匀，病灶边缘清楚。$T_1WI$ 见病灶呈等信号影，视交叉受压上抬。增强检查病灶明显均匀强化

（gonadotrophic adenoma）及混合性腺瘤。混合性腺瘤常分泌两种或两种以上激素，常见为生长激素和泌乳素混合性腺瘤、黄体生成素和促卵泡素混合性腺瘤。肿瘤分泌的激素与其染色特点有一定的相关性，如生长激素腺瘤呈嗜酸性，泌乳素腺瘤呈嗜酸性或嫌色性，促肾上腺皮质激素腺瘤和促甲状腺素腺瘤呈嗜碱性，促卵泡素和促黄体生成素腺瘤呈嫌色性或嗜酸性。

根据肿瘤大小，常把直径小于 10mm，而又无明显蝶鞍改变者，称为垂体微腺瘤（microadenoma），直径大于等于 10mm 者，称为大腺瘤（macroadenoma）。

垂体腺瘤较小时，质地柔软、易碎，无纤维包膜，与邻近正常垂体组织无明确界限。肿瘤长大后，多有包膜，呈圆形、椭圆形或分叶状。与正常垂体组织相比，肿瘤缺乏血供。肿瘤内常有退变、坏死、囊变、纤维化、梗死及出血。肿瘤梗死与生长速度无明显关系。约 7% 肿瘤内有钙化。肿瘤向上生长突破鞍膈侵入鞍上池，并可突入第三脑室内，也可向鞍旁生长侵入单或双侧海绵窦。

不同细胞类型的腺瘤其发生率不同：PRL 腺瘤最常见，约占垂体腺瘤的 30%～40%，女性比男性多约 5 倍；无功能腺瘤次之，约占 25%；ACTH 腺瘤和 GH 腺瘤，各约占 2%～10%；TSH 腺瘤约占 1%～4%；混合性腺瘤，约占 2%～5%。

【临床特点】

临床表现取决于肿瘤细胞类型、大小、部位、生长方式及有无并发症等。功能性腺瘤由于具有内分泌紊乱症状，多在腺瘤较小时即被发现。无功能性腺瘤发现时均较大。PRL 腺瘤多表现为泌乳与闭经，在男性及无月经的女性发病时，可有性欲减退、情绪躁动、头痛等。血泌乳素水平多大于 150ng/ml，泌乳素水平与肿瘤大小成正比。GH 腺瘤表现为肢端肥大症或巨人症。ACTH 腺瘤则多表现为 Cushing 综合征。无功能腺瘤多无明显内分泌症状，而只表现为占位效应引起的症状，如脑积水、头痛、视力症状（视力下降 / 失明、偏盲等）等。肿瘤侵犯海绵窦后，可出现海绵窦内占位症状，如眼周疼痛、复视、流泪、眼肌麻痹、上睑下垂、脑神经受损等表现。垂体肿瘤出血或发生卒中时，可突发一系列临床表现，如剧烈头痛、视力丧失、眼肌麻痹、蛛网膜下腔出血及垂体功能低下等。也可症状较轻或迟缓，而致临床表现不明显。垂体腺瘤也可继发垂体脓肿。

【影像检查技术与优选】

诊断垂体微腺瘤首选增强动态 MRI 扫描。垂体大腺瘤 CT 和 MRI 诊断各有优势，CT 可明确显示蝶鞍大小和骨改变，而 MRI 对显示向鞍上侵犯压迫视交叉及侵及海绵窦优于 CT，两者应结合诊断。

【影像学表现】

1. CT

（1）垂体大腺瘤：多呈圆形、椭圆形或分叶状实性肿块，密度多均匀一致，CT 值与脑组织相似。肿块边缘光滑、锐利（图 4-11-7）。有出血、坏死及囊变者，密度不均，坏死及囊变部分呈低密度，急性期出血呈高密度，有时甚至可出现液平。肿瘤极少有

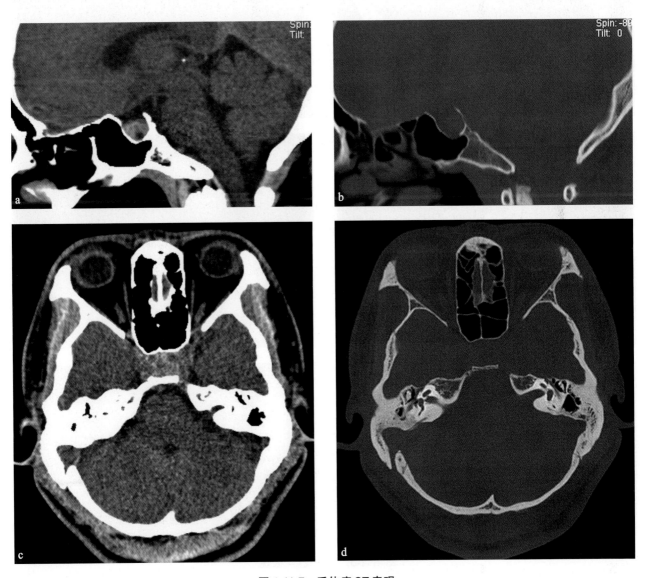

**图 4-11-7　垂体瘤 CT 表现**

a. 矢状位 CT 薄层重建图像软组织窗；b. 矢状位 CT 薄层重建图像骨窗；c. 轴位 CT 软组织窗；d. 轴位 CT 骨窗。示鞍内一球形软组织影，密度略显不均匀，蝶鞍轻微扩大，鞍底可见下陷，鞍底骨质变薄，局部骨质吸收

钙化。增强检查肿瘤呈均匀或周边强化,边界更为清晰。蝶鞍不同程度扩大,鞍背变薄、倾斜,鞍底下陷,骨质吸收(图4-11-8)。肿瘤向鞍上生长可致垂体柄倾斜,鞍上池变形或闭塞,视交叉受压、变形及移位;向下生长,压迫吸收鞍底或侵入蝶窦;向两侧生长,可侵犯海绵窦,挤压或包绕颈内动脉海绵窦

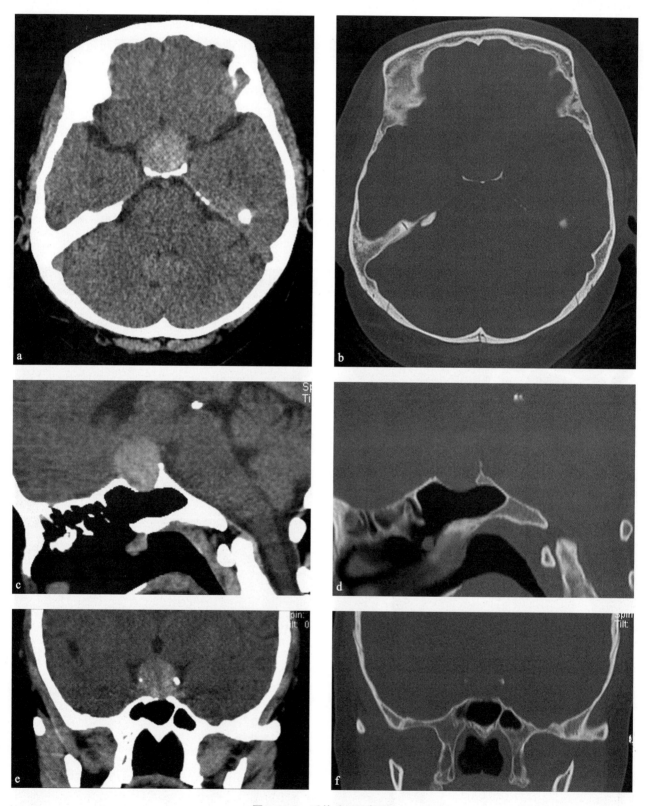

**图4-11-8 垂体瘤CT表现**

a. 轴位 CT 软组织窗;b. 轴位 CT 骨窗;c. 矢状位 CT 薄层重建图像软组织窗;d. 矢状位 CT 薄层重建图像骨窗;e. 冠状位 CT 薄层重建图像软组织窗;f. 冠状位 CT 薄层重建图像骨窗。示蝶鞍扩大,鞍内及鞍上一类圆形稍高密度肿块影,密度尚均匀,病灶边缘清楚。矢状位和冠状位重建骨窗见鞍底骨质破坏

段,并致海绵窦增大、外缘膨隆。颈内动脉及海绵窦的侵犯需增强检查方能显示清楚。肿瘤直径大于3～4cm者,可向上压迫第三脑室前部和两侧侧脑室前角,并出现脑积水。

(2)垂体微腺瘤:CT诊断有一定难度,检查方法极为重要,主要靠直接冠状位增强检查或动态扫描,扫描层厚通常用1～3mm,间隔1～2mm。平扫对诊断多无帮助。其直接征象为增强早期明显强化的正常垂体组织中显示为局限性圆形、椭圆形或不规则形低密度区,边界多较清楚,有时呈小环形增强结节影。若扫描时间较晚或造影剂注射速度稍慢,由于肿瘤增强时间长于正常垂体,使得肿瘤呈等或

高密度影。间接征象包括:垂体高度增加(一般大于8mm),垂体上缘不对称性膨隆,垂体柄偏移,鞍底骨质局限性变薄、侵蚀、破坏或鞍底倾斜等。

2. MRI 垂体腺瘤MRI检查以冠状位$T_1WI$和$T_2WI$显示为佳,必要时可辅以矢状位或横轴位检查。

(1)垂体大腺瘤:肿瘤多呈$T_1WI$和$T_2WI$均为等信号,信号强度均匀。发生出血、坏死及囊变时,其信号强度不均匀,可出现液平(图4-11-9)。合并出血时,其信号变化规律与颅内出血相似,如亚急性出血呈$T_1WI$和$T_2WI$均为高信号;合并坏死及囊变时,则多呈$T_1WI$低信号、$T_2WI$高信号。增强检

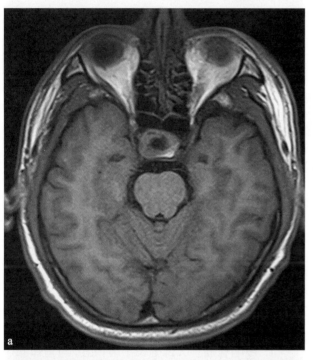

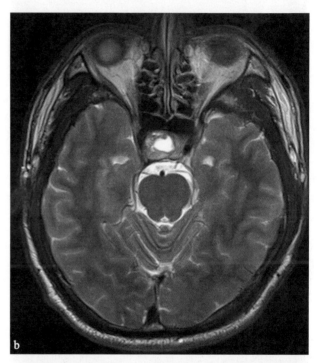

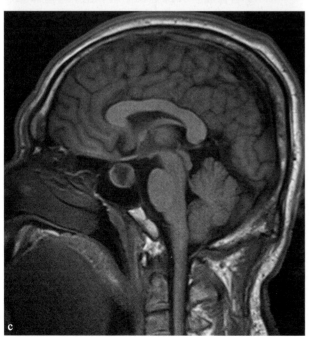

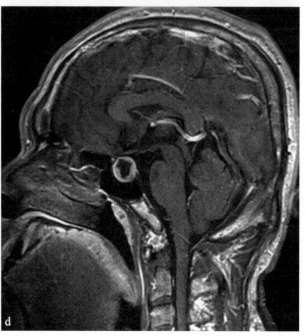

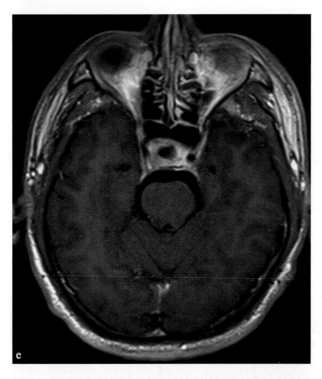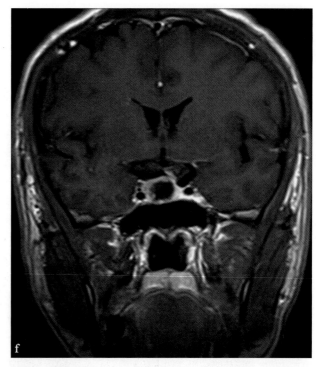

**图4-11-9 垂体瘤MRI表现**

a. 轴位 $T_1WI$；b. 轴位 $T_2WI$；c. 矢状位 $T_1WI$；d. 矢状位 $T_1WI$ 增强扫描；e. 轴位 $T_1WI$ 增强扫描；f. 冠状位 $T_1WI$ 增强扫描。
示鞍内及鞍上一类圆形肿块影，其内可见囊变、坏死区，肿块实性部分表现为等信号强度，囊性部分 $T_1WI$ 呈低信号，$T_2WI$ 上
为高信号改变，垂体柄受压左移。增强检查见肿块表现为厚壁不规则环形强化，右侧海绵窦轻度受累（Knosp-Steiner 1 级）

查肿瘤实质部分多有强化。肿瘤向鞍上生长，初期只占据视交叉池下部，与视交叉之间隔以薄层脑脊液。肿瘤继续增大，可占据视交叉池，视交叉受压、抬起及变薄，第三脑室前部及侧脑室前角亦可受压、变形。在鞍膈水平，肿瘤可呈"束腰征"改变。肿瘤向下生长可侵入蝶窦，向两侧可侵入海绵窦、甚至颞叶。垂体腺瘤多经海绵窦内壁侵入，致颈内动脉海绵窦段包绕、变细、甚至移位。海绵窦间隙受累后，可出现海绵窦增大，外缘膨隆。增强检查显示海绵窦内有充盈缺损区并与垂体腺瘤的异常信号区相连。DWI无水分子弥散受限。

（2）垂体微腺瘤：其检出与显示的关键是冠状位薄层扫描，但常规MRI二维成像的空间分辨率尚不足以显示直径小于3mm的微腺瘤，三维成像可改善空间分辨率，提高对微腺瘤的检出率。一般而言，微腺瘤的间接征象比直接征象更具诊断敏感性。间接征象包括：鞍膈不对称性膨隆，垂体柄偏移，鞍底倾斜等。直接征象主要为肿瘤本身信号改变，一般呈 $T_1WI$ 等或低信号、$T_2WI$ 高信号（图4-11-10、图4-11-11）。普通增强检查肿瘤有时易被遮盖而不能显示，故主张用半剂量 Gd-DTPA 增强。动态增强检查由于正常垂体组织常在团注造影剂后20s 至 1min 显示明显强化，而肿瘤组织多在 60～200s 时达到强

化高峰，因此可区分微腺瘤与正常垂体组织。

**【诊断要点】**

1. 垂体巨腺瘤的典型表现为鞍区肿块伴蝶鞍扩大以及邻近骨质吸收改变。

2. 垂体微腺瘤典型表现为垂体内异常信号，动态增强呈强化时间晚于正常垂体组织。

**【鉴别诊断】**

1. **颅咽管瘤** 大部分位于鞍内者，与垂体腺瘤鉴别困难。冠状位上肿瘤基底部紧贴鞍底并有鞍底骨质受侵者，多为垂体腺瘤，肿瘤与鞍底之间有距离者，则多不是垂体腺瘤，可鉴别。颅咽管瘤多有钙化，垂体瘤钙化少见。

2. **鞍结节脑膜瘤** 肿瘤均位于鞍上，蝶鞍多无扩大。肿瘤内常有钙化及血管流空信号，邻近骨质增厚或侵蚀。向鞍内生长者，MRI上多能显示鞍膈受压下移，鞍内仍能见到垂体信号。

3. **脊索瘤** 有时可发生于鞍内，肿瘤内常有多发钙化灶和小骨片影，蝶窦或斜坡有骨质破坏。

4. **鞍区动脉瘤** 多发于蝶鞍两旁，有骨质破坏及侵蚀。增强检查有明显强化，并很快消失。瘤内有不规则流空及蛋壳样钙化。

5. **鞍区星形细胞肿瘤** CT 呈不均匀低密度影，可有点状钙化。MRI 呈不均匀 $T_1WI$ 低信号、

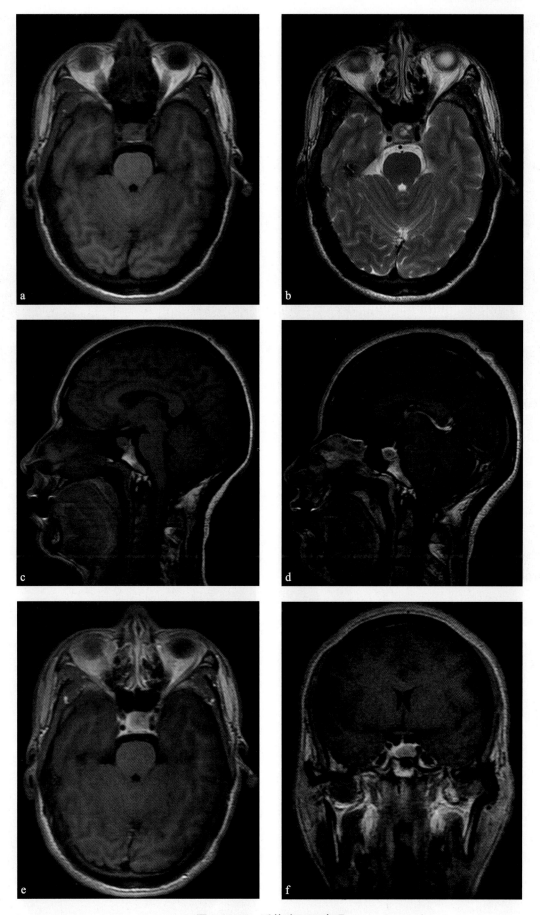

**图 4-11-10  垂体瘤 MRI 表现**

a. 轴位 $T_1WI$；b. 轴位 $T_2WI$；c. 矢状位 $T_1WI$；d. 矢状位 $T_1WI$ 增强扫描；e. 轴位 $T_1WI$ 增强扫描；f. 冠状位 $T_1WI$ 增强扫描。
示鞍内一椭圆形实性肿块影，信号欠均匀，其内可见囊变、坏死区，病灶边缘清楚。肿块实性部分表现为等信号强度，囊性部
分 $T_1WI$ 呈低信号，$T_2WI$ 上为高信号改变，垂体柄受压右移。增强检查见病灶信号低于垂体信号

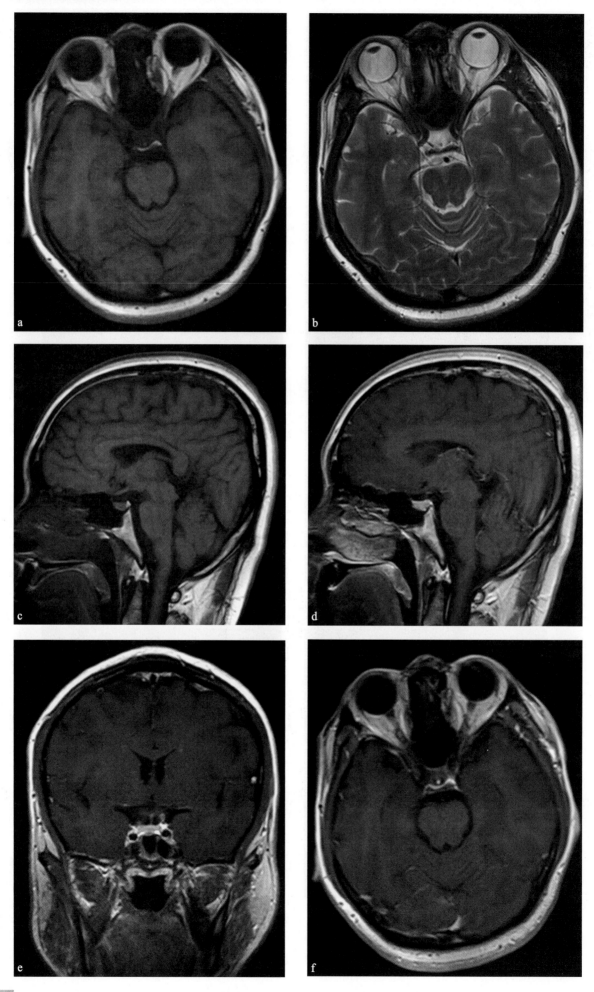

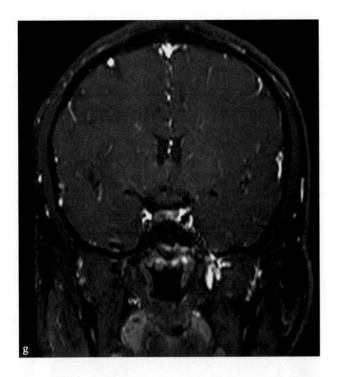

图 4-11-11 垂体瘤 MRI 表现

a. 轴位 $T_1WI$；b. 轴位 $T_2WI$；c. 矢状位 $T_1WI$；d. 矢状位 $T_1WI$ 增强扫描；e. 冠状位 $T_1WI$ 增强扫描；f. 轴位 $T_1WI$ 增强扫描；g. 冠状位动态增强。常规图像垂体未见明显异常。冠状位动态增强示垂体偏右侧一小类圆形充盈缺损区，提示垂体微腺瘤

$T_2WI$ 高信号，周围脑实质有水肿。增强检查其强化程度低于垂体腺瘤。

6. Rathke 囊肿　位于鞍内者与微腺瘤相似，但 $T_1WI$ 和 $T_2WI$ 多为高信号，且增强检查无强化，而垂体微腺瘤常有强化。

7. **生理性垂体上缘膨隆**　多见于青春期及生育期女性，尤以孕期女性为著，垂体高度可达 10～12mm。垂体上缘呈对称性膨隆，垂体柄居中。增强检查呈均匀一致性强化。同时还需结合临床、内分泌实验室检查及 MRI 复查。

8. **垂体增生**　可类似垂体瘤，但一般呈均匀信号和均匀强化，有甲状腺功能减退病史。

## 五、脊索瘤

### 【概述】

脊索瘤（chordoma）是起源于原始脊索残余组织的罕见低度恶性肿瘤，根据 2013 年第 4 版《WHO 骨与软组织肿瘤分类》，其为单独一类肿瘤即脊索组织肿瘤。脊索瘤发病率为 0.51/100 万～8/100 万，患病率不足 1/10 万；约占原发性颅内肿瘤的 1%，占原发性恶性骨肿瘤的 1%～4%。任何年龄均可发病，40～50 岁为发病高峰；男性多于女性，男女比例为 2:1。颅内脊索瘤约占全部脊索瘤的 1/3，主要好发于斜坡 - 蝶鞍区域；骶骨脊索瘤约占 40%～50%，颈、胸、腰椎等部位亦可有少量发生。

既往脊索瘤主要分为三种类型，经典型、软骨型和去分化型。经典型最常见，约占总数的 80%～

85%，小于 20 岁者少见，瘤内无软骨或间充质成分，光镜下组织被纤维结构分割成大小不等、境界清楚的团块，团块中央区瘤细胞体积明显增大，细胞质内有大小不等空泡称为液滴细胞，片状或条索状、星形液滴细胞组成典型的脊索瘤构象；软骨型占 5%～15%，发病年龄较轻，其镜下特征除上述经典型所见外，尚含有多少不等的透明软骨区甚或钙化；去分化型约占 10%，含经典型或软骨型成分和恶性间充质成分，镜下表现为肿瘤细胞增殖活跃，黏液含量显著减少并见到核分裂象，肿瘤侵袭性强，少数可经血流转移和蛛网膜下腔种植性播散，本型可继发于经典型放疗后或恶变。2013 年将肉瘤样脊索瘤列为第 4 种亚型，也称为多形性、假肉瘤样、伴有恶性梭形细胞的脊索瘤，一方面指经典脊索瘤伴有梭形细胞成分，另一方面指脊索瘤中存在显著细胞异型性及多形性的区域，并且肉瘤样成分细胞角蛋白阳性。

### 【临床特点】

肿瘤易向前生长侵犯鼻咽部，引起鼻塞、面部麻木及进行性脑神经麻痹等症状，尤其是第 V～Ⅶ 对脑神经最常受累。亦可局部扩张侵犯硬脑膜，并穿过硬脑膜侵犯中后颅窝压迫邻近脑组织，尤其是脑干下部和小脑，出现头痛、呕吐、呼吸困难等症状。

### 【影像检查技术与优选】

颅底脊索瘤的影像学检查首选 MRI。MRI 能明确病变部位及其与周围结构的关系，还可用于与

其他软组织肿瘤的鉴别。CT平扫可见病灶内残存碎骨片和钙化灶，具有鉴别诊断价值。最初的影像学检查不仅要进行原发部位的扫描，亦需对全脊柱进行检查，以排除脊柱转移。

**【影像学表现】**

1. CT 多表现为斜坡、蝶鞍区及中颅窝不规则状混杂密度影，邻近骨质破坏明显。骨质破坏区被软组织肿块代替，肿块与正常骨分界不清，病灶内可见破坏残存的碎骨片及斑片状钙化灶，部分肿瘤向周围解剖间隙呈钻孔样生长（图4-11-12）。少数骨破坏区边缘可见骨质硬化改变。增强扫描肿瘤呈轻到中度不均匀强化。特征性表现为较大的软组织肿块与骨质破坏不成比例。CTA显示肿瘤推移或部分包绕邻近动脉，但动脉较少出现狭窄。

2. MRI MRI能准确显示肿瘤的部位、范围及对周围结构的侵犯情况，同时能够清晰显示肿瘤与

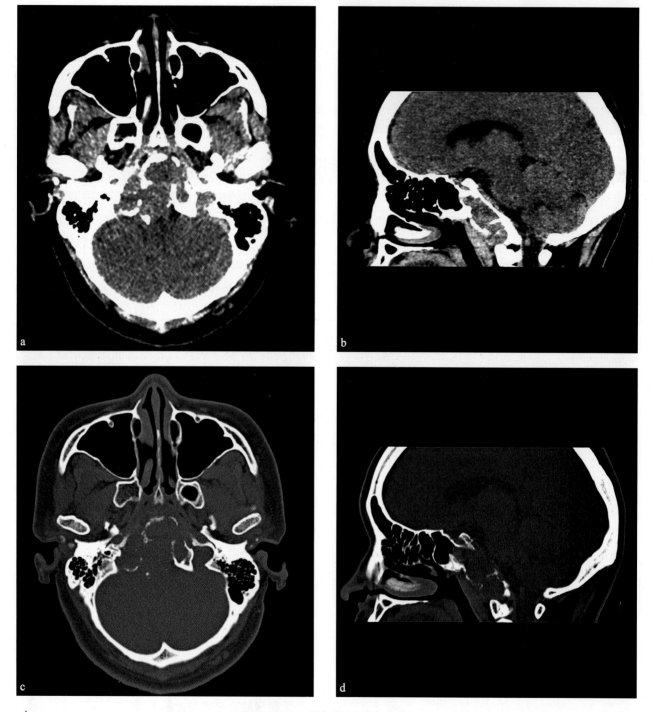

**图4-11-12 脊索瘤CT平扫表现**

a. 轴位CT平扫；b. 矢状位CT平扫；c. 轴位CT骨窗重建图像；d. 矢状位CT骨窗重建图像。示斜坡区软组织肿块影伴斑片样钙化，肿瘤位于中线区，斜坡骨质破坏明显，局部呈膨胀性改变

脑干、垂体、视束、海绵窦及窦内血管神经的关系，对于确定手术方式及手术入路有重要意义。平扫$T_1WI$呈等或略低信号，其内可见斑点状、片状高信号，为陈旧性出血或含高蛋白的黏液；$T_2WI$多呈显著高信号，反映了肿瘤组织主要由长$T_2$弛豫时间的黏液间质和分泌黏液的液滴状瘤细胞构成，其内可见散在低信号，与肿瘤内钙化、纤维间隔及残余碎骨片有关（图4-11-13）。矢状面成像对显示斜坡区脊索瘤最理想，典型特征为$T_1WI$上斜坡髓质高信号消失，代之为不均匀软组织肿块影。增强后扫描一般称中等到显著不均匀"蜂房样"、"颗粒样"强化，脊索瘤血供不丰富，呈缓慢持续强化，强化曲线呈缓慢上升期-平台期-消退期，这与肿瘤细胞或黏蛋白吸附积聚Gd-DTPA有关。MRI脂肪抑制序列可以帮助区分强化的肿瘤组织与邻近骨髓质高信号，同时能够更好地显示斜坡内较小的脊索瘤。

【诊断要点】

1. 斜坡-鞍区软组织肿块。

2. CT可见明显骨质破坏伴瘤内碎骨片及钙化。

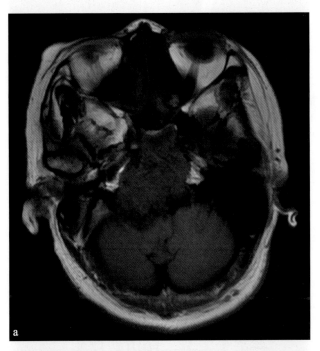
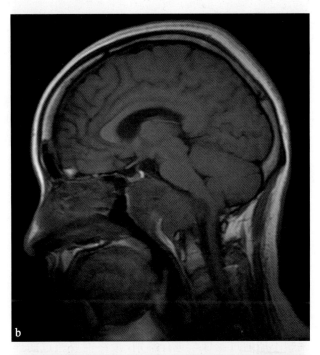
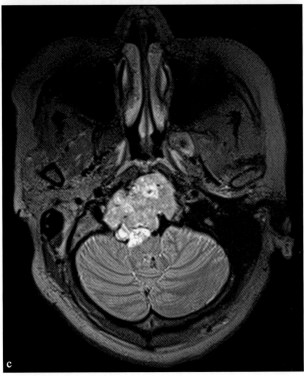
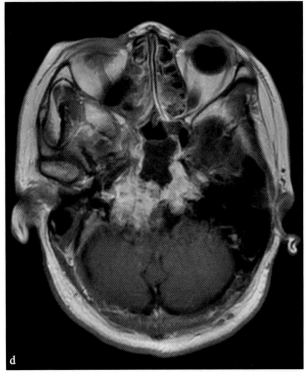

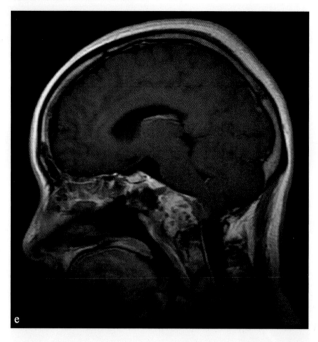
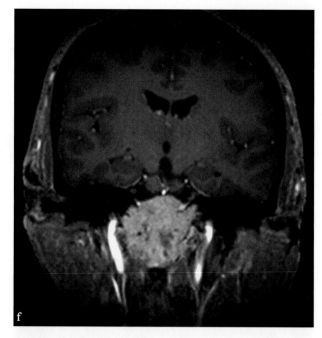

**图4-11-13 脊索瘤MRI表现**

a. 轴位 $T_1WI$；b. 矢状位 $T_1WI$；c. 轴位 $T_2WI$；d. 轴位 $T_1WI$ 增强扫描；e. 矢状位 $T_1WI$ 增强扫描；f. 冠状位 $T_1WI$ 增强扫描。示斜坡区混杂信号影，斜坡髓质信号消失。$T_1WI$ 见病灶呈低信号，$T_2WI$ 上为明显高信号、内见点状低信号，增强扫描呈明显不均匀强化

3. MRI 上 $T_2WI$ 显著高信号肿块影伴 $T_1WI$ 斜坡髓质高信号消失。

4. 增强扫描呈延时强化。

**【鉴别诊断】**

1. **颅底软骨瘤、软骨肉瘤** 以偏中线多见，CT 图像上钙化较脊索瘤更常见，增强后表现为周边及内部分隔强化，但仍有部分脊索瘤与软骨瘤、软骨肉瘤不能通过影像学进行鉴别，最终需要通过病理检查和免疫组化检查加以区别。

2. **斜坡脑膜瘤** 一般与斜坡呈宽基底附着，CT 平扫为稍高密度，MRI 上 $T_1WI$ 呈稍低信号，$T_2WI$ 呈稍高信号、信号强度低于脊索瘤，同时前者病灶信号较均匀，增强后明显均匀强化，囊变较少，可有"脑膜尾征"；$T_1WI$ 上斜坡高信号存在可与后者鉴别。

3. **垂体瘤** 较大向鞍下生长累及斜坡时需与脊索瘤鉴别。CT 上垂体瘤多为等高密度，无钙化；蝶鞍扩大、鞍底下陷；而后者密度不均匀，肿瘤内多见碎骨片及钙化，斜坡骨质破坏明显，蝶鞍多无明显改变。MRI 上垂体瘤多不能显示正常垂体信号，各个序列往往表现为灰质等信号，合并囊变、出血时信号混杂；而后者 $T_2WI$ 常为明显高信号，一般可见正常垂体信号。

4. **鼻咽癌向上侵犯颅底形成软组织肿块和溶骨性破坏时需与脊索瘤鉴别** 鼻咽癌好发于鼻咽腔，常见咽隐窝变浅或消失，合并咽后淋巴结肿大，很少出现钙化，除可直接破坏颅底骨外，也常通过破裂孔等颅底通道向上侵犯，后者则多为直接破坏邻骨；此外脊索瘤 $T_2WI$ 明显高信号，且鼻咽部黏膜完整均匀可与前者鉴别。

（姚振威）

# 第十二节　颅内转移瘤

**【概述】**

颅内转移瘤（intracranial metastatic tumors）中约 80% 来源于支气管肺癌或肺内转移瘤。支气管肺癌发生颅内转移与肿瘤的组织类型有一定的相关性，其中小细胞未分化癌占 22%～30%，鳞癌仅占 10%～15%。颅内转移瘤的第二位原发肿瘤为乳腺癌，约占转移瘤 18%，甚至可达 30%。其他发生颅内转移的原发肿瘤还有消化道恶性肿瘤、绒毛膜上皮癌、黑色素瘤、甲状腺癌、肾癌等。

颅内转移瘤中脑转移瘤占绝大多数，由于脑内没有淋巴系统，故脑外恶性肿瘤，无论是癌还是肉瘤均主要经动脉转移至脑。血行转移是颅内转移瘤的主要途径。少数转移瘤由邻近颅脑部位的恶性肿瘤直接蔓延所致，如鼻咽癌、鼻窦恶性肿瘤和眶内肿瘤。脑原发肿瘤可经脑脊液沿脑室的室管膜和/或蛛网膜下腔转移，甚至椎管内肿瘤经脑脊液逆行

播散种植转移,则属脑转移瘤的特殊转移方式。少数学者认为,颅外肿瘤的栓子可经椎管内血管、周围淋巴管或经转移的颈部淋巴结沿淋巴管上升或逆行至硬膜,然后直接侵入颅底,但是此观点并未得到大多数学者的认同。

颅内转移瘤绝大多数位于幕上大脑半球(约占80%),以大脑中动脉分布区多见,更常见于优势半球。幕下转移瘤常见于小脑,约占10%~15%。转移瘤无论发生于幕上还是幕下,均好发于灰白质交界区。脑干转移瘤仅占2%~3%,幕上和幕下同时受累者约占11%。

此外,颅内转移瘤还见于脑膜、室管膜、颅骨、垂体和松果体等部位。

颅内转移瘤以多发为主(约占60%),单发较少(40%)。有学者认为,颅内转移瘤的数量与原发肿瘤及其组织细胞学类型有一定的相关性,但并未得到公认。

大体病理所见,可分为结节型、弥散型及混合型。①结节型是最常见的类型(约占颅内转移瘤的80%),主要指脑内转移瘤。表现为多发或单发球形、结节状病灶,位于灰白质交界区,与周围正常脑组织密切接触,境界较清楚。其内可见坏死灶或囊状瘤腔,瘤腔内可为清亮液体或坏死组织,可见点状或大片状出血,周围常有较大范围的脑水肿。②弥漫型较少见,为脑外,包括硬膜下、硬膜外、颅骨和头皮等的转移瘤。转移瘤分布较广泛,主要对脑组织产生压迫作用。病变若累及颅底,可侵及多组脑神经,引起相应的临床表现。③混合型为上述两种类型同时存在。

【临床特点】

颅内转移瘤常见临床表现为头痛、恶心、呕吐等颅内压增高的症状。可出现心率减慢、血压增高、视乳头水肿等。随病情进展,可发生意识障碍和脑疝等。根据转移瘤的部位不同而出现相应定位体征。

根据颅内转移瘤的发病特点、不同临床表现及病程,可将之分为:①卒中型;②颅内肿瘤型;③精神病型;④脑膜炎型;⑤癫痫型。

对于原发肿瘤已切除、颅内出现单发转移伴有颅内压增高者或未切除原发肿瘤但颅内转移瘤导致明显颅内压增高者,适于手术切除可缓解临床症状,延长患者的生命。对不能进行手术治疗或者多发转移瘤病灶者,可行放射治疗并辅以化疗。

颅内转移瘤未经治疗的患者,平均生存期仅1个月左右,使用皮质类固醇治疗可延长生命至2个月,若进行放射治疗可达3~6个月。约40%的患者不是死于脑转移瘤,而是原发肿瘤的全身继发病变。

【影像检查技术与优选】

由于MRI的软组织对比分辨率最高,可任意角度成像,加之MRI的$T_2WI$显示病变敏感,能检出CT难以显示的脑底部、脑凸面、脑膜或脑干、小脑的转移瘤。MRI增强检查,尤其双倍和三倍剂量增强检查能显示微小的转移瘤灶。1/2剂量增强$T_2$-FLAIR扫描也可显示更多病灶。所以,MRI平扫与增强检查是检查颅内转移瘤最佳影像学方法。CT是诊断颅内转移瘤的常用方法,但显示颅内转移瘤的敏感度远低于MRI,为其不足之处。SPECT和PET在显示颅内转移瘤的同时可发现原发肿瘤的病灶,为其主要优点,临床上放射性核素显像仅作为MRI或CT的补充检查手段。

【影像学表现】

1. CT   目前CT是诊断颅内转移瘤最常用的影像学检查方法,能清楚地显示转移瘤部位、大小、形态、数目及伴随改变。

(1)直接征象可分五型:①结节团块型:此型常多发,平扫呈低密度或等密度,少数为稍高密度结节状、团块样病灶。低密度病灶常与肿瘤周围的脑水肿难以区分,但有占位征象。增强检查瘤体多呈中等以上的强化,强化程度不均。肿瘤较小,直径为2~3cm,可略呈分叶状,边界较清楚,周围有较大的低密度水肿区。②环状病灶型:是脑内转移瘤的主要类型,约占90%。平扫表现为单发或多发不规则环状病灶,环壁厚度不均匀,呈等或略高密度,内部为大小不等的低密度区。边缘较清楚。增强检查显示环形瘤壁呈中等程度以上强化。病理证实瘤壁内部为液化坏死区。环状病灶可见壁结节,结节可位于环内或骑跨于环内外。壁结节多位于皮层灰质区,而液化囊变区近白质侧。③类囊肿型:较少见,为环状病灶型的特殊表现,由于本型易导致误诊,故单独分型。平扫表现为境界清楚的较大囊性病灶,囊壁厚度均匀、菲薄,呈等密度,囊内容为均匀低密度。增强检查显示囊壁有中等以上的强化。肿瘤周围脑水肿轻微,占位表现较轻。④弥漫浸润型:较少见,转移瘤弥漫浸润硬膜内、外、颅骨、头皮及脑实质。平扫可显示多发瘤体,呈均匀或不均匀低、等密度,增强检查瘤体强化。位于脑表面者,可类似脑膜瘤。瘤体内有少量出血时,可形成高密度液平。个别转移瘤可发生钙化，呈显著高密度。

⑤局部侵蚀型：主要来自颅面部或颈咽区的恶性肿瘤，经颅骨各种孔道、裂隙或直接侵蚀骨质进入颅内，大部瘤体位于硬膜外。CT可以清楚显示骨质破坏的部位及范围，同时显示原发肿瘤。

（2）间接征象

1）瘤周脑水肿：是脑转移瘤的主要伴随改变，多数瘤周水肿较重，但水肿范围与转移瘤大小并无相关性，即瘤体较小者，可伴有较大范围的水肿，而瘤体较大者，却水肿较轻，甚至无水肿。

2）占位效应：通常脑转移瘤的占位效应比原发脑胶质瘤轻，尤其单发脑转移瘤，虽然体积很大，中线结构移位的程度较轻。占位表现较轻可能与转移瘤易发生坏死、囊变使瘤体内部压力减低；转移瘤病灶多发，瘤体较小，致占位效应相互抵消有关。

2. MRI　颅内转移瘤的MRI分型与CT相同。大多数实质转移在 $T_1WI$ 上呈等或低信号，$T_2WI$ 呈等或高信号，与脑膜瘤的信号改变相似。部分转移瘤，例如结肠癌、骨肉瘤及黑色素瘤的脑转移的 $T_2WI$ 瘤体为低信号，可能与瘤体的细胞结构致密（结肠癌、骨肉瘤）、高顺磁性（黑色素瘤）及磁化率效应（出血及黑色素瘤）等有关，也有学者认为 $T_2WI$ 呈低信号的转移瘤以腺癌转移的可能性大。转移瘤内部发生囊变者，其囊性部分表现为 $T_1WI$ 低信号，$T_2WI$ 高信号。多数转移瘤行 Gd-DTPA 增强检查实性瘤体明显均匀强化，坏死囊变的转移瘤表现为环状或呈小结节样强化（图4-12-1）。瘤体的境界清楚，可准确区分瘤体与周围的脑水肿。MRI增

强检查可检出小于 0.5cm、甚至 1～2mm 的转移瘤病灶，若行 2 倍 3 倍剂量增强检查，则显示转移瘤的病灶更多。DWI 检查可有或无水分子弥散受限征象。

【诊断要点】

大脑半球皮层灰质和皮层灰质下区多发类圆形等或低密度病灶，MRI 呈 $T_1WI$ 低信号、$T_2WI$ 高信号，增强后呈结节状或环状强化为转移瘤特征性表现，诊断可靠。

【鉴别诊断】

1. 脑脓肿　在 CT 和 MRI 图像上表现为单发、多发环形或囊状病灶，增强检查有明显强化。但是，脑脓肿内壁光滑而边缘模糊与转移瘤相反，脓肿壁多呈均匀薄壁，结合多数患者有感染中毒的临床表现以及有关实验室检查，通常鉴别诊断并不困难。DWI 囊内高信号多见于脑脓肿，有助于鉴别诊断。

2. 脑膜瘤　位于脑表面的单发转移瘤，MRI 或 CT 平扫有时可类似脑膜瘤样改变，但增强检查显示脑膜瘤瘤体明显强化，常可见"脑膜尾征"，而脑膜转移瘤为脑膜侵犯形成均匀信号的脑膜增厚，可资鉴别。

3. 其他多发颅内肿瘤　例如原发脑胶质瘤或淋巴瘤，可表现为多发病灶，影像学所见与转移瘤相似，尤其多形性胶质母细胞瘤与单发脑转移瘤更是如此，两者的影像学鉴别非常困难，MRS 胶质母细胞瘤可见降低的 NAA 峰而转移瘤缺少此峰可以鉴别，淋巴瘤极少坏死可与环形强化的转移瘤鉴别。结合放射性核素显像和其他临床表现如果能发现原

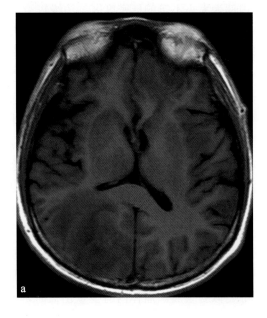

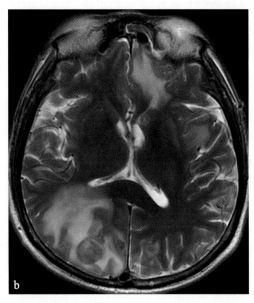

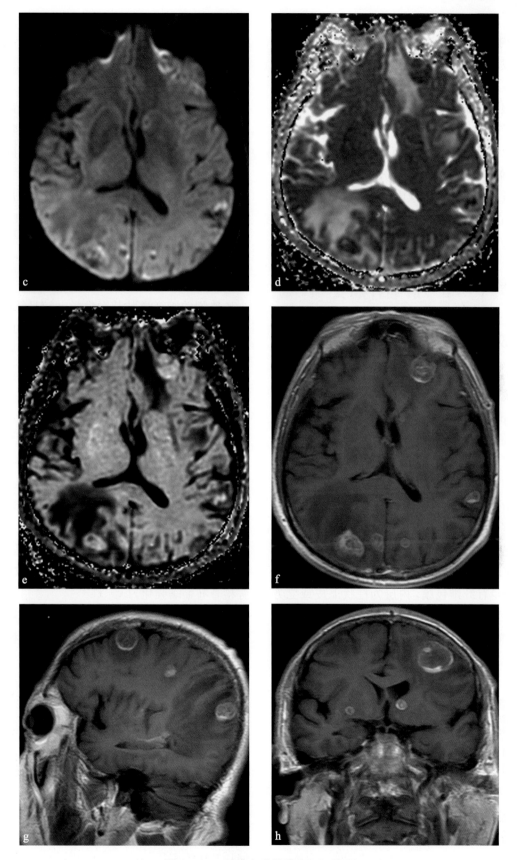

**图4-12-1 脑内多发转移瘤MRI表现**

a. 轴位 $T_1WI$；b. 轴位 $T_2WI$；c. 轴位 DWI；d. 轴位 ADC 图；e. 轴位 eADC 图；f. 轴位 $T_1WI$ 增强扫描；g. 矢状位 $T_1WI$；h. 冠状位 $T_1WI$ 增强扫描。示幕上脑实质皮层、皮层下及深部多发大小不等小环形、结节样异常病灶，右侧侧脑室三角区和体后部以及左侧额角可见受压变形。病灶在 $T_1WI$ 呈稍低信号影，在 $T_2WI$ 上呈等信号影，病灶信号不均匀；病灶周围脑白质区可见斑片样水肿带，在 $T_1WI$ 呈低信号影，在 $T_2WI$ 上呈高信号影。DWI 见小环形病灶的壁呈稍高信号改变，ADC 图则表现为稍低信号强度，eADC 图见病灶的环壁呈高信号改变，提示水分子弥散受限。增强检查见病灶呈环形中等程度强化，环壁厚薄不一，环内信号不均匀

235

发病灶可以诊断转移瘤。

**4. 颅内寄生虫病** 北方地区以脑囊虫最常见，病灶呈多发或单发，当形成大囊时，需与单发囊性转移瘤相鉴别。通常 MRI 和 CT 显示囊虫壁很薄，增强检查很少强化，若在囊内发现头节或钙化，则有利于鉴别诊断。

对于大多数颅内转移瘤而言，若能发现原发肿瘤，结合影像学表现，特别是多发病灶，可做出准确的诊断。但是，约 10% 的颅内转移瘤找不到原发肿瘤，需进行立体定向穿刺活检确诊。

（姚振威）

# 第十三节 肿瘤样病变

## 一、胶样囊肿

### 【概述】

胶样囊肿（colloid cyst）较为少见，其异名有旁突体囊肿（paraphysial cyst）、神经上皮囊肿、脉络丛囊肿、室间孔囊肿、脉络丛旁多房性囊腺瘤、腺泡性脉络丛腺瘤。对于其起源，意见不一，一般认为源自胚胎残余的旁突体，也有人认为它是由形成脉络丛和室管膜始基的原始神经上皮折叠而成。病灶常位于第三脑室前部室间孔附近，漂浮于脑室内或借纤维组织附着于脑室壁或脉络丛，较大的囊肿可与第三脑室侧壁粘连。肉眼观察囊肿呈圆形，外表光滑，囊肿壁薄，多有纤维包膜，内层为柱状上皮或立方上皮，外层为纤维组织，囊内充满黏稠的透明胶样物质，囊内容物可随时间增长而浓缩，其颜色从黄色到深棕色，也有呈混浊的灰白色和因陈旧性出血所致的咖啡色。

### 【临床特点】

胶样囊肿以 10～50 岁多见，男女患病率大致相等。囊肿较小时可毫无症状，较大的囊肿因间歇性或持续性阻塞室间孔而导致侧脑室积水，出现间歇性头痛、颅内压增高、突然意识丧失。

### 【影像检查技术与优选】

CT 平扫以及 MRI 常规 $T_1WI$、$T_2WI$、FLAIR、DWI、增强检查。

### 【影像学表现】

1. **CT** 病灶位于第三脑室前部紧靠室间孔，呈边缘清楚的球形，直径自数毫米至数厘米不等。平扫 80% 为高密度，余为等密度。胶样囊肿钙化少见，囊肿内胶样物质的高密度与电解质的高度浓缩、

囊液内的高蛋白含量以及陈旧性出血所致的含铁血黄素沉积有关。增强检查，多数病灶不强化，少数病灶轻度均匀强化或环状强化。多伴有双侧侧脑室积水。

2. **MRI** MRI 信号取决于囊肿内容物的成分。由于囊壁上皮细胞可分泌黏液，囊内容物中有细胞碎屑和吞噬含铁血黄素的巨噬细胞、胆固醇结晶以及炎症细胞等，多数 $T_1WI$ 和 $T_2WI$ 均呈高信号（图4-13-1）。部分由于其囊液中含有较高浓度的顺磁性物质如钠、镁、铁、铜以及黏液样基质，在 $T_2WI$ 上可出现反常性的低信号区。DWI 无水分子弥散受限改变。

### 【诊断要点】

典型的胶样囊肿其影像学上较具特征，病灶以室间孔为中心生长，边界光整，CT 平扫呈高密度，MRI 上表现为均匀性 $T_1WI$ 稍高或高信号、$T_2WI$ 高或稍低信号影。

### 【鉴别诊断】

1. **室管膜下巨细胞型星形细胞瘤** 好发于室间孔区，起源于室管膜基质的神经胶质细胞，偏于一侧室间孔生长，多见于儿童及青少年，肿瘤内多有小片状囊变和点状钙化，导致 CT 密度和 MRI 信号不均匀。本病常并发结节性硬化，表现为双侧侧脑室壁多发点状钙化，具有特征性。

2. **脉络丛乳头状瘤** 来源于脉络丛上皮，好发于儿童，CT 平扫呈中等密度，可发生点状钙化，增强检查有显著强化。

3. **脑膜瘤** 脑室内脑膜瘤来源于脉络丛基质，好发于中年女性，其钙化率较高，增强检查可明显强化。

4. **室管膜瘤** 来自室管膜上皮层，本病好发于第四脑室底部，室间孔区并不多见。影像学上，肿瘤内见小片囊变及点状钙化，增强检查表现为不均匀明显强化。

5. **室管膜下瘤** 起源于室管膜下板层，好发于室间孔及第四脑室中孔，为生长缓慢的良性肿瘤。影像学上，肿瘤常表现为囊性病灶，其密度或信号与脑脊液相似，由于肿瘤的血供不明显，增强检查病灶几乎不强化。

## 二、表皮样囊肿

### 【概述】

表皮样囊肿（epidermoid cyst）亦称为上皮样瘤、胆脂瘤或珍珠瘤。表皮样囊肿和皮样囊肿是起源于

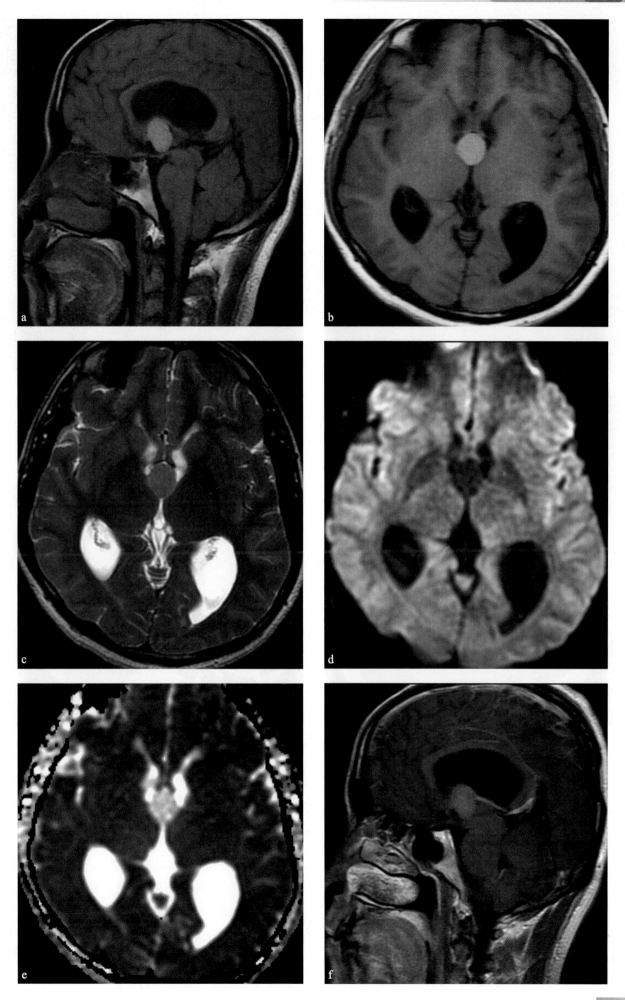

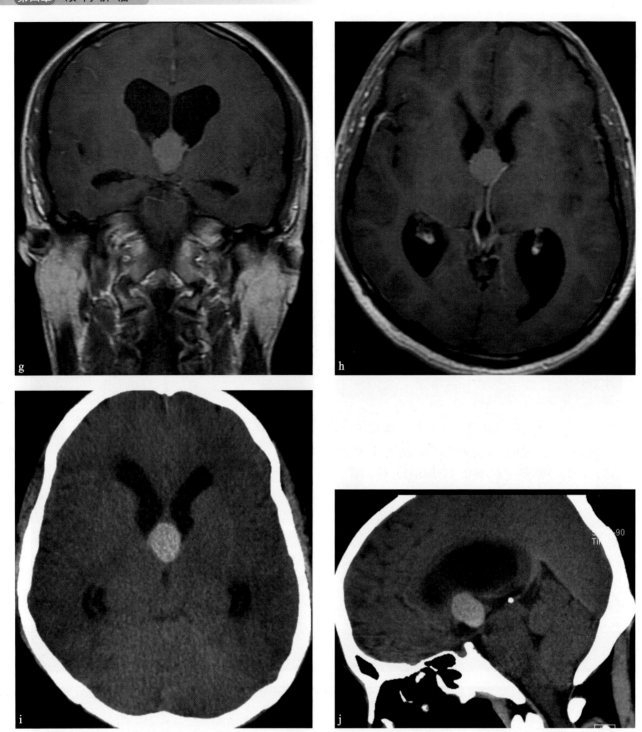

**图 4-13-1　第三脑室胶样囊肿 MRI 表现**

a. 矢状位 $T_1WI$；b. 轴位 $T_1WI$；c. 轴位 $T_2WI$；d. 轴位 DWI；e. 轴位 ADC 图；f. 矢状位 $T_1WI$ 增强扫描；g. 冠状位 $T_1WI$ 增强扫描；h. 轴位 $T_1WI$ 增强扫描；i. CT 平扫；j. CT 矢状位薄层重建图像。示第三脑室内有一类圆形病灶，邻近室间孔轻度受压，双侧侧脑室可见增大。病灶在 $T_1WI$ 呈稍高信号影，在 $T_2WI$ 上呈等信号影，病灶信号均匀，边缘光滑清楚。DWI 见第三脑室内病灶呈低信号改变，ADC 图则表现为稍高信号强度，提示无水分子弥散受限。增强检查见病灶无强化

颅内胚胎上皮母细胞残余的先天性疾病。在胚胎发育 3～5 周第二脑泡形成时或当神经管脱离外胚层而闭合时，神经管不能完全闭合，形成裂隙，异常的外胚层细胞在裂隙内停滞，这些细胞残留包埋在颅内导致此病发生。在胚胎不同时期，由于包埋的时期略不同，其发生的肿瘤结构亦不同。在胚胎早期

者能形成毛发和腺体，晚期者细胞已分化，常只能形成鳞状上皮细胞。表皮样囊肿只含外胚层成分。

肿瘤常呈类圆形或结节状，质软，且柔韧，可为囊性，也可为实质性。其内部组织多为碎蜡样、牙膏状或干酪样物质，少数内容物为黏稠状，呈暗棕色或灰色物。成分大部为细胞碎屑，常含有角蛋白、

脂肪、胆固醇结晶和水分。因为上皮层表面系翻向囊内，所以囊壁不断有细胞角化脱屑形成囊内容物，使肿瘤逐渐增长变大。有时角化物质液化，形成黏稠状内容物。此外，囊内有时还有钙化。个别的中心有坏死或出血。囊肿有包膜，囊壁较薄。肿瘤边界清楚，外表光滑，乳白色似珍珠。

**【临床特点】**

表皮样囊肿国外发生率占颅内肿瘤中 0.2%～1.8%，国内略高为 1.2%～2.9%。发病年龄分布广，自新生儿至八旬老人，最多见于 20～50 岁青壮年，约占 2/3。

肿瘤可发生于颅内各部位，大多位于硬膜内，亦可位于硬膜外和脑内。通常位于桥小脑角池、鞍区、中颅凹、纵裂、外侧裂、四叠体池、枕大池以及第四脑室、侧脑室前角或脑组织内，其中以桥小脑角池最常见。硬膜外多位于颅骨板障，若向外生长可见头皮下肿物。

尽管其为先天发生，但由于生长缓慢，临床症状大多于成年后才出现。患者出现症状主要与所在部位有关，但常由神经、血管结构及功能区的脑实质受压而引起。如位于桥小脑角池可同时有第Ⅶ、Ⅷ、Ⅸ对脑神经受累，表现面瘫、听力障碍等；鞍区及中颅凹的可表现为视野缺损、视力下降、眼球活动障碍、复视，少数有垂体功能减退、尿崩症和其他脑神经受损表现。位于外侧裂或颞叶可出现癫痫。后颅凹的可出现步态不稳等小脑受损症状，严重者可出现头痛、呕吐等颅内压增高的症状；表皮样囊肿破裂罕见，可导致化学性肉芽肿性脑膜炎的发生。

**【影像检查技术与优选】**

CT 平扫以及 MRI 常规 $T_1WI$、$T_2WI$、FLAIR 和 DWI 检查。

**【影像学表现】**

1. CT　典型者为低密度病灶，呈水样或脂肪密度，囊性与实质性病灶均可如此，少数不典型者可表现为等或高密度灶。其密度主要取决于内部胆固醇与角化物含量以及出血、钙化等情况。若含有类脂物质，以胆固醇为主时，其 CT 值多为负值，低于脑脊液近于脂肪密度；若角化物含量较多时，则表现为等或稍低密度（图 4-13-2）；若肿块内出现液化或与脑脊液相通时，则密度与脑脊液相似；若有新鲜出血、钙盐沉着、蛋白质浓度较高时，可表现为高或混杂密度。偶可见表皮样囊肿内分隔影。表皮样囊肿常有一包膜，呈弧形或壳状，一般为等或稍

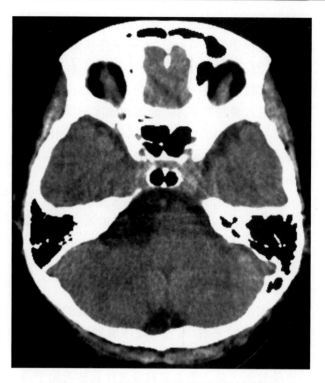

**图 4-13-2　右侧 CPA 池表皮样囊肿 CT 表现**

轴位平扫 CT。示右侧 CPA 池明显局限性增宽，内有一不规则形带状异常低密度影，病灶密度与脑脊液密度相似，二者之间无明显界限

高密度，包膜偶可钙化。值得指出的是上述病理变化可出现在同一病灶内，这使表皮样囊肿的 CT 表现更加复杂多样。

表皮样囊肿外形多样，这与其存在部位及生长方式有关。位于桥前池和桥小脑角池内的病变，由于空间较大，常按脑池形状缓慢生长，边缘多平滑，不分叶，包裹脑池内基底动脉和穿行的脑神经，囊肿边界常欠清晰，其密度多与脑脊液类似，占位表现轻微，无周围水肿，有时累及同侧 Meckel 腔；而位于第四脑室和小脑蚓部的表皮样囊肿推挤脑干，导致脑干背部呈局部缺损的蚕食样改变；一侧环池内囊肿常嵌入偏侧脑干内，使变形脑干将其包裹，类似脑干内病变，易误诊。这可能是由于脑池空间相对狭小，囊肿组织缓慢、持续不断地直接挤压邻近的脑实质、占据其解剖部位，而使脑实质变形所致。邻近颅骨的表皮样囊肿生长较大时，可压迫颅骨，造成局部骨质吸收，颅骨变薄。表皮样囊肿有时可自发破溃，使内容物进入脑池或脑室内，脂类胆固醇上浮，角化物碎屑下沉，在脑室中形成"脂类-脑脊液"液平，颇具特征。起源于颅骨板障的表皮样囊肿，密度多不均匀，呈球形或椭圆形，边界清晰，边缘锐利，内外板破坏，若破坏颅骨内板，可压迫脑实质，若侵及外板，可见头皮局部软组织肿块。

增强检查，实质部分多不强化，囊肿内有分隔物呈条索样强化非常少见；部分囊壁呈弧线样或环状强化，这可能与周围出现结缔组织、胶样变性、血管延伸或推挤到囊肿周围有关。延迟扫描，可显示造影剂进入囊肿裂隙内。延迟90min扫描，进入囊肿造影剂增多，边缘变模糊，这是由于囊肿沿间隙生长，使其呈分叶状并有裂隙，造影剂进入裂隙并经囊壁渗入所致。

位于脑室内的表皮样囊肿其密度常与脑脊液相仿，不易发现，仅表现为局部脑室扩大或不可解释的慢性阻塞性脑积水，此时行CTC，显示脑室内造影剂充盈缺损，可帮助诊断。CTC对表皮样囊肿定性具特征性，为造影剂进入囊肿的裂隙中。

2. MRI　不但可明确显示表皮样囊肿的部位、与邻近结构的关系，而且可显示囊肿内某些成分。它的多方位、多角度、多序列成像、伪影少更是此项检查的独到之处。绝大多数表皮样囊肿表面平滑，呈分叶状，似扇贝样边缘。

表皮样囊肿的MRI表现多样（图4-13-3、图4-13-4）。$T_1WI$典型、常见的表皮样囊肿表现为稍低信号，其介于脑脊液和脑实质信号之间，低信号有时是不均匀的，其内有时可见小斑片状，薄的，曲线样的或不规则的等信号区。虽然表皮样囊肿内含丰富的胆固醇，其处于固态，与脂肪瘤的液态脂肪不同，它不能使$T_1$时间缩短，因此，在$T_1WI$多表现为低信号。有作者认为等信号区可能源于囊肿内的蛋白质和碎屑，其内低信号还与细胞的碎屑有关。还有人报告在$T_1WI$为低信号时，囊肿内没有自由脂肪酸存在。此外，少数肿瘤在$T_1WI$上为低、高混合信号，其中高信号可能与出血有关。$T_2WI$表皮样囊肿显示为高信号，其信号明显高于周围脑组织，而与脑脊液信号相同或更高。少数囊肿内有低信号病灶，可能是陈旧性出血、含铁血黄素沉积、钙化灶等。在$T_2WI$呈高信号，FLAIR图像上表现为不均匀的高信号。DWI各向同性图像上病灶可见信号增高，但ADC图则仍表现为高信号强度，此为$T_2$透过效应所致。

增强检查，实质多无强化，部分囊肿边缘有弧线样或环样强化，极少数可见分隔物呈条索样强化。

板障的表皮样囊肿可见颅骨内外板分离，肿瘤呈$T_1WI$低信号、$T_2WI$高信号影，信号强度不均，范围清晰，增强后实质多不强化。

【诊断要点】

典型表皮样囊肿的CT表现为桥小脑角池、环池、第四脑室及小脑蚓部等部位的低密度灶，边缘清晰，实质多无强化。在MRI $T_1WI$为不均匀的低信号和$T_2WI$高信号，实质也不强化。尽管有明显的脑实质受压变形移位以及导水管明显狭窄，但脑积水多不严重或不发生。DWI表现为非均匀性高信号影，ACD为等信号或高信号影，其表现具有特征性，为诊断本病的最佳方法。

【鉴别诊断】

表皮样囊肿与蛛网膜囊肿均类似脑脊液密度，

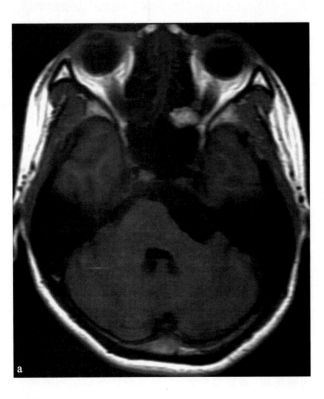

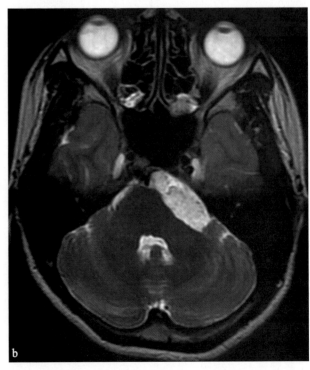

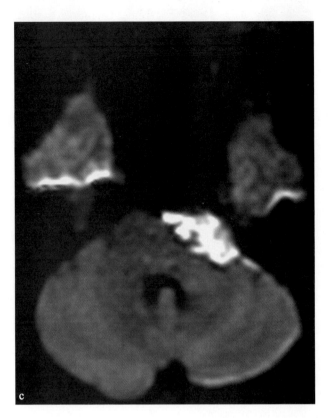

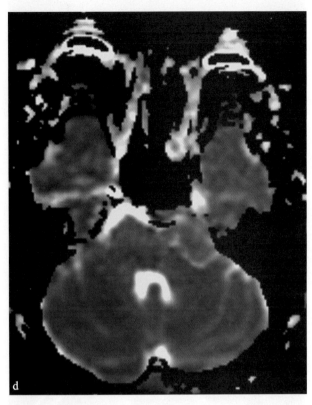

**图 4-13-3 左侧 CPA 池表皮样囊肿 MRI 表现**

a. 轴位 $T_1WI$；b. 轴位 $T_2WI$；c. 轴位 DWI；d. 轴位 ADC 图。示左侧 CPA 池内有一不规则形带状异常病灶，邻近第四脑室可见轻微受压变形。病灶在 $T_1WI$ 呈低信号影，信号强度略高于脑脊液信号；在 $T_2WI$ 上呈高信号影，信号强度略低于脑脊液信号。病灶信号略显不均匀。DWI 见左侧 CPA 池内病灶呈 "菜花样" 高信号改变，ADC 图表现为等信号强度，提示 DWI 高信号为 $T_2$ 透过效应，无水分子弥散受限

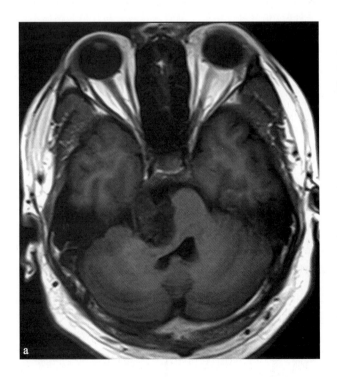

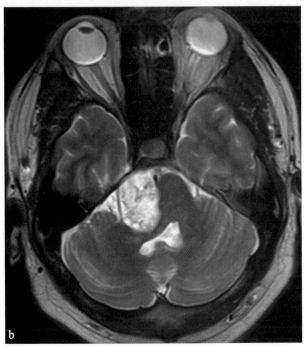

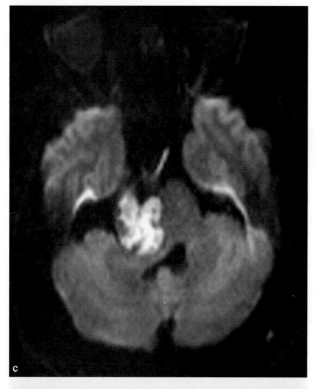

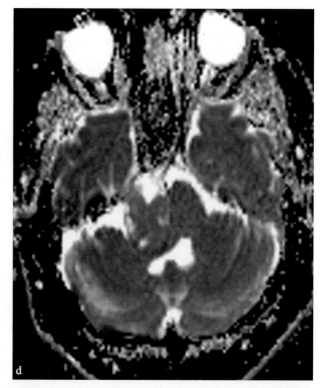

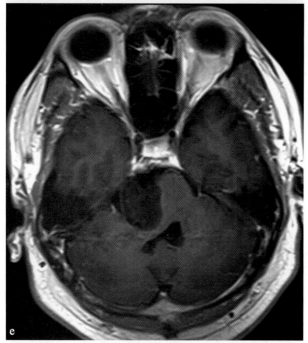

**图4-13-4 右侧 CPA 池表皮样囊肿 MRI 表现**

a. 轴位 $T_1WI$; b. 轴位 $T_2WI$; c. 轴位 DWI; d. 轴位 ADC 图; e. 轴位 $T_1WI$ 增强扫描。示右侧 CPA 池内有一不规则形团块样异常病灶，邻近第四脑室可见受压变形。病灶在 $T_1WI$ 呈低信号影，信号强度略高于脑脊液信号；在 $T_2WI$ 上呈高信号影，信号强度略低于脑脊液信号。病灶信号略显不均匀。增强检查见病灶无强化。DWI 见右侧 CPA 池内病灶呈"菜花样"高信号改变，ADC 图表现为等信号强度，提示 DWI 高信号为 $T_2$ 透过效应，无水分子弥散受限

在 CT 图像上很难鉴别。在 MRI 检查中，蛛网膜囊肿几乎在所有自旋回波序列中病灶信号与脑脊液信号相等，而表皮样囊肿则不然。此外，蛛网膜囊肿信号均匀，而表皮样囊肿信号不均匀，有助鉴别。某些特殊有效的序列有可能提高表皮样囊肿病灶的检出率以及清楚显示病变累及的范围，最终确定诊断。应用 FLAIR 序列，表皮样囊肿的信号不被抑制，呈高信号，而被抑制的脑脊液呈低或无信号，病变与脑脊液对比度提高，得以将脑池内的表皮样囊肿准确检出。FLAIR 序列对探查脑室内和蛛网膜下腔病变的范围确实比自旋回波序列更敏感。经 MRI 脑池造影的 FISP 序列改良后的三维 CISS 序列，可提供脑脊液与实质结构间对比良好的高空间分辨率薄层图像。表皮样囊肿内充满了易感性不同的胆固醇结晶和角蛋白，其在 CISS 图像中表现为信号减低，由此将囊肿、脑实质和脑脊液区分开，显示囊肿的确切范围，甚至累及 Meckel 腔内的小病灶也不易漏掉。与 FLAIR 序列相比，三维 CISS 可以观察到更小的病灶。

其他需要鉴别的疾病根据部位有颅咽管瘤、

Rathke囊肿，还有易形成囊性成分的肿瘤，如：小脑的毛细胞型星形细胞瘤、血管母细胞瘤，桥小脑角区囊变的听神经瘤和脑叶内的神经节胶质瘤等。表皮样囊肿与畸胎瘤和皮样囊肿不同，皮样囊肿含外胚层及中胚层两个胚层成分，畸胎瘤则含三个胚层成分。畸胎瘤或皮样囊肿常居中线，呈圆形，边缘锐利，由于肿瘤组织成分多样，密度和信号表现更复杂。

## 三、灰结节错构瘤

### 【概述】

灰结节错构瘤（hamartoma of the tuber cinereum）又称为下丘脑错构瘤（hypothalamic hamartoma），为少见的颅内先天性脑组织发育异常性非真性肿瘤，边界清晰，多发生于儿童，女性稍多于男性。

灰结节位于漏斗和乳头体之间，为起源于灰结节区的异位神经组织，突向鞍上池或脚间池。组织学上"瘤"体与正常灰质相似，含有大小不等的神经元，有些神经元类似邻近的下丘脑细胞，间有正常的神经胶质及有髓鞘纤维。"瘤"体无侵蚀性，大小、位置多恒定不变。极少数有坏死、囊变、钙化或脂肪成分。

### 【临床特点】

临床表现分两类：一类以性早熟表现为主，约占35%～70%，如乳房发育、腋毛及阴毛生长、外生殖器增大、骨龄提前等。机制不明，可能与下列因素有关：①下丘脑至漏斗、垂体后叶通路受到机械性压迫；②错构瘤本身具有内分泌作用，此类"瘤"体一般均较小，不超过1.5cm。另一类无性早熟表现，但以癫痫（痴笑样癫痫）、智力障碍、精神异常等症状为主，约占48%，其原因可能为：①错构瘤神经元与边缘系统有联系。②合并中线结构或半球的异常或畸形，此类"瘤"体多大于2.0cm。

### 【影像检查技术与优选】

常规CT或MRI平扫及增强检查。

### 【影像学表现】

1. CT 脑底池灰结节区、有蒂或无蒂、与脑灰质等密度的结节影，大小多在0.2～1.5cm，边缘清晰光整，密度均匀。有囊变、钙化或含有脂肪成分时，则密度不均。增强检查与脑实质密度相同。

2. MRI $T_1WI$一般与脑灰质等信号，边界清楚；$T_2WI$呈等或高于脑灰质的信号，增强检查无强化，为本病特征（图4-13-5）。错构瘤可合并颅内其他异常，如胼胝体发育不良、视路畸形、大脑半球发育不良等。随访期间"瘤"体大小、位置多恒定不变，为本病的另一个特征。DWI无水分子弥散受限。

### 【诊断要点】

位于灰结节的实性肿块，密度或信号与脑灰质相同，边界清楚。静脉注入造影剂后无强化。

### 【鉴别诊断】

1. **颅咽管瘤** 70%～95%为囊性，80%以上有钙化，MRI及CT上表现为囊实性肿块，其密度或信号强度不均匀，囊壁及实质部分有强化。与错构瘤不难鉴别。

2. **视交叉胶质瘤** CT上表现为等密度占位病变，有强化，也可有钙化。MRI上呈$T_1WI$低信号、

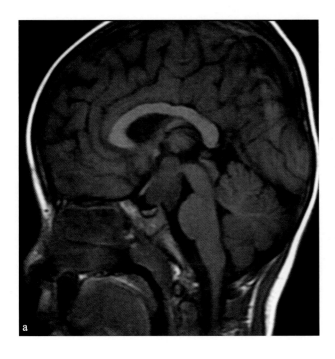
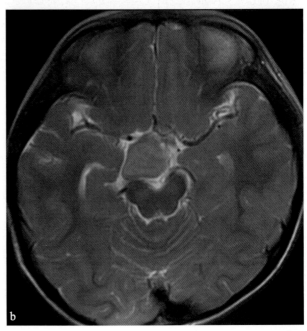

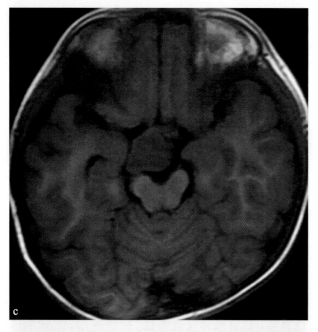

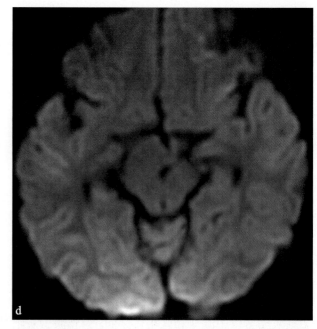

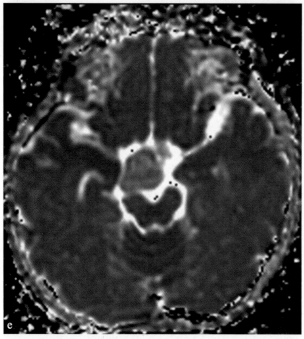

**图 4-13-5　灰结节错构瘤 MRI 表现**
a. 矢状位 $T_1WI$；b. 轴位 $T_2WI$；c. 轴位 $T_1WI$；d. 轴位 DWI；
e. 轴位 ADC 图。示灰结节处有一边缘清楚的团块样病灶，
在 $T_1WI$ 和 $T_2WI$ 上信号均匀，强度与皮质信号强度一致。
DWI 和 ADC 图均呈等信号强度，提示无水分子弥散受限

$T_2WI$ 高信号。视神经、视交叉、视束可增粗。

**3. 生殖细胞瘤**　可位于鞍上，CT 上呈等密度肿块，MRI 上呈 $T_1WI$ 等信号、$T_2WI$ 高信号，均有明显强化，常见脑脊液种植转移。

（高培毅）

# 第十四节　颅脑肿瘤术后随访

## 【概述】

颅脑肿瘤术后随访的影像改变一般指脑肿瘤手术切除后近期和中后期影像检查所见。本节所述颅内肿瘤术后随访不包括某些脑肿瘤综合治疗后，例如手术切除、放射治疗和 / 或化学药物治疗后的影像所见。

颅脑肿瘤患者仅仅接受手术切除后的影像随访包括早期随访和中后期随访，不同时期影像术后随访的关注点也有所不同。早期影像随访应重点关注肿瘤切除的情况以及脑水肿、脑出血、脑梗死、静脉窦 / 静脉血栓等手术合并症；中后期影像随访所见应该按照脑肿瘤术后的软化灶、局部脑萎缩、肿瘤残存或复发等进行描述和诊断。

## 【临床特点】

颅脑肿瘤术后早期症状与手术部位、手术方式、患者身体的基础状态以及手术合并症有密切关系。临床上，术后 24h 内 CT 检查重点观察的是术后合并症，包括有无出血、术后水肿的严重程度以及有无脑

疝等；而术后 48h 至 7 天 MRI 检查则重点观察的是肿瘤的切除情况，术后并发症的观察则放在其后。

**【影像检查技术与优选】**

CT 是术后 48h 首选的检查方法，可以清晰地显示术后近期颅内积血、积气、积液、再出血和脑疝的实际状况。48h 以后待患者一般情况较好时多采用 MRI 平扫以及增强检查，特别是术后出院前的影像复查。值得注意的是，《中国中枢神经系统恶性胶质瘤诊断和治疗共识》和《中国脑胶质瘤 MDT 专家共识》中建议脑胶质瘤术后 48h 内进行 MRI 复查。

**【影像学表现】**

颅内肿瘤术后多有颅内积气、积血、积液、再出血和脑实质内水肿等征象，肿瘤部分切除则在影像

上可见残存肿瘤。当脑实质内水肿严重或出现严重的再出血、脑梗死、脑静脉窦血栓形成等并发症时可出现脑疝征象。CT 检查可以明确显示颅内肿瘤术后积气、积血、积液、脑实质水肿以及较大的再出血等征象；MRI 对于术后合并脑梗死、静脉窦血栓形成以及残存肿瘤的显示明显优于 CT。

**【诊断要点】**

1. 经蝶入路垂体瘤切除术后由于术腔内的各种填塞物，所以不适合 MRI 检查，一般 4 个月后才可以较真实地显示术后肿瘤的切除状况（图 4-14-1）。

2. 颅内表皮样囊肿术后 MRI 检查必须采用 DWI 序列才可真正区分脑池内脑脊液和残存肿瘤（图 4-14-2）。

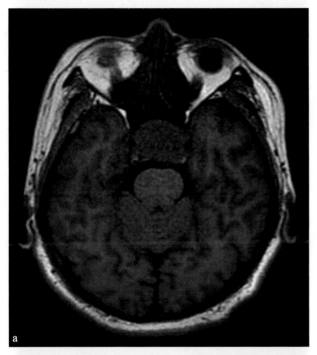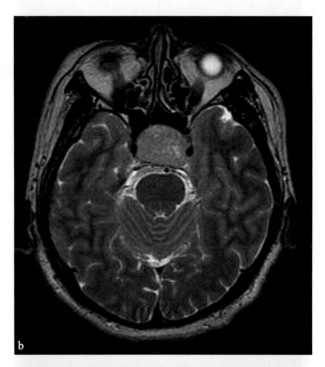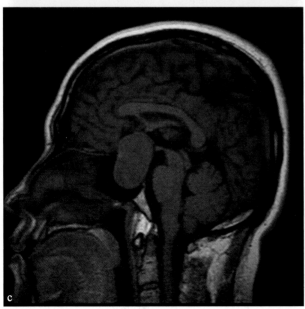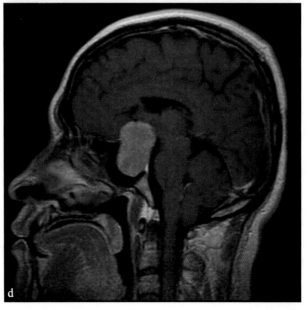

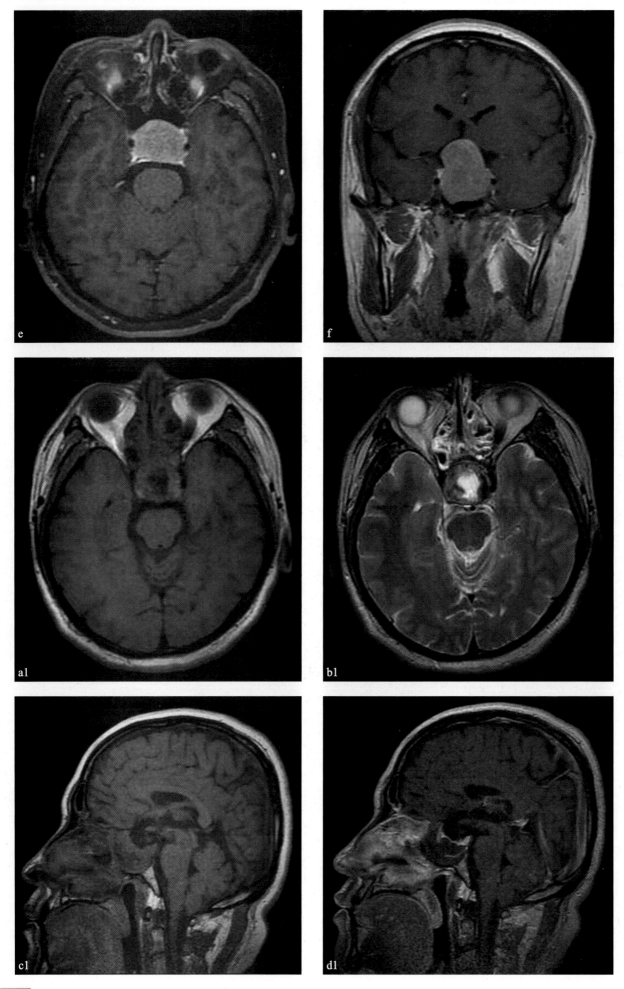

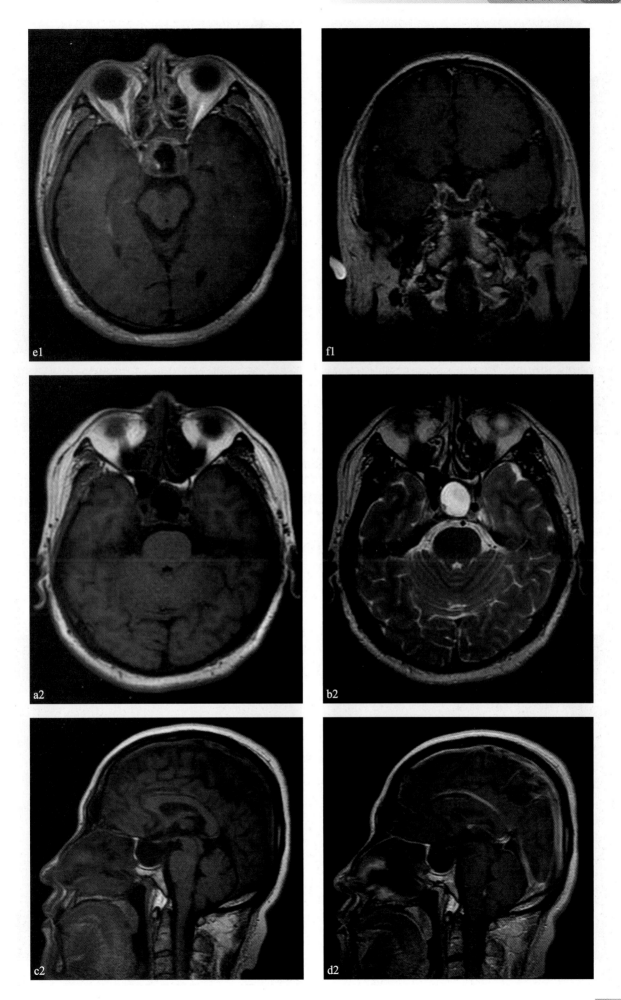

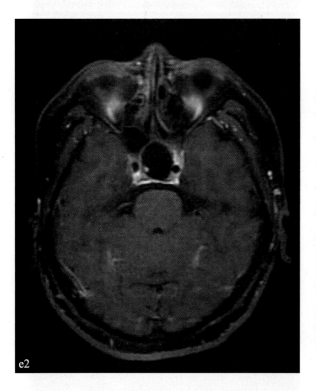

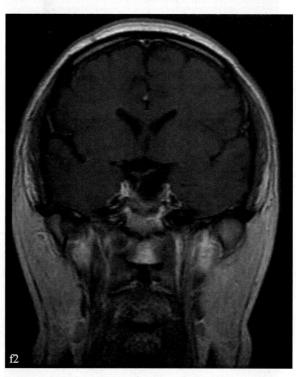

**图 4-14-1　垂体瘤及术后随访 MRI 影像表现**

a～f. 垂体瘤术前 MRI 影像表现,示蝶鞍扩大,鞍底下陷,鞍区可见约 39.8mm×34.2mm 团块状 $T_1WI$ 等信号、$T_2WI$ 高信号影,边界尚清,双侧视交叉受压上抬,双侧海绵窦受累。增强扫描鞍区病变明显强化;a1～f1. 经蝶入路垂体瘤切除术后 MRI 影像表现,示蝶鞍扩大,鞍底下陷,鞍区结构紊乱,可见不规则混杂信号影,边界尚清,视交叉略变形,双侧海绵窦略受累,垂体柄右移,鼻窦及鼻腔结构紊乱,可见异常信号影。增强扫描鞍区可见不规则强化,鼻窦、鼻腔可见不均匀强化影;a2～f2. 经蝶入路垂体瘤切除术后 3 个月 MRI 影像表现,示蝶鞍扩大,鞍底骨质欠规则,鞍内可见 $T_1WI$ 低信号、$T_2WI$ 高信号影。增强扫描后,鞍内未见明显强化,垂体柄右偏

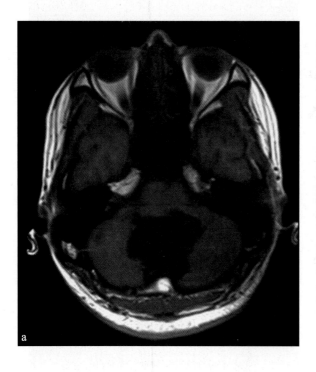

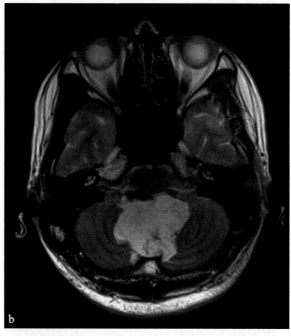

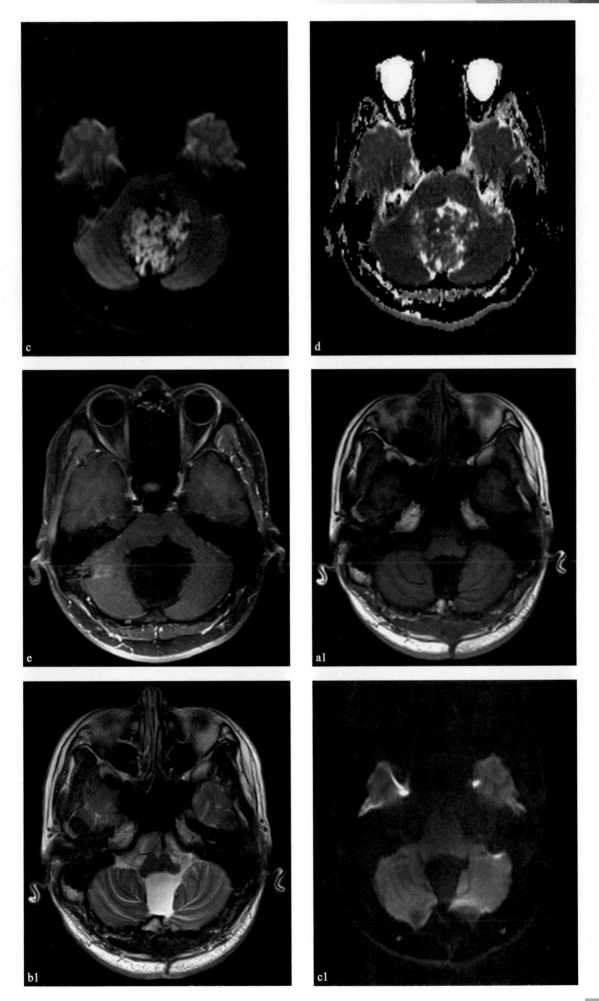

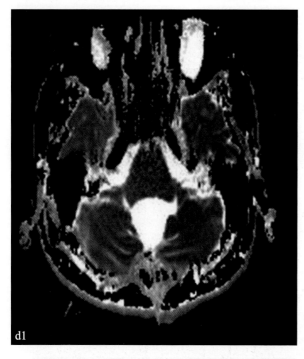
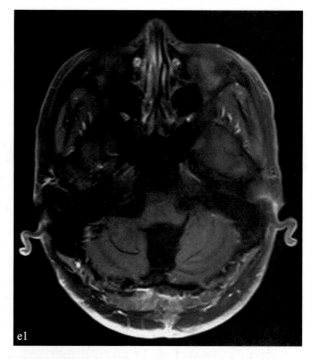

**图 4-14-2　表皮样囊肿术后随访 MRI 影像表现**

a～e. 第四脑室及小脑下蚓池表皮样囊肿术前 MRI 影像表现，示第四脑室内及小脑下蚓池可见不规则形 $T_1$ 低、$T_2$ 高信号影，边界不规则，大小约 47mm×50mm×44mm，小脑半球及脑干局部受累，周围无水肿信号，小脑脑干受压变形，增强扫描未见明显强化；DWI 上呈不均匀高信号，ADC 呈等信号；a1～e1. 第四脑室及小脑下蚓池表皮样囊肿切除术后 MRI 影像表现，示后颅窝开颅术后改变，骨瓣下信号混杂，小脑蚓部下方可见不规则片状 $T_1$ 低、$T_2$ 高信号，第四脑室扩大变形，DWI 序列未见高信号。增强扫描后，术区边缘及相应脑膜可见线样强化

3. 脑肿瘤切除术后 3 日内检查，常常可见颅内积血，需与血肿鉴别。再出血的血肿一般体积较大，密度或信号较均匀；积血的体积一般较小，信号混杂。

4. 脑内肿瘤术后 MRI 增强检查，术区边缘常可见薄壁环形强化或弧线样强化，而残存肿瘤则多为结节样或团块样强化。

5. 听神经鞘瘤术后 MRI 复查重点要观察内听道内是否有残存肿瘤（图 4-14-3）。

6. 恶性胶质瘤是颅内常见的恶性肿瘤之一，其残存与复发的问题一直是困扰其预后的重要因素，外科手术切除是目前主要的治疗方法之一。而外科手术切除作为一种创伤性治疗方法，可以引起术区周边正常脑组织发生一系列病理生理学改变，术后行影像学检查，在术区边缘可出现反应性环形增强。这种反应性环形增强与肿瘤残存或肿瘤早期复发所出现的病理性增强在影像学上表现相似，有时很难区别。术区边缘均匀性薄壁强化多为反应性强化，而结节样或团块样强化多为残存的高级别肿瘤（图 4-14-4、图 4-14-5）。低级别胶质瘤常常没有强化，术后 MRI 随访应与术前影像对照，必要时影像随诊检查。

术后早期行 MRI 检查，术区周边可出现反应性增强。其发生机制主要与以下因素有关：①血 - 脑屏障的破坏；②血管肉芽组织增生；③血管自身调节功能紊乱引起的过度灌注。这种良性、非肿瘤性增强与残存肿瘤的病理性增强在影像学上表现相似，给术后诊断带来一定困难。国外学者对此进行了一些研究，Forsting 等认为术后 5 天之内一般不会出现反应性增强，此时行 MRI 检查可确定有无残存肿瘤的存在；另有学者认为术后 1 个月左右反应性增强多已消失，建议 4～6 周后复查可排除术后反应性增强的混淆。但术后反应性增强最早出现时间，各家报道并不一致。Rollins 等认为在术后 16h 内即可出现脑组织反应性增强。在临床工作中应该注意此问题，做出肿瘤残存的诊断应慎重。

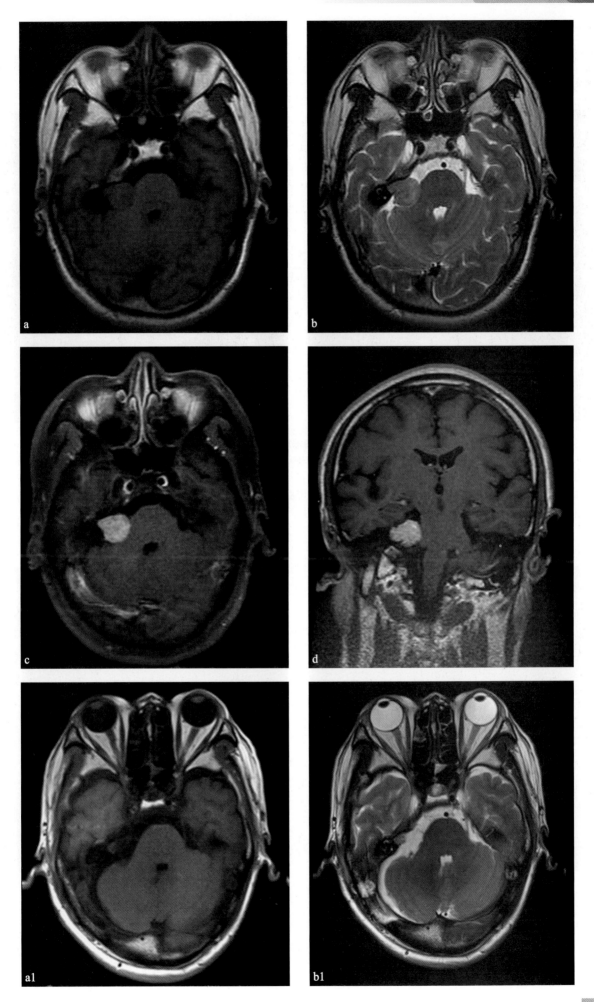

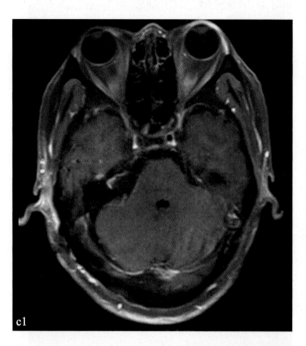

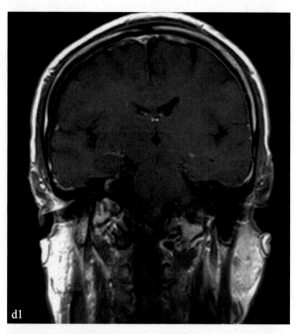

**图 4-14-3　听神经瘤术后随访 MRI 影像表现**

a～d. 右侧 CPA 区听神经瘤术前 MRI 影像表现，示右侧内听道扩大，右侧 CPA 区可见类圆形 $T_1$ 等低信号、$T_2$ 等高信号影，边界尚清，大小约 22mm×19mm×18mm，增强扫描呈明显均匀强化；a1～d1. 右侧 CPA 区听神经瘤切除术后 MRI 影像表现，示右侧后颅窝开颅术后表现，局部骨板下可见弧形混杂信号。右 CPA 及内听道增宽、其内见混杂 $T_1$ 等低信号、$T_2$ 等高信号影；注药后 CPA 术区边缘见线样强化

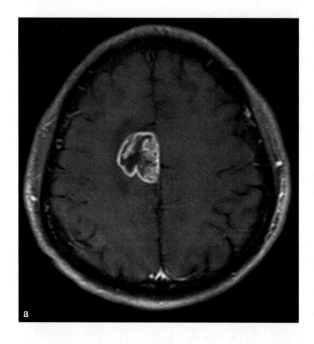

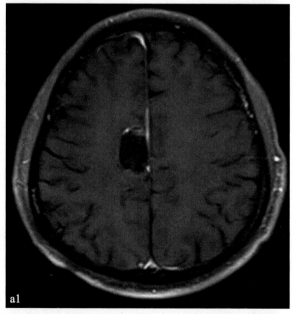

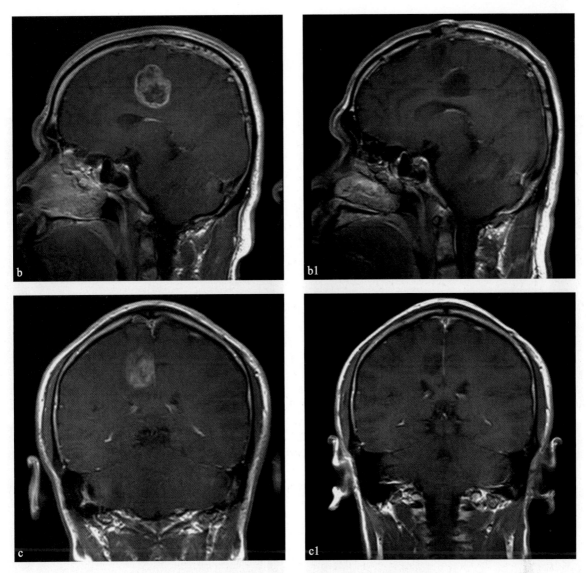

**图 4-14-4　高级别胶质瘤及其术后随访 MRI 影像表现**

a～c. 高级别胶质瘤术前 MRI 影像表现，示右额近大脑镰可见团块状占位病变，增强扫描上述病变可见不规则明显强化，大小约 24mm×35mm×25mm；a1～c1. 高级别胶质瘤切除术后 MRI 影像表现，示右额顶骨质呈术后状态，骨瓣不连续，右侧额叶镰旁术后残腔形成，增强扫描术区及邻近脑膜线样及条片样强化

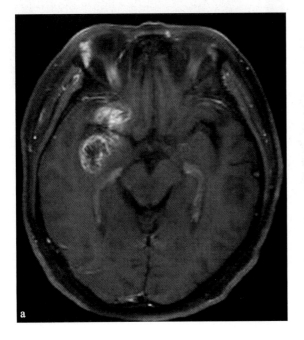

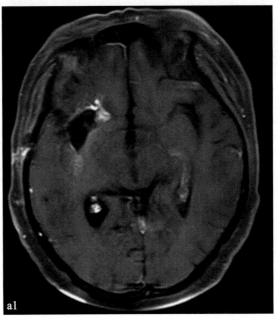

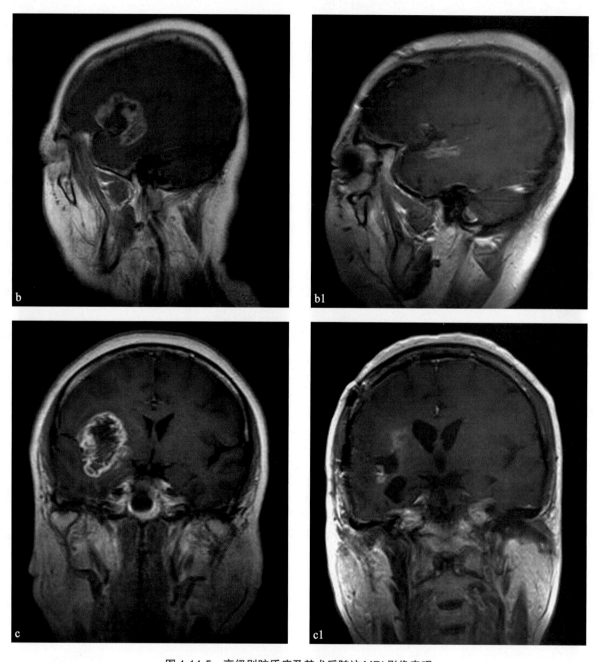

**图 4-14-5　高级别胶质瘤及其术后随访 MRI 影像表现**

a～c. 高级别胶质瘤术前 MRI 影像表现，示右额岛叶见一团块状占位病变，增强扫描病灶呈不均匀边缘强化，强化范围约 50mm×35mm×45mm；a1～c1. 高级别胶质瘤切除术后 MRI 影像表现，示右额颞骨质呈术后改变，右额颞叶手术残腔形成，增强扫描术后残腔边缘及残腔内环状及片状强化，局部可见异常结节样强化

（高培毅）

# 参考文献

[1] 吴恩惠.头部CT诊断学.2版.北京:人民卫生出版社,1995.

[2] 王凯,张姝,施露,等.2016年世界卫生组织中枢神经系统肿瘤分类概述.磁共振杂志,2016,(12):881-896.

[3] 沈天真,陈星荣.神经影像学.上海:上海科学技术出版社,2008.

[4] 郎志谨,苗延巍,吴仁华,等.MRI新技术及在中枢神经系统肿瘤的应用.上海:上海科学技术出版社,2015.

[5] 韩建成,高培毅,林燕,等.室管膜下巨细胞星形细胞瘤的MRI诊断.临床放射学杂志,2006,25(7):598-601.

[6] 朱明旺,戴建平,高培毅,等.髓母细胞瘤的CT和MRI诊断.中华放射学杂志,1996,30(3):163-166.

[7] 朱明旺,戴建平,何志华.脉络丛乳头状瘤的CT、MRI诊断.中华放射学杂志,1997,31:690.

[8] 孙波,王忠诚,戴建平.脑内神经元及神经元与神经胶质混合性肿瘤的MRI表现(附31例报告及文献复习).中华神经外科杂志,2001,17(5):301-305.

[9] 韩仰同,戴建平.松果体区生殖细胞瘤扩散的MRI研究.中国医学影像技术,2006,22(10):1558-1560.

[10] 杨正汉,冯逢,王霄英.磁共振成像技术指南:检查规范、临床策略及新技术应用.北京:人民军医出版社,2010:137-138.

[11] 付琳,李季,王振常,等.眶部丛状神经纤维瘤的MRI表现.中国医学影像技术.2012,28(7):1299-1302.

[12] 包颜明,Albert Lam.神经纤维瘤病Ⅰ型的MRI研究.中华放射学杂志,2002,36(4):344-348.

[13] Louis DN, Perry A, Reifenberger G, et al. The 2016 World Health Organization Classification of Tumors of the Central Nervous System: a summary. Acta Neuropathol, 2016, 131(6): 803-820.

[14] Koeller KK, Rushing EJ. From the Archives of the AFIP Oligodendroglioma and Its Variants: Radiologic-Pathologic Correlation. Radiographics, 2005, 25(6): 1670-1688.

[15] McConachie NS, Worthington BS, Cornford EJ, et al. Review article: computed tomography and magnetic resonance in the diagnosis of intraventricular cerebral masses. Br J Radiol. 1994, 67(795): 223-243.

[16] Lee J, Chang SM, McDermott MW, et al. Intraventricular neurocytomas. Neurosurg Clin N Am. 2003, 14(4): 483-508.

[17] Raz E, Kapilamoorthy TR, Gupta AK. Dysembrioplastic neuroepithelial tumor. Radiology, 2012, 265(1): 317-340.

[18] Klisch J, Juengling F, Spreer J, et al. Lhermitte-Duclos disease: assessment with MR imaging, positron emission tomography, single-photon emission CT, and MR spectroscopy. AJNR Am J Neuroradiol, 2001, 22(5): 824-830.

[19] Yang GF, Wu SY, Zhang LJ, et al. Imaging findings of extraventricular Neurocytoma: Report of 3 cases and review of the literature. AJNR, 2009, 30(3): 581-585.

[20] Liang L, Korogi Y, Sugahara T, et al. MRI of intracranial germ-cell tumors. Neuroradiol, 2002, 44: 382-388.

[21] Francesco M, Giorgio I, et al. Intracranial meningiomas: correlations between MR imaging and histology. European Journal of Radiology, 1997, 31: 69-75.

[22] 刘衡,杨智强,王永涛,等.颅内孤立性纤维瘤的CT和MRI表现.临床放射学杂志,2011,30(9):1265-1268.

[23] 彭实.孤立性纤维瘤的影像诊断分析.中国CT和MRI杂志,2016,14(8):17-19.

[24] 郭洪刚,由俊宇,张法学,等.颅内脂肪瘤的诊断及治疗.中国临床神经外科杂志,2012,17(2):91-93.

[25] 张水兴,郭建东,曾莎莎,等.颅底软骨肉瘤与软骨瘤影像征象对照分析.临床放射学杂志,2013,32(8):1075-1078.

[26] 刘霞,于台飞,高建伟.颅底肿瘤的MRI诊断.医学影像学杂志,2013,23(9):1354-1357.

[27] 孟庆勇,余永强.颅内黑色素瘤MRI诊断.实用放射学杂志,2008,24(12):1585-1587.

[28] 张海捷,张雪林.原发性中枢神经系统淋巴瘤的MRI表现与病理学对照研究.临床放射学杂志,2010,29(2):148-151.

[29] 柴学,张龙江,王娟,等.颅内原发性Rosai-Dorfman病:附3例报告并文献复习.医学影像学杂志,2013;23:1869-1872.

[30] 袁菁,高培毅.颅内Rosai-Dorfman病MRI表现并文献复习.影像诊断与介入放射学,2015;24:97-102.

[31] 戴慧,李建军,漆剑频,等.颅咽管瘤的MRI表现及病理分析.放射学实践,2010,25(4):389-392.

[32] 妙侠,王建军.2007年WHO神经系统肿瘤分类(第四版)几个新增肿瘤类型.中国神经肿瘤杂志,2007,5(4):286-290.

[33] 初曙光,陈宏,张俊海,等.鞍区肿瘤的临床影像和病理学鉴别诊断.中国临床神经科学,2010,18(5):553-560.

[34] 陈琬琪,张佳文,吴元魁.垂体大腺瘤的MRI诊断及误

诊分析.实用放射学杂志,2015,31(9):1020-1023.

[35] 王冬梅,孙琦,杨献峰.脊索瘤的影像诊断及分期.中国临床医学影像杂志,2010,12(12):863-866.

[36] Bisceglia M,Dimitri L,Giannatempo G,et al. Solitary fibrous tumor of the central nervous system: report of an additional 5 cases with comprehensive literature review. Int J Surg Pathol,2011,19(4):476-486.

[37] Sung KS,Moon JH,Kim EH,et al.Solitary fibrous tumor/hemangiopericytoma: treatment results based on the 2016 WHO classification.J Neurosurg,2018,9:1-8.

[38] Kinslow CJ,Bruce SS,Rae AI,et al. Solitary-fibrous tumor/hemangiopericytoma of the central nervous system: a population-based study . J Neurooncol,2018,138(1):173-182.

[39] Chiechi MV,Smirniotopoulos JG,Mena H. Intracranial hemangiopericytomas: MR and CT features . AJNR,1996,17(7):1365-1371.

[40] Zhou JL,Liu JL,Zhang J,et al. Thirty-nine cases of intracranial hemangiopericytoma and anaplastic hemangiopericytoma: a retrospective review of MRI features and pathological findings. Eur J Radiol,2012,81(11):3504-3510.

[41] Mama N,Ben Abdallah A,Hasni I,et al.MR imaging of intracranial hemangiopericytomas. J Neuroradiol,2014,41(5):296-306.

[42] Cha J,Kim ST,Nam DH,et al. Differentiation of Hemangioblastoma from Metastatic Brain Tumor using Dynamic Contrast enhanced MR Imaging. Clin Neuroradiol,2017,27(3):329-334.

[43] Brandão LA,Shiroishi MS,Law M. Brain tumors: a multimodality approach with diffusion weighted imaging,diffusion tensor imaging,magnetic resonance spectroscopy,dynamic susceptibility contrast and dynamic contrast-enhanced magnetic resonance imaging. Magn Reson Imaging Clin N Am,2013,21(2):199-239.

[44] Ganeshan D,Menias CO,Pickhardt PJ,et al. Tumors in von Hippel-Lindau Syndrome: From Head to Toe-Comprehensive State-of-the-Art Review. Radiographics,2018,38(3):849-866.

[45] Louis DN,Perry A,Reifenberger G,et,al. The 2016 World Health Organization Classification of Tumors of the Central Nervous System: a summary. Acta Neuropathol,2016,131:803-820.

[46] Haldorsen IS,Kenes J,Krossnes BK,et al. CT and MR imaging features of primary central nervous system lymphoma in norway,1989-2003. AJNR Am J Neuroradiol,2009,30(4):744-751.

[47] Prayer D,Grois N,Prosch H,et al. MR imaging presentation of intracranial disease associated with Langerhans cell histiocytosis. AJNR Am J Neuroradiol,2004,25:880-891.

[48] Rosai J,Dorfman RF. Sinus histiocytosis with massive lymphadenopathy. A newly recognized benign clinicopathological entity. Arch Pathol,1969,87:63-70.

[49] Zhu H,Qiu LH,Dou YF,et al.Imaging characteristics of Rosai-Dorfman disease in the central nervous system. Eur J Radiol,2012,81:1265-1272.

[50] Raslan OA,Schellingerhout D,Fuller GN,et al.Rosai-Dorfman disease in neuroradiology: imaging findings in a series of 10 patients. AJR Am J Roentgenol,2011,196:187-193.

[51] Sari A,Dinc H,Gumele HR. Interhemispheric lipoma associated with subcutaneous lipoma . Eur Radiol,1998,8:628-630.

[52] Dasenbrock HH,Chiocca EA.Skull base chordomas and chondrosarcomas : a population-based analysis.World Neurosurg,2015,83(4):468-470.

[53] Rene S,YasinT,Jan B,et al. State-of-the-Art Imaging in Human Chordoma of the Skull Base. Current Radiology Reports,2018,6(5):1-12.

[54] Smith AB,Rushing EJ,Smirniotopoulos JG.Pigmented lesions of the central nervous system: radiologic-pathologic correlation.Radiographics,2009,29(5):1503-1524.

[55] Covington MF,Chin SS,Osbom AG.Pituieytoma,spindle cell oncocytoma,and granular cell tumor: clarification and meta-analysis of the world literature since 1893.AJNR Am J Neuroradiol,2011,32(11):2067-2072.

[56] Syro L,Rotondo F,Ramirez A,et al.Progress in the Diagnosis and Classification of Pituitary Adenoma.Front Endocrinol(Lausanne),2015,6:97.

[57] Say A,Rotondo F,Syro LV,et al. Invasive,atypical and aggressive pituitary adenomas and carcinomas. Endocrinol Metab Clin North Am,2015,44:99-104.

[58] Gibbs WN,Monuki ES,Linskey ME,et al. Pituicytoma: Diagnostic features on selective carotid angiography and MR imaging. American Journal of Neuroradiology,2006,27(8):1639-1642.

［59］Teti C，Castelletti L，Allegretti L，et al.Pituitary image：pituicytoma. Pituitary，2015，18（5）：592-597.

［60］Jung WS，Park CH，Hong C-K，et al. Diffusion-Weighted Imaging of Brain Metastasis from Lung Cancer：Correlation of MRI Parameters with the Histologic Type and Gene Mutation Status. AJNR American journal of neuroradiology，2018，39（2）：273-279.

［61］Forsting M1，Albert FK，Kunze S，et al. Extirpation of glioblastomas：MR and CT follow-up of residual tumor and regrowth patterns. AJNR，1993，14：77-87.

［62］中国医师协会神经外科医师分会脑胶质瘤专业委员会．胶质瘤多学科诊治（MDT）中国专家共识．中华神经外科学杂志，2018，34（2）：113-118.

（高培毅　龚启勇　审校）

# 第五章  颅脑损伤

颅脑损伤（injury of skull and brain）是脑外科常见病，一般可分为头皮软组织伤、颅骨损伤和脑实质损伤，三种损伤常合并发生。伤后近期可发生脑挫裂伤、颅内血肿、脑水肿和脑疝，远期可发生脑积水和脑萎缩等。颅脑损伤多由直接暴力所致，极少数可由间接暴力引起。直接暴力损伤可分为加速性、减速性和挤压性损伤。此外，在暴力作用下，由于惯性，颅骨与脑组织的运动速度不一致，使柔软的脑组织在凹凸不平颅腔擦挫、冲撞而形成对冲性损伤，常见于额部着力枕部及颞极的对冲性损伤，一侧颞部着力对侧颞部对冲性损伤及枕部着力额颞部对冲性损伤。

影像学检查对于颅脑损伤的诊断和预后具有重要价值。CT、MRI 可清楚显示颅脑损伤的病理变化，为临床选择治疗方式、制订手术计划提供准确依据。与 MRI 比较，CT 具有检查时间短、对急性和超急性期出血敏感、清楚显示颅骨结构、允许急救设施进入机房便于危重患者监护抢救、价格便宜等优点，因而被公认为急性颅脑损伤的首选影像学检查方法。MRI 对弥漫性轴索损伤、脑干及后颅凹的非出血性损伤等较 CT 敏感，可作为补充，必要时应用。X 线平片只对颅骨骨折有一定价值，而脑血管造影和脑室造影在颅脑损伤的检查中已基本上被淘汰。

## 第一节  硬膜外血肿与积液

### 【概述】

硬膜外血肿（epidural hematoma）是位于颅骨内板与硬膜之间的血液积聚达到一定体积，形成局限性占位，并产生脑受压和颅压增高症状的一种脑外伤后继发性出血改变。临床常见，约占外伤性颅内血肿的 30%，仅次于硬膜下血肿。多因头部直接暴力造成颅骨骨折或颅骨局部变形，使脑膜血管破裂，

血液进入硬膜外间隙。出血多源于脑膜动脉，因此，硬膜外血肿绝大多数为急性血肿。70%～80% 为脑膜中动脉及其分支出血，故血肿多位于颞区，也可位于额、顶区。少数出血源于脑膜静脉、硬膜窦或板障静脉，出血较缓慢，可形成迟发血肿。由于硬膜与颅骨粘连紧密，血肿范围多较局限，且成双凸透镜形。硬膜外积液多为硬膜外血肿术后短期表现。

### 【临床特点】

硬膜外血肿的临床表现因血肿大小、部位，有无合并损伤而异。其典型表现为外伤后昏迷、清醒、再昏迷。此外有颅内压增高表现，严重者可出现脑疝。无合并损伤者常无定位体征，小血肿也可无明显症状。单纯的硬膜外血肿，早期较少出现神经受损体征，仅在血肿压迫脑功能区时，才有相应的阳性体征，如果患者伤后立即出现面瘫、偏瘫或失语等症状和体征时，应归咎于原发性脑损伤。

### 【影像检查技术与优选】

CT 以其准确、快捷、经济并可显示颅骨结构等优点而作为硬膜外血肿的首选影像学检查方法。但对颅顶、颅底区硬膜外血肿常规横断扫描有时可漏诊，应行冠状位扫描。MRI 对显示中颅凹、颅顶、邻近小脑幕血肿以及微小硬膜外血肿，鉴别硬膜内外血肿优于 CT。且对慢性和亚急性期血肿的提示，MRI 要优于 CT。但由于 MRI 检查时间长、费用高、难以显示并发的颅骨骨折、不便于危重患者抢救，因此不作为硬膜外血肿的首选检查，可作为 CT 的补充。

### 【影像学表现】

1. CT 平扫　血肿表现为颅骨内板下局限性双凸透镜形或半月形高密度区（图 5-1-1），CT 值为 40～100Hu，多数密度均匀，但亦可不均匀，表现为高密度、等密度混杂影，一般认为是血肿早期新鲜出血与血凝块收缩时析出的血清混合所致。如合并

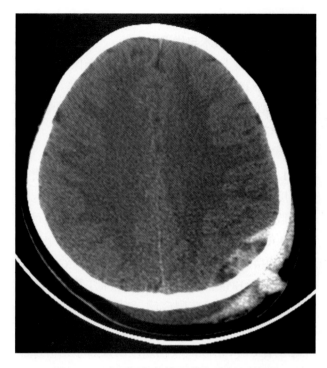

**图 5-1-1　左侧顶部急性硬膜外血肿 CT 表现**
CT 平扫可见左侧顶部骨板下见双凸性欠均匀高密度影,边界清楚,未跨越中线,局部脑组织受压,中线结构未见明显偏移

开放性骨折则血肿内可见低密度气体影。较小的血肿可在较晚期发现,因血肿溶解、血红蛋白破坏、血肿液化而成为等或低密度。血肿边缘光滑锐利,一般不跨越颅缝,跨越颅缝者往往以颅缝为中心在颅缝两侧各形成一个双凸透镜形,使血肿内缘呈"3"字形或反"3"字形。硬膜外血肿占位表现可视其大

小、范围、有无并发症而异,一般较硬膜下血肿占位轻。硬膜外血肿可多发,可合并其他颅脑损伤。上矢状窦、枕窦、横窦损伤引起的硬膜外血肿还需行冠状扫描。硬膜外血肿一般无须行增强检查。少数慢性血肿呈等或低密度,增强检查可见血肿内缘的包膜强化,有助于诊断。

2. MRI　血肿外形与 CT 上相似(图 5-1-2),血肿呈梭形,边界锐利。血肿信号变化规律与颅内血肿相仿。急性期 $T_1WI$ 血肿呈等信号,血肿内缘可见线样低信号的硬膜,$T_2WI$ 血肿呈低信号。在亚急性期,血肿在 $T_1WI$、$T_2WI$ 上信号逐渐增高,最终均呈高信号。慢性期血肿在 $T_1WI$ 上逐渐呈低信号,$T_2WI$ 呈高信号,但血肿周边含铁血黄素不易吸收,故在 $T_2WI$ 血肿周边呈低信号。

【诊断要点】

1. 外伤史。

2. CT 表现为颅骨内板下方梭形高密度或 MRI 表现为颅骨内板下方梭形病灶,其信号符合出血的信号演变规律,诊断一般不困难。

3. MRI 显示血肿形态与 CT 相仿,急性期为等或低信号,亚急性期和慢性期呈高信号。

【鉴别诊断】

1. **硬膜下血肿**　硬膜下血肿与硬膜外血肿的病因类似,多是外伤致颅骨骨折后板障或者脑膜血管破裂引起,位于硬脑膜与蛛网膜之间,但不同的是 CT 表现为范围较宽的新月形高密度影,可以跨

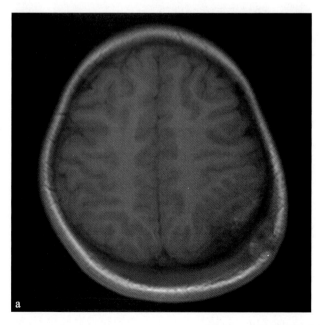
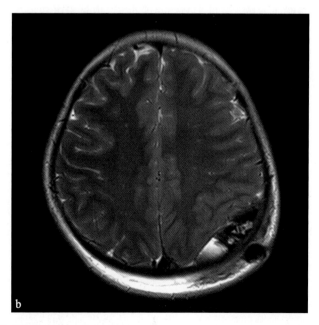

**图 5-1-2　左侧顶部急性硬膜外血肿 MRI 表现**
MRI 横断位(a. $T_1WI$;b. $T_2WI$)示左侧顶部骨板下见梭形等 $T_1$ 混杂长、短 $T_2$ 信号,边界清楚,未跨越中线,局部脑组织受压,中线结构未见明显偏移

颅缝。极少数硬膜下血肿也可呈梭形,有时鉴别困难。鉴别要点在于,硬膜外血肿较局限、边缘光滑、常伴有颅骨骨折,而硬膜下血肿范围较广泛、边缘不甚光滑、占位表现较前者明显,较少伴有颅骨骨折。

2. **大脑半球占位病变** 如脑内血肿、脑肿瘤、脑脓肿及肉芽肿等占位病变,均易与慢性硬膜外血肿发生混淆。区别主要在于无头部外伤史及较为明显的局限性神经功能缺损体征。确诊亦需借助于CT、MRI或脑血管造影。

3. **蛛网膜下腔血肿** 蛛网膜下腔血肿可以表现为颅压增高、意识障碍等。蛛网膜下腔血肿可分为外伤性的和自发性两类:外伤性的可合并硬膜外出血;自发性的常以剧烈、爆炸样头痛起病,其病因多为颅内血管畸形或动脉瘤破裂所致。

(张 勇)

## 第二节 硬膜下血肿与积液

### 【概述】

硬膜下血肿(subdural hematoma)是指颅内出血积聚于硬膜与蛛网膜之间,临床常见,占全部颅内血肿的50%～60%。多由直接暴力所致,出血源于硬膜窦或窦旁桥静脉者称单纯型硬膜下血肿,源于脑皮层灰质挫裂伤、脑表动静脉破裂者称复合型硬膜下血肿。根据血肿形成的时间和伤后症状出现的早晚,可分为急性、亚急性和慢性硬膜下血肿。

硬膜下积液(subdural fluid accumulation)也称硬膜下水瘤,多见于婴幼儿或少年,也见于老年。

### 一、急性硬膜下血肿

### 【临床特点】

急性硬膜下血肿指伤后3天内发生的血肿,占硬膜下血肿的70%,好发于大脑半球凸面,以额极、额颞部最常见。急性硬膜下血肿均由直接暴力所致,大多属于复合型硬膜下血肿。加速性损伤主要造成着力点的冲击性损伤,血肿常在着力点的同侧;减速性损伤除着力点冲击性损伤外,主要造成对冲性损伤,血肿常在对侧,也可双侧。血肿位于硬膜与蛛网膜之间,由于蛛网膜柔软而无张力,血肿在硬膜下潜在间隙内易于蔓延。因此,血肿范围较广泛,但厚度较薄,沿着颅骨内板呈新月形。急性硬膜下血肿的病程短,症状重,迅速恶化,多为持续性昏迷,进行性加重,常有意识障碍,且很少有中间清醒期,颅内压增高、脑疝症状、去大脑强直等出现较

早,局部定位体征不明显。

### 【影像检查技术与优选】

急性硬膜下血肿以CT作为首选影像学检查方法,一般不宜行MRI检查。少数疑有颅底、颅顶区硬膜下血肿而冠状CT扫描不能配合或冠状重建不满意者,在条件允许情况下可行MRI检查。

### 【影像学表现】

1. **CT** 表现为颅骨内板下方新月形或半月形高密度区(图5-2-1)。伤后三天内血块凝固收缩,血清吸收,血红蛋白浓缩使血肿密度增高CT值可达70～80Hu。少数硬膜下血肿早期即可呈混杂密度或低密度,系蛛网膜破裂,脑脊液混入所致。贫血患者血红蛋白含量低,血肿密度较低,甚至接近等密度。硬膜下血肿范围广泛,可超越颅缝,且常并发脑挫裂伤,故占位表现较硬膜外血肿明显。值得注意的是,前、中颅凹及颅顶区的硬膜下血肿在横断扫描常难发现,需行冠状位或斜位扫描。另外,由于螺旋CT的Z轴分辨率提高,使冠、矢状重建图像质量改善,有助于上述区域血肿的诊断。

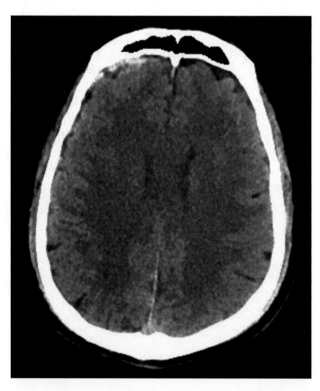

**图 5-2-1 右侧额顶部急性硬膜下血肿CT表现**
CT平扫示右侧额顶部硬膜下可见新月形状高密度影,范围广泛,跨越颅缝,局部脑组织受压,中线结构未见明显偏移

2. **MRI** 表现为颅骨内板下方新月形或半月形异常信号区,其信号改变与急性硬膜外血肿相似,即$T_1WI$呈等信号,$T_2WI$呈低信号。急性硬膜下血肿可因蛛网膜破裂,脑脊液混入而呈混杂信号(图5-2-2)。

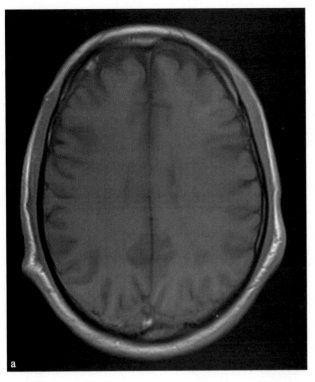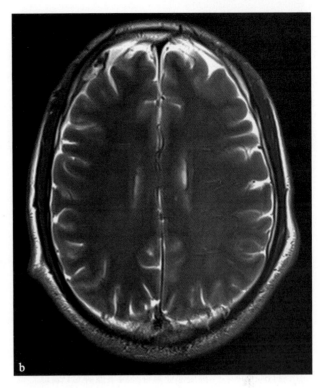

图 5-2-2　右侧额顶部急性硬膜下血肿 MRI 表现

MRI 横断位（a. $T_1WI$；b. $T_2WI$）示右侧额顶部硬膜下可见新月形等/短 $T_1$、混杂短 $T_2$ 信号，范围广泛，跨越颅缝，局部脑组织受压，中线结构未见明显偏移

**【诊断要点】**

1. 头颅外伤史。

2. CT 表现为颅骨内板下方新月形或半月形高密度、混杂高密度影，诊断一般不困难。

**【鉴别诊断】**

1. **硬膜外血肿**　硬膜外血肿与硬膜下血肿的病因类似，多是外伤致血管破裂引起，部位是硬脑膜与颅骨的间隙之间，但不同的是 CT 表现为范围较局限的双凸透镜形，一般不超过颅缝。极少数硬膜下血肿也可呈梭形，与硬膜外血肿鉴别有一定困难，鉴别要点在于，硬膜外血肿较局限、边缘光滑、常伴有颅骨骨折，而硬膜下血肿范围较广泛、边缘不甚光滑、占位表现较前者明显，较少伴有颅骨骨折。

2. **硬膜下脓肿**　硬膜下脓肿与硬膜下血肿均位于是硬脑膜与蛛网膜之间。依据 MRI 信号强度或 CT 值，结合临床表现易于鉴别。

3. **蛛网膜下腔血肿**　蛛网膜下腔血肿可以表现为颅压增高、意识障碍等。外伤性蛛网膜下腔血肿可合并硬膜外出血，要与硬膜下血肿相鉴别；自发性蛛网膜下腔血肿常以剧烈、爆炸样头痛起病，其病因多为颅内血管畸形或动脉瘤破裂。

## 二、亚急性硬膜下血肿

**【临床特点】**

亚急性硬膜下血肿指伤后 4 天～3 周内的血肿，约占硬膜下血肿的 5%。其致伤因素、出血来源及好发部位与急性硬膜下血肿基本相同，只是原发损伤相对较轻，出血较缓慢，血肿形成较晚，呈新月形或半月形。临床表现较急性者出现得晚且轻，可有意识障碍和脑疝。

**【影像检查技术与优选】**

亚急性硬膜下血肿同样以 CT 作为首选影像学方法。MRI 对发现颅顶、颅底区硬膜下血肿以及小的等密度硬膜下血肿优于 CT。对亚急性期血肿的提示，MRI 要优于 CT。但由于 MRI 检查时间长、费用高、难以显示并发的颅骨骨折、不便于危重患者抢救，因此不作为首选检查，可作为 CT 的补充。

**【影像学表现】**

1. **CT**　表现为颅骨内板下方新月形或半月形高密度、等密度或混杂密度区（图 5-2-3）。亚急性硬膜下血肿的较早期，血肿密度与急性期相似呈高密度。由于血红蛋白不断溶解、吸收，血肿密度逐渐减低，大约伤后 1～2 周可变为等密度。CT 仅表现灰白质界面内移，脑沟消失，脑室变形，中线结构向

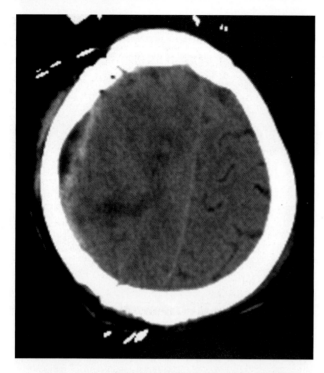

**图5-2-3　右侧额顶部亚急性硬膜下血肿CT表现**

CT平扫示右侧额顶部硬膜下可见新月形状高、低混杂密度影，范围广泛，跨越颅缝，局部脑组织受压，中线结构向左偏移

健侧移位。有脑萎缩的外伤者一侧不显示脑沟和脑室扩大则提示本病。增强检查可见血肿边缘点状或线状血管强化，从而显示血肿轮廓。随着红细胞崩

解，细胞碎片及血块沉积于血肿下方，血肿呈混杂密度，上部为低密度，下部为高或等密度，两者常有清楚的界面，但也可分界不清。

2. MRI　表现为颅骨内板下方新月形或半月形异常信号区，其信号经历由$T_1WI$上的等信号、$T_2WI$上的低信号向高信号的演变过程（图5-2-4）。这种变化常从血肿周边开始，所以血肿$T_1$信号的增高标志着亚急性期的开始。此后血肿$T_2WI$也呈高信号，最终血肿在$T_1WI$、$T_2WI$为均匀高信号区。

【诊断要点】

1. 头颅外伤史。

2. CT表现为颅骨内板下方新月形、半月形高密度或混杂密度，MRI表现为$T_1WI$和$T_2WI$上高信号可诊断。等密度硬膜下血肿在CT上根据灰白质界面内移及其他占位表现亦可诊断。一侧出现硬膜下血肿，而中线结构向患侧移位，即出现矛盾性占位表现，则提示对侧有更大的等密度血肿。双侧硬膜下血肿，其中一侧较小且为等密度，易被忽视而漏诊，增强检查有助于诊断，但MRI更敏感。

【鉴别诊断】

1. **硬膜外血肿**　硬膜外血肿与硬膜下血肿的病因类似，多是外伤致血管破裂引起，部位是硬脑膜与颅骨的间隙之间，但不同的是CT表现为范围较局限的双凸透镜形，一般不超过颅缝。极少数硬

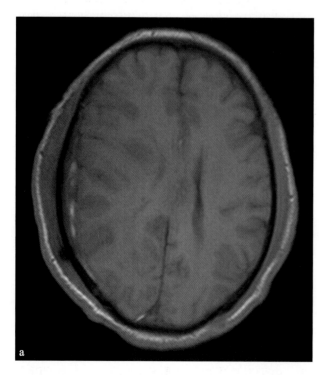

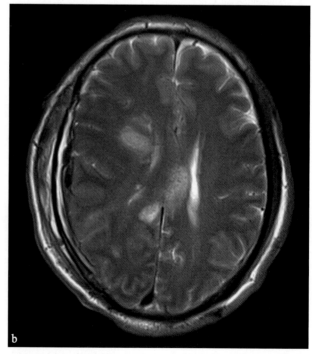

**图5-2-4　右侧额顶部亚急性硬膜下血肿MRI表现**

MRI横断位（a. $T_1WI$；b. $T_2WI$）示右侧额顶部硬膜下可见新月形状混杂等/短$T_1$、长/短$T_2$信号，范围广泛，跨越颅缝，局部脑组织受压，中线结构向左偏移

膜下血肿也可呈梭形,与硬膜外血肿鉴别有一定困难,鉴别要点在于,硬膜外血肿较局限、边缘光滑、常伴有颅骨骨折,而硬膜下血肿范围较广泛、边缘不甚光滑、占位表现较前者明显,较少伴有颅骨骨折。

**2. 硬膜下脓肿** 硬膜下血肿与硬膜下脓肿均位于是硬脑膜与蛛网膜之间。依据 MRI 信号强度或 CT 值,结合临床表现易于鉴别。

### 三、慢性硬膜下血肿

**【临床特点】**

慢性硬膜下血肿指伤后 3 周以上的血肿,约占硬膜下血肿的 25%。慢性硬膜下血肿并非急性、亚急性硬膜下血肿的迁延,而有其自身的病理过程。可为直接暴力伤,也可为间接暴力伤,外伤轻微,甚至被忽略。好发于老年,系因脑萎缩使脑表面与颅骨内板间隙增宽,致使外伤时脑组织在颅腔内移动度增大,悬跨于灰质表面与硬膜窦之间的桥静脉很容易断裂出血。出血量小而且缓慢,沿着硬膜下间隙缓慢扩散,早期不形成明显占位。伤后 3 周以上血肿周围形成包膜,将血肿包裹。血肿可不断增大形成半月形或双凸透镜形。造成血肿增大的原因,传统观点认为是血肿液化,血红蛋白分解,渗透压增高,使血肿外液体渗入所致。目前多数研究证明,血肿不断扩大与脑萎缩、颅内压降低、静脉压力增高及凝血机制障碍等有关。慢性硬膜下血肿常不伴有脑挫裂伤,为单纯型硬膜下血肿。患者症状轻微,可有头痛、头晕,也可无症状。多于伤后数周或数月出现颅内压增高、神经功能障碍及精神症状,表现为头痛、乏力、轻偏瘫、反应迟钝。

**【影像检查技术与优选】**

慢性硬膜下血肿同样以 CT 作为首选影像学方法。然而在慢性低密度的硬膜下血肿诊断困难时,MRI 多序列成像,能显示出血肿的异常信号,特别对于 CT 上双侧等密度硬膜下血肿,MRI 具有独特优势。

**【影像学表现】**

1. CT 表现为颅骨内板下方新月形、半月形,低密度、等密度、高密度或混杂密度区(图 5-2-5)。血肿的密度和形态与出血的时间、血肿大小、吸收情况及有无再出血有关。慢性期的较早期,血肿多呈混杂密度或等密度,也可为高密度,一般随时间延迟血红蛋白不断溶解和吸收,血肿密度呈逐渐降低的趋势,等密度逐渐变为低密度,混杂密度区内低密度部分越来越多,直至变为低密度。

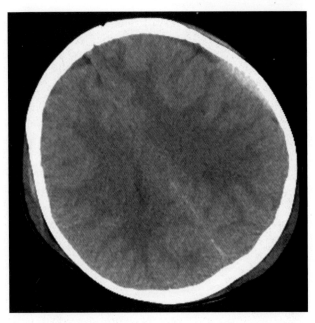

**图 5-2-5 左侧额顶部慢性硬膜下血肿 CT 表现**

CT 平扫示左侧额顶部硬膜下可见新月形状高、低混杂密度影,范围广泛,跨越颅缝,局部脑组织受压,中线结构未见明显偏移

2. MRI 表现为颅骨内板下方新月形、半月形异常信号区(图 5-2-6)。慢性硬膜下血肿早期信号强度与亚急性者相仿,随着时间的推移高铁血红蛋白继续氧化变性,变成血红素,后者为一种自旋性、非顺磁性的铁化合物,其 $T_1$ 时间长于顺磁性的高铁血红蛋白,故信号强度在 $T_1WI$ 上低于亚急性者,但因其蛋白含量仍高,故其信号强度仍高于脑脊液,在 $T_2WI$ 上也呈高信号。

**【诊断要点】**

与亚急性硬膜下血肿相似。

**【鉴别诊断】**

与亚急性硬膜下血肿相似。

### 四、硬膜下积液

**【临床特点】**

硬膜下积液占颅脑损伤的 0.5%～1%,好发于一侧或两侧额、颞区,双侧者占 50% 左右。系外伤引起蛛网膜撕裂,形成活瓣,使脑脊液进入硬膜下腔不能回流;或液体进入硬膜下腔后,蛛网膜破裂处被血肿或水肿阻塞而形成。积液内液体为水样,呈淡黄色或淡红色,蛋白质含量较脑脊液高。硬膜下积液有急性和慢性之分。急性少见,在数小时内形成。慢性形成很晚。硬膜下积液可因出血而成为硬膜下血肿。临床上可无症状,也可有颅内压增高、神经功能损害和头颅局部或整体增大的临床表现。

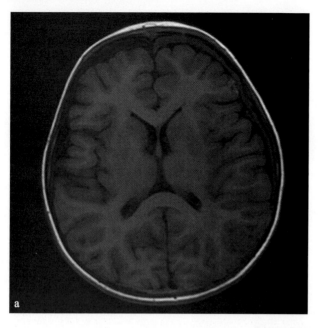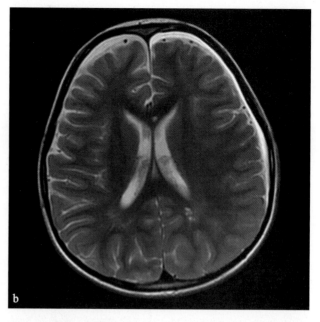

**图 5-2-6 左侧额顶部慢性硬膜下血肿 MRI 表现**

MRI 横断位（a. $T_1WI$；b. $T_2WI$）示左侧额顶部硬膜下可见新月形状等 $T_1$、长 $T_2$ 信号，范围广泛，跨越颅缝，局部脑组织受压，中线结构未见明显偏移

**【影像检查技术与优选】**

CT 和 MRI 均可确证，诊断可靠。但由于 MRI 检查时间长、价格昂贵等的限制，CT 仍作为首选检查。

**【影像学表现】**

1. **X 线** 头颅 X 线平片上，大的积液可出现头颅增大和颅压增高征象，局限性积液则可致局部颅壁菲薄，向外膨出。

2. **CT** 表现为颅骨内板下方新月形均匀低密度区，密度与脑脊液相似，CT 值平均 7Hu，常位于一侧或两侧额、颞区，两侧者低密度区深入前纵裂而呈 M 形（图 5-2-7）。一般无或仅有轻微占位表现，周围无水肿。个别病例随访观察病灶密度可以增高，由低密度变为等密度、混杂密度，甚至高密度，系合并出血所致。纵裂硬膜下积液表现为纵裂池区增宽，大脑镰旁为脑脊液样低密度区。

3. **MRI** 病灶 $T_1WI$ 为均匀低信号，$T_2WI$ 为均匀高信号，FLAIR 呈低信号改变（图 5-2-8）。而形态和位置与 CT 所见相同。

**【诊断要点】**

CT 显示颅骨内板下方新月形脑脊液样低密度区，或 MRI 显示颅骨内板下方新月形 $T_1WI$ 低信号、$T_2WI$ 高信号，可诊断为硬膜下积液，诊断不困难。硬膜下积液出血较新鲜者 CT、MRI 均敏感，但陈旧性出血 CT 远不如 MRI 敏感。

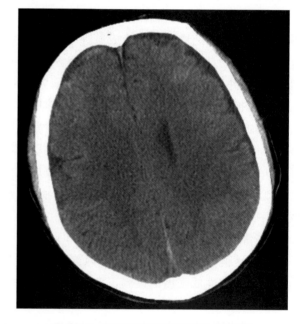

**图 5-2-7 双侧额部硬膜下积液 CT 表现**

CT 平扫示双侧额部硬膜下可见新月形状低密度影，跨越颅中线，局部脑组织轻度受压，中线结构未见明显偏移

**【鉴别诊断】**

1. **硬膜下血肿** 硬膜下血肿与硬膜下积液均是由外伤引起，位于硬脑膜与蛛网膜之间。依据 MRI 信号强度或 CT 值，易于鉴别。

2. **硬膜下脓肿** 硬膜下积液与硬膜下脓肿均位于硬脑膜与蛛网膜之间。依据 MRI 信号强度或 CT 值，结合临床表现易于鉴别。

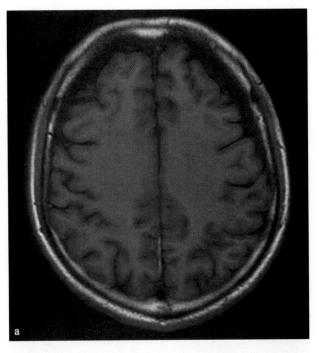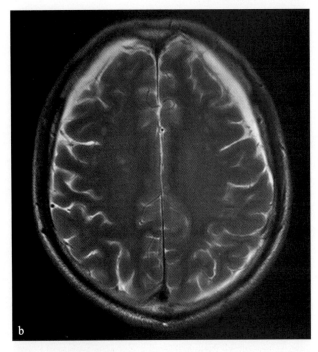

**图 5-2-8 双侧额部硬膜下积液 MRI 表现**

MRI 横断位（a. T₁WI；b. T₂WI）示双侧额部硬膜下可见新月形状长 T₁、长 T₂ 信号，跨越颅中线，局部脑组织轻度受压，中线结构未见明显偏移

（张 勇）

# 第三节 外伤性蛛网膜下腔出血

## 【概述】

蛛网膜下腔出血（subarachnoid hemorrhage，SAH）是由于颅内血管破裂，血液进入蛛网膜下腔所致。可分为自发性和外伤性，自发性中以颅内动脉瘤（75%～80%）、高血压动脉硬化（15%）和 AVM（6%）最多见。以下主要叙述外伤性 SAH。外伤性蛛网膜下腔出血可发生于任何年龄的人群，是外伤所致颅内血管破裂，血液进入蛛网膜下腔积聚所致。脑挫裂伤是外伤性蛛网膜下腔出血的最主要原因，二者常并发。

## 【临床特点】

蛛网膜下腔出血的典型临床表现为剧烈头痛、呕吐、意识障碍、脑膜刺激征、血性脑脊液及相应的脑 CT（蛛网膜下腔高密度影）、MRI 表现。但是，由于发病年龄、病变部位、破裂血管的大小等，临床表现差异较大，轻者可没有明显症状和体征，重者外伤后昏迷并在短期内死亡。

## 【影像检查技术与优选】

CT 是检查蛛网膜下腔出血的快速、相对安全和阳性率较高的手段，所以脑 CT 检查为首选检查方法。急性期 SAH，CT 较 MRI 敏感，而亚急性期和慢性期，则 MRI 优于 CT。

## 【影像学表现】

1. CT SAH 的直接征象为脑沟、脑池密度增高，出血量大时呈铸型。大脑前动脉破裂，血液多积聚于视交叉池、侧裂池前部；大脑中动脉破裂，血液多积聚于一侧外侧裂池附近，亦可向内流；颈内动脉破裂，血液也以大脑外侧裂池为多；基底动脉破裂血液主要积聚于脚间池和环池。CT 上血液集聚区显示为片状高密度影（图 5-3-1）。间接征象有：

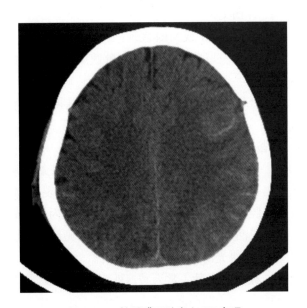

**图 5-3-1 蛛网膜下腔出血 CT 表现**

CT 平扫示左侧额顶叶脑沟及大脑镰旁见多发线样高密度影，范围广泛，边界欠清

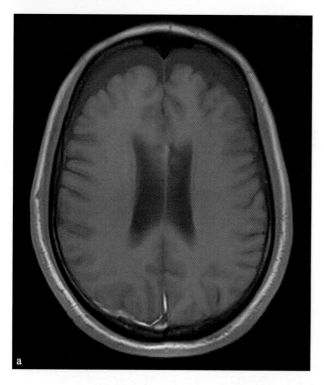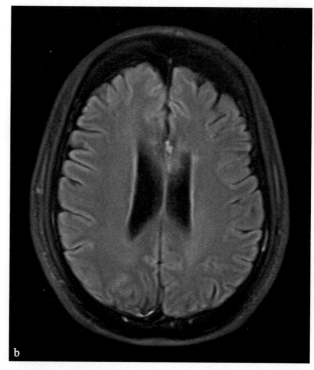

**图 5-3-2　蛛网膜下腔出血 MRI 表现**
MRI 横断位（a. $T_1WI$；b. FLAIR）示右侧顶叶脑沟及大脑镰旁见均匀 $T_1WI$ 及 FLAIR 高信号影，边界欠清

脑积水、脑水肿、脑梗死、脑内血肿、脑室内出血、脑疝等。

2. MRI　24h 内的急性 SAH 在 $T_1WI$ 上呈比脑脊液稍高信号影，$T_2WI$ 呈比脑脊液稍低信号影（图 5-3-2），但敏感性不如 CT。亚急性期可在蛛网膜下腔内出现局灶性短 $T_1$ 信号影。慢性期则在 $T_2WI$ 上出现含铁血黄素沉积形成的低信号影，较具特征性。

【诊断要点】

1. 外伤史。

2. 相应的 CT 或 MRI 表现。

3. 临床三联症：剧烈头痛、脑膜刺激征和血性脑脊液。

结合以上三点，不难诊断外伤性蛛网膜下腔出血。

【鉴别诊断】

1. **硬膜外血肿**　硬膜外血肿与外伤性蛛网膜下腔出血的病因类似，均由外伤致血管破裂引起，但所在腔隙不同，且硬膜外血肿 CT 表现为范围较局限的双凸透镜形，一般不超过颅缝。硬膜外血肿较局限、边缘光滑、常伴有颅骨骨折。

2. **硬膜下血肿**　常为减速性头外伤所致，好发于额颞部，居于脑凸面硬膜与蛛网膜之间。CT 呈新月形或半月形高密度影，范围广泛，甚至蔓延整个大脑半球。临床为持续性昏迷，无中间清醒期，需

与蛛网膜下腔出血仔细鉴别。

3. **硬膜下脓肿**　硬膜下脓肿与蛛网膜下腔出血所在腔隙不同，且依据 MRI 信号强度或 CT 值，结合临床表现易于鉴别。

（张　勇）

## 第四节　脑内血肿

【概述】

脑内血肿（intracerebral hematoma）分为外伤性脑内血肿和自发性脑内血肿。以出血性损伤为主的脑挫裂伤与外伤性脑内血肿之间无明确界限，一般将出血灶较大者称为血肿，较小者称为脑挫裂伤。外伤性脑内血肿约占颅内血肿的 5%，源于直接暴力，多系对冲性损伤，着力点冲击性损伤次之。血肿可发生脑组织的任何部位，但 80% 左右在额、颞叶，常较表浅，单发或多发。绝大多数为急性血肿且伴有脑挫裂伤和 / 或急性硬膜下血肿。少数为迟发血肿，多于伤后 48～72h 内复查 CT 时发现。

【临床特点】

外伤性脑内血肿常位于脑组织内，伤后多有不同程度的意识障碍，如位于功能区则有神经定位体征，颅内压增高表现，也可发生脑疝。

【影像检查技术与优选】

外伤性脑内血肿急性期以 CT 作为首选影像学检查方法，优于 MRI。即使血肿进入亚急性期呈等密度，根据占位表现和周围水肿，结合外伤史，CT 亦可诊断。

【影像学表现】

1. CT

（1）急性期（包括超急性期）：脑内圆形、类圆形或不规则形高密度灶，CT 值在 50～80Hu，灶周出现水肿，血肿较大者可有占位效应（图 5-4-1）。

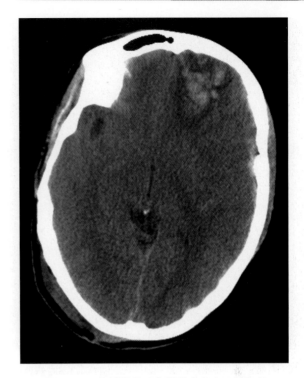

图 5-4-2 右侧额叶亚急性脑内出血 CT 表现

CT 平扫示左侧额叶见不规则片状高密度影，周围见小片状水肿带，邻近脑沟变浅，中线轻度右移

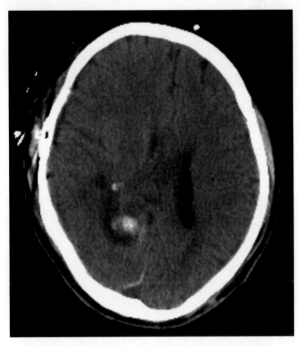

图 5-4-1 右侧顶叶急性期脑内出血 CT 表现

CT 平扫示右侧顶叶见团片状高密度影，周围见低密度水肿带，右侧脑室受压，邻近脑沟变浅，中线轻度左移

（2）亚急性期：血肿密度逐渐降低，灶周水肿由明显到逐步减轻；血肿周边吸收，中央仍呈高密度，出现融冰征（图 5-4-2）；增强扫描病灶呈环形强化，呈现靶征。

（3）慢性期：病灶呈圆形、类圆形或裂隙状低密度区。

2. MRI  MRI 在显示出血、血肿形成时间方面有独特优势，其信号强度与血肿内成分的演变有关；可反映血肿内血红蛋白、氧合血红蛋白、去氧血红蛋白、高铁血红蛋白、含铁血黄素的演变过程。

（1）超急性期：血肿内血红蛋白完整，含有氧合血红蛋白和类似血液的蛋白溶液，在高场强 MRI 时，$T_1WI$ 呈等信号，$T_2WI$ 呈高信号；在低场强 MRI 时，$T_1WI$ 可能为高信号（低场强设备对蛋白质敏感）。出血 3h 出现灶周水肿，血肿较大时可出现占位效应。

（2）急性期：完整红细胞内的氧合血红蛋白变为去氧血红蛋白，血肿在 $T_1WI$ 呈等或略低信号，$T_2WI$ 呈低信号（图 5-4-3）。

（3）亚急性期：早期细胞内去氧血红蛋白转变为高铁血红蛋白，$T_1WI$、$T_2WI$ 均为周边环形高信号、病灶中心低信号或等信号；随着红细胞溶解，出现游离高铁血红蛋白，$T_1WI$、$T_2WI$ 均为高信号（图 5-4-4）。

（4）慢性期：高铁血红蛋白演变为含铁血黄素，信号为：① $T_1WI$ 和 $T_2WI$ 表现为高信号血肿周围包绕一圈低信号环；②血肿充分吸收，$T_1WI$ 和 $T_2WI$ 均表现为斑点样不均匀略低或低信号影；③软化灶形成，$T_1WI$ 低信号，$T_2WI$ 高信号，周边为低信号影环绕。

【诊断要点】

CT 诊断外伤性脑内血肿很容易，值得注意的是，对伤后 CT 无明显异常，而有进行性意识障碍者，应行 CT 复查，以发现迟发性血肿。

【鉴别诊断】

1. 脑外血肿  脑内血肿邻近颅骨内板时应与脑外血肿鉴别，前者与颅骨内板相交呈锐角，与颅

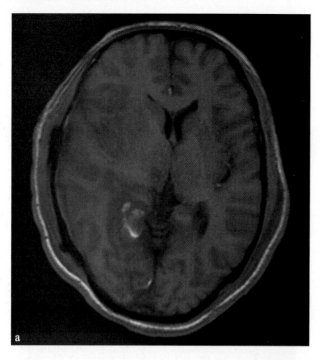
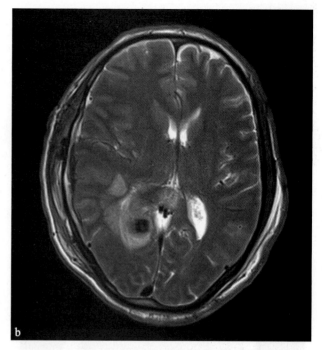

**图 5-4-3 右侧顶叶急性期脑内出血 MRI 表现**

MRI 横断位（a. $T_1WI$；b. $T_2WI$）示右侧顶枕叶见团片状不均匀等、短 $T_1$、短 $T_2$ 信号，周围见高信号水肿带，右侧脑室受压，邻近脑沟变浅，中线轻度左移

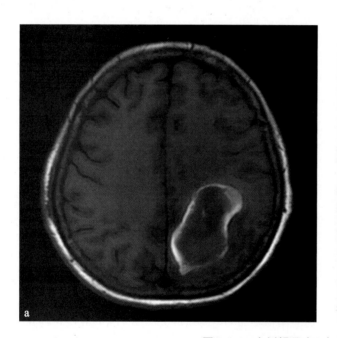
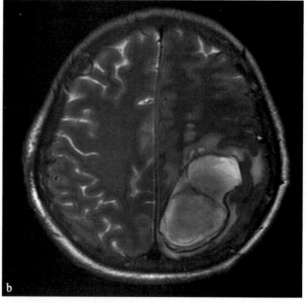

**图 5-4-4 左侧额顶叶亚急性期脑内出血 MRI 表现**

MRI 横断位（a. $T_1WI$；b. $T_2WI$）示左侧额顶叶见较大团片异常信号，病变中央见稍长 $T_1$ 稍短 $T_2$ 信号，外周呈环形短 $T_1$、长 $T_2$ 信号，边缘环绕短 $T_2$ 信号，病变周围见片状水肿信号影

骨相贴段的长度小于血肿最宽径，血肿周围常有水肿带；后者与颅骨内板相交呈钝角，最宽径与颅骨相贴，周围常无水肿带，一般不难鉴别。但邻近颅底、颅顶时，由于部分容积效应，横断扫描常难以鉴别，应行 CT 冠状位扫描或 MRI 冠状成像。

**2. 高血压性脑内血肿** 高血压性脑内血肿与外伤性脑内血肿具有相似的演变规律，鉴别时除外外伤史，血肿的位置对于鉴别诊断有一定的帮助。高血压性脑内血肿常位于基底节区、大脑半球、脑干及小脑，而外伤性脑内血肿与外伤着力点有相关性，位置较浅。

（张 勇）

## 第五节 脑挫裂伤

**【概述】**

脑挫裂伤(contusion and laceration of brain)是指颅脑损伤所致的脑组织器质性损伤,包括脑挫伤和脑裂伤两种,是最常见的颅脑损伤之一。脑挫伤(contusion of brain)指外伤引起的皮质和深层的散发小出血灶、局部静脉淤血、脑水肿和脑肿胀;脑裂伤(laceration of brain)则指外力作用下脑组织、脑膜和血管撕裂。两者常同时存在,故统称脑挫裂伤,可以出血性损伤为主,也可以非出血性损伤为主。脑挫裂伤系直接暴力所致,可为着力点冲击性损伤,更多则为对冲性损伤。以额极、颞极和额叶眶面最易受损,多发生在皮层灰质及灰质下表浅部位,严重者可损伤深部结构,如脑干、胼胝体等。

**【临床特点】**

脑挫裂伤的范围、程度和预后差异很大,可为小的局灶损伤,预后良好,也可为广泛弥漫损伤,预后极差;可单发,可多发,多发者约占30%。脑挫裂伤常伴发不同程度的蛛网膜下腔出血,约40%并发其他类型的颅脑损伤,约75%并发颅骨骨折。脑挫裂伤的小出血灶可发展成脑内血肿。脑挫裂伤临床表现轻重悬殊,轻者仅有头痛、呕吐等症状,重者可有不同程度的意识障碍,甚至深度昏迷,并可出现生命体征的变化。并发蛛网膜下腔出血者可出现脑膜刺激征。脑功能区损伤则出现相应的定位体征。

**【影像检查技术与优选】**

以出血性损伤为主的脑挫裂伤的急性期,CT较MRI敏感,而以非出血性损伤为主者以及脑干、小脑区的脑挫裂伤则MRI优于CT。

**【影像学表现】**

1. CT 表现为低密度水肿区内多发、散在斑点状高密度出血灶,小灶性出血可相互融合(图5-5-1)。病变小而局限者占位表现不明显,病变广泛者占位效应明显。动态观察,早期低密度水肿区逐渐扩大,约第3~5天达到高峰,以后随时间推移,出血灶吸收则病变演变为低密度,水肿范围逐渐缩小,占位效应逐渐减轻,最终形成软化灶,病变范围小者可不留痕迹;如继续出血则可形成脑内血肿,占位表现加重。

2. MRI 水肿及其中散在小灶性出血是脑挫裂伤MRI信号变化的基础。急性期 $T_1WI$ 水肿表现为低信号,出血灶为等信号,整个病灶表现为均匀

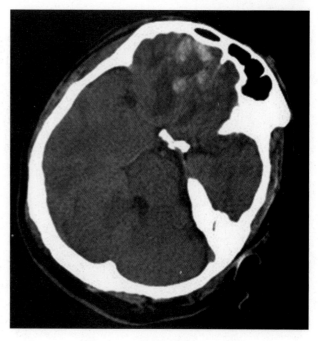

**图5-5-1 右额脑挫裂伤CT表现**

CT平扫示右侧额叶低密度水肿区内多发、散在斑点状高密度出血灶,边界不清,局部脑组织略肿胀,中线结构稍左偏

或不均匀的低信号;在 $T_2WI$ 水肿表现为高信号,出血灶为低信号,整个病灶表现为不均匀高信号。亚急性期,在 $T_1WI$ 出血灶信号逐渐演变为高信号,与水肿区的低信号形成混杂信号;在 $T_2WI$,出血灶信号逐渐演变为高信号,与水肿的高信号一起,整个病灶呈高信号(图5-5-2)。慢性期,在 $T_1WI$ 呈现由混杂信号向低信号的演变,在 $T_2WI$ 由于含铁血黄素的形成在高信号内出现低信号。脑挫裂伤病灶内水肿与出血的比例各异,有以水肿信号为主者,也有以出血为主者。

**【诊断要点】**

1. 外伤史。

2. 意识障碍重,时间长,有颅压增高和局灶性脑损伤症状和体征。

3. CT平扫,急性期表现为低密度区内散在高密度出血灶及占位征象;后期表现为脑内局灶性软化伴有脑萎缩征象。

4. MRI表现为病灶内水肿、出血混杂信号。早期有占位征象,晚期有萎缩征象。综合以上要点,脑挫裂伤不难诊断。

**【鉴别诊断】**

1. 硬膜下血肿 常为减速性头外伤所致,好发于额颞部,居于脑凸面硬膜与蛛网膜之间。CT呈新月形或半月形高密度影,范围广泛,甚至蔓延整个大脑半球。临床为持续性昏迷,无中间清醒期。常

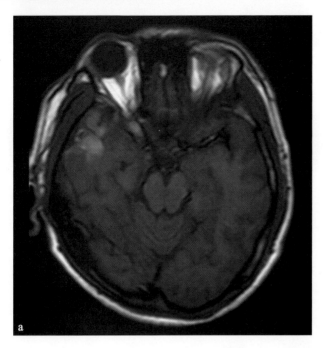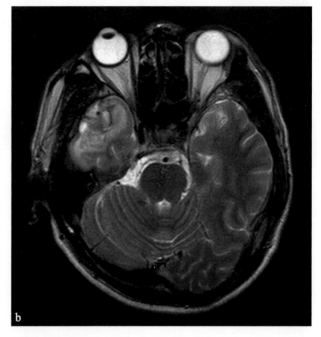

**图 5-5-2　右侧颞叶脑挫裂伤 MRI 表现**

MRI 横断位（a. $T_1WI$；b. $T_2WI$）示右侧颞叶可见团片状短 $T_1$ 混杂长、短 $T_2$ 信号，边界不清，周围见不规则状水肿信号

与脑挫裂伤同时存在，需仔细鉴别。

2. **硬膜外血肿**　常为加速性头外伤所致，好发于颞叶、额顶和颞顶部，居于颅骨与硬膜之间。CT平扫示颅骨内板下双凸形高密度影，边界锐利，范围局限。常伴脑水肿或脑梗死。临床有中间清醒期。

3. **脑内血肿**　分为外伤性脑内血肿和自发性脑内血肿。以出血性损伤为主的脑挫裂伤与外伤性脑内血肿之间本无明确界限，一般将出血灶较大者称为血肿，较小者称为脑挫裂伤。外伤性脑内血肿，血肿常位于脑组织内，伤后多有意识障碍，如位于功能区则有神经定位体征，颅内压增高表现，头颅 CT 平扫可见脑组织内片状高密度影，边界清晰，可资鉴别；自发性脑内血肿常见于中老年人，多有高血压、糖尿病等病史，出血部位以基底节区（中年人，高血压性脑出血）或枕叶（高龄患者，脑动脉淀粉样变性）常见，结合临床病史可以鉴别。

（张　勇）

## 第六节　脑水肿和脑肿胀

### 【概述】

脑水肿（cerebral edema）为脑细胞外水肿；脑肿胀（cerebral swelling）为脑细胞内水肿。两者常同时存在难以区分。在颅脑损伤、颅内占位、颅内炎症、脑血管病、脑缺氧以及许多全身疾病均可发生。就颅脑损伤而言，可因创伤后血-脑屏障功能障碍或微循环障碍导致原发性脑水肿和脑肿胀，也可继发于脑出血、脑挫裂伤、弥漫性轴索损伤等其他颅脑损伤。

### 【临床特点】

临床上，脑水肿和脑肿胀自身可引起头痛、呕吐等颅内压增高症状，继发于其他颅脑损伤则有相应临床表现。

### 【影像检查技术与优选】

对脑水肿和脑肿胀的诊断 MRI 比 CT 更敏感、准确。

### 【影像学表现】

1. **CT**　表现为局限性或弥漫性低密度区，CT值为 8～25Hu，一般于伤后 3h～3 天出现，以 12～24h 期间最为显著，可持续数周。弥漫者表现为大脑半球广泛性密度减低，如为一侧病变则中线结构向对侧移位，脑室受压变小、脑池消失；局限者则占位表现轻微。儿童急性严重普遍脑肿胀则因脑血管自身调节机制丧失，血管扩张使得脑内血流量增加，脑血容量增加，整个大脑充血肿胀，CT 值反而轻度增高。儿童外伤后，少数患者 CT 显示基底核区低密度灶，可与血管痉挛缺血或引起梗死有关，临床出现偏瘫，多数随访检查低密度区可消失，临床症状改善，但也有低密度区持续存在，最终形成软化灶。

2. **MRI**　表现为局限性或弥漫性 $T_2WI$ 高信号，$T_1WI$ 低信号（图 5-6-1、图 5-6-2），占位表现与CT相同。

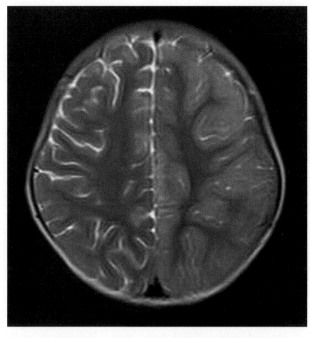

**图 5-6-1　左侧大脑半球脑肿胀 MRI 表现**

MRI 横断位（T₂WI）示左侧大脑半球皮质及深部白质脑回状长 T₂ 信号，脑回增大，脑沟变浅

【诊断要点】

1. 外伤后 CT 显示局限性或弥漫性低密度。

2. MRI 表现为 T₂WI 高信号，T₁WI 低信号。综合以上两点一般可以诊断。

【鉴别诊断】

1. **弥漫性轴索损伤**　有时弥漫性轴索损伤在 CT、MRI 上仅表现为弥漫性脑水肿，但病情危重，有持续性意识障碍，复查 CT、MRI 常可发现大脑灰白质交界区、胼胝体、脑干及基底核区小的局灶性病变，可资鉴别。

2. **外伤性脑梗死**　外伤性脑梗死常发生在相应的闭塞动脉分布区，易于鉴别。少数重度颅脑损伤形成小脑幕切迹疝时，压迫大脑后动脉造成枕叶和颞叶后部大片梗死，需与该区域脑水肿鉴别。鉴别点在于：前者同时累及灰白质，内缘以大脑镰、小脑幕为界，后缘直达颅骨内板，边界清楚，后者主要累及白质，边界欠清；前者继发于重型颅脑损伤所致的小脑幕切迹疝，于脑疝后 CT、MRI 复查出现，后者与小脑幕切迹疝无关；前者意识清醒后有对侧偏盲并可成为后遗症，后者无此表现；前者如患者得以生存则梗死区最终形成软化灶，后者不留痕迹。

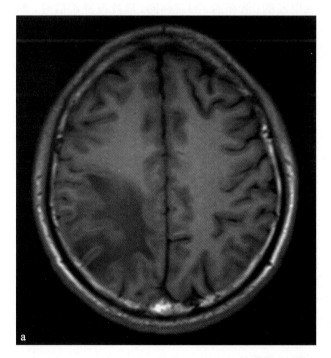
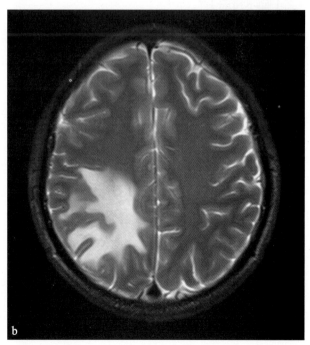

**图 5-6-2　右顶叶脑水肿 MRI 表现**

MRI 横断位（a. T₁WI；b. T₂WI）示右顶叶皮层下及深部白质间大片状/指压状不均匀长 T₁WI 长 T₂WI 信号影，边界尚清，相邻脑实质受压，脑沟裂稍变浅

（张　勇）

## 第七节　弥漫性轴索损伤

### 【概述】

弥漫性轴索损伤（diffuse axonal injury，DAI）是以弥漫性神经轴索和毛细血管损伤为特征的原发性脑损伤。其产生机制为，脑内各种组织的质量不同，即使灰质和白质的质量也有差别，因此，其运动的加速度及惯性也不同，又由于脑组织的不易屈性，以致外伤情况下突然的加、减速运动可使各种组织间产生相对位移形成一种剪切力，造成神经轴索、毛细血管的损伤。这种损伤好发于不同质量的组织结构之间，如大脑灰质、白质结合处的脑白质以及胼胝体、基底核、内囊、上部脑干（中脑和脑桥）背侧面等中轴结构，损伤呈局灶性、非对称性弥漫分布，其中额叶、颞叶最常受累，胼胝体次之。可以出血性损伤为主，也可以非出血性损伤为主。常有弥漫性脑水肿和蛛网膜下腔出血。镜下，神经轴索损伤表现为轴索的扭曲、肿胀、断裂、轴浆外溢、轴索回缩球的形成及间质水肿，随时间延迟出现小胶质细胞簇；毛细血管损伤表现为针尖样微小出血灶，可相互融合形成小片出血。

### 【临床特点】

DAI 是一种严重的颅脑损伤，临床上多数病情危重，意识障碍是最主要的临床表现，其主要原因是广泛的轴索损伤使皮层和皮层下中枢失去联系，昏迷程度与轴索损伤数量和程度有关，一般无中间清醒期，重者深昏迷以至死亡或呈植物状态，轻者可有一过性意识丧失。此外，可有不同程度的精神、智力以及运动、感觉障碍。DAI 死率约 50%，生存者可有不同程度的后遗症，致残率高，而恢复良好者不足 25%。

### 【影像检查技术与优选】

由于 MRI 检查时间长，急救设备不能进入检查室，而 DAI 多为有意识障碍的重型颅脑损伤，所以，仍以 CT 作为首选影像学检查。CT 所见不能解释的严重临床表现，条件允许时应行 MRI 检查。MRI 检查对 DAI 的诊断敏感性明显优于 CT，MRI 能够显示更小和改变更轻微的病灶，特别是对胼胝体和后颅窝的观察更是 CT 所不能及。

### 【影像学表现】

1. CT　表现为脑灰白质交界区、胼胝体及周围、脑干、基底核区多发或单发小出血灶，直径小于 2cm（图 5-7-1）；灰白质界限不清，弥漫性白质密度减低，双侧脑室和脑池受压变窄或消失；少有中线移位

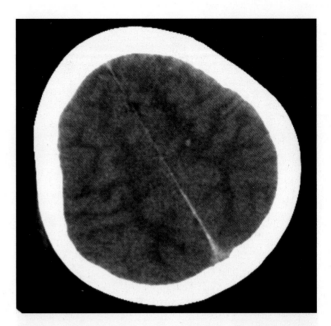

**图 5-7-1　左侧额叶皮层及皮层下弥漫性轴索损伤 CT 表现**
CT 平扫示左侧额叶皮层及皮层下多发点状高密度影，边界尚清

或仅有轻度移位（<5mm）；脑室内和 / 或蛛网膜下腔出血或薄层硬膜下出血；对于临床症状严重，而头颅 CT 未发现异常或改变轻者，要考虑到 DAI 可能。

2. MRI　非出血性病变表现为上述区域的多发或单发的、散在的、不对称的、局灶性异常信号，多为 $T_2WI$ 高信号，$T_1WI$ 低信号或等信号，系轴索断裂、间质水肿所致（图 5-7-2）。以出血性损伤为主者，急性期出血灶呈 $T_2WI$ 低信号，$T_1WI$ 高或等信号，周围可见水肿信号；亚急性期和慢性期出血信号强度随时间而异。白质弥漫性水肿表现为 $T_2WI$ 高信号，$T_1WI$ 低信号。此外，DWI 对诊断超级性期及急性期 DAI 具有很高的敏感性，显示出血为低信号而水肿为高信号；SWI 序列对微小出血有更高的检出能力。

### 【诊断要点】

1. 严重脑外伤史。

2. 患者病情危重，无颅内大的血肿或有不能用颅内血肿解释的临床表现。

3. CT 和 MRI 有上述表现。总之，CT 和 MRI 都不能直接显示轴索损伤，但在一定程度上可显示其所致的出血和水肿，因此，CT、MRI 诊断弥漫性轴索损伤需结合病史和临床。

4. 较为公认的 CT 诊断标准是：大脑灰白质交界区、胼胝体、脑干以及基底核、小脑多个或一个直径小于 2cm 的出血和 / 或脑室内出血，无明显颅内血肿和脑挫裂伤；或 CT 仅表现急性弥漫性脑肿胀和蛛网膜下腔出血，但患者原发性持久昏迷，排除

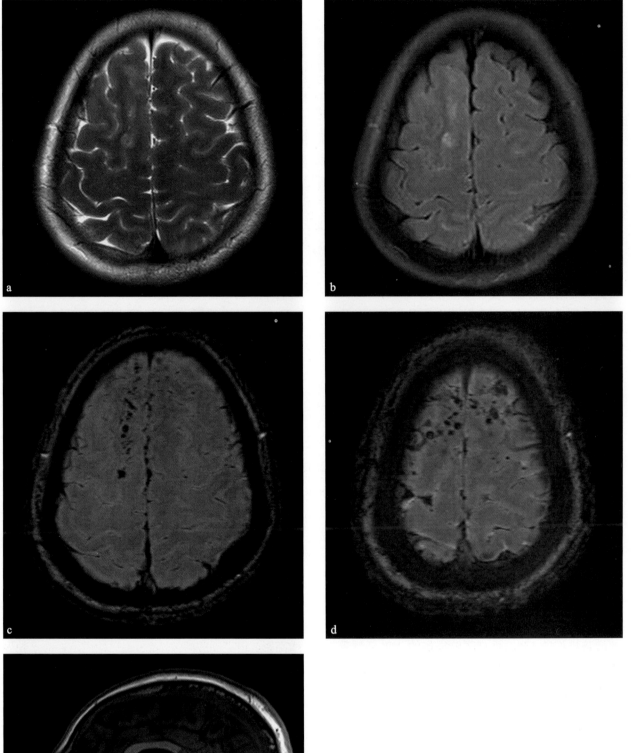

**图 5-7-2 弥漫性轴索损伤 MRI 表现**

MRI 横断位（a. T₂WI；b. FLAIR；c、d. SWI；e. 矢状位 T₁WI）示双侧额叶、额顶叶等部位多发斑片状稍长 T₂ 信号影，SWI 示双侧多发点状低信号影。矢状位 T₁WI 示胼胝体内条片状长 T₁ 信号影

脑缺氧因素。对于 DAI 尚无统一的 MRI 诊断标准。根据 MRI 所显示上述区域的脑实质局灶性病变和弥漫性脑肿胀,伴有或不伴有蛛网膜下腔出血和 / 或脑室内出血,结合外伤史及临床可诊断。

**【鉴别诊断】**

1. **脑挫裂伤** 主要指大脑皮层的损伤,可为单发,亦可多发,受伤当时立即出现意识障碍,绝大多数持续半小时以上,重者可长期昏迷。出现与病灶相应的神经功能障碍或体征。常伴有蛛网膜下腔出血,可出现脑膜刺激征等。通过 CT、MRI 图像常可直接作出诊断。而弥漫性轴索损伤常发生于灰白质交界区、胼胝体、脑干以及基底核等区域,病情危重,但无相应影像学表现,CT、MRI 诊断弥漫性轴索损伤需结合临床病史。

2. **脑水肿、脑肿胀和脑出血** 外伤导致的弥漫性轴索损伤常伴发脑水肿、脑肿胀和脑出血,因此要注意进一步结合临床确定是否患有弥漫性轴索损伤,并加以鉴别。

3. **颅内血肿** 血肿位于脑组织内,伤后多有意识障碍,如位于功能区则有神经系统定位体征,有颅内压增高的表现。颅脑 CT 扫描可见脑组织内部的片状高密度影,边界清,易于鉴别。

(张 勇)

# 第八节 颅骨骨折与异物

**【概述】**

颅骨骨折(skull fracture)指颅骨受暴力作用所致骨结构改变,是一种常见的颅脑损伤,约占闭合性颅脑损伤的 15%,重型颅脑损伤的 70%。颅骨骨折可发生于颅骨任何部位,以顶骨最多,额骨次之,颞骨和枕骨又次之。按形态可分为线形骨折、凹陷骨折、粉碎骨折、穿入骨折和儿童生长性骨折(随年龄增长而骨折线增宽的骨折)。按部位可分为颅盖骨折和颅底骨折。按骨折与外界是否相通分为开放性与闭合性骨折。颅骨骨折多伴发其他颅脑损伤,重要性不在于骨折本身,而在于其既可损伤脑膜及脑,又可损伤脑血管和脑神经。

**【临床特点】**

骨折固有表现为局部肿胀、压痛。骨折损伤脑膜、血管、脑组织及神经则出现相应的临床表现,如脑脊液漏,耳、鼻腔出血,不同程度的意识障碍及相应的神经定位体征。颅内异物因其大小、位置及创伤径路不同造成的损伤不同,临床表现也各异。

**【影像检查技术与优选】**

颅骨损伤的影像学检查意义不仅是发现骨折,更重要的是明确颅骨骨折继发或并发的颅内损伤情况。因此,CT 为颅骨损伤的首选影像检查,一般不需要 MRI 检查。尽管对颅盖骨线样骨折的敏感性 CT 远不如 X 线平片,但无颅内并发症的对位良好的颅骨线样骨折无临床诊断治疗学意义。

**【影像学表现】**

1. **X 线平片**

(1)线样骨折:X 线平片显示为僵硬线条状低密度影像,走向和长短各异。位于颅盖骨者可清楚显示骨折线,颅底骨折线显示率低。若骨折在内板与外板不一致,在 X 线平片上可显示两条大致相接近且平行的低密度线状影。

(2)凹陷骨折:当投影的中心线切过凹入部位时,显示颅骨断裂骨折片呈锥形向颅腔内陷,婴幼儿由于颅骨弹性好,可呈锥形凹陷但无骨折线,属青枝骨折。

(3)粉碎骨折:表现多骨折线相互交错,骨碎片分离、陷入或重叠,严重者有颅骨变形。

(4)穿入骨折:为锐器伤,穿通颅骨表现为缺损,骨碎片向颅内移位或伴颅内异物。

(5)颅底骨折间接征象:表现为颅内积气和鼻窦、乳突气房混浊,前者因鼻窦、乳突气房内气体经骨折线进入颅内形成,后者则因颅底骨折出血或脑脊液漏入所致。

(6)颅缝分裂:表现为颅缝增宽超过 1.5mm,或两侧颅缝宽度差大于 1mm。

(7)颅内异物:可显示不透 X 线的异物,呈密度增高影。

2. **CT** 颅骨线样骨折表现为颅骨线样低密度,颅骨连续性中断(图 5-8-1)。颅缝分裂则表现为颅缝增宽。粉碎骨折和凹陷骨折 CT 可显示骨碎片的数量、位置和凹陷程度(图 5-8-2)。穿入骨折表现为局限性颅骨缺损和颅内异物。更重要的是 CT 可显示颅骨骨折继发和并发的颅内损伤。颅底骨折普通方法扫描常难以显示,需行 1～2mm 薄层高分辨率扫描,颅内积气和蝶窦积血是颅骨骨折的间接征象,提示颅底或颅骨骨折的存在。三维重组则立体显示骨折与周围结构的关系,有利于手术治疗。

**【诊断要点】**

1. 外伤史。

2. X 线平片、CT、MRI 显示颅骨骨质连续性中断。

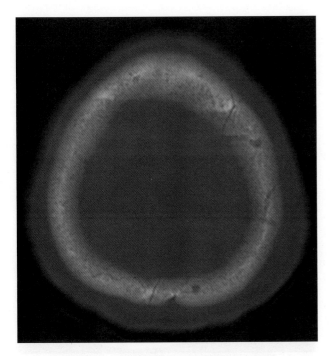

**图 5-8-1 左侧顶骨多发线样骨折 CT 表现**
CT 平扫示左侧顶骨骨质多处不连续,可见数条线状密度减低影

**【鉴别诊断】**

粉碎骨折、凹陷骨折和穿入骨折的 X 线平片、CT 征象均明确,易诊断,而 CT 同时显示骨折所继发或并发的颅内损伤。颅盖骨线样骨折 X 线平片诊断一般不困难,而 CT 的空间分辨率低,其敏感性仅为 X 线平片的 20%。值得注意的是,颅缝呈锯齿样走行且存在变异,有时"锯齿"很大,使一条颅缝在一个 CT 层面呈现两条缝隙,需与对位良好的线样骨折鉴别。颅盖骨骨折均为直接暴力着力点冲击性损伤,发生骨折时几乎均有邻近颅外软组织肿胀,可帮助鉴别。颅底骨折 CT 显示骨折线可诊断,未显示骨折线,仅表现颅内积气,蝶窦、筛窦积血,结合临床,可提示诊断。X 线平片对颅底骨折不敏感。颅内、外异物 CT 检查敏感、定位精确并且可显示颅内损伤。X 线平片可显示阳性异物,但定位粗糙且不能显示颅内损伤情况。

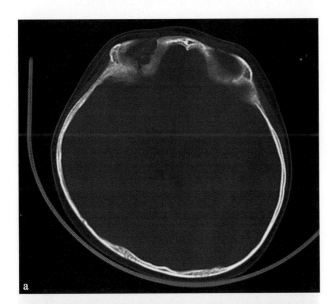

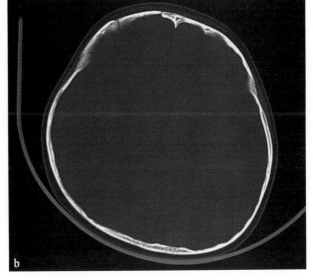

**图 5-8-2 粉碎性骨折 CT 表现**
CT 平扫示双侧额部、眼眶多发骨质不连续

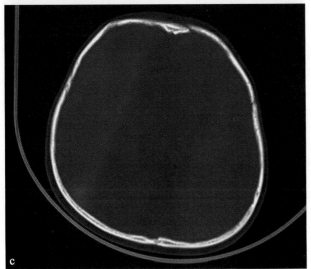

(张 勇)

## 第九节 颅脑损伤后遗症

### 【概述】

颅脑损伤的结局因部位和程度不同而异。轻者损伤可完全修复,重者常遗留不同的器质性后遗症,如脑软化、脑萎缩、脑积水、脑穿通畸形和蛛网膜囊肿等。①外伤后脑软化(encephalomalacia)是脑挫裂伤、脑内血肿、外伤性脑梗死后坏死的脑组织吸收、清除后形成的软化灶。②严重脑外伤后30%发生脑萎缩(brain atrophy)。广泛、弥漫的脑挫裂伤后,坏死的脑组织和出血灶吸收、清除后形成弥漫性脑萎缩,可同时累及灰白质,也可以灰质或白质萎缩为主。局限性脑挫裂伤、脑内血肿后可形成局限性脑萎缩。幼儿脑外伤后可使脑发育停滞。③脑外伤可导致脑积水(hydrocephalus)。血凝块阻塞脑室通路造成梗阻性脑积水,其最常见原因为脑室系统出血,最常见梗阻部位为中脑导水管。④脑穿通畸形囊肿是脑挫裂伤或脑内血肿后,坏死的脑组织吸收、清除后所形成的与脑室和/或蛛网膜下腔相交通的囊腔,常与侧脑室相通。⑤蛛网膜囊肿(arachnoid cyst)少数可由脑外伤所致,外伤造成蛛网膜广泛粘连,在较宽的脑池形成蛛网膜囊肿,多见于外侧裂池。⑥外伤性颅内异物存留是指由于外伤导致开放性颅脑损伤,使碎骨片、金属异物进入颅内,而未能及时取出。异物可分气体、木质、金属等多种类型。

### 【临床特点】

脑外伤后遗症临床上可表现为头痛、头晕、癫痫等非特异性症状,可出现相应神经组织损伤的定位体征,如偏瘫、偏盲、失语,甚至患者呈植物状态,也可无明显症状。

### 【影像学表现】

1. **脑软化** CT表现为边界清楚的局限性低密度区,CT值近似脑脊液,无占位表现或呈负性占位表现。MRI显示病灶为$T_1WI$低信号,$T_2WI$高信号。

2. **脑萎缩** CT(图5-9-1)和MRI(图5-9-2)显示脑灰质萎缩表现为脑沟、脑池增宽,脑白质萎缩表现为脑室扩大,全脑萎缩表现为脑沟、脑池、脑室均增宽。局限性脑萎缩表现为局部脑沟、脑池增宽,相邻脑室扩大。幼儿期外伤所致的脑发育停滞常表现为一侧脑室、脑沟、脑池增宽,中线结构向病侧移位,同侧颅骨增厚、岩骨及蝶骨大小翼上升。

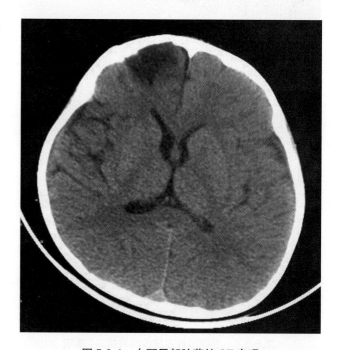

**图5-9-1 右颞局部脑萎缩CT表现**

CT平扫示右侧颞叶可见局部脑回变细,邻近脑沟、裂部分增宽加深。同时可见右侧额叶低密度片状脑软化灶

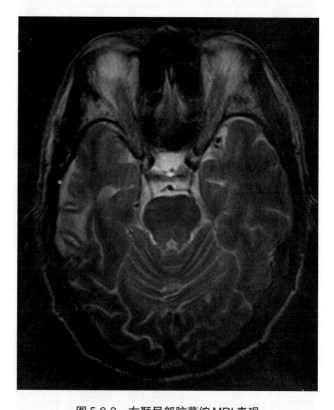

**图5-9-2 右颞局部脑萎缩MRI表现**

CT平扫示右侧颞叶可见局部片状$T_2WI$高信号影,边界清楚,邻近脑沟裂部分增宽加深,右侧侧脑室颞角稍显扩张

3. **脑积水** CT和MRI(图5-9-3)表现为幕上脑室扩张,MRI可显示中脑导水管的狭窄。MRI确定梗阻平面较CT更直观。血凝块阻塞蛛网膜颗

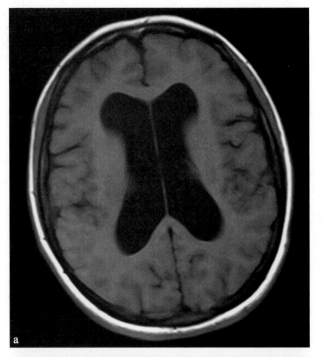

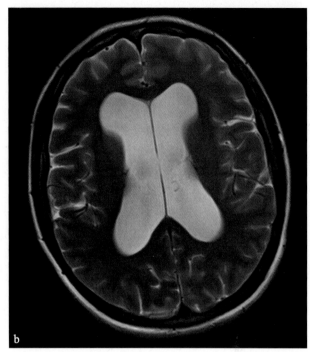

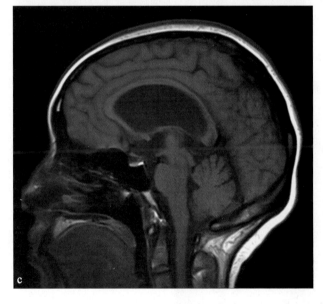

**图 5-9-3 脑积水 MRI 表现**
MRI（a. 横断位 $T_1WI$；b. 横断位 $T_2WI$；c. 矢状位 $T_1WI$），示双侧脑室扩张，中脑导水管明显狭窄，胼胝体受压变薄，视交叉轻度受压，第三脑室扩大，前下方降至鞍上池内

粒绒毛，使脑脊液吸收障碍而导致交通性脑积水。CT、MRI 表现为幕上下脑室均扩张，脑底池可增宽。

**4. 脑穿通畸形囊肿** CT 和 MRI（图 5-9-4）表现为与脑室相通的囊性病变，脑脊液样密度或信号，与其相通的脑室明显扩大，无占位表现。

**5. 蛛网膜囊肿** CT（图 5-9-5）和 MRI（图 5-9-6）表现为脑外囊性肿物，脑脊液样密度或信号，边

缘光滑、锐利，与脑灰质界限清楚，相邻颅骨常变薄、膨隆，占位表现轻微。邻近中颅凹底的蛛网膜囊肿 MRI 检查优于 CT。

**6. 异物存留** X 线、CT 和 MRI 检查多可发现异常信号影。X 线表现为异常密度增高影，CT、MRI 则根据异物种类有相应影像学表现。

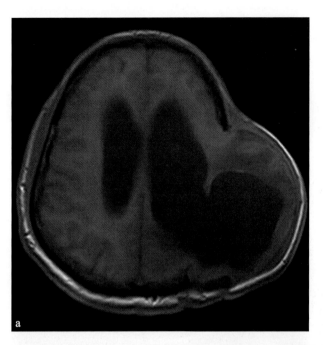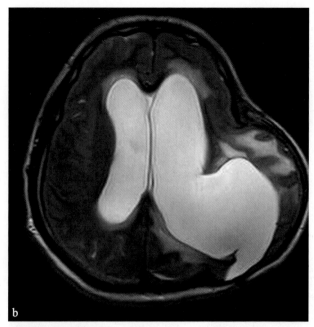

**图 5-9-4 脑穿通畸形囊肿 MRI 表现**

MRI 横断位（a. T$_1$WI；b. T$_2$WI）示左侧顶枕叶可见类圆形脑脊液信号影，边界清晰，内侧与左侧脑室贯通，左顶枕脑实质及侧脑室受压变形伴脑水肿信号影，脑组织向外膨出

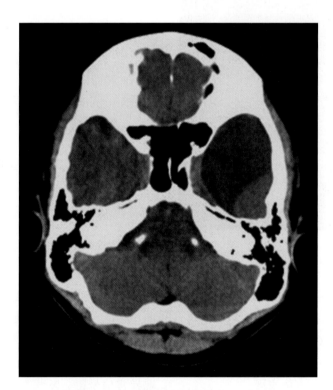

**图 5-9-5 左侧颞极蛛网膜囊肿 CT 表现**

CT 平扫示左侧颞极见不规则状液性低密度影，边界清楚，相邻脑组织受压改变

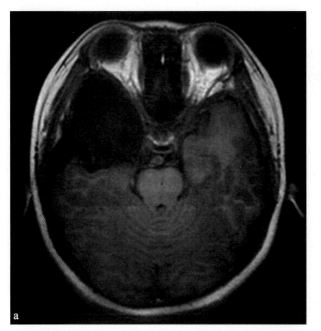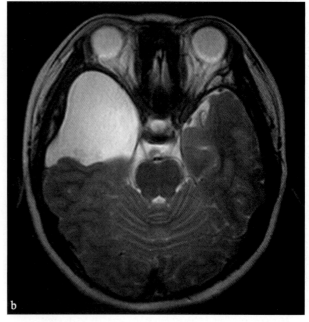

**图 5-9-6　右额颞骨板下蛛网膜囊肿 MRI 表现**
MRI 横断位（a. $T_1WI$；b. $T_2WI$）示右侧额颞骨板下可见片状长 $T_1WI$ 长 $T_2WI$ 信号，边界清楚，相邻脑组织受压改变

（张　勇）

# 参 考 文 献

［1］吴恩惠.头部 CT 诊断学.2 版.北京：人民卫生出版社，1995：122.

［2］王忠诚.神经外科学.武汉：湖北科学技术出版社，1998：279.

［3］李联忠，戴建平，赵斌.颅脑 MRI 诊断与鉴别诊断.北京：人民卫生出版社，2000：251.

［4］温智勇.弥漫性轴索损伤的实验性研究.中华放射学杂志，1996，30（8）：553.

［5］张培功.外伤后大脑后动脉供血区脑梗死.中华放射学杂志，1995，29（11）：789.

［6］胡小吾.弥漫性轴索损伤的病理和 CT 研究.中华放射学杂志，1993，27（8）：528.

［7］崔尧元.颅脑外伤的 MRI 和 CT 比较.中国医学影像技术，1995，11（6）：417.

［8］白人驹，张雪林.医学影像诊断学.3 版.北京：人民卫生出版社，2010.

［9］Gentry LR.Imaging of closed head injury.Radiology，1994，191：1.

［10］Levi L，Gailburd JN，Lemberger A，et al.Diffuse axonal injury：analysis of 100 patients with radiological signs. Neurosurgery，1990，27：429.

［11］Mittle RL，Grossman RI，Hiehle JF，et al.Prevalence of MR evidence of diffuse axonal injury in patients with mild head injury and normal head CT findings.AJNR，1994，15：1583.

［12］Sahuquillo-Barris J，Lamarca-Ciuro J，Vilalta-Castan J，et al. Acute subdural hematoma and diffuse axonal injury after severe head trauma.J Neurosurg，1988，68：894.

（高培毅　龚启勇　审校）

# 第六章　颅内及椎管内感染性疾病

病原微生物侵犯中枢神经系统的实质、被膜及血管等结构所引起的急性或慢性炎症性疾病即为中枢神经系统感染性疾病。中枢神经系统感染性疾病按照致病病原体可分为病毒性、细菌性、真菌性、寄生虫感染、螺旋体感染等。这些病原体主要通过血行性感染或邻近感染灶直接扩散侵入颅内或椎管，少数可因开放性颅脑损伤或手术造成颅内感染。

中枢神经系统感染性疾病按照病变部位可分为脑膜炎、脑实质炎症、室管膜炎、脑外积脓、脊髓感染性疾病五种类型。其中，脑实质炎症又包括脑炎、脑脓肿和肉芽肿。脑外积脓包括硬膜下积脓和硬膜外积脓。

脑膜自外到内由 3 部分组成：硬脑膜、蛛网膜及软脑膜。其中蛛网膜与软脑膜受感染常常分不开，影像上将两者合并称为柔脑膜炎，柔脑膜炎容易造成脑脊液中白细胞数量异常。脑实质受侵及引起的炎症性病变为脑炎。区分脑炎和脑膜炎的重要特征为脑功能是否异常。脑膜炎患者可能表现为不适、昏睡或因头痛而烦躁，但其脑功能依然正常。而脑炎患者中存在脑功能异常，包括精神状态改变（意识水平下降、嗜睡、人格改变），常伴癫痫发作和神经系统定位体征。脑膜炎与脑炎有时同时存在，称之为脑膜脑炎，但临床上常根据其主要病变表现做出脑膜炎或脑炎的分类。脑脓肿是化脓性病原体侵入脑实质后引起的局限性化脓性炎症。此外，脑内的炎症性肉芽肿是由巨噬细胞增生形成的境界清楚的结节状病灶。室管膜炎又称脑室炎，是室管膜上皮的炎症。在病理上，主要表现为室管膜充血、水肿和脑室内炎性渗出。脑外积脓是脓液在硬膜下、外的蓄积。脊髓感染性疾病常见的表现形式为脊髓蛛网膜炎，又称粘连性蛛网膜炎，是由各种原因引起的蛛网膜的增厚、粘连或囊肿形成，进而使脊髓、神经根受压，或引起脊髓血运障碍。脊髓感染性病变与颅内感染病变有一致性，但通常较之少见。

现代医学影像学的发展，使许多中枢感染性疾病的早期诊断成为可能，尤其是 CT 和 MRI 的临床应用，大大地提高了中枢系统炎症性疾病的诊断，CT 和 MRI 不仅能确定病变的有无，而且能清楚地显示病变的部位、大小、形态、数目、范围、病变内部结构以及病变与邻近结构的关系，并能根据其表现特点为病变性质的确定提供有价值的信息，为临床及时有效的治疗提供重要的依据，大大地改善患者的预后。

## 第一节　病毒性感染

### 【概述】

中枢神经系统病毒性感染（central nervous system viral infection）引起的疾病最常见的是柔脑膜炎，其次为脑膜脑炎、脑炎。柔脑膜炎可表现为头痛、恶心、呕吐及脑膜刺激征阳性，而脑炎患者则出现脑实质功能的损害，如精神症状、意识障碍、癫痫发作或者运动及感觉功能障碍。由于中枢神经系统病毒性感染的临床症状和体格检查常常缺乏特异性，因此，结合脑脊液检查、影像学表现及病原学检查，尽早做出诊断，对于疾病的治疗起着至关重要的作用。

### 【临床特点】

在已知的 61 种病毒家族中，有 15 种不同的病毒家族（包括超过 100 种病毒株）可引起中枢神经系统的感染。而其中较为常见的致病病毒有单纯疱疹病毒、乙型脑炎病毒、腮腺炎病毒等。单纯疱疹病毒（HSV）分Ⅰ型（口腔毒株）和Ⅱ型（生殖器毒株）。Ⅰ型常见，约占 75%，Ⅰ型的特点是引起急性坏死性脑炎，青少年及成人均可发生，但以 20～40 岁多见，发病急，症状重，预后差，死亡率可高达 70%。Ⅱ型疱疹病毒主要存在于女性阴道，在宫内造成胎儿颅脑感染或在分娩过程中引起新生儿脑内感染。本病病情进展快，死亡率较高，后遗症多。单纯疱疹病毒性脑炎临床主要表现为头痛与高热，食欲减退、偏瘫、精神异常、意识障碍或癫痫等。脑脊液检查可见颅内压轻中度升高，白细胞轻至中度升高，以淋巴细胞或单核细胞为主，糖正常，氯化物正常或轻度减低，蛋白可高于正常。可有 5%～10% 的患者脑脊液检查正常。确诊需要检测出抗单纯疱疹病毒抗体。

乙型脑炎是一种嗜神经病毒感染所引起的急性传染病，经蚊等吸血昆虫传播，流行于夏秋季，多见于儿童。大多数人感染乙型脑炎病毒后无症状或表现为非特异性发热，只有不到 1% 的病毒感染导致有症状的神经侵袭性疾病。临床上以高热、抽搐、意识障碍、脑膜刺激征及其他神经症状为特征。确诊依赖于血清和脑脊液的乙脑病毒的 IgM 抗体检查。

腮腺炎病毒性脑炎是流行性腮腺炎的并发症，在病毒性脑炎中临床症状最轻，常在腮腺肿大逐步消退时突然发生，主要表现为发热、头痛，时有呕吐、颈项强直等。严重者也可有偏瘫、失语等定位症状。

一般认为，根据影像学表现来区别是何种病毒感染是非常困难的，但有些病毒性脑炎累及部位有一定的特点，如单纯疱疹病毒Ⅰ型脑炎常侵犯颞叶为主的边缘系统，乙型脑炎和腮腺炎病毒性脑炎有侵犯基底节核团的趋向。少数病毒性脑炎病变范围比较大，占位效应显著，类似于脑胶质瘤，可称为肿瘤样病毒性脑炎。

【影像检查技术与优选】

MRI 作为首选检查。MRI 既可明确病变部位、范围，有助于临床早期诊断，又因多成像序列，提供病理生理学及灌注等信息，起到鉴别诊断、帮助预后、指导用药等作用。

【影像学表现】

**1. 单纯疱疹病毒性脑炎**

（1）CT：诊断单纯疱疹病毒性脑炎的敏感性较低，通常在发病 1 周后才有所表现。CT 平扫可显示急性期或亚急性期的水肿及慢性期脑软化，表现为颞叶、岛叶、额叶内侧的边缘系统出现局灶性低密度区（图 6-1-1），边界欠清，形态不规则；增强检查，病灶可不强化或弥漫性轻度强化，但多数不强化或仅边缘部分呈线样或脑回样强化，增强与否可能与病变的严重程度及是否破坏血 - 脑屏障有关，进行

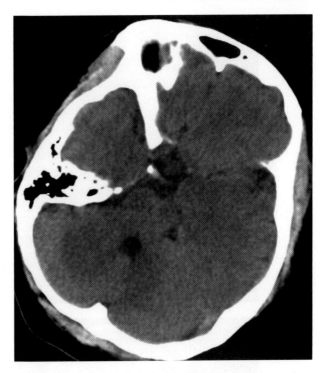

**图 6-1-1 单纯疱疹病毒性脑炎**
CT 平扫左侧颞叶大片低密度区，边界欠清

性坏死期易出现强化。

（2）MRI：边缘系统的病变区 $T_1WI$ 呈低信号，$T_2WI$ 为高信号，FLAIR 上呈高信号（图 6-1-2），边缘欠锐利，累及皮层及皮层下白质，DWI 上是否出现扩散受限的表现与成像时间密切相关，疾病早期 DWI 为高信号，ADC 值降低，PWI 显示炎症早期病灶区呈高灌注。豆状核通常不受侵犯，病变区与豆状核之间常有清楚的界线，凸面向外，如刀切样，是本病最具特征性的表现（图 6-1-2e）。由于病变区水肿，约有半数以上可有占位效应，占位效应的有无及程度主要取决于病变区的大小，多数为轻到中度，一般可持续数周或更长时间。病变区内出血并不少见，通常为小灶状或线性，位于病灶的边缘，也有报告出血可作为本病的主要征象，占据病变的绝大部分。增强检查表现同 CT。

**2. 乙型脑炎和腮腺炎病毒性脑炎** 乙型脑炎和腮腺炎病毒性脑炎有侵犯基底节和丘脑的趋向，常同时累及双侧，但双侧病变的形态、大小、范围往往不对称，少数也可比较对称。病变常不局限于基底节或丘脑，同时累及周围脑组织，或其他部位脑组织同时有散在病变存在。

（1）CT：平扫病变区呈低密度，病变边缘清楚或不清楚。增强检查，病变区一般无明显强化。占位效应一般不明显，病变范围较大者，也可有轻度的占位效应，表现为侧脑室前部受压变窄，中线结

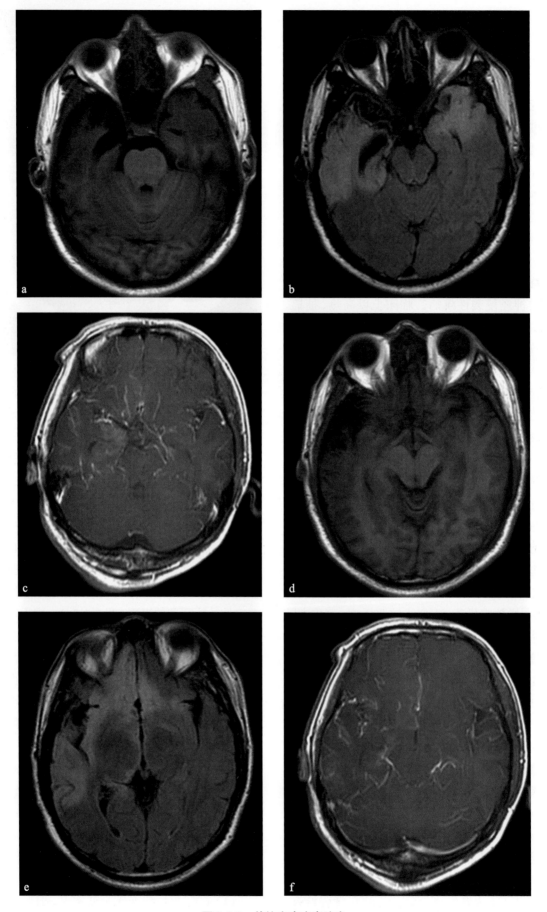

**图 6-1-2　单纯疱疹病毒脑炎**

a. 轴位 T₁WI；b. 轴位 FLAIR；c. 轴位增强后 T₁WI；d. 轴位 T₁WI；e. 轴位 FLAIR；f. 轴位增强后 T₁WI。双侧颞叶、岛叶、直回和眶回见片状长 T₁ 信号，FLAIR 上呈高信号，豆状核无受累，增强后仅见边缘少许斑片状、线样强化

构一般无移位。

（2）MRI：病变在 $T_1WI$ 为低信号，$T_2WI$ 为高信号。增强检查后病变常无明显强化。

**3. 肿瘤样病毒性脑炎** 肿瘤样病毒性脑炎以额叶多见，其次见于颞叶，其他部位少见。病变范围比较大，直径可达 6～7cm，占位效应显著，可引起中线结构明显移位。

（1）CT：平扫呈大片状低密度区，密度常不均匀，境界比较清楚或不清楚，一般无强化。

（2）MRI：病变在 $T_1WI$ 呈低信号，$T_2WI$ 呈高信号，境界往往比较清楚。部分病例病变区内可发生广泛的坏死，非液性坏死部分在 $T_2WI$ 呈等/稍高信号，很像肿瘤组织，液性坏死部分呈很高信号，整个病变区信号不均匀。病灶多无强化。

【诊断要点】

1. 临床上出现脑炎、脑膜脑炎的症状。

2. CT 表现为弥漫性或局限性脑内低密度区，边界清或不清。增强扫描强化不明显，或出现轻度强化。

3. MRI 病变区常呈 $T_1WI$ 低信号，$T_2WI$ 高信号，增强后可以无强化，也可出现不同程度的强化。HSV 感染早期在 DWI 可出现异常高信号，ADC 值减低，PWI 显示病灶区呈高灌注。就病灶部位而言，HSV 感染局限于边缘系统，不侵犯豆状核，病变与豆状核分界清楚，如"刀切样"，具有特征性。乙型脑炎病毒和腮腺炎病毒易侵犯基底节和丘脑，对于疾病的诊断有提示意义。

【鉴别诊断】

主要需与脑梗死、脑胶质瘤及相关的中毒性脑病、代谢性疾病鉴别，除依靠影像学表现外，临床表现及实验室检查对于疾病间的鉴别极为重要。

1. 单纯疱疹病毒性脑炎主要侵犯颞叶，影像学表现有时与颞叶脑梗死相似。但两者临床表现完全不同，一般鉴别不难。病变范围比较大，出现占位效应时，需要与颞叶胶质瘤鉴别，一般来说，病毒性脑炎急性起病，且双侧灰质受累，与胶质瘤的部分灰质保留的表现不同。此外，MRS 有助于鉴别，胶质瘤表现为明显的 N-乙酰天门冬氨酸（NAA）峰降低，胆碱（Cho）峰升高。

2. 乙型脑炎和腮腺炎病毒性脑炎易侵犯基底核和丘脑，主要应与其他常累及基底节核团的病变鉴别，包括一氧化碳中毒、肝豆状核变性、亚急性坏死性脑病、维生素 $B_1$ 缺乏症等，这些疾病共同的特点是双侧基底核病变对称，而病毒性脑炎侵犯基底核者双侧病变多不对称，且常同时累及基底核周围脑组织和丘脑，或其他部位同时有病变存在。实验室检查有重要意义。

3. 肿瘤样病毒性脑炎与胶质瘤鉴别有时比较困难，以下几点有助于病毒性脑炎的诊断：病毒性脑炎患者其他部位脑回常同时受累，在 MRI $T_2WI$ 表现为脑回样高信号，散在或弥漫性分布，颇具特征性，但此种改变在 CT 常难以显示，所以，鉴别有困难时应行 MRI 检查；病毒性脑炎增强检查多不强化，而高分级胶质瘤有不同程度的强化表现；结合临床情况对鉴别非常重要，急性发热、病程短、脑脊液蛋白和细胞数增多是诊断病毒性脑炎的有力依据。

（冯 逢）

## 第二节 化脓性细菌感染

颅内感染化脓性细菌后的表现多种多样，既可表现为广泛性的病变，如化脓性脑膜炎、化脓性脑炎（脑实质感染早期表现），也可表现为局限性病变，如脑脓肿、硬膜下积脓或硬膜外积脓。

### 一、化脓性脑膜炎

【概述】

化脓性脑膜炎（pyogenic meningitis）包括脑膜炎球菌所致流行性脑膜炎和其他化脓性细菌所致非流行性脑膜炎。非流行性脑膜炎的常见病原菌在不同年龄组有所不同：新生儿大肠杆菌最常见；学龄前儿童以流感嗜血杆菌多见；青少年和成人以肺炎链球菌感染最常见。通常由远隔感染灶血行播散所致，如鼻窦炎、眼眶蜂窝织炎、乳突炎，也可由于术后感染直接累及。新生儿感染多来自产道。在临床上，流行性脑膜炎最为常见，任何年龄均可发病。非流行性脑膜炎最常见于新生儿，其次是婴幼儿和儿童，其原因是新生儿败血症比较常见，约占新生儿的 0.15%，约 20% 的新生儿败血症并发化脓性脑膜炎。

【临床特点】

化脓性脑膜炎的主要临床表现与患者年龄有关。婴儿，尤其是新生儿，临床表现复杂，缺乏脑膜刺激征相关体征。婴儿常表现为发热、易激惹、意识状态差、厌食、癫痫、呕吐、无力、囟门突出。成人常表现为头痛、发热、精神异常、脑膜刺激征、畏光。腰穿示脑脊液压力增高、白细胞及蛋白含量显著增高，约半数涂片可找到致病菌。

【影像检查技术与优选】

CT、MRI 是化脓性脑膜炎最有效的影像学检查方法，普通 X 线平片常无诊断价值。脑膜强化是化脓性脑膜炎最重要的诊断依据，因 MRI 图像软组织对比好，且无颅骨伪影，对脑膜强化的观察更加容易，因而对化脓性脑膜炎的诊断价值明显优于 CT，尤其是病变程度较轻或病变局限于脑底池的患者，应首选 MRI 增强检查以确诊。同时，MRI 对化脓性脑膜炎并发症的发现优于 CT，尤其是对并发梗阻性脑积水者，MRI $T_1WI$ 正中矢状位图像上容易确定有否中脑导水管狭窄。同时应注意，脑膜炎是临床诊断，建立在病史和查体的基础上，由 CSF 检查确诊，影像学表现正常不能除外脑膜炎的诊断，另外不能通过影像学检查明确致病菌。影像学除了显示脑膜炎及其并发症，重要的作用是在腰穿前明确腰穿的可行性，在确认没有小脑扁桃体下疝、小脑肿瘤或卒中、小脑幕切迹疝、基底池消失或明显大脑镰下疝等情况时，可进行腰穿检查。

【影像学表现】

1. CT　化脓性脑膜炎早期或经过及时有效治疗，影像学可表现为正常。平扫时急性脑膜炎可出现蛛网膜下腔扩张，尤其是基底池及沿半球间裂区域，脑肿胀，可导致脑疝及死亡，可出现交通性脑积水，侧脑室颞角扩张和基底池变浅消失。增强检查，脑膜或脑表面呈细带状或脑回样强化。

2. MRI　表现与 CT 相似，早期可无异常发现。随病变进展，脑池、脑裂、脑沟脓性渗出物在 $T_1WI$ 上信号高于正常脑脊液，$T_2WI$ 呈高信号，信号强度与脑脊液近似。$T_2$-FLAIR 上蛛网膜下腔呈高信号，增强后 FLAIR 对蛛网膜下腔疾病非常敏感。增强检查脑膜明显强化，强化的脑膜可以增厚，并可伸入脑沟内（图 6-2-1）。

化脓性脑膜炎累及动脉或静脉时可并发脑炎、血管炎和脑缺血，脑膜炎相关动脉或静脉性梗死表现与受累血管位置、数量、种类有关。脑实质内可见局限性或弥漫性病灶，CT 扫描呈低密度区，MRI $T_1WI$ 呈低信号、$T_2WI$ 呈高信号，并发脑炎之病灶多见于一侧或两侧额叶，若并发脑缺血则病灶与受累血管分布一致；并发硬膜下积液时，颅骨内板与脑表面分离，其间为液体，呈带状、新月状或梭形，大脑半球凸面受压变平或轻度内陷，脑沟变平或消失，脑皮层灰质内移。CT 扫描示积液密度稍高于脑脊液，MRI $T_1WI$ 其信号稍高于脑脊液，但也可与脑脊液等密度信号；并发硬膜下积脓、硬膜外积脓和室管膜炎时的 CT 和 MRI 表现分别见本章第五节和第六节。

【诊断要点】

1. 临床表现　发热、寒战、乏力、纳差等全身中毒性症状，头痛、呕吐等颅内高压表现，查体示脑膜刺激征阳性，并发脑炎时可出现感觉、运动障碍、共济失调，甚至癫痫发作。

2. 实验室检查　腰穿脑脊液压力增高，白细胞计数为 1 000～5 000 个 /μl，伴中性粒细胞所占比例通常大于 80%；蛋白大于 2g/L；葡萄糖小于 2.22mol/L（伴脑脊液葡萄糖与血清葡萄糖比值≤0.4）。约半数涂片可找到致病菌。

3. CT 和 MRI　诊断要点为脑沟裂、脑池内密度或信号（MRI $T_1WI$）增高，增强后脑膜明显异常强化，部分病例可伴有交通性脑积水。

【鉴别诊断】

一般情况下根据发热、头痛、脑膜刺激症状和脑脊液检查，临床即可做出诊断。影像学检查主要反映病变的严重程度并确定有无并发症存在。影像表现主要应与软脑膜转移鉴别。脑膜转移在增强的 CT 和 MRI 检查时，常可见到以强化脑膜为根基的明显强化结节或肿块，脑实质内常同时有转移灶存在。结合临床对两者鉴别诊断非常重要。

## 二、脑脓肿

【概述】

脑脓肿（cerebral abscess）是指脑实质内局限性化脓性炎症并伴有脓腔形成，是脑实质的局灶性化脓性感染。化脓性病原体侵入脑组织，引起局限性化脓性炎症，继而形成脓肿。

引起脑脓肿的常见细菌有金黄色或白色葡萄球菌，溶血性、草绿色或厌氧链球菌，肺炎链球菌，厌氧菌，变形杆菌，大肠杆菌，铜绿假单胞菌等。脑脓肿的感染途径也是多种多样。60%～70% 的脑脓肿是邻近感染向颅内直接蔓延的结果，其中以耳源性和鼻源性感染最常见。前者为化脓性中耳炎的并发症，尤其是慢性胆脂瘤性中耳炎，主要位于幕上，以颞叶最为常见。后者常见于额窦炎，上颌窦炎、蝶窦炎、筛窦炎少见。血源性感染约占25%，病变可以位于脑组织的任何部位，以大脑中动脉分布区最多见。部分患者，病原体可潜伏脑内相当长的时间，在抵抗力降低时才发展形成脓肿。直接感染所致的脑脓肿约占 10%，主要见于开放性颅脑损伤。

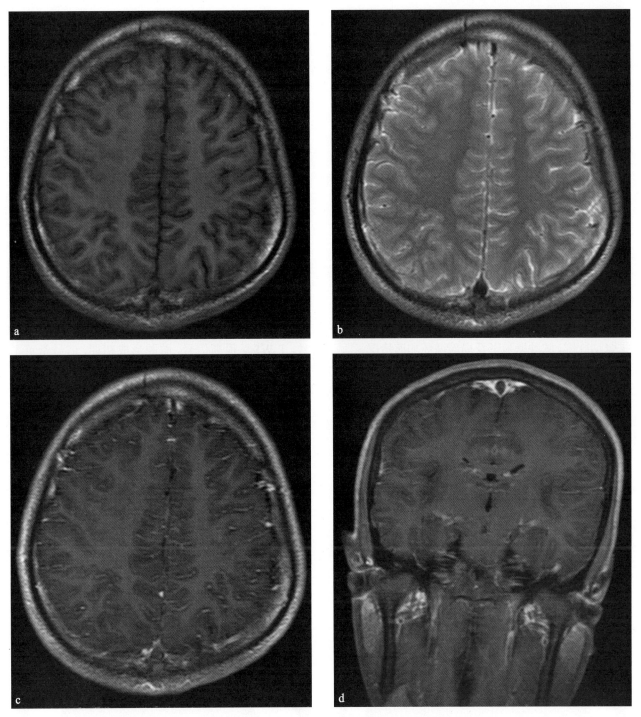

**图 6-2-1 细菌性脑膜炎**
a. 轴位 $T_1WI$；b. 轴位 $T_2WI$；c. 轴位增强后 $T_1WI$；d. 冠状位增强后 $T_1WI$。MRI 平扫颅内未见明显异常，增强后可见大脑半球表面脑膜呈异常线样强化，异常强化在脑表面沿脑沟分布

【临床特点】

脑脓肿临床表现比较复杂，主要包括三类症状：急性感染症状、颅内压增高症状和脑内局灶性症状。多数在起病初期有全身感染症状，如发热、寒战、全身乏力、肌肉酸痛、白血细胞计数增高等；随着脓肿形成和增大，出现头痛、呕吐伴不同程度的精神和意识障碍，约半数有视乳头水肿；脑局部性症状与脓肿发生部位相关，主要包括偏瘫、失语、偏盲、癫痫发作等。其中头痛是最常见的症状。脑脓肿临床表现的轻重程度差别也很大，重者发病突然，头痛剧烈，全身中毒症状明显，早期昏迷，可迅速死亡。轻者可无颅内压增高及神经系统体征，仅有轻度头痛，临床常忽略，甚至在感染后长达 20 年后才出现明显的脑部症状。

【影像检查技术与优选】

X 线平片诊断脑脓肿价值有限，CT 和 MRI 平扫和增强检查有利于脑脓肿的诊断及鉴别诊断，尤其是MRI功能成像如DWI对于脑脓肿的诊断价值较高。

**【影像学表现】**

1. **X线**　X线平片诊断脑脓肿价值有限。慢性脑脓肿者可有颅内压增高的表现，如指压迹增多等。偶尔可见到脓肿包膜钙化影，或者致病菌为产气菌时，可见到脓肿内积气和液平面。耳源性及鼻源性脑脓肿可有颅骨骨质破坏，主要发生在乳突、鼻窦骨质及岩骨，脑干脓肿时可有蝶窦的浑浊。上述征象可疑提示脑脓肿的病因，对诊断有一定帮助。

2. **脑血管造影**　诊断价值有限。早期急性脑炎表现为弥漫脑组织病变时，可以表现为大脑前动脉和大脑内静脉移位；脓肿形成阶段，脓肿占位区，可有病变区域管腔狭窄变细，其周围血管受压移位，也可表现为受累区域血运增加，如狭窄动脉周围有扩张动脉影、脓肿壁显影及局部循环加速情况。

3. **CT**

（1）脑脓肿可以单发或多发，形状大小不一，可为圆形、椭圆形或不规则形。脓肿最常位于灰白质交界处，以额叶和顶叶常见，不到15%的脑脓肿位于幕下，包括小脑和脑干脓肿，垂体脓肿更少见。脓肿早期阶段，可以表现为正常，或边界不清的低密度区，形态不规则，也可表现为不均匀的混杂密度区，占位效应显著。增强检查，早期病变一般无强化。当脑组织有坏死、软化，血 - 脑屏障破坏时，病变区域可出现斑点或斑片状不规则强化或表现为类似脑梗死的脑回样强化。

（2）脓肿形成后，平扫脓肿之脓液表现为边缘清楚的低密度区，约半数病例在低密度灶周边可见完整或不完整，规则或不规则的等密度、稍高密度或高密度环。脓肿周围常有明显的水肿存在，呈大片低密度区（图 6-2-2）。增强检查，典型表现为脓肿壁呈显著环形强化，环壁薄而完整，厚度均匀，光滑而有张力，脓腔内的脓液及周围水肿不强化。

4. **MRI**

（1）脑脓肿早期：$T_1WI$ 表现为灰白质交界处或白质内不规则、边界模糊的等或稍低信号，$T_2WI$ 呈稍高信号。$T_2WI$ 病变周围水肿呈高或稍高信号。增强检查表现同CT。

（2）脓肿形成阶段：脓肿之脓液 $T_1WI$ 为低信号，$T_2WI$ 呈很高信号，脓肿形成初期，信号常可不均匀。慢性期，脓液在 $T_1WI$ 常呈稍低信号，可接近于等信号。脓肿壁信号变化在不同时期可稍有所不同：脓肿形成早期，脓肿壁在 $T_1WI$ 呈等或稍高信号，在 $T_2WI$ 呈等或相对低信号；亚急性期，$T_1WI$ 和 $T_2WI$ 脓肿壁都为稍高信号；慢性期，$T_1WI$ 脓肿壁为等信号，$T_2WI$ 为低信号。周围水肿在 $T_1WI$ 呈低信号，在 $T_2WI$ 呈高信号。增强扫描显示脓肿壁呈明显强化，脓腔及周围水肿无强化，可分辨出脓腔、脓肿壁及水肿带三部分（图 6-2-3）。由于灰质较白质

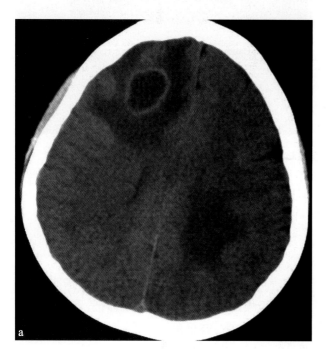
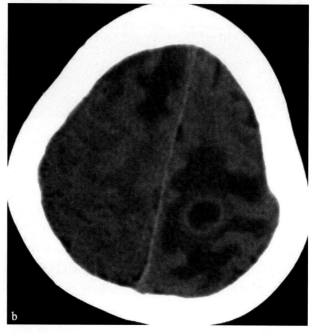

**图 6-2-2　脑脓肿**

a、b. CT 平扫检查。双侧额叶脓肿呈类圆形、张力高，脓壁呈稍高密度环、厚薄均匀，脓液呈低密度，周围见大片状低密度水肿影

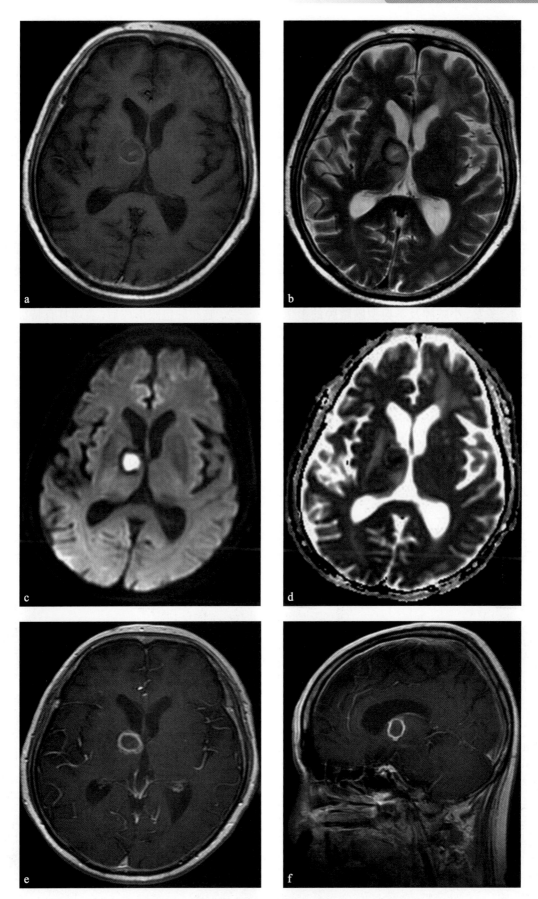

**图 6-2-3　单发脑脓肿的常规磁共振成像与 DWI 表现**

a. 轴位 $T_1WI$；b. 轴位 $T_2WI$；c. DWI；d. ADC；e. 轴位增强后 $T_1WI$；f. 矢状位增强后 $T_1WI$。示右侧基底节区混杂信号影，病变主要呈 $T_1WI$ 较低、$T_2WI$ 较高信号，中心可见细条状 $T_1$ 高信号，$T_2$ 高信号，边缘见线样低信号环绕，病灶周围可见片状水肿信号。DWI 上呈明显高信号，ADC 值显著减低。MRI 增强后病变呈明显环形强化，脓肿内外壁均较光滑血供丰富，脓肿壁灰质侧界限清晰，壁较厚，室管膜侧界限模糊，壁较薄，脓肿容易向室管膜侧发展，延伸或破入脑室，引起脑室炎症。

DWI：脓腔内脓液在 DWI 上显示为明显高信号，ADC 值减低，是由于脓液中有较多蛋白质大分子，且黏稠度高，影响水分子的自由扩散，扩散明显受限。

MRS：脓腔内无脑组织代谢物成分，如 NAA 峰、Cr 峰和 Cho 峰；脓腔内的脓液可出现特征性的氨基酸峰，包括丙氨酸峰（位于 0.9ppm）、乙酸盐峰（位于 1.9ppm）、丁二酸盐峰（位于 2.4ppm）。特征性氨基酸峰的出现对于脑脓肿的诊断比较有意义，但是在使用抗生素或者穿刺术后，特征性的氨基酸峰可能消失。

**5. 多房、多发、小脓肿及不典型脑脓肿的影像学表现**　多房脓肿形成时可见大的环形强化边缘连接一个或数个小的环形强化；多发脓肿为结节或中心坏死病变并有明显结节与环状强化（图 6-2-4）；产气菌感染引起的脑脓肿，脓腔内出现气液平面；小脓肿或经抗感染治疗后的脓肿，脓肿壁较厚，脓腔可很小，可呈结节样强化；少数脑脓肿壁环形强化可厚薄不均、不规则或伴有结节样强化。

从脓肿发生部位上看，垂体脓肿是特殊部位的脑脓肿，临床罕见。

CT 冠状位扫描可显示垂体增大，脓肿部分呈低密度，与其他垂体囊性病变表现类似，增强检查呈环形强化，但由于颅底骨伪影，显示往往不满意。

蝶鞍一般无扩大，也可扩大。

MRI 对垂体脓肿的诊断明显优于 CT，冠状位及矢状位成像显示垂体增大，向鞍上突出，脓肿的脓液部分在 $T_1WI$ 呈高于脑脊液的低信号，$T_2WI$ 呈高信号，脓肿壁在平扫时可能与周围垂体信号相似，无法确定，类似于其他垂体囊性病变。增强检查对确定诊断很有价值，因无骨伪影，可清楚显示明显环状强化的脓肿壁（图 6-2-5）。

【诊断要点】

1. 脑脓肿早期 CT 表现为脑内单发或多发的低密度区，境界清或不清，增强检查可无强化或呈斑片状强化或呈脑回样强化。MRI 病灶呈长 $T_1$、长 $T_2$ 信号，增强扫描强化同 CT。

2. 脑脓肿包膜形成后，表现具有特征性，CT 可见脓腔内液性低密度区，增强扫描脓肿壁呈明显环形强化，壁较薄且厚度均匀，内外壁光滑且有张力是其主要特点，脓肿周围常可见大片状低密度无强化水肿区。MRI 可更清晰地显示脓腔、脓肿壁和外周水肿带，因脓腔内水分子扩散明显受限，脓液在 DWI 上呈高信号，其 ADC 值减低。此外，MRI 对垂体脓肿的诊断有明显优势。

【鉴别诊断】

主要应与其他表现为环形强化的病变鉴别，包括胶质瘤、转移瘤、脑囊虫和脑出血。

**1. 恶性胶质瘤**　在 CT 和 MRI 增强检查时也常表现为环形强化或类环形强化，但典型者强化

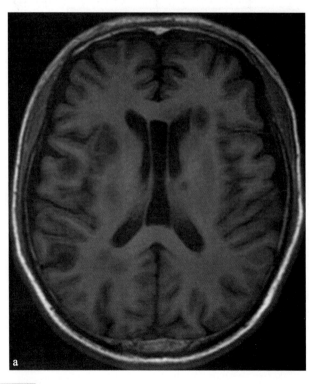

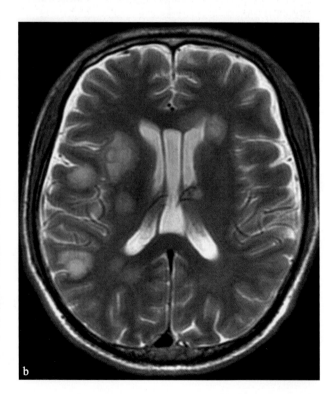

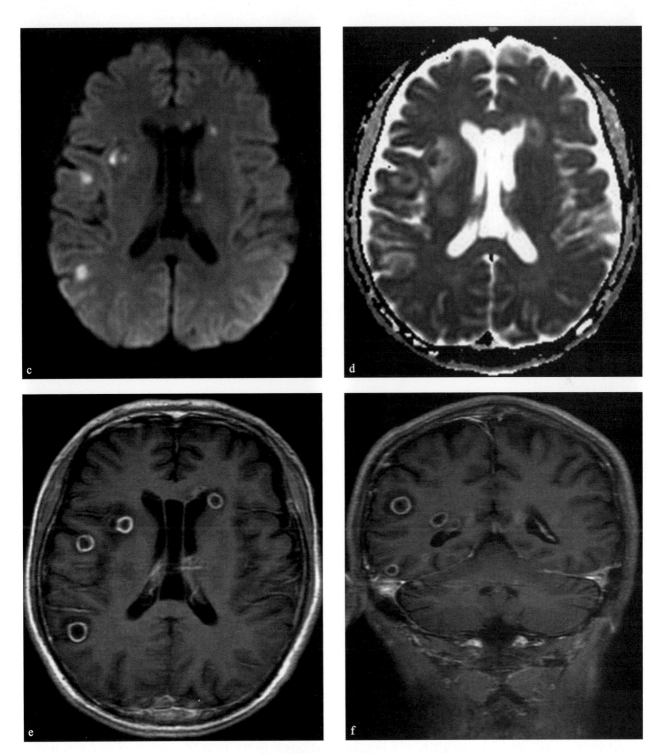

**图 6-2-4　多发脑脓肿的常规磁共振成像与 DWI 表现**

a. 轴位 $T_1WI$；b. 轴位 $T_2WI$；c. DWI；d. ADC；e. 轴位增强后 $T_1WI$；f. 冠状位增强后 $T_1WI$。示双侧颞额顶叶灰白质交界区、侧脑室旁、右侧岛叶及基底节区多发大小不等类圆形长 $T_1$、长 $T_2$ 信号影，多数病变边缘可见环状 $T_1WI$ 稍高、$T_2WI$ 稍低信号壁，壁厚薄均匀且较光整，病变周围可见片状长 $T_1$、长 $T_2$ 水肿信号。DWI 上呈明显高信号，ADC 值降低。增强后病变环壁呈明显均匀强化，壁薄，边缘光滑，其中心脓液及外周水肿带未见强化

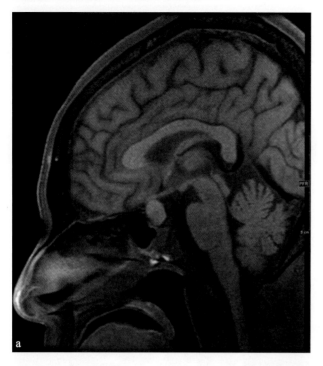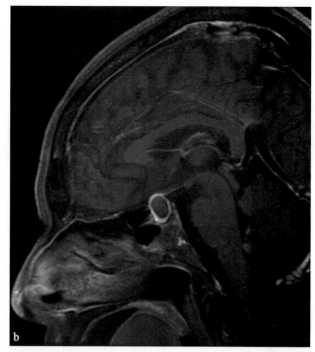

**图 6-2-5  垂体脓肿**

a. 矢状位脂肪抑制的 T₁WI 鞍内稍高信号病变向鞍上突出,信号高于脑脊液;b. 矢状位增强后脂肪抑制的 T₁WI 示鞍区病变环形强化,内外壁光滑

的环壁常很不规则或不完整,厚薄不均匀,张力不明显,环内或环周同时有结节或不规则强化存在,DWI 上多没有明显的扩散受限,与脑脓肿容易鉴别。近几年来,也有学者研究 PWI 和 SWI 对于脑脓肿的价值,研究发现,脑脓肿在 PWI 呈低灌注,与呈高灌注的高级别胶质瘤有显著差别。在 SWI 序列上,部分脑脓肿可显示环状低信号环,提示出血改变,也有助于鉴别诊断。

**2. 良性囊性神经外胚层肿瘤**  如多形性黄色星形细胞瘤、毛细胞型星形细胞瘤、胚胎发育不良性神经外胚层肿瘤等可表现为环形强化,但强化的环壁上同时可见强化的附壁结节,且环壁在 T₂WI 上一般不呈低信号。

**3. 脑转移瘤**  多为多发,且大小不一,典型表现是"小瘤大水肿",即水肿的范围明显大于肿瘤的大小,增强后肿瘤呈明显强化,强化方式多种多样,常为不规则环形强化,或结节状强化,DWI 呈低信号,ADC 值高。脑转移瘤 MRS 不具有特征性,表现为 NAA 峰缺乏或降低,Cho 峰升高,Cr 峰降低等。临床上一般可找到原发病灶,原发病的发现可以有效帮助诊断及鉴别诊断。

**4. 炎性脱髓鞘病变**  如多发性硬化、急性播散性脑脊髓炎、脱髓鞘假瘤等,可出现多发环形强化的病灶,但是病变常多在脑白质区,且可出现不完

整的环形强化,即所谓的"开环征"。DWI 上病变中心为低信号,ADC 值升高。病变周边环形强化的区域在 DWI 上可表现为稍高信号,ADC 值略低,提示炎症细胞浸润。一般病变的水肿及占位效应相对较轻。MRS 上脱髓鞘病变的谱线表现为 NAA 下降,Cho 可升高,常可见升高的脂峰,活动期病变可见乳酸峰。

**5. 其他血行播散的病灶**  如脑囊虫病,一般脑实质型可见多发病灶,大致均匀环形强化,病灶周围可见水肿,如果看到头节,或在 CT 图像上看到钙化点,有助于鉴别诊断。

**6. 脑内血肿**  脑内亚急性期的血肿也可呈与脑脓肿相似的环状强化,且也可呈 DWI 高信号,ADC 值较低。但血肿的信号遵循出血成分在 MRI 上的演化特点,亚急性期血肿,去氧血红蛋白变为高铁血红蛋白,为顺磁性,血肿主要表现为 T₁WI 上为高信号,T₂WI 上的信号由低到高,逐渐演变,中晚期血肿周边形成 T₂WI 上低信号环。根据脑内血肿这种特征性的演化特点,可以与脑脓肿进行鉴别。

## 三、硬膜下脓肿

【概述】

脓液在硬膜下聚积称硬膜下脓肿(subdural empyema)或积脓,为硬膜下腔化脓性细菌感染所致,可同时伴有硬膜外脓肿。

硬膜下脓肿常继发于术后、脑穿通伤后、中耳乳突炎、鼻窦炎、血行播散、颅骨骨髓炎、化脓性脑膜炎。硬膜下脓肿最常见的原因是鼻窦炎。

硬膜下脓肿形成的可能机制包括：蛛网膜颗粒扩张、破裂入硬膜下间隙；脑膜炎继发桥静脉血栓静脉炎，感染硬膜下间隙；感染直接血行播散；蛛网膜下腔或颅外感染直接累及。

【临床特点】

脓肿最常见于大脑半球凸面，单侧或双侧，其次见于大脑纵裂，后者多由半球凸面积脓扩散而来，常位于纵裂前部额窦附近，少见部位包括颅底和小脑幕下。

患者临床症状较重，多数患者可有中毒症状、高热、寒战、颈项强直，并可迅速出现偏瘫、偏身感觉障碍及偏盲。死亡率高达 10%～40%。抗生素积极治疗和充分引流可改善预后。

【影像检查技术与优选】

在显示病变及病变增强表现中，MRI 与 CT 价值相同，但在显示某些部位的脓肿上 MRI 优于 CT，如颅底、小脑幕下硬膜下脓肿；在显示脓肿的特性上 MRI 的 DWI 具有明显优势；在显示并发症上，如邻近脑组织水肿、炎症等 MRI 也优于 CT。

【影像学表现】

1. CT 平扫，可见大脑凸面及半球间裂的液体积聚，脓液靠近颅骨内板，呈新月形，范围广泛，可跨越颅缝，但不跨越中线，密度高于脑脊液，少数范围较局限。积脓较多时，可有明显的占位效应，中线可移位。增强检查，脓液与脑表面之间可见带状强化，带的厚度比较均匀，一般比硬膜外脓肿之强化带窄。

2. MRI 脓液形态、范围特点与 CT 表现相同，$T_1WI$ 信号低于脑实质但高于脑脊液，$T_2WI$ 脓液呈高信号，DWI 上呈高信号，ADC 值减低，脓液内缘看不到硬膜的低信号带，另外可见脑沟变浅，脑室系统受压，增强表现同 CT。

纵裂硬膜下积脓多位于大脑纵裂前部，呈长条状或梭形，CT 密度、MRI 信号及增强表现同半球凸面硬膜下脓肿。

硬膜下脓肿常可合并邻近脑组织的水肿、炎症或脑梗死，CT 平扫表现为邻近脑组织片状低密度区，水肿和脑炎严重时，脓液量不多但占位效应显著。MRI $T_2WI$ 表现为邻近脑实质内片状高信号。

【诊断要点】

1. 继发于鼻窦炎、神经外科术后、颅脑损伤、耳源性感染等。

2. 临床症状较重，高热、寒战、颈项强直，并可迅速出现偏瘫、偏身感觉障碍及偏盲，抗感染治疗有效。

3. 影像学表现：位于大脑半球凸面或大脑纵裂，新月形，范围较广，可跨越颅缝。表现具有特征性，影像学表现具有诊断价值。

【鉴别诊断】

在 CT 扫描时，硬膜下脓肿主要应与亚急性硬膜下血肿鉴别，两者的 CT 值可能相似，但 CT 增强检查时血肿一般无强化。MRI 检查两者鉴别容易，亚急性血肿在 $T_1WI$ 呈高信号，而脓肿呈中等信号或低信号。

## 四、硬膜外脓肿

【概述】

硬膜外脓肿（epidural empyema）或积脓常继发于手术、乳突炎、副鼻窦或颅骨感染直接累及硬膜外间隙，感染局限于颅骨内板和硬膜之间，也可同时伴有硬膜下脓肿或脑内脓肿。

硬膜外脓肿多见于额部，由额窦炎扩散所致。中耳乳突炎所致硬膜外脓肿则多位于颞部。颅骨损伤引起的硬膜外脓肿常局限于骨折处或颅骨手术处。硬膜外脓肿也可位于大脑镰旁或小脑幕上。

【临床特点】

本病的临床症状主要包括发热、头痛、乏力等，因积脓位于硬膜外，占位效应相对较轻，故颅内压增高和局灶症状一般不显著，脓液量少时可无颅内症状，但脓液量大时也可压迫脑组织，出现局灶癫痫或相关神经症状。脓肿局部可有颅骨骨髓炎表现，局部皮肤肿胀和明显叩痛。

【影像检查技术与优选】

MRI 优于 CT。

【影像学表现】

1. X 线平片 可发现颅骨骨髓炎、头皮软组织肿胀。

2. CT 平扫，脓液呈低密度区，根据脓液的黏稠度不同，密度有所不同，但一般比脑脊液密度高。若为产气菌感染，脓腔内可有气液平面。脓液一般比较局限，不跨越颅缝，呈双凸形或梭形，境界清楚或模糊。如无并发脑炎，局部脑组织可以表现正常，积脓多时，局部脑皮层也可明显受压移位。积脓位于颅顶中线区时，可见大脑镰附着部与颅骨内板分离、内移，脓液跨越中线说明积脓位于硬膜外，而不在硬膜下。增强检查，脓液内侧缘明显强化，呈较厚的弧带状，为发炎增厚的硬膜，脓液本身不强化。

3. MRI　一般在 $T_1WI$ 上脓液信号高于脑脊液而低于脑实质，$T_2WI$ 常呈很高信号，增厚的硬脑膜位于脓液内缘，$T_1WI$ 和 $T_2WI$ 均呈低信号，DWI 上扩散明显受限的高信号，ADC 值降低，增强表现与

CT 增强表现相同（图 6-2-6）。硬膜外脓肿可引起静脉窦血栓形成，后者于 CT 增强检查时，表现为静脉窦壁强化，而血栓化的窦腔不强化，仍呈低密度。急性期行 MRI 检查，$T_1WI$ 硬膜窦血栓呈等信号，$T_2WI$ 呈低信号，数日后行 MRI 检查，$T_1WI$ 和 $T_2WI$ 均呈高信号，明显强化，MRI 诊断要点是静脉窦流空信号消失。

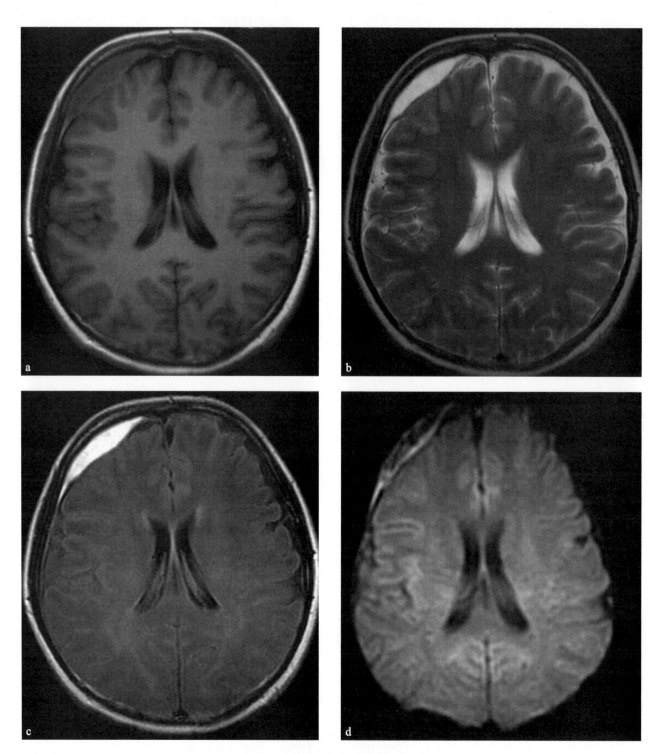

**图 6-2-6　布氏杆菌硬膜外脓肿**

a. 轴位 $T_1WI$；b. 轴位 $T_2WI$；c. 轴位 FLAIR；d. DWI。右额部硬膜外异常信号区，呈双凸透镜形，较局限，其内侧在 $T_2WI$ 上见到的线样低信号，为增厚硬脑膜，病变位于硬膜外。病变呈等 $T_1$、长 $T_2$ 信号，DWI 上呈不均匀高信号

**【诊断要点】**

1. 本病较少见，当患者有神经外科手术史，存在鼻窦炎、乳突炎或颅骨骨髓炎时应考虑到此病。

2. 临床表现常见发热、头痛、嗜睡、恶心、呕吐，脓肿扩大后可出现颅内高压、视乳头水肿。

3. 影像学检查表现具有确诊意义，显示为颅骨下双凸形病变，边界清晰，一般不跨越颅缝，产气菌感染时，其内可见气液平面。结合病史和临床表现，诊断较为确切。

4. CT 引导下穿刺抽吸或开放性引流可为针对细菌、分枝杆菌和真菌的染色及培养提供标本。

**【鉴别诊断】**

硬膜外脓肿在 CT 平扫时主要应与亚急性硬膜外血肿区别，增强 CT 扫描血肿一般无强化。MRI 检查两者容易区别，亚急性血肿在 $T_1WI$ 呈高信号，而脓肿呈中等信号或低信号。

（冯 逢）

# 第三节 结核分枝杆菌感染

**【概述】**

中枢神经系统结核病（central nervous system tuberculosis）是结核分枝杆菌肺外感染中最严重的一种形式，儿童与青少年中多见。中枢神经系统感染结核分枝杆菌后通常有三种临床类型：结核性脑膜炎、脑结核瘤及结核性脊柱炎。

原发于肺内或肠道的结核分枝杆菌，通过血行播散到中枢神经系统，结核分枝杆菌在颅内或脊髓引起慢性肉芽肿性病变，增生的肉芽组织为结核结节。脑结核的发病形式中以结核性脑膜炎最为常见，室管膜下结核结节破入蛛网膜下腔是引发结核性脑膜炎的关键，结核蛋白渗出并沉积于蛛网膜下腔，形成一层厚厚的渗出物，引起脑膜的粘连增厚，这种改变在基底池更为常见。当脑底部蛛网膜粘连时，可引起交通性脑积水，若粘连堵塞第四脑室出口，则发生梗阻性脑积水。引流静脉的狭窄和动脉的闭塞则引起相应部位的脑梗死。发生于脑实质内的结核结节可聚集形成结核瘤。

**【临床特点】**

结核性脑膜炎在临床上常表现为发热、头痛、颈部僵硬和脑神经麻痹。结核瘤好发于粟粒性肺结核患者，且常无明显神经系统症状。临床上出现症状的患者多来自结核病高发地区，这部分儿童或成人可表现为头痛、癫痫发作，偶有患者可出现偏瘫、失语等局灶性症状。发生于椎管内的结核感染可能表现为剧烈背痛，感觉异常，肌无力和括约肌功能障碍。

神经系统结核感染的早期诊断和及时治疗对于避免严重后遗症和死亡至关重要。神经系统结核的诊断主要依靠 CSF 分析和影像学检查。典型者脑脊液检查可见白细胞中度增高，以淋巴细胞为主，蛋白质明显升高，氯化物显著下降，糖含量中等度下降。脑脊液腺苷脱氨酶（ADA）升高具有特殊的提示意义。脑脊液检出结核分枝杆菌是诊断的直接依据，以涂片并培养阳性率最高。革兰染色、培养和聚合酶链式反应（PCR）有助于诊断。

**【影像检查技术与优选】**

在评估疑似脑膜炎及其并发症的患者方面，MRI 已被证明优于 CT，对比增强 MRI 具有显示脑膜炎及其相关并发症的优势。但 CT 对钙化的发现较 MRI 敏感，两者结合可提高疾病的诊断率。

**【影像学表现】**

**1. 结核性脑膜炎**

（1）CT：结核性脑膜炎常见的三种表现包括：脑膜强化、脑积水、脑梗死。早期阶段，CT 表现可无异常。随疾病进展，可见颅底脑池和大脑外侧裂池高密度影，晚期脑膜可见结节样或点状钙化，是提示结核性脑膜炎的重要证据。增强扫描可示颅底脑池和大脑外侧裂池脑膜增厚伴明显强化。脑积水于儿童中更为常见，表现为脑室周围低密度区。一般来说，CT 不易区分脑积水类型。脑梗死常见于基底动脉供血区域，如内囊、基底节区、丘脑，以腔隙性脑梗死多见。

（2）MRI：脑基底池、大脑外侧裂池的炎性渗出物在 MRI 上表现为 $T_1WI$ 稍低信号，$T_2WI$ 高信号，增强后可见相应脑膜呈不规则条形强化或结节样显著强化。部分严重或晚期患者可见到大脑半球凸面的脑膜增厚、异常强化。伴有脑积水的患者可见脑室周围 $T_2WI$ 高信号，以交通性脑积水常见，约占80%，部分患者表现为梗阻性脑积水或复杂性脑积水。MRI 新序列对于脑积水类型的鉴别有较大意义，不同类型的脑积水是影响手术、进而决定治疗方案的重要决策。侧脑室旁、基底节区、丘脑可见梗死灶，以腔隙性脑梗死为主，MRI 对于梗死灶的发现更为早期，也更为全面（图6-3-1）。

**2. 结核瘤**

（1）CT：表现为脑内单发或多发的类圆形或不规则病灶，脑皮质下区多见，可为等密度、稍高密度或混杂密度，部分病例可见钙化。瘤周可见水肿。由于结核瘤内部常发生干酪样坏死，增强扫描常呈环形

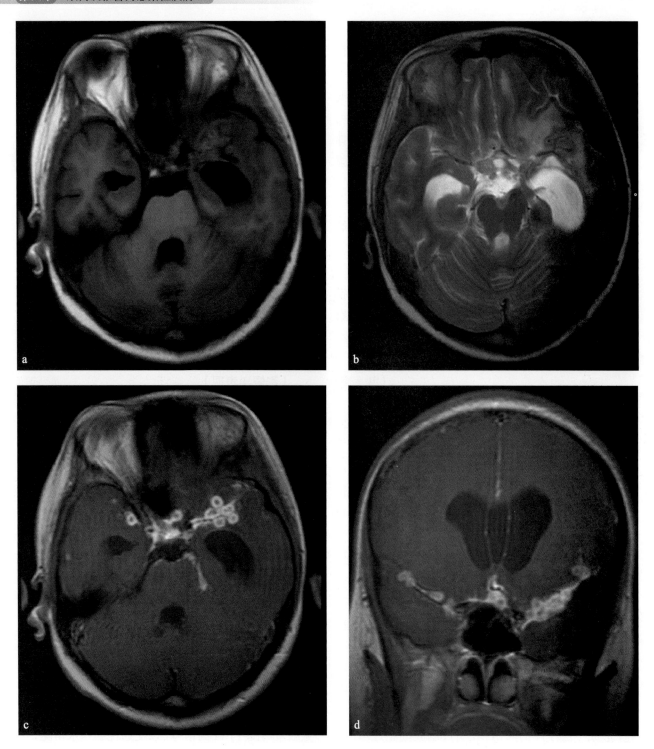

**图 6-3-1　结核性脑膜炎伴脑积水**

a. 轴位 $T_1WI$；b. 轴位 $T_2WI$；c. 轴位增强后 $T_1WI$；d. 冠状位增强后 $T_1WI$。示脑底池、双侧外侧裂池及环池 $T_1WI$ 信号增高，边缘见片状水肿信号，增强后呈结节状、线状强化，幕上脑室系统扩张积水

强化，且环壁常厚度均匀、内外缘较光滑。病灶中心钙化及环形强化同时出现称为"靶征"，高度提示结核瘤的诊断。当病灶较小时，常表现为小结节样强化。

（2）MRI：病灶多呈 $T_1WI$ 稍低信号，$T_2WI$ 高低混杂信号，病灶形成早期，多呈稍高信号，陈旧病灶则多呈低信号。病灶中心可因干酪样坏死物的含量多少呈现不同的信号，$T_1WI$ 及 $T_2WI$ 上高、等、低信号均可见，干酪样坏死本身的 $T_2WI$ 为低信号。病灶周围可见水肿。强化方式同 CT。脑内钙化灶在 MRI 上表现为 $T_2WI$ 的低信号。

**3. 结核性脊柱炎**

（1）X 线：椎体受感染后表现为骨质破坏，椎体变扁或呈楔形，严重者出现脊柱后凸畸形。椎间盘受破坏时表现为椎间隙狭窄或消失。病灶扩散则可见邻近组织形成脓肿,如咽后壁脓肿、腰大肌脓肿等,同时可伴有不规则钙化。

(2) CT:对椎体的骨质破坏及冷脓肿的显示优于 X 线,尤其是小死骨及微小骨质破坏。病变早期常表现为脊髓水肿、梨状窝间隙狭窄,有时可见硬膜外或硬膜内结核瘤及硬膜外脓肿。对冷脓肿的位置、范围及与周围组织的关系显示更加确切。

(3) MRI:病变常涉及多个脊髓节段,骨质破坏在 $T_1WI$ 常呈不均匀低信号,在 $T_2WI$ 呈混杂高信号,STIR 像呈高信号。但 MRI 对于小死骨及微小骨质破坏的显示不如 CT 敏感。矢状位及冠状位可显示椎间隙狭窄及椎间盘破坏的异常信号。结核性脓肿呈 $T_1WI$ 等信号,$T_2WI$ 高信号,造影剂增强后病灶呈结节样或环形强化。冷脓肿在 $T_2WI$ 呈高信号,可引起相应节段椎管狭窄、脊髓受压改变。

【诊断要点】

1. **结核中毒症状**　发热、乏力、盗汗、午后低热、体重减轻。

2. **神经系统受损症状**　常见颅内高压、脑膜刺激征,有的患者可出现偏瘫、失语、癫痫发作、肌无力、括约肌功能障碍等相关症状。

3. **颅外的原发病灶**　肺结核、肠结核、肾结核、骨结核等。

4. **脑脊液检查**　找结核分枝杆菌,结核分枝杆菌抗体检查等。

5. **CT 和 MRI 表现**　结核感染缺乏特异性,出现典型表现时有提示诊断的作用。

【鉴别诊断】

1. **结核性脑膜炎**　需与化脓性脑膜炎、病毒性脑膜炎及隐球菌性脑膜炎相鉴别。

2. **结核瘤**　根据结核瘤环形强化的特点,本病需与脑脓肿、脑囊虫病、转移瘤及胶质瘤等相鉴别,"靶征"是结核瘤的典型表现。

3. **椎管内结核**　主要与化脓性和真菌感染相鉴别,化脓性脊柱炎起病更急,扩散更快,而钙化是结核性脊柱炎特征性表现,且软组织和椎旁脓肿在结核感染中更为常见,范围也较大。

(冯　逢)

# 第四节　真菌感染

【概述】

颅内真菌感染(intracranial fungal infection),近年来,由于广谱抗生素、免疫抑制剂和激素类药物的广泛应用,颅内真菌感染的发病率也明显增高。

真菌种类繁多,引起脑部感染者以新型隐球菌常见,其他还包括念珠菌、球孢子菌、组织胞浆菌、类芽生菌、放线菌、烟曲霉、毛霉、分枝菌等。低毒力真菌(念珠菌、毛霉、烟曲霉)易感染免疫缺陷的患者,强毒力真菌(隐球菌、放线菌)易侵入免疫功能正常者的脑部。

颅内真菌感染,最主要的感染途径是通过呼吸道吸入,形成肺部病灶,后经血行扩散至脑部。其次由内脏或皮肤黏膜的原发损害,经血液播散所致。也可由鼻咽、眼部及骨等的病变直接蔓延入颅腔。

真菌侵入颅内后主要累及脑膜或脑实质,也可两者同时受累。累及脑膜者引起脑膜炎,累及脑实质者可引起多种病理改变,主要包括肉芽肿和脓肿,少数发生钙化。其病理改变的范围、类型和程度,同机体的反应性及真菌的种类有密切关系:隐球菌、球孢子菌、组织胞浆菌及类芽生菌常引起脑膜炎、肉芽肿,其中隐球菌性脑膜炎是脑部真菌感染中最常见的;念珠菌及放线菌常可造成多发散在性脑脓肿;烟曲霉主要引起脑内单发脓肿。

【临床特点】

脑部真菌感染多呈慢性或亚急性发病,发病隐匿,其临床表现多样,不同的菌种可因相同的病理改变,出现相似的临床征象;同一菌种,可因病变性质及部位的差异,导致完全不同的临床表现。真菌性脑膜炎临床上可有明显的脑膜刺激症状。脑实质内脓肿和肉芽肿形成者临床表现多似颅内肿瘤,有严重颅内压增高,依病变部位不同,出现相应的局灶体征,如偏瘫、失语、偏盲等。引起脑梗死者,临床出现闭塞性脑血管病的征象,依受损血管的供血区而出现相应的局灶体征,如偏瘫、偏身感觉障碍、失语、偏盲等。

【影像检查技术与优选】

CT 和 MRI 是诊断脑部真菌感染最好的影像检查方法。在显示脑表面软脑膜的异常强化方面 MRI 优于 CT。

【影像学表现】

1. **真菌性脑膜炎**　以隐球菌性脑膜炎最常见,CT 和 MRI 表现与其他慢性肉芽肿性脑膜炎相似。

(1) CT:平扫早期可无异常发现,也可见脑底池和外侧裂池密度增高,增强检查,脑底池和外侧裂池呈不规则条状或结节状明显强化。

(2) MRI:$T_1WI$ 可见脑底池及外侧裂池信号增高,高于正常脑脊液信号。增强检查,可见脑底池和外侧裂池不规则条状或结节状显著强化,以及脑表面软脑膜的异常强化。

2. **真菌性脑脓肿**　真菌性脑脓肿影像学表现与细菌性脑脓肿相似。

（1）CT：平扫脓肿壁呈高密度或稍高密度，脓液呈低密度，增强检查脓肿显著环形强化。

（2）MRI：脓肿壁在 $T_1WI$ 呈稍高信号或等信号，$T_2WI$ 呈低信号。脓液在 $T_1WI$ 呈低信号，$T_2WI$ 呈高信号（图6-4-1）。增强表现同 CT 增强表现。

念珠菌感染性脑脓肿通常较小，多发，以大脑中动脉分布区多见，脓腔内密度较细菌性脓肿高，等于或稍低于周围脑实质。

烟曲霉感染性脓肿常单发，强化环壁较厚且不规则（图6-4-2）。

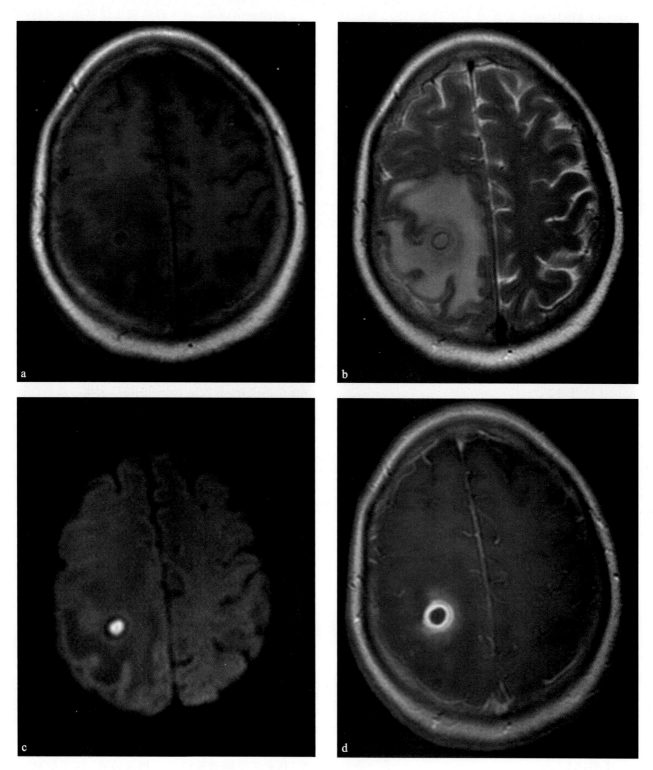

**图6-4-1　真菌性脑脓肿**
a. 轴位 $T_1WI$；b. 轴位 $T_2WI$；c. DWI；d. 轴位增强后 $T_1WI$。示右侧额叶病变，$T_1WI$ 低信号，$T_2WI$ 高信号，DWI 上呈高信号，脓肿壁在 $T_2WI$ 上呈低信号，病变周围可见"晕征"及大片状水肿信号，增强扫描脓肿壁明显均匀强化

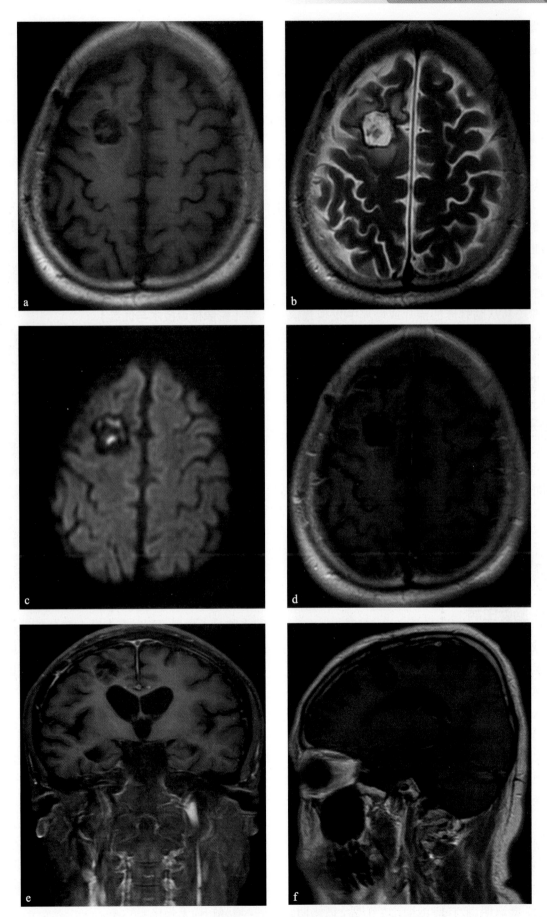

**图 6-4-2　烟曲霉性脑脓肿**

a. 轴位 $T_1WI$；b. 轴位 $T_2WI$；c. DWI；d. 轴位增强后 $T_1WI$ 增强；e. 冠状位增强后 $T_1WI$；f. 矢状位增强后 $T_1WI$。示右侧额叶病变，$T_1WI$ 等低信号，$T_2WI$ 等高信号，DWI 上呈斑点高信号，脓肿壁在 $T_2WI$ 上呈低信号，病变周围可见片状水肿信号，增强后脓肿壁呈不均匀线样强化

**3. 真菌性肉芽肿** 真菌性肉芽肿可单发,也可多发,单发者较大,类似于脑瘤。

(1) CT:平扫肉芽肿呈等密度或稍高密度结节,可见钙化,周围有低密度水肿,大的肉芽肿或水肿显著者可有占位效应,增强检查呈均质或不均质强化,内有坏死时呈环状强化。

(2) MRI:肉芽肿在 $T_1WI$ 呈等信号或稍低信号,$T_2WI$ 其信号变化很大,可呈稍低信号,也可呈很高信号。周围水肿在 $T_1WI$ 呈低信号,在 $T_2WI$ 呈高信号。增强表现同 CT。钙化在 MRI 上不易发现。

【诊断要点】

脑部真菌感染临床及影像学表现多种多样,缺乏特征性,确定诊断主要靠脑脊液找到致病菌。脑膜炎患者较易从脑脊液的涂片或培养中发现致病菌,如墨汁涂片找到新型隐球菌的阳性率很高。但脑内脓肿、肉芽肿和梗死的病例,脑脊液涂片或培养的阳性率较低。此时应进行血清学试验、皮肤试验、荧光检测抗原等,有一定的诊断价值。

【鉴别诊断】

主要应与细菌性感染、真菌性感染、转移瘤和胶质瘤进行鉴别,结合临床表现、实验室检查有助于诊断和鉴别诊断。

(冯 逢)

## 第五节 寄生虫感染

### 一、脑囊虫病

【概述】

脑囊虫病(cerebral cysticercosis)是最常见的脑内寄生虫病。囊虫病是囊尾蚴(猪肉绦虫的幼虫)寄生于人体各个组织所致的疾病,幼虫随血液循环播散至脑组织,即引起脑囊虫病,脑囊虫病的发病率占囊虫病的 80% 以上。常见的感染途径为人误食含绦虫虫卵的猪肉或由于呕吐虫卵逆行至胃,在十二指肠处六钩蚴脱囊而出,钻入肠壁,随血液循环扩散至脑。

根据脑囊虫累及部位,该病常分为脑实质型、脑室型、蛛网膜下腔型和混合型,脑实质型最为常见。脑实质型病灶多位于皮层或基底节,病变分为四个阶段:囊泡期、胶样囊泡期、结节期及钙化期。①囊泡期:此期多为活囊虫;②胶样囊泡期:囊虫死亡后,囊壁变厚,且释放出大量异种蛋白,引起周围脑组织水肿;③结节期:死亡的囊虫进一步收缩,囊

壁增厚呈结节样,周围水肿逐渐减轻;④钙化期:死亡虫体发生钙化,这种表现仅见于脑实质型。囊泡游离或附着于室管膜上称为脑室型,发病率仅次于脑实质型,本病临床少见,如治疗不及时,易引起梗阻性脑积水,甚至威胁生命。蛛网膜下腔型可引起脑膜粘连,导致脑脊液循环受阻。

囊虫病累及椎管十分少见,约 1%~5% 的囊虫病患者出现椎管受累,常与脑囊虫病同时存在。

【临床特点】

常见的临床表现有癫痫发作,颅内压增高,脑膜刺激征或局灶性神经功能缺损,严重者可出现意识及精神障碍。脑脊液检查可见嗜酸性粒细胞增多。囊虫免疫试验可为阳性。

【影像检查技术与优选】

普通 X 线平片诊断价值不大,MRI 平扫加增强检查是诊断疾病的首选,优于 CT 增强检查。

【影像学表现】

**1. 脑实质型**

(1) CT

1) 急性脑炎型:表现为幕上半球广泛低密度影,多位于脑白质,也可散发于脑皮质。病变广泛时可引起占位效应,表现为脑沟、脑裂变窄,侧脑室受压移位。增强扫描无强化。

2) 囊泡型:又可进一步分为单发大囊型及多发小囊型。单发大囊型表现为脑实质内单发类圆形或分叶状囊性低密度区,边界清晰光滑,囊壁较薄,其内多无实性结节。增强扫描无强化,周围可伴轻度脑水肿。大囊型可同时有多发小囊存在。多发小囊型表现为半球内多发小圆形病灶直径 5~10mm,边界清晰,其内可见偏心性小结节状高密度影,为囊虫头节,也有病例其内无结节,增强扫描多无强化。胶样囊泡期小囊型病灶周围水肿加重,可出现明显的占位效应。CT 上表现为大片状低密度区,多位于大脑皮层下及邻近脑白质。增强扫描囊壁呈明显结节状或环状强化,其典型的强化特点包括:环小、壁厚、位于脑表和点状头节。

3) 结节型:脑内多发不规则低密度影,直径约 3~5mm,增强扫描呈结节样强化或环形强化。

4) 钙化型:表现为脑内多发点状高密度灶,直径约 2~5mm。有时可融合为片状。钙化周围无水肿,增强扫描无强化。

(2) MRI:脑炎型在 MRI 上呈 $T_1WI$ 低信号,$T_2WI$ 极高信号。囊泡型在 MRI 上表现具有特征性,对病灶的显示也优于 CT。囊性病灶呈 $T_1WI$ 低

信号，$T_2WI$ 高信号，与脑脊液信号强度相近，其内头节呈点状稍短 $T_1$、稍短 $T_2$ 信号附于囊壁（图 6-5-1），增强扫描头节无明显强化。胶样囊泡期，囊虫死亡后，囊内结节显示不清，由于同时伴有周围水肿的加重，在 $T_2WI$ 可见囊周水肿及内部囊液呈高信号，囊壁及头节呈低信号，称为"白靶征"。$T_1WI$ 上病变显示为低信号囊肿内仅见点状高信号影，此为"黑靶征"。钙化在 MRI 上表现为点状稍长 $T_1$ 或等 $T_1$、短 $T_2$ 信号。

**2. 脑室型** 最常受累的部位为第四脑室，其次为第三脑室，侧脑室和中脑导水管较少见。病变表现为脑室内单发或多发的囊性病灶，囊液密度或信号类似于脑脊液，有时在 FLAIR 图像上稍高于脑脊液信号，病灶在 CT 上常不易显示，可仅表现为脑室局限性、不对称扩大及梗阻性脑积水。囊肿囊壁较薄，CT 和 MRI 上常难以清晰地显示出囊壁，且增强扫描囊壁多不强化。部分病例囊腔内可见头节，增强扫描显示更清晰，强化类似于脑实质型，对于该病诊断有特殊意义。囊虫钙化后，CT 上可见结节样或片样高密度灶。

**3. 蛛网膜下腔型** 平扫可见外侧裂池、鞍上池内多发较大的囊性病变，呈"葡萄串"样，囊肿内密

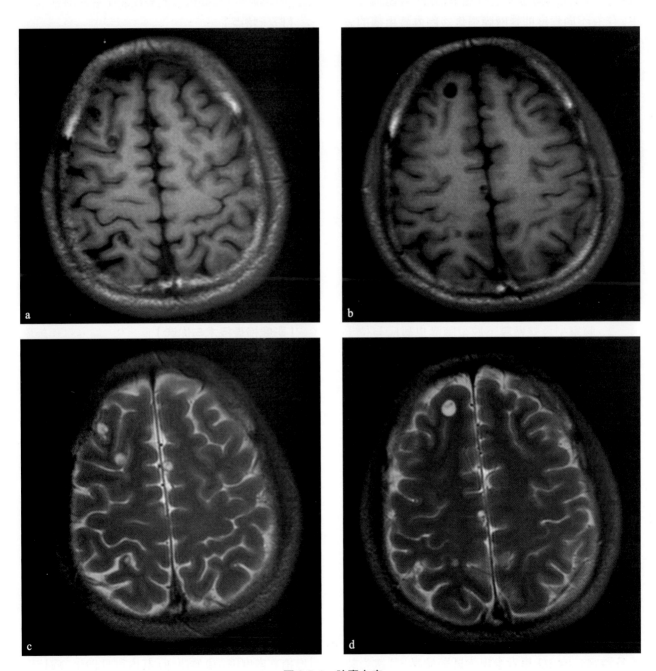

**图 6-5-1 脑囊虫病**

a、b. 轴位 $T_1WI$；c、d. 轴位 $T_2WI$。示双侧大脑半球皮层下多发大小不等圆形长 $T_1$、长 $T_2$ 信号，边界清楚，周围未见明显水肿，病变内可见头节呈等 $T_1$、等 $T_2$ 信号

度或信号类似于脑脊液，且囊壁较薄，故病灶常与脑脊液分界不清。可见蛛网膜下腔扩大变形、脑室对称性扩大。头节在本型中少见。增强扫描囊壁多无强化。囊腔破裂时可导致脑膜炎、蛛网膜炎，表现为柔脑膜增厚、强化，MRI 显示更为清晰。

**4. 混杂型** 上述两种或两种以上类型表现同时存在。

**5. 椎管内囊虫病** 椎管内囊虫病可分为髓外和髓内感染，其中最为常见的是髓外蛛网膜下腔感染，髓内及硬膜外感染罕见。脊髓蛛网膜下腔囊虫病常表现为蛛网膜下腔囊状病灶和 / 或蛛网膜炎。MRI 上可见髓外硬膜下囊性结节，压迫脊髓或神经根，伴有不同程度的蛛网膜强化。髓内囊虫病的表现与脑实质型相同。

【诊断要点】

1. 临床表现复杂多样：癫痫发作、颅内高压及脑膜刺激征等。

2. 同时出现身体其他部位受累：眼部受累表现为单眼视力减退，皮肤受累表现为头部、躯干及大腿上端内侧多发弹力性皮下结节，直径约 0.5～1.0cm。

3. 有肠绦虫病史，粪便中检出绦虫虫卵或节片；血清或脑脊液补体结合试验阳性。

4. 影像学表现有特征性，如上所述。

【鉴别诊断】

1. 脑实质型囊虫病应与脑脓肿、脑转移瘤、脑结核瘤和脑胶质瘤囊变相鉴别。

2. 脑室型及蛛网膜下腔型脑囊虫病应与位于该部位的其他囊肿鉴别，如皮样囊肿、表皮样囊肿、胶样囊肿、蛛网膜囊肿等。

3. 椎管内囊虫病的鉴别诊断主要包括髓内外肿瘤、脊髓炎症、脱髓鞘，血管和肉芽肿病变等。

## 二、脑棘球蚴病

【概述】

脑棘球蚴病（brain hydatid disease）是人感染棘球蚴绦虫后，少数幼虫随血液循环进入颅内，寄生于脑部引起的寄生虫病，又称脑包虫病。

本病常见于畜牧区，在我国西北、华北、西藏等地均有散发。犬、狐、猫为其宿主，虫卵随这些动物粪便排出体外，人误食了被虫卵污染了的食物，虫卵在十二指肠中变为幼虫，经门静脉入血，进入人体各器官。约 2/3 患者表现为肝脏受累，其次为肺部，约占 25%，小部分人表现为中枢神经系统、肌肉、心脏受累。绝大多数患者表现为单一部位受累。

棘球蚴分为细粒棘球蚴和泡状棘球蚴。细粒棘球蚴囊虫囊壁分为两层，外层为纤维膜，内层为棘球蚴自身形成的胚层，内层产生囊液及子囊。囊内为无色透明的液体，囊内含有头节，可产生子囊，子囊可达数百个。囊虫死后，囊液变浑浊，囊壁发生钙化。包囊如发生破裂，囊液中游离的子囊可在局部形成新的囊肿。不同于细粒棘球蚴，泡状棘球蚴囊肿外周无完整的纤维包膜，主要以芽生方式向外生长，形成许多小囊，呈蜂窝状，其内可发生变性、坏死，周围组织伴嗜酸性粒细胞浸润，常形成结核样肉芽肿。

脊髓受累少见，约占所有包虫病的 1%。其中，发生于硬膜外者较髓内或髓外硬膜下者相对常见。

【临床特点】

多数患者在幼年感染棘球蚴绦虫，且初次感染后通常无症状，直到成年发病。据报道，发病前的潜伏感染可超过 50 年。患者感染棘球蚴绦虫后的临床表现取决于病灶大小及部位，囊肿较小时通常无症状。颅内感染的常见的症状包括颅内压升高及局灶性症状，癫痫发作较少见。血清或脑脊液常规可见嗜酸性粒细胞增多。免疫学检查的灵敏度较影像学检查更高，临床常用的有 Casoni 皮肤试验和血清免疫试验，两者阳性率在 90% 以上，但假阳性率也较高，Casoni 皮肤试验的假阳性率约 40%。

脊髓包虫病患者常出现背痛、下肢瘫痪或神经根受累表现，临床上易误诊为脊椎结核、脊椎肿瘤或椎间盘突出。

【影像检查技术与优选】

CT 和 MRI 均可较清晰地显示病灶，但 MRI 对于囊内结构的分辨较 CT 更为准确，CT 对脑泡状棘球蚴的钙化成分显示地更为直观。当临床病史及实验室检查均提示本病时，影像学表现可进一步明确病变位置、范围及进展程度。当实验室检查阴性而临床高度怀疑此病时，特征的影像学表现可支持诊断。

【影像学表现】

1. CT 脑细粒棘球蚴常表现为脑内单发的较大的囊性病灶，好发于额叶及顶叶，病灶边界清晰，其内囊液密度近似于脑脊液（图 6-5-2）。囊壁较薄，囊壁钙化少见，增强扫描囊壁无强化。病灶周围无水肿，只有在继发炎性反应后，才可见囊肿周围环形强化。囊肿占位效应明显。囊壁不规则常提示囊肿破裂。脑泡状棘球蚴表现为脑内单发或多发的类圆形稍高密度影，边界清晰，其内可见钙化，病灶周围水肿明显。增强扫描，病灶呈环形强化，病灶边缘可见多发小囊性无强化影。

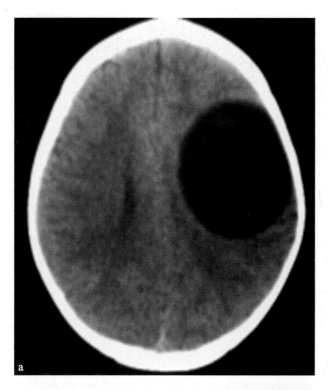
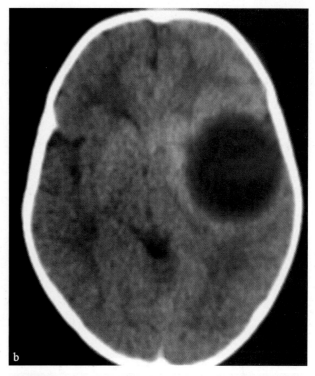

**图 6-5-2　脑包虫病**

a、b. 轴位 CT 平扫。左侧额叶见类圆形较大囊性低密度影，边界清晰，内见小片状稍高密度影，囊壁薄而光滑，周围无水肿（病例感谢青海省人民医院核磁室杨国财教授提供）

2. MRI　脑细粒棘球蚴常表现为脑实质内类圆形囊性病灶，边缘光滑锐利，其内囊液信号类似于脑脊液，囊周无水肿。在核磁上，有时可观察到"分房样"表现，即大囊内含有多个小囊，是本病的特征性影像学表现。脑泡状棘球蚴呈类圆形实性、囊实性或多房囊性表现，边界清晰，钙化和灶周水肿常见。病变在 $T_1WI$ 呈略高信号，在 $T_2WI$ 呈低信号。钙化在 MRI 上显示不如 CT。增强后表现同CT（图 6-5-3）。

3. 椎管感染以胸椎最多见，其次为腰椎，颈椎和骶椎较少见。表现为硬膜外囊性病变最为常见，在 MRI 上囊性病变形态同前所述，并可见脊髓受

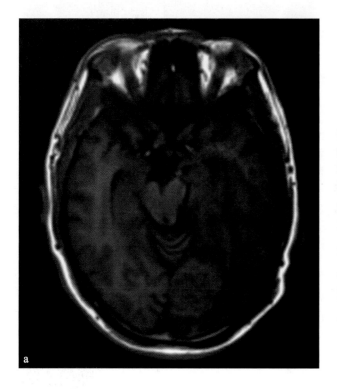
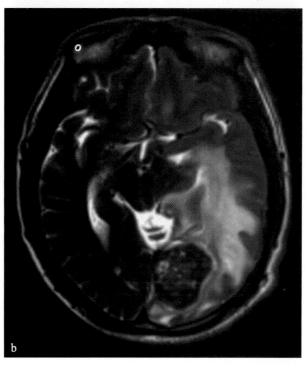

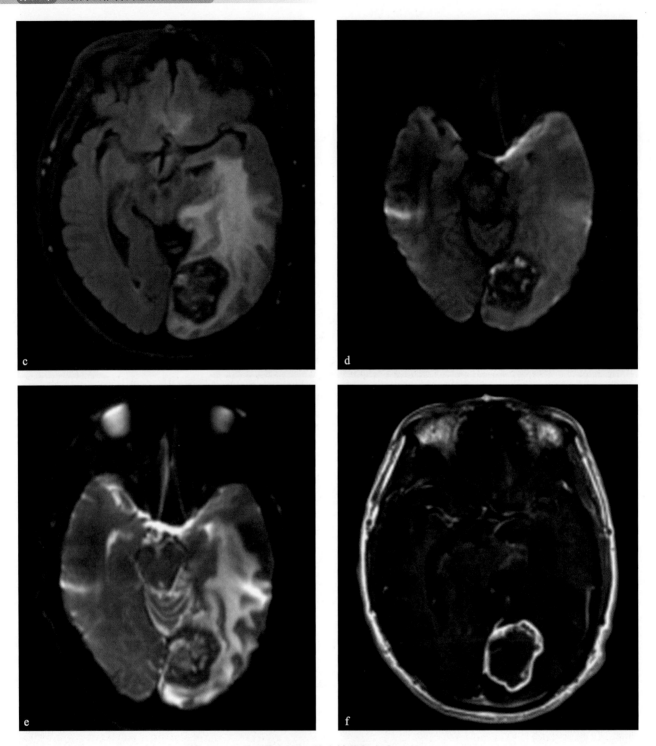

**图 6-5-3　脑泡性脑包虫病**

a. 轴位 $T_1WI$；b. 轴位 $T_2WI$；c. 轴位 FLAIR；d. DWI；e. 轴位脂肪抑制 $T_2WI$；f. 轴位增强后 $T_1WI$。示左侧顶叶不规则形等 $T_1$、短 $T_2$ 信号，$T_2WI$ 上内见多发小囊泡影，周围见大片状水肿带，FLAIR 上呈高低混杂信号，DWI 呈低信号，增强后呈不规则环形强化（病例感谢青海省人民医院核磁室杨国财教授提供）

压。髓外硬膜下表现为蛛网膜下腔的囊性病变，有时可见病变向硬膜外扩散，通过两侧扩大的神经根侵犯邻近肌肉，呈"葡萄串"样。髓内病变罕见，表现同颅内病灶。

**【诊断要点】**

1．来自于疫区，出现颅内症状。

2．同时存在肝、肺棘球蚴病。

3．免疫学检查阳性。

4．脑细粒棘球蚴特征性表现包括：单发、薄壁、边界清晰、囊性病变，无钙化、水肿及强化；脑泡状棘球蚴典型表现包括：单发或多发实性病灶、边界清晰、伴钙化，灶周水肿，以及环形强化。

## 【鉴别诊断】

1. 脑细粒棘球蚴的表现较脑泡状棘球蚴具有特征性，需与脑脓肿、囊变的脑肿瘤、蛛网膜下腔或脑内其他部位的囊肿相鉴别。该病无灶周水肿、环形强化或壁结节可与脑脓肿或囊变的脑肿瘤相鉴别。病灶呈球形，位于脑实质内，被脑组织包绕，可作为与蛛网膜下腔或脑内其他部位囊肿的鉴别点。

2. 脑泡状棘球蚴需与胶质瘤、转移瘤、结核瘤或脑脓肿相鉴别。结合临床病史，尤其是发现肝脏原发病灶对本病诊断有重大意义。

3. 椎管内感染与蛛网膜下腔囊肿、蛛网膜炎、囊性脑膜瘤及囊虫病等鉴别困难，常需依靠病史及实验室检查。

（冯　逢）

# 第六节　人类免疫缺陷病毒感染

## 【概述】

获得性免疫缺陷综合征（acquired immunodeficiency syndrome，AIDS）是慢性人类免疫缺陷病毒（HIV）感染及其导致 CD4 细胞减少的结果，是一种危害性极大的传染病。1981 年美国疾控中心报道了在既往健康的男同性恋中发现罕见的聚集性卡氏肺孢子菌肺炎和卡波西肉瘤，是对该病的最早记载。自首次报道至今，该病发病率逐年上升。本病好发于青少年，男女发病率约为 14 : 1。常见传播途径包括性接触、血液传播和母婴垂直传播。

## 【临床特点】

HIV 可特异性地攻击免疫系统中 CD4$^+$T 淋巴细胞，破坏人体的免疫功能。在发病早期（<6 个月），病毒快速复制并感染 CD4 细胞，患者的典型表现有发热、淋巴结肿大、咽痛、皮疹、肌痛、关节痛和头痛，也有部分患者可无症状。此后，患者进入无症状感染期，此期可达数年至十余年，在此期间，患者血清病毒水平稳定而 CD4 细胞计数不断下降，临床上可能仅有持续性全身淋巴结肿大或无症状。随着 CD4 细胞计数持续下降（<200 个 /μl），某些机会性感染和肿瘤的发生率和严重性上升。常见的表现包括发热、腹泻、消瘦、反复口腔白念珠菌感染、反复单纯疱疹病毒或带状疱疹病毒感染、肺孢子虫肺炎、活动性结核或结核分枝杆菌病、中枢神经系统占位病变、痴呆、深部真菌感染、弓形虫脑病等。

在感染 HIV 患者中，约 40% 患者出现中枢神经系统感染，且约 10% 患者以中枢神经系统病变为首发表现。常见的临床表现分为两类，一类为占位性病变，包括弓形虫脑病、原发性中枢神经系统淋巴瘤（PCNSL）等，第二类为无中枢神经系统占位效应的病变，包括 HIV 脑炎、进行性多灶性白质脑病（PML）、巨细胞病毒脑炎、隐球菌性脑膜炎等。弓形虫脑病为机会性感染，患者常表现为发热、头痛、意识模糊、局灶性神经症状或癫痫发作。血清学检查可检测抗弓形虫 IgG 抗体阳性。PCNSL 可表现为意识模糊、嗜睡、失忆、轻偏瘫、失语和 / 或癫痫发作。此外，80% 以上的患者还可出现发热、盗汗及体重减轻等全身症状。PML 临床常见快速进展的局灶性神经功能障碍，包括运动障碍（轻偏瘫或单肢轻瘫）、共济失调、视觉症状（如偏盲和复视）、失语和认知功能障碍等。HIV 脑病通常表现为经典的皮质下痴呆三联症：记忆和精神运动速度受损、抑郁症状和运动障碍。巨细胞病毒脑炎亦为合并的机会性感染，常出现精神状态异常，与艾滋病本身所致痴呆有时难以区分，但谵妄、意识模糊和局灶性神经系统异常在巨细胞病毒脑炎中更为常见。

## 【影像检查技术与优选】

当临床表现和脑脊液检查提示 HIV 感染时，应常规行 CT 和 MRI 增强检查。MRI 较 CT 更被推荐，对于明确病变是否为孤立性、病变位于白质或后颅窝时，已证明 MRI 较 CT 有更高的敏感性。在需要取外周病灶进行活检时，MRI 定位也更为准确、精确。

## 【影像学表现】

### 1. 具有占位效应的病变

（1）弓形虫脑病

1）CT：尽管弓形虫脑病的影像学表现缺乏特异性，但在怀疑脑内 HIV 感染时，行 CT 及 MRI 检查仍有诊断意义。绝大多数患者感染弓形虫后形成脓肿，CT 上表现为脑内多发的低密度灶，可位于额叶、顶叶、基底节、丘脑或皮髓质交界处。病变边界较清，增强扫描呈环形或结节样强化，病灶周围可见低密度水肿带，具有明显的占位效应。极少部分患者仅表现为弥漫性脑炎，而无局部脓肿形成。

2）MRI：病灶显示较 CT 更敏感，在 CT 显示为单发病灶时，应行 MRI 检查以明确病灶是否为孤立性。病灶在 T$_1$WI 上为等或低信号，在 T$_2$WI 上可因坏死成分不同表现为等、低或高信号。增强扫描后病灶呈环形强化，周围水肿显示为长 T$_1$、长 T$_2$ 信号，可同时伴有脑室受压、中线移位等占位效应（图 6-6-1）。

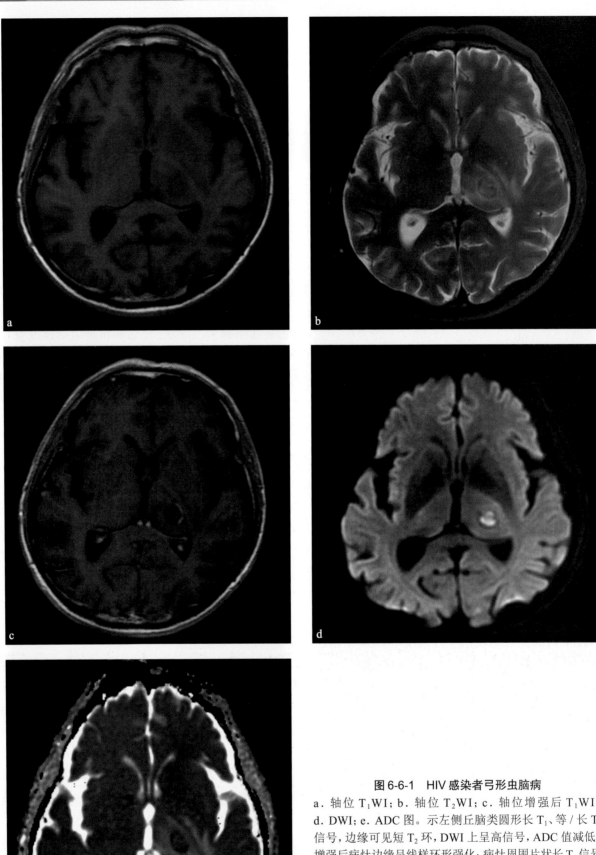

**图6-6-1　HIV感染者弓形虫脑病**

a. 轴位 $T_1WI$；b. 轴位 $T_2WI$；c. 轴位增强后 $T_1WI$；d. DWI；e. ADC 图。示左侧丘脑类圆形长 $T_1$、等/长 $T_2$ 信号，边缘可见短 $T_2$ 环，DWI 上呈高信号，ADC 值减低，增强后病灶边缘呈线样环形强化；病灶周围片状长 $T_2$ 信号

（2）原发中枢神经系统淋巴瘤（PCNSL）

1）CT：PCNSL 与弓形虫脓肿均可出现占位效应，而两者的早期准确诊断和针对性治疗十分重要，故常需进行鉴别。PCNSL 表现为单发或多发的比例大致相同，分布以幕上为主，好发于额叶、颞叶、基底节、胼胝体及脑室周围白质，故当病灶累及胼胝体甚至向对侧大脑半球侵犯、位于脑室周围或室管膜周围时，倾向于作出 PCNSL 的诊断，而病变位于颅后窝时提示弓形虫感染。在 CT 上，PCNSL 表现为单发或多发的边界清晰的局灶性病变，呈等或高密度。肿瘤较少出现钙化、出血和囊变，瘤周常伴有轻度水肿。增强扫描强化显著，多数病灶表现为一定程度的不规则或不均匀强化，部分病灶出现环形强化，这种强化方式多为 HIV 感染者中枢神经系统淋巴瘤所特有，而在无免疫缺陷的患者中少见。此外，当病灶直径超过 4cm 时，淋巴瘤的可能性大于弓形虫感染。

2）MRI：病灶在 $T_1WI$ 上呈等或低信号，在 $T_2WI$ 上呈等、低或高信号，增强扫描表现同 CT。此外，淋巴瘤肿瘤组织中细胞密集，细胞间间隙较小，水分子扩散受限更加明显，病灶在 DWI 呈高信号，其 ADC 值减低，较弓形虫感染病灶更为明显。

**2. 不具有占位效应的病变**

（1）进行性多灶性白质脑病（PML）

1）CT：PML 是由 JC 病毒感染后引起的脑白质脱髓鞘病变。病灶多位于脑室周围和皮层下白质，也可能累及胼胝体、脑干、锥体束和小脑，CT 上多

表现为双侧、不对称的多发低密度病灶，呈斑片状或融合状，边界清晰。典型病变多无明显占位效应，周围无水肿，增强扫描无强化。然而，在联合抗逆转录治疗后出现 PML 的 HIV 感染者，病变表现不典型，可见病灶强化及局部水肿和占位效应。

2）MRI：病灶分布和形态同 CT。表现为与血管分布区域不一致的双侧、多发的脱髓鞘病灶，呈长 $T_1$、长 $T_2$ 信号，病变进展期明显累及 U 纤维，在 MRI 上可清晰观察到。新发病灶可见 DWI 呈高信号、ADC 值减低。非典型病变中，可见病灶强化、病灶周围水肿和占位效应（图 6-6-2）。

（2）HIV 脑病：HIV 脑病通常显示为白质不同程度的异常信号和脑萎缩，表现为 MRI 中的 $T_2WI$ 或 FLAIR 图像上以深部白质为主的多发高信号，弥漫性或斑片状，通常不增强。CT 上为稍低密度影，边界显示不清。脑萎缩表现为脑室扩大，脑沟、脑池增宽，常见于基底节区（尤其是尾状核）和白质，也可见于皮质区。与 PML 的表现不同，HIV 脑病病灶通常对称，边界欠清晰（图 6-6-3）。

（3）巨细胞病毒脑炎：巨细胞病毒脑炎的影像学表现缺乏特异性，很多病例在 CT 或 MRI 上甚至呈阴性结果。其常见形式包括弥漫小结节性脑炎或脑室脑炎。前者呈多灶性、弥漫性分散的微小结节，多分布于皮质、基底节、脑干和小脑，在 CT 上表现为低密度灶，$T_2$ 加权图像呈高信号。而脑室脑炎的特点是脑室进行性扩大、脑室周围强化。极少数情况下，表现为局灶性环形强化病灶，伴有水肿及占

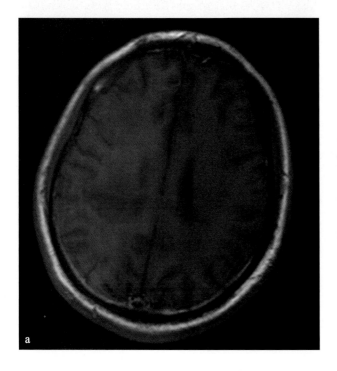

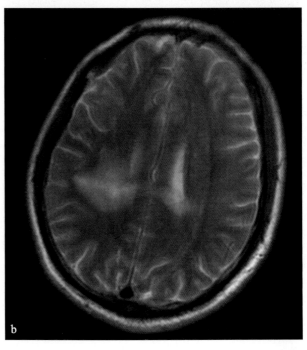

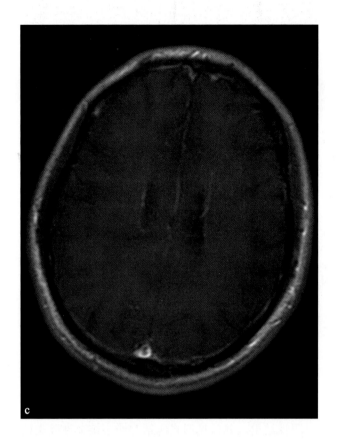

图 6-6-2　HIV 感染者 PML

a. 轴位 $T_1WI$；b. 轴位 $T_2WI$；c. 轴位增强后 $T_1WI$。示双侧半卵圆中心、顶叶多发斑点、大片状长 $T_1$、长 $T_2$ 信号，增强后右侧顶叶病变内可见轻度点、线样强化

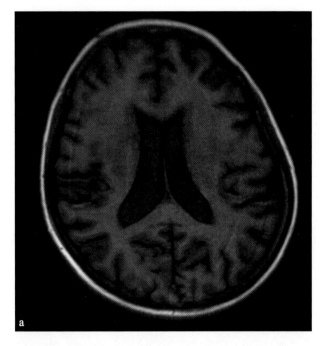

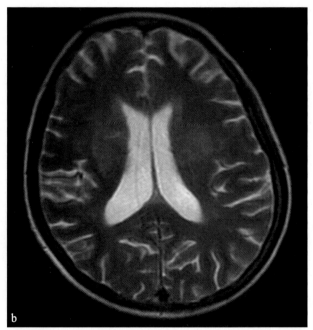

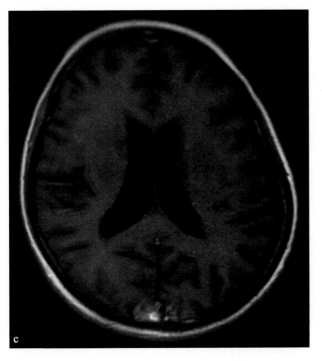
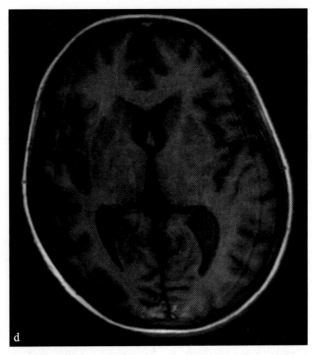

**图 6-6-3　HIV 脑病**

a. 轴位 $T_1WI$；b. 轴位 $T_2WI$；c. 轴位增强后 $T_1WI$；d. 轴位 $T_1WI$。示双侧侧脑室旁斑片状稍长 $T_1$、稍长 $T_2$ 信号，边缘模糊，增强后未见明显强化；脑体积有所缩小

位效应。

【诊断要点】

1. 流行病学史，实验室检查显示血清学 HIV 抗体阳性，伴或不伴有全身各系统的症状和体征。

2. 颅内各种机会性感染或肿瘤的症状和体征（如上所述）。

3. $CD4^+$ 细胞计数对于鉴别诊断有重要意义。

4. 影像学表现如上所述，值得注意的是，对于颅内占位性病变，发达国家主要考虑弓形虫脑病和 PCNSL，而发展中国家则首要考虑结核瘤（详见"结核分枝杆菌感染"）。

5. 立体定向脑活检是诊断艾滋病患者局灶性中枢神经系统占位的金标准，高达 93%～96% 患者可得到明确诊断，但在特定部位的病灶，常难以活检。

【鉴别诊断】

1. CD4 细胞计数对于鉴别诊断有重要意义，CD4 细胞计数大于 500 个 /μl 患者的鉴别诊断与免疫功能正常人群类似，主要与脑部良恶性肿瘤、转移瘤及脑白质病变相鉴别；在 CD4 细胞计数为 200～500 个 /μl 的中度免疫抑制患者中，常见 HIV 相关认知及运动障碍，而局灶性病变少见；中枢神经系统占位性病变多见于 CD4 细胞计数小于 200 个 /μl 的严重免疫抑制患者。

2. 弓形虫脑病与 PCNSL 常需鉴别诊断，但仅依靠影像学有时难以做出确切鉴别，此时需结合血清学检查、PCR 检测结果，甚至经验性抗弓形虫治疗效果做出诊断。除此之外，还应与脑囊虫病、脑结核、脑脓肿等相鉴别。

3. 不具有占位效应的病变之间应相互鉴别，在尚未发生免疫抑制的患者中，还应与其他脑白质病变相鉴别，如多发性硬化、急性播散性脑脊髓炎、亚急性硬化性全脑炎等，当病变表现不典型时，需依靠脑活检做出诊断。

（冯　逢）

## 第七节　其他感染性疾病

其他感染性疾病还包括朊病毒所致疾病、结节病、莱姆病及神经梅毒所致脑病变等。

### 一、克 - 雅病

【概述】

朊病毒（prion）病是一组神经变性疾病，具有漫长的潜伏期，一旦出现临床症状便不可逆地进展。本病在发达国家更多见，本病发病高峰在 55～75 岁，发病率约 0.001 2‰，其发病形式包括散发、遗传及流行。朊病毒所致中枢系统病变通常包括以下 5 种类型：库 - 鲁病、克 - 雅病（Creutzfeldt-Jakob disease，CJD）、变异型克 - 雅病、格斯特曼综合征，以及致死性家族失眠症。据报道，在所有朊病毒病中，80%～95% 表现为散发型（sCJD），该病的平均生存期为 6 个月，85%～90% 患者在一年内死亡。目前已知的发病因素包括 CJD 家族史、精神疾病病史、多次手术史及 10 年以上的农场居住史。

CJD 的主要病理学改变包括：神经元海绵状空泡形成、神经元丢失及异常朊病毒蓄积。

## 【临床特点】

本病特征性的临床表现为快速进展的精神衰退和肌阵挛。精神衰退包括痴呆、行为异常、心境变化、睡眠障碍（嗜睡较失眠更为常见）等，随着病情进展，多数患者表现为痴呆，并可快速进展。90%以上的患者在疾病过程中会出现肌阵挛，且易于受到惊吓时发生。当快速进展的痴呆合并肌阵挛时，应高度怀疑本病。另外，约 2/3 的 CJD 患者会出现锥体外系症状，如运动功能减退、眼球震颤和共济失调，40%～80% 的患者还会出现皮质脊髓束受累的表现。

## 【影像检查技术与优选】

MRI 对于本病有诊断意义，其中主要是依赖 DWI 的表现，且随病情出现特征性进展。常规序列中，FLAIR 比 $T_2WI$ 对病变的检出更敏感，但 DWI 的敏感性和清晰性最佳，有高度的提示作用。

## 【影像学表现】

1. CT　对本病诊断的敏感性很低，几乎不能发现早期的征象。动态观察可以显示脑体积的快速萎缩，表现为进行性的脑室的扩张，脑沟裂池的增宽，脑回变窄。

2. MRI　MRI 检查是发现及诊断本病的重要手段，其中 DWI 序列最为敏感。病变早期常发生在大脑皮层，也可见于尾状核、壳核及丘脑。本病的特征表现为在 DWI 上病灶呈高信号，其对应的 ADC 值减低，边界清晰锐利，限于灰质。在 $T_2WI$ 和 FLAIR 上皮质和 / 或深部灰质也可呈异常高信号，但是敏感性及特异性都不如 DWI 高。病变可为单侧或双侧，局灶性、多灶性或弥漫性，以及非对称性或对称性。发展至中期时，病变从单侧、非对称变进展至更严重的对侧、对称性受累，常见病灶从尾状核病变进展至累及壳核，且所有序列中均可出现明显的广泛性脑萎缩，表现为脑室扩大，脑回变窄。由于本病整体病程较短，所以常 1 个月间隔就可以看到脑体积明显下降的表现。晚期或终末期 CJD 表现为显著的广泛性脑萎缩，一些病例可能发生异常皮质和基底节 DWI 高信号丧失。

## 【诊断要点】

1. 美国疾病预防控制中心列出了以下拟诊 sCJD 的标准：

（1）进行性痴呆。

（2）以下 4 个临床特征中至少 2 项表现为阳性：肌阵挛；视觉或小脑障碍；锥体、锥体外系功能障碍；运动不能性缄默。

（3）在任意持续时间的疾病期间出现典型的脑电图表现和 / 或 14-3-3 蛋白脑脊液检测呈阳性，且从发病到死亡的临床病程不足 2 年和 / 或 DWI 或 FLAIR 成像中尾状核和 / 或壳核呈异常高信号。

（4）常规检查不应提示其他诊断。

2. 然而，确诊 sCJD 需要满足上述特征并且同时存在 1 个或多个以下神经病理学表现（依靠脑活检）：

（1）脑组织的组织病理检查显示神经元丢失、神经胶质增生、海绵状变性或异常朊蛋白阳性斑块。

（2）应用蛋白酶 K 对脑组织进行预处理以破坏正常朊蛋白反应性后，异常朊蛋白染色为阳性。

（3）应用蛋白酶进行处理以破坏正常朊蛋白反应性后，脑组织提取物的组织印迹检测显示异常朊蛋白阳性。

（4）特征性神经变性疾病传播至实验动物。

（5）证实存在 PRNP 基因突变。

## 【鉴别诊断】

CJD 应与其他类型的痴呆相鉴别。阿尔茨海默病（AD）是引起痴呆最常见的原因，AD 进展较本病缓慢，肌阵挛出现较本病少见，其典型的影像学表现为海马体积减小或内侧颞叶萎缩。额颞叶痴呆（FTD）进展较 AD 缓慢，从诊断到死亡常常为 4～8 年，本病的典型表现为人格和社会行为进行性改变，或进行性失语症，两种情况持续进展最终发展为全面痴呆，其特征的影像学表现为额叶和 / 或颞叶的局灶变性。一些非典型 AD 或 FTD 患者中可出现肌阵挛，而且这部分患者的痴呆症状进展更快，易误诊为 CJD，此时需结合各种临床症状、实验室检查、影像学特征和免疫学检查结果做出诊断。若出现明显的共济失调或帕金森综合征，则可能提示路易体痴呆、进行性核上麻痹或多系统萎缩。然而，即使上述疾病出现了较之典型病变更为快速的进展，也几乎不会在 12 个月内进展至死亡，而 12 个月内死亡正是 CJD 的典型时限。

## 二、结节病

### 【概述】

结节病（sarcoidosis）是一种原因不明的以非干酪样肉芽肿形成为特征的疾病。主要累及肺、淋巴结、脾、肝、唾液腺等。该病欧洲国家发病率高，我国罕见。临床上主要见于 30～40 岁的中年女性。结节病累及中枢神经系统者少见，约占 5%。中枢神经系统结节病有两种表现形式，即肉芽肿性脑膜炎和脑内肉芽肿。肉芽肿性脑膜炎是较常见的表现形式，可呈弥漫性分布，但以脑底池为主，常累及第三脑室底部、下丘脑、垂体和视交叉，可引起蛛网膜粘连和交通性脑积水。脑内肉芽肿少见，常弥漫性分布于脑实质，也可单发，在脑实质内形成单发较大的肿块，类似于脑肿瘤。

在病理上，早期病理特征表现为血管周围致密的淋巴细胞和树突样细胞浸润。晚期则表现为吞噬样巨噬细胞和辅助 T 淋巴细胞形成肉芽肿性病变。

### 【临床特点】

颅内结节病的临床表现多样：以累及脑膜为主者，临床体征与其他类型脑膜炎类似；脑实质较大肿块者类似脑肿瘤表现，累及第三脑室底部、下丘脑者可出现尿崩、内分泌失调症状；累及视交叉者可出现视神经损害症状。

### 【影像检查技术与优选】

主要检查方法是 CT 和 MRI。MRI 能做多方位成像采集，对漏斗部增粗及鞍上池异常强化结节的发现优于 CT。

### 【影像学表现】

1. **肉芽肿性脑膜炎**　与其他慢性肉芽肿性脑膜炎表现相似。

（1）CT：平扫可见脑底池和外侧裂密度增高。增强检查，脑底池和外侧裂呈不规则条状或结节状明显强化。鞍上池可出现异常强化的结节或肿块，也可仅累及漏斗部，表现为漏斗部增粗。合并交通性脑积水常见，表现为各脑室扩大。

（2）MRI：$T_1WI$ 上可见脑底池及外侧裂信号增高，高于正常脑脊液信号。增强检查同 CT。

2. **脑内肉芽肿**

（1）CT：平扫表现为脑实质内结节状等或高密度，增强检查结节呈明显均匀强化，内无低密度坏死区，结节周围无或轻度水肿。

（2）MRI：肉芽肿 $T_1WI$ 呈等或稍低信号，$T_2WI$ 呈高信号，肿块强化均匀。

### 【诊断要点】

颅内结节病确诊比较困难，主要靠穿刺活检。对已知颅外有结节病的患者，颅内出现病变时，应首先考虑到结节病的可能。

### 【鉴别诊断】

结节病肉芽肿性脑膜炎无特征性表现，与结核或真菌引起的肉芽肿性脑膜炎不易鉴别，有钙化出现时，提示为结核性脑膜炎。另外，结合临床包括胸部 X 线平片和痰检，对诊断可能有帮助。鞍上区有结节病肉芽肿形成时，需要与鞍上肿瘤鉴别。累及漏斗表现为漏斗增粗时，鉴别诊断应包括漏斗部组织细胞增生症、胶质瘤、转移瘤。

脑内结节病肉芽肿与其他脑内肉芽肿很难鉴别，包括结核性、真菌性肉芽肿等。与脑转移瘤鉴别也常发生困难，但脑转移瘤通常有较明显的水肿，而结节病肉芽肿一般无水肿或仅有轻度水肿。脑内结节病肉芽肿也可表现为单发较大的脑实质肿块，难以与脑膜瘤及其他 CT 平扫呈稍高密度均质强化的肿瘤鉴别，激素治疗后肿块缩小，有助于鉴别诊断。

## 三、神经梅毒

### 【概述】

神经梅毒（neurosyphilis）是指由梅毒螺旋体所致的中枢神经系统感染。梅毒感染后数周至数月后即可侵犯中枢神经系统，但此时多无症状或症状轻微。多数患者在经过数年甚至数十年后才出现严重的神经系统症状。神经梅毒可分为早期梅毒和晚期梅毒。早期神经梅毒通常累及脑脊液、脑膜以及脉管系统，而晚期神经梅毒则累及脑和脊髓实质。早期神经梅毒的常见临床表现形式包括无症状性神经梅毒、症状性脑膜炎、眼梅毒、耳梅毒及脑膜血管梅毒，晚期神经梅毒的常见临床表现形式则包括麻痹性痴呆和脊髓痨。由于抗生素的应用，在临床上，早期神经梅毒较晚期神经梅毒更为常见，且多见于免疫缺陷人群（如 HIV 感染者）。

### 【临床特点】

早期无症状性神经梅毒患者临床上不表现中枢神经系统感染的症状和体征，但有梅毒感染的实验室检查证据，血清和／或脑脊液检查可出现异常，包括性病研究实验室试验（venereal disease research laboratory test，VDRL test）阳性、脑脊液淋巴细胞增多（通常小于 100 个 /μl）、蛋白浓度升高（通常小于 1g/L）等。症状性梅毒性脑膜炎患者的常见主诉包括头痛、意识模糊、恶心和呕吐及颈项强直。硬脑膜和/或软脑膜发生强烈的局限性炎症反应可形成肿块，称为梅毒树胶肿，可表现出占位效应所引起的症状。眼梅毒可累及几乎所有的眼结构，最常见的表现为视力减退，且常伴有梅毒性脑膜炎。听力减退（伴或不伴耳鸣）为耳梅毒的常见临床表现，伴或不伴脑膜炎。与细菌性脑膜炎类似，梅毒性脑膜炎也可引起感染性动脉炎，这种动脉炎可累及脑或脊髓周围蛛网膜下腔内的任何血管并导致血栓形成、局部缺血和梗死，患者表现为缺血性脑卒中。多数患者在脑缺血或卒中症状出现前发生前驱症状，如头痛、眩晕或人格变化。

麻痹性痴呆和脊髓痨是晚期梅毒的常见形式。在疾病早期，麻痹性痴呆常表现为健忘和人格变化，随着疾病进展，绝大多数患者会经历记忆和判断障碍而进展为严重痴呆，少数患者会出现精神症状，如抑郁、躁狂或精神错乱等。患者常见的神经病学异常表现有构音障碍，面部及四肢张力减退，面部、舌和双手的意向性震颤以及反射异常。部分患者中可观察到瞳孔异常（包括 Argyll-Robertson 瞳孔），但瞳孔的异常表现在脊髓痨中更为典型。麻痹性痴呆患者的脑脊液检查可提示异常，淋巴细胞升高至 $25\sim75$ 个 $/\mu l$，蛋白浓度范围为 $0.5\sim1g/L$。几乎所有患者的脑脊液 VDRL 试验均呈阳性。脊髓痨（也称运动性共济失调）是一种累及脊髓后索和脊神经后根的疾病。本病最常见的症状为感觉性共济失调和刺痛。刺痛表现为突然、短暂、剧烈的针刺样疼痛，累及四肢、背部或面部，持续数分钟或数日不等。少数患者会出现感觉异常和胃危象，表现为严重的上腹痛、恶心和呕吐的反复发作。神经梅毒累及脊髓相对罕见，脊髓痨患者的特征性体征为瞳孔异常，约半数患者的瞳孔异常表现为 Argyll-Robertson 瞳孔，即瞳孔较小、光反射消失、辐辏反射正常、散瞳剂滴眼扩瞳不完全以及对疼痛刺激无扩张反应。脊髓痨患者的其他表现包括下肢反射消失、振动觉和位置觉受损，少数情况下出现触觉和痛觉受损、感觉性共济失调和视神经萎缩。脊髓痨患者的脑脊液可完全正常，或显示轻微的脑脊液淋巴细胞增多（$10\sim50$ 个 $/\mu l$），蛋白浓度升高（$0.45\sim0.75g/L$），约 1/4 的脊髓痨患者的脑脊液 VDRL 试验结果呈阴性。

### 【影像检查技术与优选】

神经梅毒的影像学表现多样，且缺乏特异性，影像常为发现病变，符合诊断。MRI 较 CT 可提供更多信息。

### 【影像学表现】

**1. 脑膜型梅毒**

（1）CT 上表现为脑膜增厚伴显著强化，与其他肉芽肿性脑膜炎类似，主要累及脑底池脑膜，可引起梗阻性脑积水或交通性脑积水，出现相应的脑室扩张的表现。

（2）MRI 上梅毒性脑膜炎亦表现为脑膜增厚及明显异常强化，脑底池好发，可继发脑积水。增强检查显示柔脑膜异常强化，硬脑膜亦可表现异常强化。可伴随相应的脑池段的脑神经受累，常见于视神经和面神经出现异常强化。

**2. 脑膜血管梅毒**

（1）CT 上可显示动脉受累后狭窄或闭塞而致的局灶性脑梗死的表现。脑膜的异常表现同上。

（2）MRI 上对于相应的脑梗死的显示更加明确，表现为与供血区域一致的单发或多发的小片状梗死灶（图 6-7-1）。DWI 上信号的改变特点对于判断梗死的时期很有帮助。

（3）大脑中动脉及其分支最易受累，受累动脉内膜增厚，管腔狭窄，血管成像（如 DSA、CTA 或 MRA）可显示受累动脉局灶性、节段性狭窄或闭塞。

**3. 麻痹性痴呆**

（1）CT 上表现为皮层萎缩，以额部为著，脑回变窄，脑沟加深，侧脑室扩大，脑白质可出现大小不等的斑片状低密度影。

（2）MRI 上可以更清晰地显示脑萎缩的情况以及脑白质的异常，表现为 $T_2WI$ 上脑白质内散在或多发的斑点状或片状高信号，FLAIR 序列上常为高信号。

**4. 脊髓痨**

（1）CT 对于显示梅毒的脊髓受累不敏感，在椎管造影的情况下可显示晚期的脊髓萎缩。

（2）MRI 是显示脊髓病变的最佳影像学手段。出现梅毒性横贯性脊髓炎时，可显示髓内斑片、条片状 $T_1WI$ 低信号、$T_2WI$ 高信号，造影剂增强时病变可呈现异常强化，邻近脊膜及脊神经根亦可出现明显的异常强化。此外，可继发出现脊髓空洞症，表现为脊髓中央管扩张。晚期可出现脊髓萎缩的表现。

**5. 梅毒树胶肿**

（1）CT 平扫为靠近脑表面或脊髓表面的等或稍高密度结节或肿块，病灶中心可持续坏死的低密度。梅毒树胶肿可单发或多发，大脑凸面多见。

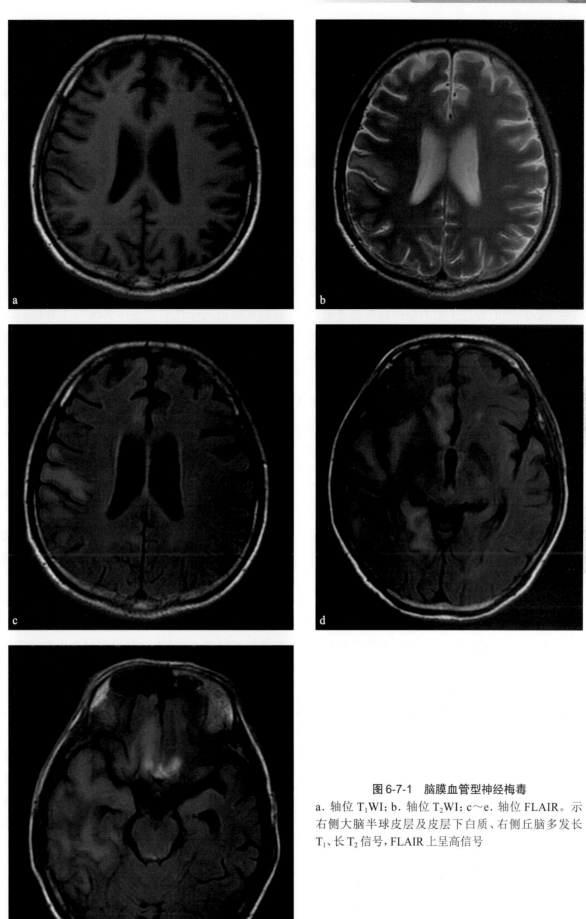

**图 6-7-1　脑膜血管型神经梅毒**

a. 轴位 $T_1WI$；b. 轴位 $T_2WI$；c～e. 轴位 FLAIR。示右侧大脑半球皮层及皮层下白质、右侧丘脑多发长 $T_1$、长 $T_2$ 信号，FLAIR 上呈高信号

（2）MRI 上树胶肿呈 $T_1WI$ 及 $T_2WI$ 等信号结节或肿块影，可因占位效应导致周围脑组织受压水肿。增强后呈明显均匀强化（坏死区域不强化），有时可见"脑膜尾征"，需要与脑膜瘤及其他肉芽肿性病变相鉴别。

### 【诊断要点】

1. 有明确的梅毒病史或根据临床症状和体征（如上所述）疑诊梅毒。

2. 密螺旋体血清试验和非密螺旋体血清试验呈阳性可确诊梅毒，但应注意的是，晚期神经梅毒患者的非密螺旋体血清试验可能呈阴性，此时进行密螺旋体血清试验更为可靠。

3. 脑脊液检查：脑脊液 VDRL 试验呈阳性即可确诊神经梅毒，但有超过半数的神经梅毒患者会出现 CSF-VDRL 试验呈假阴性，故该试验呈阴性时不能排除神经梅毒的诊断。与 CSF-VDRL 不同，脑脊液荧光密螺旋体抗体吸收试验（CSF-FTA-ABS）的敏感性较高而特异性差，若 CSF-FTA-ABS 试验呈阴性则多可排除神经梅毒的诊断。

4. 影像学表现如上所述，可发现相应的病变，辅助诊断。

### 【鉴别诊断】

需与其他类型脑膜炎、脑梗死、脑萎缩、脑白质病变、其他脑内肉芽肿性病变、脓肿及脑膜瘤及转移瘤等相鉴别，诊断需结合临床资料。

## 四、莱姆病

### 【概述】

莱姆病（Lyme disease）是一种由伯氏疏螺旋体引起、以蜱为传播媒介的疾病，皮肤、关节、心肌、神经系统等多系统受累。本病好发于林业工人及野外工作者。主要发生在北半球，在美国和欧洲某些国家更为常见，在我国，本病好发于东北林区、内蒙古林区和西北林区。神经系统受累占莱姆病的 15%。

### 【临床特点】

莱姆病感染早期出现局部游走性红斑，伴或不伴全身症状，通常发生在蜱叮咬 1 个月内。随着疾病播散，在感染后数周至数月，感染者全身可出现多处游走性红斑、神经系统及心脏表现。晚期莱姆病通常累及一个或多个大关节的间歇性或持续性关节炎，尤其是膝关节和/或某些神经系统症状，主要为轻微脑病或多发神经病。神经系统莱姆病的主要表现有无菌性脑膜炎、面神经麻痹、多神经根神经炎、局灶性脑炎、脊髓炎等。

### 【影像检查技术与优选】

MRI 诊断优于 CT。

### 【影像学表现】

神经莱姆病罕见有中枢神经系统的影像学发现，且影像表现缺乏特异性。少部分有影像发现的具体如下：

1. CT 平扫常无阳性发现，增强后可示脑膜炎所致的脑膜异常强化，以及受累脑神经的异常强化。累及脑实质的局灶性病变还可以呈现为环形强化。

2. MRI MRI 可显示局灶性的脑白质病变，斑点状或斑片状，$T_1WI$ 为稍低信号，$T_2WI$ 及 FLAIR 呈高信号，为非特异性表现，增强后无明显强化；累及脑实质的局灶性病变还可表现为 $T_1WI$ 低信号、$T_2WI$ 混杂稍高及低信号的结节，增强后呈环形强化，周围脑组织水肿，与其他感染性疾病表现类似；脑膜及脑神经受累相对多见，增强后可见脑膜及脑神经的异常强化，以面神经和三叉神经受累最为常见。脊髓亦可受累，表现为髓内条片状异常 $T_2WI$ 高信号，增强后可见异常强化。

### 【诊断要点】

1. 流行病学史 居住在流行地区或近期去过流行地区旅游者，有硬蜱接触史。

2. 临床表现 有神经系统莱姆病的相关临床表现，同时伴皮损、全身症状、心肌炎、关节炎等其他系统受累表现。

3. 实验室检查 伯氏疏螺旋体抗体的血清学检测对莱姆病的诊断具有高度敏感性和特异性。当患者出现脑膜炎症状时，脑脊液检查用来确定感染的病原体。

4. MRI 可用于辅助诊断，但可提供的诊断价值相对有限。

### 【鉴别诊断】

根据其影像学表现，莱姆病患者出现神经根或脑膜异常强化时，诊断不难。当该病出现脑白质病变表现时，应与非特异性脑白质病变、多发性硬化等相鉴别，根据临床表现，尤其是实验室检查，容易做出诊断。

（冯 逢）

## 参 考 文 献

[1] 孙炎平. CT 在化脓性脑膜炎结核性脑膜炎和病毒性脑炎的表现及诊断价值. 医药前沿, 2014, 26: 107.

[2] 梁辉顺, 段青, 邹松, 等. 包膜期脑脓肿的 MRI 表现. 实

用放射学杂志，2004，20（5）：398.

［3］孙新海，马奎元，陈月芹，等．颅内结节病一例．中华放射学杂志，2003；37（4）：376.

［4］Thambura JK，Aharwal AK，Sabat SB，et al. Hemorrhage in the Wall of Pyogenic Brain Abscess on Susceptibility Weighted MR Sequence：A Report of 3 Cases. Case Rep Radiol，2014：1.

［5］Bernaerts A，Vanhoenacker FM，Parizel PM，et al. Eur Radiol，2003；13：1876.

［6］Xu XX，Li B. Can diffusion-weighted imaging be used to differentiate brain abscess from other ring-enhancing brain lesions？A meta-analysis. Clinical Radiology，2014，69：909.

［7］Zimmerman RD，Leeds NE，Danziger A. Subdural Empyema：CT Findings. Radiology，1984，150：417.

［8］Vale B，Morais S，Resende C，et al. Neonatal meningitis associated with osteomyelitis and epidural empyema. BMJ Case Rep，2013：1.

［9］Osborn AG，Daines JH，Wing SD. The evaluation of ependymal and subependymal lesions by cranial computed tomography. Radiology，1978，127：397.

［10］Osborn AG. Diagnostic Neuroradiology. St Louis：Mosby Year Book，1997.

［11］Jinkins JR. MRI of the Cranium：infectious disease. MRI Dicisions，1995，5：18.

［12］Bangiyev L，Kornacki S，Mikolaenko I. Rare isolated trigeminal nerve sarcoidosis mimicking schwannoma. Clinical Imaging，2015，39：133.

［13］Garg M，Gupta RK. Brain Abscesses：Etiologic categorization with in vivo Proton MR spectroscopy. Radiology，2004，230：519.

［14］Jayakumar PN，Chandrashekar HS，Ellika S. Handbook of Clinical Neurology，Elsevier，2013，114：37-64.

［15］Geschwind MD. Prion Diseases. Continuum（Minneap Minn）. Neuroinfectious Disease，2015，21（6）：1612-1638.

（高培毅　卢光明　审校）

# 第七章 颅脑先天性畸形

## 第一节 脑膜膨出和脑膜脑膨出

### 【概述】

脑膜膨出（meningocele）和脑膜脑膨出（encephalomeningocele）是不同程度脑膨出（cephaloceles）的两种形式，是指颅内脑膜、脑脊液、脑组织通过颅骨缺损处疝出到颅骨外。前者较轻，疝出物只有脑膜（硬脑膜和 / 或软脑膜）和脑脊液；后者较重，疝出物还包括脑组织；此外，最重者部分脑室也膨出，称为脑膜、脑和脑室膨出；若仅有颅骨缺损而无脑膜和 / 或脑膨出为隐形颅裂。脑膨出为胚胎 3～4 周时神经沟发育成神经管过程障碍，也可见于羊膜带综合征及 Meckel-Gruber 综合征。新生儿发生率约为 1/10 000～3/10 000。一般发生于颅盖骨或颅底骨的中线，大多数发生于枕部，约占 70%，极少发生于顶部、额部和颅底，各占10%。其中，根据膨出位置，脑膜脑膨出又可分为：①额筛型：为由筛骨鸡冠前方之盲孔处疝至鼻根部或眶内部，又可细分为鼻额、鼻筛、鼻眶 3 型；②颅底型：经筛骨鸡冠之后疝出者，又可细分为蝶咽、蝶眶、蝶筛、筛骨（鼻内）、蝶颌 5 型；③枕后型。前两型占全部脑膜脑膨出的 25%，其中颅底型约占 10%。

### 【临床特点】

脑膜膨出和脑膜脑膨出的孕期母体血清甲胎蛋白水平通常显著升高。此病预后依脑膨出的部位和突入囊膜内的脑组织量而定。产前诊断脑膨出患儿有高达 80% 的死亡率；产后存活者正常发育 48%，轻度发育迟缓 11%，中度发育迟缓 16%，重度发育迟缓 25%，死亡 5%，可发生严重的视力障碍，最终导致失明，有智力发育正常的病例报道。颅盖脑膨出一般出生时即被发现颅外局限性包块，依照其质感、搏动性、张力及透光性等特性，临床可做诊断；而颅底脑膨出临床症状隐匿，临床多以眶、鼻、咽部包块或相应症状就诊；隐性颅裂骨缺损常很小，临床无症状和体征，有的可见局部皮肤凹陷或并发皮样囊肿或皮毛窦。

### 【影像检查技术与优选】

1. CT 可显示骨质缺损，能分辨膨出物性质，冠状位、三维骨重建可清楚显示颅底骨质缺损部位、范围。

2. MRI MRI 对较小的颅骨缺损情况显示欠佳，但对膨出的内容物分辨力比较高，可观察蛛网膜下腔、脑实质、脑室的形态，明显优于 CT、超声。MRI 可精确判断颅外疝出物与脑膜脑组织的关系，应作为诊断脑膨出的首选检查。

### 【影像学表现】

MRI 表现为颅内容物经颅骨缺损处突出（图7-1-1、图 7-1-2）。枕部脑膨出最常见，幕上及幕下受累的比例相似，严重者幕上、幕下及天幕完全进入膨出的囊内，侧脑室的枕角及第四脑室也可进入囊内。高位枕部脑膨出，脑组织、脑膜等可通过枕大孔上方的枕骨缺损而膨出；低位枕部脑膨出，内容物可通过枕骨缺损于枕大孔前疝出。颈枕部脑膨出，内容物通过颈枕部骨缺损（包括第 1、2 颈椎后弓）膨出。顶部脑膨出较少见，好发于中线，人字缝上方靠近矢状缝的中央。顶部脑膨出者，若矢状缝位于膨出的囊内则修复困难，所以与矢状缝的关系应明确。前部脑膨出少见。

### 【诊断要点】

脑脊液样信号为主的混杂信号，可合并少许脑组织信号，包膜光滑完整，通过颅骨缺损处膨出于颅外，并与颅内蛛网膜下腔相通。若膨出物为脑脊液信号时，则为脑膜膨出，若还有脑组织信号时，则为脑膜脑膨出。脑膜脑膨出常合并其他脑畸形的发生，包括：神经元移行异常、胼胝体畸形、Chiari 畸形、Dandy-Walker 畸形等。

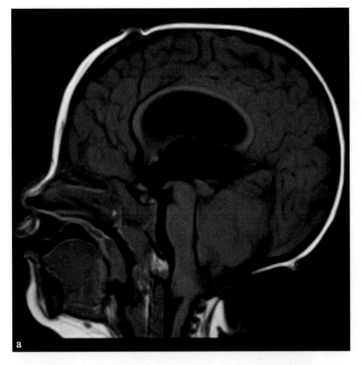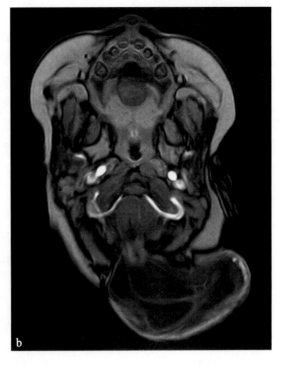

**图 7-1-1　枕部脑膜脑膨出**

a. T$_1$WI 矢状位显示枕骨局部缺损，部分颈髓经缺损处突出；b. T$_1$WI 横轴位显示枕骨局部缺损，部分脑膜、脑脊液、颈髓经缺损处突出

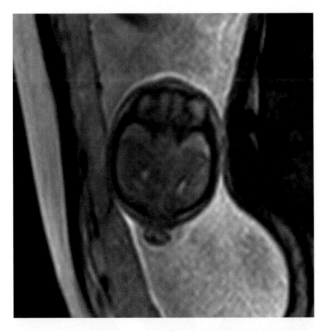

**图 7-1-2　胎儿枕部脑膜膨出**

T$_2$WI 矢状位显示枕骨局部缺损，部分脑膜、脑脊液经缺损处突出

【鉴别诊断】

位于额部时要与额、鼻部的畸胎瘤鉴别，突入鼻腔内的还需与鼻腔肿瘤、筛窦黏液囊肿等鉴别。

（宁　刚　马　林）

## 第二节　胼胝体发育不良和胼胝体脂肪瘤

### 一、胼胝体发育不良

【概述】

胼胝体发育不良（agenesis/dysgenesis of the corpus callosum，ACC/DCC）病因尚不明确，可能和遗传、宫内感染、缺血等因素有关。常合并多种其他神经系统畸形。完全性胼胝体发育不良（不发育）常发生于胚胎形成早期，而部分性发育不良则多发生于妊娠晚期。部分性胼胝体发育不良以压部和嘴部缺如最常见，体部较少受累，膝部常发育正常，因膝部胚胎发育较早。

【临床特点】

胼胝体完全缺如者可有视觉障碍、交叉触觉障碍等大脑半球分离症状，也可有癫痫发作、发育迟滞、脑瘫等临床症状；而胼胝体部分性缺如常无临床症状。

【影像检查技术与优选】

MRI 视野大，软组织分辨率高，可精确进行矢、冠、轴三个方向的成像，是观察胼胝体的最佳方法，矢状位可清晰显示正常胼胝体嘴、膝、体及压部。且对合并的其他颅脑畸形的诊断优于超声，是理想的补充检查手段。CT 不能直接评价胼胝体的形态，仅能通过胼胝体发育不良导致的脑室形态学改变显示的间接征象进行诊断，可以诊断程度较重的胼胝体发育不良。产前超声是诊断胎儿胼胝体发育不良的首选检查方法，但其敏感性及特异性不如 MRI。

**【影像学表现】**

1. 直接征象　头 MRI 正中矢状面可直接显示胼胝体全貌，因而可直观地显示胼胝体缺如的部位和程度（图 7-2-1、图 7-2-2）。完全性缺如在正常矢状位无胼胝体结构显示，部分性缺如的好发位置为压部，显示球茎状结构消失，胼胝体前后径变短，胼胝体与脑组织前后径 C/B 比值 <0.3（正常值 ≥0.45），或表现为体部明显变薄或中断；若因胼胝体较薄，正中矢状位显示不清，可结合轴位及冠状位全面分析。

2. 间接征象　两侧脑室前角外移，分离，体部近乎平行性分离（轴位），三角区和后角不同程度的扩大；第三脑室扩大并向上移位于分离的两侧脑室之间，半球间裂直接或者间接地异常接近于第三室的前上部（图 7-2-3）；正中矢状位影像可见放射状排列脑回（图 7-2-2）。

3. CT 诊断胼胝体完全性缺如，轴位显示两侧

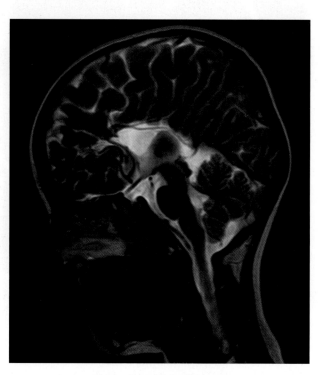

**图 7-2-2　胼胝体发育不良**
T₂WI 矢状位显示胼胝体完全缺如

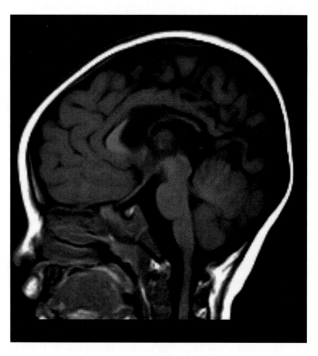

**图 7-2-1　胼胝体发育不良**
T₁WI 矢状位显示胼胝体体部、压部缺如

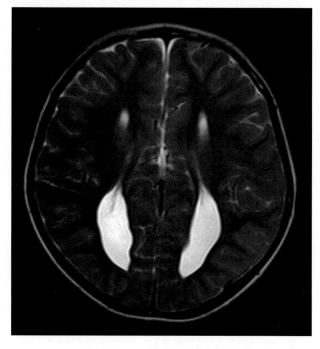

**图 7-2-3　胼胝体发育不良**
T₂WI 横轴位显示双侧脑室体部平行分离，三角区扩大，第三脑室扩大并向上移位于分离的两侧脑室之间

侧脑室体部明显分离,体部正常弧形消失、外凸,与后角呈微抱球状;后角相对扩大;第三脑室位置上升;两侧侧脑室前角呈"八"形分离。

4. 胼胝体发育不良常伴有胼胝体脂肪瘤,还可见半球间裂蛛网膜囊肿、Chiari 畸形、Dandy-Walker 畸形、灰质异位等脑发育畸形。

【诊断要点】

MRI 正中矢状面上显示胼胝体完全或部分性缺如,并结合侧脑室扩大分离,第三脑室扩大上移等间接征象,即可明确诊断。

【鉴别诊断】

本病需与单纯脑室扩张、严重脑积水、脑室旁白质软化伴穿通畸形以及其他伴发的颅脑畸形等疾病进行鉴别。

## 二、胼胝体脂肪瘤

【概述】

胼胝体脂肪瘤(lipoma of corpus callosum,LCC)指胼胝体周围存在成熟的脂肪组织,40% 并发胼胝体发育不良;通常认为胎儿期神经管闭合过程中夹有中胚层脂肪组织,引起颅内中线结构出现脂肪瘤,LCC 属于神经管闭合畸形的少见先天性疾病。

【临床特点】

临床上半数患者出现临床症状,常见为头晕、头痛或癫痫发作,也可表现为智力障碍或情感异常,自幼发生,病程长且无规律和特异性;主要由于脂肪瘤刺激周围正常脑组织所致。

【影像检查技术与优选】

MRI 对脂肪组织有特征性的信号表现,因此使用脂肪抑制技术可将其信号抑制,同时借助 MRI 的多方位成像,可以特异性的判断是否存在胼胝体脂肪瘤,同时可以判断是否存在胼胝体发育不良,是诊断 LCC 的最佳手段。CT 对诊断 LCC 有定性价值,能清晰显示纵裂池内的脂肪包块,对钙化敏感,但显示胼胝体形态效果较差。

【影像学表现】

1. LCC 的 CT 表现具有定性价值,一般 CT 值在 -80~-110Hu,表现为纵裂内脂肪密度肿块,边界清楚。少数病例可见钙化。

2. MRI 显示 LCC 为胼胝体背侧边缘清晰的曲线状、团块状 $T_1WI$、$T_2WI$ 高信号影,常围绕胼胝体

压部,占位效应不明显,30%~50% 合并胼胝体发育不良(图 7-2-4)。

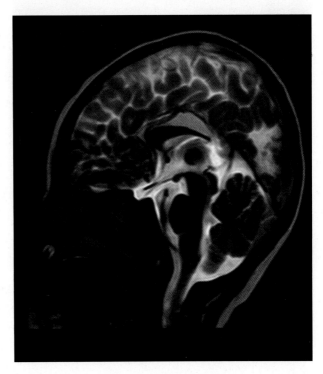

**图 7-2-4 胼胝体脂肪瘤**
$T_2WI$ 矢状位显示胼胝体背侧边缘清晰的团状高信号,胼胝体压部缺如

3. 脂肪抑制序列胼胝体背侧高信号明显被抑制。LCC 边缘钙化。

4. 其他部位的颅内 LCC 可见于中线区,如四叠体池、灰结节区等,少数发生在非中线区,如桥小脑角区、侧脑室三角区等。

5. 可合并透明隔缺如、灰质异位、脑积水、纵裂蛛网膜囊肿等其他畸形。

【诊断要点】

胼胝体周围发现呈脂肪信号的曲线状、团块状病变,即 $T_1WI$ 高信号、$T_2WI$ 较高信号(图 7-2-5),脂肪抑制序列高信号被抑制,增强后没有异常强化,周围可见钙化。

【鉴别诊断】

1. **畸胎瘤** 中线区畸胎瘤信号多不如脂肪均匀,常伴有低信号钙化或骨化,壁可强化。

2. **皮样囊肿** 多数位于第三、第四脑室及环池等区域,部分病变瘤壁可有强化,边界清晰锐利,壁无明显强化。

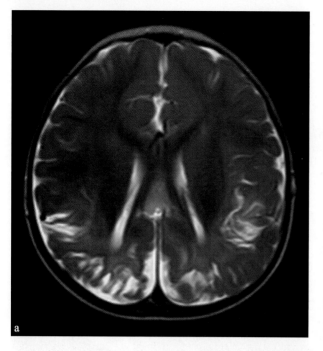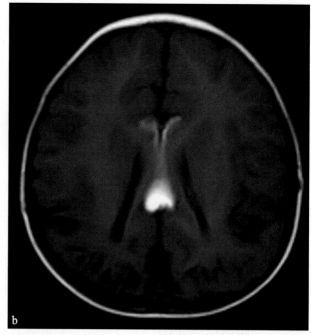

**图 7-2-5　胼胝体脂肪瘤**

a. T$_2$WI 横轴位；b. T$_1$WI 横轴位。显示胼胝体周围团状脂肪信号，T$_1$WI 高信号、T$_2$WI 较高信号

（宁　刚　马　林）

## 第三节　小脑扁桃体延髓联合畸形

### 【概述】

小脑扁桃体延髓联合畸形（complex malformation of cerebellar tonsils-medulla）又称小脑扁桃体下疝（cerebellar tonsillar ectopia），主要表现为小脑扁桃体经枕骨大孔疝入上颈段椎管内，部分伴有脑桥与延髓延长扭曲或下疝，又称 Arnold-Chiari 畸形（Arnold-Chiari malformation）或 Chiari 畸形。由于枕骨内软骨发育不全，导致颅后窝狭小，后脑结构位置下移、疝出，枕大孔梗阻后发生颅内和脊髓的脑脊液交通异常，常伴发有颅颈连接部的骨性异常，家族性发病或为 LH1X4 基因异常，常以综合征形式表现。主要分为三型：

1. **Ⅰ型**　最为常见，多见于大龄儿童及成年人，小脑扁桃体下移经枕骨大孔疝入颈部上段椎管内，可伴有延髓下移，第四脑室位置正常，20%～40% 伴脑积水、颈段脊髓空洞症，可有颅颈部骨骼畸形如扁平颅底（25%）、寰枕融合畸形（10%）。

2. **Ⅱ型**　婴幼儿常见，小脑扁桃体及小脑蚓部同时下移疝入颈部上段椎管内，第四脑室变长下移，部分或全部进入椎管，常伴有脑桥、延髓下移，后颅凹狭小，小脑幕低位，脑膜膨出及颅颈部骨骼畸形，90% 合并梗阻性脑积水，几乎出生时均存在脊髓脊膜膨出（腰骶部占 75%、颈胸段占 25%），可合并脑积水，50%～90% 合并脊髓空洞症，并发脑内畸形比例较高。

3. **Ⅲ型**　罕见，伴有枕部或颈部脑或脊髓膨出，常合并脑积水。

### 【临床特点】

高达 50% 的患者并无症状。椎管直径小于 19mm 时，症状出现率高，表现为头痛、头晕，以及脑干受压症状如嗜睡、中枢性呼吸暂停、后组脑神经麻痹、颈或背痛、斜颈及共济失调，脊髓空洞症状如步态不稳、尿便失禁、不典型脊柱侧凸等，还会出现呃逆、三叉神经痛等症状。发生在婴幼儿以口咽部功能障碍常见，儿童以头痛、颈痛、空洞或脊柱侧凸为主，发生在成人则以颈痛和跌倒发作常见。

### 【影像检查技术与优选】

最佳影像学检查手段为 MRI，检查要对颅颈连接部进行扫描，重点观察矢状位，可直接显示下疝的小脑扁桃体、延髓，第四脑室的形态和程度，是否合并其他畸形。MRI 的 T$_1$WI 冠状位、矢状位为最佳显示方位，T$_2$WI 显示脊髓空洞症更敏感。

【影像学表现】

1．Ⅰ型

（1）矢状位显示变尖呈三角形或钉状的小脑扁桃体低于枕大孔（≥5mm），枕大孔拥挤（图7-3-1），周围脑脊液消失。

（2）一般无第四脑室及延髓变形和下疝。

（3）20%～40%合并脊髓中央管扩张，10%合并寰枕融合畸形。

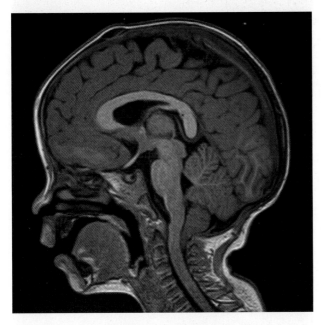

**图7-3-1　ChiariⅠ型**

T₁WI矢状位显示小脑扁桃体变尖下移，经枕骨大孔疝入颈部上段椎管内

2．Ⅱ型

（1）小脑扁桃体、下蚓部与第四脑室进入颈椎管，第四脑室拉长、低位，小脑半球和扁桃体包绕延髓。

（2）后颅窝狭小，结构拥挤，表现为小脑幕低位、小脑上疝、枕大池极度变小等。

（3）50%～90%合并脊髓空洞症，还可合并胼胝体发育不良、神经管闭合不全，通常为脊髓脊膜膨出。

3．Ⅲ型　颈段和／或枕部脑膜膨出加颅内ChiariⅠ或ChiariⅡ畸形，常伴有脑积水。

【诊断要点】

1．小脑扁桃体低位，低于枕大孔≥5mm，扁桃体形态改变比下降程度更重要；注意5～15岁儿童即使小脑扁桃体下端达枕大孔水平下6mm，应结合临床症状谨慎诊断。

2．上颈髓脊髓空洞。

【鉴别诊断】

1．正常年龄相关的小脑扁桃体下降。

2．获得性小脑扁桃体异位，下方牵拉如低颅压，上方推动如慢性脑室腹腔分流、颅内压升高和占位所致的小脑扁桃体疝。

3．由于延髓下部、小脑蚓部及小脑扁桃体向下疝至颈段椎管内，需与椎管内肿瘤鉴别，增强扫描后下疝的脑组织无异常强化。

（宁　刚　马　林）

## 第四节　先天性第四脑室中孔、侧孔闭锁

【概述】

先天性第四脑室中孔、侧孔闭锁（Dandy-Walker畸形）是由于后脑（菱脑）发育受阻所致，第四脑室顶部的前膜部区与脉络丛之间不能沟通导致发育中的小脑蚓部与脉络丛之间的前下膜部结构永存，脑脊液搏动导致前膜部区呈球状囊性结构突出，使发育不良的下蚓部移位并逆时针旋转，后膜部根据第四脑室正中孔闭合与开放程度有不同变化，本病的病因可能为基因异常。

【临床特点】

包括后颅凹扩大伴小脑幕上抬并扩大，并有第四脑室扩张及小脑蚓部畸形。有70%～80%患儿有不同程度的脑室扩大或脑积水征象，并有生后渐进加重的脑室扩大、头颅增大、颅内压增高、小脑性共济失调、智力发育迟缓等为常见临床表现。

【影像检查技术与优选】

MRI为首选检查手段，T₁WI矢状位显示最佳，可准确显示小脑幕上抬，横窦与窦汇抬高征象，显示脑积水、梗阻水平及程度，直接观察小脑半球及蚓部发育情况及伴发的其他畸形；CT能够显示部分征象；X线仅能显示颅内压增高时的颅骨表现。

【影像学表现】

Dandy-Walker畸形在胎儿头颅正中矢状位表现为后颅窝囊性扩大，与扩大第四脑室沟通，小脑蚓部发育不全向上移，小脑幕和窦汇上移，轴位上小脑半球被囊性扩大，后颅窝推挤前移（图7-4-1）。

【诊断要点】

1．第四脑室囊性扩大，与扩大的后颅凹相通。

2．小脑蚓部发育不全，向前上移位。

3．后颅凹扩大，横窦、窦汇及天幕上移。

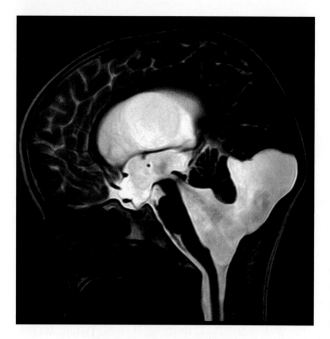

**图 7-4-1　Dandy-Walker 畸形**
T₂WI 矢状位显示后颅窝囊性扩大，与扩大第四脑室沟通，小脑蚓部发育不全，小脑幕上移

【鉴别诊断】

1. 与后颅凹蛛网膜囊肿、Blake 囊肿、大枕大池三种异常相鉴别，上述三种畸形并不存在结构上的发育不良。

2. 与小脑蚓部发育不良鉴别，其表现为小脑体积的对称或不对称减小，小脑形态失常，局部脑叶或蚓部的不规则缺失，以及出现异常信号，提示钙化、出血等。

（宁　刚　马　林）

## 第五节　视-隔发育不良

【概述】

视-隔发育不良（septo-optic dysplasia，SOD）是由于胚胎发育至 4～6 孕周，脊索前中胚层诱导异常而形成的一组罕见的前脑中线结构发育异常，以视神经和视束发育不全、透明隔缺如和下丘脑-垂体功能障碍为特点。主要病理特点为：视觉通路发育不良，视交叉变形，透明隔缺如，有 2/3 病例伴有下丘脑、垂体功能异常。

【临床特点】

新生儿表现为低血糖性癫痫发作、呼吸暂停、发绀、肌张力减退；视力正常或色盲或视力下降、眼球震颤、斜视；内分泌正常者常有脑裂畸形、癫痫发作，内分泌异常表现为垂体功能缺陷；还可出现身材矮小、智力发育滞后、痉挛状态、小头畸形、嗅觉丧失。

【影像检查技术与优选】

MRI 为最佳检查手段，主要通过多平面观察透明隔的存在情况，通过脂肪抑制序列评估视交叉、视神经、垂体及其他可能出现的脑发育畸形的情况。

【影像学表现】

1. 透明隔缺如或有残存，视交叉、视神经小，视神经孔小（图 7-5-1、图 7-5-2）；垂体柄可变细，可出

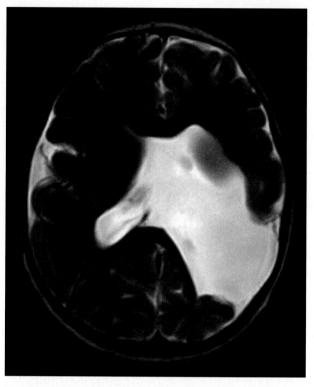

**图 7-5-1　视-隔发育不良**
T₂WI 横轴位显示透明隔缺如，左顶叶开放性脑裂畸形

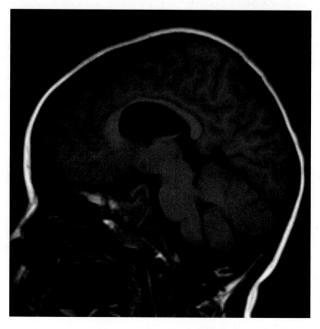

**图 7-5-2　视-隔发育不良**
T₁WI 矢状位显示视交叉、视神经小

现垂体后叶异位；嗅神经发育不全或缺如。

2. 侧脑室额角平直，呈"方盒状"，额角下部指向下。

3. 可出现脑裂畸形、灰质异位（图 7-5-1）。

4. 大脑镰缺损（前部），可出现胼胝体膝部发育不良及髓鞘发育异常。

**【诊断要点】**

1. 透明隔缺如，视交叉小。

2. 冠状位观察脑室呈平顶样改变，前角指向下方。

**【鉴别诊断】**

1. 视漏斗发育不良，透明隔往往正常。

2. 孤立的垂体后叶异位。

3. 类似于视 - 隔发育不良的前脑无裂畸形。

（宁 刚 马 林）

## 第六节 前脑无裂畸形

**【概述】**

前脑无裂畸形（holoprosencephaly，HPE）是胚胎 5～8 周期间，端脑纵向上不能分裂为两侧大脑半球，横向上不能分化出间脑和端脑，因而导致一系列脑畸形和由此而引起的一系列面部畸形。多伴

13 三体综合征等染色体异常，有一定的家族遗传倾向。本病的成因尚不清楚，目前推测可能由于颅部的间充质缺乏，无法诱导基底中线结构的分化，从而导致面部颌骨前节段和大脑镰的发育不全、端脑和间脑分化的缺乏、端脑不能分裂为两个大脑半球及皮质区域不能形成正常的组织结构。

**【临床特点】**

由于本病胎儿死亡率较高，部分轻型病例虽可存活，但会出现智力缺陷及神经内分泌障碍等问题，而导致出生后生活质量低下，因此尽早明确诊断，及时终止妊娠，对优生优育、降低出生缺陷具有重要的临床意义。

**【影像检查技术与优选】**

对于前脑无裂畸形的诊断，产前 MRI 较 B 超更具优势，不仅可以发现 B 超的假阳性，还可以进行严重程度分级。MRI 通过多方位成像能更准确地显示大脑镰、丘脑、胼胝体发育情况，优于 CT。

**【影像学表现】**

前脑无裂畸形根据其严重程度可分为三个亚型和一个变异型：

1. **无脑叶型** 最严重的类型。大脑半球完全融合未分开，大脑镰及半球裂隙缺失，仅见单个原始脑室，丘脑融合成一个，透明隔腔与第三脑室缺失，胼胝体缺如，常合并其他结构异常（图 7-6-1）。

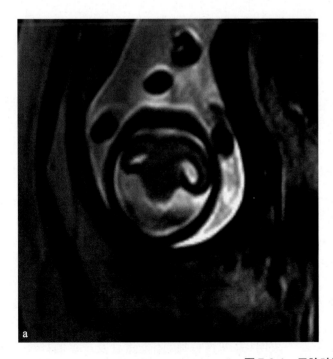
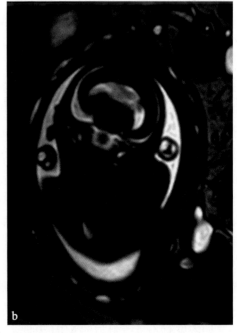

**图 7-6-1 无脑叶型**

a. T_2WI 横轴位；b. BTFE 冠状位。显示大脑半球、丘脑融完全融合，大脑镰及半球裂隙缺失，仅见单个脑室，透明隔腔与第三脑室缺失，胼胝体缺如

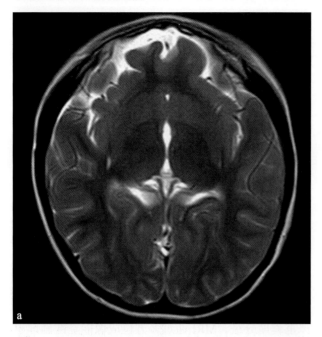
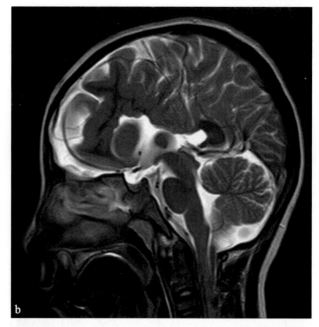

图 7-6-2 脑叶型

a. T₂WI 横轴位显示双侧额叶发育不良,部分融合,透明隔缺如;b. T₂WI 矢状位显示胼胝体体部、嘴部缺如

2. **半脑叶型** 介于无脑叶型和脑叶型之间的一种中间类型。在大脑半球的后方有不完全的半球间裂形成,前方仍相连,仍为单一侧脑室,丘脑常融合或部分分裂。透明隔与胼胝体缺如,第三脑室很小。

3. **脑叶型** 最轻的类型。大脑半球及脑室均完全分开,大脑半球的前后裂隙发育尚好,大脑镰形成,丘脑分为左右各一,但仍有一定程度的结构融合,扣带回融合。如透明隔缺如,两侧侧脑室于前角后部相通。额叶及侧脑室前角常发育不良,第三脑室发育较半脑叶型好(图 7-6-2)。

4. **前脑无裂畸形半球中央变异型** 又称端脑融合畸形(syntelencephaly)。双侧大脑半球于额叶后部和 / 或顶叶融合,而额叶前部、枕叶半球间裂多发育正常,融合部位半球间裂、大脑镰缺如。双侧外侧裂池畸形成角并加深,跨越大脑顶部,并于中线区相沟通。胼胝体体部畸形程度最严重,而膝部和压部受累相对较轻,前脑底部结构如下丘脑、双侧基底节区结构发育正常。

【诊断要点】

根据大脑半球完全或部分融合,单一侧脑室,丘脑完全或部分融合,透明隔腔与胼胝体缺如,第三脑室缺如或发育不良等典型的 MRI 表现可诊断。脑叶型前脑无裂畸形仅有少部分结构融合,需要仔细观察和鉴别诊断。本病诊断需要仔细观察脑部各个结构的融合情况对疾病准确分型。对脑叶型病例要仔细观察发生融合的解剖部位以确立诊断,注意

避免对合并颅面部及其他器官畸形的漏诊。

【鉴别诊断】

无叶型和半脑叶型前脑无裂畸形特点突出,MRI 检查可明确诊断。脑叶型需与视 - 隔发育不良,透明隔缺如、脑皮层发育不良等疾病进行鉴别。

（宁 刚 马 林）

## 第七节 积水型无脑畸形

【概述】

积水性无脑畸形(hydranencephaly)是一种罕见的大脑畸形。由于孕早期脑发育过程中出现血管闭塞、出血、低血压或感染等破坏性结果而导致双侧大脑半球完全或接近完全破坏缺失,脑脊液填充;连接纤维不完全或完全缺如,头颅体积增大或正常,脑干及小脑正常。多数为散发病例。

【临床特点】

本病预后极差,出生后不能存活,一经诊断应引产。最初有正常的表现是因为其脑干未累及,有正常的吸吮、吞咽、哭和四肢活动;生后数天婴儿活动障碍、肌肉僵硬、癫痫,紧接着出现不发育、耳聋、失明、痉挛性截瘫、不能进食及严重的神经系统损伤表现。本病预后差,死亡率或生后一年死亡率高,极少有长期存活病例。

【影像检查技术与优选】

产前超声是首选,MRI 可清晰显示大脑镰是否

存在，以及有无残存变薄的大脑实质，有助于鉴别诊断。影像学检查通过产前明确诊断有助于早期采取干预。

【影像学表现】

胎头增大或正常，颅内大脑半球部分或完全缺如，或仅成一层薄膜状，余为脑脊液代替，大脑镰及脑干可见；丘脑正常或呈八字形，颅后凹正常，大脑中动脉或大脑前动脉无血流（图7-7-1）。

【诊断要点】

重点描述患儿头颅有无增大、大脑脑实质结构缺如，大脑镰及脑干等中线结构存在，小脑形态及信号有无异常。观察图像时要注意囊性灶周边有无残存的脑组织信号。

【鉴别诊断】

完整的大脑中线结构有助于与前脑无裂畸形谱系、严重双侧开唇型脑裂畸形、巨大蛛网膜囊肿及

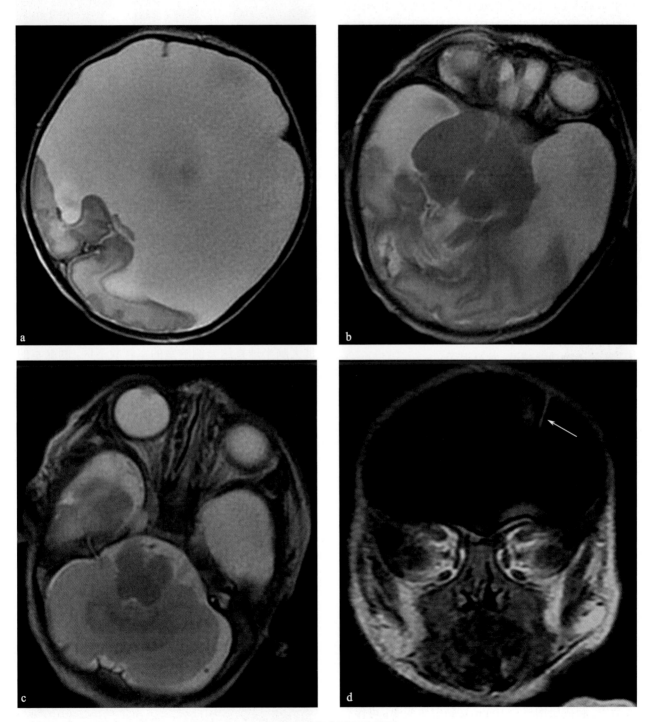

**图7-7-1 积水型无脑畸形**

a. 横轴面 $T_2WI$ 显示双侧额、顶叶脑实质完全缺如，代之以巨大的囊性长 $T_2$ 信号；b. 横轴面 $T_2WI$ 显示双侧颞叶大部分缺如，代之以长 $T_2$ 信号，双侧枕叶、基底节区、丘脑显示尚可；c. 横轴面 $T_2WI$ 脑干及小脑显示尚可；d. 冠状面 $T_1WI$ 显示大脑镰存在（白箭）

囊性脑软化等疾病进行鉴别。

（宁 刚 马 林）

# 第八节 神经元移行畸形

## 【概述】

神经元移行是大脑发育过程中神经元由生发层向外移行逐渐形成大脑皮质的过程。在移行期间，由于缺血缺氧、感染等继发于环境因素的原因或由于基因异常传递、胎儿基因易感性增加等，可引起神经元移行终止，导致一系列畸形。移行障碍发生的时间与病变严重程度有关，发生越早畸形越严重，根据发病时间、受损严重程度和畸形的形态可以分为：无脑回-巨脑回畸形、脑裂畸形、灰质异位、多小脑回畸形、单侧巨脑畸形等。

## 【临床特点】

1. 无脑回畸形头颅小，呈去皮层状态，无感知力，严重智力障碍，多有癫痫，多数于2岁内死亡。巨脑回者存活时间较长，智力障碍，1岁内癫痫发作。

2. 脑裂畸形表现为抽搐、肌力减退、智力障碍，双侧脑裂畸形者多较单侧者症状重。

3. 灰质异位病灶大小与临床表现基本相符，最常见症状为顽固性癫痫，多在10岁后发作，智力低下、感觉运动功能减退、发育迟缓。

4. 多小脑回畸形常与其他畸形伴发，表现为癫痫、智力障碍。

5. 单侧巨脑畸形是一种少见畸形，表现为早期起病的难治性癫痫、偏瘫和严重发育迟滞，可以有皮肤病变。

## 【影像检查技术与优选】

MRI对皮层病变较为特异，尤其通过高分辨率的T1WI结构像可以较为清晰地显示皮层的异常移行状况。CT对于明显的一些移行异常可以做出诊断，但对于较小的病灶尤其是小灶性灰质异位很难发现。

## 【影像学表现】

1. **无脑回-巨脑回畸形** 全部或局部皮质表面光滑、平坦，岛盖缺如或不完整，大脑半球呈"8"字形；侧脑室体积扩大，侧裂池缺如或变浅，脑沟变浅或消失，脑皮层增厚（>10mm）、脑白质变薄；可伴有其他如胼胝体发育不良、灰质异位等（图7-8-1）。

2. **脑裂畸形** 主要可以发现贯穿大脑的病理性裂隙，多发生在中央前后回附近，可为单侧也可

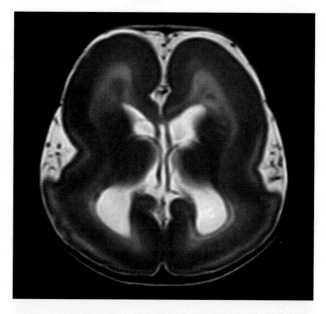

**图7-8-1 无脑回-巨脑回畸形**

T2WI横轴位显示大脑半皮质表面光滑，无脑沟、脑裂，灰白质指样交界消失，皮层下见带状灰质异位，双侧脑室扩大

为双侧对称，根据表现分为闭合型和开放型两种，还可合并视-隔发育不良、灰质异位、脑室扩大和髓鞘发育不良。

（1）闭合型：裂隙的两侧或一侧融合，裂隙仅达脑白质内，不与一侧的侧脑室相通（图7-8-2）。

（2）开放型：裂隙的两边分离，可以从脑表面横贯大脑半球直达一侧脑室的室管膜下区，侧脑室的

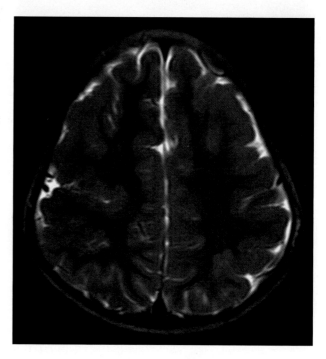

**图7-8-2 闭合型**

T2WI横轴位显示右额顶叶交界区裂隙影，周围衬有灰质，裂隙不与右侧脑室相通

局部呈尖峰状突起并与异常的裂隙相通,脑皮质沿裂隙内折,即在 MRI 下可见裂隙周围为增厚的带状增厚灰质团,其为本病的特征性表现(图 7-8-3)。

3. **灰质异位** 表现为在室管膜下、脑室周围、脑深部白质、皮层下白质区局灶性或整个环绕室管膜下的板层状异常灰质(图 7-8-4、图 7-8-5)。异位的灰质与脑灰质信号或密度相同,常合并其他畸形,包括小头畸形、胼胝体发育不良或小脑发育异常等。

4. **多小脑回畸形** 主要表现为脑回小且数目过多,脑皮层内缘或表面出现多发的锯齿状小而浅的脑回皱褶(图 7-8-6),好发于侧裂附近,其他部位也可受累,常与脑裂畸形、巨脑回、Chiari 畸形等并存。

【诊断要点】

1. 无脑回 - 巨脑回畸形脑皮质表面光滑、平坦,脑回浅宽而粗大,脑沟、脑裂消失,皮层增厚。

2. 脑裂畸形表现为贯穿脑实质的异常裂隙,裂隙表面伴有灰质包绕,中央有低密度脑脊液。

3. 灰质异位主要诊断依据是密度或信号等同于脑灰质的病灶位于异常灰质分布区域,MRI 诊断较为特异。

4. 多小脑回畸形主要表现为脑部形成多发的细小脑回且数目过多。

【鉴别诊断】

1. 无脑回 - 巨脑回畸形要与正常新生儿尤其是早产儿相鉴别,早产儿脑沟浅且脑沟数目少。

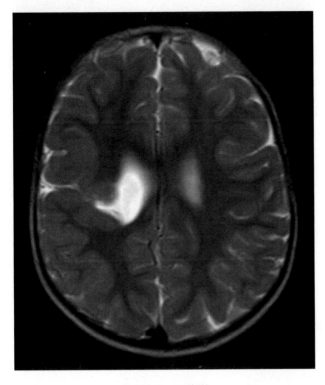

**图 7-8-3 开放型**

$T_2WI$ 横轴位显示右顶叶裂隙影,周围衬有灰质,裂隙与右侧脑室相通

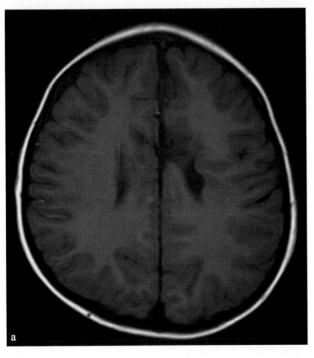
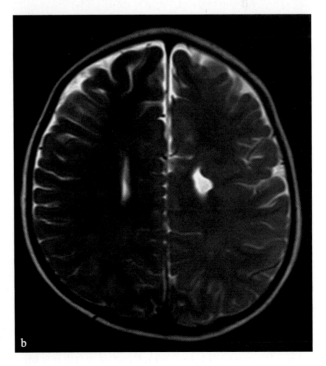

**图 7-8-4 灰质异位**

a. $T_1WI$;b. $T_2WI$。横轴位显示左侧脑室室管膜下局灶性灰质信号

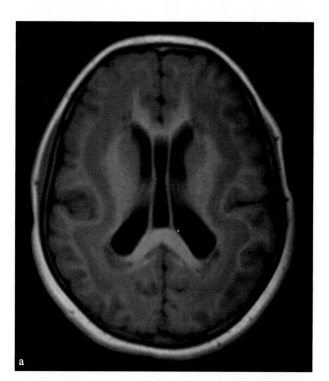
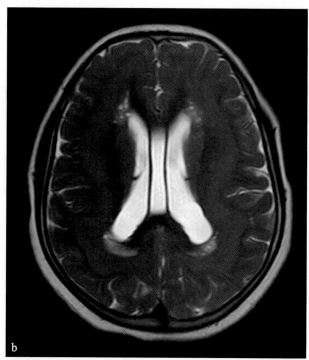

**图7-8-5 灰质异位**

a. T₁WI；b. T₂WI。横轴位显示双侧脑室周围白质见带状灰质信号

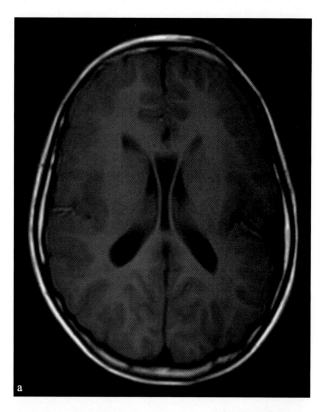
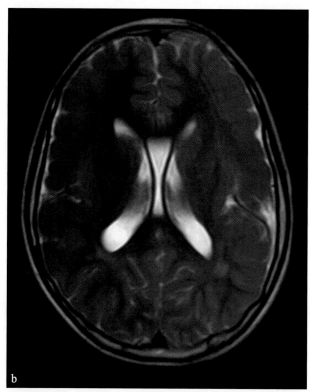

**图7-8-6 多小脑回畸形**

a. T₁WI；b. T₂WI。横轴位显示双侧额叶脑回增多，脑皮层表面多发的锯齿状小而浅的脑回皱褶

2. 脑裂畸形需要与正常的脑沟和外侧裂鉴别，新生儿及婴幼儿脑沟可呈不对称增宽，但不出现皮质内折。脑穿通畸形囊肿由于后天脑损伤导致了脑实质破坏，其内含脑脊液，与蛛网膜下腔和/或脑室相通。

3. 灰质异位较大者需与肿瘤相鉴别，灰质异位无强化和灶周水肿；室管膜下灰质异位需与结节性硬化病灶相鉴别。

（宁 刚 马 林）

# 第九节 脑小畸形

## 【概述】

脑小畸形（micrencephaly）与小头畸形（microcephaly）两个名词在临床常混用，主要临床体征为头小，诊断标准为头围比同年龄同性别正常儿童的均值低2个标准差以上，最大头围一般不超过47cm，发育完成后脑重量小于900g。脑小畸形仅是导致"头小"的病因之一。其机制不清，可能发生在神经元增殖阶段，与某些遗传或染色体突变有关。依脑小畸形是否伴有其他脑发育畸形分为真性和假性脑小畸形。真性表现为脑体积小，但形态正常；假性表现为脑小且脑室扩张，伴明显脑发育畸形如巨脑回畸形、多小脑回畸形、胼胝体发育异常等。另外，一些后天因素亦可导致脑发育停滞或萎缩，如缺血缺氧性脑病、中毒、感染、外伤等。

## 【临床特点】

脑小畸形临床表现颅面比减小，前额狭窄且后倾，发际异常。颅缝可早闭，但无颅内压增高。多数智力低下、身材矮小，部分有惊厥、共济失调、肌张力增高或手足徐动等症状和体征。

## 【影像检查技术与优选】

X线平片可直观全面地观察头颅大小、形态、颅缝和脑回压迹的情况，并可测量头颅指数，从而提供头小的诊断依据，但现今已很少应用。通常采用MRI和/或CT检查。

## 【影像学表现】

1. X线平片 头颅明显小于正常同龄儿，前囟和颅缝早闭，或颅缝不明显，或颅盖骨彼此重叠。由于颅底及面骨发育正常，故颅面比减小，儿童可结合头颅指数测量，其中Cronqvist头颅指数为最常用的方法（表7-9-1），此结果不受投照因素影响。若Cronqvist头颅指数小于正常值下限，为诊断脑小畸形的重要依据（式7-9-1）。如果用头颅三维径

表 7-9-1 中国儿童 Cronqvist 头颅指数正常值

| 年龄 | 平均值 | 正常值范围 |
| --- | --- | --- |
| 1 岁～ | 54 | 52～56 |
| 2 岁～ | 54 | 52～56 |
| 3 岁～ | 53 | 51～55 |
| 4 岁～ | 52 | 50～54 |
| 5 岁～ | 52 | 50～54 |
| 6 岁～ | 51 | 49～53 |
| 7 岁～ | 50 | 48～52 |
| 8 岁～ | 50 | 48～52 |
| 9 岁～ | 49 | 47～51 |
| 10 岁～ | 49 | 47～51 |
| 11 岁～ | 48 | 46～50 |
| 12 岁～ | 47 | 45～49 |
| 13 岁～ | 47 | 45～49 |
| 14 岁～ | 46 | 44～48 |

线作标准，应注意投照距离（靶片距应为100cm）。诊断标准：至少有一维径线值比同龄正常儿童的均值低3个标准差以上；或至少有两维径线值比同龄正常儿童的均值低2个标准差以上。不同种族的儿童头颅发育及形态有一定的差异。因此，在使用正常参考值时，应注意其来源。成人者表现头颅小，前额平坦，颅穹窿骨增厚，脑回压迹不明显，蝶鞍常较小。

$$\text{Cronqvist 头颅指数} = \frac{L+H+W}{M} \times 10 \quad \text{（式 7-9-1）}$$

L：头颅最大前后径；H：头颅最大高径；W：头颅最大宽径；M：下颌颈间径

2. CT 真性脑小畸形脑组织体积减小，脑灰白质结构存在，形态、密度无异常，脑沟及脑室系统可正常或扩大。假性脑小畸形常伴巨脑回畸形、多小脑回畸形、胼胝体发育异常、脑穿通畸形囊肿等其他畸形。

3. MRI 真性脑小畸形脑灰白质的信号无异常，可伴有脑室、蛛网膜下腔扩大；假性脑小畸形除脑体积减小外，还存在脑先天性发育畸形。MRI扫描是鉴别真、假性脑小畸形的最佳方法（图7-9-1）。

## 【诊断要点】

"头小"的诊断依据临床检查即可获得，但小头畸形并不一定是真性脑小畸形，影像学检查可以进一步发现头小的原因。

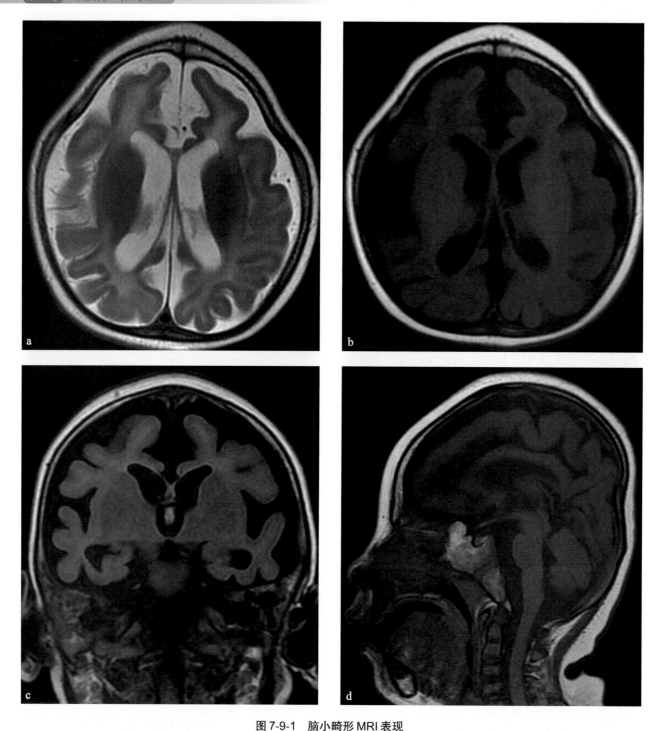

**图 7-9-1　脑小畸形 MRI 表现**

女,1 岁,缺血缺氧性脑病后遗症,临床表现为脑瘫、癫痫、肌张力增高,MRI 表现为脑回减少,白质体积减小,脑室系统扩大

**【鉴别诊断】**

真性脑小畸形的诊断,首先要排除狭颅症及多种先天性或后天性原因造成的假性脑小畸形,最终的诊断必须结合临床。狭颅症是颅缝提早闭合所致,由于提早闭合的颅缝不同,临床可表现为舟状头、尖头或偏头畸形,并有颅内压增高,X 线平片表现有一定特征性,可资鉴别。

（马　林）

## 第十节　巨脑症

**【概述】**

巨脑症(macrencephaly)或称巨脑畸形(megal-encephaly)是指出生时脑重量即≥1 600g(正常新生儿脑重量为 300g),或大于正常均值 2.5 个标准差以上;或生后头颅迅速增大,头围超过同龄同性别正常儿童平均值的 2 个标准差以上。机制不清，可能与神经元过度增殖或增殖期延长有关。巨脑畸形分为脑体积过大和脑实质量过重两类，又可分为解剖型和代谢型。解剖型指脑细胞体积和 / 或数目大于正常，但无颅内压增高，可伴有神经纤维瘤病、结节性硬化或 Sturge-Weber 综合征等；代谢型是指脑细胞的分子生物学异常，导致异常代谢产物蓄积且脑细胞体积增大，多伴颅内压增高，如神经节苷脂沉积症、黏多糖沉积病等。还有非对称性的"单侧性巨脑症"，指一侧大脑半球的部分或全部脑组织错构样过度生长，可伴严重且广泛的神经元移行异常。

【临床特点】

临床表现为出生时或生后头颅迅速增大，形似脑积水，但无眼球"落日征"，常有智力低下、视力和听力障碍，约半数患儿有癫痫史。男：女约为 3～4 : 1。

【影像检查技术与优选】

巨脑畸形的诊断必须结合临床和影像学。MRI 和 CT 用于发现某些遗传性代谢性脑白质营养不良及脑发育畸形导致的巨脑，并可以鉴别脑积水、肿瘤等病变。MRS 的应用有可能对代谢型巨脑症的诊断提供更多的信息。X 线平片检查在某些颅骨病变导致头大畸形的鉴别诊断中有一定价值，但目前临床上较少应用。

【影像学表现】

1. X 线平片　头颅明显增大，颅壁变薄，前囟较大，闭合延迟。颅面比增大，与脑小畸形恰相反。X 线平片表现与脑积水相似。

2. CT　解剖型的巨脑畸形仅表现头大、脑实质增加，但脑实质的形态和密度正常，脑室正常或轻度扩大。但代谢型的巨脑畸形可以表现大脑皮层灰质、白质密度异常，为变性或脱髓鞘表现，脑室系统可增大。

3. MRI　部分病例表现颅腔扩大，大脑皮层灰质较厚，但 MRI 信号强度正常，脑室正常或轻度扩大，中线结构居中。部分由代谢性疾病导致的巨脑畸形，可表现为弥漫性脑白质或灰白质信号异常，其异常表现取决于代谢性疾病。

单侧性巨脑症为一侧大脑半球和脑室扩大，皮层灰质广泛增厚，白质增厚或发育不良，常伴脑沟形成异常和显著的灰质异位及其他畸形。

【诊断要点】

在临床，有多种因素可导致"头大"，但"头大"不一定等于"巨脑"，尤其在儿童。巨脑症仅是导致"头大"的一种不常见的病因，诊断必须结合临床和影像学表现（图 7-10-1）。

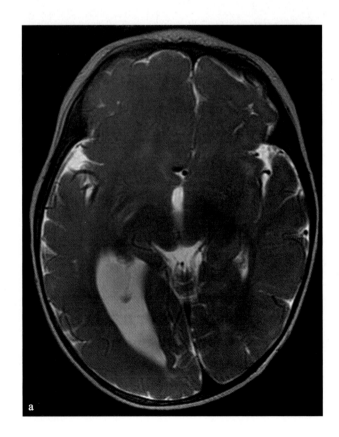

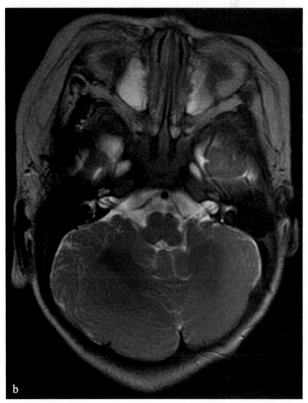

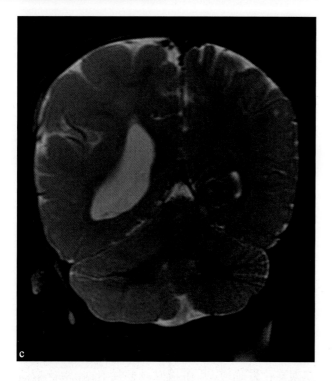

**图 7-10-1　单侧性巨脑症 MRI 表现**
右侧大脑及小脑半球体积增大,右侧侧脑室扩大,该病例伴有脑裂畸形、多小脑回畸形

【鉴别诊断】

导致"头大"最常见的是脑积水,其次包括颅内占位性病变、不同疾病导致的颅穹窿骨增生(如溶血性贫血、慢性缺铁性贫血、痊愈中的维生素 D 缺乏症或肾性骨营养不良)。临床结合 CT、MRI 或 X 线平片检查,可以鉴别上述疾病。

另外,在诊断中需注意"假性头大畸形",其头颅大小基本符合其年龄,但婴儿患有发育迟缓性疾病(如垂体功能低下),故头颅大小相对于发育迟缓的婴儿而显得"过大"。

(马　林)

# 第十一节　先天性导水管狭窄

【概述】

先天性导水管狭窄(congenital aqueduct stenosis)分三型:①导水管本身或炎症后狭窄;②导水管内由正常组织形成分隔将导水管分成两个管;③胶质增生使导水管下端闭塞。

【临床特点】

根据狭窄的程度,可引起幕上脑室系统不同程度的积水扩张,严重者可出现颅内压增高表现。

【影像检查技术与优选】

CT 仅能显示导水管狭窄所引起的继发性幕上脑室扩张,不能显示狭窄本身。MRI 则可直接显示导水管狭窄,甚至可显示隔膜,因此 MRI 为首选的检查方法。

【影像学表现】

1. CT　两侧侧脑室和第三脑室扩大,第四脑室正常或略小。狭窄严重时两侧侧脑室周围可见低密度区,为脑脊液外渗所致。

2. MRI　除显示导水管狭窄所引起的侧脑室和第三脑室扩大外,还可直接显示导水管狭窄,以正中矢状位显示效果最佳(图 7-11-1),必要时应扫描与导水管垂直层面。狭窄严重时两侧侧脑室周围脑白质内可见片状 $T_1WI$ 低信号、$T_2WI$ 高信号。另外,相位对比 MRI 可用于分析导水管处的脑脊液流速,有助于诊断与鉴别诊断。

【诊断要点】

MRI 正中矢状位显示导水管下端狭窄,与导水管垂直层面 $T_2WI$ 显示导水管高信号消失,为先天性导水管狭窄的特征性表现,诊断不难。

【鉴别诊断】

主要应和交通性脑积水、Dandy-Walker 综合征鉴别。交通性脑积水不伴导水管狭窄,而 Dandy-Walker 综合征均伴有第四脑室扩大,据此可鉴别。

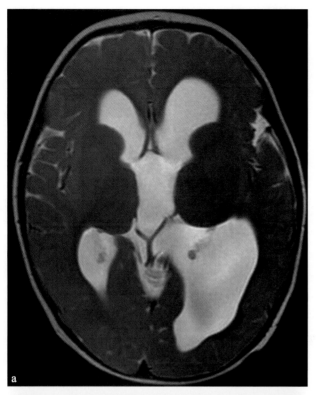

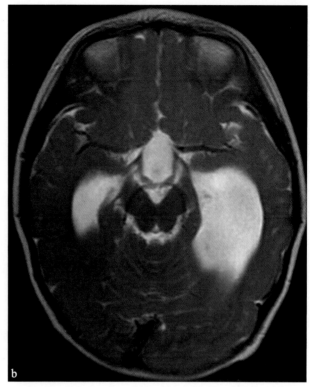

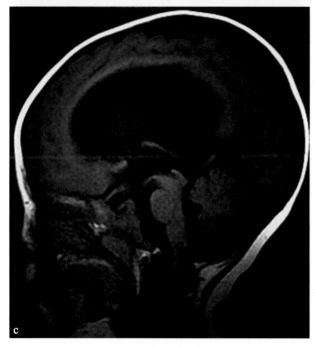

图 7-11-1　先天性导水管狭窄 MRI 表现
双侧侧脑室及第三脑室扩大，正中矢状位示中脑导水管狭窄

（马　林）

## 第十二节　先天性脑穿通畸形囊肿

### 【概述】

先天性脑穿通畸形囊肿（congenital porence-phalic cyst）一般定义为大脑半球内有空洞或囊肿与脑室相通，其内充满脑脊液，有时扩延至软脑膜，但不进入蛛网膜下腔的一种疾病。其囊壁为结缔组织。

### 【临床特点】

一般有脑组织局部缺失相应的神经系统症状和体征，以癫痫发作多见。如脑脊液通路无阻塞，可没有颅内压增高的表现。先天性脑穿通畸形主要表现为颅骨局限性隆起、颅骨变薄及单侧颅骨透光

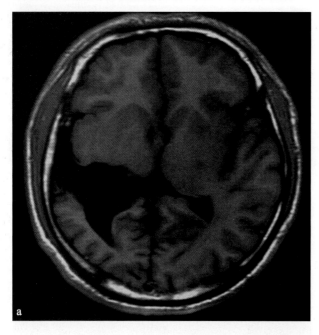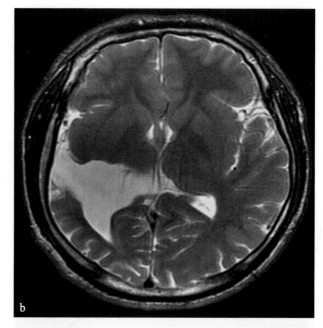

**图 7-12-1 脑穿通畸形囊肿**

a、b. 横轴面 $T_1WI$ 及 $T_2WI$ 显示右侧颞叶内病灶呈长 $T_1$、长 $T_2$ 信号，与右侧侧脑室及蛛网膜下腔相通，病灶边缘未见灰质信号

阳性、脑电图明显病侧低电压三大特征；婴幼儿多表现为头围增大、颅骨畸形、癫痫、肢体瘫痪等；儿童青少年可见智力低下、脑性瘫痪、癫痫、颅内高压症、脑积水、视力减退或失明、脑神经麻痹、共济失调等症状。

【影像检查技术与优选】

MRI 软组织分辨力高，能更好地显示病灶是否与脑室或脑沟相通，在显示病灶周围脑白质结构上也优于 CT，因此诊断与鉴别诊断价值均高于 CT。

【影像学表现】

1. CT 表现为脑实质内边界清楚的脑脊液样低密度区，与脑室和 / 或脑沟相通，病灶周围为脑白质。脑室常向病侧移位。CTC 显示造影剂进入囊内，从而证实病灶与脑室相通。

2. MRI 表现为脑实质内脑脊液样 $T_1WI$ 低信号、$T_2WI$ 高信号囊腔，边界清楚，与脑室和 / 或脑沟相通，病灶周围为脑白质（图 7-12-1），可伴发胼胝体发育不良等其他颅脑先天性畸形。

【诊断要点】

先天性脑穿通畸形囊肿临床表现多种多样，难以诊断，影像学表现典型，容易诊断。

【鉴别诊断】

主要应和开放型脑裂畸形鉴别，该病病灶周围为灰质结构，灰质结构自脑室壁延伸至脑表面。

（洪 楠 马 林）

## 第十三节 蛛网膜囊肿

【概述】

蛛网膜囊肿（arachnoid cyst）是一种良性发育性病变，其发生与局部组织先天异常有关，其表现为蛛网膜组成的囊壁及其内包裹的脑脊液样物质。一般可随机发生在脑表面的任何位置，幕上者占大多数，侧裂、大脑凸面、颅中窝及脑桥小脑脚较常见，脑室内亦可发生。此病的发生与性别没有显著关系，首次发现时间以幼年、青年为主，以外伤后偶然发现为主。颅内蛛网膜囊肿约占颅内占位病变的 1%。

蛛网膜囊肿的病因仍未完全明了，但大多数意见认为局部组织结构的先天异常是蛛网膜囊肿发生的基础。蛛网膜囊肿的形成可开始于任何年龄段，有文献报道有胎儿于胎龄 30 周时超声发现蛛网膜囊肿，而胎龄 20 周时的超声检查未发现任何异常征象。一般来说，2/3 的蛛网膜囊肿体积较稳定，其余以缓慢增大多见，少数病例可缩小。有文献报道囊肿壁细胞主动分泌、渗透效应及阀门效应等可能是导致蛛网膜囊肿增大的原因，但总体来说，蛛网膜囊肿具体的形成及发展机制仍不清楚。

【临床特点】

颅内蛛网膜囊肿约 1/3 无明显临床症状，如有症状，则最常表现为头痛，也可表现为头颅增大、发育迟缓等，其他症状则主要取决于囊肿所在的位置：大脑侧裂的囊肿可导致癫痫及偏侧综合征；鞍上区蛛网膜囊肿可导致大脑导水管的阻塞，进一步引起阻塞性脑积水相关症状。松果体区域的囊肿则可能导致 Parinaud 综合征及复视。幕下囊肿常常表现为头昏、平衡障碍和脑神经功能障碍等。

【影像检查技术与优选】

MRI 是诊断蛛网膜囊肿最常用的影像学检查方法，典型者使用常规序列（T₁WI、T₂WI、FLAIR、DWI）及增强扫描即可诊断，但实际临床中常常在行 CT 检查时偶然发现。然而无论何种检查方法，蛛网膜囊肿占位效应的轻重程度、对周围组织的影响及是否伴出血都是观察的重点。MRI 对判断囊腔内成分及囊内是否伴发出血价值更高。

【影像学表现】

蛛网膜囊肿的典型影像学表现为片状纯囊性占位，内无实性成分，边界清晰、锐利，无钙化灶。其间接表现以占位效应为主，包括周围脑组织受推挤变形、脑室变窄、中线结构偏移等，颅板下者可能导致相应部位颅骨变薄。蛛网膜囊肿所在位置往往与临床症状相对应。

1. CT 蛛网膜囊肿 CT 扫描呈片状低密度灶，密度与脑脊液相仿，CT 值一般在 25Hu 以内，囊肿较小时密度可能稍高，为容积效应所致。蛛网膜囊肿 CT 增强扫描不强化。

2. MRI 蛛网膜囊肿的 MRI 信号与脑脊液信号非常相似，T₁WI 呈低信号，T₂WI 呈高信号，FLAIR 呈低信号，DWI 弥散不受限，信号均匀（图 7-13-1）。有文献报道部分蛛网膜囊肿的 T₁WI 信号较脑脊液

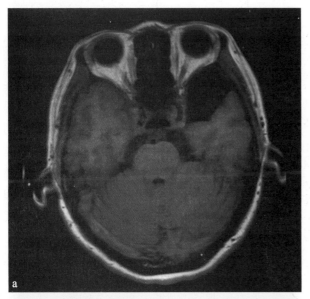

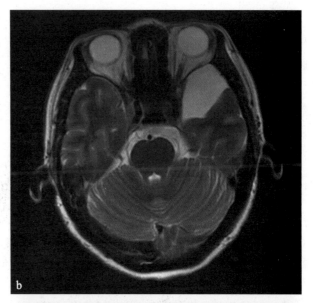

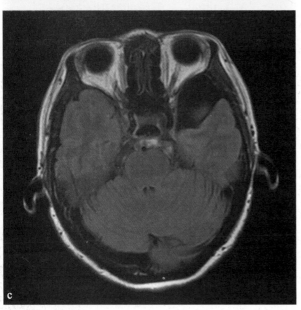

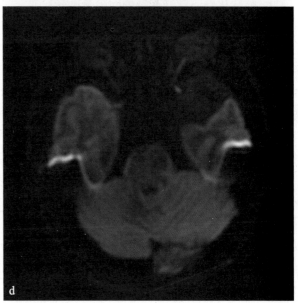

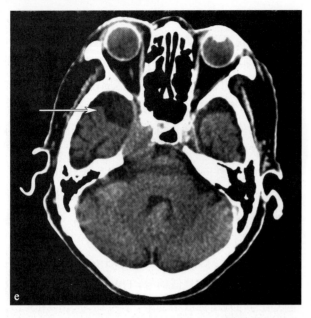
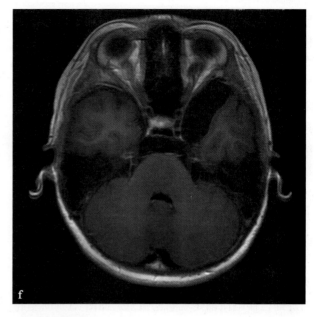

**图 7-13-1 颞叶前方的蛛网膜囊肿**

可见颞叶前方片状纯囊性占位，呈长 $T_1$（a）、长 $T_2$（b）信号，FLAIR（c）呈低信号，DWI（d）呈低信号，CT 扫描（e）呈脑脊液密度，增强扫描（f）不强化（注意各分图并非来自同一位患者）

稍高，以位于鞍区者多见，可能与囊肿与外界不相通、囊内蛋白成分较多有关。当囊内成分 $T_1WI$ 信号增高时，应考虑发生囊内出血，此时患者可有较严重的头痛症状。蛛网膜囊肿 MRI 增强扫描无强化。

【诊断要点】

增强 MRI 对蛛网膜囊肿的诊断率接近 100%，影像诊断明确。

【鉴别诊断】

由于部分囊肿生长于较罕见位置，或其生长位置可存在其他类似囊性病变，以致蛛网膜囊肿也存在误诊情况。

1. 脑软化灶 脉络膜裂蛛网膜囊肿较罕见，文献报道误诊率高。CT 扫描常不易与颞叶深部、海马或下丘脑病变鉴别，常误诊为脑软化灶。MRI 具有较好的诊断效果。脉络膜裂蛛网膜囊肿具有所谓"见缝就钻"的形态特点，受下丘脑、海马回上下隔及脉络膜裂影响，病灶常呈"双凸透镜"形态，矢状位则呈"入"字型。当 CT 扫描诊断不清时，可建议患者行 MRI 检查，可得到较明确的诊断。

2. Dandy-Walker 综合征及巨枕大池 后颅窝蛛网膜囊肿须与此相鉴别：Dandy-Walker 囊肿通常于出生后 2 岁内发病，临床表现以进行性头颅增大为主，同时伴发癫痫、智力障碍和小脑症状。影像表现：后颅窝小脑后巨大囊肿与扩大的第四脑室直接相通，囊腔呈扇形、新月形或三角形，同时可见小脑蚓部发育缺损，小脑半球分离移位或伴有发育不全，小脑幕、横窦和窦汇升高，后颅窝扩大等征象，患者常伴发中重度幕上脑积水。巨枕大池属于脑先天性发育变异，枕大池扩大并向两侧对称性伸延呈新月形，也可偏向一侧伸展呈扇形或三角形，其与第四脑室和蛛网膜下腔自由交通。巨枕大池患者常无症状，小脑发育正常，第四脑室无扩大、变形或移位征象。而后颅窝蛛网膜囊肿常有头痛、癫痫、眼球震颤、走路不稳、眩晕、耳鸣和听力下降等症状，但影像学可见小脑发育正常。

（洪 楠 马 林）

## 第十四节 神经皮肤综合征

神经皮肤综合征（neurocutaneous syndrome）是一种神经和皮肤同时患病的先天性发育异常，又称为斑痣性错构瘤病（phakomotoses），系常染色体显性遗传性疾病，源于外胚层的组织和器官发育异常的一类疾病。常见的有神经纤维瘤病（neurofibromatosis，NF）、结节性硬化（tuberous sclerosis，TS）和 Sturge-Weber 综合征（Sturge-Weber syndrome，SWS）、von Hippel-Lindau（VHL）综合征（脑视网膜血管瘤病）等。该类患者常表现为多系统和多器官的形态和功能异常，出生时就可能有明显的斑点状、痣状雀斑等，多有家族性倾向，就诊原因各异，容易漏诊和误诊。

## 一、结节性硬化

### 【概述】

结节性硬化最早由 Von Recklinghausen 首先提出，然后由 Bourneville 描述其大体神经病理学表现并命名，故又称 Bourneville 病。本病是一种先天性、家族性、遗传性疾病，发病率为 1/(2 万～5 万)，儿童多见，男性较女性多 2～3 倍，可以累及脑、皮肤、肾脏、心脏等全身多器官组织。临床典型特征为癫痫、面部皮脂腺瘤和智力低下三联症。

### 【临床特点】

本病的皮肤损害主要表现为颜面部皮脂腺瘤，主要由皮脂腺、结缔组织和血管组成。中枢神经系统特征性病理改变为神经胶质增生性硬化结节，其主要表现为皮层或皮层下结节、室管膜下结节和白质病灶。皮层或皮层下结节是癫痫的病理基础，以额顶叶多见，主要成分是巨细胞，结节内髓鞘减少而紊乱，常伴有原纤维胶质增生，可有钙质沉着；室管膜下结节的组织成分与皮层或皮层下结节相似，但以巨星形细胞多见，且发生钙化的概率很高，结节可演变成肿瘤，发生率约 10%～15%，大多数是发生在室间孔附近室管膜下巨细胞型星形细胞瘤；白质病灶主要为成簇分布的异位巨细胞团，周围有明显髓鞘破坏和原纤维胶质增生，是神经元移行障碍的结果；此外，病变常伴局限性或广泛性脑萎缩。

除上述常见皮肤和中枢神经损害表现外，其他较常见的还有脱失斑、咖啡牛奶斑、色素性痣、肾血管平滑肌脂肪瘤或多囊肾、视网膜星形细胞瘤或错构瘤、心脏横纹肌瘤、肺淋巴管肌瘤病、直肠错构瘤样息肉、指（趾）甲床多发纤维瘤及皮肤血管纤维瘤等全身多个器官系统受累的表现。

### 【影像检查技术与优选】

传统方法头颅 X 线平片可见脑内钙化，偶可见颅内压增高征象，由于不具特征性，目前已不再应用。目前多采用 CT、MRI 检查用于结节性硬化的诊断。

### 【影像学表现】

1. CT 常累及大脑半球，小脑及间脑很少被累及，病灶常位于脑脊液通路附近尤其是室间孔附近的室管膜下，表现为室管膜下高密度钙化结节，圆形或类圆形，直径数毫米，常多发且双侧分布并突入脑室内（图 7-14-1）。由于室管膜下结节质地坚硬，似蜡烛油滴下所形成，故称之为"蜡滴"状突起。病变也可位于大脑皮质，位于皮质的结节也可发生

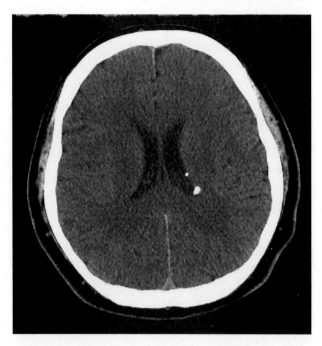

**图 7-14-1 结节性硬化 CT 图像**
左侧侧脑室室管膜下多发点状及小圆形钙化灶

钙化，但多数为部分钙化部分未钙化的混合病灶，增强扫描可轻度强化或不强化。当结节阻塞室间孔或第三脑室时，可出现脑室扩大和颅内压增高征等。部分结节性硬化患者可并发肿瘤，主要为发生在室间孔附近室管膜下巨细胞型星形细胞瘤，其发病部位具有诊断特征性，CT 平扫呈等密度或略低密度，瘤内常见灶性钙化，增强后肿块呈明显均匀性强化，边界清楚，并可伴有不同程度的脑积水。

2. MRI 主要表现为室管膜下结节、皮层或皮层下结节和脑白质异常信号灶。室管膜下结节表现为 $T_1WI$ 呈等或稍高信号，与周围低信号脑脊液形成对比，易于辨认；而在 $T_2WI$ 上结节为低或等信号，显示不如 $T_1WI$ 清楚（图 7-14-2）。皮层或皮层下结节表现为受累脑回膨胀，并有两种不同的位置分布类型，即脑回核（脑回面包圈样病灶）和脑沟岛（脑回"H"形病灶）。脑回核是指结节占据扩大的脑回内部核心，$T_1WI$ 呈低信号，$T_2WI$ 则为高信号；脑沟岛是指病灶结节位于两个脑回连接处，$T_2WI$ 可见一高信号环，完全或部分地围住一个等信号岛，这种等信号岛由两层正常形态的皮质及它们之间的一脑沟共同组成，完全或部分被高信号皮质下白质所包绕。脑白质异常信号灶可表现为 3 种类型：①放射状线状 $T_2WI$ 高信号灶，此型最常见，从脑室或邻近脑室白质延伸至正常皮质或皮质下结节；②楔形 $T_2WI$ 高信号灶，尖端位于或邻近脑室壁而基底位于皮层或皮层下结节；③不定形或肿胀 $T_2WI$ 高信号

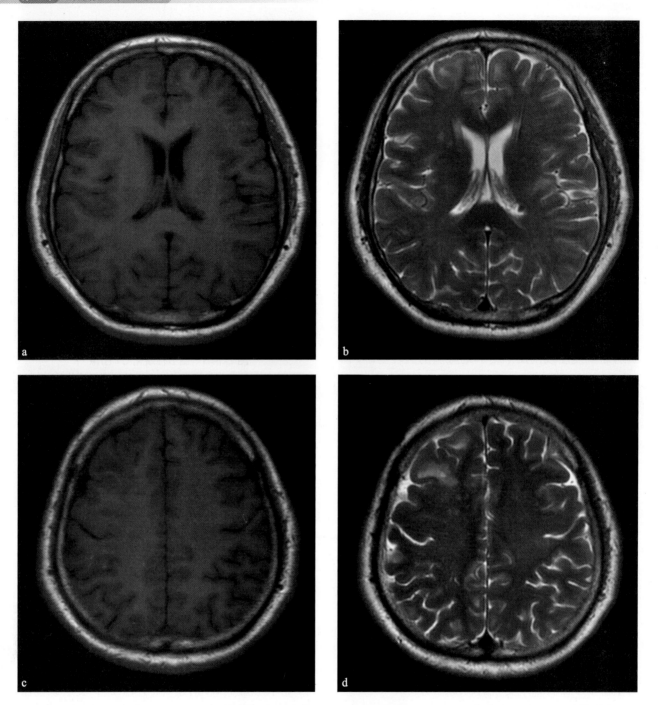

**图 7-14-2　结节性硬化 MRI 图像**

左侧侧脑室室管膜下小圆形长 $T_1$（a）、长 $T_2$（b）信号影，双侧大脑皮层及皮层下多发片状长 $T_1$（c）、长 $T_2$（d）信号影，边界不清

灶，最少见。

**【诊断要点】**

结节性硬化如有典型临床表现诊断不难，但对临床症状不典型的病例仍需要依靠影像学检查。CT 表现及 MRI 表现比较具有特征性。

**【鉴别诊断】**

1. 结节性硬化主要应与先天宫内感染（TORCH 综合征）相鉴别。两者临床均可表现有智力障碍，CT 均可表现为脑实质内多发散在结节样钙化，且钙化均可位于侧脑室周围室管膜下。但结节性硬化患者多同时伴有皮肤皮脂腺瘤存在，或者伴发其他部位肿瘤，如肾脏错构瘤、肝脾血管瘤等，而先天宫内感染一般不会。

2. 约 10%～15% 的结节性硬化患者室管膜下结节可以转化为室管膜下巨细胞型星形细胞瘤，CT 检查时表现为侧脑室肿瘤，需要与侧脑室内其他肿瘤鉴别。

## 二、神经纤维瘤病

**【概述】**

神经纤维瘤病（neurofibromatosis，NF）是一种

常染色体显性遗传病，1882 年 Von Recklinghausen 首先报道了 NF，发病率为 1/20 000。基因研究证实 NF 分为两个不同亚型：NF-1 型（原称 Von Recklinghausen 病）和 NF-2 型（又称双侧听神经瘤）。

【临床特点】

依据美国国家健康发展研究会（National Institute of Health Consensus Development Conference，NIH）于 1988 年提出的 NF 诊断标准。

NF-1 型：符合以下 2 条或 2 条以上者即可诊断 NF-1 型：①6 个及以上直径 >5mm 的皮肤咖啡牛奶斑；②一个丛状神经纤维瘤或两个以上神经纤维瘤；③两个或更多色素沉着性虹膜错构瘤；④多发性腋部或腹股沟区雀斑；⑤视神经胶质瘤或其他脑实质胶质瘤；⑥一级亲属患有神经纤维瘤病 1 型；⑦特征性骨病变，如：蝶骨大翼发育不全、假关节、先天性长骨弯曲、飘带状肋骨等。

NF-2 型：凡符合以下三种标准之一即能诊断 NF-2 型：①两侧听神经瘤（无需活检，CT 或 MRI 即能作出诊断）；②一级亲属患有此病加上单侧听神经瘤，或加上以下两种肿瘤如：脑神经施万细胞瘤、脑膜瘤或脊膜瘤、神经纤维瘤、胶质瘤等。

【临床表现】

NF-1 型：NF-1 型是由于染色体 17q11.2 缺失所致，病理特征为外胚层结构的神经组织过度增生和肿瘤形成，并伴有中胚层结构的过度增生。占神经纤维瘤病的 90%，病变范围广泛，经常累及多系统、器官。常见临床表现如下：①雀斑：一般在腋窝、腹股沟区形成雀斑样褐色斑，大约占 50%，常常在出生时即出现，数量逐渐增多、颜色加深；②Lishch 结节：是由于眼球葡萄膜异常形成境界清楚的小结节；③其他：蝶骨大翼发育不良，骨缝缺损、丛状神经瘤等。

NF-2 型：NF-2 型是由于染色体 22q12.2 缺失所引起。占神经纤维瘤病的 10%，儿童和成人均可发病，神经系统症状常出现于青春期后，通常在 20 岁后，约 44% 出现听力损害，皮肤异常改变远较 NF-1 型少见，半数以上的儿童患白内障。儿童皮肤神经纤维瘤加上青少年白内障是检出 NF-2 型的重要线索。

【影像检查技术与优选】

1. X 线和 CT 　由于 X 线高空间分辨率和 CT 的高密度分辨率，在发现 NF 的骨质病变方面有着不可替代的优越性，如发现 NF-1 型脊柱侧凸、颅缝缺损、蝶骨翼发育不全等，NF-2 型的内听道口扩大或骨质破坏、继发于髓内或神经根肿瘤的脊神经孔扩大或骨质改变等。

2. MRI 　MRI 可以发现比 CT 更多的颅内病变，颅内微小病变的检出和病变大小的描述，必须靠 MRI 及 MRI 增强检查来实现。由于 NF 可导致中枢神经系统的多发病变，不仅发生于颅内，亦可引起脊髓、脊柱的病变，所以怀疑为 NF 的患者及 NF 患者的随访均应常规行头颅及脊柱的 MRI 及增强扫描。

【影像学表现】

1. NF-1 型影像学表现

（1）视神经胶质瘤：CT 表现为视神经增粗，边界清楚肿块；MRI 表现为 $T_1WI$ 低信号，$T_2WI$ 高信号；增强扫描部分强化。

（2）其他脑实质胶质瘤：CT 表现为低密度，MRI 表现为有占位效应的 $T_1WI$ 低信号，$T_2WI$ 高信号，信号欠均匀，周围可见水肿。

（3）基底节区及脑白质病变：80% 的 NF-1 型患者存在非肿瘤性的错构瘤病变或髓鞘空泡样变性，病变位于苍白球、丘脑、脑干、小脑白质和小脑齿状核等。CT 敏感性逊于 MRI，绝大多数呈等密度，少数低密度，若基底节病变出现明显占位效应且增强后有强化，可能提示病变向胶质瘤转化，需密切随访。

（4）脊髓表现：髓内微小的错构瘤、星形细胞瘤表现为髓内的异常信号占位影，局部脊髓增粗，病变呈长 $T_1$、长 $T_2$ 信号影，边界清晰或不清晰，增强扫描时可无强化、有轻度条片状强化或呈明显强化；椎管内神经纤维瘤多位于髓外硬膜下，表现为圆形或类圆形异常信号占位，$T_1WI$ 为等或低信号，$T_2WI$ 为等信号，增强扫描呈明显均匀强化，脊髓可受压，可沿一侧椎间孔向椎管外生长，导致一侧压迫性骨吸收致使椎间孔扩大。

（5）颅外多发神经纤维瘤：外周神经分布区多发软组织肿块影，且大部分沿神经干走行，多呈圆形、卵圆形或梭形。CT 表现为等或稍低密度，增强扫描轻中度强化；MRI 扫描 $T_1WI$ 病变多与脊髓和肌肉信号相似，$T_2WI$ 呈明显高信号，肿瘤小时信号较均匀，肿瘤较大时易坏死造成信号不均，增强扫描病变实质明显强化。

2. NF-2 型影像学表现

（1）双侧听神经瘤：大多数听神经瘤表现为以内听道为中心的占位。CT 可表现为内听道口扩大，内听道内软组织密度占位，强化扫描病变呈明显不均匀强化，边界清楚。MRI 可以发现 CT 无法检出的微小听神经瘤，呈长或等 $T_1$、长 $T_2$ 信号，增强扫描明显强化。

（2）其他脑神经瘤：表现为受累神经结节样或梭形增粗，密度或信号变化与听神经瘤基本相同，增强扫描明显强化。

（3）多发脑膜瘤：可发生于颅内任何位置，大多与硬膜呈宽基底相连，也可发生于脑室内，其影像表现与脑膜瘤一样，CT 表现为等高密度肿块，增强扫描后明显强化，邻近骨质硬化；MRI 表现为 $T_1WI$

等信号，$T_2WI$ 等或略高信号，增强扫描明显均匀强化，伴"硬膜尾征"。

（4）脊柱及脊髓表现：包括髓内室管膜瘤、多发脊膜瘤、多发神经根的膨胀性施万细胞瘤，由于邻近神经根肿瘤的压迫侵蚀，骨表面可出现切迹或缺损，椎间孔扩大，椎体后缘弧状凹陷及椎弓根间距增宽（图 7-14-3）。

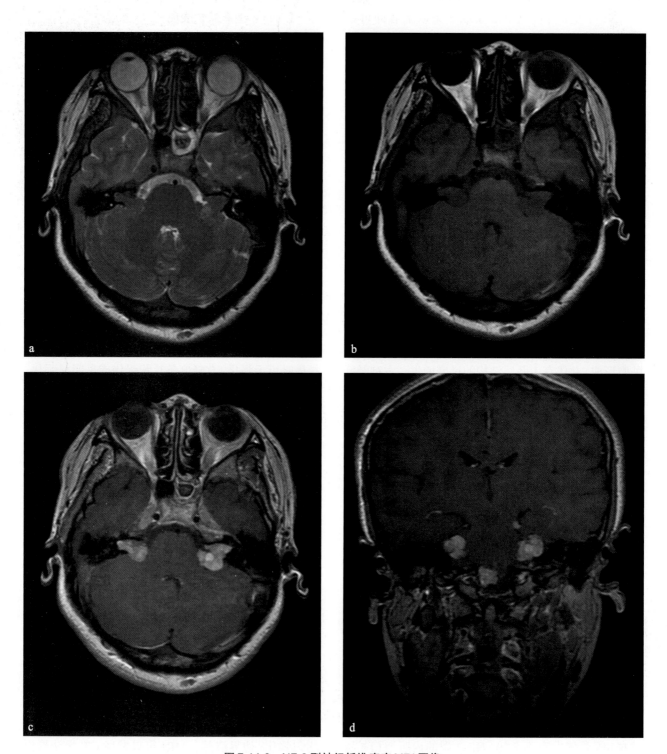

**图 7-14-3　NF-2 型神经纤维瘤病 MRI 图像**

双侧桥小脑角区多发占位，呈等 - 稍长 $T_2$(a)、长 $T_1$(b)信号，增强扫描(c)肿块呈不均匀明显强化，双侧内听道扩大；冠状位增强扫描(d)示延髓周围占位，增强扫描明显强化

【诊断要点】

神经纤维瘤病是一种少见的神经系统遗传疾病，累及皮肤、周围神经和中枢神经系统，影像表现较复杂。确诊需符合上述诊断标准。

【鉴别诊断】

就颅脑改变而言，颅面骨异常为最多见，其形态上似朗格汉斯细胞组织细胞增生症改变，但结合颅骨其他表现及临床症状，不难与后者鉴别。眼眶扩大，常伴有蝶骨大、小翼缺损，结合临床体征及病史，易与眼眶肿瘤所致的单侧眼眶扩大相区别。蝶鞍扩大常伴有前床突、鞍结节及鞍前壁消失，易与以鞍底后部、后床突及鞍背骨质吸收为主要特点的鞍部肿瘤相区别。本病并发颅内肿瘤与单纯颅内原发肿瘤影像表现完全一致，主要靠临床体征相鉴别，但是本病并发听神经瘤多为双侧，脑膜瘤常为单侧。

## 三、Sturge-Weber 综合征

详见第三章第五节"五、脑颜面血管瘤综合征"。

## 四、脑视网膜血管瘤病

【概述】

本病 15% 有家族史，系常染色体显性遗传，可合并视网膜血管瘤、肝、胰、肾及副睾肿瘤、嗜铬细胞瘤等，形成 von Hippel-Lindau（VHL）病。

【临床特点】

主要临床表现为视网膜和中枢神经系统的血管母细胞瘤，常伴有肾细胞癌、肾囊肿、胰腺肿瘤、胰腺囊肿及淋巴性肿瘤，发生率为 1/36 000～1/50 000，具有潜在恶性。其中中枢神经系统血管母细胞瘤和肾细胞癌是最常见的死亡原因。

VHL 病分 3 型：Ⅰ型包括视网膜和中枢神经系统血管母细胞瘤、肾囊肿、肾癌和胰腺囊肿。Ⅱ型除视网膜和中枢神经系统血管母细胞瘤外，还包括嗜铬细胞瘤和胰岛细胞瘤。Ⅲ型较不常见，包括视网膜和中枢神经系统血管母细胞瘤、嗜铬细胞瘤、肾和胰腺疾病。

VHL 病的诊断标准：①中枢神经系统（CNS）一个以上的血管母细胞瘤；②一个 CNS 血管母细胞瘤和 VHL 病的内脏表现；③一项表现和已知的 VHL 病家族史。

【影像检查技术与优选】

中枢神经系统血管母细胞瘤是 VHL 病最常见的表现，可见于 70% 的病例，其中小脑和脊髓是血管母细胞瘤最好发的部位。头颅 CT 和 MRI 是最有价值的检查方法。

【影像学表现】

1. CT　CT 扫描是目前最常用的检查手段，其特征 CT 表现为大囊肿和小瘤结节，囊性病变密度略高于脑脊液，囊内结节常为高密度，由于颅后窝的容积效应和颅骨伪影，较小结节常显示不清。

2. MRI　MRI 敏感性明显优于 CT，因此 MRI 是诊断中枢神经系统血管母细胞瘤最好的手段。血管母细胞瘤有实性、囊性和混合性 3 种，大多数是囊性肿瘤内有实性结节，$T_1WI$ 表现为等低信号，$T_2WI$ 表现为高信号，增强后实性结节明显强化，有时可见血管流空效应。脊髓血管母细胞瘤还常伴脊髓空洞。脊髓病变的好发部位为颈、胸段，故当发现小脑病变时应加做颈、胸段脊髓扫描。

除中枢神经系统表现外，还应注意是否合并视网膜血管母细胞瘤、胰腺囊肿和胰岛素瘤、肾囊肿和肾细胞癌、嗜铬细胞瘤、附睾囊腺瘤等病变。

【诊断要点】

发生中枢神经系统血管母细胞瘤及多系统肿瘤性病变时，应考虑该诊断。

【鉴别诊断】

中枢神经系统血管母细胞瘤要与后颅窝的囊性星形细胞瘤鉴别，后者多有病变内钙化、病灶边界不清及发病年龄较小等特点，髓母细胞瘤主要发生于儿童，以小脑蚓部为主，实质性肿瘤成分多，囊性成分少，无壁结节和肿瘤血管。

（洪　楠　马　林）

## 参 考 文 献

[1] Muhammad A，Wihasto S，Hafid BA.Frontoethmoidal encephalocele: clinical presentation, diagnosis, treatment, and complications in 400 cases.Childs Nerv Syst, 2018, 34（6）: 1161-1168.

[2] Jarre A，Llorens Salvador R，Montoliu Fornas G，et al. Value of brain MRI when sonography raises suspicion of agenesis of the corpus callosum in fetuses.Radiologia, 2017, 59（3）: 226-231.

[3] Lieb JM，Ahlhelm FJ，Agenesis of the corpus callosum. Radiologe.2018 Jul, 58（7）: 636-645.

[4] Agarwal DK，Patel SM，Krishnan P. Classical Imaging in Callosal Agenesis.J Pediatr Neurosci, 2018, 13（1）: 118-119.

[5] Lieb JM，Ahlhelm FJ. Agenesis of the corpus callosum. Radiologe, 2018, 58（7）: 636-645.

［6］Zhari B，Mattiche H，Boumdine H，et al. Lipoma of the corpus callosum: about a case with literature review.Pan Afr Med J，2015，21：245.

［7］Rajan DS，Popescu A. Corpus callosum lipoma. Neurology，2012，78（17）：1366.

［8］Raybaud C，Jallo GI. Chiari 1 deformity in children: etio-pathogenesis and radiologic diagnosis. Handb Clin Neurol，2018，155：25-48.

［9］Alexandrou M，Politi M，Papanagiotou P. Chiari malformation. Radiology，2018，58（7）：626-628.

［10］Singh R，Arora R，Kumar R. Clinical Notes on Chiari Malformation.J Craniofac Surg，2018，29（4）：e417-e421.

［11］Reith W，Haussmann A. Dandy-Walker malformation. Radiologe，2018，58（7）：629-635.

［12］Jurca MC，Kozma K，Petchesi CD，et al. Anatomic variants in Dandy-Walker complex.Rom J Morpholu Embryol，2017，58（3）：1051-1055.

［13］Lohmüller R，Gangloff AS，Wenzel F，et al. Optic nerve hypoplasia and septo-optic dysplasia. Ophthalmologe，2017，114（8）：759-766.

［14］Alt C，Shevell MI，Poulin C，et al.Clinical and Radiologic Spectrum of Septo-optic Dysplasia: Review of 17 Cases.J Child Neurol，2017，32（9）：797-803.

［15］Kumar V，Karunakaran A，Valakada J. Septo-optic dysplasia.Int Ophthalmol，2018，38（1）：337-338.

［16］Griffiths PD，Jarvis D. In Utero MR Imaging of Fetal Holoprosencephaly：A Structured Approach to Diagnosis and Classification. AJNR Am J Neuroradiol，2016，37（3）：536-43.

［17］Winter TC，Kennedy AM，Woodward PJ. Holoprosencephaly: a survey of the entity with embryology and fetal imaging. Radiographics，2015，35（1）：275-90.

［18］Ghosh PS，Reid JR，Patno D.Fetal magnetic resonance imaging in hydranencephaly. J Paediatr Child Health，2013，49（4）：335-336.

［19］Aguirre Vila-Coro A，Dominguez R. Intrauterine diagnosis of hydranencephaly by magnetic resonance. Magn Reson Imaging，1989，7（1）：105-107.

［20］Wu Q，Liu J，Fang A，et al.The dynamics of neuronal migration.Adv Exp Med Biol，2014，800：25-36.

［21］Osborn RE，Byrd SE，Naidich TP，et al. MR imaging of neuronal migrational disorders.AJNR Am J Neuroradiol，1988，9（6）：1101-1106.

［22］Pascual-Castroviejo I，Viaño J，Roche C，et al. The value of images in diagnosis of neuron migration disorders. Rev Neurol，1998，27（156）：246-258.

［23］Hanzlik E，Gigante J. Microcephaly. Children，2017，4（6）：E47.

［24］Pavone P，Pratico AD，Rizzo R，et al. A clinical review on megalencephaly: A large brain as a possible sign of cerebral impairment. Medicine，2017，96（26）：e6814.

［25］Parrini E，Conti V，Dobyns WB，et al. Genetic Basis of Brain Malformations. Molecular Syndromology，2016，7（4）：220-233.

［26］Battal B，Kocaoglu M，Bulakbasi N，et al. Cerebrospinal fluid flow imaging by using phase-contrast MR technique. The British Journal of Radiology，2011，84（1004）：758-765.

［27］沈洋，蒋耀峰.MRI影像分析左侧小脑蛛网膜囊肿鉴别诊断中的应用.中国CT和MRI杂志，2016，14：4.

［28］陈信坚，邱怀明，王颂章.脉络膜裂蛛网膜囊肿的CT、MRI诊断.临床放射学杂志，2003，22：11.

［29］Ozek MM，Urgun K. Neuroendoscopic management of suprasellar arachnoid cysts. World Neurosurg，2013：79（2 Suppl）：S19.e13-8.

［30］de Vries LS，Koopman C，Groenendaal F，et al. COL4A1 mutation in two preterm siblings wigh antenatal onset of parenchymal hemorrhage. Ann Neurol，2009，65（1）：12-18.

［31］李联忠，戴建平，赵斌.颅脑MRI诊断与鉴别诊断.北京：人民卫生出版社，2000.

［32］祝玉芬，梁志会，杜昱平，等.神经皮肤综合征的临床特征、CT及MRI诊断.中国CT和MRI杂志，2009，7（6）：36-39.

［33］王文献，张冬，刘卫金，等.神经皮肤综合征的影像学特征和诊断.第三军医大学学报，2008，30（14）：1381-1384.

［34］易文中，耿道颖，沈天真.CT和MRI对结节性硬化的诊断价值（附32例报告）.医学影像学杂志，2003，13（3）：149-151.

［35］夏成德.结节性硬化的影像诊断.放射学实践，2006；7（21）：657-659.

［36］吴耀贤，孔祥泉，刘晓斌，等.结节性硬化症的CT和MRI诊断.临床放射学杂志，2005，24（6）：478-480.

［37］鲜军舫，田其昌，兰宝森，等.神经纤维瘤病的眶面部影像学表现.中华放射学杂志，1996，30（3）：189-192.

［38］季洪兵，郑春雨，吴纪瑞，等.神经纤维瘤病的MRI诊断.中国临床医学影像杂志，2001，12：308-309，367.

[39] 彭光明,范必芬.家族性 von Hippel-Lindau 综合征的影像学诊断.医学临床研究,2009,26(12):2216-2218.

[40] Klar N,Cohen B,Lin DD. Neurocutaneous syndromes. Handb Clin Neurol,2016,135:565-589.

[41] Gläsker S,Bender BU,Apel TW,et al. The impact of molecular genetic analysis of the VHL,gene in patients with haemangioblastomas of the central nervous system.J Neurol Neurosurg Psychiatry,1999,67:758-762.

**（马　林　卢光明 审校）**

# 第八章 脑与脊髓脱髓鞘疾病

## 第一节 视神经脊髓炎

### 【概述】

视神经脊髓炎（neuromyelitis optica，NMO），是一种主要累及视神经和脊髓的炎性脱髓鞘疾病。既往被当作是多发性硬化（multiple sclerosis，MS）的一个亚型（Devic 型），但其临床表现与 MS 有一定区别，其以同时或先后发生的视神经和脊髓病变为特征。尤其是近来发现，NMO 患者血清中存在可与中枢神经系统水通道蛋白 -4（aquaporin-4，AQP-4）特异结合的 NMO-IgG 抗体，而 MS 患者血清中一般缺乏此种抗体。因此现已将 NMO 作为一种独立疾病进行诊治。2015 年国际 NMO 诊断小组制定了新的 NMOSD 诊断标准，取消了单独的 NMO 的单独定义，将 NMO 整合进更广义的 NMOSD 的范畴内。NMO 的病因与发病机制尚不明确，可能与感染和变态反应有关。主要病理改变为髓鞘脱失、胶质细胞增生和血管周围炎症细胞浸润。视神经的病变主要位于视神经，也可位于视交叉。部分患者在下丘脑、中脑导水管周围等 AQP-4 密集的部位也可出现脱髓鞘病灶。脊髓病变好发于颈段和上胸段，典型者位于脊髓中央，常超过 1/2 截面，并多累及 3 个以上椎体节段；可出现脊髓肿胀、软化和空洞形成，后期可见脊髓萎缩。NMO 可发生于任何年龄，以 20～40 岁多见，其平均发病年龄较 MS 晚，好发于女性，易复发。与 MS 相比，国人更易罹患 NMO。

### 【临床特点】

NMO 部分患者在发病前数日或数周有低热、咽痛、头痛、全身不适、恶心、呕吐、腹痛、腹泻等前驱症状；多数呈急性或亚急性发病，病程中常见缓解和复发，慢性起病少见；也有部分患者视神经和脊髓发病急缓不同。视神经和脊髓病变可以同时发生，也可以先后发病，其间隔时间多在数月内，但也可间隔数年，可在脊髓症状反复发作后才出现视神经症状，或在视神经症状反复发作以后再出现脊髓症状。视神经症状常为双侧，单侧罕见，主要症状包括视力模糊、眼球胀痛，严重者在数小时或数日内完全失明，偶有在数年内视力呈进行性减低。脊髓病变水平以胸段多见，颈段次之。脊髓症状多呈横贯性障碍，在短时间内出现双侧感觉、运动和自主神经功能障碍，可迅速进展为瘫痪。与 MS 不同的是，NMO 很少出现视神经和脊髓之外的其他症状，即使出现也常较轻微。

### 【影像检查技术与优选】

MRI 是诊断 NMO 的最佳影像学方法。脂肪抑制的 FSE 序列和 STIR 序列、高分辨率 $T_1WI$ 增强扫描有助于视神经和脊髓病变的检出。近年来，磁化传递成像（MTI）、弥散张量成像（DTI）、磁共振波谱（MRS）等新技术也被应用到 NMO 的研究中，多数研究发现 NMO 患者正常表现脑实质中也存在功能、代谢指标的异常。CT 平扫及增强扫描对诊断 NMO 价值有限。

### 【影像学表现】

1. CT 视神经炎可见眶内球后段视神经弥漫性增粗，密度一般无改变，增强扫描可有轻度强化。脊髓病变 CT 难以显示。

2. MRI 视神经受累时可见视神经弥漫性肿胀增粗，$T_1WI$ 呈低信号，$T_2WI$ 呈高信号，增强扫描可有条状或小片状强化，此种改变在脂肪抑制的 STIR 序列上更易观察。视神经肿胀可导致局部脑脊液循环障碍，视神经周围潜在的蛛网膜下间隙扩张，在 $T_2WI$ 上形成轨道状或环状高信号。NMO 反复发作可导致视神经萎缩。（图 8-1-1）

脊髓病变必须行 MRI 检查才能显示，病变常位于颈段或胸段脊髓，呈弥漫性分布，少数也可呈斑点状，病灶多发或单发，典型者位于脊髓中央；灰白质均可受累，常超过脊髓截面的 1/2，并常累及 3 个以上椎体节段；$T_2WI$ 呈高信号，增强扫描时病变区

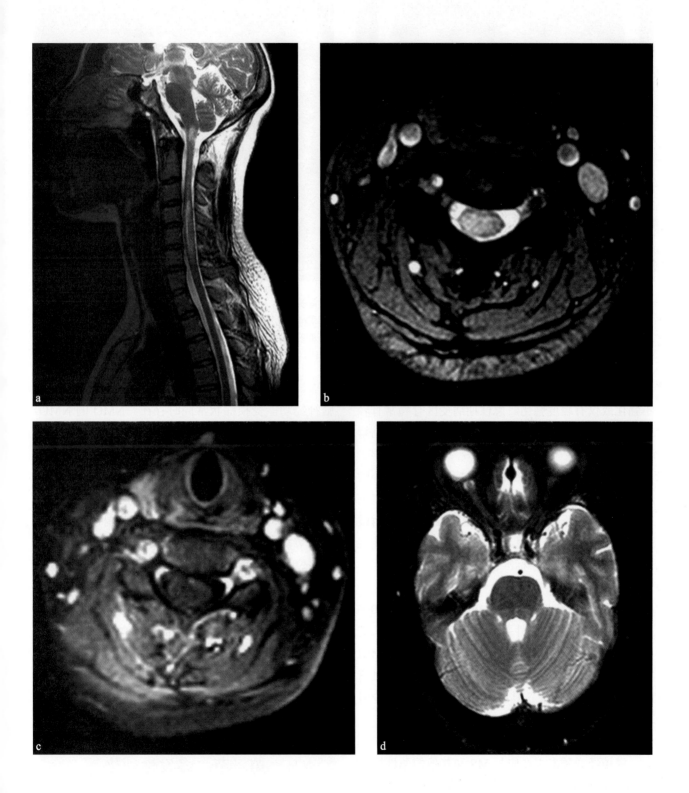

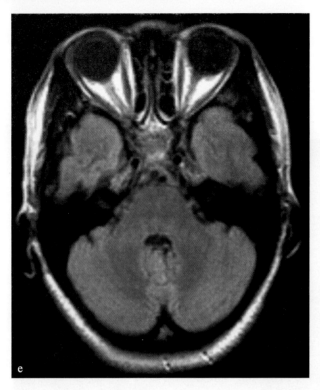
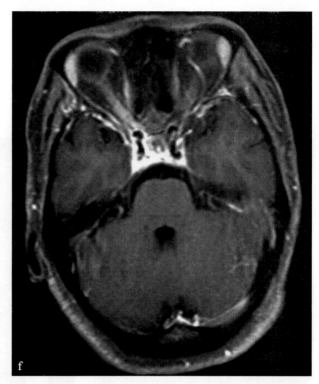

### 图 8-1-1　视神经脊髓炎

矢状位 $T_2WI$（a）示颈延髓交界处及颈 $_{4\sim6}$ 椎体水平颈髓内见片状长 $T_2$ 信号，横轴位 $T_2WI$（b）可见病灶超过脊髓断面的 2/3，$T_1WI$ 增强扫描（c）可见周边轻度强化。眼眶横轴位 $T_2WI$（d）可见右眼视神经增粗、信号增高，球后视神经周围蛛网膜下腔扩张呈"轨道"状，FLAIR（e）亦可见右侧视神经呈高信号，$T_1WI$ 增强扫描（f）可见右侧视神经明显强化

不强化或仅有轻度强化。急性期病变区脊髓常有轻度肿胀增粗，可继发软化和空洞形成，后期可见脊髓萎缩。

尽管 NMO 患者很少出现视神经和脊髓以外的其他症状，但仍有部分患者存在脑内病灶。典型脑内病灶位于下丘脑、第三脑室、中脑导水管、脑桥被盖、第四脑室周围、延髓，延髓病灶可与颈髓病灶连续，但不符合 MS 诊断标准。

#### 【诊断要点】

NMO 的诊断目前多采用 Wingerchuk 标准 2006 年修订版。其必要条件是视神经炎和脊髓炎。支持条件包括脊髓病变超过 3 个椎体长度；颅脑 MRI 检查无异常或有病变但不符合 MS 诊断标准；血清 NMO-IgG 抗体阳性。具备全部必要条件和至少两项支持条件即可诊断 NMO。

#### 【鉴别诊断】

视神经脊髓炎主要应与 MS 和其他的急性横贯性脊髓炎相鉴别。NMO 与 MS 的鉴别应紧密结合临床。相对于 MS，NMO 患者临床症状常更重，长节段、横贯性脊髓损害更为常见，但很少出现视神经和脊髓以外的症状，即使有一般也较轻；而 MS 累及视神经和脊髓时，脑白质内脱髓鞘病变和相应的

脑神经功能受损症状常同时存在。NMO 的 NMO-IgG 常为阳性，寡克隆带常为阴性，MS 的 NMO-IgG 常为阴性，寡克隆带常为阳性。NMO 的脊髓病灶多位于脊髓中央，常超过脊髓截面的 1/2，并常累及 3 个以上椎体节段，而 MS 的脊髓病灶常位于脊髓外周，一般不超过脊髓断面 1/2，累及范围不超过 3 个椎体节段（见图 8-1-1）。NMO 脑内病灶较少出现，且多位于中线两侧 AQP-4 密集的区域（第三脑室和中脑导水管旁、下丘脑等处），而 MS 的脑内病灶很常见，常位于侧脑室旁、皮层下、胼胝体、幕下等区域。视神经脊髓炎的脊髓 MRI 表现与急性横贯性脊髓炎相似，很难区别，但急性脊髓炎无视神经改变。当初发 NMO 只有脊髓病灶和脊髓受累的临床表现，而无视神经病变和相应症状时，则二者无法鉴别。

（月　强）

## 第二节　多发性硬化

#### 【概述】

多发性硬化（multiple sclerosis，MS）是最常见的获得性脱髓鞘疾病，其病因及发病机制尚不明确，一般认为可能与病毒感染，特别是慢性病毒感染诱

发的自身免疫有关。MS 病理表现为多发脱髓鞘斑块，侧脑室旁斑块常沿室管膜下静脉分布，新鲜斑块呈红色、肿胀，陈旧斑块呈灰色或棕色，质硬。镜下可见髓鞘分解，碎片形成髓鞘球，并伴有胶质增生和局灶性血管周围炎。MS 好发于 20～40 岁的青壮年，女性多于男性。

【临床特点】

MS 常亚急性起病，表现为各种类型和不同程度的神经功能障碍，包括视觉障碍、感觉异常、运动乏力等，后期可出现失明、瘫痪和认知功能障碍。据其病程分为缓解-复发型、原发进展型、继发进展型等，其中以缓解-复发型多见，约占 80% 以上，表现为发作与缓解相交替的病程，但总体有逐渐加重趋势，且每次病情发作均可遗留一定程度的不可逆损害。

【影像检查技术与优选】

MRI 是 MS 诊断、评价疗效、随访病情的首选方法。CT 无论在发现斑块的敏感性方面还是在诊断 MS 的特异性方面均不如 MRI。国际多发性硬化中心联合会（Consortium of MS Centers，CMSC）建议，MS 的诊断与随访应采用头部增强 MRI。如头部 MRI 的表现不典型、MS 的诊断不明确，或有脊髓受累的相关症状，则应加做脊髓 MRI 平扫。如有脊髓活动性病变的证据或无脑部活动性病变的证据，则应行脊髓增强扫描。头部 MRI 应覆盖全脑，基本序列包括轴位 $T_1WI$、$T_2WI$、FLAIR、矢状位 FLAIR、轴位增强 $T_1WI$。脊髓 MRI 应包全颈髓，基本序列包括矢状位 $T_1WI$、$T_2WI$、STIR 或 PDWI。要求层厚≤3mm（脊髓横断位层厚≤4mm），层间隔为 0，分辨率≤1mm×1mm。增强扫描应在给药后至少延迟 5min 再进行，如在脑部增强 MRI 后立即行脊髓 MRI，则不需要再次注射造影剂。

常规 MRI 平扫与增强扫描为 MS 诊断提供了重要的基础信息。而近年来应用日益广泛的多模态、功能性磁共振成像方法，包括磁化传递成像（MTI）、弥散加权成像（DWI）与弥散张量成像（DTI）、磁共振波谱（MRS）、磁敏感加权成像（SWI）、灌注加权成像（PWI）等的应用，极大丰富了人们对 MS 的认识，在以下几个方面对疾病诊断提供了重要的补充信息：①可显示常规 MRI 上表现正常脑组织的早期、轻度异常变化；②可评价髓鞘脱失、轴索损伤、神经元丢失、胶质增生的严重程度；③有助于鉴别 MS 的不同亚型，鉴别急性期与慢性期斑块；④有助于鉴别肿瘤与瘤样脱髓鞘病灶；⑤有助于监测疗效

并随访病情变化。

MS 的影像检查流程、检查方法优选策略见图 8-2-1。

【影像学表现】

MS 可累及脑、脊髓和视神经，以白质受累为主，亦可累及灰质。脑部病灶多位于侧脑室周围白质、胼胝体、皮层下、脑干、小脑等处，脊髓斑块好发于脊髓颈段，少部分患者可只有脊髓斑块而不见脑部病灶。病灶一般多发、散在分布，大小从数毫米到数厘米不等，呈圆形、卵圆形或不规则斑片状。侧脑室旁和胼胝体卵圆形病灶、病灶长轴与侧脑室体部长轴相垂直（"垂直侧脑室征"），是诊断 MS 的重要线索之一（图 8-2-2、图 8-2-3）。斑块周围可伴有水肿，一般无占位效应，罕见发生出血，亦无钙化或囊变。少部分 MS 病例可表现为弥漫性、融合性的脑白质病变，与表现类似的其他疾病鉴别较难。较大的急性脱髓鞘病灶可因明显肿胀而呈肿块样，伴有占位效应，所谓"瘤样脱髓鞘（tumefactive demyelination）"。此种病灶单独发生且临床表现不典型时，易误诊为肿瘤，需结合 DWI、PWI、MRS 等功能性磁共振成像方法才能鉴别。MS 晚期可出现脑萎缩，脊髓与视神经受累者亦可出现脊髓和视神经萎缩。

MS 斑块在 CT 上呈低密度，边界清楚或不清，增强扫描急性期斑块可呈斑片状或环状强化。双倍剂量延迟增强扫描有助于发现活动性病灶，但其敏感性仍不及常规 MRI，故 CT 已很少用于 MS 的诊断。

MS 斑块在 MRI 上 $T_1WI$ 呈等或低信号、$T_2WI$ 呈高信号。$T_1WI$ 信号减低程度与髓鞘脱失、胶质增生、炎症反应的程度有关，这些病理改变较重时斑块可呈显著低信号，即"黑洞"征。有时急性期斑块周边可出现 $T_1WI$ 高信号环，这并非出血所致，而是由斑块周边巨噬细胞层内的自由基导致的。$T_2WI$ 上斑块的高信号往往并不均匀，其中央与周边常有差异，形成所谓"晕环征"、"煎鸡蛋征"（图 8-2-2b、g）。$T_2$-FLAIR 上斑块呈高信号，矢状位 $T_2$-FLAIR 序列对发现胼胝体病灶很有帮助，是 CMSC 推荐的必备序列之一。增强扫描斑块强化形式多样，可呈环形、片状、结节状和不均匀强化，其中"开环样强化（open-ring enhancement）"被认为具有一定的特异性（图 8-2-2c），在瘤样脱髓鞘病灶中较为常见。通常认为强化斑块系急性期、活动性斑块，但并非所有的活动性斑块都会出现强化，而慢性期或静止期

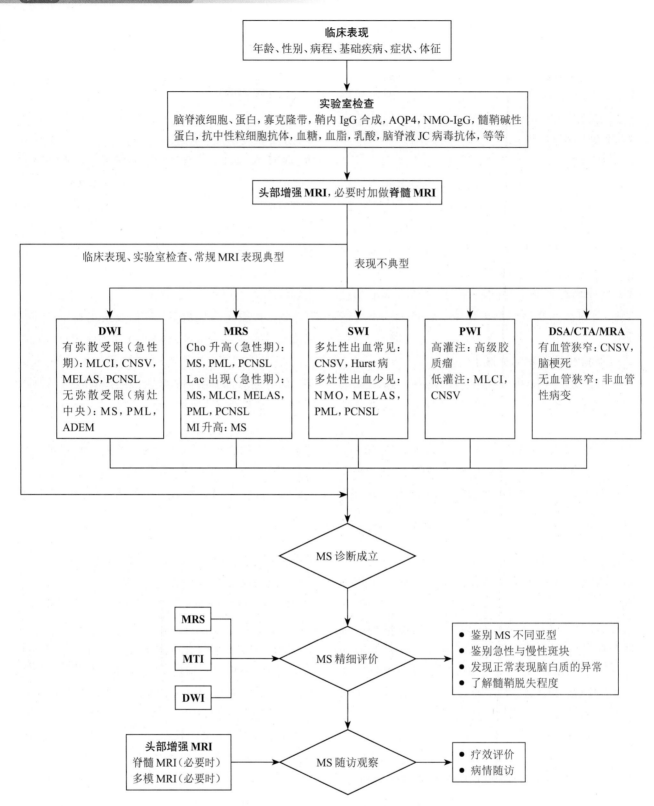

图 8-2-1　多发性硬化的影像检查流程

病灶一般无强化。激素治疗可使斑块的强化程度明显减弱。

脊髓 MS 病灶常与脑内病灶并存，亦可单独发生。好发于颈、胸髓，常位于脊髓外周（背侧或外侧），呈多发小片状，灰白质均可受累，横断位面积一般不超过脊髓断面 1/2，矢状位一般不超过 3 个

椎体节段。脊髓斑块一般无明显占位效应，但水肿较重时脊髓可明显增粗，与髓内肿瘤与炎症鉴别困难。脊髓 MS 后期可出现脊髓萎缩。STIR 序列对发现脊髓病灶比 FSE 序列更敏感，也是 CMSC 推荐的 MS 脊髓检查的必备序列之一。MS 累及视神经时可出现视神经增粗、$T_2WI$ 高信号，增强扫描可见

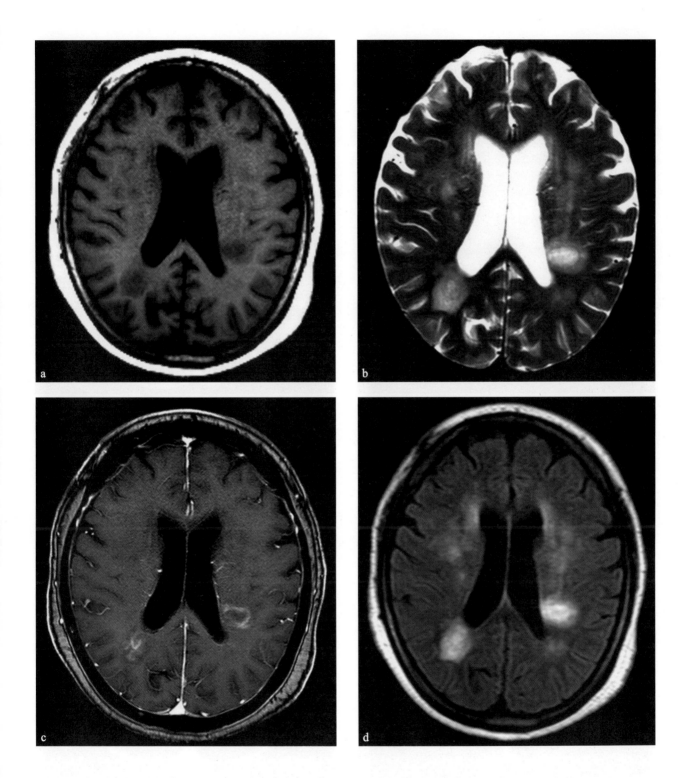

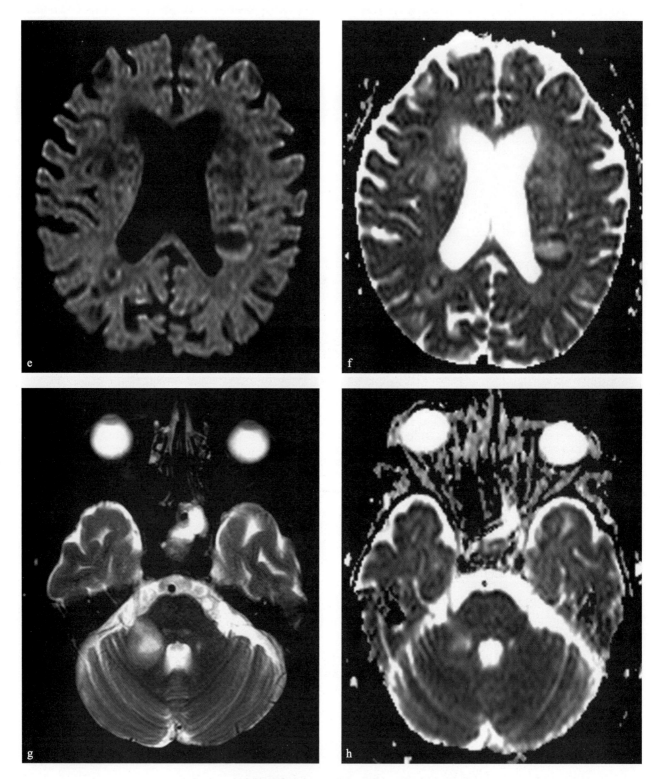

**图 8-2-2 多发性硬化的常规磁共振成像与弥散加权成像表现**

a. T₁WI 平扫；b、g. T₂WI；c. T₁WI 增强扫描；d. FLAIR；e. DWI；f、h. ADC 图。示侧脑室周围、胼胝体多发斑块影，侧脑室周围斑块呈椭圆形，与侧脑室体部长轴相垂直。斑块呈 T₁WI 低信号、T₂WI 高信号、FLAIR 高信号，增强扫描可见"开环"状强化，DWI 病灶中央弥散加快而周边弥散受限

强化。脂肪抑制的 FSE 序列和 STIR 序列有助于视神经病变的检出。

利用 MTI 技术，不仅可以增加组织对比度从而有利于 MS 斑块的显示，还可以测定磁化传递率（magnetization transfer ratio，MTR），后者在斑块中降低，并与髓鞘脱失的严重程度密切相关。在 DWI 和 DTI 上，急性期 MS 斑块无弥散受限，其表观扩散系数（ADC）较正常脑白质增高（图 8-2-2e、f、h），各向异性分数（fractional anisotropy，FA）降低，这与髓鞘脱失后对水分子自由弥散的限制减弱，以及水分子平行于轴索和垂直于轴索弥散的速度差异缩小有关。复发期正常表现脑白质内也可出现 ADC 和 FA 值的轻度异常改变。需要注意的是，MS 斑块的 DWI 信号可能并不均匀，急性期斑块在其中央部分 ADC 升高的同时，其周边也可见环状 ADC 降低区（图 8-2-2f）。在 MRS 上，MS 斑块常表现为胆碱（choline，Cho）升高、NAA 和肌酸（creatine，Cr）不同程度减低，肌醇（myo-inositol，MI）升高。急性斑块以 Cho、MI 水平和 Cho/Cr 比值的升高为特点，这与胶质增生有关；并可出现脂质（lipid，Lip）和乳酸（lactate，Lac）峰，提示急性炎症反应（图 8-2-3）。慢性斑块以 NAA 水平和 NAA/Cr 比值的降低为特点，反映慢性轴索损伤与神经元丢失；此时 Cho 水平和 Cho/Cr 可逐渐趋向正常，一般不出现 Lip 和 Lac 峰。

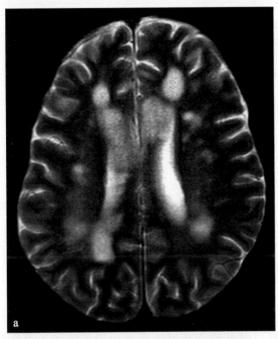

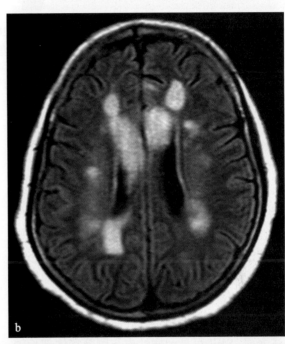

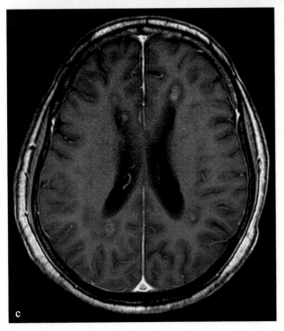

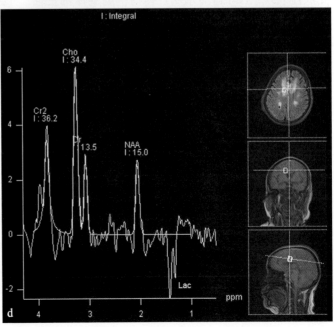

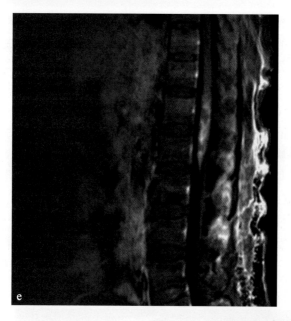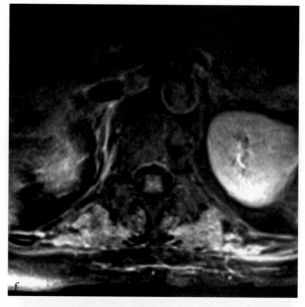

**图 8-2-3　多发性硬化的常规磁共振成像与磁共振波谱表现**

a. 头部 $T_2WI$；b. 头部 FLAIR；c. 头部 $T_1WI$ 增强扫描；d. 头部 MRS；e. 腰椎矢状位 $T_1WI$ 增强扫描；f. 腰椎轴位 $T_1WI$ 增强扫描。示双侧侧脑室旁、半卵圆中心、胼胝体、脊髓圆锥多发斑块。斑块 $T_1WI$ 呈低信号、$T_2WI$ 呈高信号、$T_2$-FLAIR 高信号，增强扫描可见结节状、斑片状、环状强化。MRS 可见胼胝体斑块内 NAA 降低，Cho 升高，并可见倒置的 Lac 峰

此外，MRS 还可以揭示正常表现脑白质的异常生化改变（NAA 降低），这种变化在继发进展型 MS 中更为常见，有助于后者与缓解 - 复发型 MS 相鉴别。与斑块大小和强化程度的变化相比，NAA/Cr 比值和全脑 NAA 浓度的改变被认为对病情变化更为敏感，故可用于判断疗效和随访观察病情。多模态功能性磁共振成像方法对瘤样脱髓鞘病灶与肿瘤的鉴别具有重要的参考价值：前者在 MRS 上 Cho 升高和 NAA 降低程度常不如恶性肿瘤，且 PWI 上没有高灌注表现，SWI 可显示病灶内与侧脑室体部长轴相垂直的室管膜下静脉，这些特点均有助于与肿瘤相鉴别。

**【诊断要点】**

依据典型的临床和影像学表现，MS 的诊断可以成立。目前国外诊断 MS 主要依据 McDonald 标准，最新版本为 2010 年修订版。国内以此为基础，结合中国 MS 人群的流行病学特点，提出了《多发性硬化诊断与治疗中国专家共识（2011 版）》。简而言之，MS 的诊断需要满足"时间多发性"和"空间多发性"这两个基本要素。时间多发性，是指至少 2 次的发作史；空间多发性，是指在近皮层、侧脑室旁、幕下、脊髓等至少两个部位、每个部位至少有 1 个病灶。如不符合上述基本条件，则需要寻找其他证据。

需要注意的是，尽管 MRI 对 MS 的诊治与随访非常重要，但不能单独依据 MRI 作出诊断，必须紧密结合临床表现、实验室检查和其他辅助检查结果、对激素治疗的反应，并排除其他可能与之混淆的疾病，才能确定诊断。对于某些诊断不明的疑难病例，尤其是脱髓鞘疾病与其他类型疾病不能区分时（如胶质瘤与瘤样脱髓鞘病灶），可能需要通过脑组织活检才能确诊。

**【鉴别诊断】**

MS 应与具有相似表现的其他疾病相鉴别，主要包括其他非特异性炎性脱髓鞘疾病如急性播散性脑脊髓炎（acute disseminated encephalomyelitis，ADEM）和视神经脊髓炎（neuromyelitis optica，NMO）、系统性疾病所致的或原发中枢神经系统血管炎（central nervous system vasculitis，CNSV）、动脉硬化血栓形成所致的多发脑腔隙性脑梗死（multiple lacunar cerebral infarction，MLCI）、遗传代谢性疾病如线粒体脑肌病伴高乳酸血症和卒中样发作（mitochondrial encephalomyopathy with lactic acidosis and stroke-like episodes，MELAS）、感染性疾病如进行性多灶性白质脑病（progressive multifocal leukoencephalopathy，PML）、脑肿瘤如中枢神经系统原发淋巴瘤（primary CNS lymphoma，PCNSL）等相鉴别。鉴别要点见表 8-2-1。

表 8-2-1　多发性硬化的鉴别诊断

| 疾病 | 临床表现 | 实验室检查 | 影像学特点 | 激素治疗反应 |
|---|---|---|---|---|
| MS | 青壮女性常见。表现为多发神经功能障碍，但常不对称，头痛、弥漫性脑损害表现不常见。多呈缓解-复发相交替的多相病程 | 寡克隆带常呈阳性。鞘内 IgG 合成增加。水通道蛋白（AQP-4）抗体（NMO-IgG）多呈阴性 | 有时间多发（反复发作，新旧病灶并存）和空间多发（皮层下、侧脑室旁、幕下、脊髓）特点。胼胝体受累、侧室旁病灶与侧室长轴垂直、开环状强化是其典型表现。DWI 无弥散受限，ADC 升高。脊髓病灶常位于外周，小片状，≤3 个椎体节段 | 激素治疗反应较好。斑块强化程度减弱，但短期内大小常无明显变化 |
| ADEM | 儿童青少年多见。常有近期感染或预防接种史。除局灶性神经功能损害外，常见弥漫性脑损害表现（精神意识异常等） | 脑脊液白细胞升高。髓鞘碱性蛋白抗体升高。寡克隆带常呈阴性。鞘内 IgG 合成罕见 | 类似 MS，但脑室周围及胼胝体病灶不如 MS 常见，而深部灰质核团病灶较 MS 常见。出血性白质脑炎（Hurst 病）可合并出血。脊髓病灶可较大。单相病程，6 个月后一般不会再出现新病灶 | 激素治疗反应较好。症状改善同时病灶也缩小、消失 |
| NMO | 青壮年女性常见。常伴其他自身免疫性疾病。有视力障碍和横贯性脊髓损害表现。多为复发与缓解交替病程 | NMO-IgG 阳性有助诊价值。鞘内 IgG 多正常 | 视神经与脊髓病变并存。脊髓长节段（≥3 个椎体节段）、横贯性（横贯脊髓，灰白质均可受累）病灶是其典型表现。脑内病灶以第三脑室、中脑导水管周围和下丘脑受累为主，但不符合 MS 诊断标准 | 一般激素治疗反应较好。部分反应较差，预后不良 |
| CNSV | 中年男性常见。继发性 CNSV 有结缔组织病等历史。常见明显头痛、多灶性神经功能缺失、弥漫性脑损害表现。可见复发与缓解交替 | 无特异性。CSF 细胞和蛋白可增高。抗中性粒细胞抗体可呈阳性。寡克隆带可呈阳性 | 灰白质（包括皮层、皮层下和深部灰质核团）多发梗死、出血伴水肿。梗死灶 DWI 弥散受限，但与动脉供血范围不符。微出血仅 SWI 可见。增强脑内病灶可呈闭环状强化，软脑膜可强化，偶见血管管壁增厚强化。DSA 见多发血管狭窄与扩张形成串珠样改变 | 急性期激素治疗反应较好，狭窄血管可再通 |
| MLCI | 中老年人常见。常有高血压、高血糖、高血脂史。常见局灶性神经功能缺损症状，少见头痛和意识障碍。反复发生 | 可查见血糖、血脂升高等脑梗死危险因素 | 好发于深部灰质核团和深部白质（MS 好发于侧脑室周围白质、胼胝体和皮层下）。急性期梗死灶 DWI 弥散受限，ADC 降低。新、旧病灶可并存。老年 MS 患者可并发腔隙性脑梗死，二者不易鉴别 | 不适用激素治疗 |
| MELAS | 青少年常见。常有家族史。急性起病，卒中样发作（如轻偏瘫、皮质盲）等。常反复发生 | 发病时血和脑脊液乳酸增高。确诊依赖肌肉活检 | 常累及顶枕叶，为沿脑回分布的皮层和皮层下长 $T_1$、长 $T_2$ 信号，与动脉支配区域不一致，可轻度强化。DWI 见弥散受限，MRS 见 Lac 升高，慢性期 NAA 可降低。常反复发生，病灶呈游走性，旧病灶可消失 | 不适用激素治疗 |
| PML | 常见于免疫缺陷疾病（AIDS 为主）患者。亚急性起病，进行性发展。可并发 PCNSL | 脑脊液 JC 病毒抗体滴度增高。确诊依赖脑组织活检 | 主要累及皮层下白质，为多发、不对称、融合性病灶，顶枕叶常见。一般无占位效应，增强扫描一般无强化。DWI 呈低信号，周边见高信号环。视神经不受累，脊髓罕见受累 | 目前无有效治疗。常于数月内死亡 |
| PCNSL | 中老年常见，青年有免疫缺陷者亦可发生。临床表现无特殊，可见头痛、呕吐、癫痫、局灶性神经功能损害 | 脑脊液蛋白升高，有时可查到肿瘤细胞 | 深部脑组织受累常见。CT 呈等或稍高密度，MRI 可为等信号。占位效应较轻。增强扫明显强化。一般无钙化、出血。可沿脑脊液或室管膜下扩散。DWI 示弥散受限，PWI 示灌注较高级胶质瘤低，MRS 示胆碱和乳酸/脂质增高 | 不适用激素治疗。但如使用激素可使病灶明显缩小 |

（月　强）

# 第三节 急性播散性脑脊髓炎

## 【概述】

急性播散性脑脊髓炎（acute disseminated encephalomyelitis，ADEM）是一种急性弥漫性炎性脱髓鞘疾病。病变广泛，以脑和脊髓的白质为主，散在于静脉周围，可见血管周围淋巴细胞及浆细胞浸润。急性期以水肿为主，严重时可见白质多发出血灶。根据病变受累部位，分为脑型、脊髓型和脑脊髓型。多见于儿童和青少年，无明显性别差异。常见于疫苗接种或病毒感染后 1～2 周后少数患者也可呈自发性或发生于非特异性呼吸道感染病程中。

## 【临床特点】

急性播散性脑脊髓炎起病急，患者表现为头痛、呕吐、脑膜刺激征、昏迷、抽搐、瘫痪及脊髓受累症状，常伴有高热。临床预后变异很大，严重者可能致死，轻者可完全康复。本病一般为单相病程，有复发者应考虑与多发性硬化鉴别。

## 【影像检查技术与优选】

脑部改变 MRI 较 CT 发现病变早，而脊髓病灶仅能由 MRI 显示。

## 【影像学表现】

1. CT 病程早期常无明显异常，病程在 11～40 天 CT 检查的阳性率提高。两侧大脑半球白质融合成片的广泛低密度区，因水肿引起占位效应，可有弥漫性强化。有出血时，则在低密度区中有多发高密度灶。部分病例，在脑干与小脑半球亦可出现低密度病变。随访 CT 见占位效应逐渐减轻至消失。晚期整个大脑半球白质为低密度。

2. MRI 双侧大脑半球白质及小脑内病变在 $T_1WI$ 呈稍低信号、$T_2WI$ 呈高信号，双侧对称广泛受累，以脑室周围为著，也可见于皮层灰质和深部灰质核团。病灶强化。脊髓病灶表现与多发性硬化类似，$T_1WI$ 信号改变不明显，$T_2WI$ 呈高信号，局部脊髓增粗或正常，病灶可强化（图 8-3-1）。

## 【诊断要点】

1. 感染、出疹（如麻疹、水痘或风疹）及疫苗接种史。

2. 急性或亚急性出现的脑和 / 或脊髓弥漫性损害的症状与体征，可伴有认知甚至意识障碍。

3. 影像学检查所显示的脑和脊髓白质为主的多发散在病灶。

4. ADEM 多为单相病程。

## 【鉴别诊断】

ADEM 应与病毒性脑炎和 MS 等炎性脱髓鞘病变相鉴别。病毒性脑炎好累及边缘系统。与 MS 相比，ADEM 的胼胝体病灶不如 MS 常见，而深部灰质核团尤其是丘脑病灶较 MS 常见；ADEM 常有病毒感染和预防接种史，一般起病较急，大脑弥漫性损害的症状（如精神、意识异常）较为突出，常为单

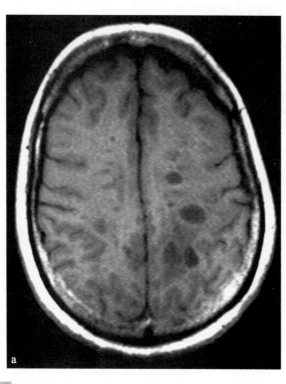

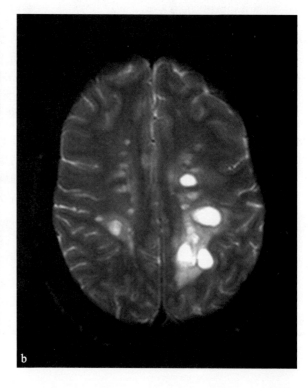

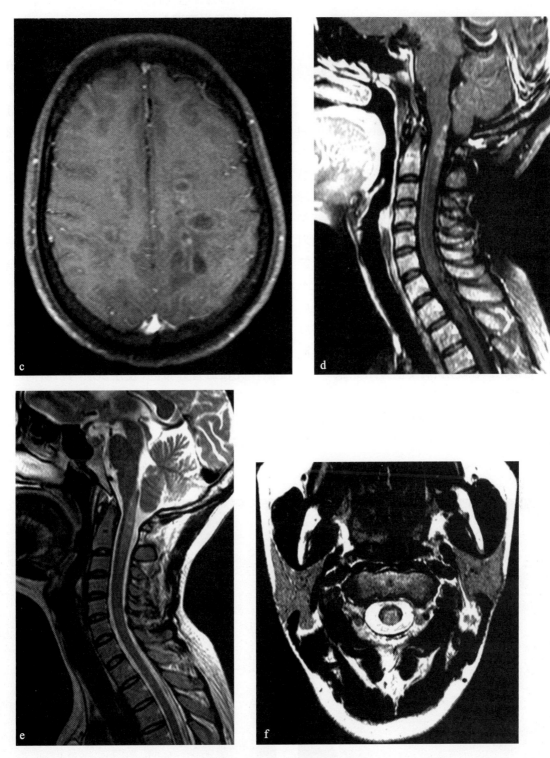

**图8-3-1 急性播散性脑脊髓炎**

双侧半卵圆中心多发卵圆形 $T_1WI$（a）低信号、$T_2WI$（b）高信号病灶，增强扫描（c）病灶呈环状强化；同时可见颈髓上段和颈延髓交界处长条状 $T_2WI$（e矢状位，f横断位）高信号病灶，$T_1WI$ 增强扫描（d）可见斑片状强化

相病程。但这些疾病的影像表现可彼此重叠,单纯依靠影像鉴别较为困难,应紧密结合临床病史和实验室检查。

（月　强）

## 第四节　进行性多灶性白质脑病

### 【概述】

进行性多灶性白质脑病（progressive multifocal leukoencephalopathy,PML）是乳头多瘤空泡病毒中的 JC 病毒感染后引起的中枢神经系统亚急性脱髓鞘疾病变。常见于细胞免疫功能缺陷患者,如艾滋病、淋巴瘤、白血病、结核病、类肉瘤病、系统性红斑狼疮、肺癌、乳腺癌、淋巴肉瘤及肾移植后等。病理学改变主要发生于脑皮层下白质,小脑、脑干、脊髓很少受累;表现为广泛、多发的脱髓鞘病灶,病灶不对称性分布,后期融合成片。病灶内可见少突胶质细胞脱失、炎症细胞浸润以及胶质增生,少突胶质细胞内可见包涵体,通过电镜或免疫组化可在包涵体中发现 JC 病毒。在晚期,病变呈囊性萎缩。

### 【临床特点】

患者以癫痫、智力和人格异常为主要表现,病变持续进展,后期可出现偏瘫、痴呆等,多于 1 年内死亡。

### 【影像检查技术与优选】

MRI 为首选检查方法。

### 【影像学表现】

CT 顶枕叶皮层下白质内多发低密度区,可融合成扇形,其外缘呈波状、内缘光滑,无占位表现,多不强化,少数有环状强化。晚期为脑萎缩改变。

MRI 病变呈斑片状 $T_1WI$ 低信号、$T_2WI$ 高信号,无明显占位效应,但有融合倾向,其外缘清晰并呈扇形。周围有水肿,故 $T_2WI$ 显示病灶比 $T_1WI$ 大。有时,病变可呈多发环状。晚期为脑萎缩改变,脑内病灶可形成囊腔（图 8-4-1）。

### 【诊断要点】

细胞免疫缺陷疾病患者如出现多灶性神经功能损害和上述典型影像学表现,脑脊液中 JC 病毒抗体滴度增高,应怀疑本病。但确诊仍有赖于脑组织活检。

### 【鉴别诊断】

PML 应与脑梗死、多发性硬化、肿瘤等鉴别。脑梗死在血管分布区、皮层灰质与白质同时受累。多发性硬化病灶多在脑室周围,而 PML 多在顶枕叶皮层下,且进行性增多、增大、融合。淋巴瘤可与 PML 合并存在。

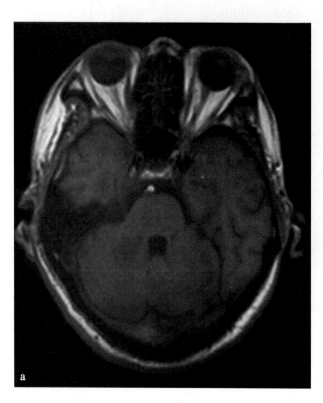 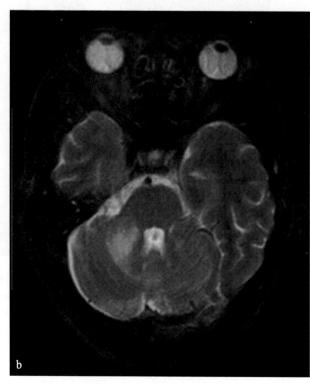

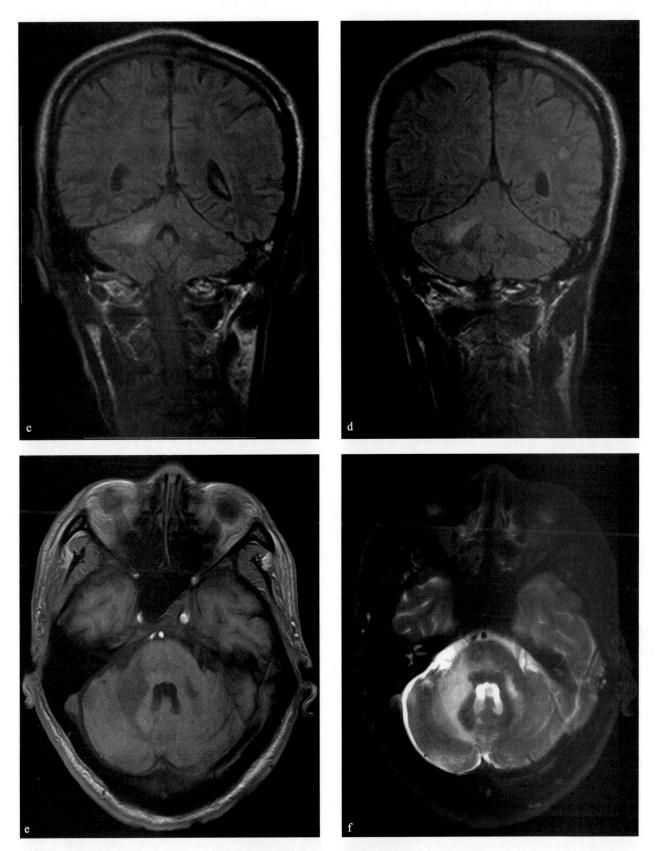

**图 8-4-1 进行性多灶性白质脑病**

MRI 横断位＋冠状位（a. $T_1WI$；b. $T_2WI$；c. FLAIR；d. FLAIR）示双侧小脑半球、小脑中脚片状稍长 $T_1$、长 $T_2$ 信号影，FLAIR 高信号。2 个多月后复查 MRI（e. $T_1WI$；f. $T_2WI$），双侧小脑半球、小脑中脚及延髓片状稍长 $T_1$、长 $T_2$ 信号影，病灶范围较前扩大

（月　强）

## 第五节 中央脑桥髓鞘溶解

### 【概述】

中央脑桥髓鞘溶解（central pontine myelinolysis，CPM）为一种少见的脑桥脱髓鞘病变，常发生于长期饮酒、营养不良以及电解质紊乱患者，尤其易发生在低钠血症患者短时间内快速补钠、纠正血钠的情况下。病变主要位于脑桥基底的中央区，常呈对称性分布。病理特点为局限性髓鞘脱失而无炎性反应，轴索、神经细胞和血管结构都相对保持完整，病灶周围也无炎症细胞。另外，类似病变亦可发生在脑桥以外的部位，如皮层下白质、壳核、尾状核、丘脑、胼胝体、半卵圆中心、小脑及颈髓，称之为脑桥外髓鞘溶解（external pontine myelinolysis，EPM）。

### 【临床特点】

中央脑桥髓鞘溶解临床表现分两期：潜伏期为原发疾病引起的全脑症状（如低钠血症性脑病），随着治疗而改善；症状明显期为髓鞘溶解引起的神经症状，包括意识障碍、吞咽困难、构音障碍和脑神经功能障碍、麻痹、四肢瘫痪、闭锁综合征、癫痫发作等。常病程进展迅速，存活率低。

### 【影像检查技术与优选】

MRI 为首选检查方法，但常规平扫与增强扫描对病变的显示相对于临床症状的出现时间有延迟，$T_2$-FLAIR 对脱髓鞘病变显示敏感。有学者认为 DWI 有助于 CPM 早期诊断。

### 【影像学表现】

1. CT 由于骨伪影的干扰，脑桥病变显示不理想。CT 可表现为脑桥基底的中央区类圆形低密度病变，无占位征象，也可表现为正常，病变无或轻度强化。EPM 可见脑白质区、基底核丘脑区小斑片低密度，不能与腔隙性梗死相鉴别。

2. MRI 脑桥中央部大小不等圆形、类圆形 $T_1WI$ 等或低信号、$T_2WI$ 高信号病变，无占位征；以脑桥中上部为主，一般脑桥最下部及中脑不受累；在病灶周边可见薄层未受累的脑组织，冠状位病灶呈蝙蝠翼形；增强后病灶周边可有轻度强化或无强化；也有急性期脑桥病变明显强化的报道；DWI 可见病灶弥散受限。EPM 病变可见于皮层下白质、基底核区、丘脑、胼胝体、半卵圆中心区、小脑及颈髓，MRI 显示病变优于 CT。（图 8-5-1）

### 【诊断要点】

1. 营养不良、电解质紊乱患者，尤其是有快速纠正低血钠症的病史。

2. 临床上有对称性皮质延髓束和皮质脊髓束受损的症候群。

3. 脑桥基底部对称性 $T_1WI$ 低信号、$T_2WI$ 高信号，且不符合梗死分布，无占位效应。

### 【鉴别诊断】

CPM 需与脑桥梗死、肿瘤、炎症及其他原因引起的脑干脱髓鞘疾病相鉴别，诊断依赖 MRI 表现和临床病史、化验。脑桥肿瘤有明显占位效应、造影剂强化不明显。脑桥梗死呈斑片状强化，常有动脉

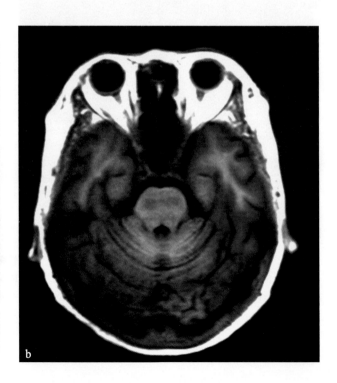

a

b

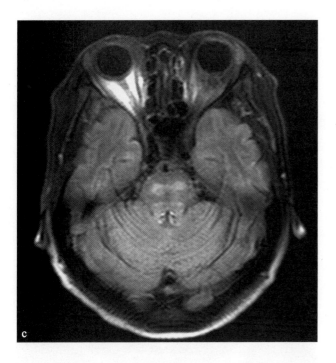

**图 8-5-1　中心性脑桥髓鞘溶解**
尿毒症患者伴电解质紊乱,补液过程中出现抽搐、意识障碍。MRI 示脑桥内对称性 $T_2WI$(a)高信号、$T_1WI$(b)低信号影,FLAIR(c)亦呈高信号

硬化的基础,血管成像可显示狭窄的后循环动脉。CPM 不易与其他原因引起的脑干脱髓鞘疾病鉴别,注意病变的累及区域有助于鉴别诊断(CPM 在脑桥中央,多发性硬化可累及周边部)。

(月　强)

## 第六节　Balò 同心圆硬化

### 【概述】

Balò 同心圆硬化(Balò concentric sclerosis,BCS),前概念称为 MS 的 Balò 病型,是一种罕见的脑白质脱髓鞘性疾病,病因及发病机制不清,可能与免疫反应有关。病变可累及大脑和小脑白质及脑干,病灶特征为同心圆状明暗相间的条纹,镜下显示严重脱髓鞘区与髓鞘再形成区相间存在,似洋葱头剖面或树的年轮样改变,故命名为 Balò 同心圆硬化。临床多见于成人,激素治疗有效,可能是自限性疾病。

### 【临床特点】

临床表现无特异性,可以出现各种脑部症状和体征,但以头痛、失语、偏瘫、认知或行为异常和癫痫发作最常见。查体可见肢体瘫痪、肌张力增高、腱反射活跃和病理反射阳性等。

### 【影像检查技术与优选】

MRI 的 $T_1WI$ 平扫与 $T_1WI$ 增强检查为最佳显示方法。

### 【影像学表现】

CT 示双侧大脑半球白质区可同时存在数个类圆形低密度区,以半卵圆中心最显著,病灶直径一般为 1.5~3.0cm,但 CT 不能显示年轮样改变。

MRI 上典型的病灶为圆形或椭圆形,有时也可为不规则形,一般病灶为 3~5 个高低信号相间的同心圆。在 $T_2WI$,病灶呈明显高信号,病灶检出率高于 $T_1WI$,且病灶常大于 $T_1WI$,与病灶组织周围水肿有关。增强后急性期、活动期病灶亦呈同心圆状明显强化,使病灶洋葱头样结构更清晰;而治疗后或非活动期病灶呈轻度强化或无强化(图 8-6-1)。

MRS 显示同心圆病灶区 NAA 峰下降、Cho 峰上升,NAA/Cr 比值下降,Cho/Cr 比值升高,可出现乳酸峰,与多发性硬化的 MRS 表现类似。

### 【诊断要点】

脑白质区多发同心圆状病灶的 MRI 表现具有特征性,可以提示 BCS 的诊断。

### 【鉴别诊断】

BCS 需与 MS 相鉴别,BCS 病灶一般都比 MS 病灶大,并且呈现出同心圆样特殊形状而 MS 病灶呈不规则形状。

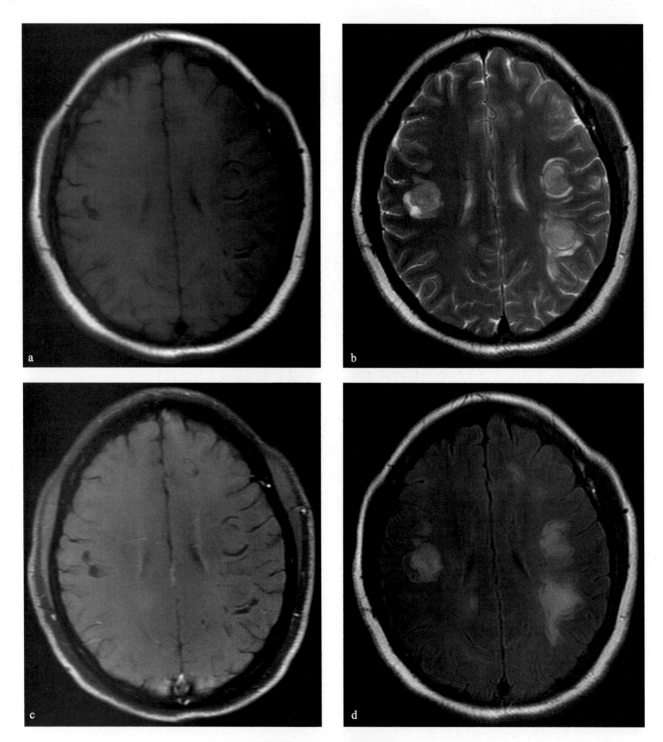

**图 8-6-1 Balò 同心圆硬化**

MRI 示病变呈小片状 $T_1WI$ 稍低信号（a）、$T_2WI$ 稍高信号（b），部分形成"同心圆"样外观，FLAIR 序列呈略高信号（d），增强扫描未见明显强化（c）

（月 强）

## 第七节　脑室周围白质软化症

### 【概述】

脑室周围白质软化症（periventricular leukomalacia，PVL）是一种继发性脑白质病。主要见于围生期缺氧缺血性脑病、早产儿，由于室管膜下白质区及胎儿期血管分水岭区的缺血性梗死，引起脑室周围白质软化，常继发脑室周围及半卵圆中心白质面积减少及胶质增生。软化灶主要分布于侧脑室三角区、后角周围的白质，伴侧脑室局限性扩大、外形不规则；脑白质减少，皮层灰质几乎达侧脑室室管膜下区。

### 【临床特点】

临床上患儿主要表现双侧痉挛性偏瘫、四肢瘫、皮质盲及智力低下；也有症状较轻，于后期发作癫痫。

### 【影像检查技术与优选】

CT、MRI 均可显示本病的主要改变，但 MRI 对早期、轻度的病变更敏感。

### 【影像学表现】

CT 示双侧侧脑室周围白质区多发斑片状囊变的低密度灶，囊变区可塌陷变小，部分病灶可融合成大片状。病灶主要分布于侧脑室三角区及后角周围，伴局部侧脑室扩大、外形不规则，部分脑室周边的囊变区可与脑室沟通。受累部脑白质萎缩变薄，脑表面灰质可达室管膜下区。

MRI 示脑室周围白质区多发软化灶为 $T_1WI$ 低信号、$T_2WI$ 高信号，边界清楚；有时可见亚急性或慢性期室管膜下区出血，呈点状或条带状 $T_1WI$ 高信号、$T_2WI$ 高或低信号；病灶邻近的脑室扩大、外形不规则；病变区邻近及半卵圆中心脑白质明显减少，脑表面灰质可达室管膜下区（图 8-7-1）。

### 【诊断要点】

结合缺血缺氧等病史，以及 CT、MRI 显示的脑室周围白质特征性改变可以做出诊断。

### 【鉴别诊断】

应注意与脱髓鞘疾病及遗传性脑白质病相鉴别，相关病史有助于鉴别诊断。

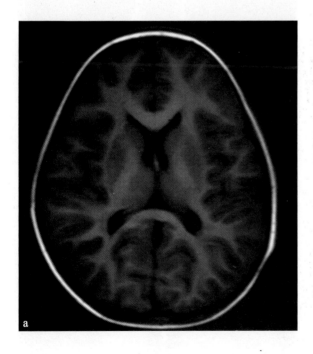
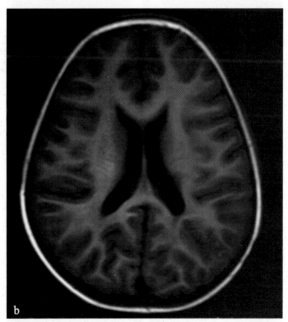

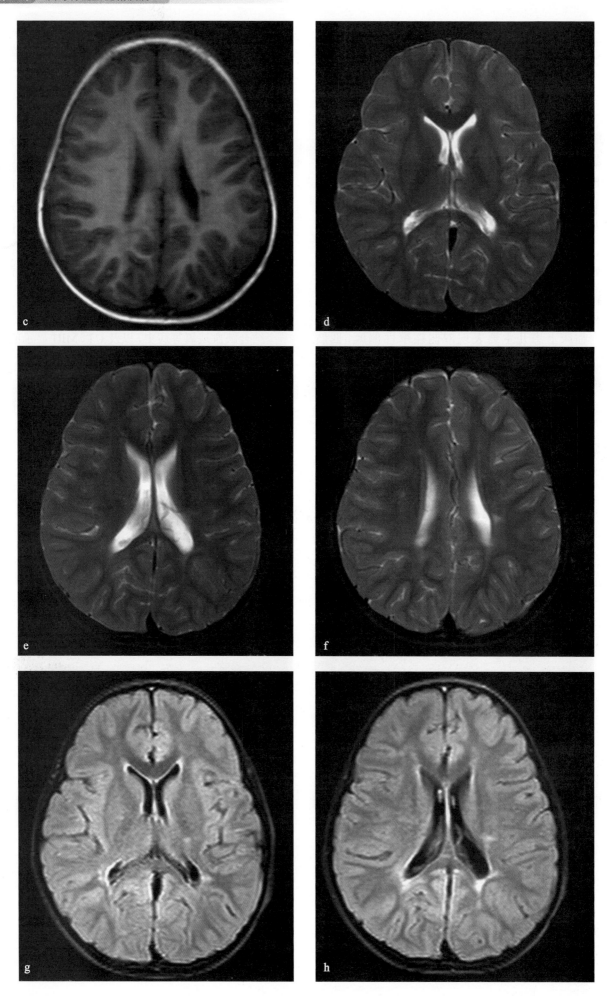

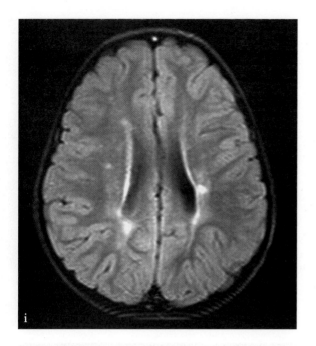

**图 8-7-1 脑室周围白质软化症**
MRI 示双侧侧脑室周围脑白质见多发斑片状长 $T_1$（a～c）、长 $T_2$（d～f）信号，FLAIR 序列呈高信号（g～i）。双侧侧脑室后角稍宽

（月　强）

## 第八节　常染色体显性遗传性脑动脉病伴皮质下梗死和脑白质病

### 【概述】

常染色体显性遗传性脑动脉病伴皮质下梗死和脑白质病（cerebral autosomal dominant arteriopathy with subcortical infarcts and leukoencephalopathy，CADASIL）是一种非淀粉样变性、非动脉硬化性的常染色体显性脑血管病，主要由人类染色体 19p13 的 Notch3 基因突变所致。本病发病率在成年人中约为 1.98/10 万或更高；一般中青年起病，发病年龄在 29～74 岁，平均 45 岁，有明显的家族倾向。病变以脑小动脉受累为特征，主要是穿支动脉和软脑膜小动脉，病变也可存在于肌肉、神经、皮肤等其他器官；病理学特点为脑动脉血管平滑肌细胞变性和颗粒状致密嗜锇物质在血管壁内沉积，导致血管内膜显著增厚和中膜变薄。脑病理表现为典型的慢性小动脉病变伴有弥漫性脱髓鞘及白质疏松，神经纤维的破坏和变形与髓鞘脱失的程度相一致。

### 【临床特点】

CADASIL 自然病程为：20～40 岁出现偏头痛，40～60 岁出现缺血性卒中，60 岁以上出现进行性痴呆，多为皮层下痴呆，以记忆力下降和额叶功能障碍为主，伴有空间障碍、焦虑、抑郁等精神异常现象，平均死亡年龄为 60～70 岁。

### 【影像检查技术与优选】

MRI 为首选检查方法。

### 【影像学表现】

常规头颅 MRI 检查即可发现 CADASIL 患者特征性的影像学征象，主要包括：①双侧大脑半球皮层下、半卵圆中心、侧脑室周围广泛对称分布的点片状或弥漫性脑白质长 $T_1$、长 $T_2$ 信号（图 8-8-1），双侧颞极脑白质 $T_2$ 信号增高有一定特征性，外囊、脑干及胼胝体等也较常受累；②脑白质多发腔隙性梗死，由于卒中反复发作，常表现为多发、新旧并存的梗死灶；③颅内多发点状出血灶。上述影像学征象中，颞极高信号被认为是 CADASIL 的特征性表现，可能与该部位特殊的脑回结构和颞前动脉分支特殊的血管形式有关，其诊断 CADASIL 的敏感度和特异度均较高。

### 【诊断要点】

1. 中年起病的反复脑卒中发作、进行性血管性痴呆等临床症状，但常缺乏高血压、糖尿病等血管危险因素。

2. 上述典型的颅内 MRI 表现。

3. 常有家族遗传史，结合病理学检查及 Notch3 基因分析可明确诊断。

### 【鉴别诊断】

CADASIL 需与皮层下动脉硬化性脑病、多发硬化、常染色体隐性遗传性脑动脉病伴皮质下梗死和脑白质病（cerebral autosomal recessive arteriopathy

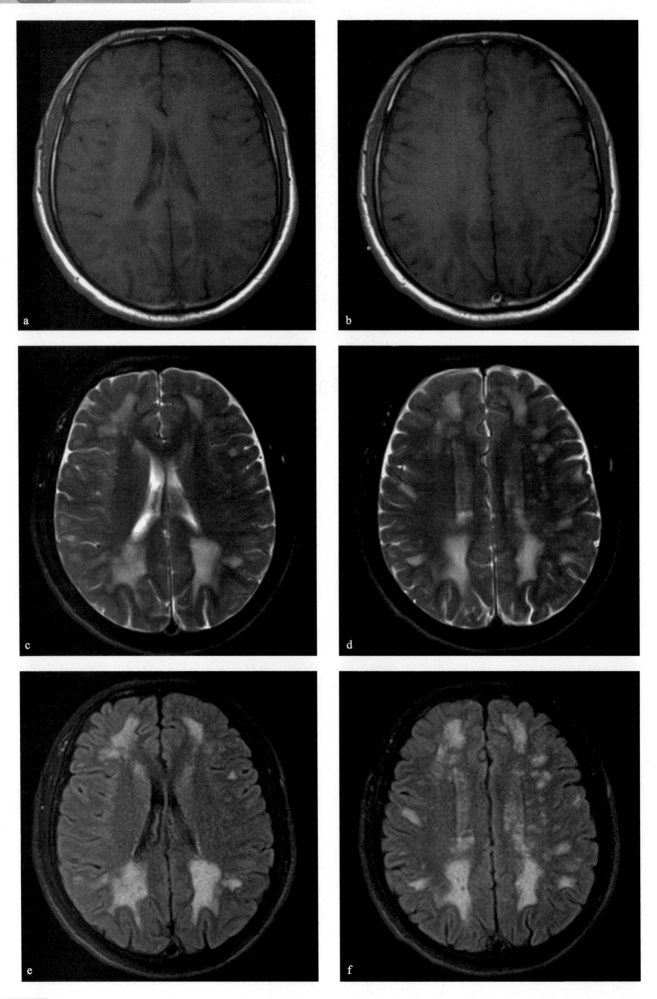

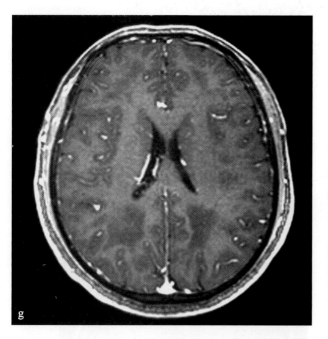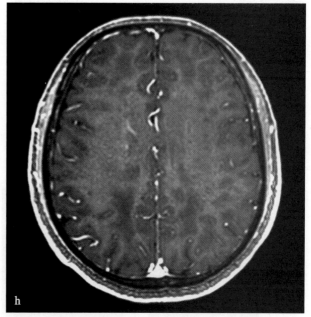

**图 8-8-1　常染色体显性遗传性脑动脉病伴皮层下梗死和脑白质病**

MRI 示双侧大脑半球脑白质见多发片状、结节状稍长 $T_1$（a、b）、长 $T_2$（c、d）信号影，FLAIR 序列呈高信号（e、f），增强扫描未见强化（g、h）

with subcortical infarcts and leukoencephalopathy，CARASIL）等进行鉴别。可以根据发病年龄、病史、家族史及 CADASIL 的 MRI 典型表现进行鉴别。皮层下动脉硬化性脑病主要发生于老年人，有明确的高血压、脑卒中、进行性痴呆及行动障碍等病史，一般不累及胼胝体、岛叶及颞极白质。多发性硬化是一种自体免疫性疾病，一般起病于 20～40 岁，女性多于男性，病灶表现为时间及空间多发；MRI 主要表现为单发或多发病灶，典型表现为病变与侧脑室垂直，活动期可有强化，而 CADASIL 很少出现异常强化征象。CARASIL 是一种常染色体隐性遗传病，此疾病在影像学改变上与 CADASIL 十分相似，不易区分，也有学者认为为 CARASIL 在 MRI 上的白质病变比 CADASIL 更加均匀和弥漫。另在此疾病的进展阶段，桥小脑束 $T_2WI$ 高信号弧形病变也被认为是此病的特征性 MRI 改变。

（月　强）

## 第九节　肾上腺脑白质营养不良

### 【概述】

肾上腺脑白质营养不良（adrenoleukodystrophy，ALD）属于先天性、遗传性、代谢性疾病，是肾上腺脑白质营养不良 - 肾上腺脊髓神经病疾病群（adrenoleukodystrophy-adrenomyeloneuropathy complex，ALD-AMN）中的一种。ALD 分为儿童型、青少年型、成人型和新生儿型等。儿童型 ALD 最常见，约占所有 ALD-AMN 病例的 40%，系 X- 染色体连锁隐性遗传性疾病，乙酰辅酶 A 合成酶缺陷，致饱和极长链脂肪酸在脑和肾上腺等组织中异常堆积；而新生儿型是多种过氧化物酶体缺乏而致的常染色体隐性遗传性疾病。此处主要介绍儿童型 ALD，临床常见于 5～14 岁的儿童，多为男性。典型 ALD 的脱髓鞘区对称性分布于枕顶叶脑白质、视神经、视束、穹窿柱、海马连合、扣带回后部及胼胝体，皮层下弓形纤维可部分受累，额叶通常无明显变化。ALD 从病变周缘到中央可分为三个区：周缘区、中间区和中央区。周缘区无炎性反应，仅显示髓鞘破坏、轴索稀疏；中间区轴索脱失、脱髓鞘明显，炎性反应显著，表现为含有大量脂质的巨噬细胞以及血管周围单核细胞浸润；中央区系神经胶质增生、坏死。

### 【临床特点】

临床表现为行为异常，智力低下和视觉障碍，可伴有肾上腺皮质功能不全症状，病情进行性发展，于 1～5 年内死亡。实验室检查可见肾上腺皮质功能不全表现和血液极长链脂肪酸。

### 【影像检查技术与优选】

CT、MRI 均可作为首选。MRI 对病变不同区带的显示较 CT 好，CT 显示钙化更敏感。

### 【影像学表现】

CT 示侧脑室后部周围顶、枕、颞叶对称或不对称低密度区，边缘不规则，两侧呈蝶翼形分布为其典型表现。大脑病变由后向前发展，为 ALD 的一个显著特点，可达额叶，但一般受检时额叶常未受累，极少数病例在起病时就以额叶脑白质受累为主；也可由一侧发展为两侧。病变活动阶段，边缘呈花边状强化。晚期无强化，可见进行性脑萎缩表现。顶枕区脑室周围可发生对称性钙化。

MRI 在矢状位或轴位双侧侧脑室后角和/或侧脑室三角区周围白质呈对称分布的 $T_1WI$ 低信号、$T_2WI$ 高信号，似蝶翼形（图 8-9-1），病变向视放射和胼胝体压部扩展，可累及锥体束及听觉传导束。病变通过内、外囊及半卵圆中心向前发展，弓状纤维一般不受累。MRI 所显示的异常强化在中间区，提示病变处于活动期，有血 - 脑屏障破坏。

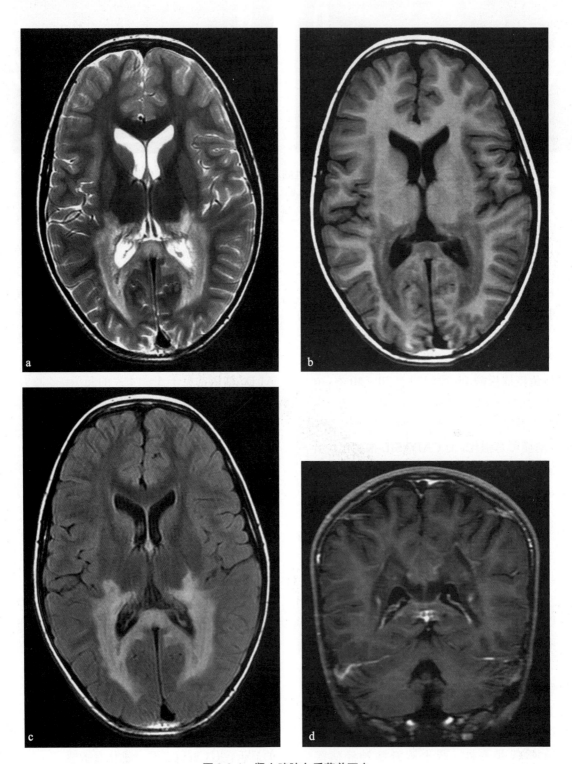

**图 8-9-1 肾上腺脑白质营养不良**

MRI 示双侧枕叶白质可见对称性片状 $T_2WI$（a）高信号、$T_1WI$（b）低信号影，FLAIR（c）呈高信号，双侧病变通过受累的胼胝体相连，形成"蝶翼"状外观，$T_1WI$ 冠状位增强扫描（d）可见病灶边缘强化

**【诊断要点】**

ALD 影像学表现有特征性，CT、MRI 示侧脑室三角区及后角周围脑白质对称性蝶翼状低密度区或 $T_1WI$ 低信号、$T_2WI$ 高信号区，花边状强化；CT 还可见钙化。典型影像学特征结合实验室检查肾上腺皮质功能不全和血液极长链脂肪酸增多表现，可诊断本病。

**【鉴别诊断】**

由于 ALD 病变部位较特殊，易与其他类型的脑白质营养不良鉴别。

（月　强）

## 第十节　异染性脑白质营养不良

**【概述】**

异染性脑白质营养不良（metachromatic leukodystrophy，MLD）是一种常染色体隐性遗传病，又称硫脂沉积症或硫脂病（sulfatide lipoidosis），由于溶酶体系统缺乏硫酸脂酶 A，致使硫酸脂沉积于中枢和周围神经系统，影响髓鞘类脂质正常代谢，导致髓鞘广泛脱失。硫酸脂用甲苯酚紫处理，不呈紫色而呈黄褐色，具有异染性，故称异染性脑白质营养不良。MLD 的主要病理改变为脑深部白质弥漫性脱髓鞘，弓状纤维不受累为其特征。脱髓鞘区内轴索严重破坏，脑白质硬化，可有海绵状空腔；脑内可发现球形沉积物，JAS 染色阳性，少突胶质细胞及星形细胞胞质内可见硫脂包涵体。灰质不受影响，脑室系统扩大。

**【临床特点】**

按照首发症状出现的年龄分三种类型，即婴儿晚期型、少年型和成年型。约 80% 病例为婴儿晚期型，在 1～2 岁发病。症状为步态异常、斜视，逐渐发生智力障碍，病情进行性发展至几年后死亡。

**【影像检查技术与优选】**

CT、MRI 表现均无特征性，但 MRI 对病变的显示较 CT 更佳。

**【影像学表现】**

CT 示两侧大脑半球白质广泛、对称性低密度区，呈扇形，外缘锐利，脑室轻、中度扩大。病变无强化。晚期有脑萎缩改变。

MRI 主要表现为双侧大脑白质弥漫性分布 $T_1WI$ 呈等或低信号、$T_2WI$ 呈高信号影，但一般不累及皮层灰质，为其特征；$T_2WI$ 和 FLAIR 序列显示病变最敏感。病灶两侧对称分布，以额、顶、枕叶为

著，常伴有脑室扩大。增强后病灶无强化。晚期有脑萎缩改变。

婴儿晚期型显示双侧脑白质广泛的 $T_2WI$ 高信号影，皮层灰质信号正常。成人型常表现为双侧脑室旁白质融合成片状的 $T_2WI$ 高信号影，主要累及额叶，病变从前向后发展，并脑室扩大。

**【诊断要点】**

1. MRI 为双侧大脑白质弥漫性 $T_1WI$ 呈等或低信号、$T_2WI$ 呈高信号影，不累及皮层下 U 形纤维、无强化、病变从前向后发展是其特点。

2. 确诊需结合临床及实验室检查，检测血白细胞中硫酸脂酶 A 活性，如明显缺乏或消失，可诊断本病。

**【鉴别诊断】**

由于本病临床表现无特异，发病率低，特别是仅有脑部或周围神经症状时，易误诊为病毒性脑炎、多发性硬化、球形细胞脑白质营养不良等。因此，病理以及基因检查有助于 MLD 的最终诊断。

（月　强）

## 第十一节　球形细胞脑白质营养不良

**【概述】**

球形细胞脑白质营养不良（globoid cell leukodystrophy，GLD）系常染色体隐性遗传性疾病，为溶酶体异常导致半乳糖脑苷脂 β- 半乳糖苷酶缺乏，半乳糖脑苷脂堆积并对少突胶质细胞产生毒性，使髓鞘形成不良，又称 Krabbe 病、半乳糖脑苷脂沉积症、婴儿家族性弥漫性硬化。病理表现为大脑白质广泛脱髓鞘，小脑、脊髓亦可受累，轴索也被破坏，血管周围有大量类上皮细胞和类球形巨噬细胞。

**【临床特点】**

临床上 GLD 可分为早期婴幼儿型、晚期婴幼儿型、青少年型、成人型等，以早期婴幼儿型最常见，发生于 2～6 个月的婴儿，表现为躁动、过度兴奋、痉挛状态、无故发热、发育迟缓、痴呆、视神经萎缩等。本病预后极差，患儿多于 2 岁左右死亡。

**【影像检查技术与优选】**

CT 与 MRI 均可作为首选。

**【影像学表现】**

CT 上早期可无明显异常，部分病例可出现基底核、丘脑、放射冠对称高密度区，有一定特征性。随病变进展可出现大脑半球白质对称性低密度区，首先出现在侧脑室三角区周围。后期出现脑萎缩。

MRI 可见脑室周围脑白质及半卵圆中心出现 $T_1WI$ 呈低信号、$T_2WI$ 呈高信号影，灰质下 U 型纤维不受影响，MRS 亦显示明显的代谢异常。部分病例在尾状核、丘脑、脑干等处呈现对称性 $T_1WI$ 呈高信号和 $T_2WI$ 呈稍低信号影。内囊和胼胝体髓鞘形成不良，表现为体积缩小。晚期白质萎缩。

### 【诊断要点】

1. 沿皮质脊髓束走行的 $T_2WI$ 高信号灶，但皮层下弓形纤维一般不受累。

2. 确诊需脑组织活检和检测血、脑脊液中半乳糖脑苷脂 β-半乳糖苷酶活性。

### 【鉴别诊断】

因球形细胞脑白质营养不良影像学表现无特征性，很难与其他脑白质病变相鉴别。

（月　强）

## 第十二节　海绵状脑白质营养不良

### 【概述】

海绵状脑白质营养不良（spongiform leukodystrophy）又称为海绵样变性、Canavan 病，系一种罕见的性连锁隐性遗传病，多见于男孩。该病是 NAA 酶缺乏所致髓鞘形成异常。病变主要在皮层灰质深层和白质浅层，弓状纤维也受累；小脑、基底核、脑干、脊髓可有较轻度病损。病变区呈海绵状空泡变性，星形细胞肿胀、增生，以皮层灰质与基底核为著。

### 【临床特点】

按发病年龄分为婴儿型和青少年型。前者多见，发病时间大都是 3～6 个月婴儿，起初患儿的神经状态正常，以后出现进行性发育迟缓、痉挛状态、视神经萎缩和失明、头围进行性增大、颅内压增高，常于 2～3 岁内死亡。

### 【影像检查技术与优选】

MRI 为首选，其中磁共振波谱（MRS）对本病的无创性诊断可起到重要作用。

### 【影像学表现】

CT 示脑体积增大，颅缝分离。脑白质内弥漫性低密度，脑室相对正常，皮层灰质深层海绵样退变不易觉察。晚期可出现脑室扩大和脑萎缩。

MRI 可见大脑半球皮层灰质下和白质区呈对称性、弥漫性 $T_1WI$ 等或低信号、$T_2WI$ 高信号影，增强后无强化。小脑、基底核、脑干、脊髓可正常或呈轻度异常信号。脑皮层灰质和弓状纤维受累为海绵状

脑白质营养不良较特征性表现。此外，MRS 可见病变区 NAA 水平明显升高，这与其他脑白质病明显不同，是该病的特征性表现。MRI 随访见髓鞘发育停止，但头围却继续增大。

### 【诊断要点】

1. 脑皮层深部和弓状纤维同时受累，冠状位 $T_2WI$、FLAIR 序列显示较佳。

2. MRS 可见病变区 NAA 水平明显升高，血、尿中 NAA 升高，对诊断本病很有价值。

### 【鉴别诊断】

海绵状脑白质营养不良主要应与类纤维蛋白脑白质营养不良（Alexander 病）鉴别。两者均伴巨颅，脑白质病变以及进行性神经系统障碍，但 Alexander 病早期病变在大脑前部，以后向大脑中后部蔓延，并且 Alexander 病患者尿中 NAA 不增高，在 MRS 上 NAA 波幅亦不增高。

（月　强）

## 参 考 文 献

[1] 鱼博浪，郭佑民，张明. 中枢神经系统 CT 和 MR 鉴别诊断. 西安：陕西科学技术出版社，1996：265.

[2] Wingerchuk DM, Lennon VA, Pittock SJ, et al. Revised diagnostic criteria for neuromyelitis optica. Neurology, 2006, 66: 1485.

[3] Osborn AG. Diagnostic neuroradiology. St. Louis: Mosby Year Book, 1997: 826.

[4] Larsson EM, Holtas S, Nilsson O. Gd DTPA enhanced MR of suspected spinal multiple sclerosis. AJNR, 1989, 10: 1071.

[5] Thielen KR, Miller GM. Multiple sclerosis of the spinal cord: magnetic resonance appearance. JCAT, 1996, 20: 434.

[6] Apadopoulos A. Correlation between spinal cord MRI and clinical features in patients with demyelinating disease. Neuroradiology, 1994, 36: 130.

[7] 中华医学会神经病学分会神经免疫学组，中国免疫学会神经免疫分会. 多发性硬化诊断和治疗中国专家共识（2011 版）. 中华神经科杂志，2012，45（4）：274-280.

[8] Polman CH, Reingold SC, Banwell B, et al. Diagnostic criteria for multiple sclerosis: 2010 revisions to the McDonald criteria. Ann Neurol, 2011, 69(2): 292-302.

[9] Simon JH, Li D, Traboulsee A, et al. Standardized MR imaging protocol for multiple sclerosis: Consortium of MS Centers consensus guidelines. Am J Neuroradiol, 2006, 27

（2）：455-461.

［10］ Osborn AG. Diagnostic Neuroradiology. St. Louis：Mosby Year Book，1994：717.

［11］ Ge Y，Grossman RI，Udupa JK，et al. Brain atrophy in relapsing remitting multiple sclerosis and secondary progressive multiple sclerosis：longitudinal quantitative analysis. Radiology，2000，214：665.

［12］ Bedell BJ，Narayana PA. Automatic segmentation of gadolinium enhanced multiple sclerosis lesions. Magn Res Med，1998，39：935.

［13］ Okuda T，Korogi Y，Shigematsu Y，et al. Brain lesions：when should fluid attenuated inversion recovery sequences be used in MR evaluation？ Radiology，1999，212：793.

［14］ Friedman DP，Goldman HW，Flanders AE，et al. Stereotactic radiosurgical pallidotomy and thalamotomy with the gamma knife：MR imaging findings with clinical correlation—preliminary experience. Radiology，1999，212：143.

［15］ Kuhn MJ，Johnson KA，Davis KR. Wallerian degeneration：evaluation with MR imaging. Radiology，1988，168：199.

［16］ Kuhn MJ，Mikulis DJ，Ayoub DM. Wallerian degeneration after cerebral infarction：evaluation with sequential MR imaging. Radiology，1989，172：179.

（马 林 卢光明 审校）

# 第九章　遗传性、代谢障碍及中毒性脑病

## 第一节　肝豆状核变性

### 【概述】

肝豆状核变性（hepatolenticular degeneration，HLD）又称 Wilson 病，是一种常染色体隐性遗传的铜代谢障碍性疾病。病理机制主要为肝脏铜蓝蛋白合成障碍，血清中过多的游离铜大量沉积在肝脏、脑、肾和角膜等组织中，其中肝脏和脑是主要靶器官。在脑部，壳核损害最明显，其次是苍白球和尾状核，丘脑、红核、黑质、脑桥、小脑齿状核以及大脑皮质亦可受累。病理表现为局部神经元脱失、水肿、胶质增生及萎缩相继发生，可有软化和囊变，还可有斑点状出血。如用特殊染色，可见血管周围及脑实质内有颗粒状铜沉着。

### 【临床特点】

肝豆状核变性患者的脑部病变与神经系统临床表现之间是否相关，有关报道的结论并不一致；早期有研究认为二者之间并无相关性，近来有研究认为二者之间存在一定的相关性：如震颤、肌张力增高、构音障碍等与病变侵犯锥体外系有关；构音障碍、肌张力增高与豆状核、尾状核和丘脑有关，尤其是与壳核受累有关；震颤与小脑、脑干受累有关，共济失调与小脑、脑干及丘脑有关；舞蹈症与尾状核有关。

肝豆状核变性的发病年龄为 5～40 岁，以儿童期和青少年期好发，男女无显著差异。临床分为症状前期型、脑型与肝型。脑型临床表现为震颤、舞蹈样动作、肌强直、构音障碍、流涎及行动迟缓等，患者常有角膜色素环（K-F 环），此为临床特征性表现。实验室检查：血清铜和铜蓝蛋白降低、尿铜增加、肝功能异常。

### 【影像检查技术与优选】

MRI 诊断肝豆状核变性明显优于 CT，可在 CT 无明显异常表现时发现病变。

### 【影像学表现】

1. CT　平扫显示双侧壳核、苍白球对称性密度减低区，壳核呈现对称性带状或弓形向外新月形低密度区，被称为"八字"或"展翅蝴蝶"征；尾状核头、丘脑在部分患者受累表现为对称性卵圆形低密度影；增强后一般低密度病变无强化。部分患者小脑内可见对称性低密度灶。晚期，上述病变密度进一步减低，呈液性密度的软化灶；同时，也可以出现大脑皮层、脑干及小脑的萎缩。

2. MRI　平扫主要表现为豆状核、尾状核、丘脑及小脑齿状核双侧对称性分布的异常信号，$T_1WI$ 呈低信号、$T_2WI$ 呈高信号，主要为铜离子沉积引起海绵状变性、脱髓鞘改变和胶质增生反应所致（图 9-1-1）。病变在 $T_1WI$ 上可以呈高信号，可能与铜的顺磁性效应有关；在 $T_2WI$ 也可为低信号，可能与含铁物质的沉积有关。若中脑被盖部信号增高，正常信号的红核存在于被盖部高信号的背景下，则形成中脑水平横断面特征性的"熊猫脸"征。异常信号也可见于中脑导水管周围灰质、脑桥被盖部、延髓、小脑齿状核、小脑白质和大脑半球（特别是额叶）。长期慢性病例主要显示萎缩征象，弥漫性脑萎缩较局限性脑萎缩常见，累及深部核团和大脑皮层。深部核团萎缩通常以豆状核受累为著，体积明显减小，内部有囊变，壳核可呈空洞样表现，大脑皮层受累显示大脑半球脑沟增宽、脑室扩大。MRI 上的异常信号可因治疗后临床好转而有改善，因为病变早期神经元水肿和胶质增生是可逆的。

DWI 可以鉴别异常信号区域显示细胞毒性水肿还是血管源性水肿：病变早期由于铜沉积导致细胞毒性水肿，DWI 呈高信号，ADC 值降低；后期出现神经元变性、坏死伴有脱髓鞘，导致自由扩散加快，相应的 DWI 信号会降低。MRS 可有或无显著差异，部分患者的 NAA/Cho 和 NAA/Cr 的均值较正常对照降低，提示神经元减少和胶质细胞增生改变。

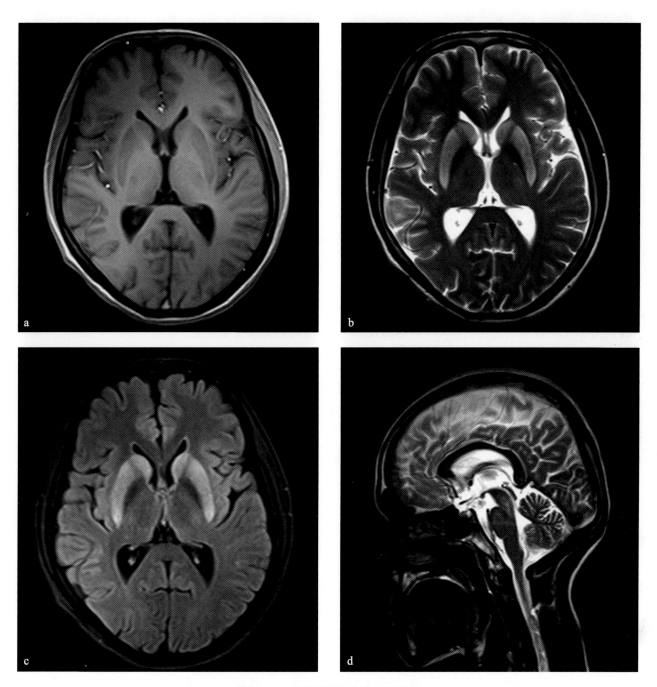

**图 9-1-1 肝豆状核变性的 MRI 表现**

a. 横断位 $T_1WI$ 示双侧尾状核头、壳核信号减低；b. 横断位 $T_2WI$ 示双侧尾状核头、壳核高信号；c. 横断位 FLAIR 示双侧尾状核头、壳核明显高信号；d. 矢状位 $T_2WI$ 示脑桥被盖部和中脑片状高信号，小脑脑沟增宽

与丘脑相比，最易受累的尾状核和豆状核 NAA/Cr 明显降低，相应的也会出现这些区域的功能异常。由于肝豆状核变性患者需要做驱铜治疗，DWI 及 MRS 等功能成像手段可能对于疗效评估有所帮助。

【诊断要点】

典型患者的 CT、MRI 表现为双侧豆状核、丘脑对称性低密度或 $T_1WI$ 低信号、$T_2WI$ 高信号，较具特征性，可提示诊断，但必须结合临床和实验室

检查。

【鉴别诊断】

影像学检查的价值在于鉴别诊断和监测病情的进展。临床较常见引起双侧基底节对称性低密度的疾病还包括：CO 中毒、霉变甘蔗中毒、缺氧性脑病及其他一些中毒性疾病。鉴别诊断时，临床病史和实验室检查很重要。

（齐志刚）

## 第二节 肝性脑病

### 【概述】

肝性脑病（hepatic encephalopathy）是由严重的急性或慢性肝病引起的以代谢紊乱为基础、意识行为改变为主要临床特征的一种中枢神经系统功能障碍。肝性脑病最常发生于晚期肝硬化、原发性肝癌及门-体静脉分流术后，急性重症肝炎、药物与化品中毒及缺血缺氧等也可引起肝性脑病。肝性脑病的发病机制较复杂，由多种综合因素所致，其中氨代谢紊乱引起的氨中毒是重要发病机制。肝衰竭时，肝脏将氨合成尿素的能力减低；门-体静脉之间存在分流时，肠道内的氨绕过肝脏解毒而直接进入体循环，使血氨升高。血氨过高会干扰脑内三羧酸循环，导致中枢神经系统功能紊乱。其他的发病机制学说还有氨、硫醇和短链脂肪酸的协同毒性作用、假性神经递质学说、氨基酸代谢失衡学说和神经信息物质及受体改变学说等。急性病例的脑部病变主要为弥漫性神经细胞变性坏死，以大脑皮质、基底节、中脑黑质、脑桥和小脑等部位较严重，同时伴有胶质细胞增生。慢性病例则表现为弥漫性片状大脑皮质坏死，皮、髓质交界处出现腔隙状态。

### 【临床特点】

肝性脑病的临床表现可由前驱期的轻度性格行为改变，昏迷前期的精神错乱、行为失常等，进展到木僵期的木僵状态、昏迷期的意识丧失。此外，均有肝功能衰竭的表现，如黄疸、腹水等。神经系统体征有扑翼样震颤、腱反射亢进、肌张力增高，深昏迷时则不能引出扑翼样震颤、腱反射消失。

### 【影像检查技术与优选】

首选常规 MRI 检查，$^1$H-MRS 可作为辅助及疗效监测手段。

### 【影像学表现】

1. CT　急性肝性脑病时可见严重的弥漫性水肿，慢性肝性脑病常见脑萎缩及中脑水肿。

2. MRI　常规 MRI 上的典型表现为 $T_1$WI 上双侧基底节的对称性高信号，特别是苍白球（图 9-2-1），可能由于异常的锰沉积缩短 $T_1$ 弛豫时间所致，见于 80% 以上的慢性肝衰竭患者。此外，$T_1$WI 上信号增高还见于垂体前叶、下丘脑和中脑。$T_2$WI/FLAIR 上可见脑室周围白质、小脑齿状核高信号，FLAIR 像亦可见大脑白质区特别是皮质脊髓束呈现对称性信号增高。急性肝性脑病时可见大脑半球皮质信号增高，灰白质界限模糊。慢性肝性脑病时可见脑萎缩，特别是小脑萎缩。增强扫描，脑内病变无强化。

PWI 显示急性肝性脑病的脑血流灌注量增加，而慢性肝性脑病的脑血流灌注普遍减低。动脉自旋标记（ASL）可无创性测量肝性脑病患者的脑血流灌注改变。

磁化传递成像显示亚临床及明显的肝性脑病患者在额叶、枕叶及放射冠的白质有明显高信号，磁化传递率较正常降低约 10%；脑白质髓鞘与轴索的脱失、水肿是磁化传递率降低的主要原因。

DTI 显示大脑半球白质区 MD 值升高，FA 值是否存在改变仍存在争议，基底节和大脑半球白质区 ADC 值较对照明显升高。ADC 值与患者的血氨浓度呈线性相关，说明在肝性脑病时血氨和谷氨酰胺增高是造成细胞肿胀、含水增多的主要原因，从而使影响水分子扩散的限制因素减少。而在急性暴发性肝衰竭时，由于细胞毒性水肿的存在，MD 值减低。肝移植或有效治疗后，患者异常的 DTI 指标可获得改善。

MRS 检查可反映肝性脑病患者脑代谢的情况。由于脑内氨浓度的升高，导致谷氨酰胺（Gln）和谷氨酸盐复合物（Glx）增加。Gln 的聚集，造成细胞内渗透压升高而使其他渗透性物质代偿性减少，肌醇（mI）减低。由于肝性脑病无明显神经元缺失和突触密度减少，故 NAA 峰值无明显变化。因此，肝性脑病的 $^1$H-MRS 表现为 Glx/Cr 升高、mI/Cr 下降、Cho/Cr 下降、NAA/Cr 无变化。Gln 浓度的升高与慢性肝衰竭患者肝性脑病的严重程度直接相关。mI 是肝性脑病最敏感和特异的 MRS 诊断指标。MRS 还可监测肝性脑病患者乳果糖治疗或肝移植治疗后的效果。肝移植后，临床表现和 MRS 最先得以改善，而基底节 $T_1$WI 高信号则在肝移植后 3～6 个月才逐渐恢复，一年内恢复正常。

三维全脑结构磁共振成像，结合基于体素的形态学分析，可以发现肝性脑病患者呈现多发脑区的灰质体积对称性减小，尤其是尾状核和壳核，灰质体积改变与患者肝功能及病情严重程度相关。功能性磁共振成像可以较结构成像更早地探测到脑病理改变，静息态功能性磁共振成像可以显示肝性脑病患者存在多个脑区的功能连接异常，而轻微型肝性脑病患者的前扣带回功能连接降低。通过局部一致性研究也发现轻微型肝性脑病患者组成默认状态网络的前后节点区域，如双侧内侧前额叶、前扣带回

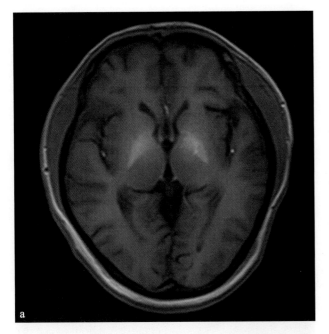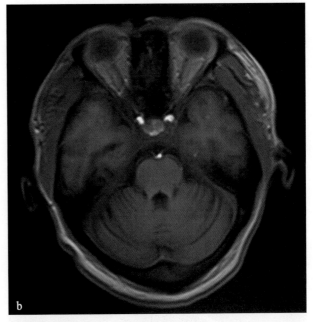

图 9-2-1 肝性脑病的 MRI 表现

a. 横断位 $T_1WI$ 示双侧苍白球对称性高信号；b. 横断位 $T_1WI$ 示双侧小脑萎缩改变

和楔前叶、后扣带回的局部一致性减弱，被认为可能与患者的认知功能受损有关。

【诊断要点】

肝性脑病需要在原发肝病的基础上，存在肝性脑病的诱因，有明显肝功能损害的表现，再加上神经精神改变、扑翼样震颤等神经系统症状体征才能诊断。

【鉴别诊断】

影像学上的鉴别诊断主要应与肝铜负荷过多（如肝豆状核变性、胆汁淤积性疾病等）及其他导致 $T_1WI$ 基底节高信号的疾病（如内分泌疾病所致的基底节钙化、Fahr 病、缺血缺氧脑病、静脉高营养等）相鉴别。

（齐志刚）

## 第三节　线粒体病

线粒体病（mitochondrial disorders）是由线粒体 DNA（mitochondrial DNA，mtDNA）或核 DNA（nucleus DNA，nDNA）缺陷导致线粒体结构和功能异常，使 ATP 合成障碍、细胞能量来源不足而发生的一组异质性疾病。若病变主要累及骨骼肌，则称为线粒体肌病；若病变主要累及中枢神经系统，则称为线粒体脑病；若病变同时累及骨骼肌和中枢神经系统，则称之为线粒体脑肌病。由于受精卵中的线粒体主要来自卵子，故线粒体病是母系遗传方式，

有别于传统孟德尔遗传。

### 一、线粒体脑肌病伴高乳酸血症和卒中样发作

【概述】

线粒体脑肌病伴高乳酸血症和卒中样发作（mitochondrial encephalomyopathy with lactic acidosis and stroke-like episodes，MELAS），是线粒体脑肌病中最常见的类型。

【临床特点】

MELAS 多在儿童或青少年期发病，亦可晚至中年发病，可有阳性家族史。临床表现为突发的卒中样发作，如偏瘫、偏盲或皮质盲、癫痫发作、偏头痛或呕吐等，追问病史常有不耐疲劳现象。病患一般身材矮小、发育落后，可有神经性耳聋。实验室检查，于发病期血和脑脊液乳酸含量增高。

【影像检查技术与优选】

首选常规 MRI 及 MRS 检查。

【影像学表现】

1. CT　急性期，CT 平扫可见大脑半球皮质或基底节脑梗死样表现，大脑后部多见，如顶枕叶或颞顶叶，但病灶并非按照单一脑动脉供血区分布。增强后病变可有不同程度的脑回状强化。病灶有游走性的特点，也可为多灶性，病灶消散后可不留痕迹，也可留有腔隙性梗死灶，较严重的发作后可遗留有脑萎缩改变。基底节、丘脑等可见钙化灶。

2. MRI　急性期，病变区脑回肿胀、脑沟变浅消失，以顶枕叶或颞顶叶多见，$T_2WI$/FLAIR 显示皮质、皮质下白质信号增高，DWI 信号增高（图 9-3-1），ADC 可增高也可表现正常，提示为非细胞毒性脑水肿，增强后可见脑回样强化。病灶分布跨越血管供血区，常为多灶性、迁移性分布。亚急性期，$T_1WI$ 可见沿脑回分布的带状高信号，即皮层的"层状坏死"（图 9-3-2）。慢性期，基底节、颞叶、枕叶、顶叶（原发作期病灶）可见进行性萎缩改变，$T_2WI$ 可见基底节或深部白质的多发高信号（梗死灶）。

MRA 检查显示 MELAS 患者一般无明显大血管狭窄或闭塞改变。急性期可见病灶区皮层动脉扩张、毛细血管显著充血，而无动脉闭塞改变。MRS 检查可以发现约 60%～65% 的病例在 1.3ppm 处呈现特征性"倒置双峰"表现，提示局部乳酸堆积。灌注成像在急性发作期可见病灶区局部血流灌注增高。

【诊断要点】

根据发病年龄、临床特点、典型的影像学表现及实验室检查（包括肌肉活检等病理学检查和线粒体 DNA 分析），可作出诊断。

【鉴别诊断】

影像学上需要与动脉狭窄或闭塞性脑梗死、

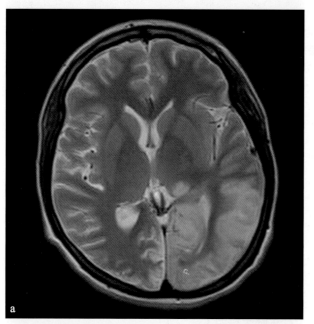

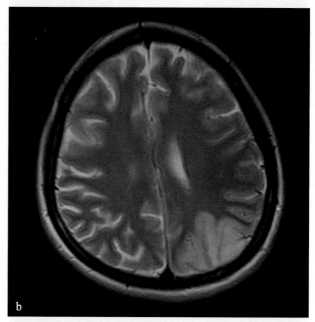

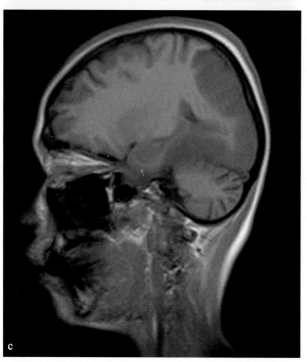

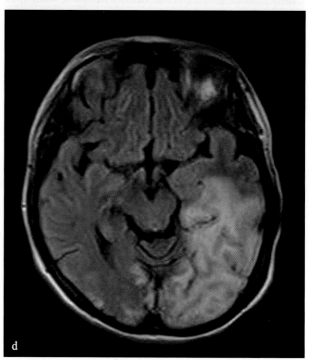

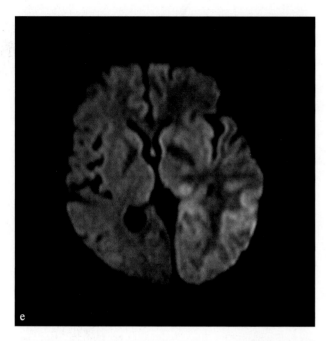

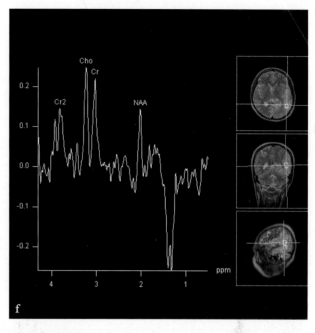

**图 9-3-1　MELAS 的 MRI 表现**

a. 横断位 T$_2$WI 示左侧颞枕叶、左侧丘脑枕和右侧枕叶局部信号增高，脑回肿胀；b. 横断位 T$_2$WI 示左顶叶皮层肿胀、信号增高；c. 矢状位 T$_1$WI 示左侧颞枕顶叶脑回肿胀，呈低信号；d. 横断位 FLAIR 示左侧颞枕叶和右侧枕叶局部皮层高信号；e. 横断位 DWI 示左侧颞枕叶脑回样高信号和左侧丘脑枕片状高信号；f. 左侧颞叶单体素 MRS 示 NAA 减低，于 1.3ppm 处见倒置的乳酸双峰

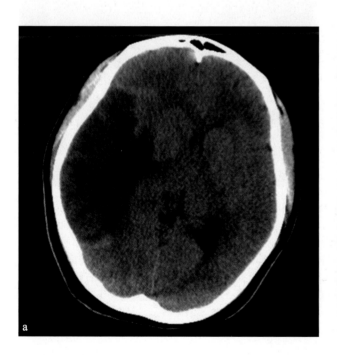

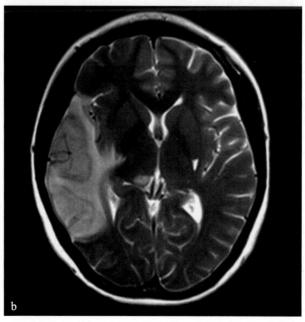

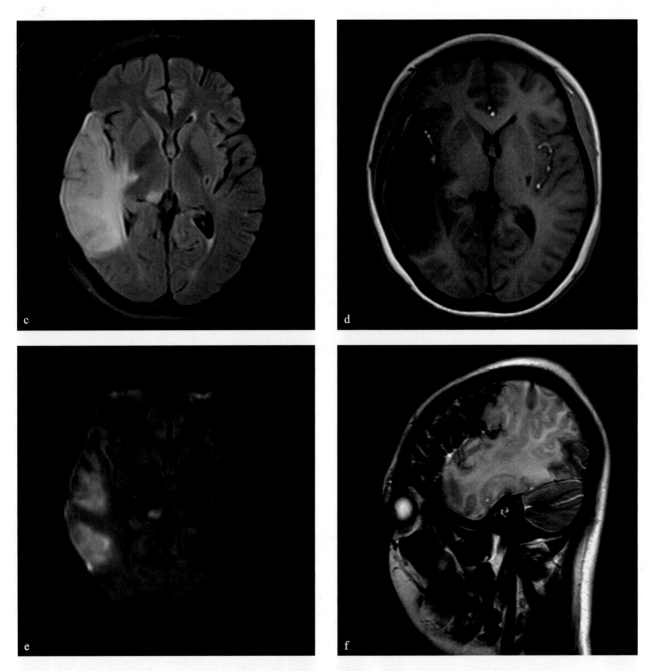

**图 9-3-2 MELAS 的 MRI 表现**

a. 横断位平扫 CT 示右侧颞岛顶叶大片低密度影，边界清晰；右侧丘脑见小片状略低密度影；左侧基底节可见斑点状低密度影，边界清晰；b. 横断位 $T_2WI$ 示右侧颞岛顶叶皮层及皮层下区信号增高，脑回肿胀；右侧丘脑枕肿胀并见片状信号增高影；左侧基底节可见斑点状信号增高影，边界清晰；c. 横断位 FLAIR 示右侧颞岛顶叶、右侧丘脑枕呈高信号，左侧基底节病灶中央呈低信号，边缘环绕高信号；d. 横断位 $T_1WI$ 示右侧颞岛顶叶皮层及皮层下区信号减低，灰白质界限消失；右侧丘脑枕、左侧基底节可见斑点状信号减低影，边界清晰；e. 横断位 DWI 示右侧颞岛顶叶病变主要为高信号；f. 矢状位 $T_2WI$ 示病变累及右侧颞岛顶叶，呈高信号，病变不按脑血管供血区分布

其他类型的线粒体病如肌阵挛性癫痫伴破碎红纤维（myoclonus epilepsy ragged-red fibers，MERRF）、Leigh 病相鉴别，依据病灶分布、迁移性等特点，结合 MRA 和 MRS 等表现，可予鉴别。

## 二、Leigh 病

### 【概述】

Leigh 病又称为亚急性坏死性脑脊髓病，是一组基因异质性的线粒体病。生物能量系统功能障碍（ATP 缺失）和反应性氧自由基增多可能是此病线粒体介导的细胞凋亡的关键因素。

### 【临床特点】

本病主要发生于 2 岁以下的婴幼儿，亦可在青少年和成年人中见到，临床表现主要为精神运动发育迟缓、倒退，进行性神经退行性改变和肌张力减低、共济失调等。Leigh 病非神经系统受损表现包括同质异型特征，内分泌异常（多毛症、身材矮小），胃肠道疾病（腹泻），心脏异常（扩张型心肌病或肥厚型心肌病）。患者血及脑脊液中乳酸和丙酮酸常升高。病变主要累及基底节、丘脑、脑干神经核团，也可累及小脑核团，常呈对称性分布，镜下为海绵状变性、坏死、神经元丧失、胶质增生和毛细血管增生等改变。本病预后不佳，常因进行性神经退行性变导致呼吸衰竭而死亡。

### 【影像检查技术与优选】

首选 MRI，检查应包括 DWI 和 MRS 序列。

### 【影像学表现】

1. CT 平扫可见双侧基底节呈对称性低密度，也可见于丘脑、大脑皮层、脑干和小脑等处，增强扫描后病灶一般无强化。

2. MRI 平扫显示双侧纹状体和导水管周围灰质出现对称性 $T_2WI/FLAIR$ 高信号，也可见于黑质、红核、下丘脑核团、脑桥背侧和小脑核团等，疾病进展阶段往往累及大脑白质；$T_1WI$ 呈低信号，偶可因出血或坏死表现为高信号。一些患者脑灰质可存在单发或多发梗死灶，部分可出现脑萎缩伴脑室扩大改变。DWI 上病灶扩散减低。MRS 检查可见 Cho 峰增高、NAA 峰减低，最具特征性的表现是 Lac 峰出现并明显升高。

### 【诊断要点】

本病的诊断需要结合临床特点、影像学改变和实验室检查（包括基因等）才能确定。

### 【鉴别诊断】

影像学上的鉴别诊断应与其他累及基底节的疾病，如新生儿窒息、MELAS、Wernicke 脑病、脑白质营养不良、I 型戊二酸尿症、肝豆状核变性等相鉴别。

（齐志刚）

## 第四节 一氧化碳中毒

### 【概述】

一氧化碳中毒（carbon monoxide poisoning）是较为常见的窒息性中毒，中毒后机体缺氧造成组织器官损伤，而脑组织对缺氧最为敏感，故首先受累，急性 CO 中毒后 48h 即可见苍白球坏死。所致神经系统病变以大脑白质和苍白球等部位最为严重，可引起脑血管痉挛、脑缺血、脑出血，严重者出现弥漫性脑水肿，继发血栓形成，在皮质下白质出现广泛脱髓鞘病变。

### 【影像检查技术与优选】

MRI 为首选检查方法，但 CT 除对病变早期显示较 MRI 差外，也可作为重要检查手段。

### 【影像学表现】

1. CT 轻症患者的 CT 表现可正常。中、重度患者 6 天内可见脑白质广泛低密度区，伴脑室、脑沟受压、变小；双侧苍白球呈现卵圆形对称性低密度灶（图 9-4-1），边界清楚。晚期可发生脑萎缩，严重者苍白球可形成软化灶。CT 对判断预后有一定帮助。苍白球低密度持续存在和 1 个月后脑白质仍

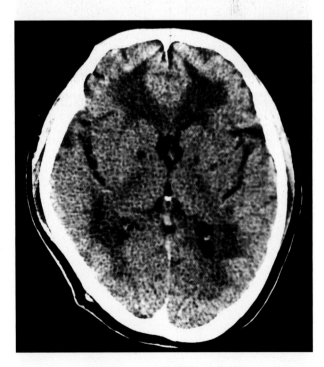

**图 9-4-1 CO 中毒的 CT 表现**
图示两侧苍白球对称性点状低密度，脑室周围脑白质广泛低密度改变

为广泛低密度者预后多较差。

2. MRI MRI 检查比 CT 敏感,可以显示早期、轻微的病变。CO 中毒急性期,如果 MRI 表现未见异常,多预后良好;苍白球出现异常信号,多预后不良。急性期苍白球的 MRI 表现为双侧对称斑片状 $T_1WI$ 等或略低信号,$T_2WI$ 高或内等外高信号;大脑皮层如果出现肿胀坏死改变,提示早期缺氧。

CO 中毒后迟发性脑病多表现为苍白球及脑白质异常,脑白质异常多见于脑室周围白质与半卵圆中心的融合性病灶,一般表现为对称性 $T_1WI$ 低信号、$T_2WI$ 高信号,增强扫描后不强化。白质病灶常累及胼胝体、皮层下弓状纤维及内囊外囊,提示大脑白质区域的脱髓鞘改变。慢性期以脑萎缩为主要表现,脑灰质萎缩为主,脑室系统及脑池增大,脑沟增宽。

DWI 检查在 CO 中毒急性期可以反映脑缺血缺氧性损害,通常表现为皮层扩散受限,且多为双侧对称性信号增高。中毒早期也会出现脑白质扩散受限(图 9-4-2),DWI/DTI 检查 ADC 值和 FA 值显著下降,进展期 ADC 值缓慢回升,提示从细胞毒性水肿到血管源性水肿的病理变化过程。对 ADC 值的观察有助于推测 CO 中毒迟发性脑病患者的临床进展过程及预后。MRS 检查在 CO 中毒早期可表现为 Lac 峰出现,Cho/Cr 升高,而 NAA/Cr 减低。

【诊断要点】

结合一氧化碳中毒病史,不难确诊。

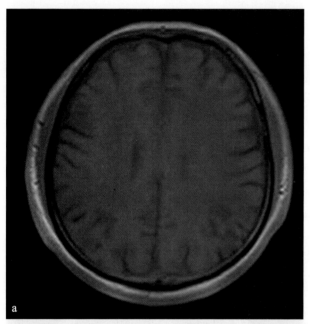

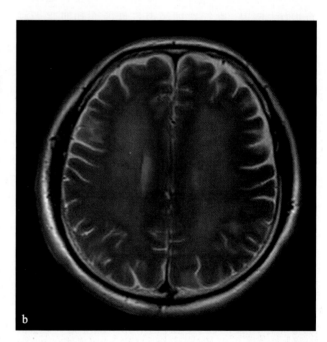

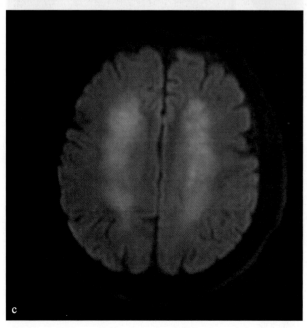

**图 9-4-2 CO 中毒的 MRI 表现**

a. 横断位 $T_1WI$ 显示双侧半卵圆中心对称性低信号;b. 横断位 $T_2WI$ 双侧半卵圆中心呈高信号;c. 横断位 DWI 双侧半卵圆中心弥散受限呈高信号

**【鉴别诊断】**

在急性期 CO 中毒容易与急性脑梗死混淆，脑梗死病灶多按照血管供血区分布，而且很少为双侧对称性。

（齐志刚）

## 第五节 甲状旁腺功能减退

**【概述】**

甲状旁腺功能减退（hypoparathyroidism）是由甲状旁腺素分泌减低而引起的低血钙、手足抽搐、局灶性癫痫等，易被临床误诊为原发性癫痫。影像诊断尤其是 CT 对本病有特殊的诊断价值，可为首先发现此病的检查方法。

**【临床特点】**

本病常为甲状腺或甲状旁腺术后损伤或摘除甲状旁腺所引发，但亦有特发者。临床表现为低钙引起的手足抽搐或局灶性癫痫及锥体外系症状，有时可见脑缺血改变，并可有胃肠道症状，如恶心、呕吐、腹泻等。实验室检查可见低血钙、高尿钙、高血磷、低尿磷等。碱性磷酸酶可正常或稍低。

病理变化为脑内小血管及其周围以羟磷灰石 $[3Ca_3(PO_4)_2 \cdot Ca(OH)_2]$ 形成的钙盐沉积。钙盐沉积的过程为酸性黏多糖首先聚集在胶质细胞核及其周围，随之向周围扩散、聚集为圆形体。这种酸性黏多糖的圆形体侵及小血管壁及周围，在此基础上钙盐沉积形成钙化。

**【影像检查技术与优选】**

CT 为首选检查方法，因其对钙化的敏感性较 MRI 高。

**【影像学表现】**

1. CT 主要表现为脑内钙化，以基底节最常见，发生率为 100%，常呈两侧对称性。苍白球及丘脑钙化发生率为 90%，其次可见小脑齿状核、大脑半球区域，大脑半球钙化多见于额、顶、颞叶，85% 位于灰白质交界处，亦可见于半卵圆中心，呈不对称性分布（图 9-5-1a、b）。多数病例内囊区虽然被钙化的尾状核、壳核、苍白球、丘脑包绕，但本身并不钙化，称为"内囊空白征"（图 9-5-1a），这可能是由于基底节区的供血动脉直接起自大脑前动脉的穿支及大脑中动脉的中央支，基底节和丘脑区毛细血管纵横交错，排列密集，可以认为优先灌注和毛细血管丰富为该区的血运特点，因而易于发生钙化。而内囊区毛细血管稀少，故不易发生钙盐沉积。此外中脑灰质亦可见钙化。

钙化的形态因部位而异，苍白球钙化呈对称的"八"字形，壳核钙化为"八"字形或尖向下的三角形，尾状核头部钙化为倒"八"字形，丘脑钙化一般

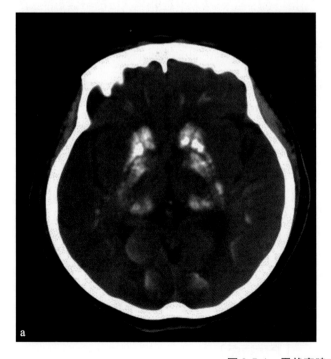
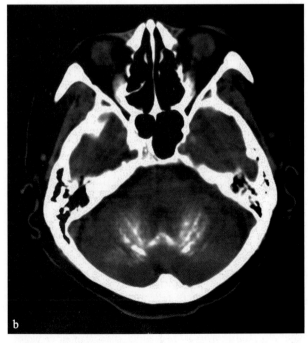

**图 9-5-1 甲状旁腺功能减退的 CT 表现**

a. 横断位 CT 显示两侧对称性苍白球、尾状核头部及丘脑钙化，呈现"内囊空白征"，并可见灰白质交界处钙化；b. 横断位 CT 显示两侧对称性小脑齿状核钙化

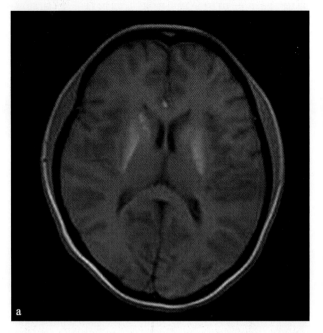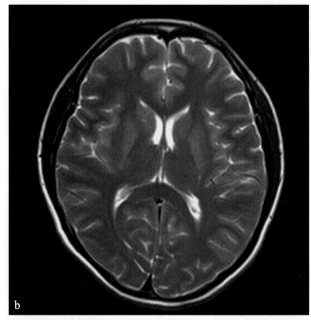

**图 9-5-2 甲状旁腺功能减退的 MRI 表现**

a. 横断位 $T_1WI$ 显示两侧豆状核、尾状核头部对称性高信号，内囊未见受累；b. 横断位 $T_2WI$ 两侧豆状核、尾状核头部对称性稍高信号

为两侧对称的卵圆形，有的呈条状，小脑齿状核钙化为条形，脑叶内钙化多为不规则形或条带状。钙化程度与病程长短有关，病程越长，钙化越明显，而与血钙、血磷浓度无明显的相关性。病灶未见占位效应及周围水肿，增强扫描后无强化。

2. **MRI** MRI 显示钙化的敏感性较 CT 低。钙化完全时在 $T_1WI$ 及 $T_2WI$ 上均显示为低信号，由于水分渗出、蛋白、黏多糖沉积等，也可以导致小脑齿状核、尾状核头部、壳及苍白球钙化表现为 $T_1WI$ 高信号，$T_2WI$ 稍高信号（图 9-5-2）。

**【诊断要点】**

典型 CT 表现，结合临床病史及实验室检查中血钙、血磷的变化，诊断较明确。

**【鉴别诊断】**

假性甲状旁腺功能减退（pseudohypoparathyroidism），亦称为 Seabright Bantam 综合征，致病原因常由于先天性肾小管病变导致对甲状旁腺素的敏感性减低，继而出现甲状旁腺功能减退的症状，如抽搐、血钙低、无机磷高等，但与甲状旁腺功能减退所致的改变不同，即其脑内钙化较少，2/3 病例可发生软组织钙化，而且常伴有某些先天畸形，如圆月脸、短颈、短胖体形、白内障、短指、智力落后等。

Fahr 病即特发性家族性脑血管亚铁钙沉着症，该病在基底节、丘脑、小脑齿状核及皮质下钙化的表现与甲状旁腺功能减退引起的脑内钙化非常相似，CT 检查很难进行鉴别，需要结合临床和实验室检查。Fahr 病的主要临床表现为神经发育迟缓、痴呆、癫痫、锥体束或锥体外系受累症状，实验室检查无钙、磷代谢异常。

（齐志刚）

## 第六节 特发性家族性脑血管亚铁钙沉着症

**【概述】**

特发性家族性脑血管亚铁钙沉着症（cerebral vascular ferrocalcinosis）又称 Fahr 病，是由于铁、卟啉、钙代谢异常导致脑白质、基底节及小脑广泛钙化，但无血清内钙磷改变及甲状旁腺代谢异常，系常染色体显性遗传性疾病，常为家族性，曾有报道一家 3 代有 5 例患者。部分病变还可伴发星形细胞瘤、骨髓瘤发生。

铁、卟啉及钙代谢异常使矿物质沉积在脑基底节、小脑齿状核及大脑皮层灰质中。电镜检查在基底节、脑灰白质、小脑均见混合多糖、黏多糖、钙盐及铁沉积，主要位于血管外膜细胞胞质内，有的位于胶质细胞胞质内。

**【临床特点】**

临床上有精神障碍、癫痫、智力低下、语言障碍，并伴痴呆，亦可发生帕金森病。但早期无临床症状。

【影像检查技术与优选】

CT 显示钙化优于 MRI，但病变严重程度与 MRI 高信号成正比，二者应结合应用。

【影像学表现】

1. CT　基底节区钙化主要累及苍白球、壳核、尾状核头及体部，呈倒"八"字形或片状钙化，丘脑多呈对称的点状、条状钙化，小脑齿状核多呈弧形或小片状钙化，大脑灰白质交界区呈对称性点状、片状或条状钙化。侧脑室体部旁"火焰"状、"骨针"状钙化。钙化呈条状或不规则形（图 9-6-1）。

2. MRI　典型钙化在所有序列均呈低信号，不典型者可以表现为 $T_1WI$ 高信号，主要反映钙化的基质（图 9-6-2）。神经系统症状与 $T_2WI$ 高信号的相关性好于 CT 所示的钙化，$T_2WI$ 高信号的范围与 CT 所示钙化的范围可以不同。$T_2WI$ 高信号可能反

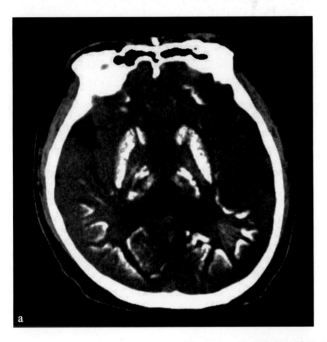
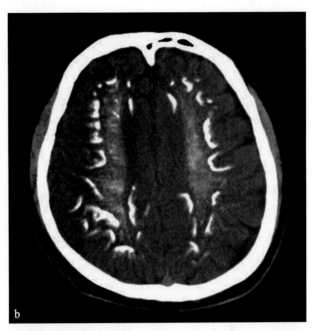

**图 9-6-1　特发性家族性脑血管亚铁钙钙沉着症的 CT 表现**

a. 横断位 CT 显示两侧对称性豆状核、尾状核头部及丘脑钙化；b. 横断位 CT 显示两侧半卵圆中心及额顶叶皮层下对称性钙化

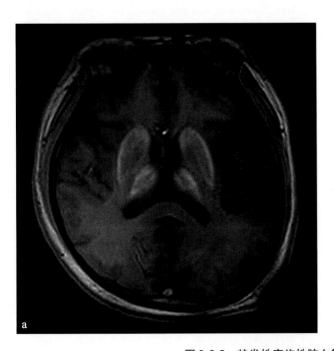
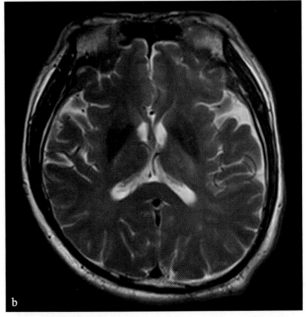

**图 9-6-2　特发性家族性脑血管亚铁钙钙沉着症的 MRI 表现**

a. 横断位 $T_1WI$ 显示两侧豆状核、尾状核头部、丘脑及皮层下对称性稍高信号；b. 横断位 $T_2WI$ 两侧苍白球、尾状核头部呈低、等信号，双侧丘脑及左侧颞枕交界处皮层下稍高信号

映脑组织的进行性代谢紊乱或感染性病变，在此基础之上逐渐出现钙化，因此 $T_2WI$ 上的高信号可以解释神经系统症状。颅内钙化的 MRI 表现可能与脑组织内的钙化程度和病程长短有关，钙化浓度在 30% 左右时，可在 $T_1WI$ 表现为高信号；少数钙化灶在 $T_2WI$ 呈高信号，可能在病变活动过程中，钙化部位脑组织常伴神经胶质细胞增生和脱髓鞘改变，使得 $T_2WI$ 上病变区域信号增高。Fahr 病在脑内钙化灶之外还可以合并囊状病变，它的形成被认为是在小血管病变基础上血管破裂出血而形成的血肿，血肿液化后形成囊腔，周围脑组织胶质增生形成囊壁。磁敏感加权序列可能对诊断陈旧性出血基础上形成的囊状病灶有所帮助。

综合看来，CT 检查可以反映脑内的钙化，MRI 检查能全面精确地反映病变部位脑组织伴发的病理改变和发生发展过程。

### 【鉴别诊断】

本病为脑内以基底节为主的广泛性钙化，与甲状旁腺功能减退引起的脑内改变在影像学上无法鉴别，可以通过临床血清学检查进行区分，Fahr 病无血清钙磷代谢异常。

（齐志刚）

# 第七节 铅 中 毒

### 【概述】

铅及其化合物主要以粉尘、烟雾或蒸气的形式经呼吸道进入人体，如在铅作业场所进食或用污染的手拿食物，可使铅随食物等进入人体。由呼吸道吸入者，借肺泡的弥散和吞噬细胞的吞噬，约有 25%～30% 被吸收，进入肺循环。通过消化道进入体内的铅，只有 10% 被吸收，经门脉抵肝后，部分进入血液而作用于全身各系统和器官，毒物主要累及神经、造血、消化、心血管等系统，引起铅中毒（plumbism or lead poisoning），产生一系列病理改变。

铅中毒导致中枢神经系统病变的病理表现主要是：神经元变性、细胞核肿胀，尼氏体部分溶解，髓鞘脱失，灰质萎缩改变。中毒早期在铅的轻微影响下使大脑皮层兴奋和抑制过程的关系紊乱，进一步可引起神经系统组织结构的改变，包括大脑、小脑等。在慢性铅中毒的患者，脑内含铅量可达 0.2～0.6mg/100g。重度者可发生铅中毒性脑病，最后导致脑萎缩。

### 【临床特点】

早期产生神经衰弱综合征，全身乏力、失眠等，

铅中毒脑病可有脑血管危象、脑血管硬化、症状性癫痫、精神障碍等。

### 【影像检查技术与优选】

MRI 显示病变累及范围优于 CT，CT 可显示慢性中毒后的病变钙化，二者应结合应用。

### 【影像学表现】

1. CT 急性铅中毒可发生中毒性脑病，可见小脑水肿而致第四脑室受压，进而导致幕上脑室系统扩大。慢性中毒时，双侧小脑半球可见广泛、对称性钙化，大脑半球皮层下及基底节呈现轻度钙化。晚期可见脑萎缩改变。

2. MRI 慢性铅中毒患者行 MRI 检查可以发现脑室旁白质、基底节、岛叶、丘脑后部及脑干在 $T_2WI$ 信号增高，晚期出现脑萎缩改变，通过 $T_1WI$ 三维结构成像可以定量测量脑体积改变，结果发现铅中毒患者的额叶、扣带回、岛叶、海马等脑区体积减小。MRS 检查显示铅中毒患者额叶、基底节及海马区 NAA/Cr 比值降低，且患者血铅浓度与其海马的 NAA/Cr 比值呈负相关，这也提示海马为铅中毒的靶器官，与此相应的是患者在后期会出现记忆力减退、癫痫样发作等症状。

（齐志刚）

## 参 考 文 献

[1] Starosta-Rubinstein S, Young AB, Kluin K, et al. Clininal assessment of 31 patients with Wilson's diseases: correlations with structural changes on magnetic resonance imaging. Arch Neurol, 1987, 44: 365-367.

[2] Bandmann O, Weiss KH, Kaler SG. Wilson's disease and other neurological copper disorders. Lancet Neurol, 2015, 14(1): 103-113.

[3] Van Den Heuvel AG, Van der Grond J, Van Rooij LG, et al. Differentiation between portal-systemic encephalopathy and neurodegenerative disorders in patients with Wilson disease: ¹H MR spectroscopy. Radiology, 1997, 203: 539-543.

[4] Ala A, Walker AP, Ashkan K, et al. Wilson's disease. Lancet, 2007, 369(9559): 397-408.

[5] Sinha S, Taly AB, Ravishankar S, et al. Wilson's disease: cranial MRI observations and clinical correlation. Neuroradiology, 2006, 48(9): 613-621.

[6] 吴江. 神经病学. 2版. 北京：人民卫生出版社, 2010.

[7] 李坤成. 比较神经影像学. 2版. 北京：科学技术文献出版社, 2011.

[8] 郑罡,李强,张丽萍,等.肝性脑病患者基于静息态 fMRI 的全脑功能连接研究.放射学实践,2014,29(1):21-24.

[9] Zhang LJ, Zheng G, Zhang L, et al. Altered brain functional connectivity in patients with cirrhosis and minimal hepatic encephalopathy: a functional MR imaging study. Radiology, 2012, 265(2): 528-536.

[10] Osborn, Anne G. Diagnostic Imaging: Brain. 2nd ed. Salt Lake City: Amirsys Publishing, Inc, 2010.

[11] Abe K, Yoshimura H, Tanaka H, et al. Comparison of conventional and diffusion-weighted MRI and proton MR spectroscopy in patients with mitochondrial encephalomyopathy, lactic acidosis, and stroke-like events. Neuroradiology, 2004, 46(2): 113-117.

[12] Lee HF, Tsai CR, Chi CS, et al. Leighsyndrome: clinical and neuroimaging follow-up. Pediatr Neurol, 2009, 40(2): 88-93.

[13] 刘红光,卢明花,王其军,等.Fahr 病影像学诊断及病理学分析.中华放射学杂志,2006,40(5):474-478.

[14] Drelich G, Drelich-Zbroja A, Szponar J, et al. MR imaging late changes of brain after carbon monoxide poisoning—case report. Przegl Lek, 2013, 70(8): 666-668.

[15] Beppu T. The role of MR imaging in assessment of brain damage from carbon monoxide poisoning: a review of the literature. AJNR, 2014, 35(4): 625-631.

[16] 樊中营,罗福成,汪青松,等.急性一氧化碳中毒后迟发性脑病氢质子波谱学研究.中国医学影像技术,2008,24(11):1708-1710.

[17] 唐小平,习卫民,肖新兰,等.表观扩散系数值对急性一氧化碳中毒后迟发性脑病的诊断价值.中华放射学杂志,2009,43(12):1276-1280.

[18] 李铭鑫,胡慧军,郑奎宏,等.DTI 与 MRS 成像在一氧化碳中毒迟发性脑病中的应用研究.中国 CT 和 MRI 杂志,2014,12(8):8-10.

[19] 周文明,付维东.假性甲状旁腺功能低下的临床影像诊断(附 8 例报告).放射学实践,2014,29(8):921-923.

[20] Mufaddel AA, Al-Hassani GA. Familial idiopathic basal ganglia calcification (Fahr's disease). Neurosciences, 2014, 19(3): 171-177.

[21] 李庭毅,李睿.Fahr 病 5 例临床分析.中国实用神经疾病杂志,2015,18(7):129-130.

[22] 张永秋,朱艳清,张福琛.霉变甘蔗致迟发性中毒性脑病 2 例.罕少疾病杂志,2011,18(4):50-51.

[23] 宋波,武柏林,徐岳宗,等.职业性慢性铅中毒脑改变的磁共振成像和磁共振波谱研究.河北医科大学学报,2014,35(11):1285-1290.

[24] 郑虹,龙莉玲,陈炜,等.氢质子磁共振波谱早期诊断亚临床铅中毒.中国医师杂志,2012,14(10):1365-1368.

[25] Stewart WF, Schwartz BS, Davatzikos C, et al. Past adult lead exposure is linked to neurodegeneration measured by brain MRI. Neurology, 2006, 66(10): 1476-1484.

[26] Jiang YM, Long LL, Zhu XY, et al. Evidence for altered hippocampal volume and brain metabolites in workers occupationally exposed to lead: a study by magnetic resonance imaging and (1)H magnetic resonance spectroscopy. Toxicol Lett, 2008, 181(2): 118-125.

（马　林　卢光明　审校）

# 第十章　脑变性与退行性疾病

## 第一节　阿尔茨海默病

### 【概述】

阿尔茨海默病（Alzheimer disease，AD）是一种不明病因的神经退行性疾病，它是痴呆的最常见原因，又称老年性痴呆，以进行性痴呆为主要临床表现的大脑变性疾病。可能与胆碱能神经元的丧失或破坏、铝中毒、朊病毒感染、脑反应性抗体及遗传等因素有关。按年龄 AD 分为早老型（50～60 岁）和老年型（>60 岁）。早老型 AD 不到 1%，是一种常染色体显性遗传，由于基因突变导致 β- 淀粉样蛋白（Aβ）代谢异常。老年型 AD 发病率随年龄的增长呈指数上升。AD 主要的神经病理学特征：由 β- 淀粉样蛋白（Aβ）形成的老年斑（senile plaques，SP）和过度磷酸化的微管相关蛋白（microtubule-associated protein，MAP）形成的神经原纤维缠结（neurofibrillary tangles，NFTs）。AD 的其他神经病理变化还有神经细胞丧失、颗粒空泡变性、星形胶质细胞及小胶质细胞增生等。目前 AD 发病机制的主流学说包括 Aβ 过度沉积、Tau 蛋白过度磷酸化、氧化应激、炎性反应等。

### 【临床特点】

早期临床症状主要是认知、语言功能和视觉空间障碍，其中记忆障碍，特别是对最近发生事件的记忆丧失，是 AD 的一个重要特性和常见表现，执行功能、行为症状失调、神经症，非认知性神经失调（锥体和锥体束外的运动障碍、肌阵挛和癫痫）常出现在 AD 中、晚期。非典型 AD 表现包括视觉变异（后皮质萎缩）和原发性进行性失语。AD 的进展是不可避免的，但进展的速度可不同，据报道平均寿命在 3～8 年。

AD 的发生发展划分为三个阶段：临床前期（preclinical Alzheimer disease）、轻度认知障碍期（mild cognitive impairment，MCI）和痴呆期（dementia）。

AD 由临床评估做出诊断，可隐匿性发作，进行性记忆下降和至少一个其他认知领域所致功能受损均应怀疑 AD。实验室检查和影像检查主要是排除其他诊断。神经心理测试可以提供确认信息和有助于患者资料管理。

### 【影像检查技术与优选】

CT、MRI 检查均可发现脑萎缩表现，以 MRI 为首选方法。

### 【影像学表现】

1. CT　不同程度皮质脑萎缩（脑回变窄、脑沟增宽），以颞叶内侧海马旁回的萎缩尤为显著，除了皮层的萎缩，还可见外侧裂池、脑室系统扩大，侧脑室颞角的显著扩张是 AD 特征性表现。CT 血流灌注脑功能成像可以发现 AD 患者基底节区脑组织灌注减少。

2. MRI　AD 患者晚期 MRI 表现为不同程度的大脑皮层萎缩，脑室、脑沟扩大，在 $T_2WI$ 可见脑室周围及皮层下白质内高信号（图 10-1-1）。最典型的特征是海马体积减小、内侧颞叶萎缩，包括侧脑室下角超过 3mm，海马区 $T_2WI$、FLAIR 高信号，海马扫描为垂直于海马长轴的冠状薄层 $T_2WI$ 和 FLAIR 序列。

近年来，随着高场 MRI 新技术及计算机技术发展，多模态 MRI 技术已被广泛应用于 AD 研究，如三维高分辨率结构 MRI、磁共振波谱、磁共振灌注成像、磁共振扩散成像和血氧水平依赖功能性磁共振成像等。这些神经影像学研究为深入理解该疾病的病理生理机制和早期诊断、进展监测和治疗评估等，提供了重要的研究手段，有助于早期识别轻度认知障碍（mild cognitive impairment，MCI），积极干预其向 AD 的转化。利用基于三维高分辨率结构 MRI 的 VBM 方法研究，AD 患者双侧海马、海马旁回、双颞上回及颞中回灰质体积缩小，灰质体积

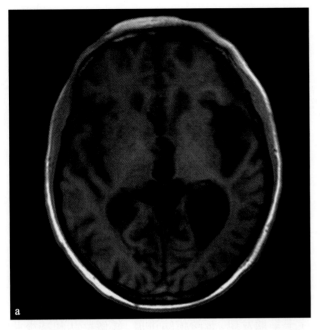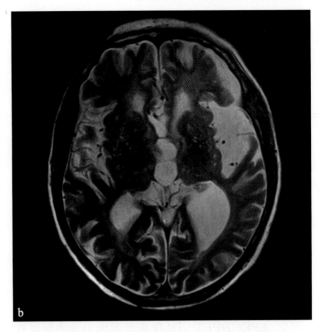

图 10-1-1　横断位 T₁WI（a）、T₂WI（b）示双侧颞叶体积缩小，外侧裂池增宽，额部脑沟增宽，双侧脑室及第三脑室扩大

的缩小与临床症状加重有相关性，研究还发现双侧海马、海马旁回灰质体积的缩小可鉴别轻度认知障碍（MCI）与 AD，有助于对 MCI 的早期诊断。磁共振波谱（MRS）成像技术研究发现，AD 患者后扣带回 NAA/Cr 和 NAA/mI 比值降低，以及 mI/Cr 比值的升高。磁共振弥散加权成像（DWI）发现 AD 患者认知功能的衰退与白质微结构改变密切相关。磁共振弥散张量成像（DTI）发现 AD 患者脑内多发白质纤维束损害。MRI 三维伪连续动脉自旋标记（3D pCASL）发现 AD 灌注减低区的 CBF 与患者认知功能减低存在相关性。静息态功能性磁共振成像（resting-state functional MRI，rs-fMRI）研究发现，AD 患者的默认网络（如海马、内侧额顶区域等）具有异常的自发活动。

【诊断要点】

AD 诊断的前提是确认患者的痴呆。痴呆是根据记忆力下降并伴有其他认知功能减退来确定，其特征是判断与思维能力的下降，但意识清楚；还有某种情绪控制或主动性的下降或社会行为的改变。这些症状至少存在 6 个月。然后，排除其他疾病导致的痴呆及已知病因引起的痴呆，如脑血管性痴呆、脑炎、帕金森病、Huntington 病、皮克病、脑外伤、脑缺氧等，才诊断该病，属于排他性诊断。

【鉴别诊断】

1. **血管性痴呆**　指缺血性或出血性卒中引起的痴呆，最常见的原因是由于小血管病变所致脑血管疾病，神经系统检查有卒中体征和相应影像学

表现。

2. **路易小体痴呆（DLB）**　仅次于 AD 的第二常见退行性痴呆。可根据临床特征帮助鉴别 AD，包括显著的早期幻视觉的出现，伴震颤麻痹、认知波动、神经异常、睡眠障碍和抑制神经药的高敏感性。

3. **额颞叶痴呆（FTD）**　是一种神经病理和临床异构性紊乱，表现为额叶和 / 或颞叶局限性退变的特征。早期性格、行为和执行功能改变可用于鉴别行为变异的额颞叶痴呆与 AD。

（张体江）

## 第二节　Lewy 小体痴呆

【概述】

Lewy 小体痴呆（dementia with Lewy bodies，DLB）或 Lewy 体病是继 Alzheimer 病（AD）的第二个最常见的原发变性性痴呆。基本病理特征是脑干及大脑皮质分布包含 α- 突触核蛋白的 Lewy 包涵体，极少或没有神经原纤维缠结。

【临床特点】

DLB 的主要临床症状是波动性认知障碍、帕金森综合征及以视幻觉为突出表现的精神症状。早期临床特征包括视幻觉、注意力，震颤麻痹、认知波动的出现，中后期可出现严重的言语流畅性、行为功能和视觉空间能力的障碍。此外，快速眼动睡眠行为紊乱和对地西泮类药的严重敏感性在这种病患体中更加显著。DLB 的诊断标准：凡具备下列 3 项

核心症状中的 2 项为"很可能"路易体痴呆，1 项为"可能"路易体痴呆。核心症状为：①波动性认知功能障碍，以注意障碍或警觉障碍表现突出；②反复出现复杂、生动的幻视；③帕金森综合征。支持症状为：①反复跌倒；②晕厥发作；③短暂性意识丧失；④对抗精神病药过敏；⑤系统性妄想；⑥存在幻视以外的其他幻觉。

【影像检查技术与优选】

影像学检查方案包括 MRI、SPECT 与 PET，MRI 为首选方法。

【影像学表现】

1. MRI　DLB 表现为脑萎缩，以壳核萎缩为主，脑室扩大，脑沟增宽，海马及颞叶中部结构相对保留，有研究认为颞叶萎缩程度较 AD 轻。

2. SPECT/PET　DLB 患者表现为非萎缩之枕叶灌注及代谢水平降低，具有一定的提示意义。

【诊断要点】

DLB 的诊断以波动性认知障碍、帕金森综合征及以视幻觉为突出表现的精神症状，MRI 表现壳核萎缩，海马及内侧颞叶结构相对保留可作出诊断。

【鉴别诊断】

临床表现需与帕金森病（PD）、AD 鉴别，与 PD 的不同点是 Lewy 体痴呆先出现认知障碍，随病程进展才出现 PD 症状，而后者则主要先出现典型 PD 症状、继而才痴呆。DLB 患者与 AD 鉴别，DLB 患者短中期回忆及再认功能均相对保留，而言语流畅性、视觉感知及操作任务的完成等方面的损害更严重。在认知水平与 AD 相当情况下，DLB 患者运动及神经精神障碍更重、生活自理能力更差。

（张体江）

# 第三节　帕金森病

【概述】

帕金森病（Parkinson disease，PD）又称震颤麻痹，是一种较常见的锥体外系慢性退行性疾病，50 岁以上人群发病率约 1%。病因不清，可能由于大脑基底神经节环路神经元损伤或多巴胺型神经元的变性，而胆碱能神经功能相对亢进。主要病理改变为黑质多巴胺能神经元大量变性脱失，以致密部的腹外侧部为主，病变区可有胶质细胞增生。分泌的抑制性神经递质多巴胺明显减少，而兴奋性神经递质乙酰胆碱的作用相对亢进，纹状体允许无关的运动冲动下传，因而产生帕金森病。

【临床特点】

典型临床表现为静止性震颤、动作迟缓、肌肉强直和姿势性反射障碍，可伴有痴呆。除特发性帕金森病外，临床上还有一些疾病也可引起震颤、肌强直和运动减少三联症，称为继发性帕金森病或称帕金森综合征和帕金森附加综合征（Parkinson plus syndrome）。帕金森综合征常发生于感染、中毒、化学药物刺激、脑血管病、中线区脑肿瘤、脑外伤及代谢性脑病等。帕金森附加综合征可见于进行性核上性麻痹、纹状体黑质变性、皮层齿状核黑质变性、橄榄体-脑桥-小脑萎缩、Shy-Drager 病等。

PD 具有遗传易感性，起病缓慢，多单侧起病伴非特异性症状，临床症状及特征典型时多为晚期。生化异常与临床症状的严重程度成正比。研究关注于早期发现、延缓疾病进展、缓解症状和减少并发症。

【影像检查技术与优选】

提倡 MRI 检查为主的多技术联合应用，以便早期诊断及综合评估疾病进展。

【影像学表现】

1. CT　特发性帕金森病的早期阶段，CT 无异常发现，这些病例对药物治疗反应良好。对药物反应不佳者，CT 上有可能发现基底核钙化、交通性脑积水或弥漫性脑萎缩。

2. MRI　特发性帕金森病可表现为弥漫性脑萎缩，早期黑质致密部变窄或黑质信号消失，有时可见黑质和苍白球内局灶性 $T_2WI$ 高信号及局灶性萎缩，壳核区无明显铁质沉积所致的 $T_2WI$ 低信号，而继发性帕金森病常见壳核 $T_2WI$ 低信号（图 10-3-1）。由于 PD 患者受累脑组织部位的铁沉积增加，利用 $T_2^*WI$ 三维梯度回波序列研究发现，PD 患者黑质小体的高信号消失对诊断 PD 具有重要提示作用。SWI 可早期发现病变，且黑质和苍白球部位的相位值与 PD 患者的 Hoehn-Yahr 分级呈显著负相关。MRS 检查可见 NAA/Cr 降低，GABA 含量升高，且 NAA/Cr 比值可用于监测病情变化与 Hoehn-Yahr 分级。随着结构和功能性影像技术的进步，磁敏感加权成像及定量磁敏感图、扩散成像和磁化传递成像、MRS、血氧水平依赖功能性磁共振成像等对 PD 的研究逐渐加深，从宏观及微观角度评价，能早期发现脑部微观结构与功能改变的神经病理变化。

【诊断与鉴别诊断】

特发性帕金森病诊断主要依靠临床，应与其他

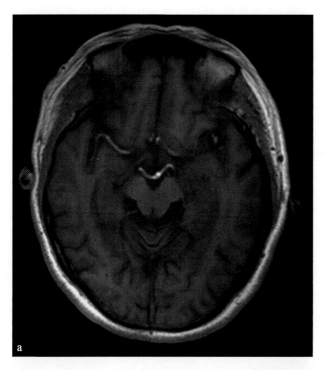
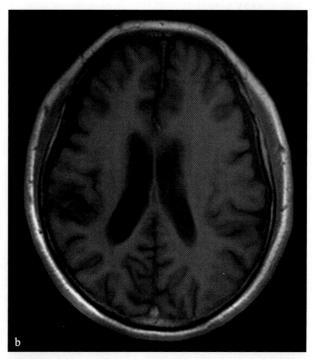

图 10-3-1 帕金森病
横断位 $T_1WI$ 示中脑及双侧颞叶体积缩小

可致震颤但无进行性多巴胺丢失（特发性震颤）的疾病，以及可致运动迟缓和强直的病变（非典型帕金森病 / 进行性核上性麻痹或多系统萎缩）相鉴别。影像学检查可发现某些继发性帕金森病的病因，如脑肿瘤、颅内感染等。另外，壳核明显 $T_2WI$ 低信号对临床鉴别帕金森病或帕金森综合征有一定价值。

（张体江）

## 第四节　遗传性脊髓小脑共济失调

### 【概述】

遗传性脊髓小脑共济失调（hereditary spinocerebellar ataxia，SCA）是一组包括多种共济失调亚型、具有高度临床和遗传异质性的神经系统退行性疾病及遗传病。该病的分类方式目前多且较乱，如按综合征形式、按解剖部位、按遗传类型、按基因定位等多种，不同分类形式甚至所包括的疾病谱范围也不同。根据致病基因定位分类，目前已经确定致病基因的 SCAs 达 30 多型，中国最常见为 SCA3 型，即马查多 - 约瑟夫病（Machado-Joseph disease，MJD），其基因突变位点在 14q24.3-q32，具有遗传早现及父系不稳定倾向。主要病理改变以小脑、脊髓、脑干变性为主，主要为小脑皮质浦肯野细胞丢失，小脑脚及小脑白质纤维脱髓鞘，其机制与多聚谷氨酰胺选择性损害神经细胞和神经胶质细胞相关。肉眼可见小脑半球和蚓部、脑桥及下橄榄核、脊髓颈段和上胸段萎缩明显。多在中年发病。

### 【临床特点】

以小脑性共济失调、锥体系及锥体外系症状、进行性眼外肌麻痹、远端肌萎缩、突眼等为临床特征，首发症状是肢体共济失调、走路不稳，可突然跌倒、出现发音困难、双手笨拙和痉挛步态。该疾病具有渐进性、隐匿性特点，早期临床症状、体征不典型，而且临床症状及体征与多系统萎缩、肌萎缩侧索硬化、多发性硬化等疾病多有交集，影响临床医师确诊。

### 【影像检查技术与优选】

CT 检查价值有限，对脑干、小脑萎缩和脑桥萎缩明显者可显示清楚。MRI 为首选方法，除可显示受累部位形态改变外，还可显示信号异常、脑血流、代谢及微结构异常。

### 【影像学表现】

1. CT　可显示明显的脑桥、小脑萎缩，但对橄榄体的观察和小脑脑沟的观察均不如 MRI，对脑桥的评价受亨氏暗区伪影的影响常不满意。

2. MRI　MRI 主要表现为脑干、小脑萎缩和 $T_2WI$ 脑桥"十字"征，脑桥、橄榄萎缩表现为脑桥腹侧变平，桥前池增宽，延髓脑桥沟变浅，脑干、小脑萎缩在 MRI 矢状位显示最佳。小脑中脚、小脑半球及小脑蚓部萎缩导致小脑脑沟增宽，第四脑室扩大，在 MRI 横断位显示最佳。"十字"征为脑桥核及其发出通过小脑中脚到达小脑的纤维（桥横纤维）变性，而由齿状核发出构成小脑上脚的纤维和锥体束未受损害，脑桥横行纤维、小脑中脚的变性和神经胶质增生使其含水量增加，形成 $T_2WI$ 脑桥横断面上"十字"形高信号（图 10-4-1），以前认为"十字"征是 SCA 的 MRI 特征改变，现在发现多系统萎缩也可出现类似征象。目前 MRI 新技术已应用于 SCA 研究，DWI 上 SCA 患者脑桥和小脑中脚局部 ADC 值增加、各向异性分数（FA）值降低，有助于 SCA 早期诊断。磁共振新技术在 SCA 病理机制、早期鉴别诊断、病情监测、临床疗效评估等方面有很大潜力。

【诊断要点】

根据典型的 MRI 表现（小脑、脑干萎缩及 $T_2WI$ 脑桥"十字"征），结合临床病史，诊断不难。

【鉴别诊断】

SCA 需与多系统萎缩、肌萎缩侧索硬化、Wallerian 变性等脑干、小脑萎缩性病变鉴别。多系统萎缩影像及临床症状与 SCA 有诸多相似之处，但其为散发性且成年期发病。肌萎缩侧索硬化累及上运动神经元（大脑、脑干、脊髓），又影响下运动神经元及其支配的躯干、四肢和头面部肌肉的一种慢性进行性变性疾病，临床表现为混合性瘫痪，上肢出现肌萎缩、下肢痉挛性瘫痪，MRI 表现为与临床受

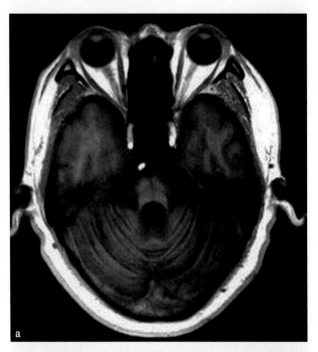

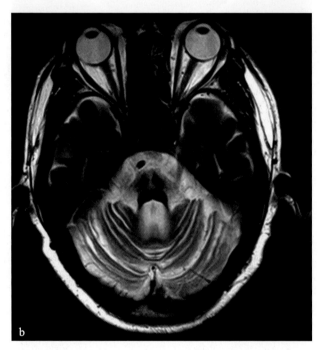

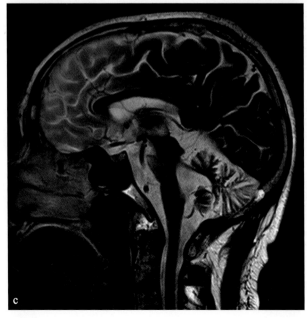

**图 10-4-1　遗传性脊髓小脑共济失调**

$T_1WI$（a）和 $T_2WI$（b）为横断位，c 为 $T_2WI$ 矢状位，脑桥、橄榄、小脑萎缩，脑桥、橄榄腹侧变平，桥前池扩大，第四脑室扩张；脑桥见"十字"征（b）

累部位相对应脊髓萎缩变性。Wallerian 变性是各种原因导致神经纤维损伤断裂，以远神经纤维轴突和髓鞘破坏，临床表现为对侧瘫痪、肌张力增高，MRI 表现为患侧脑干萎缩，$T_2WI$ 可见小片状高信号。

（张体江）

## 第五节 Huntington 病

### 【概述】

Huntington 病（Huntington disease，HD）又称慢性进行性舞蹈病、大舞蹈病或 Huntington 舞蹈病，是一种常染色体显性遗传的新纹状体与大脑皮质的退行性疾病，少数散发。目前认为本病是因纹状体内多巴胺与乙酰胆碱的平衡失调及多巴胺的易化作用增强所致。病变主要侵犯基底核和大脑皮质，以尾状核及壳核受累、萎缩最显著。组织学特征为选择性小神经元细胞严重破坏丧失，伴明显胶质细胞增生和脱髓鞘；而大神经元细胞无或仅轻度受累。早期，纹状体组织学可表现正常，故认为早期临床症状是生化异常所致，PET 研究证实此时纹状体已有葡萄糖代谢减低。

### 【临床特点】

主要临床症状包括运动症状（不自主运动）、认知功能障碍和精神障碍三大症状，一般发生于 40 岁左右。运动症状表现为短暂不能控制的装鬼脸、点头、手指跳动，随病情加重，不随意运动进行性加重，出现典型的舞蹈样不自主运动、吞咽困难、构音障碍。成人型临床特点为舞蹈样运动、进行性痴呆与精神障碍。青少年型发病较早，病程进展快，肌张力障碍、强直为突出表现，可伴有全身性癫痫发作、小脑共济失调、精神异常等其他表现。

### 【影像检查技术与优选】

MRI 对本病的显示明显优于 CT，还可用于评价疗效。

### 【影像学表现】

1. CT 尾状核头部与体部萎缩，多为对称性，侧脑室前角与体部扩大；双侧壳核对称性低密度，为胶质增生和萎缩变性表现。

2. MRI CT 无明显异常表现时，MRI 可显示尾状核、壳核区的异常信号，尤其在 $T_2WI$、FLAIR 序列，MRS 可显示早期生化代谢异常（NAA/Cr 及 Cho/Cr 下降，可出现异常乳酸峰）。

典型者，MRI 显示对称性尾状核头、体部和 / 或壳核体积减小，呈 $T_1WI$ 低信号、$T_2WI$ 高信号；明显萎缩呈条索状，侧脑室前角与体部明显扩大，外缘平直或向外膨隆（图 10-5-1）。大脑皮质萎缩，以额

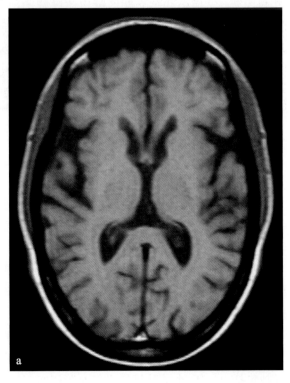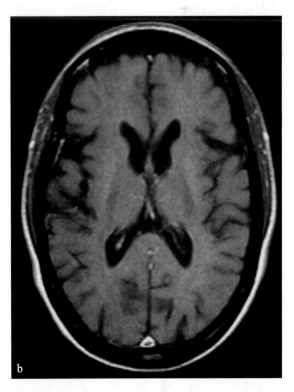

**图 10-5-1 Huntington 病**

MRI $T_1WI$ 平扫（a）、增强扫描（b）示尾状核头、壳核体积缩小呈长 $T_1$ 信号，双侧脑室前角扩大（图片由美国圣路易斯大学医学院周以华教授提供）

叶为著。有时在苍白球前部与内囊后肢可见 $T_2WI$ 低信号，可能与铁质沉积有关。

**【诊断与鉴别诊断】**

双侧尾状核头部与体部和/或壳核对称性萎缩及大脑皮质萎缩的 CT、MRI 表现对 Huntington 病诊断有提示作用，结合阳性家族史、典型舞蹈样运动、进行性痴呆与精神障碍三大症状可作出诊断，最终诊断需进行基因检测。

（张体江）

# 第六节 皮 克 病

**【概述】**

皮克病（Pick disease）又称叶性萎缩或脑叶萎缩症，是大脑变性疾病，属常染色体显性遗传性疾病。大体病理表现为局限性萎缩，以额、颞叶皮质萎缩为主，侧脑室的额角及颞角扩大，可累及海马、脑岛。额叶萎缩以眶面包括直回和额下回最明显；萎缩常不对称，多以左侧为著。组织病理学改变为大脑皮质神经元显著减少和变性，部分神经元肿胀，胞质内可见嗜银包涵体即皮克小体；偶见老年斑和神经纤维缠结现象。

**【临床特点】**

临床多见于 40～60 岁，女性多见，发病率仅为 AD 的 20%，病程约 2～5 年。主要表现为智力低下、注意力不集中、记忆力减退、人格变化、行为异常，晚期出现痴呆。

**【影像检查技术与优选】**

MRI 为首选检查方法。

**【影像学表现】**

1. CT 双额叶底部、颞叶萎缩，脑实质密度无明显异常。

2. MRI 典型表现：脑萎缩，以双额叶底部、颞叶萎缩为著，双侧外侧裂、半球间裂前部和局部脑沟增宽，常以左侧更明显；侧脑室的额角及颞角扩大，皮质萎缩程度不一，顶枕叶较额顶叶轻。病变严重时可累及基底核。

**【诊断与鉴别诊断】**

典型的皮克病表现为双侧额叶底部、颞叶萎缩，结合临床表现可以做出提示性诊断，但最终诊断靠活检。与 Alzheimer 病的鉴别要点为皮克病在额上回后 2/3 部分不发生萎缩性改变，顶叶、枕叶及小脑也不受影响。但 Alzheimer 病皮质萎缩较为广泛和弥漫。

（张体江）

# 第七节 放射性脑病

**【概述】**

放射性脑病（radiation treatment-induced brain lesion）是人脑接受大剂量电离辐射或放射治疗所致脑组织放射性反应综合征。按照放疗后出现症状的时间分为三期。①急性期：多发生于放疗后几天到 2 周，主要表现为放疗期间短暂的症状恶化，但很快恢复；②早期迟发性反应期：多发生于放疗后 2 周到 3 个月，大多数较为短暂，预后较好；③晚期迟发性反应期：多发生于放疗后 3 个月至 10 年及以上，为进行性、不可逆性甚至致命性的，它构成了限量照射后的主要并发症。根据累及的范围，此期又可分为两种类型：局限性放射性坏死和弥漫性脑白质损伤，两者可分别或同时发生。急性期及早期迟发性反应期仅表现为血管内皮肿胀、小血管壁增厚、血管壁通透性增加、组织游离水增加、血管源性水肿等。晚期迟发性反应期病理改变多样，常见的有局限性放射性坏死、弥漫性脑白质损伤、大动脉放射损伤、钙化性微血管病及不同程度的脑萎缩。

局限性放射性坏死表现为神经细胞凝固性坏死、溶解或消失、空洞形成伴反应性胶质细胞增生，白质较灰质严重；局部血管壁增厚，呈玻璃样变性，管腔闭塞；受损小动脉支配区脑白质脱髓鞘，以脑室旁白质及半卵圆中心区为显著，甚至邻近脑组织广泛水肿及成片脑组织坏死，偶伴出血。弥漫性白质损伤表现为血管内皮损害、毛细血管通透性增加、血管源性水肿、脑白质广泛脱髓鞘、反应性胶质增生、神经元变性坏死甚至可融合成大片坏死区。大动脉放射损伤亦是晚期迟发性反应期的重要标志，常见脑内小、中动脉，甚至大动脉损伤，表现为小血管的纤维蛋白样坏死、中动脉甚至大动脉的粥样硬化，伴血管狭窄及闭塞。长期放疗患者尸检可发现钙化性微血管病，多见于豆状核及基底核与皮质穿支血管之间的边缘带，少数可见皮质灰质钙化。镜下可见小血管内钙盐沉积，周围有多少不一的钙化性脑坏死灶包绕。大部分放疗后病例可发生不同程度的脑萎缩，表现为脑沟增宽及脑室扩大。

关于放射性坏死的机制，尚存在争论。一般认为不仅与剂量有关，还与个体敏感性有关。其病理机制包括：①中、小动脉损伤引起血管闭塞，导致慢性缺血性坏死；②胶质细胞损伤，引起白质脱髓鞘和白质软化；③放射刺激，使胶质细胞抗原形成自身免疫，导致过敏性血管炎；④氧化自由基引起细胞膜脂质损伤。

**【临床特点】**

临床上，局限性放射性坏死并不罕见，发生率为 0.5%～25%，其中 70%～90% 发生于放疗后 2 年之内。主要临床表现为：①颅内压增高，如头痛、恶心、呕吐等，甚至可形成脑疝；②癫痫大发作；③局限性神经功能损害，表现为视力障碍、同向偏盲、复视、失语、单侧运动和感觉障碍；④其他如头晕、嗜睡、反应迟钝、记忆力减退等。局限性放射性坏死为进行性、不可逆性甚至致死性坏死，手术切除为首选方法，但仅可挽救生命。弥漫性脑白质损伤重度者最突出的临床特征是脑功能损害，包括性格改变、记忆力减退、精神错乱、学习困难（儿童者）及明显痴呆，严重者可致死；也可发生癫痫及运动异常；这些表现常是不可逆性的，也有诱发脑膜瘤、纤维肉瘤、胶质瘤等颅内肿瘤的报道。

**【影像检查技术与优选】**

放射性脑病的影像检查方法有 CT、MRI 和 PET。CT 检查对早期病变的诊断价值有限，且有辐射损伤。PET 检查尽管存在放射性核素的影响，但作为能反映病变组织的生理生化变化和代谢状态，对放射性脑坏死与肿瘤复发的鉴别诊断具有重要价值。MRI 因无辐射、软组织分辨率高、可多模态成像等优点，对放射性脑病的诊断与鉴别诊断均具有重要作用，可作为放射性脑病的首选影像检查技术。

**【影像学表现】**

1. CT　急性期及早期迟发性反应期 CT 平扫可见广泛非特异性低密度区，累及双侧基底核、大脑脚及深部脑白质，增强扫描无强化，短期随访病灶消失（图 10-7-1）。局限性放射性坏死平扫示病灶呈低密度，灶周水肿明显，有时呈广泛指样水肿，常伴不同程度的占位效应，可见坏死、出血。增强扫描早期病灶多无强化或呈斑片状、环状和地图状轻度强化，边界不清，但在延迟后，多数坏死区则有较明显的强化，边界变得较清楚，常呈毛刷状，而少数坏死区仍呈轻度强化。局限性放射性坏死灶强化程度不一，可单发或多发，位于原来被照射的肿瘤周围或照射野内的其他部位。坏死灶周围伴有不同程度的低密度水肿区，部分患者占位效应显著，中线结构明显移位，甚至可形成脑疝。弥漫性脑白质损伤平扫可见脑室周围脑白质、半卵圆中心广泛低密度区，增强扫描多数无强化，少数可见小片状不均匀强化，后者提示有脑白质坏死存在。动态增强灌

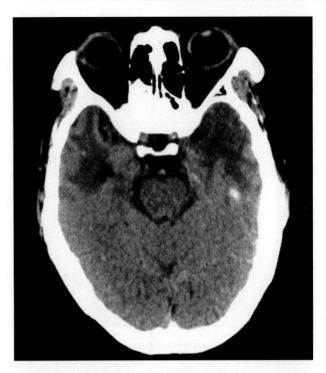

**图 10-7-1　鼻咽癌放疗后**
CT 平扫示双侧颞叶片状低密度

注扫描可见坏死区灌注下降，其动态灌注时间 - 密度曲线为乏血供型，表现为峰值低，快速上升时相和快速下降时相延缓。病变晚期，脑室周围、壳核、苍白球和大脑皮层区见多发钙化（钙化性微血管病），其邻近脑沟增宽、脑室扩大等脑萎缩表现。

2. MRI　急性期及早期迟发性反应期 $T_1WI$ 呈等或低信号，$T_2WI$ 呈高信号，病灶范围较 $T_1WI$ 更为广泛，累及双侧基底核、大脑脚及深部脑白质，增强扫描无强化，短期随访病灶消失。局限性放射性坏死 $T_1WI$ 病灶多数呈低信号，少数呈低等混杂信号，偶可见多发囊状，病灶边界不清，灶周水肿明显，有时呈广泛白质指样水肿，常伴不同程度的占位效应，可见坏死、出血。增强扫描病灶无强化或呈环形、片状、地图样不均匀强化，可见"瑞士奶酪"或"皂泡样"强化（图 10-7-2）。

弥漫性脑白质损伤平扫 $T_1WI$ 病灶呈等或略低信号，信号多数较均匀，少数信号不均，后者提示病灶内囊变、坏死、出血存在；$T_2WI$ 呈高信号，边界不清，尤以脑室周围脑白质、半卵圆中心区为著，常双侧对称受累，有时可累及皮层下 U 形纤维，病变边缘不规则似火焰状。胼胝体多不受影响（图 10-7-3）。但研究发现，伽马刀、光子刀局部放疗者，除可见脑白质的上述改变外，灰质及胼胝体也可同时累及。MRI $T_2WI$ 高信号与组织内水含量有关，而与组织损伤程度关系不大，这可解释 MRI 信号异常与临

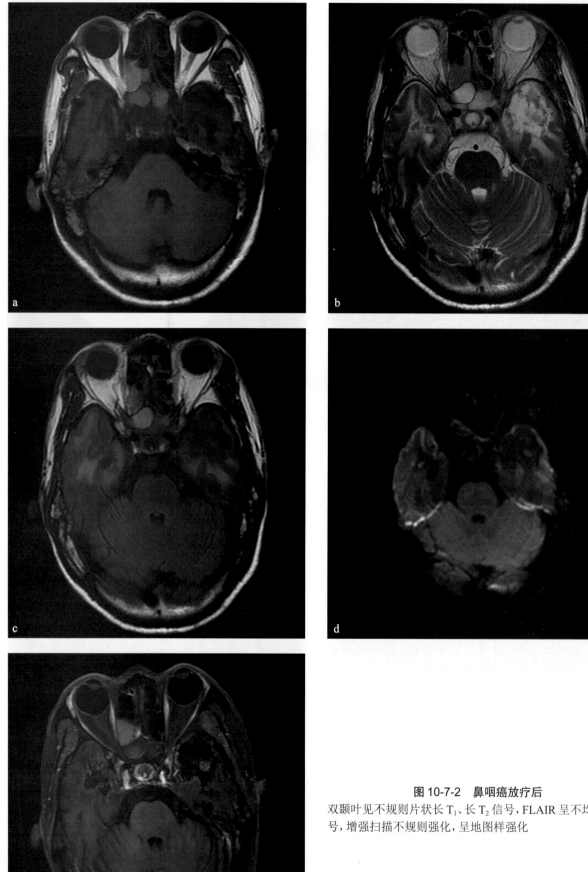

**图 10-7-2　鼻咽癌放疗后**
双颞叶见不规则片状长 $T_1$、长 $T_2$ 信号，FLAIR 呈不均匀高信号，增强扫描不规则强化，呈地图样强化

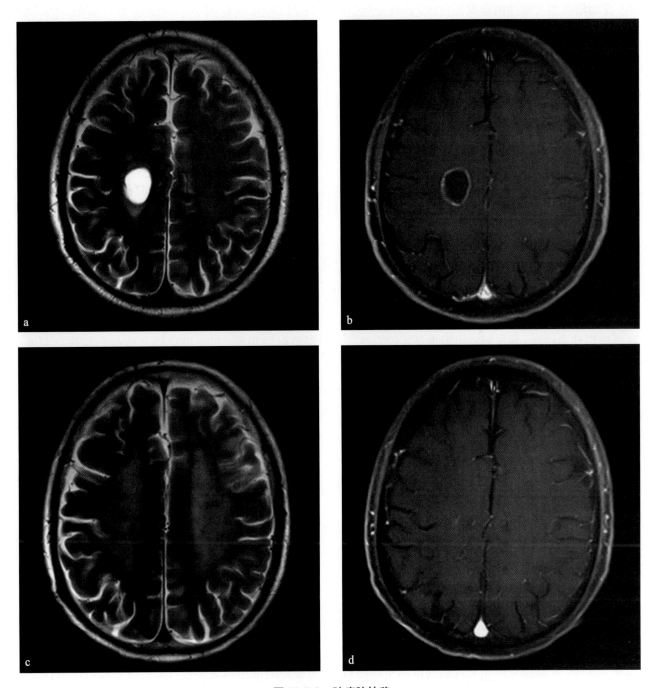

**图 10-7-3 肺癌脑转移**

a、b. 分别为 $T_2WI$、$T_1WI$ 增强扫描，显示右额叶转移瘤。c、d. 分别为 $T_2WI$、$T_1WI$ 增强扫描，显示同一患者行全身化疗、全脑放疗 18 个月后双侧侧脑室周围对称性长 $T_2$ 信号，相互融合成片；增强扫描右额叶转移瘤显著缩小

床症状不成比例的原因。增强扫描多无强化，少数可见小片状不均匀强化，后者提示有脑白质坏死存在。钙化性微血管病 MRI 扫描不如 CT 敏感，钙化 $T_1WI$ 呈低或等信号，$T_2WI$ 呈低信号，常见于豆状核与皮质穿支血管之间的边缘带，有时可见皮质灰质钙化。60％的脑肿瘤放疗后存活者可见脑沟增宽、脑室扩大等脑萎缩表现。

磁共振灌注加权成像（PWI）是一种利用磁共振快速成像序列和图像后处理技术来反映组织器官血流灌注状态，提供组织器官血流动力学信息的成像方法。包括外源性灌注成像（动态增强磁敏感成像）与内源性灌注加成像（动脉自旋标记灌注成像），前者需使用含钆造影剂，通过测量不同的血流动力学参数如局部脑血容量（regional cerebral blood volume，rCBV）、局部脑血流量（regional cerebral blood flow，rCBF）、平均通过时间（MTT）等评价微循环的状态和功能；动脉自旋标记（ASL）灌注成像因不需要注射含钆造影剂，是以水作为内源性示踪剂，反映颅内血流灌注的磁共振技术，具有无创、可重复性高等优点，近年来已被广泛应用于临床。放射性坏死灶由于血管床减少，血流灌注低下而表现为病变区灌注量下降，其动态灌注时间 - 信号曲线为乏血供型，峰值正常或低峰值；在肿瘤复发区，肿瘤血管的增生使局部血流灌注量增加出现高灌注区。研究认为灌注加权成像可用于鉴别肿瘤复发和放射性坏死，放射性坏死区在 rCBV 图上显示低灌注，时间 - 信号曲线平直，没有信号强度的下降（正常脑组织显示信号强度下降峰），而脑肿瘤病灶在 rCBV 图显示高灌注，时间 - 信号曲线显示信号强度下降（与正常脑组织比较）。但应该注意的是，放疗尤其是全脑放疗后正常脑组织的 rCBV 也下降。而且由于磁共振灌注加权成像的参数为半定量研究，常以白质或灰质为参照进行比较，血流的不均匀性以及造影剂通过血 - 脑屏障渗出等也是其局限性。

磁共振波谱（MRS）能无创性直接检测活体组织的生化和能量代谢信息，对检测放射损伤早期改变及鉴别放射性脑坏死与肿瘤复发或残留很有意义。急性期及早期迟发性反应期 MRS 发现 NAA 下降，NAA/Cho 及 NAA/Cr 下降，而 Cho 升高，以放疗后 4 个月最明显，以后逐渐恢复正常。放疗区周围的正常脑组织也可发生类似反应。放射性坏死 Cho/Cr 和 NAA 均下降；肿瘤复发或残留 Cho 升高，NAA 降低或消失。NAA 降低提示神经元损伤或破坏，其进行性降低提示脑组织坏死进展。Cho 下降考虑与坏死组织有关，可能是坏死组织细胞膜代谢异常所致。当放射线剂量高，导致脑组织放射性坏死彻底时表现为 NAA、Cho、Cr、Lac、Lipid 均不能测出，仅为一较平坦线。放射性脑坏死时还可出现高耸 Lip 峰，其原因可能是射线损伤细胞引起细胞膜代谢降低、细胞膜崩解，膜中的磷脂分解成中性脂肪，因此 Lip 峰在某种程度上反映了组织坏死的进展状况，对放射性脑坏死的诊断有一定的价值。有学者总结放射性坏死有两个特征性模式，Lac/Cr+Pcr 明显升高、Cho/Cr 值下降和所有代谢物均降低或缺失（图 10-7-4）。少数放射性坏死时也可表现为 Cho 增高，可能与检查时所处的放射性坏死的不同时间有关，而且在放射性坏死的早期阶段要比晚期阶段出现 Cho/Cr 升高的可能性大。MRS 还存在一些局限性，例如虽然出现 Lip-lac 峰时提示放射性坏死，但肿瘤坏死区也可检查到 Lip 峰，MRS 目前较难对这两种坏死成分进行区分。

弥散加权成像（DWI）是基于平面回波成像（EPI）技术测定水分子布朗运动的 MRI 技术，它反映了组织中水分子的扩散运动，是目前唯一能在体检测水分子扩散的方法，常用表观扩散系数（apparent diffusion coefficient，ADC）来对分子的扩散状态进行量化。DWI 可以通过检测脑肿瘤治疗后水分子扩散的变化，对治疗反应作出定量分析。低 ADC 值反映细胞密度较高、肿瘤组织增殖，提示肿瘤复发或进展；高 ADC 值则反映肿瘤细胞密度降低，提示肿瘤坏死。有研究采用 ADC 值鉴别肿瘤复发和放射性脑损伤中，病变平均 ADC 值大于 $1.313 \times 10^{-3} mm^2/s$ 时，诊断假性进展的敏感性、特异性分别为 98.3%、100%，肿瘤复发的 ADC 值明显低于放射性脑损伤，可能是由于肿瘤细胞数目较多、细胞外间隙小、细胞核浆比大，导致水分子扩散受限所致。DWI 检查 ADC 值、DTI 检查 FA 值对鼻咽癌放射性损伤，可在潜伏期及微损伤期作出判断。理论上，放射性坏死的扩散系数比肿瘤要大，可采用 DWI 来鉴别放射性坏死与肿瘤复发。但在放射性坏死早期，由于出现细胞内水肿，导致细胞内水扩散速度减慢，也可在 DWI 上表现为高信号，此时与肿瘤复发鉴别困难。同时由于放射性坏死含有不同的坏死成分，其扩散度也不尽相同，也是导致其与肿瘤复发鉴别困难的原因之一。因此在采用 ADC 值鉴别放射性坏死和肿瘤复发时，还需要谨慎，需结合病史及其他检查方法做出综合判断。研究发现，即使常规 MRI 检查阴性且未出现临床症状鼻咽癌放疗患者，静息态功能性磁共振成像即可发现脑激活异常及弥漫性功能连接异常，而且，早期局部脑功能活动的升高可预测后期颞叶的严重坏死。

有报道，通过研究胶质瘤术后复发组与治疗后改变组的灌注相关参数（f）、扩散参数（D）、ADC 值及计算累积频率直方图第 90 百分位数、第 10 百分位数参数值，结果发现胶质瘤术后复发组 f90 明显高于治疗后改变组，而 D10、ADC10 在胶质瘤术后复发组明显低于治疗后改变组，f90 能较好地鉴别胶质瘤术后复发与治疗后改变，敏感性 87.1%，特异性 95.0%。

3. PET　PET 是一种无创伤性探测体内发射正电子的放射性核素分布的功能成像技术，可反映病变组织的生理生化变化和代谢状态，因可行定量测定，分辨率较 SPECT 高，临床应用越来越广泛。放射性坏死与肿瘤复发有不同的葡萄糖代谢率，可采用 $^{18}$FDG-PET 对放射性坏死及肿瘤复发进行鉴别诊断，放射坏死区域由于胶质细胞减少，葡萄糖代谢

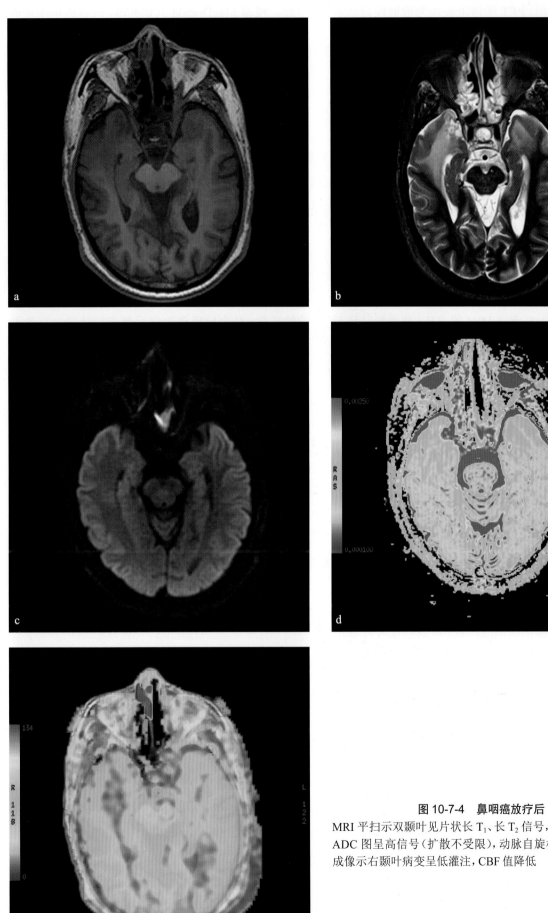

**图 10-7-4　鼻咽癌放疗后**

MRI 平扫示双颞叶见片状长 $T_1$、长 $T_2$ 信号，DWI 呈等信号，ADC 图呈高信号（扩散不受限），动脉自旋标记（ASL）灌注成像示右颞叶病变呈低灌注，CBF 值降低低于正常脑组织，PET 图像上表现为放射性减低甚至缺损区，而复发肿瘤细胞有较高的葡萄糖代谢率，PET 图像呈 FDG 浓聚区。在鉴别诊断放射性坏死和肿瘤复发方面，$^{18}$FDG-PET 敏感性 80% 以上，而特异性差异较大（40%～100%），其原因与研究对象的组织学类型、不同级别所占比例、放疗后 PET 显像时间等因素有关。

**【诊断要点】**

根据典型影像学表现，结合肿瘤放疗史及放疗过程中患者症状加重等临床病史，多数放射性坏死可做出早期诊断。

**【鉴别诊断】**

1. **肿瘤复发** 局限性放射性坏死与肿瘤复发均易发生在治疗后 2 年内，其临床症状和体征相似，有时鉴别困难。在常规 MRI 的 $T_1WI$ 放射性脑坏死显示为斑片状和大片状略低信号或低信号，$T_2WI$ 上典型者表现为病灶中心高信号，边缘低信号，灶周可见明显水肿；增强扫描病灶可呈现皂泡状或瑞士奶酪状强化。由于灰质比白质的耐受剂量高，因此放射性脑坏死多累及脑白质区，即所谓的"灰质回避"现象。而肿瘤复发如胶质瘤复发表现为多发病灶，并可侵及胼胝体，病变占位效应较放射性坏死明显，增强扫描可见明显结节状强化。MRS 对鉴别放射性坏死与肿瘤复发或残留有意义，放射性坏死 Cho、Cr 和 NAA 均降低，还可出现高耸 Lip 峰。肿瘤复发 Cho 升高，NAA 减少或消失，两者鉴别主要在于 Cho/Cr 变化，NAA 对区别两者无帮助。磁共振灌注成像肿瘤复发区由于肿瘤血管增生，使局部血流灌注量增加出现高灌注区；而放射性坏死区由于血管床减少，血流灌注低下而表现为低灌注区。PET 检查放射坏死区由于胶质细胞减少，葡萄糖代谢低于正常脑组织，表现为放射性减低甚至缺损区，而复发肿瘤细胞有较高的葡萄糖代谢率，PET 图像表现为放射性浓聚区。

2. **假性进展** 指脑肿瘤（胶质瘤）患者放化疗后，特别是联合替莫唑胺放化疗后，早期在影像学上表现为原有肿瘤内强化范围增大或肿瘤内出现新的强化区，但患者没有神经系统症状和体征的恶化，部分患者常被误认为是肿瘤进展，但其并不是肿瘤进展，而是体现了肿瘤对治疗的反应，21%～50% 患者在几个月后此种影像消失。假性进展一般出现在放化疗结束后即刻至 6 个月内，可能由于治疗后血管内皮细胞死亡或肿瘤细胞死亡崩解的产物引起局部组织的炎性反应、水肿以及血管通透性改变

引起。根据 MacDonald 判定标准，肿瘤的早期进展（early progressive disease，ePD）指放疗（或同步放化疗）结束后 6 个月内、每 2 疗程化疗后颅脑 MRI 检查提示基线病灶长径总和增加大于 20% 或出现新病灶，其中基线病灶长径总和虽增加大于 20%，但临床症状无进展，且无严重占位效应，则视为疑似假性进展，后续仍行原方案 2 疗程化疗，再次行颅脑 MRI 复查，病灶长径总和无变化或变小则判定为假性进展。

3. **脑脓肿** 放疗者出现临床症状恶化，局部水肿加重，占位效应明显。除考虑放疗后改变外，应除外脑脓肿。后者增强扫描 CT 和 MRI 出现均匀连续环形强化，环壁厚薄较均匀，DWI 表现为囊性区高信号，ADC 图呈低信号（扩散受限），具有一定的特征性，结合抗感染治疗后复查病灶缩小有助于诊断。

（张体江）

# 参 考 文 献

[1] 罗一烽，曹志宏，王冬青，等．轻度阿尔茨海默病海马各区磁共振 $T_2$ 信号的研究．中华老年心脑血管病杂志，2013，15（1）：49-51．

[2] 冯丽莎，张雪宁，关祥祯，等．老年阿尔茨海默病患者脑白质结构的扩散加权成像研究．中国医学计算机成像杂志，2010，16（6）：173-175．

[3] 唐俊婷，洪汛宁，程虹，等．阿尔茨海默病脑白质的扩散张量成像研究：基于纤维束示踪的空间统计学分析结果．临床放射学杂志，2014，33（7）：968-971．

[4] 刘颖，袁慧书，曾祥柱，等．三维动脉自旋标记技术评价阿尔茨海默病患者脑血流灌注．中国医学影像技术，2014，30（5）：693-697．

[5] 段小艺，刘翔，叶佳俊．阿尔茨海默病及轻度认知损伤患者 PET 与 MRI 分析．中国医学影像技术，2017，33（11）：1624-1629．

[6] 洪震．Lewy 小体痴呆表现特点与临床诊断．诊断理论与实践，2007，7（1）：13-16．

[7] 岳伟，纪勇．路易体痴呆百年史．中国现代神经疾病杂志，2015，15（7）：514-517．

[8] 李金遥，吴慧杰，王灿，等．多系统萎缩与脊髓小脑共济失调鉴别诊断．卒中与神经疾病杂志，2017，34（5）：472-473．

[9] 曾胜，唐北沙，王俊岭．脊髓小脑共济失调 SCA36 亚型的临床与遗传学研究进展．中华医学遗传学杂志，2015，32（6）：886-889．

[10] 朱杨帆，陈涛，杨丹，等．遗传性脊髓小脑共济失调3型 MRI 检查的应用与进展．中华神经免疫学和神经病学杂志，2015，22（2）：130-132.

[11] 郭劲松，金延方，李滨．MRI 在遗传性脊髓小脑共济失调中的应用（附一家系报道）．临床放射学杂志，2008，27（6）：761-765.

[12] Jean-Marc Burgunder. 亨廷顿舞蹈病：教学性综述．中国神经精神病杂志，2015，41（10）：577-587.

[13] 梁长虹，曾辉，冯晓源．医学影像学诊断与鉴别诊断．北京：人民军医出版社，2013.

[14] 耿道颖，沈天真，Chi-shing Zee. 颅脑影像鉴别诊断学．北京：人民军医出版社，2009.

[15] 于同刚，潘力，戴嘉中，等．脑胶质放射治疗后的假性进展．中国微侵袭神经外科杂志，2010，15：41-43.

[16] 李俊晨，李国华，田野，等．放射性脑损伤的 MRI 研究进展．中华放射肿瘤学杂志，2017，36（1）：98-102.

[17] 刘志成，颜林枫，孙颖志，等．功能 MRI 鉴别胶质瘤术后复发及放射性脑损伤的影像学研究进展．磁共振成像，2017，8（9）：704-710.

[18] Frisoni GB, Fox NC, Jack CR Jr, et al. The clinical use of structural MRI in Alzheimer disease. Nat Rev Neurol, 2010, 6（2）: 67-77.

[19] Teipel SJ, Grothe M, Lista S, et al. Relevance of magnetic resonance imaging for early detection and diagnosis of Alzheimer disease. Med Clin North Am, 2013, 97（3）: 399-424.

[20] Stoessl AJ. Neuroimaging in Parkinson's disease. Neurotherapeutics, 2011, 8（1）: 72-81.

[21] Matsuda H. MRI morphometry in Alzheimer's disease. Ageing Res Rev, 2016, 30: 17-24.

[22] Enkirch SJ, Traschutz A, Muller A, et al. The ERICA Score: An MR Imaging-based Visual Scoring System for the Assessment of Entorhinal Cortex Atrophy in Alzheimer Disease. Radiology, 2018, 288: 226-333.

[23] Mayo MC, Bordelon Y. Dementia with Lewy bodies. Semin Neurol, 2014, 34（2）: 182-188.

[24] Orimo S. Differential diagnosis of dementia with lewy bodies. Brain Nerve, 2015, 67（4）: 413-425.

[25] Barber R, Ghokar A, Scheltens P, et al. Medial temporal lobe atrophy on MRI in dementia with Lewy bodies. Neurology, 1999, 52（6）: 1153-1158.

[26] McKeith IG, Dickson DW, Lowe J, et al. Consortium on DLB. Diagnosis and management of dementia with Lewy bodies: third report of the DLB Consortium. Neurology, 2005, 65: 1863-1872.

[27] Brooks DJ. Parkinson's disease: diagnosis. Parkinsonism Relat Disord, 2012, 18（Suppl 1）: S31-S33.

[28] Sterling NW, Du G, Lewis MM, et al. Striatal shape in Parkinson's disease. Neurobiol Aging, 2013, 34（11）: 2510-2516.

[29] Lotfipour AK, Wharton S, Schwarz ST, et al. High resolution magnetic susceptibility mapping of the substantia nigra in Parkinson's disease. J Magn Reson Imaging, 2012, 35（1）: 48-55.

[30] Broski SM, Hunt CH, Johnson GB, et al. Structural and functional imaging in parkinsonian syndrome. Radiographics, 2014, 34（5）: 1273-1292.

[31] Pyatigorskaya N, Gallea C, Garcia-Lorenzo D, et al. A review of the use of magnetic resonance imaging in Parkinson's disease. Ther Adv Neurol Disord, 2014, 7（4）: 206-220.

[32] Al-Radaideh AM, Rababah EM. The role of magnetic resonance imaging in the diagnosis of Parkinson's disease: a review. Clinical Imaging, 2016, 40（5）: 987-996.

[33] Tuite P. Brain Magnetic Resonance Imaging（MRI）as a Potential Biomarker for Parkinson's Disease（PD）. Brain Sciences, 2017, 7（6）: 68.

[34] Giuliani G, Chiaramoni L, Foschi N, et al. The role of MRI in the diagnosis of olivopontocerebellar atrophy. Ita J Neurol Sci, 1992, 13: 151-156.

[35] Reyes Molón L, Yáñez Sáez RM, López-Ibor Alcocer MI. Juvenile Huntington's disease: a case report and literature review. Actas Esp Psiquiatr, 2010, 38（5）: 285-294.

[36] Sturrock A, Laule C, Decolongon J, et al. Magnetic resonance spectroscopy biomarkers in premanifest and early Huntington disease. Neurology, 2010, 75（19）: 1702-1710.

[37] Niccolini F, Politis M. Neuroimaging in Huntington's disease. World J Radiol, 2014, 28（6）: 301-312.

[38] Sarah A, Kremen OE, Solis JS, et al. "Fantastic Thinking" in Pathologically Proven Pick Disease. Cogn Behav Neurol, 2010, 23（2）: 130-134.

[39] Zeng QS, Li CF, Zhang K, et al. Multivoxel 3D proton MR spectroscopy in the distinction of recurrent glioma from radiation injury. J Neurooncol, 2007, 84: 63-69.

[40] Ding ZX, Zhang H, Lv XF, et al. Radiation-Induced Brain Structural and Functional Abnormalities in

Presymptomatic Phase and Outcome Prediction. Human Brain Mapping，2018，39：407-427.

［41］Prager AJ，Martinez N，Beal K，et al. Diffusion and perfusion MRI to differentiate treatment-related changes including pseudoprogression from recurrent tumors in high-grade gliomas with histopathologic evidence. AJNR Am J Neuroradiol，2015，36（5）：877-885.

［42］Kim HS，Suh CH，Kim N，et al. Histogram analysis of intravoxel incoherent motion for differentiating recurrent tumor from treatment effect in patients with glioblastoma：initial clinical experience. AJNR Am J Neuroradiol，2014，35（3）：490-497.

（洪　楠　卢光明　审校）

# 第十一章　精神影像学

脑成像与分析技术的发展，提高了对脑疾病的认识和诊断水平，并扩展了对脑疾病观察研究的范围，从常规结构成像可检出异常的器质性神经疾病到功能性、精神性疾病。在成像技术上，以功能影像为主，包括 fMRI、PET/SPECT 等；在分析技术上，主要是基于标准空间架构的体素依赖分析技术。在相应研究成果积累的基础上，"精神影像学"应运而生，其指通过影像手段反映健康人或心理、精神疾病患者的认知和精神状态。该影像学分支的萌芽，体现出影像学在认识、评价和指导精神疾病临床决策中逐渐起到重要作用，快速发展的个体化脑影像分析技术将大大推动其在精神病临床诊断实践中的转化。

## 第一节　精神分裂症

### 【概述】

精神分裂症（schizophrenia）是一种严重精神疾病，症状主要为思维过程的崩溃及情绪反应的损害。精神分裂症在传统上被归为"功能性精神病"，即指患者虽然存在疾病的客观表现，却缺乏病理学上的证据。随着科技发展，尤其是遗传、神经生化、脑影像及脑电生理相关研究提供了越来越多的证据，显示精神分裂症被认为是大脑的一种疾病，其致病因素多样，病理过程独特。遗传、幼年环境、神经及心理与社会历程是导致精神分裂症的重要因素；同时，某些药物的使用也会造成或加重精神分裂症的症状。

### 【临床特点】

常见临床症状包括阳性症状（幻觉、妄想、思维混乱等）、阴性症状（如情感缺乏、动作缺乏）以及认知障碍，严重者会有自毁及伤人的倾向，并出现社会或职业功能问题。患者通常于青少年晚期和成年早期显现疾病初期症状。本病的病因目前尚不清楚，诊断方式为患者自述经历以及精神科医师观察患者行为、临床表现等。

### 【影像检查技术与优选】

精神分裂症的诊断标准目前为《精神障碍诊断与统计手册》（DSM）或国际疾病分类（第 10 版）（ICD-10），请参考后述内容。影像学技术的发展为其鉴别诊断提供了帮助，除了用于排除器质性脑疾病引起的精神障碍外，也在发病机制、早期诊断、预后评估和疗效评价中的探索中发挥着重要作用。早期研究，由于 CT 和常规 MRI 检查的分辨率较低，可提供的信息有限。随着近年来功能性磁共振成像（functional magnetic resonance imaging，fMRI）、磁共振波谱（magnetic resonance spectroscopy，MRS）、磁共振弥散张量成像（diffusion tensor imaging，DTI）及正电子发射断层成像（positron emission tomography，PET）等多种影像学技术的成熟和运用，可以从结构、功能、代谢甚至分子水平对精神分裂症患者的大脑改变进行研究和探索。其中，MRI 凭借无创性、高空间分辨率以及能够从结构和功能各方面进行多层次检查等优势，被认为能够细微详细揭示其解剖和功能改变的重要成像工具，并初步发现了该病潜在的结构和功能异常，相关指标被认为是本病的重要生物学标志，为今后揭示其病理基础提供了理论依据。

### 【影像学表现】

早期研究，采用 CT 和常规 MRI 检查，部分研究报道了精神分裂症患者脑室体积的增大（以双侧额角、颞角为主）、脑实质体积的缩小，部分研究没有阳性结果报道。随着高分辨率磁共振的使用，越来越多的研究发现精神分裂症患者存在脑结构及功能的异常。

1. **脑结构 MRI**　Wright 等研究发现精神分裂症患者大脑体积较正常对照者平均减少 2%，以双侧内侧颞叶报道较多。Honea 等的荟萃分析（meta

分析）总结了精神分裂症患者全脑基于体素的形态学分析研究结果，共报道了 50 个脑区灰质或白质体积的改变，不同研究之间比较一致的结果是精神分裂症左侧颞上回和颞中回体积改变。并且上述形态学的改变，与患者临床症状类型（如听觉幻觉）及严重程度相关。最近一项荟萃研究报道，精神分裂症灰质结构缺陷主要在双侧岛叶、额下回皮质、颞下回、前扣带回、内侧前额叶、丘脑和左侧杏仁核。白质的缺陷主要在双侧大脑半球间纤维、丘脑前辐射、下纵束、下额枕束、扣带束和穹窿。揭示了精神分裂症相关灰、白质结构缺陷具有重叠，即灰质缺陷

主要在大脑前部皮质、边缘叶和皮层下灰质，而白质缺陷发生在相应纤维束，即上述灰质结构内部连接纤维或大脑半球间连接纤维（图 11-1-1）。

尽管研究众多，但研究结果存在较大的异质性，其原因可能是由于纳入不同病程的患者、患者的用药状态以及合并其他共病状态造成。首发未用药患者的研究排除了慢性病程及抗精神病药物的影响，可以更好地研究疾病本质改变，并作为起点研究疾病的动态改变。近期一项大样本首发未用药精神分裂症研究报道，患者白质纤维束呈现两种不同的损害模式，并且不同模式的亚组之间临床症状不同

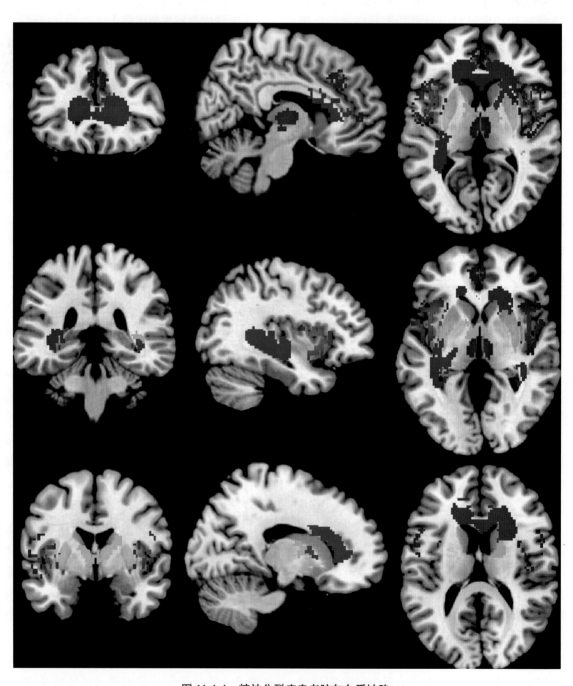

**图 11-1-1　精神分裂症患者脑灰白质缺陷**
红色：精神分裂症患者灰质减少；蓝色：DTI 结果展示白质纤维束 FA 值降低；绿色：白质体积减小

（图 11-1-2），从而揭示了疾病本身的异质性。与正常对照相比，首发未用药精神分裂症患者皮层厚度既有减少，又有增加。患者皮层厚度与未治疗病程之间无相关关系，提示首发精神分裂症在疾病早期皮层厚度的改变相对稳定而非进行性减少，因此可作为疾病早期诊断的潜在生物学指标。此外，结构 MRI 技术在指导抗精神分裂症治疗中亦存在重要价值，如指导 rTMS 治疗方案制定。研究发现，前额叶、岛叶、颞中回、小脑、顶叶及丘脑灰质结构的变化，能作为阴性症状为主的精神分裂症患者疗效预测的良好指标，为精神分裂症治疗提供了新方向。

2. **脑功能 MRI** 大量研究表明，额叶及颞叶局部脑功能降低，是精神分裂症患者的重要特征。而关于同卵双生子（其中之一患病，另一未患病）的功能性磁共振成像研究报道，与未患病同胞相比，精神分裂症患者前额叶血流量明显下降。首发未用药精神分裂症患者功能性磁共振成像研究发现，患者静息状态脑低频振幅的改变主要在额顶叶和默认模式网络（图 11-1-3）。

精神分裂症伴有显著的社会、认知功能减低，抗精神病药物治疗是标准的治疗方式，但是前期研究多在分子水平探索其作用机制，其在系统水平如何产生治疗效果的机制尚不清楚。基于大样本首发未用药精神分裂症数据，四川大学华西医院的研究人员以探索精神分裂症患者药物治疗前后的脑网络改变为出发点，首次采用静息态功能性磁共振成像技术跟踪研究首发未治疗精神分裂症患者药物治疗前及治疗 6 周后的脑功能动态改变。发现与基线状态相比，药物治疗 6 周后，患者出现额叶、基底节等脑区局部脑功能活动增强，并与患者的临床症状相

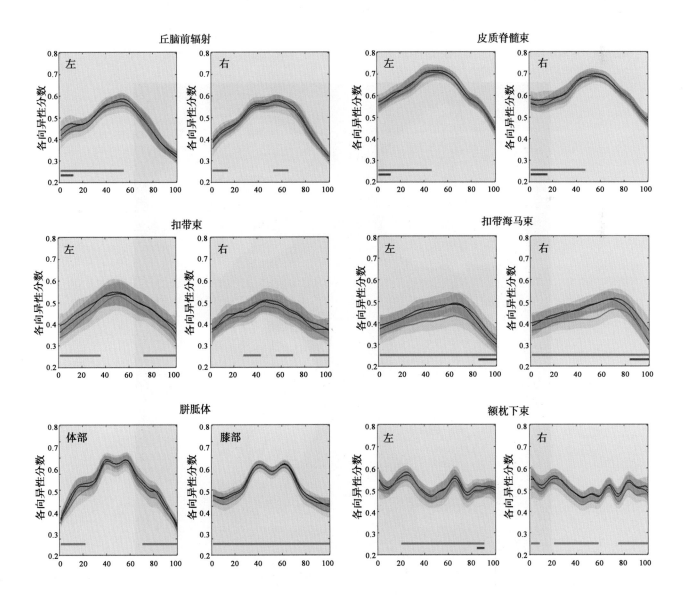

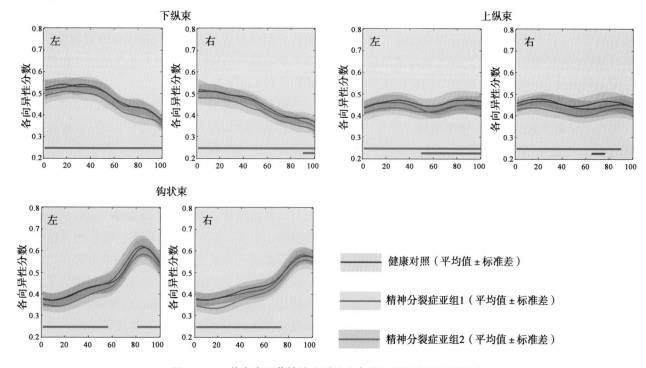

**图 11-1-2 首发未用药精神分裂症患者脑白质损害的不同模式**

蓝色：精神分裂症患者亚组 1；红色：精神分裂症患者亚组 2。亚组 1 表现为白质损害广泛，亚组 2 表现为白质损害局限

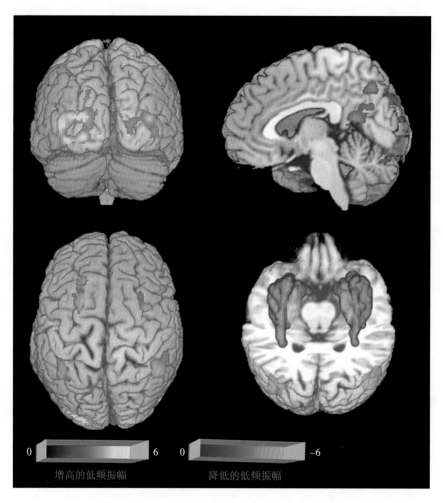

**图 11-1-3 首发精神分裂症患者局部脑功能改变**

精神分裂症患者与正常对照两组间比较，患者低频振幅（ALFF）减低的区域为右侧额下回、左侧额上回、内侧额叶、双侧顶下小叶级及楔前叶（蓝色），而 ALFF 增加的区域为双侧壳核和枕叶

关，而神经网络协调性降低（图11-1-4）。为揭示抗精神病治疗及副作用的神经网络机制提供了重要信息，同时说明多模功能MRI技术在对精神疾病进行动态演变研究中的价值。

**3. 磁共振成像** 磁共振波谱（MRS）检测精神分裂症阴性症状为主患者的研究发现，患者脑内代谢物质也发生相应变化，如额叶NAA，后内侧额叶皮质的谷胱甘肽水平显著降低，GABA浓度较正常人明显升高，并与这些改变与临床症状均有相关性。

近年来，寻找稳定、可靠，可定量的多模态神经标志物是当前精神病学神经影像研究的热点。Sui等人通过纳入多模态磁共振指标，进行多变量数据挖掘和模型演化，发现了精神分裂症患者共变变量fALFF-GMD-FA的减低，并构建了定量模型对认知功能进行有效预测。此外，Javitt等人的研究团队拟结合静息态、任务态fMRI以及$^1$H-MRS磁共振获取谷氨酸调节治疗精神分裂症的客观生物指标，若该神经生物标志获得FDA批准，将大大降低药物开发

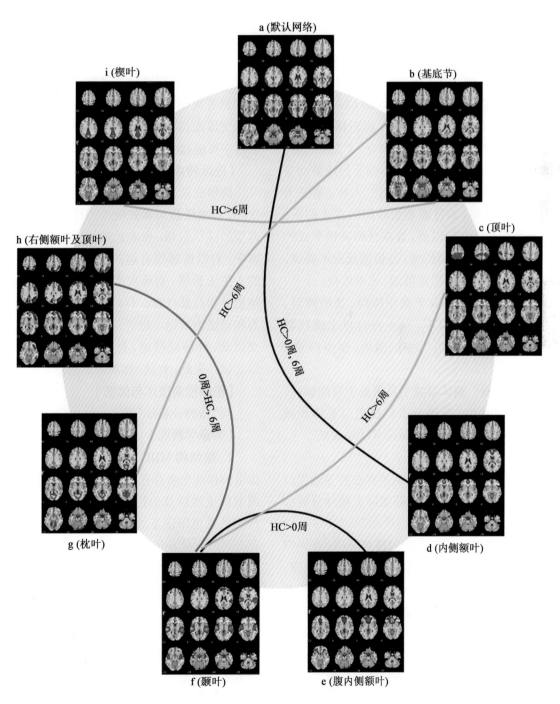

**图11-1-4 首发精神分裂症患者药物治疗6周后神经网络改变**

精神分裂症患者与正常对照两组间比较，红线代表基线时患者功能连接异常，而治疗6周后，功能连接恢复正常。绿线表示基线时患者功能连接正常，治疗之后功能连接减弱。黑线代表治疗前后功能连接未见明显变化。HC：正常对照

和研制的成本。随着脑成像技术的快速发展，有效结合功能、结构和代谢磁共振技术，将为精神分裂症患者提供无创、有效、客观的诊断、治疗和监测工具，向精准医学的要求更进一步。

**4. 其他检查** PET 也发现，未治疗的精神分裂症患者额叶皮质局部血流量下降，其中以阴性症状为主的患者更加明显。PET 研究报道在未经治疗的精神分裂症患者中，扣带回前部功能的降低将导致患者阳性症状如幻觉等的加重，与功能性磁共振成像研究结果一致。

**【诊断要点】**

**1. 临床诊断** 目前，精神分裂症的诊断主要依靠国际定式诊断检查诊断工具——《精神障碍诊断与统计手册》(第 4 版或第 5 版，DSM-Ⅳ/DSM-Ⅴ)或国际疾病分类(第 10 版)(International Classification of Diseases, ICD-10)进行诊断。诊断标准如下：①思维鸣响、思维插入或思维被剥夺、扩散、撤走、播散、思维中断；②被控制妄想、影响妄想或被动妄想，或其他形式的怪异妄想；③第二人称、第三人称幻听或持续数周、数月或更长时间的言语幻听；④除以上所列举的妄想以外，存在任何其他形式的妄想，并伴有任何形式的幻觉；⑤情感反应不协调，情感淡漠，言语缺乏；⑥思维散漫、思维破裂。

诊断要求在并非继发于意识障碍、智能障碍、情感高涨或低落的情况下，至少符合以上症状群①②③中的一项，或④⑤⑥中的两项，至少持续 1 个月以上。

**2. MRI 诊断** 脑体积减小显著见于双侧颞叶，额叶、岛叶、基底节、丘脑及杏仁核也可见体积减小。功能上多见额叶、基底节等脑区活动减低。

**【鉴别诊断】**

精神分裂症的诊断必须确认不存在可导致类似变化的大脑疾病与情感障碍，即实际上精神分裂症是排他性诊断。

脑器质性或躯体疾病所致的精神障碍：首先应该排除的是脑器质性及躯体疾病所致的精神障碍。不少脑器质性疾病如癫痫、颅内感染、脑肿瘤和某些躯体疾病如系统性红斑狼疮及药物中毒，都可以引起类似精神分裂症的表现，如生动鲜明的幻觉及被害妄想。但相关器质性疾病如部分癫痫、颅内感染、脑肿瘤可以通过磁共振检查排除。同时有确凿的临床和实验室证据，证明患者的精神状态与脑器质性疾病或躯体疾病有密切的联系，即精神症状在脑或躯体疾病的基础上发生，随着脑或躯体疾病

的恶化而加重，躯体疾病的改善会带来精神症状的好转。

(张志强 卢光明)

# 第二节 抑 郁 症

**【概述】**

抑郁症(depressive disorder)是一种危害全人类身心健康的常见情感障碍疾病，其世界范围内年患病率为 6.6%，终身患病率为 16.2%。迄今对抑郁症的病因及发病因素并不十分清楚，但可以肯定的是生物心理与社会环境等诸多因素均参与了抑郁症的发病过程。主要包括：性格因素、环境因素、遗传及生理学因素、病程调制。另有许多学者普遍认为抑郁症患者大脑中缺乏 5- 羟色胺——一种脑细胞间互相交流的神经递质，该物质在抑郁症形成和加重过程中可能起着重要作用。

**【临床特点】**

抑郁症以显著而持久的心境低落为主要临床症状，且心境低落与其处境不相符合。抑郁发作时最典型的症状包括：患者长期处于极其抑郁的情感状态中，对以前感到有趣的活动失去兴趣，认为自己的人生无价值，有极度的罪恶感、懊悔感、无助感、绝望感和自暴自弃。有时患者会感到难以集中注意力和记忆力减退。患者还表现出回避社交场合和社交活动、性冲动减退、有自杀念头或反复想到死亡等症状。失眠，食欲、体重降低也是常见症状。

**【影像检查技术与优选】**

同"精神分裂症"节。

**【影像学表现】**

**1. 脑结构 MRI** 在脑结构方面，绝大多数研究报道抑郁症患者存在内侧前额叶、背外侧前额叶和/或眶额皮质以及前扣带回的体积减小或密度减低。尸检结果也印证了这一点，抑郁症患者前额叶皮质存在神经元体积的减小和神经元胶质细胞数量的减少，所以有理由推测额叶体积减小、神经元连接减少可能会引起抑郁症状。除了前额叶，杏仁核也是抑郁症 MRI 研究的重点区域之一，然而对于杏仁核的研究结果并不一致，杏仁核体积缩小和增大均见报道。这些结果的不同可能是由于测量体积时解剖边界不清楚造成的。除此之外，海马也是较为公认的抑郁症患者存在异常的脑结构。有研究发现抑郁症患者的海马体积明显减小，且体积减小表现出功能上的差异性。近年来，越来越多的研究从尸检、

病理生理等多个层面阐明了抑郁症患者海马部位神经的异常，并证实抗抑郁药物和躯体治疗可以通过刺激海马齿状回的神经发生而改善抑郁症状。

在白质改变方面，抑郁症大脑白质异常较为一致的发现主要集中在患者额叶、顶叶、丘脑等区域。有学者对 17 例老年抑郁症患者进行研究，发现其右侧前额叶白质的部分各向异性分数下降，提示额叶 - 纹状体环路可能受损。而经过治疗后，其值逐渐恢复，表明各向异性分数不但可提示相关病理改变，还可追踪和预测治疗反应。另外，在钩束、丘脑前辐射、上侧前脑内侧神经束等与奖赏环路相关的神经通路纤维，亦发现各向异性分数的降低。药物和电休克治疗对于胼胝体辐射性的白质微结构异常能起到一定改善作用。

2. **脑功能 MRI** 在脑功能研究方面，从局部脑活动到功能连接等多个水平上都证实了重症抑郁患者存在大脑异常的功能活动。许多针对局部脑区的研究表明背外侧前额叶和腹外侧前额叶的功能活动在抑郁症患者中出现异常。静息态功能研究发现抑郁症患者在内侧前额叶及背外侧前额叶局部脑组织血氧信号的改变。任务态研究发现抑郁症患者在执行 Stroop 测验和 n-back 工作记忆任务时，背外侧前额叶激活程度明显高于正常对照组。静息态与任务态研究中前额叶的异常改变，提示它们与抑郁症认知和情绪相关障碍有着紧密的联系。

海马位于颞叶内侧，与大脑的记忆功能密切相关，许多大脑血流和代谢的研究都发现抑郁症患者海马功能活动更高。功能性磁共振成像被证实可以探测到难治性抑郁和非难治性抑郁局部脑血流灌注的变化不同。在代谢方面，MRS 研究发现经过药物洗脱期的 MDD 患者海马代谢比正常人低，而且海马区域的代谢与抑郁严重程度呈负相关。虽然研究众多，但研究样本量和药物治疗史限制了研究结果的可靠性，因此大样本、排除用药影响、功能与结构相结合的研究可能对解释海马功能与抑郁症患者记忆缺陷间的关系有更大帮助。

杏仁核位于前颞叶背内侧部，海马体和侧脑室下角顶端稍前处，是一个小但复杂的结构。杏仁核被认为是信息整合中枢，特别是在识别和调控对环境中危险事件的反应过程中起着重要作用。对负性刺激所激发的杏仁核活动与抑郁心境是一致的。这种持续的杏仁核活动不仅存在于情绪任务中，也存在于认知任务中。许多研究发现在恐怖或悲伤面部表情刺激以及非特异的负性视觉刺激下，杏仁核活动显著升高，在预测产生负性刺激及预测和体验热痛刺激时杏仁核的活性也增加。

前扣带回属于边缘系统，动物和人体的大脑毁损研究指出前扣带回与情绪关系密切。随着神经影像技术的广泛应用，前扣带回在认知调控中的作用也逐渐被认可，包括注意、解决问题、错误检测、决策和社会行为。Wu 等学者发现了不同亚型 MDD 患者与健康人前扣带回局部脑功能的差异（图 11-2-1），提示了前扣带回可能是区分难治型和非难治型抑郁症的关键脑区。另有一项关于 MDD 患者工作记忆的荟萃分析（meta 分析）显示，与健康人相比，MDD 患者的左背外侧前额叶皮层、右侧缘上回、左腹外侧前额叶皮层、左侧岛叶、右侧颞上回有明显的信号升高，而在右侧岛叶、右侧中央前回及右侧楔前叶则有信号降低，这说明在执行记忆功能时，MDD 患者与健康人有不同的大脑激活模式（图 11-2-2）。

除独立的脑区改变外，抑郁症患者相关脑区间还存在着功能连接的改变。目前发现了 3 个网络内的功能连接有异常：①情感网络里双侧杏仁核和左侧岛叶前部的功能连接降低；②与注意和工作记忆相关的网络里与左侧额极的功能连接降低；③腹内侧视觉区域内与双侧舌回的功能连接降低。Lui 等将与情绪相关的 13 个脑区作为种子点，发现难治型抑郁症主要与丘脑 - 皮层环路的功能连接减低有关，而非难治型抑郁症主要与更低的边缘系统 - 纹状体 - 苍白球 - 丘脑环路连接强度有关，说明脑网络功能连接的异常可能是难治型和非难治型抑郁症对治疗反应不同的基础。此外，Drysdale 团队通过抑郁症患者不同的脑网络连接模式，将抑郁症患者分成 4 类基于网络的生物学分型：分型 1 与分型 2 的患者容易具有无力感和疲劳感，同时具有增强的丘脑和纹状体间的功能连接；分型 1 和分型 4 容易焦虑，并具有异常的脑扁桃体结构和杏仁核功能连接，并将此分型用于 rTMS 作用内侧前额叶皮质疗效的预测，为抑郁症的精准医学计划提供新的参考价值。

3. **磁共振波谱** 磁共振波谱通过检测神经代谢产物的共振频率，辅助检测抑郁症患者的局部脑代谢活动。研究较为一致地发现抑郁症患者局部脑代谢水平改变集中发生在前额叶和前扣带回皮质区域，其中谷氨酸、谷氨酸 - 谷甘酰胺复合物和 γ- 氨基丁酸显著降低，胆碱及肌酸浓度升高，而 NAA/肌酸和胆碱 / 肌酸比值减低。经过治疗后，部分异常的代谢指标会得到改善。

近 20 年来，以 MRI 为代表的脑认知功能成像

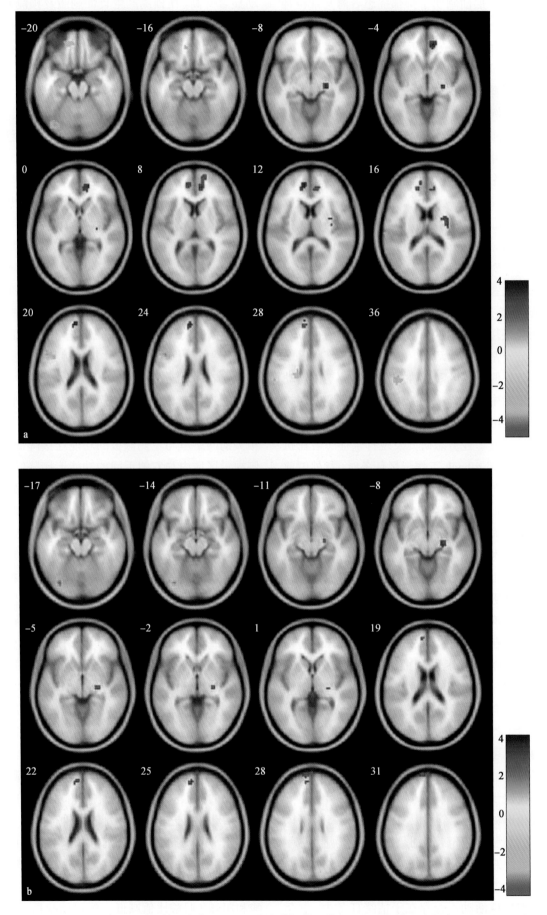

图 11-2-1　一项关于 ReHo 的研究发现，MDD 患者前扣带回的 ReHo 值比健康人更高，而在亚组研究中，难治型 MDD 患者前扣带回的 ReHo 比健康人高，而非难治型前扣带回与健康人相比无明显差异

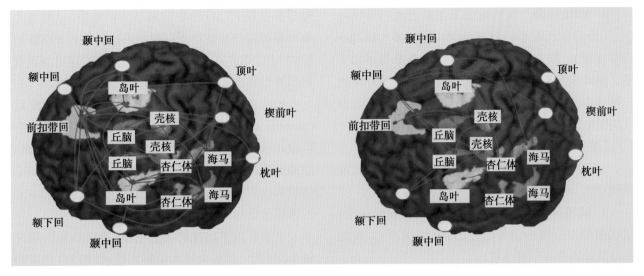

图 11-2-2　一项关于 MDD 患者工作记忆的 meta 分析显示,与健康人相比,MDD 患者的左背外侧前额叶皮层、右侧缘上回、左腹外侧前额叶皮层、左侧岛叶、右侧颞上回有明显的信号升高,而在右侧岛叶、右侧中央前回及右侧楔前叶则有信号降低

技术得到了巨大的发展,已成为研究抑郁症的重要工具之一。但抑郁症磁共振研究仍有局限性,主要集中在:首先,大部分研究纳入的抑郁症样本量都偏小,这将增加结果的假阳性或 / 和假阴性率,而多中心合作,可助于扩大研究样本、深化研究层面、开发治疗新药等。其次,大多数患者在进行 MRI 检查前服用过抗抑郁药,药物治疗对脑结构和功能具有潜在影响,可能导致 MRI 研究结果无法反映抑郁症真正的病理生理学机制。如今大部分磁共振研究都是横向研究,研究所发现的结构或 / 和功能异常是导致抑郁症的原因,还是抑郁引起的结果,目前尚不清楚。此外,在扫描参数方面,如何实现不同厂家、不同机型、不同场强磁共振仪 MRI 检查结果的可比性和重复性还是一个难题。为了实现样本积累、大范围流行病学调查以及多中心合作时,不同的磁共振仪被同时使用在所难免,降低了研究结果之间的可比性,所以 MRI 扫描参数标准化的意义重大。最后,在数据处理方面,研究者们虽然已经积累了大量的经验,也发明出来了多种分析方法,然而如何选择数据处理软件、处理方法及统计方法却成为临床研究中的新问题。在开发新的图像处理技术的同时,应当对已有的数据处理技术进行标准化,以利于 MRI 研究的广泛开展、对研究重复试验和结果验证。展望后续研究,通过多中心合作、控制用药情况、采用纵向研究、参数扫描标准化及数据处理标准化等方式,MRI 研究将在抑郁症的预测、诊断、治疗方案选择、疗效评估及预后判断等方面起到举足轻重的作用。

**4. 其他检查**　单光子发射计算机断层成像术（SPECT）研究发现抑郁患者大脑不同程度的局部脑血流灌注下降倾向,表现为额叶、颞叶和边缘系统的血流灌注减少,两侧大脑灌注的不对称,而有效的治疗后脑血流灌注会得到改善。

多数 PET 研究结果显示抑郁症患者大脑某些区域如前额叶、扣带回皮质的脑代谢率降低,且与抑郁严重程度呈正相关。

**【诊断要点】**

**1. 临床诊断**　根据 ICD-10 进行诊断,抑郁发作一般标准有 3 条:①抑郁发作须持续至少 2 周;②在患者既往生活中,不存在足以符合轻躁狂或躁狂标准的轻躁狂或躁狂发作;③需除外的最常见情况:此种发作不是由于精神活性物质使用（F10～F19）或任何器质性精神障碍所致。

抑郁发作的核心症状有 3 条:①抑郁心境,存在于一天中大多数时间里,且几乎每天如此,基本不受环境影响,持续至少 2 周;②对平日感兴趣的活动丧失兴趣或愉快感;③精力不足或过度疲劳。

抑郁发作的附加症状有 7 条:①自信心丧失和自卑;②无理由的自责或过分和不适当的罪恶感;③反复出现死或自杀想法,或任何一种自杀行为;④主诉或有证据表明存在思维或注意能力降低,例如犹豫不决或踌躇;⑤精神运动性活动改变,表现为激越或迟滞;⑥任何类型的睡眠障碍;⑦食欲改变（减少或增加）,伴有相应的体重变化。

轻度抑郁发作:具有核心症状中的至少两条,核心与附加症状共计至少四条。中度抑郁发作:具有核心症状中的至少两条,核心与附加症状共计至少六条。

**2. MRI 诊断**　结构成像上主要表现为前额叶皮层、海马体积减小，杏仁核结构异常（增大或减小均有报道）。脑白质异常额叶、顶叶、丘脑等区域多见。脑功能检查多见内侧、背外侧前额叶、海马、杏仁核及海马的异常脑区功能变化，如杏仁核、前额叶关键脑区负性情绪任务过程激活异常等。

**【鉴别诊断】**

1. **双相情感障碍抑郁状态**　存在躁狂或轻躁狂状态的异常转变。

2. **脑器质性疾病**　有明确脑器质性疾病病史；症状随原发疾病的消长而波动、好转或消失；实验室或其他检查有阳性指征。

3. **精神分裂症**　具有特征性的思维和感知障碍、情感不协调或情感淡漠以及意志活动缺乏等症状；非继发于意识障碍、智能障碍以及情感高涨或低落。

（张志强　卢光明）

# 第三节　创伤后应激障碍

**【概述】**

创伤后应激障碍（post-traumatic stress disorders，PTSD）是个体经历异常强烈的精神应激（如自然灾害，各种公共突发事件，各种意外事故如矿难、交通事故、火灾，被强奸或被暴力侵袭，突然被剥夺自由或者亲人的突然丧失等）后延迟发生的一类临床症状严重、极大损害精神健康的应激相关障碍。PTSD 有确切病因，但其确切发病机制尚不完全清楚，PTSD 的发生可能与遗传因素、神经回路假说以及神经内分泌等相关。PTSD 的发病率因创伤应激事件不同而差异较大，约为 5%～50%，平均达 12%；约 1/3 的 PTSD 患者终生不愈，约 84% 的患者常伴有物质滥用、焦虑症、抑郁症等精神和躯体障碍，自杀率是健康人群的 6 倍，女性比男性更易发展为 PTSD。

**【临床特点】**

PTSD 精神症状主要表现为：①反复发生闯入性的创伤性再体验；②持续的警觉性增高；③持续的回避和麻木等；④其他：成瘾物质滥用、对未来失去信心、攻击性行为、自杀或自伤行为、抑郁症状等。

**【影像检查技术与优选】**

同"精神分裂症"节。

**【影像学表现】**

1. **脑结构 MRI**　目前，大部分原始研究和 meta 分析都发现 PTSD 患者的海马体积缩小，且海马大小差异可能与症状严重程度相关。但儿童 PTSD 的结构 MRI 研究常未发现海马体积缩小，这可能表明海马体积缩小的形成受神经成熟因素的影响。

Rauch 等 2003 年首先观察到前扣带回皮质（anterior cingulate cortex，ACC）的膝前和胼胝体下区皮质体积缩小，而背侧 ACC 体积没有显著差异。后期的国内外研究均较一致地报道 PTSD 患者 ACC 体积和皮质厚度的显著减少，且症状严重性与 ACC 的体积呈负相关（图 11-3-1）。

当前针对 PTSD 患者杏仁核、岛叶结构的研究较少，近期一项较大样本量研究显示，PTSD 患者的双侧杏仁核体积减小。Pavlisa 等报道 PTSD 患者右侧杏仁核体积较左侧缩小，Schucard 等发现右侧杏仁核体积与患者的再体验症状呈正相关。对于岛叶的磁共振结果报道较为一致，多发现单侧或双侧的脑岛体积减小，并与再体验、回避等症状呈负相关。

新近发表的一篇 meta 分析文章很好地总结了 PTSD 的 VBM 研究的主要阳性发现，经分析后发现，PTSD 患者 mPFC、左侧海马、左侧颞中回及右侧额上回灰质体积较有创伤暴露史的健康对照者缩小，而 mPFC 及左侧枕叶皮质灰质体积较无创伤暴露的健康对照者缩小。这一结论与 ROI 的大多数研究结果基本相符。目前关于结构密度的研究时有报道，但结果很不一致。

最近关于研究皮质厚度改变的文章逐渐增多，报道皮质厚度降低的文章占多数，涉及左侧 ACC、左侧 mPFC、双侧额上中下回、双侧颞上回、左侧颞下回、左侧顶叶、左侧岛叶等脑区，以 ACC 重复较多，如 Shun 等人报道双侧 ACC、PCC 及海马、左侧额上回、右外侧枕回等脑区皮质厚度降低（图 11-3-2）；Lyoo 等报道双侧后外侧前额叶皮质厚度增高；Landre 等的研究未发现皮质厚度改变。可见，PTSD 患者皮质厚度的研究结果差异较大，有待进一步研究。

PTSD 的脑白质结构研究多集中于发现胼胝体和扣带回/束的变化。在关于胼胝体的研究中，被试者多为儿童，且结构显示患儿胼胝体体积较正常儿童减小。Abe 利用 DTI 技术研究了 9 例 PTSD 患者，发现其左扣带回 FA 值有显著增高并与症状呈正相关（图 11-3-3）。另一研究显示，横向研究时，PTSD 患者较创伤暴露对照组双侧后扣带回 FA 值升高，纵向研究示患者左侧后扣带回 FA 值升高。Kim 等报道另一组 21 例 PTSD 患者左侧扣带回 FA

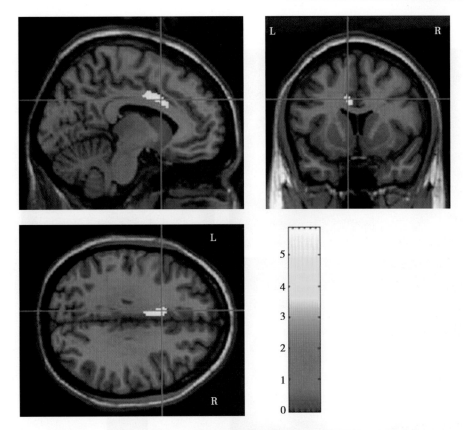

图 11-3-1　PTSD 患者与有创伤暴露史的健康对照组在灰质体积上的差异
与对照组相比，PTSD 患者左侧 ACC 灰质体积减小（图中黄色区域所示）

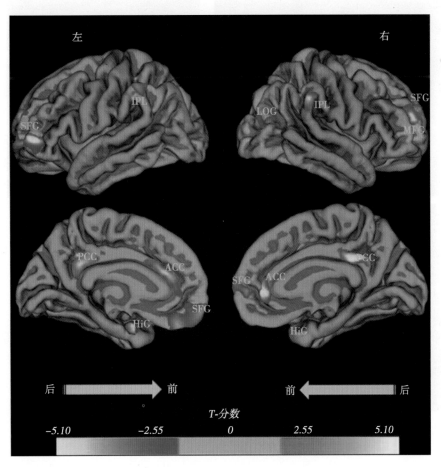

图 11-3-2　PTSD 患者皮层厚度的改变
SFG. 额上回；HiG. 海马；IPL. 顶下小叶；ACC. 前扣带回皮质；PCC. 后扣带回皮质；MFG. 额中回；LOG. 枕外侧回

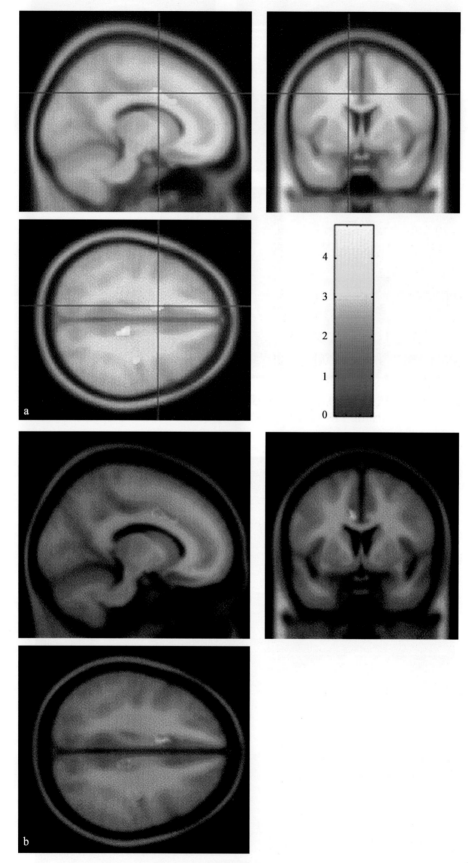

图 11-3-3　PTSD 患者 FA 值的改变

a. 左侧 ACC 脑区的 FA 值增高；b. 黄色示 FA 增高，蓝色示灰质体积减小

值,显著低于健康对照组,这与上述研究结果正好相反。

最近一项 meta 分析整合了 7 项成人 PTSD 全脑 DTI 研究,发现有 9 个脑区 FA 值降低、6 个脑区 FA 值升高,双侧的扣带束出现多处 FA 值升高或降低,最大的一个异常脑区位于右侧扣带回,表现为 FA 值降低;双侧上纵束 FA 值升高,而左侧上纵束 FA 降低,以降低的脑区较为明显。目前,PTSD 的 DTI 研究较少,多数研究样本较小,结果一致性较低,要获得 DTI 中 PTSD 的生物标志,还需进一步研究。

**2. 脑功能 MRI**

(1)任务态 fMRI 在 PTSD 方面的研究:针对 PTSD 患者任务态的脑功能 MRI 的研究发现,脑区功能异常的部位大部分都集中于大脑的边缘系统和大脑皮质。PTSD 传统神经环路模型认为,杏仁核-前额叶-海马环路异常是 PTSD 重要的神经病理基础。很多研究都较一致发现 PTSD 患者杏仁核激活增强、内侧前额叶皮质(包括 ACC)激活降低、海马旁回激活增强、脑岛激活降低;而对海马的研究报道存在较大差异,可能是不同的任务方式对海马的激活存在差异。较多研究者认为海马激活强度的改变很可能成为 PTSD 发病的预兆因素。关于颞回、枕顶叶、丘脑等报道较少,亦存在一定差异,可能与样本容量、PTSD 严重程度、任务刺激情况等有关。

任务状态下,Daniels 等人观察到慢性 PTSD 患者由默认网络(default mode network,DMN)向中央执行网络(central executive network,CEN)和显著网络(saliance network,SN)驱动转化的过程出现异常。此外,任务态下,节点间的功能连接的发现存在异质性。例如,威胁相关刺激任务下,PTSD 患者的 SN 节点与 CEN 和 DMN 的节点间功能连接一般表现为异常的连通性增高;有部分研究报道 SN 与 DMN 节点间在任务状态下功能连接减低(如杏仁核与内侧前额叶),亦有文献提出这两个脑区间的功能连接未发现显著变化。

(2)静息态 fMRI 在 PTSD 方面的研究:近期的一项纳入 14 篇 PTSD 相关静息态文献的 meta 分析报道,静息状态下的 PTSD 患者较为一致地表现出腹侧前扣带回、杏仁核、海马旁回的脑区活动增强;而内侧前额叶皮质、(后)脑岛和小脑蚓锥体脑区活动减低。也有报道指出在右舌回、楔叶、枕中回和小脑区域表现出 ALFF 值下降,而右内侧额回和额中回的 ALFF 值增加。

除独立的脑区改变外,创伤后应激障碍相关脑区间还存在着网络间及网络内的功能连接异常,主要表现为增强的显著网络内连接(salience network)和降低的默认网络内连接(default mode network,DMN),两网络的节点间常表现出的异常功能连接增加。基于先验假设的种子点的功能连接分析显示:杏仁核与脑岛、海马及扣带回等之间和丘脑与额叶、扣带回皮质以及顶之间的连接均异常;楔前叶、颞中回与后扣带回之间的连接增强;额上回与后扣带回之间的连接降低。有研究通过独立成分分析(independent components analysis,ICA)方法首先确定相关脑区,再进行这些脑区的功能连接分析,结果发现:PTSD 患者左内侧前额叶和后扣带回区域功能连接性减低,而楔前叶区域功能连接增强。有研究指出,PTSD 患者默认网络内部的连接性降低与一些症状的严重性呈正相关(图 11-3-4)。

关于全脑网络属性研究,龚启勇教授团队利用图论分析方法,对 76 名经历地震创伤的 PTSD 患者进行分析后发现,PTSD 患者表现出更强的小世界性,而非从随机网络转化,另外,还提出 DMN 与 SN 网络间的不平衡可能与 PTSD 的病理生理机制相关。

**3. 磁共振波谱** Ham 等对 PTSD 患者脑部 MRS 的研究发现,PTSD 患者双侧海马及双侧 ACC 区 NAA 下降,且其 NAA 水平和 PTSD 患者创伤经历重体验症状的评分呈负相关。Schuff 等研究发现,双侧海马 NAA 显著下降(23%),肌酸化合物(Cr)峰显著下降(11%～26%),海马体积改变不显著。

**4. 其他检查** 通过 SPECT 和 PET 的研究均发现,任务激活状态下 PTSD 患者局部脑血流量发生改变,PTSD 患者杏仁核、伏隔核脑区代谢活动增加。另有纵向随访研究显示,经过了一段时间的认知行为治疗后,PTSD 患者的杏仁核的脑血流量减低。Chung 等发现 PTSD 患者边缘系统脑血流灌注增加,而额上回、顶叶及颞叶部分脑区血流灌注降低。

总之,影像学研究已经为寻找 PTSD 的生物标志和阐明 PTSD 的发病机制成功地提供了很多证据和线索,其中重复性较好的发现包括海马、内侧前额叶、脑岛及胼胝体等脑区的结构和功能的改变等。由于 PTSD 影像学研究的结果总体上重复性较差,而影响研究结果的因素众多,如何合理地运用影像学研究技术、有效纯化研究样本及科学设计研究方案是 PTSD 影像学研究的关键。

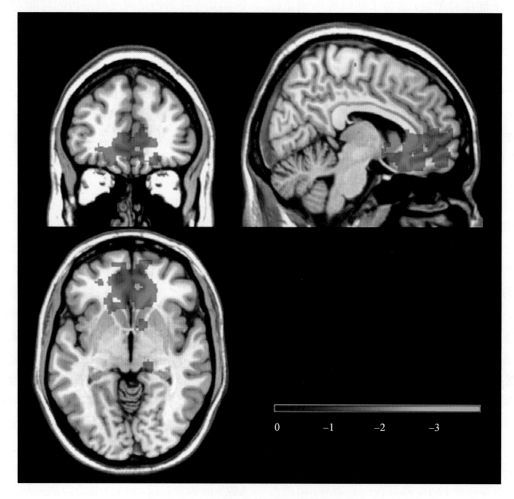

**图 11-3-4　PTSD 患者的默认网络连接改变**

蓝色示腹前默认网络区域，绿色显示此默认网络内部的连接减少，且与症状严重程度呈正相关

**【诊断要点】**

**1. 临床诊断**　依据典型的临床表现，PTSD 的诊断可以成立。目前我国诊断 PTSD 主要依据 DSM-Ⅳ，DSM-Ⅳ有关 PTSD 的怎段标准包括从 A 到 F 6 个大项，A 为事件标准，B、C、D 为症状标准，E 为病程标准，F 为严重度标准。对于事件标准，即引起 PTSD 的异乎寻常的创伤事件。对于症状标准，满足诊断需存在：持续性的重新体验创伤（5 项中至少 1 项）；持续性的回避与整体情感反应淡然、麻木（7 项中的 3 项），此外，要求回避和麻木的症状应各自至少 2 项；持续性的警觉性增高（5 项中至少 2 项）。对于病程标准，强调上述 3 类症状均持续至少 1 个月。严重度标准症状导致了明显的苦恼，或在社交、职业或其他重要方面的功能受损。

DSM-Ⅳ将 PTSD 分为 3 型：急性型（病程短于 3 个月）、慢性型（病程 3 个月或更长）、迟发型（创伤性事件发生 6 个月之后才出现症状）。

需要注意的是，PTSD 的诊断不仅要依据症状和病程，而且要考虑构成病因的影响因素，而且创伤后应激障碍诊断不宜过宽。且需要特别注意儿童 PTSD 的漏诊，漏诊原因可能与儿童的发病机制与成人不同有关。

**2. MRI 诊断**　结构成像上慢性 PTSD 患者可观察到海马体积、前扣带回皮质、杏仁核等关键脑区体积减小，白质结构多表现为胼胝体及扣带回 / 束的改变。功能成像上多见杏仁核激活增强、内侧前额叶皮质（包括 ACC）激活降低、海马旁回激活增强、脑岛激活降低，而海马体功能变化的报道存在较多差异。

**【鉴别诊断】**

**1. 急性应激障碍及适应障碍**　有的患者在遭受重大创伤性事件后虽然有明显的精神症状和强烈的精神痛苦，但不完全符合创伤后应激障碍的诊断标准，也有的患者从症状、病程及严重程度方面都符合创伤后应激障碍的相应标准，但诱发事件属于一般应激事件如失恋、被解雇等。上述两种情况均应考虑为适应障碍。急性应激障碍与创伤后应激障碍的主要区别在于起病事件和病程，急性应激障碍病程短于 4 周，而 PTSD 病程至少大于 1 个月。

**2. 抑郁症** 单纯的抑郁症不存在与创伤性事件相关联的闯入性回忆与梦境，也没有针对特定主题或场景回避。抑郁症的抑郁心境涉及面广，包括平时的兴趣、日常喜好、个人前途等方面。消极、自卑或自杀企图也常见。

**3. 焦虑症** 在 PTSD 有持续性警觉增高和自主神经系统症状出现时，也应该与慢性焦虑症相鉴别。焦虑症往往对自身健康过分忧虑，躯体主诉较多，甚至有疑病倾向，而无明显精神创伤发病因素。

**4. 强迫症** 可表现反复出现的强迫性思维，但往往表现出不适当性且病前无异乎寻常的生活事件，因此与创伤后应激障碍不同。

**5. 重症精神障碍** 如精神分裂症以及躯体疾病伴发的精神障碍都可能出现幻觉、错觉，但这些疾病出现前并无异乎寻常的创伤性体验，且伴随症状各不相同。

（张志强 卢光明）

## 第四节 双相障碍

### 【概述】

双相障碍（bipolar disorder，BD），也被称为躁狂 - 抑郁症，是一种症状较为严重的精神疾病，全球范围内终身患病率约为 3%，其病因及发病机制尚不明确，目前认为其发病机制并不单一，多种因素的共同作用提高了发病风险，进而造成疾病的发生，易感基因是其中重要因素之一，神经递质传导障碍及环境因素也发挥着重要作用。病理表现常为额叶和颞叶皮质体积的缩小，神经元细胞体积缩小，数量减少及神经胶质变薄。双相障碍一般在青春期后期及成年早期发病，但 10% 的双相障碍患者会在 50 岁后出现躁狂症状。与正常人经历的正常心理起伏不同，BD 可能导致人际关系的损害，工作及学习能力的下降，甚至导致自杀。

### 【临床特点】

双相情感障碍主要临床表现为情绪、认知、精力、活动水平的异常转变及日常工作能力的受损。广义的 BD 主要包括 4 种分型：典型包含周期性躁狂和抑郁的 BD Ⅰ型，以抑郁和轻度躁狂为表现的 BD Ⅱ型，轻度抑郁及轻度躁狂交替出现的循环型，以及非特异性 BD。临床上，双相障碍Ⅰ型和Ⅱ型常

难以准确诊断，尤其是在发病早期，双相障碍与单相抑郁常难以鉴别。快速循环型是最严重的类型，其表现为 1 年内 4 次或 4 次以上重度抑郁、躁狂、轻躁狂或混合状态的发作。

### 【影像检查技术与优选】

同"精神分裂症"节。

### 【影像学表现】

**1. 脑结构 MRI**

（1）三维高分辨率结构 MRI：双相障碍患者在 CT 及 MRI 上表现为大脑皮质、小脑尤其是小脑蚓部灰质体积的减小和局部脑室的扩大；常规 $T_1$ 加权像和 $T_2$ 加权像上并无明显异常，偶尔可见大脑深部白质呈 $T_2$ 高信号改变。在利用高分辨率结构成像分析后，发现双相障碍患者前额叶及颞叶灰质的体积缩小，尤其是前额叶灰质减少，与尸检的结果一致，多数研究同时发现纹状体结构体积增大，可能因这些结构投射到前额叶 - 纹状体 - 丘脑环路，而该环路与双相障碍患者的诸多功能异常相关，如调节人类情感、认知及社会行为等。近期一项 meta 分析研究还发现，伴发精神症状的双相情感障碍患者前额叶皮层脑灰质体积存在差异改变。基于脑表面分析研究作为一种更加敏感、特异性更高的测量方法，发现双相障碍患者存在皮层厚度的减低（图 11-4-1），涉及脑区主要为具有感觉功能的皮质或与感觉相关的脑皮质，主要包括左侧扣带回、左额中回、左侧枕叶中间皮质、右侧额中回、右侧角回、右侧梭状回和双中央前回等。近来，还有研究发现，早发双相情感障碍患者右背外侧前额叶沟回发育上存在差异。值得注意的是，双相障碍患者的皮质几何形态研究结果会因疾病亚型，药物治疗，病程等混杂因素的影响而存在差异。除了灰质改变外，也有研究发现双相障碍患者的额叶和顶叶的白质体积缩小，但是白质的改变相对较微弱。

（2）弥散张量成像：DTI 提供了一种能够更好定性且定量分析脑白质的方法，除能够检测患者脑白质纤维束的完整性，对有序排列的白质纤维束进行定位外，还可定量分析各向异性分数（fractional anisotraphy，FA）、平均弥散率（mean diffusivity，MD）等参数。多项 DTI 研究发现，双相障碍患者与正常对照相比大多数脑区 FA 降低，且主要集中在额叶及前额区域（图 11-4-2）。DTI 研究提供了双相障碍患者前额 - 边缘系统环路（扣带束和钩束），大脑间连接（胼胝体）及额 - 顶 - 颞连接（上纵束）受损的证据。当前，哪些纤维束改变存在于双相障碍患

左侧大脑半球

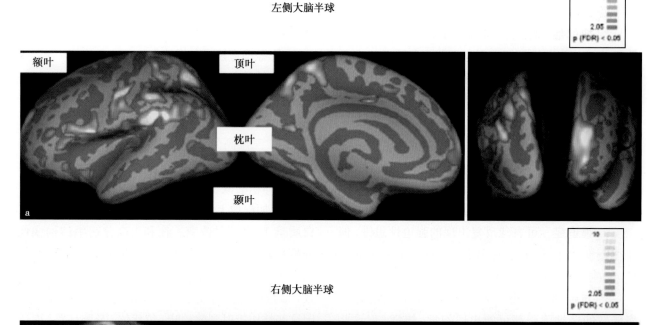

右侧大脑半球

**图 11-4-1　双相障碍患者大脑皮质厚度的改变**

与健康对照相比，Ⅰ型双相障碍患者双侧眶额叶、额下回三角部、楔前叶和左侧颞上回、右侧的楔叶及前扣带回喙部广泛的皮质厚度降低（红色）

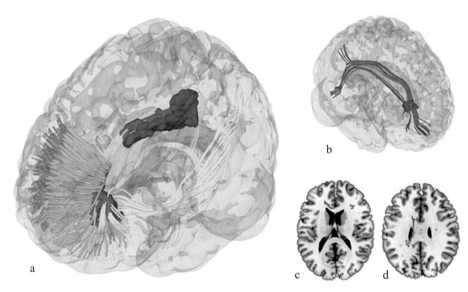

**图 11-4-2　双相障碍白质纤维束异常**

双相障碍患者中，发现左侧扣带回、右侧前纵束、左侧胼胝体膝部白质各向异性分数降低。a. 双相障碍患者中胼胝体膝部和扣带回的纤维连接 3D（淡蓝色 = 扣带回；蓝色 = 胼胝体纤维；橘黄色 = 丘脑前辐射；绿色 = 钩束；黄色 = 额枕下束）；b. 双相障碍患者中包含上纵束的白质异常区；c. 双相障碍患者中胼胝体和上纵束异常区；d. 双相障碍患者中扣带束异常区域。a、b图中，紫色区代表有显著性差异的区域；c、d图中，红色区域代表与正常对照相比各向异性分数降低区

者中还有待进一步明确；另外，这些白质异常会对临床症状产生哪些影响等问题需要大样本随访研究予以解决。

2. **脑功能 MRI** 双相障碍患者呈现出不同的情绪状态，而在不同的情绪状态（躁狂、正常、抑郁）下，功能影像研究呈现的结果也多种多样。尽管结果缺乏一致性，但是许多研究均报道了患者前额叶的功能异常，且该异常不会随症状缓解而复原，该特征在躁狂和抑郁、双相障碍患者中也有发现，表明内侧前额叶的不可逆损伤或许是双相障碍病理生理的一个特征性标志物。另外，有其他研究报道了额极、前扣带回、前额叶的顶部和腹侧等区域的功能异常。功能连接研究中，未治疗过的患者被发现存在皮质 - 边缘系统的功能连接下降，而前额叶和前扣带回与中央 - 边缘区域（包括杏仁核、丘脑及脑岛等）之间功能连接的异常则最为常见（图 11-4-3）。

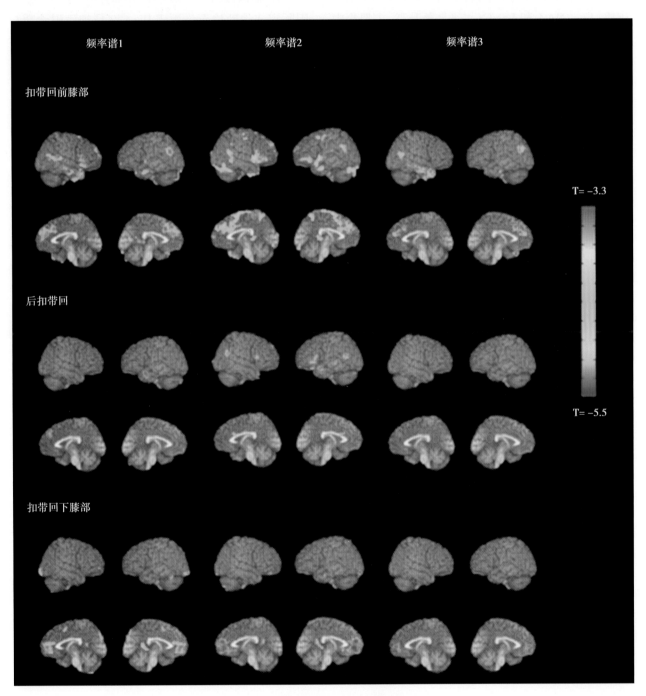

**图 11-4-3　双相障碍功能连接异常**

双相障碍患者中，在不同频率谱下，分别以前扣带回（前部和下部）及后扣带回为种子点的功能连接异常。发现在双相障碍患者中功能连接异常主要集中在默认网络（default mode network，DMN）和突出网络（salience network，SN）。频率谱1：0.01～0.10Hz；频率谱2：0.01～0.027Hz；频率谱3：0.027～0.073Hz

**3. 磁共振波谱** MRS 是一种特殊形式的磁共振技术，它可以分析脑组织的化学性质，测量大脑中多种代谢产物的浓度，是一种基于组织的，在活体细胞水平检测代谢变化的无创性检查技术。目前为止，仅有少数针对双相障碍患者的波谱研究，主要发现双相患者的额叶皮质，尤其前扣带回的谷氨酸盐浓度显著升高，且患者处于抑郁状态时，其浓度升高更明显。双相障碍患者还被发现存在 GABA 的浓度升高，主要集中于前扣带回皮质和顶 - 枕叶皮质；Lac/ NAA 和 Lac/Cr 水平显著升高，主要集中于尾状核和前扣带回皮质，暗示情感调节障碍可能与额叶 - 皮质下环路的网络异常相关。

**4. 其他检查** PET 研究也发现了双相障碍患者前额叶、颞叶皮质、纹状体葡萄糖代谢水平和血流量的异常。另外，在伴精神病性症状双相障碍患者中，是否具有药物依赖，患者表现出不同的脑区代谢模式。

双相障碍患者的大脑受情绪状态（在疾病发病初期）和疾病特征改变（贯穿整个过程直至症状缓解）共同影响，且后者作用更大，因此对于疾病特征的鉴别在影像学研究中带来了难点。对此，今后的影像学研究还应注意：

（1）设计合理的纵向研究有助于判断影像学改变与双相障碍发病的先后关系及演进过程，明确脑区的影像学改变是疾病发生的病理基础还是精神创伤所导致的后果，以及这些改变在应激事件和易感因素的相互作用下如何发生等。

（2）根据患病类型、患者所处的情绪状态以及疾病特征对患者进行亚组分析，获取不同亚组病例的脑结构、功能改变特点，全面深入地认知患者的脑影像学特征。

（3）通过多模态手段对双相障碍进行研究，将结构、功能影像和代谢、认知、神经病理学及基因等相结合，相互印证和补充，更有助于阐明该病的发病机制。

（4）更为重要的是，由于双相障碍是一种存在多种情绪的精神疾病，不同状态下既有共同的病理生理特点，同时也存在特异的神经病理学改变，研究双相障碍不同状态下的影像学生物标记能帮助合理地解释患者的临床表现和症状，有助于早期合理干预。

影像学研究已经为寻找双相障碍客观的生物标志及阐明该病的发病机制成功地提供了良好的方法学基础，同时也发现了很多证据和线索。当前，由于影响研究结果的因素众多，如何合理地运用影像学研究技术、有效纯化研究样本及科学设计研究方案则成了双相障碍影像学研究的关键。

**【诊断要点】**

**1. 临床诊断** 目前，双相障碍的诊断主要依靠国际定式诊断检查诊断工具——《精神障碍诊断与统计手册》（第 4 版或第 5 版，DSM-Ⅳ/DSM- Ⅴ）进行诊断。

**2. MRI 诊断** 双相障碍患者的灰质改变多局限在额颞叶。功能变化会因患者所处情绪状态不同，结果异质性大，多数研究发现双相障碍存在额叶 - 顶叶，额叶 - 丘脑 - 基底节及感觉运动网络的异常。

**【鉴别诊断】**

**1. 精神分裂症** 双相障碍与精神分裂症及情感分裂性精神障碍在临床症状、大脑结构和功能改变以及易感基因等方面均存在相似之处。尽管均存在广泛的大脑灰质体积的减小，但是精神分裂症及情感分裂性精神障碍患者灰质体积减小见于广泛的皮质及皮质下区域，在大脑功能影像方面，精神分裂症及双相障碍患者存在相似的大脑异常，其中比较突出的是眶额叶皮质、背侧前额叶、前扣带回皮质的活动减退；与此同时，两者各自又具有独特的功能改变，特别是精神分裂症患者丘脑的活动减退。尽管双相障碍及精神分裂症患者在眶额叶及扣带回皮质均表现出局部功能降低，以及纹状体 - 丘脑 - 皮层环路异常的功能连接，但是精神分裂症患者在丘脑和双侧海马旁回等脑区存在更加广泛的功能异常；而双相障碍患者在丘脑及双侧脑岛表现出特征性的功能连接增高（图 11-4-4）。

**2. 脑器质性病变导致的精神症状** 常常伴有明显的颅内病变，如脑肿瘤、颅内感染等；同时，对于由内分泌或代谢性疾病所诱发的精神障碍，部分患者会表现出与双相障碍相似的症状，鉴别点在于对症治疗后精神症状可明显缓解。

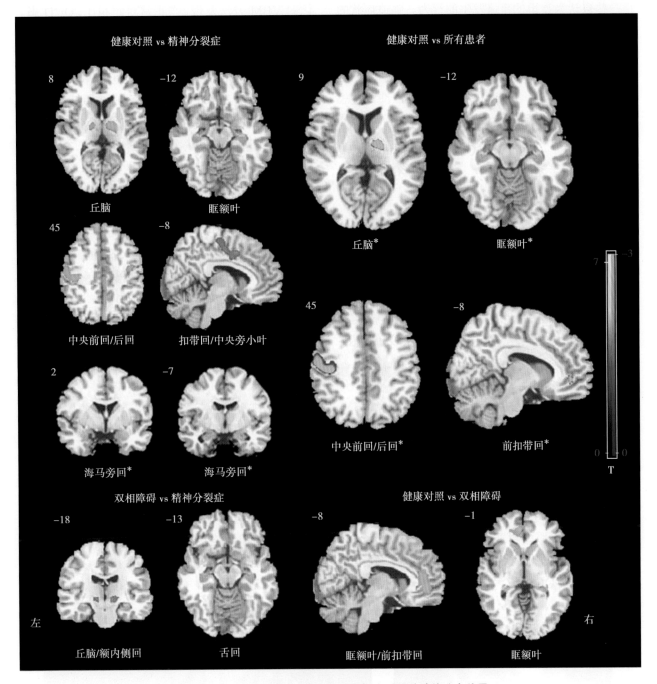

**图 11-4-4 双相障碍与精神分裂症及健康对照脑功能改变差异**

与健康对照相比，双相障碍患者眶额叶和前扣带回部分区域自发活动性降低；而精神分裂症患者除上述改变外，还存在双侧丘脑及双侧中央前回、后回自发活动性降低，以及双侧海马旁回活动性增高

（张志强　卢光明）

## 第五节　强迫障碍

### 【概述】

　　强迫障碍（obsessive compulsive disorder，OCD）是以强迫思维和强迫行为为主要临床特征的一种精神疾病，青春期和25～35岁分别为发病的两个高峰期。成人OCD排在当今全世界最常见精神疾病中

的第四位，其世界范围内终身患病率为2%～3%，国外调查儿童OCD患病率为0.5%～4.0%，18岁前终身患病率为2%～3%。

### 【临床特点】

　　强迫观念是以反复的、持续的、不合时宜的、侵入性的思维、冲动或者想象画面产生焦虑、悲痛情绪，导致人际关系和社会职能障碍为特征。强迫行为是指重复的、仪式化的，为减轻焦虑、悲痛或者阻止一些自认为畏惧的事情发生的行为。强迫症状的特点是同时存在有意识的强迫和反强迫，即患者无法控制地反复出现某些观念和行为，但同时患者认识到这些观念和行为是异常的，违反自己意愿的，激励去抵抗和排斥。强迫和反强迫的强烈冲突使患者感到焦虑和痛苦，导致学习、生活和人际交往能力下降。

【影像检查技术与优选】

同"精神分裂症"节。

【影像学表现】

1. 脑结构 MRI

（1）三维高分辨率结构 MRI：结构 MRI 发现 OCD 患者脑灰白质的异常主要集中在前额叶 - 基底节 - 丘脑环路和边缘系统中，这些结构的异常与 OCD 患者的临床症状和神经认知功能的受损具有相关性。同时，也有越来越多的研究开始关注 OCD 患者在其他神经环路中的脑结构是否存在异常改变。

关于 OCD 患者脑结构的 meta 分析发现，与正常对照相比较，OCD 患者豆状核、尾状核灰质体积增加，而在前额叶主要包括背内侧前额叶和前扣带回皮质的灰质体积减小，这些具有异常灰质体积的脑区与认知控制和监控等神经功能有关（图 11-5-1）。一项整合了来自亚洲、欧洲和南美洲的六大 OCD 科研中心原始数据的大样本量研究，对 OCD 患者脑结构的异常进行了分析。这项研究一共纳入了 412 例成年 OCD 患者和 368 例正常对照，采用优

化的 VBM 方法发现，与正常对照相比，OCD 患者在双侧背内侧前额叶、前扣带回皮质和额下回、前份岛叶皮质的灰质体积较小，双侧小脑灰质体积较大，而前额叶的白质体积较小。不同科研中心 MRI 的扫描序列和患者的用药情况对上述脑结构体积结果没有显著性的影响。

（2）弥散张量成像：最近的一项针对纳入了 17 篇关于 OCD 脑白质微观结构 DTI 研究的综述发现，大多数横断面的研究都在 OCD 患者大脑的脑皮质 - 纹状体 - 丘脑 - 皮层（cortico-striato-thalamo-cortical，CSTC）环路内发现了脑白质微观结构的异常，主要包括连接边缘系统、前扣带回和内侧前额叶的扣带回白质纤维束以及主要连接前额叶皮质和丘脑的纤维投射的内囊，提示由扣带束和内囊组成的与情感认知功能相关的白质环路在 OCD 病理生理机制中的重要性。但是这些结果中 CSTC 环路内所报道的 FA 值的改变并不一致。FA 值增高的研究认为其与增加的髓鞘化和神经元重塑可能所导致的功能连接增加有关，而也有报道 FA 值降低者则认为其与 CSTC 环路内白质髓鞘破坏、纤维一致性降低以及功能连接下降有关。

除了 CSTC 环路白质异常之外，OCD 白质微观结构的改变还存在于更加广泛的神经网络内，既往研究认为半球内连接眶额皮质到顶枕叶的联络纤维，以及半球间连接双侧前额叶皮质、颞上回和后份顶叶连合纤维的功能及结构连接在 OCD 中也可能存在异常改变。在 CSTC 环路之外，顶叶和眶额

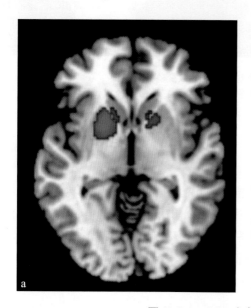
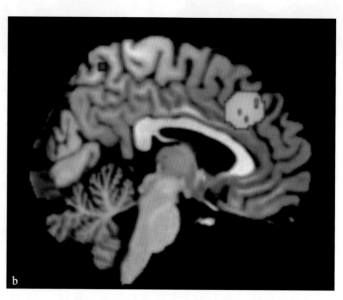

**图 11-5-1 OCD 患者与正常对照在局部脑灰质体积上的差异**

与正常对照比较，OCD 患者豆状核、尾状核灰质体积增加（a），而前额叶主要包括背内侧前额叶和前扣带回皮层灰质体积减小（b）

回 - 纹状体环路之间纤维连接的缺陷，或者外侧前额叶和顶叶之间或者在眶额回、后份顶叶和枕叶内部结构连接的改变，为 OCD 神经心理学异常和临床行为学症状提供了病理学基础。并且多数研究发现证实了连接双侧半球连合纤维轴突完整性的改变，认为包括来自眶额皮质白质纤维的胼胝体喙部的结构连接降低，而连接到双侧前额叶皮质。

2. **脑功能 MRI** 一项针对任务态 fMRI 的 meta 分析，对采用唤起 OCD 临床症状实验范式的研究进行了总结归纳，发现 OCD 患者在对这些与认知和情绪有关的任务产生反应时，其眶额回和前扣带回皮质具有异常的功能激活，提示了这两个脑区在 OCD 临床症状的发生机制中具有重要的作用。同时，OCD 患者左侧额叶 - 顶叶网络包括背外侧前额叶、楔前叶以及左侧颞上回在任务刺激下也具有明显的功能激活，可能与患者努力想控制由任务刺激产生的这种强迫观念的过程有关。并且，一项关注青少年 OCD 患者的 meta 分析发现，在唤起其临床症状的任务刺激下，青少年 OCD 患者同样也在与情绪和认知功能有关的 CSTC 环路中具有异常的功能激活，但其功能激活的正负方向与成年 OCD 患者不同，提示了 OCD 患者 CSTC 环路的功能异常随着发育和年龄增长具有不同的改变。

3. **磁共振波谱** Elbert 等人首次对 OCD 患者进行磁共振波谱研究后发现，患者右侧纹状体和前扣带回中的 NAA 浓度减低，并且前扣带回的 NAA 浓度与 OCD 症状严重程度有关。在随后的研究中，学者们也相继发现了纹状体、内侧丘脑、前额叶皮层和前扣带回等脑区的 NAA 水平显著减低，首发强迫症患者丘脑的胆碱复合物（Cho）/ 肌酸（Cr）显著升高。另外，前扣带回与丘脑代谢产物的变化，往往与 OCD 的症状具有一定的相关关系。

4. **其他检查** PET 研究发现 OCD 患者右侧尾状核和顶叶在静息状态下的 rCBF 增加，并且在完成工作记忆执行功能时，OCD 患者的右侧扣带回和顶叶的 rCBF 增加。SPECT 研究发现 OCD 患者除了在皮质下结构存在 rCBF 的增加之外，其前额叶皮质的 rCBF 具有降低的改变，并且与患者的认知功能缺陷以及临床症状的严重程度具有相关性，这些改变可能提示了 OCD 患者降低的意识性精神活动与前额叶局部血流量的降低有关，从而形成难以抗拒的临床症状。

【诊断要点】

1. **临床诊断** 要作出肯定诊断，必须在连续 2 周中的大多数日子里存在强迫或强迫动作，或两者并存。这些症状引起痛苦或妨碍活动。强迫症状应具备以下特点：①必须被看作患者自己的思维或冲动；②必须至少有一种思想或动作仍在被患者徒劳地加以抵制，即使患者不再对其他症状加以抵制；③实施动作的想法本身应该是令人不愉快的（单纯为缓解紧张或焦虑不视为这种意义上的愉快）；④想法、表象或冲动必须是令人不快地一再出现。

2. **MRI 诊断** OCD 异常脑结构和功能的生物学标记，主要表现为纹状体、丘脑体积增加，眶额叶、前扣带回、背内侧前额叶体积减小，眶额叶及前扣带回功能激活增加。这些特定的皮质及皮质下灰质结构通过额叶 - 纹状体环路中的白质纤维束连接，灰质的异常及其这些连接纤维的异常均也能引起人脑的功能障碍，关于 OCD 家庭遗传性的基因研究证实了 OCD 脑白质的异常与其病理生理学机制密切相关（图 11-5-2）。并且联合 MRI 和机器学习支持向量机（support vector machine，SVM）的研究发现，利用脑白质影像学指标可以对 OCD 患者的临床诊断起到辅助作用，具有较高的区分准确性（图 11-5-3）。

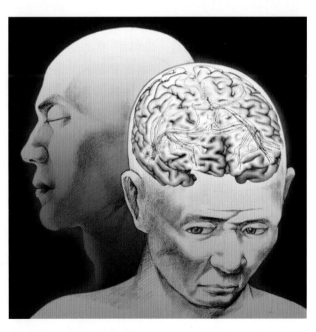

图 11-5-2 皮质 - 纹状体 - 丘脑 - 皮质环路的异常在 OCD 病理机制中具有重要的作用

【鉴别诊断】

1. **精神分裂症** 精神分裂症可出现强迫症状，但往往不为强迫症状苦恼，无主动克制或摆脱的愿望，无治疗要求，且症状内容多荒谬、离奇，对症状无自知力。最主要的特点是患者具有精神分裂症的阴性或阳性症状。

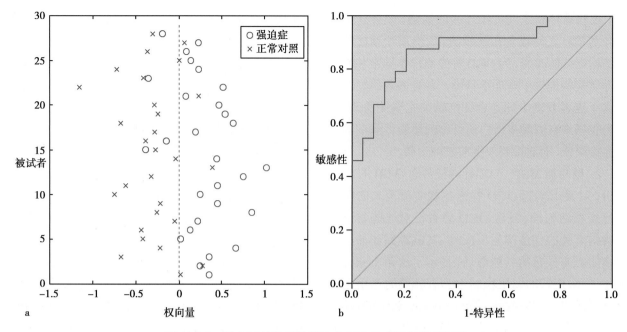

**图 11-5-3　联合 MRI 和机器学习对 OCD 患者进行模式识别**

联合 MRI 和 SVM 的分析显示,OCD 患者脑白质的微观结构异常可以对其诊断起辅助作用,具有较高的区分准确性

**2. 抑郁症**　抑郁症患者可出现强迫症状,而强迫症患者也可有抑郁情绪,鉴别主要是识别哪些症状为原发性的,并伴有哪些主要临床症状。如两者难分伯仲的话,按照等级诊断的原则应诊断为抑郁症。

**3. 恐惧症和焦虑症**　恐惧症、焦虑症和强迫症均有焦虑表现,确定原发症状是鉴别的关键。恐惧症的对象来自于客观现实;有洁癖的强迫症患者也可有回避行为,但强迫观念和行为常起源于患者的主观体验,其回避与强迫怀疑和强迫担心有关。

**4. 脑器质性精神障碍**　中枢神经系统的器质性病变,特别是基底节病变,可出现强迫症状。此时主要根据有无神经系统病史和体征及相关辅助检查进行鉴别。如颅内肿瘤早期可以出现强迫症状,而且可能是首发症状,此时神经系统症状和体征往往不是很明显,易误诊。但强迫障碍的症状严重程度随社会心理因素波动大,且始终都不会有与其相关的神经系统症状、体征以及严重的认知损害。对不典型的强迫障碍、对正确治疗无反应等患者可进行进一步的影像学检查,其中 CT、MRI 对颅内肿瘤的定位、定性诊断具有重要价值,是作为鉴别诊断最常用的影像学技术。

**5. 正常重复行为**　有些正常的重复行为或仪式动作应与强迫症相区别。几乎每个人都有些重复的行为或遵循一定仪式程序的动作,正常情况下,这种动力定型是节省精力和提高效率的行为方式,以不以为苦为其典型特征。而强迫症患者恰恰相反,他们的仪式化动作或观念明显地降低了工作效率,到了连自己也无法容忍耐受的程度,苦于欲罢不能。

(张志强　卢光明)

## 第六节　注意缺陷多动障碍

### 【概述】

注意缺陷多动障碍(attention deficit/hyperactivity disorder,ADHD)是一种最常见的、于儿童期诊断的神经发育障碍性疾病。国内患病率 1.5%~10%,国外报道学龄儿童中患病率 3%~5%,男性与女性比例约 4:1~9:1。本病发病机制仍不清,目前认为是多因素相互作用所致,相关因素包括遗传、神经递质、发育、家庭及心理社会等因素。

### 【临床特点】

患者主要表现为与年龄发育不相称的一系列行为学问题,主要包括:冲动、多动以及注意缺陷。其中,多动、冲动症状常在患者年轻时期趋于减弱,而注意缺陷症状则更倾向于持续存在。ADHD 常合并多种神经精神障碍和神经发育障碍类疾病,包括对立违抗性障碍、品行障碍、焦虑症和抑郁症以及发育性协调障碍、睡眠障碍、学习障碍和物质滥用障碍等。

### 【影像检查技术与优选】

同"精神分裂症"节。

【影像学表现】

研究发现患者在涉及行为、感觉及认知过程的神经环路中有着结构性的和 / 或功能性的损伤，且大部分研究结果都指向前额叶 - 纹状体 - 小脑（prefrontal-striatal-cerebellar）这一神经回路。

**1. 脑结构 MRI**

（1）三维高分辨率结构 MRI：结构磁共振研究提示 ADHD 患者较正常对照的全脑体积有约 4%～5% 的减小。而对于局部结构改变，最可靠的发现涉及前额叶 - 纹状体 - 基底节环路，即前额叶皮质（包括眶额叶、背外侧前额叶及额上回皮质）及其与纹状体区域（包括纹状体、苍白球）、小脑之间的连接，并且被认为与认知功能的损害有极大相关，导致如注意力分散、健忘、强迫行为、计划性差以及不自主活动等儿童和成人患者共有的症状。一篇文章对 ADHD 患者随访了 33 年后发现，儿童时期患病到成年后灰质体积减小，而最受影响的区域支持自

上而下控制着注意力和情感、动机管理的神经环路：前额叶 - 纹状体 - 基底节环路（图 11-6-1）。

（2）弥散张量成像：ADHD 的 DTI 研究发现以下区域或纤维的白质结构存在异常：右侧前运动区、右侧基底节区穿经的纤维，右侧大脑脚，双侧小脑中脚，左侧小脑，左侧顶 - 枕区白质，胼胝体峡部，前放射冠，左侧后部穹窿，上纵束，皮质脊髓束及内囊前肢等。一篇近期发表的 DTI 研究荟萃分析显示，ADHD 儿童的上纵束、下纵束、前放射冠、皮质脊髓束、扣带束、胼胝体、内囊、尾状核及小脑等区域白质的异常更具可靠性。以上白质异常区域所涉及的神经环路主要为连接各皮质区域间的、皮质 - 纹状体及皮质 - 小脑间的通路。除了白质联络纤维异常，连合纤维的白质也发现相应异常，如胼胝体压部 FA 值较正常人减低。

**2. 脑功能 MRI** 任务态和静息态功能性磁共振成像也被广泛应用于儿童 ADHD 的研究中。基

皮层下区域

对照组 (*N*=80) > 注意缺陷多动障碍患者 (*N*=59)

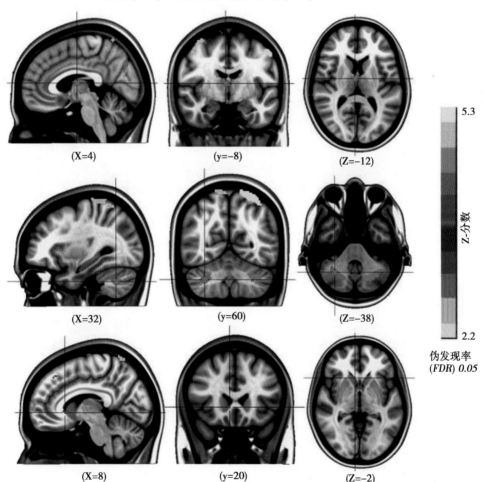

图 11-6-1　基于体素的形态学分析显示正常对照较患者灰质体积增加的区域：右侧腹侧尾状核、右侧丘脑、双侧小脑

于任务的 MRI 研究发现 ADHD 患者在执行行为抑制任务时可出现眶额叶的异常活度；在执行计划、工作记忆及注意加工相关任务时可出现背外侧前额叶的异常活度；在执行注意力转换任务时，可出现双侧前下额叶、左侧顶叶、尾状核和丘脑等区域活度降低。静息状态的磁共振研究发现除在默认网络区域存在持续激活状态外，还在背外侧前额叶、腹外侧前额叶、额下回皮质以及顶上小叶皮质有显著的活动减低。通过功能连接方法，研究还发现患者存在背侧前扣带回皮质与后扣带回皮质、丘脑与基底节区域结构（尤其是壳核）之间的功能连接减低，而在背外侧前扣带回皮质与双侧丘脑、小脑及岛叶以及右侧膝状体与双侧枕叶间存在显著增强的功能连接。近期一项大样本量任务态 MRI 研究发现，成功抑制相关运动任务时，有 7 条网络的参与：①双侧壳核、尾状核、纹状体、丘脑（基底节网络，红色标记）；②右侧额下回、右侧丘脑、右侧前扣带回（右侧额叶网络，黄色标记）；③双侧黑质、丘脑底核（黑质／丘脑底核网络，灰色标记）；④双侧上、中眶回（眶回网络，紫色）；⑤双侧前辅助运动区／中央前回

（前辅助运动区／中央前回网络，蓝绿色）；⑥双侧顶下回、顶上回（顶叶网络，深蓝色）；⑦双侧内侧眶回（内侧眶回网络，洋红色）（图 11-6-2）。而没有成功抑制相关运动任务时，有 6 条网络的参与：①前扣带回、丘脑、额下回（双侧额叶网络，黄色）；②双侧黑质、丘脑底核（黑质／丘脑底核网络，灰色标记）；③双侧壳核、尾状核、苍白球（基底节网络，红色）；④双侧顶下回、顶上回（顶叶网络，深蓝色）；⑤双侧后扣带回、内侧额眶回（后扣带回／内侧眶回网络，洋红色）；⑥双侧上、中眶回（眶回网络，紫色）（图 11-6-3）。这些网络被认为是组成大脑的执行与监视系统的关键成分。

此外，通过图论方法（graph theoretical approach，GTA）、网络统计学方法（network base statistical，NBS）等方法，研究发现控制通路与奖励通路间交互作用的损害可能为注意及动机障碍的病理基础。

**3. 磁共振波谱** 有关 ADHD 磁共振波谱研究均一致发现前额叶皮质 NAA 浓度的降低。此外，一篇针对 16 篇 ADHD 患儿磁共振波谱成像的 meta

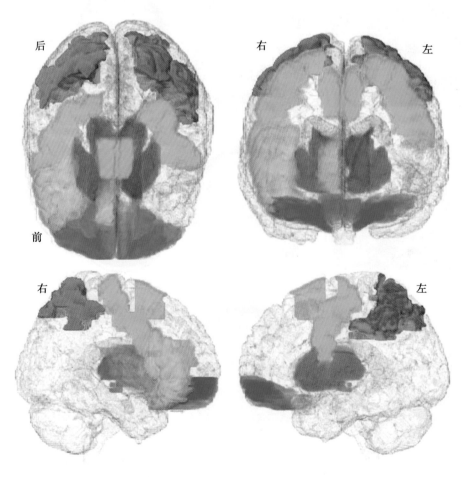

**图 11-6-2 成功抑制相关运动任务时激活的网络**

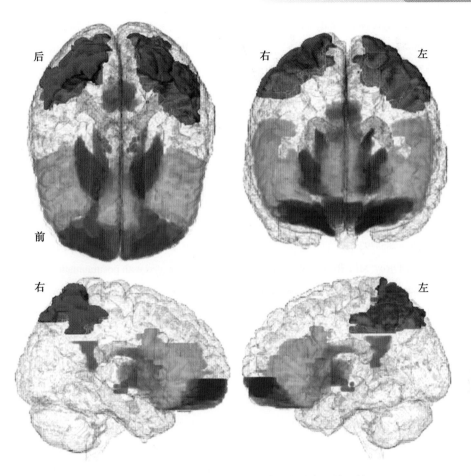

图 11-6-3　没有成功抑制相关运动任务时激活的网络

分析指出，ADHD 患儿不仅具有 NAA 水平减低，还表现出前额叶、纹状体脑区胆碱水平、谷氨酸和谷氨酰胺水平的显著增高。

**4. 其他检查**　目前关于 ADHD 的 PET 或 SPECT 研究多集中于利用特异性放射性示踪剂，对 5- 羟色胺（5-HT）、多巴胺等神经内分泌因子转运体、受体等的表达进行检测。近期研究发现，ADHD 患者在楔前叶与海马之间的 5-HT 转运体的表达不同于健康被试者，提示可能的脑区间功能耦联变化。此外，PET 研究较为一致的发现 ADHD 患者显示出多巴胺能系统的异常。一项利用 [¹¹C] 雷氯必利 PET 扫描的研究发现，ADHD 患者多巴胺传递模式不同于健康对照，结合皮质厚度检测，ADHD 患者皮质厚度越薄，多巴胺释放越少。这些研究为 ADHD 在脑影像学改变和神经内分泌因子传导通路的异常建立了联系，给进一步探索 ADHD 的神经病理学机制提供了新的参考。

【诊断要点】

**1. 临床诊断**　目前 ADHD 的诊断主要还是基于《精神障碍诊断与统计手册》中相关的症状及表现。患者 7 岁以前开始出现明显的注意缺陷和活动过多，并且在学校、家庭和其他场合都有这些表现，症状持续 6 个月以上，对患者的社会功能产生不良影响，则可诊断。MRI 检查作为辅助手段主要在排除器质性疾病及研究 ADHD 深层机制。

**2. MRI 诊断**　结构和功能改变集中在前额叶 - 纹状体 - 小脑这一神经回路。

【鉴别诊断】

主要鉴别诊断疾病包括精神发育迟滞、品行障碍、情绪障碍、抽动障碍、精神分裂症、儿童孤独症等，就目前而言，磁共振在鉴别此类疾病中仍缺乏特异性。

（张志强　卢光明）

## 参 考 文 献

[1] Su L, Xiaohong Joe Z, John AS, et al. Psychoradiology: The Frontier of Neuroimaging in Psychiatry. Radiology, 2016, 281: 357-312.

[2] 孙学礼. 精神病学. 北京: 高等教育出版社, 2008: 267-294.

[3] Bora E, Fornito A, Radua J, et al. Neuroanatomical abnormalities in schizophrenia: a multimodal voxelwise

meta-analysis and meta-regression analysis. Schizophr Res, 2011, 127 (1): 46-57.

[4] Ren W, Lui S, Deng W, et al. Anatomical and functional brain abnormalities in drug-naive first-episode schizophrenia. Am JPsychiatry, 2013, 170 (11): 1308-1316.

[5] Lui S, Li T, Deng W, et al. Short-term effects of antipsychotic treatment on cerebral function in drug-naive first-episode schizophrenia revealed by "resting state" functional magnetic resonance imaging. Arch Gen Psychiatry, 2010, 67 (8): 783-792.

[6] Drevets WC, Price JL, Furey ML. Brain structural and functional abnormalities in mood disorders: implications for neurocircuitry models of depression. Brain Struct Funct, 2008, 213 (1-2): 93-118.

[7] Tanaka Y, Obata T, Sassa T, et al. Quantitative magnetic resonance spectroscopy of schizophrenia: relationship between decreased N-acetylaspartate and frontal lobe dysfunction. Psychiatry Clin Neurosci, 2006, 60 (3): 365-372.

[8] Atagün Mİ, Şıkoğlu EM, Soykan Ç, et al. Perisylvian GABA levels in schizophrenia and bipolar disorder. Neurosci Lett, 2017, 637: 70-74.

[9] Javitt DC, Carter CS, Krystal JH, et al. Utility of Imaging-Based Biomarkers for Glutamate-Targeted Drug Development in Psychotic Disorders: A Randomized Clinical Trial. JAMA Psychiatry, 2018, 75 (1): 11-19.

[10] Frodl T, Jäger M, Smajstrlova I, et al. Effect of hippocampal and amygdala volumes on clinical outcomes in major depression: a 3-year prospective magnetic resonance imaging study. J Psychiatry Neurosci, 2008, 33 (5): 423-430.

[11] Caetano SC1, Kaur S, Brambilla P, et al. Smaller cingulate volumes in unipolar depressed patients. Biol Psychiatry, 2006, 59 (8): 702-706.

[12] Hastings RS, Parsey RV, Oquendo MA, et al. Volumetric analysis of the prefrontal cortex, amygdala, and hippocampus in major depression. Neuropsychopharmacology, 2004, 29 (5): 952-959.

[13] Bracht T, Linden D, Keedwell P. A review of white matter microstructure alterations of pathways of the reward circuit in depression. J Affect Disord, 2015, 187: 45-53.

[14] Drysdale AT, Grosenick L, Downar J, et al. Resting-state connectivity biomarkers define neurophysiological subtypes of depression. Nat Med, 2017, 23 (1): 28-38.

[15] Perlov E, Philipsen A, Matthies S, et al. Spectroscopic findings in attention-deficit/hyperactivity disorder: review and meta-analysis. World J Biol Psychiatry, 2009, 10 (4 Pt 2): 355-365.

[16] Mayberg HS. Limbic-cortical dysregulation: a proposed model of depression. J Neuropsychiatry Clin Neurosci, 1997, 9 (3): 471-481.

[17] 王颖, 凌雪英, 潘集阳. 抑郁症的脑影像研究进展. 国际精神病学杂志, 2007, 34 (2): 79-82.

[18] Li L, Wu M, Liao Y, et al. Grey matter reduction associated with posttraumatic stress disorder and traumatic stress. Neurosci Biobehav Rev, 2014, 43: 163-172.

[19] Kuhn S, Gallinat J. Gray matter correlates of posttraumatic stress disorder: a quantitative meta-analysis. Biol Psychiatry, 2013, 73 (1): 70-74.

[20] Daniels JK, Lamke JP, Gaebler M, et al. White matter integrity and its relationship to PTSD and childhood trauma—a systematic review and meta-analysis. Depress Anxiety, 2013, 30 (3): 207-216.

[21] Koch SB, van Zuiden M, Nawijn L, et al. Aberrant resting-state brain activity in posttraumatic stressdisorder: A meta-analysis and systematic review. Depress Anxiety, 2016, 33 (7): 592-605.

[22] Lei D, Li K, Li L, et al. Disrupted Functional Brain Connectome in Patients with Posttraumatic Stress Disorder. Radiology, 2015, 276 (3): 818-827.

[23] Bryant RA, Felmingham K, Kemp A, et al. Amygdala and ventral anterior cingulate activation predicts treatment response to cognitive behaviour therapy for post-traumatic stress disorder. Psychol Med, 2008, 38 (4): 555-561.

[24] Wang X, Tian F, Wang S, et al. Gray matter bases of psychotic features in adult bipolar disorder: A systematic review and voxel-based meta-analysis of neuroimaging studies. Hum Brain Mapp, 2018, 39 (12): 4707-4723.

[25] Sarrazin S, Cachia A, Hozer F, et al. Neurodevelopmental subtypes of bipolar disorder are related to cortical folding patterns: An international multicenter study. Bipolar Disord, 2018, 20 (8): 721-732.

[26] Altamura AC, Delvecchio G, Marotta G, et al. Structural and metabolic differentiation between bipolar disorder with psychosis and substance-induced psychosis: An integrated MRI/PET study. Eur Psychiatry, 2017, 41: 85-94.

[27] Selvara JS，Arnone D，Job D，et al. Grey matter differences in bipolar disorder: a meta-analysis of voxel-based morphometry studies. Bipolar Disord，2012，14（2）：135-145.

[28] Vargas C，López-Jaramillo C，Vieta E. A systematic literature review of resting state network—functional MRI in bipolar disorder. J Affect Disord，2013，150（3）：727-735.

[29] Nortje G，Stein DJ，Radua J，et al. Systematic review and voxel-based meta-analysis of diffusion tensor imaging studies in bipolar disorder. J Affect Disord，2013，150（2）：192-200.

[30] Chitty KM，Lagopoulos J，Lee RS，et al. A systematic review and meta-analysis of proton magnetic resonance spectroscopy and mismatch negativity in bipolar disorder. Eur Neuropsychopharmacol，2013，23（11）：1348-1363.

[31] Abramowitz JS，Taylor S，McKay D. Obsessive-compulsive disorder. Lancet，2009，374（9688）：491-499.

[32] Radua JD. Mataix-Cols，Voxel-wise meta-analysis of grey matter changes in obsessive-compulsive disorder. Br J Psychiatry，2009，195（5）：393-402.

[33] de Wit SJ，Alonso P，Schweren L，et al. Multicenter voxel-based morphometry mega-analysis of structural brain scans in obsessive-compulsive disorder. Am J Psychiatry，2014，171（3）：340-349.

[34] Piras F，Piras F，Caltagirone C，et al. Brain circuitries of obsessive compulsive disorder: A systematic review and meta-analysis of diffusion tensor imaging studies. Neurosci Biobehav Rev，2013，37（10 Pt 2）：2856-2877.

[35] Menzies L，Chamberlain SR，Laird AR，et al. Integrating evidence from neuroimaging and neuropsychological studies of obsessive-compulsive disorder: the orbitofronto-striatal model revisited. Neurosci Biobehav Rev，2008，32（3）：525-549.

[36] Li F，Huang X，Tang W，et al. Multivariate pattern analysis of DTI reveals differential white matter in individuals with obsessive-compulsive disorder. Hum Brain Mapp，2014，35（6）：2643-2451.

[37] Ebert D，Speck O，König A，et al. 1H-magnetic resonance spectroscopy in obsessive-compulsive disorder: evidence for neuronal loss in the cingulate gyrus and the right striatum. Psychiatry Res，1997，74（3）：173-176.

[38] Nakao T，Radua J，Rubia K，et al. Gray matter volume abnormalities in ADHD: voxel-based meta-analysis exploring the effects of age and stimulant medication. Am JPsychiatry，2011，168（11）：1154-1163.

[39] Van Ewijk H，Heslen feld DJ，Zwiers MP. et al. Diffusion tensor imaging in attention deficit/hyperactivity disorder: a systematic review and meta-analysis. NeurosciBiobehav Rev，2012，36（4）：1093-1106.

[40] Vanicek T，Kutzelnigg A，Philippe C，et al. Altered interregional molecular associations of the serotonin transporter in attention deficit/hyperactivity disorder assessed with PET. Hum Brain Mapp，2017，38（2）：792-802.

[41] Bush G，Valera EM，Seidman LJ. Functional neuroimaging of attention-deficit/hyperactivity disorder: a review and suggested future directions. Biol Psychiatry，2005，57（11）：1273-1284.

（洪　楠　程敬亮　审校）

# 第十二章　癫　痫

## 第一节　概述和检查方法

### 【概述】

癫痫是常见的神经系统疾病,我国大约有 800 万～900 万癫痫患者。在我国癫痫发病率农村人口为 25/10 万,城市人口为 35/10 万,由此推断,我国每年新发癫痫患者在 40 万人左右。男性癫痫发病率高于女性。儿童癫痫发病率高于成人,随着年龄增长癫痫发病率有所降低。生后 1 岁以内发病率最高,文献报道是 118/10 万,1～5 岁年龄组的发病率降至 48/10 万,6～10 岁为 43/10 万,11～15 岁为 21/10 万,随后,成年人癫痫发病率基本保持稳定。进入老年期后,癫痫发病率随年龄增长而增长。主要的原因就是老年人中脑血管病、老年痴呆和神经系统退行性改变等病变发病率上升,造成癫痫发病率增高。

癫痫的病因复杂多样,发病机制尚不明了。癫痫的流行病学调查显示,癫痫具有明显的遗传倾向,但遗传的机制也不明了,与基因突变和环境因素可能都有关系。癫痫的主要风险因素包括:①遗传因素;②母孕期各种损伤对胎儿的影响;③患者出生时的各种产伤和围生期损伤;④患者的婴幼儿热惊厥史;⑤各种神经系统疾病和损伤。

累及大脑皮质的病变均可增加患者癫痫的风险,癫痫发作也是许多脑内病变的症状。从母孕期胎儿脑损伤到许多老年性病变,在不同的年龄阶段,引起癫痫的因素也不尽相同(表 12-1-1)。本节主要对各种脑病引起的症状性癫痫进行讨论,重点介绍癫痫的影像检查方法。海马硬化、局灶性脑皮质发育不良和 Rasmussen 脑炎等病变,脑肿瘤和脑发育异常等其他常见致痫病变已经在书中其他章节讲述,此处不再赘述。

表 12-1-1　发病年龄与发病原因

| 病因 | 发病年龄 / 岁 | | | | |
|---|---|---|---|---|---|
| | 0～2 | 3～20 | 21～40 | 41～60 | >60 |
| 缺血缺氧性脑病 | + | | | | |
| 代谢性病变 | + | | | | |
| 先天发育畸形 | + | + | | | |
| 感染 | + | + | | | |
| 斑痣性错构瘤 | + | + | | | |
| 原发全身性发作 | + | + | | | |
| 海马硬化 | | + | | | |
| 血管畸形 | | + | + | | |
| 外伤后癫痫 | | + | + | + | + |
| 肿瘤 | | | + | + | + |
| 卒中 | | | | + | + |

### 【癫痫的影像学检查】

随着 CT 和 MRI 影像技术的面世,对大脑病变的定性和定位诊断能力有了极大提高,对癫痫病因的确定和选择适当的治疗方式提供了重要的循证医学依据,是中枢神经系统病变诊治中不可或缺的检查方法。高质量的 MRI 图像对致痫病灶的检出及显示较以前明显提高,为术前诊断和评估癫痫患者提供了一种无创、敏感的检查方法。

癫痫可以分为原发性癫痫和难治性癫痫两大类,大部分癫痫(75%)为原发性癫痫,少部分(25%)为难治性癫痫。原发性癫痫一般可以通过抗癫痫药物治疗控制癫痫发作。在影像检查中原发性癫痫通常为阴性,没有明确的脑内病变。难治性癫痫指使用抗癫痫药物难以控制的癫痫。大部分难治性癫痫(2/3)MRI 扫描通常可以发现脑内致痫性病变,但少部分患者(1/3)仍可为阴性。在 MRI 阴性的难治性癫痫中,可能因病变很轻微,常规 MRI 难以发现病变,也可能因扫描方法不合理,或影像科医生经验不足而漏、误诊,因此,对于癫痫患者的 MRI 检查技术及影像表现需要进行更为详细的研究和分析,以进一步提高诊断敏感性和特异性。

一般的常规 MRI 扫描脉冲序列不能满足癫痫患者的 MRI 检查要求,需要根据致痫病变的特点制定有针对性扫描方法。癫痫患者中致痫病变通常累及大脑皮质,病变范围可以很小,病变的信号改变有时也很不明显,因此要求影像检查能够显示大脑皮层的解剖形态和信号改变。颞叶内侧海马结构病变在癫痫患者中很常见,而且,其他部位病变的癫痫患者也常常出现海马病变,评价颞叶内侧海马结构在癫痫患者的影像检查中非常重要。

在常规 MRI 脉冲序列中,FLAIR 像对病变的信号改变最敏感,需要在矢、冠、轴三个平面使用 FLAIR 扫描,基本上可以实现对不同走向的脑内沟裂进行横断扫描,可多平面观察病变,有利于发现微小的皮层病变。但是,FLAIR 像的信噪比相对较低,对解剖细节的显示能力不足,容易受到伪影影响,单纯使用 FLAIR 像是不够的。$T_2WI$ 对病变具有较好的敏感性,而且具有较高的信噪比,可以进行高分辨率扫描,显示脑组织的解剖细节,与 FLAIR 扫描对照,有助于确定是否存在病变。$T_1WI$ 可以较好地显示脑解剖结构和灰白质交界面情况,也应在癫痫患者中使用。

常规癫痫患者 MRI 扫描脉冲序列应包括:平行于前、后连合连续的轴位 $T_1WI$、$T_2WI$ 和 FLAIR像,与海马长轴垂直的斜冠状面 3mm 薄层高分辨率 $T_2WI$ 和 FLAIR 成像,以及矢状面 FLAIR 成像,这样,可见较完整地评价脑皮质的形态和信号改变。在此基础上,根据病变的情况,可以使用其他的脉冲序列,进一步显示病变。对常规癫痫 MRI 扫描可疑病变或不能清楚显示的病变,可以使用局部高分辨率薄扫。三维扰相梯度回波(3D SPGR)可用于海马体积测量和评价脑灰白质。MRI 脑功能成像评价功能区和优势半球。DWI 和 DTI 用于评价病变弥散情况和白质纤维的完整性。

PET 和 SPECT 可以显示脑组织的代谢情况,也可用于致痫灶的定位诊断。在癫痫发作期,致痫区域通常表现为高代谢,而在发作间期表现为低代谢。

(朱明旺)

## 第二节 海 马 硬 化

**【概述】**

海马硬化最早由 Falconer 等提出,是颞叶癫痫

最常见的病理学类型,占颞叶癫痫的 60%~80%,反复癫痫发作是其主要临床表现。关于海马硬化的形成机制以及它与癫痫发作的因果关系一直存在争议。有报道认为,在癫痫发作的过程中,血管痉挛造成的循环障碍导致了海马硬化的发生,海马硬化是癫痫反复发作的结果而非癫痫的原因,但也有许多的临床和病理学资料显示海马硬化可能是颞叶癫痫的原因,如在很多颞叶癫痫患者中,海马硬化是其唯一的病理发现,并且常为单侧受累,手术治疗可控制癫痫发作。

海马硬化还与婴幼儿童时期的各种损伤(外伤、惊厥、高热痉挛等)有关,与高热惊厥的关系最为密切。婴幼儿时期海马等结构处于生长成熟时期,同时由于海马结构的易损性,各种损伤容易造成海马神经元死亡或丢失,而神经元的丢失刺激了剩余神经元的生长和异常神经元突触的重组,这些重组的网络引起异常放电,从而诱发癫痫。海马硬化在组织学上表现为选择性神经元丢失和星形胶质增生,尤以 CA1、CA4 及前下托明显,是海马硬化的病理学特征。临床上以单侧海马硬化多见。

**【海马解剖和投射纤维】**

海马位于颞叶内侧,是边缘结构的一部分,通过边缘系统与其他脑结构之间有十分广泛的纤维联系,因此,边缘结构(尤其是海马和海马旁回)是癫痫发生和发展的主要部位。了解颞叶海马的正常解剖结构是诊断和正确解释海马硬化 MRI 表现的重要基础。

**1. 海马解剖** 海马结构属于古皮质,位于杏仁核的尾侧,沿着侧脑室颞角底部伸展,关于海马结构有几个不同的定义,多数接受的海马结构包括三个部分:齿状回、海马或 Ammon 角、下托复合体。

海马(hippocampus)又称 Ammon 角,位于侧脑室颞角底部,为一镰状的弓形结构,全长约 4~5cm。海马头宽度介于 1.5~2cm,海马体宽度介于 1~1.5cm。根据形态学及其与中脑的关系划分为 3个部分:①海马头:为海马前端的膨大部分,其前内与杏仁核相邻。上缘可见数个隆起,叫海马趾。侧脑室下角尖向深部延伸构成钩隐窝,此为海马头与杏仁核分界的标志。②海马体:为海马头向后的直接延续,围绕中脑向后延伸,形态由头部的扁平不规则形逐渐过渡为较为规则的卵圆形。③海马尾:为海马体向后方的横行段,位于中脑后部并迅速变细。海马表面为室管膜上皮所覆盖,其下面一层为含髓鞘的纤维称为海马槽。海马槽从内侧穿过形成

海马伞，然后投射到脑室并延伸为穹窿。

根据锥体神经元的形状和位置，将海马进一步分为四区，即 CA1（或称 Sommer 区）、CA2、CA3 和 CA4。CA1 的神经元同下托复合体相延续，是海马最为复杂的部分。CA2 区包含一条狭长的大锥体细胞带，此区的锥体细胞最致密，其主要接受下丘脑乳头体上区的传入。CA3 神经元与 CA2 类似，但没有 CA2 致密，CA3 区构成了 Ammon 角的膝部，此区锥体细胞是海马中最大的细胞，其最重要的特征是接受来自齿状回颗粒细胞在其附近侧树突的传入。CA4 神经元数量少，在苔藓纤维中散在分布，此区被齿状回覆盖。

齿状回为一长的、狭窄的呈结节状隆起的结构，位于海马及海马伞的内侧，下方与下托相邻，上方为海马槽，内侧为穹窿伞，与海马共同形成 U 形的板层结构，并以海马沟相分离。冠状面上呈现凹陷的结构，包绕 CA4 区。齿状回在后方与胼胝体上回相延续，前方与海马旁回钩相连。

下托复合体是指位于海马与海马旁回之间的过渡区域，也相当于海马旁回上部。

**2. 海马结构的细胞学**　海马和齿状回为三层，即分子层、锥体细胞层及多形细胞层。CA 区最具特征的是锥体细胞和篮状细胞，此外，在 CA3 和 CA4 区中至少还有 20 种其他类型的细胞。CA4 紧贴齿状回，而 CA1 邻近下托复合体。有研究显示 CA1 区的局部病变是造成短期记忆缺失的主要病理改变。也有学者认为 CA1 区对缺氧有易感性，在癫痫发作时容易引起 CA1 区的脑缺血性损伤。齿状回主要的细胞类型是颗粒细胞。下托为二者之间移行区，也分为三层，即分子层、锥体细胞层及多形细胞层。

**3. 海马的投射纤维**

（1）传入纤维：内嗅区皮质（28 区）是海马的一个重要的传入途径。它是海马旁回的一部分，主要结构来自各种感觉（嗅觉、视觉和躯体感觉）皮质的传入冲动。反过来，内嗅区皮质又发出纤维通过两个纤维束至海马，其中内侧纤维横过海马槽，而外侧的细胞发出纤维则经下托至海马和齿状回。来自内侧核的斜束纤维通过穹窿伞进入海马结构，并广泛分布于 CA 区。

（2）传出纤维：海马结构的主要传出投射纤维是穹窿，CA 区和下托锥体细胞的轴突走行于其中，下托的传出纤维广泛的分布于扣带回、隔核、乳头体、丘脑前核和下丘脑的腹内侧。CA3、CA4 投射

至对侧下丘脑。CA1 和下托尖主要投射至隔区。CA 区、下托和下托尖也通过穹窿前连合的纤维进入隔区。后连合的纤维起至下托复合体并投射至下丘脑乳头体、丘脑前核和中脑。

此外，杏仁核在颞叶癫痫的讨论中常常被忽视。作为边缘系统的一个主要的皮质下结构，杏仁核因涉及认知、自主活动、行为和情感活动而显得格外重要。杏仁核位于颞前叶，是从大脑皮质和古纹状体发育而来，逐渐合并入海马并与其有密切的纤维联系，与海马旁回钩相延续并相互融合，与背侧纹状体相互连接。海马硬化时，常合并杏仁核的硬化。

**【影像检查技术与优选】**

**1. 常规 MRI 序列**　海马的常规 MRI 检查要求能够检出海马的细微解剖结构（图 12-2-1）和轻微的信号改变，在海马硬化的 MRI 中应包括薄层高分辨率 MRI 扫描。FLAIR 序列对脑内病变非常敏感，也是检查海马硬化最敏感的脉冲序列，然而 FLAIR 成像信噪比相对较低，在空间分辨力和显示精细解剖结构方面存在不足，且容易受到伪影干扰。而 $T_2WI$ 对病变比较敏感，且具有很高的信噪比，可以进行高分辨率扫描，显示海马细微的内部解剖结构，各种伪影也相对较少。因此，同时进行 $T_2WI$ 和 FLAIR 扫描有助于显示海马病变，并排除伪影干扰。

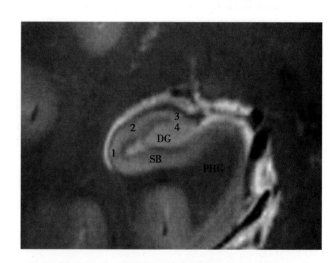

**图 12-2-1　正常海马影像结构，冠状位 $T_2WI$**

1. CA1；2. CA2；3. CA3；4. CA4；DG. 海马齿状回；SB. 下托；PHG. 海马旁回

海马硬化的常规 MRI 脉冲序列应包括横断位 $T_1WI$、$T_2WI$ 和 FLAIR 像，矢状位 FLAIR 及垂直于海马长轴的薄层高分辨率斜冠状位 $T_2WI$ 和 FLAIR 序列。扫描范围至少包括整个颞叶和海马。增强扫描对显示海马硬化没有帮助。3D SPGR $T_1WI$ 扫描

常用于进行海马体积测量及分析。

**2. 其他扫描方法**

（1）DWI 和 DTI：神经元水肿、萎缩、细胞外间隙增宽及正常组织结构消失等病理改变均会导致短暂或持久的水分子运动变化，而 DWI 能够反映海马硬化这些微结构的改变。颞叶癫痫患者癫痫灶的 ADC 值升高、各向异性分数降低。有研究认为海马硬化时 ADC 值增高是由于神经元丢失和/或胶质增生引起的，并认为弥散加权成像能帮助从分子水平进一步理解海马硬化的病理改变。

与弥散加权成像比较，DTI 能够更精确地显示脑白质结构的细微变化。DTI 可测量颞叶癫痫发作后海马及其相关的脑白质区域各向异性的改变，反映组织结构的完整性和连续性，是目前唯一可用于活体进行水分子扩散测量并观察白质纤维束结构改变的方法。

（2）MRS：MRS 是利用磁共振技术检测体内含有特定原子核的化学成分的一种无创性功能影像检查方法，可测定局部脑区在神经生物学上起重要作用的几种代谢物的浓度。目前以 NAA/（Cr+Cho）比值改变作为颞叶癫痫病灶定位诊断的参考。当颞叶 NAA/（Cr+Cho）比值＜0.6 时，可判断脑组织代谢功能异常，当双侧颞叶 NAA/（Cr+Cho）比值差值＞0.07 时，较低的一侧为病灶侧。

**【影像学表现】**

当出现海马硬化时，海马病变本身可以出现一些 MRI 征象，为海马硬化的直接征象，是海马硬化的主要诊断依据。由于海马与周围脑组织存在着广泛的纤维联系，海马硬化时常常伴有周围结构的影像改变，称为海马硬化的间接征象，对提示海马硬化非常有帮助。

**1. 海马硬化直接征象**

（1）海马信号异常：表现为 $T_2WI$、FLAIR 信号增高（图 12-2-2）。主要与海马胶质增生，导致弛豫时间延长有关。薄层高分辨率斜冠状面 FLAIR 成像是对海马硬化的信号改变最敏感的脉冲序列。

（2）海马萎缩：表现为海马体积变小。海马结构的体积可反映神经元的数量，因此，海马结构的萎缩是神经元丢失在磁共振成像上的反映（图 12-2-2）。

（3）海马内部解剖结构细节的消失：是反映海马硬化最敏感的特异指标（图 12-2-2）。在倾斜冠状面，$T_2WI$、FLAIR 结合能更好地发现这一特征。引起这一病理改变的机制是海马发生硬化时，胶质细胞增生并取代正常结构，从而导致其结构层次的消失。高分辨率斜冠状面 $T_2WI$ 对此征象最敏感。

（4）海马头部浅沟消失：海马头部浅沟消失是诊断海马硬化的可靠征象之一，表现为海马头部变小和海马趾萎缩，从而导致海马趾间正常存在的浅沟展平、消失或变得不明显（图 12-2-3）。

**2. 海马硬化间接征象** 当出现海马硬化之后，由于海马传出和传入神经纤维减少，常常引起颞叶海马外结构出现一系列继发改变，这些继发改变产

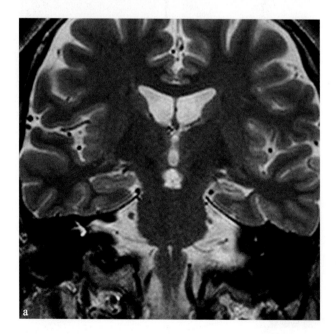
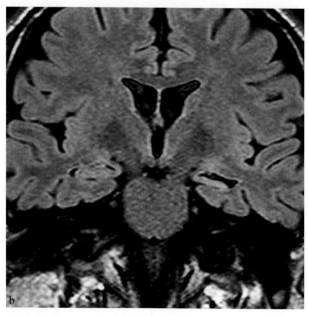

**图 12-2-2　左侧海马硬化**

a. 冠状面 $T_2WI$；b. 冠状面 FLAIR。左侧海马体积减小，$T_2WI$ 及 FLAIR 像均可见信号增高，左侧颞角扩大，左侧海马内部灰白质结构显示不清

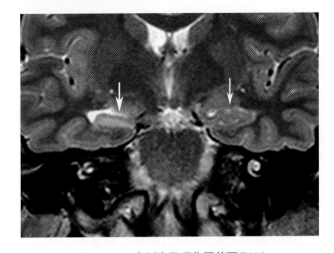

**图 12-2-3 右侧海马硬化冠状面 T₂WI**

海马头部浅沟消失可见右侧海马信号增高，海马上缘变平（粗箭头），健侧正常海马上缘凹凸不平，可见多个小浅沟（箭头）

生的影像改变对诊断海马硬化也有很大帮助。准确评价海马硬化时的海马本身病变及其引起的继发改变对全面评价海马硬化病变范围和严重程度均十分重要。

海马结构外的其他继发表现包括同侧的颞角轻微扩大，海马旁回白质萎缩，颞前叶萎缩及信号增高，从而导致颞前叶灰白质交界模糊。海马传出纤维减少还可引起穹窿、乳头体萎缩（图 12-2-4）。有文献报道海马硬化的病理损害几乎可累及整个边缘系统，包括丘脑、大脑前扣带回皮质、岛叶皮层等，故推测频繁的癫痫发作可导致边缘系统及其相连结构的全面受损。有时海马虽然并无明显变化，却见到杏仁核硬化、基底节区及丘脑萎缩；有些部位甚至早于海马结构的改变。

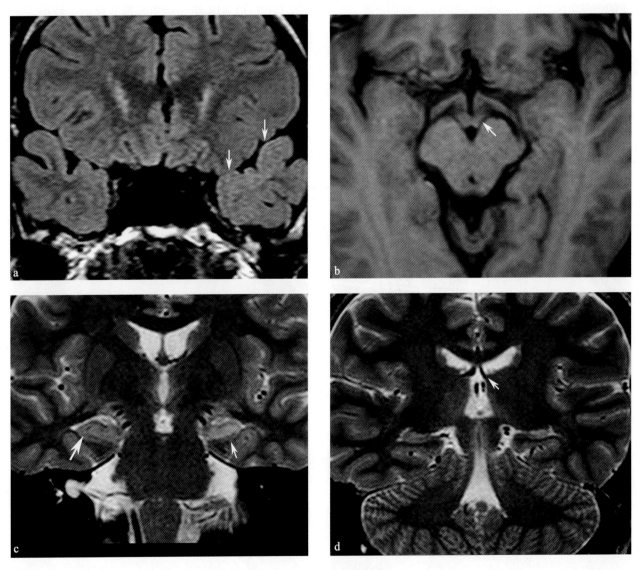

**图 12-2-4 左侧海马硬化**

a. 冠状面 FLAIR；b. 轴位 T₁WI；c. 冠状面 T₂WI；d. 冠状面 T₂WI。a. 左侧颞前叶 FLAIR 像信号较对侧稍增高，灰白质交界模糊不清（箭头）；b. 左侧乳头体萎缩，较对侧稍小（箭头）；c. 左侧海马 T₂WI 信号稍高，海马内部结构消失（细箭头），右侧海马可见内部结构（粗箭头）；d. 左侧穹窿较对侧稍小（箭头）

【海马的定量测量】

**1. 海马结构体积测量** 海马结构体积测量是诊断海马萎缩较准确的方法。有研究表明有经验的观测者发现海马萎缩的敏感性为80%~90%，而定量分析方法的敏感性可达90%~95%。尽管定量测量海马体积对研究很有帮助，但其在临床的普及及应用方面尚有一定难度，主要原因是操作时间长，需要专门的医生、特殊的图像工作站以及相应软件和有代表性的正常对照数据。

**2. $T_2$ 弛豫时间** 海马硬化萎缩时表明为 $T_2$ 弛豫时间延长，其 $T_2$ 值超过116ms与海马硬化存在显著的相关性。研究显示 $T_2$ 弛豫时间的延长与神经元密度的下降存在非常明显的相关性，因此，$T_2$ 弛豫时间的延长除了可以检出海马硬化，还可评价海马病理改变的程度。

【诊断要点】

海马体积减小、$T_2$WI 出现高信号及 FLAIR 高信号影可高度提示海马硬化，病变同侧还可出现颞前叶萎缩，颞前叶白质区 FLAIR 像信号轻微增高，灰白质交界面模糊不清。病变同侧颞角扩大，穹窿及乳头体萎缩也可提示观察海马结构的信号和形态，有助于诊断海马硬化。

【鉴别诊断】

低级别胶质瘤：颞叶内侧低级别胶质瘤有时呈弥漫生长，占位征象较轻微，但颞叶内侧海马结构的高信号影比较明显，海马体积正常或轻微肿胀；而海马硬化中海马萎缩是常见影像表现。

正常海马结构主要由灰质组成，在 $T_2$WI 和 FLAIR 像表现为稍高信号影，海马周围的室管膜结构也可表现为稍高信号影，因此，要注意避免过度诊断海马硬化。此外，如果扫描方法不恰当，常规 MRI 扫描对海马结构显示能力不足，还常会导致海马硬化漏诊，这也是海马硬化影像诊断中的主要问题。优化扫描方法和提高图像质量是准确诊断海马硬化的关键。

（朱明旺）

# 第三节 局灶性脑皮质发育不良

【概述】

局灶性脑皮质发育不良（focal cortical dysplasia，FCD）是指局部脑皮质结构发育紊乱，出现异常神经元和神经胶质细胞，有不同程度的白质内异位神经元、髓鞘化神经纤维数量减少和反应性神经胶质增生。FCD 是药物难治性癫痫患者需手术治疗的常见病因之一，根据癫痫患者的手术标本统计，FCD 占部分性癫痫患者的 20%~25%。

【病因及病理】

大脑皮质的形成经历三个主要阶段：①原始神经上皮细胞的分裂增殖；②神经母细胞的迁移、分化；③皮质结构形成。其中任何一个阶段受到遗传因素或周围环境中有害因素的影响都可能导致 FCD。有研究发现，怀孕的前 3 个月，有害因素的影响导致异常细胞的增生，而 3 个月之后的各种有害因素则导致异常的皮质结构形成，并提出无气球样细胞的 FCD 可能由产前的脑梗死或感染引起，其原因更多学者认为是遗传因素的影响。近年有学者报道，部分 FCD 患者有家族性癫痫病史。

FCD 的病理改变包括：①皮质结构异常：包括层状结构紊乱、柱状结构紊乱、白质内和/或分子层内神经元数目增多等。②细胞结构异常：出现巨大神经元、不成熟神经元、异形神经元和气球样细胞。气球样细胞是巨大的球形细胞，胞核偏心，细胞质呈嗜酸性，具有胶质细胞和神经元两种细胞的特点，主要位于皮质的深层细胞层和皮质下白质，它的存在预示着严重的皮质结构异常。

早在 1971 年，Taylor 就对 10 例行脑叶切除术的癫痫患者手术标本进行了病理检查，阐述了 FCD 的病理学特征。随后由 Palmini 等人在 2004 年提出的组织病理学分类方法，以及 Barkovich 等人在 2005 年提出的遗传/影像学分类方法，这些方法也得到了的运用。最新的分类方法是 Blumcke 在 2011 年提出的国际抗癫痫联盟（ILAE）分类，并且已被广泛接纳和使用。

根据 FCD 病变病理改变和有无伴发病变可将 FCD 分为 FCD Ⅰ型、FCD Ⅱ型和 FCD Ⅲ型三个类型，每个类型又分为不同的亚型。FCD Ⅰa 型指存在皮质未成熟的神经元，但皮质存在层状结构不良；FCD Ⅰb 型指皮质出现柱状结构不良；FCD Ⅰc 型指同时存在 Ⅰa 和 Ⅰb 两种异常表现。FCD Ⅱa 型指病变内存在异形神经元；FCD Ⅱb 型指病变内出现气球样细胞及异形神经元。FCD Ⅲa 型指存在颞叶层状结构畸形，同时伴有海马硬化；FCD Ⅲb 型指皮质层状结构畸形紧临神经节或神经胶质的肿瘤，包括混合性胶质神经元肿瘤-节细胞胶质瘤、胚胎发育不良性神经上皮肿瘤（DNET）、血管中心型胶质瘤乳头胶质神经元肿瘤及多形性黄色星形细胞瘤等肿瘤；FCD Ⅲc 型指皮质层状结构畸形紧临血管畸

表 12-3-1 FCD 分型（ILAE，2011）

| 分型 | | | 亚型 | |
|---|---|---|---|---|
| FCD Ⅰ型 | FCD Ⅰa<br>皮质纵向发育不良 | FCD Ⅰb<br>皮质横向发育不良 | FCD Ⅰc<br>皮质纵向和横向均<br>发育不良 | |
| FCD Ⅱ型 | FCD Ⅱa<br>出现异形神经元 | FCD Ⅱb<br>异形神经元和气球样细胞 | | |
| FCD Ⅲ型 | FCD Ⅲa<br>FCD 伴有海马硬化 | FCDⅢb<br>FCD 伴有胶质或神经元胶质肿瘤 | FCD Ⅲc<br>FCD 伴有血管畸形 | FCD Ⅲd<br>FCD 伴有早期脑损伤，如<br>外伤、缺血、脑炎等 |

形，包括海绵状血管瘤、动静脉畸形、脑膜血管瘤病等；FCD Ⅲd 型指皮质层状结构畸形伴随生后早期任何后天获得性损害，包括炎性反应、缺血性损害、外伤等，见表 12-3-1。

【临床表现】

部分较轻 FCD 患者可以无症状。FCD 的病变程度越重，临床症状出现越早。FCD 患者常出现单纯或复杂性、部分或广泛性的癫痫发作，76% 的 FCD 患者表现为药物难治性癫痫。FCD 患者发病年龄 0～60 岁。FCD Ⅰ型可表现为癫痫发作、认知障碍或无神经系统症状。FCD Ⅱ型表现为难治性癫痫发作，发作形式多样，可为部分性发作，亦可继发全面性发作，甚至可出现癫痫持续状态。

对 FCD 癫痫患者一般采取手术治疗，外科切除发育不良的局部病灶可治愈本病，手术后有 59%～70% 可以达到完全缓解或者 90% 以上的缓解。其预后与 FCD 的类型有关，二者相关性的研究不一致甚至相反。有研究认为 FCD Ⅱ型和Ⅲ型患者预后要比 FCD Ⅰ型好，因为病灶更局限，影像表现和脑电图检查更容易发现它的致痫灶，所以更容易完全切除。疗效最差的是多发 FCD 和病灶未完全切除的患者，这种情况更常发生于颞叶以外的 FCD。

【影像学表现】

MRI 是 FCD 的首选影像检查方法。FCD 的 MRI 表现包括局限性脑皮质增厚、灰白质分界模糊、皮层下白质 $T_2WI$ 和 FLAIR 高信号、$T_1WI$ 等或低信号、放射带、皮质浅凹、脑回增宽、脑沟形态异常及邻近蛛网膜下腔或侧脑室扩大。这些表现可能不会同时出现，其中脑皮质增厚、灰白质分界模糊和皮层下白质内 $T_2WI$ 及 FLAIR 高信号是 FCD 最重要、最常见的 MRI 表现。尽管 FCD 有这些 MRI 特征，但是微小 FCD 的信号改变很轻微，非常容易漏诊。随着 MRI 技术的发展，高质量的 MRI 图像对 FCD 病灶的检出率及显示较以前明显提高，但 MRI 阴性的难治性癫痫患者中，仍可能有部分患者存在 FCD。

好发部位：FCD 可以见于大脑的任意脑叶，但大约 60% 的 FCD 病灶位于颞叶。FCD Ⅰ型和Ⅲ型常见于颞叶，FCDⅡ型常见于颞叶以外的脑叶，以额叶多见。FCD 主要局限性地累及皮质及皮质下区，但也有人报道 FCD 广泛地累及白质，少数病例从皮质一直累及侧脑室。

1. **脑皮质增厚** 与邻近或对侧皮质比较，患处皮质呈局限性带状或结节状增厚。皮质增厚可以单独存在或与灰白质分界模糊、皮质下异常信号同时出现。使用薄层扫描能明显提高脑皮质增厚的检出率。

2. **灰白质分界模糊** 髓鞘纤维数量的减少可能是灰白质分界信号改变的原因。在无气球样细胞的 FCD 中，病变区域仅表现为灰白质交界模糊。FLAIR 图像虽然对 FCD 病变的信号改变很敏感，但对灰白质对比的显示欠佳，对灰白质交界面显示不如 $T_2WI$。当 FCD 病变信号改变较轻微时，常规 MRI 扫描有时很难确认是否存在病变，使用脑表面线圈进行高分辨率可疑病变部位的局部扫描，有助于判断是否存在病变。为了更好地显示灰白质交界面及轻度皮质增厚，可使用高分辨率反转恢复（inversion recovery，IR）序列或毁损梯度回波（spoiled gradient echo）序列扫描，以显示灰白质的细微解剖结构。

3. **信号变化** FCD 病变区域皮质及皮质下白质经常出现长 $T_1$、长 $T_2$ 异常信号，FLAIR 像也可显示皮质及皮质下高信号影。皮质 $T_1WI$ 信号也可以轻度升高，与白质信号类似。FCD 中，病变白质区在 FLAIR 或 $T_2WI$ 上常表现为高信号影，其信号改变较皮质信号改变更加明显，皮质可表现为皮质下与皮层走行相同的小条状高信号影，对提示病变及其位置非常重要。FLAIR 由于抑制了自由水（脑脊液）的信号，可检出皮质、皮质下及脑室周围轻微的信号异常，所以对 FCD 皮质下白质异常信号的显示最敏感。白质内 $T_2WI$ 和 FLAIR 信号增高可能与出现异位神经元、异常神经胶质细胞、髓鞘形成障碍及髓鞘化纤维数量减少有关。

4. **放射带** FCD 白质内异常信号从皮质向侧脑室延伸，并逐渐变细，呈漏斗状表现，称为放射带，这种 FCD 也称作横贯性皮质发育不良，是 FCD 的特征性表现。病理基础为白质髓鞘形成不良，散在一些气球样细胞。漏斗状异常信号可能更多见于 FCD Ⅱ型，尤其是 FCD Ⅱb 型患者。

5. **皮质浅凹** 皮质浅凹是指皮质发育异常的邻近区域皮质体积减小，脑脊液间隙局限性扩大。皮质上出现浅凹提示其下方可能伴有皮质发育异常，是提示 FCD 病灶的影像征象。

6. **脑沟增宽** 脑沟回形态和走向异常也可提示 FCD，表现为 FCD 病变区域蛛网膜下腔轻微增宽。

7. **增强扫描** 绝大多数 FCD 无强化，使用增强扫描对诊断 FCD 并不能提供更多帮助。但在与肿瘤等其他病变的鉴别诊断中，可使用增强扫描。

8. **不同亚型 FCD 表现** FCD Ⅰ型 MRI 表现常为阴性，诊断敏感性为 30.3%。阳性常表现为局限性脑发育不良，白质萎缩，灰白质分界不清，皮质增厚。FCD Ⅱ型主要表现为局部皮质增厚，灰白质分界不清，$T_2WI$ 及 FLAIR 皮质下白质信号增高，放射

带。FCD Ⅲ型中各亚型则具有相应的影像表现（图12-3-8、图12-3-9）。但不同亚型 FCD 的影像表现重叠较大，有时 MRI 很难区别。

9. **婴幼儿 FCD 的 MRI 表现** 2 岁以下婴幼儿大脑白质处于髓鞘化的过程中，FCD 表现与其他年龄组患者不同，应特别注意。由于 2 岁以下儿童脑白质发育不成熟，$T_1WI$ 灰质表现为高信号，发育不成熟白质为低信号；$T_2WI$ 灰质表现低信号，而白质则为高信号。在髓鞘化逐渐成熟过程中，$T_2WI$ 白质信号由高信号逐渐变为低信号；而 $T_1WI$ 则相反，白质信号由低信号逐渐表明为高信号影。对 2 岁以下儿童白质内信号改变的判定应慎重，因此，MRI 随访观察并和既往 MRI 对比，对于难治性部分性癫痫婴幼儿的诊断是必要的。

FCD 的 MRI 影像改变形态多样，根据 FCD 患者病变区信号变化和皮质厚度，可将 FCD 的影像学表现分为三型：放射带型、高信号型及轻微型。

放射带型 FCD 可见皮质下白质异常信号从皮层向侧脑室延伸，并逐渐变细，呈尖端指向脑室的三角形或漏斗状（图 12-3-1、图 12-3-2）。本型 FCD 影像表现具有特征性，易于诊断和鉴别诊断。放射带状异常信号的病理基础是脑白质髓鞘形成不良，散在一些气球样细胞，更多见于 FCD Ⅱ型，尤其是 FCD Ⅱb 型患者。

高信号型 FCD 可见皮质下白质的高信号影，但没有指向脑室的放射带征，而且占位症状也不明显，是 FCD 最常见的 MRI 表现类型。产生信号的原因是白质内出现异位神经元、异常神经胶质细胞、

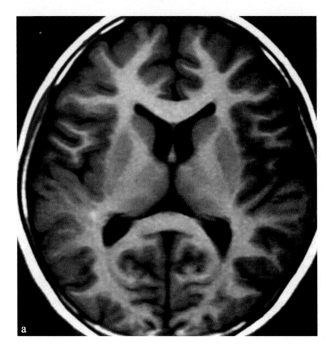

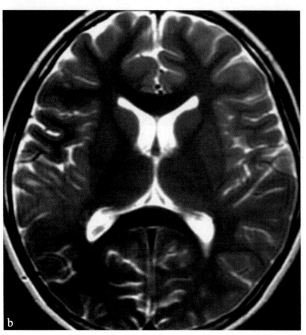

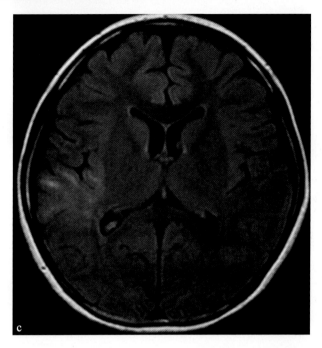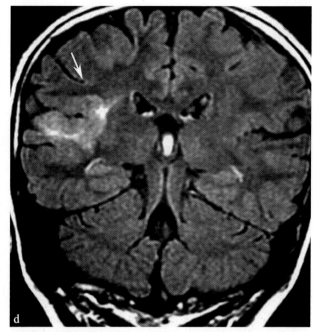

**图 12-3-1　右颞后放射带型 FCD，病理 FCD Ⅱb**

a. 轴位 T₁WI；b. 轴位 T₂WI；c. 轴位 FLAIR；d. 冠状面 FLAIR。a. T₁WI 右颞后灰白质交界模糊；b. 右颞后可见长 T₂ 信号影，占位症不明显；c. 右颞后可见高信号影；d. 右颞后可见指向脑室的高信号放射带（箭头）

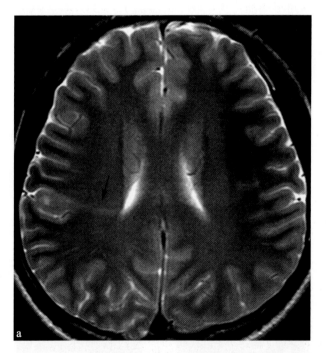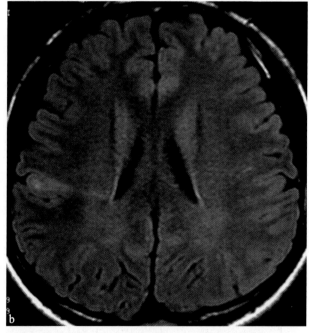

**图 12-3-2　右颞后放射带型 FCD，病理 FCD Ⅱb**

a. 轴位 T₂WI；b. 轴位 FLAIR。a. T₂WI 右额可见条状高信号放射带，尖端指向脑室，右额皮质稍增厚（箭头）；b. FLAIR 像可见高信号，病变显示更加清楚

髓鞘形成障碍及髓鞘化纤维数量减少（图 12-3-3、图 12-3-4）。

　　轻微型 FCD 仅见皮质 T₂WI/FLAIR 轻微高信号和 / 或皮质增厚，没有皮质下高信号出现（图 12-3-5～图 12-3-7），一般多见于脑沟回底部。本型 FCD 非常容易漏诊，需仔细观察是否有皮质轻微的信号变化以及是否存在局限性皮质增厚和灰白质交界模糊。轻微型 FCD 漏诊的应使用高分辨率薄层扫描技术，还要注意多角度、多序列仔细观察病变皮层形态。

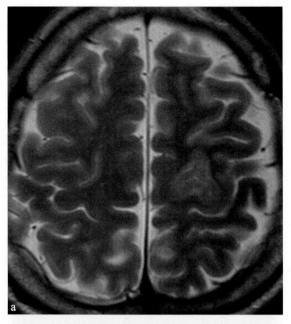

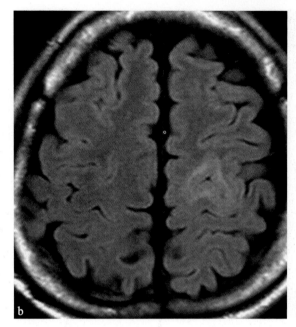

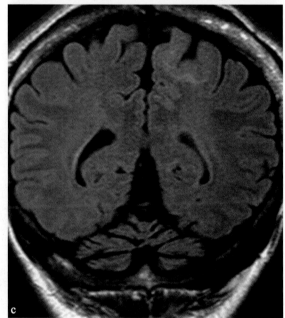

**图 12-3-3　左额高信号型 FCD**

a. 轴位 T$_2$WI；b. 轴位 FLAIR；c. 冠状面 FLAIR。

a. T$_2$WI 可见左额皮质轻微增厚，皮质下可见高信号影；b. FLAIR 像左额皮质下可见条状高信号；c. 冠状面可见皮质稍增厚，皮质下高信号，没有形成放射带，病变局部皮质稍凹陷

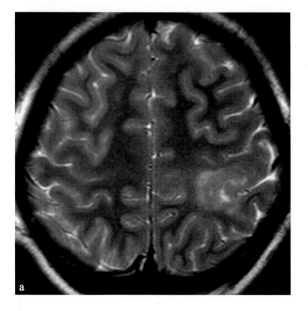

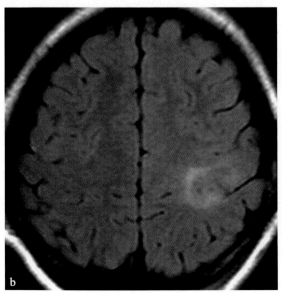

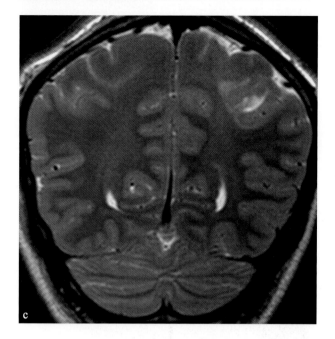

图 12-3-4 左额高信号型 FCD

a. 轴位 T₂WI；b. 轴位 FLAIR；c. 冠状面 T₂WI。a. T₂WI 可见左额皮层增厚，皮层及皮层下可见高信号影；b. FLAIR 像左额皮层及皮层下可见小片高信号，皮层稍增厚；c. 冠状面可见皮层下高信号，没有形成放射带

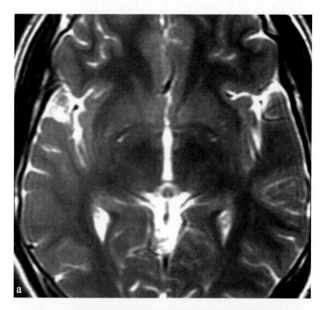

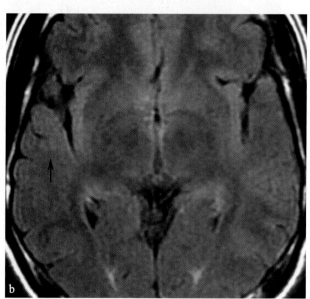

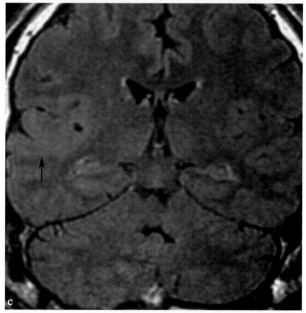

图 12-3-5 右颞轻微型 FCD

a. 轴位 T₂WI；b. 轴位 FLAIR；c. 冠状面 FLAIR。a. T₂WI 右颞异常信号不明显；b. FLAIR 像可见右颞皮质及白质信号轻微增高（箭头）；c. 冠状面 FLAIR 像可见右颞轻微高信号，灰白质分界不清（箭头）

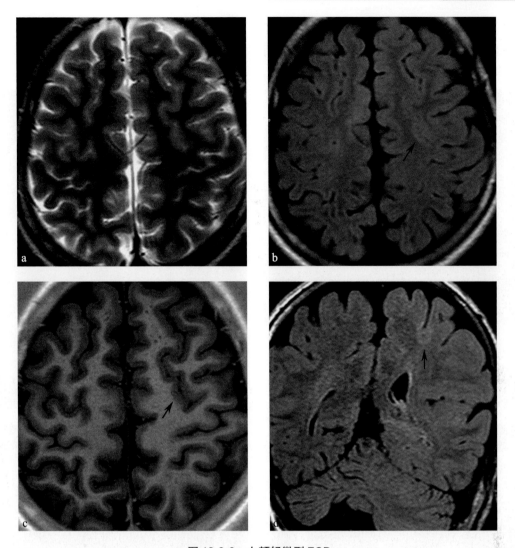

**图 12-3-6　左额轻微型 FCD**

a. 轴位 $T_2WI$；b. 轴位 FLAIR；c. 轴位高分辨率 IR 成像；d. 斜冠状面 FLAIR。a. $T_2WI$ 左额灰白质交界面稍模糊（箭头）；b. FLAIR 像也可见灰白质交界面稍模糊，无明显高信号影（箭头）；c. 高分辨率 IR 成像优化灰白质对比，也可见灰白质交界模糊（箭头）；d. 斜冠状面 FLAIR 像垂直于病变脑沟，可见脑沟底部轻微高信号（箭头）

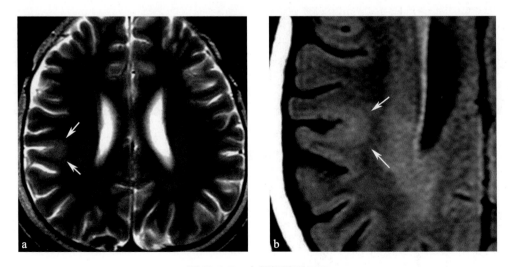

**图 12-3-7　右额轻微型 FCD**

a. 轴位 $T_2WI$；b. 轴位 FLAIR。a. $T_2WI$ 左额脑沟底部皮质稍增厚，灰白质交界面稍模糊（箭头）；b. FLAIR 局部放大像可见皮质稍增厚（箭头）

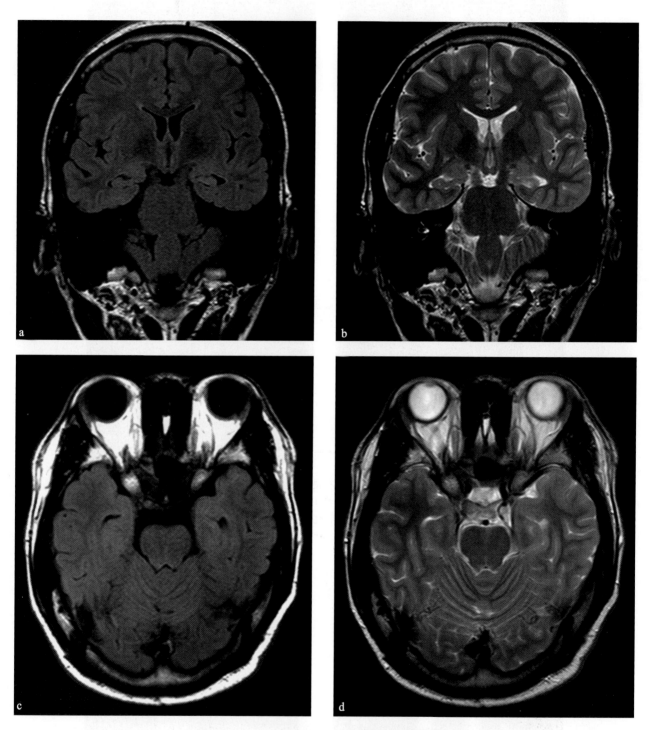

图 12-3-8　FCDⅢa 左颞叶 FCD 合并左侧海马硬化

a. 冠状位 FLAIR；b. 冠状位 T₂WI；c. 轴位 FLAIR；d. 轴位 T₂WI。a、b. 冠状位可见左侧海马体积减小，信号增高；c、d. 轴位可见左颞前叶轻微高信号，灰白质分界不清

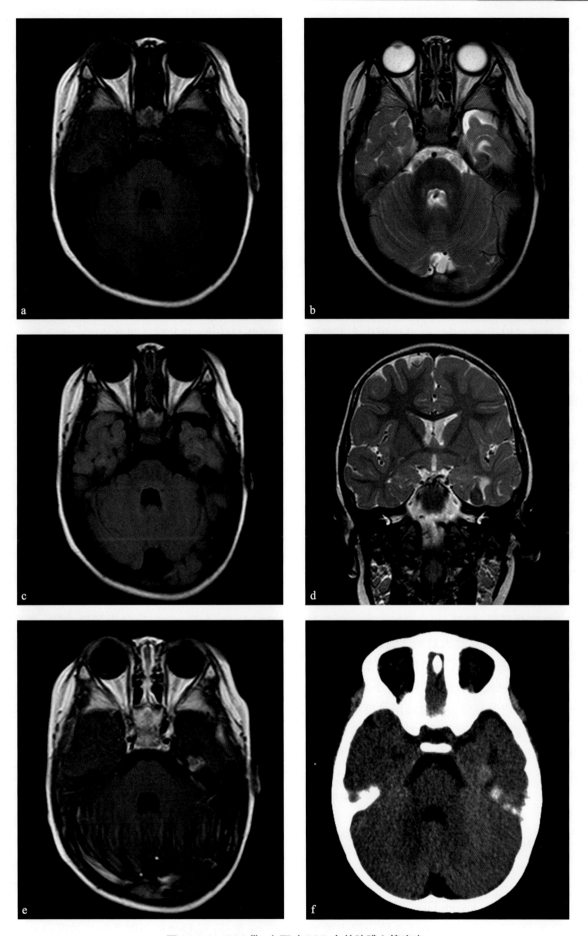

**图 12-3-9　FCDⅢc 左颞叶 FCD 合并脑膜血管瘤病**

a. 轴位 $T_1WI$；b. 轴位 $T_2WI$；c. 轴位 FLAIR；d. 冠状位 $T_2WI$；e. 轴位 $T_1WI$ 增强；f. 轴位 CT。a～d. 左侧颞底见短 $T_2$ 信号影；e. 左颞底见小片强化影；f. CT 见左颞底见小片高密度影

## 【诊断要点】

FCD 发生于皮质，可见皮质轻微增厚，皮质 FLAIR 像信号增高，病变占位征象不明显。病变区域皮质下白质也可出现信号增高，而导致灰白质交界面模糊不清。如果白质内出现以皮质为基底、尖端指向脑室的高信号放射带可提示 FCD 诊断。

## 【鉴别诊断】

结节性硬化、低级别肿瘤及其他脑皮质发育畸形也可局限性累及皮质及皮质下区，出现 $T_2WI$ 和 FLAIR 高信号，需要与 FCD 尤其是 FCDⅡ型鉴别。

**1. 结节性硬化**　FCD 与结节性硬化在临床、影像表现，甚至病理上都有很多相似之处。临床上都可表现有癫痫，MRI 上表现为皮质增厚、皮质及皮质下异常信号及放射带，病理检查都可出现气球样细胞，两者有时很难区分。结节性硬化多表现为多发皮质结节，多发室管膜下结节，常常可见钙化。患者常常出现皮脂腺瘤、癫痫和智力障碍，称为结节性硬化三联症。

**2. 低级别肿瘤**　少数脑内肿瘤，如低级别星形细胞瘤、少突胶质细胞瘤和混合性神经元及神经元胶质肿瘤等与 FCD 鉴别。FCD 多发生于额叶，而低级别肿瘤多位于颞叶。低级别肿瘤一般可见占位征象，如脑回肿胀，肿瘤内可出现囊变征象，而 FCD 脑回的肿胀不明显，一般也不会出现囊变。大部分 FCD 和低级别肿瘤都无明显强化，但相对来说肿瘤出现强化概率更多一些。

**3. 其他脑发育畸形**　与其他脑皮质发育畸形相比，FCD 病灶局限、轻微，可出现脑沟裂的形态改变。单侧巨脑症患者双侧大脑半球明显不对称，受累半球和侧脑室明显增大，白质内异常信号比 FCD 更广泛。多小脑回畸形表现为脑回较小、明显紊乱且不规则，脑沟走向异常。脑裂畸形是指脑室与脑表面蛛网膜下腔之间出现裂隙，裂隙两侧可见灰质结构覆盖，常合并透明隔缺如，而 FCD 一般不累及脑室结构。

（朱明旺）

# 第四节　Rasmussen 脑炎

## 【概述】

Rasmussen 脑炎（Rasmussen encephalitis，RE）是一种罕见的、后天获得性、进展性的一侧大脑半球慢性炎症，多在儿童期发病，由加拿大蒙特利尔神经病学研究所的 Rasmussen 及其团队于 1958 年首先报道。RE 临床上少见，但症状严重，常见于儿童，以难治性癫痫、智力下降及偏瘫为临床特点，其病因及发病机制目前仍不明确。病变侧大脑半球切除是目前唯一有效的治疗方法。

## 【病因及病理】

虽然国内外对 RE 的发病机制进行了大量研究，但仍未明确哪一种因素与 RE 发病密切相关。Rasmussen 及其同事曾认为本病可能由病毒感染引起，很多学者应用原位杂交 PCR 的方法发现了肌细胞病毒及单纯疱疹病毒在 RE 中呈阳性表达，因为认为病毒感染与 RE 发病相关。近年来有研究证实，RE 脑炎并不是由单纯的病毒感染引起，病毒感染后的免疫反应也可能是重要的发病机制，免疫反应包括体液免疫与细胞免疫。由于其发病率低，其相关资料较少，其发病机制有待进一步研究。

RE 大脑标本主要表现为脑组织萎缩、蛛网膜下腔增宽。病理学表现为神经细胞缺失，胶质细胞增生，胶质结节形成。血管周围 $CD8^+$ 淋巴细胞浸润，呈袖套样改变。

## 【临床特点】

RE 好发于儿童，首次发生癫痫的平均年龄为 6 岁，癫痫发作形式主要有简单部分性发作、部分性癫痫持续状态、复杂部分性发作、继发的强直性阵挛性发作。Bien 提出该病有三个发展阶段：第一阶段为前驱期，表现为癫痫的发作频率低，很少出现偏瘫，平均病史为 7.1 个月（0～8.1 年）；第二阶段为急性期，表现为频繁的癫痫发作及进行性偏瘫，平均时间为 8 个月；第三阶段为后遗症期，患者癫痫发作频率减少，存在永久的神经功能损伤，随病情进展可有精神症状和智力减退，大脑半球进行性萎缩。至今，没有一种抗癫痫药物被证明在控制 RE 所致的癫痫上是有效的，目前大脑半球切除术及大脑半球离断术成为控制该病癫痫的有效手段。

## 【诊断】

RE 诊断依据临床表现、脑电图和 MRI，部分患者还需组织病理学检查。诊断标准分为两部分。

A 部分：①局灶性癫痫（有或无持续性局限性癫痫）和一侧皮质损伤。②脑电图示一侧大脑半球慢波或不伴痫样放电。③MRI 示一侧大脑半球灶性皮质萎缩伴至少下列之一：灰质或白质 $T_2WI$/FLAIR 高信号，同侧尾状核头高信号或萎缩。

B 部分：①持续性局限性癫痫或进行性一侧皮质损害。②MRI 进行性一侧半球灶性萎缩。③组织病理学检查脑组织 T 细胞和小胶质细胞浸润。如果脑组织中出现较多巨噬细胞、B细胞、浆细胞或病毒包涵体，则可排除RE。

具备A部分3项指标或B部分2项指标，即可诊断RE。

**【影像学表现】**

RE的典型影像学表现为进行性单侧大脑半球萎缩和皮质高信号影（图12-4-1）。

早期患者颅脑CT和MRI可以无明显的异常表现。随着疾病的进展，MRI上可见受累脑皮层和/或皮层下白质内出现片状长$T_2$信号，FLAIR像表现为高信号。最先出现MRI信号改变的常见部位是额叶和颞叶，其他脑叶逐渐受累。RE也可表现为受累半球多发散在局灶性高信号影，随后病灶逐渐增多，累及范围逐渐增大。这种影像表现提示RE的炎症蔓延过程或者是从局部向周围侵犯或者是同时多处起病。

颅脑CT和MRI上可发现病侧半球呈进行性脑萎缩，表现为患侧半球侧脑室和外侧裂扩大，同侧壳核及尾状核萎缩，脑回变窄，脑沟变宽、加深，尤以脑岛叶及其周围明显。病变早期表现暂时性局部皮质肿胀及皮层高信号，随后受累大脑半球出现脑萎缩。大脑半球严重萎缩患者可见对侧小脑半球萎缩，同侧海马及脑干萎缩，胼胝体略变薄。对侧小脑半球萎缩是由于皮质桥小脑束受损。CT及MRI增强扫描，病变一般无强化（图12-4-2）。

弥散成像、MRS及灌注成像对诊断RE脑炎也有一定帮助。RE急性期病变可见DWI高信号影，提示细胞毒性水肿，弥散受限。RE的MRS无特异性改变。病变区可见NAA峰减低，Cho峰升高或正常NAA/Cho及NAA/Cr降低，Cho/Cr升高，提示有神经元脱失或损害。病变早期MRI无明显异常或不能确定病变时，SPECT和PET可帮助发现病变脑组织的血流和代谢异常。癫痫发作间歇期，SPECT显示病变侧血流灌注减小，PET显示受累脑组织代谢降低；癫痫发作期，则与之相反。

**【诊断要点】**

单侧大脑半球进展性萎缩是RE较具特征的表现，是影像诊断RE的重要依据，对可疑RE患者应定期复查脑MRI以观察病变有无进展。RE患者还常常出现壳核和尾状核头的萎缩，FLAIR像皮层的信号增高，对诊断也非常有帮助。

**【鉴别诊断】**

在病变早期需要与类似RE表现的其他炎性病变及MELAS等鉴别。根据大多数RE患者一侧大脑半球进行性萎缩及其病变范围的演变可做出诊断。其他脑炎的慢性期有时也可见病变皮质的萎缩

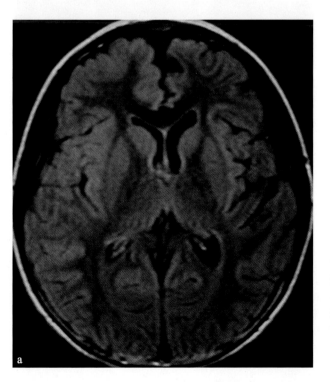
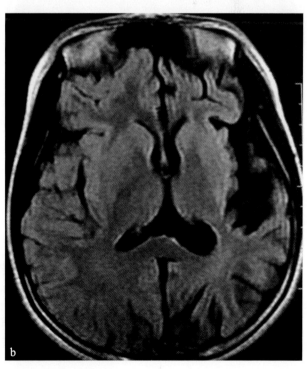

**图12-4-1　Rasmussen脑炎，进展性脑萎缩**

a、b. 轴位FLAIR。a. 左侧大脑半球脑沟裂较对侧轻微增宽，左侧脑室较对侧稍扩大，脑内异常信号不明显；b. 18个月后复查MRI示左侧大脑半球脑沟明显增宽。左侧脑室较对侧稍扩大，左侧尾状核头部及左侧壳核体积较对侧轻微减小，左侧岛叶皮质信号较对侧轻微增高

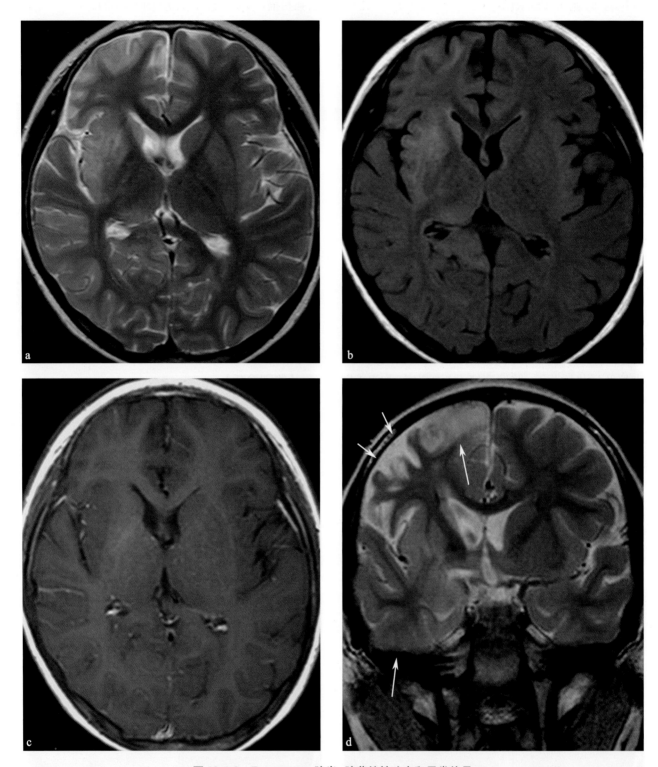

**图 12-4-2  Rassmusen 脑炎，脑萎缩性改变和异常信号**
a. 轴位 $T_2WI$；b. 轴位 FLAIR；c. 增强 $T_1WI$；d. 冠状位 $T_2WI$。a. 轴位 $T_2WI$ 右额岛叶皮质可见稍高信号影，右壳核尾状核头部体积较对侧变小，信号较对侧增高，右侧脑室额角稍扩大；b. 轴位 FLAIR 像可见右额岛叶、右尾状核头部及右壳核高信号影，右颞枕皮质可见轻微高信号影；c. 增强扫描未见明显强化影；d. 冠状面 $T_2WI$ 可见右侧半球体积较对侧稍小，部分脑沟增宽（短箭头），提示陈旧病变；右颞及右额部分皮质肿胀信号增高（长箭头），提示急性病变

和胶质增生，RE 相似，可见皮质信号增高、脑沟裂增宽和脑萎缩，但一般不累及尾状核头部和壳核，而且病变不具进展性，可与 RE 鉴别。

（朱明旺）

## 第五节 原发性癫痫

### 【概述】

原发性癫痫也称特发性癫痫，是指除遗传因素外无其他确切病因，仅有脑电生理学改变的病理状态，是一组与遗传因素相关并伴有不同程度意识障碍、自主神经症状和精神症状发作的慢性神经系统疾病。以脑部神经元的兴奋性和同步性异常所致过度放电引起的突然、反复和短暂的中枢神经系统功能失常为特征。任何年龄均可发病，以儿童期和青壮年常见。由于其病理生理机制复杂、临床表现多样化，故临床诊断和治疗面临很大挑战。

目前认为原发癫痫与遗传密切相关，无明显器质性脑部病变。目前常规 CT 和 MRI 形态学检查结果常为阴性。

### 【检查方法】

原发性癫痫一般认为不存在脑内结构性病变，因此，常规 CT 及 MRI 检查没有致痫性病变，但也不能完全排除脑内微小和轻微的致痫病变，如 FCD Ⅰ型。另外，如果影像扫描方法没有根据癫痫病变特点进行优化，也常常不能发现脑内病变，造成影像检查漏诊。

原发癫痫影像评价主要依靠脑磁图（MEG）和 PET/CT 两种检查方法。近年来多模态功能性磁共振成像技术不断进步，已经从形态结构水平成像发展到代谢、功能以至分子水平成像，在癫痫的定位、定侧诊断，治疗前与治疗后评估等方面发挥着越来越重要的作用。这些功能性磁共振成像技术包括：静息态功能性磁共振成像（resting-state fMRI，rfMRI）、磁敏感加权成像（susceptibility weighted imaging，SWI）、弥散张量成像（diffusion tensor imaging，DTI）、磁共振波谱分析（$^1$H-MRS）和扩散峰度成像（diffusion kurtosis imaging，DKI）等。其中以静息态功能性磁共振成像研究较为深入。

### 【影像学表现】

1. 脑磁图 由数据采集计算机获得的 MEG 数据通过后处理工作站对数据进行分析，将 MRI 所获得的脑解剖结构像与 MEG 像融合形成磁源性影像（MSI），应在 MEG 记录的同时可记录 EEG，以便与 MEG 比较。原发性癫痫在 CT、MRI 形态学上表现正常，MEG 可发现发作间期及发作期棘波，与 MRI 叠加形成 MSI，从而明确癫痫灶的位置（图 12-5-1）。

2. PET 与 PET/CT PET 是目前用于原发癫痫定位诊断的较为准确的影像方法，PET 通过脑组织代谢显像能早期反映脑组织功能及代谢变化，目前常用的是 $^{18}$F-FDG PET 进行癫痫灶定位。癫痫发作间期致痫灶内残存的神经元数量较正常脑组织少而呈显像剂稀疏缺损区，因而表现为代谢减低（图 12-5-2）。发作期表现为代谢增高，病灶区显像剂不同程度摄取增加。大量研究表明，癫痫发作间期癫痫灶局部局部脑血流量（rCBF）降低，局部脑葡萄糖利用率（LCMR glu）降低，而发作期癫痫灶 rCBF、LCMR gLu 明显增高，且 PET 对原发性癫痫病灶的检出率优于 MRI 和 EEG。PET/CT 是在 PET 基础上增加了能反映解剖结构信息的 CT 图像，这样的集代谢

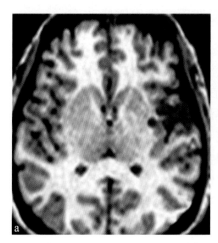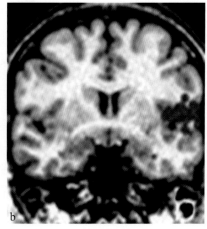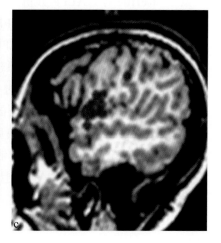

**图 12-5-1 发作性抽搐 17 年**
女性，26 岁。MEG（a、b、c），病变区发作期癫痫样放电，定位于左侧颞叶、左侧岛盖及中央区下部

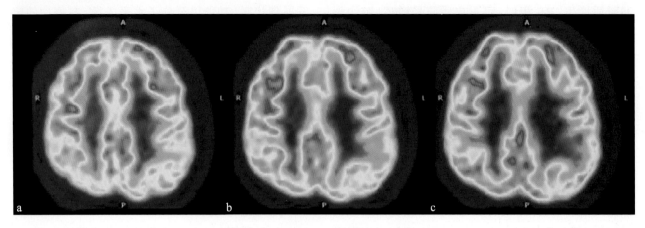

**图 12-5-2 PET**

发作性癫痫 1 年余，MRI 检查阴性 PET 上发现左顶叶局部皮层放射性摄取较对侧减低，提示癫痫发作间期低代谢改变

图像与解剖结构图像为一体的图像，可进一步提高对病灶的精确定位。PET/CT 融合图像较单纯 PET 图像能更灵敏地探测到功能性癫痫病灶，且特异性较单纯 PET 高。

3. ¹H-MRS 病变区 NAA 峰值降低，NAA/（Cho+Cr）和 NAA/Cho 比值减低。神经元细胞减少、萎缩及变性导致了 NAA 含量降低，而胶质增生引起 Cho 的升高。青少年肌阵挛癫痫（JME）患者丘脑 NAA 减少可能提示 GABA 神经元的损伤，而额叶 GABA 和 Gln 的增加可能是隐匿的皮质结构损害导致 GABA 神经元密度增加。

4. **静息态 fMRI** 静息态 fMRI 技术是反映基础状态下自发性脑功能活动的成像方法，近年来该技术在原发癫痫领域研究较多。静息状态下大脑活动十分复杂，故需要通过各种数据处理及分析方法从 RS-fMRI 数据中提取有用的信息，其主要方法包括低频振幅（ALFF）、低频振幅分数（fALFF）和局部一致性（ReHo）等。ALFF 分析方法反映的是大脑低频震荡 BOLD 信号的幅度，ALFF 增强的脑区说明神经元的兴奋性高、代谢强，ALFF 减低说明神经元受到抑制，代谢弱。基于这一原理确定癫痫患者脑功能区的变化。fALFF 算法是对 ALFF 算法的改进，减少生理噪声干扰，提高检测的敏感度和特异性。ReHo 从时间相似度角度反映局部脑区神经活动的同步性，额叶癫痫患者，其扣带回、岛叶、丘脑及基底核区存在 ReHo 值的变化，且部分脑区 ReHo 值的变化与病程长短存在相关性。上述三种方法均可用于癫痫病理生理机制和致痫灶定位及定侧的研究。

（朱明旺）

## 第六节　癫痫导致的继发改变

为了明确致痫病灶，癫痫患者通常要进行 CT 和 MRI 扫描。然而，癫痫发作后在进行 MRI 检查时发现的一些 MRI 异常表现可能是由癫痫发作导致的，属于癫痫的继发改变，而不是引起癫痫发作的原发病灶，特别是在首次癫痫大发作和癫痫持续状态的患者中经常可以见到这些影像学征象，称之为癫痫继发影像改变。癫痫发作是由于大脑皮质神经元的异常放电引起，长期慢性癫痫患者脑皮质异常放电也可以引起神经元损伤，从而导致脑结构的改变。为了控制癫痫发作，还需要长期服用抗癫痫药物，某些抗癫痫药物也可能对脑组织和其他结构造成损害，从而导致相应的影像改变。因此临床工作中需要充分认识癫痫发作或抗癫痫药物引起的继发影像改变，这样才能对致痫病变做出正确的判断。

### 一、急性发作后的继发影像改变

随着 MRI 检查在癫痫患者中的广泛应用，特别是在癫痫急性发作的 MRI 扫描中，常可以发现脑内异常影像改变，在以后复查 MRI 检查时，这些癫痫急性期的 MRI 异常表现可以完全或部分消失。提示这些影像改变可能是由癫痫发作导致的，而非致痫性病变，是一种短暂性癫痫发作期 MRI 改变。确定这种短暂性发作期 MRI 改变有两个条件：①由癫痫发作引起的信号改变；②这些信号改变可以完全或部分消失。

短暂发作期 MRI 改变的发生率并不十分明确，文献报道差异很大，大约 0.7%～29.4%。这可能与

MRI 检查的时间有关，发作期或发作后到行 MRI 扫描的时间间隔越短，就越有可能发现 MRI 异常改变。另外，还可能与癫痫发作形式有关，发作时间长、首次大发作患者和癫痫持续状态患者中癫痫继发影像改变的发生率较高。其他的癫痫发作形式偶尔也可看到这些继发的影像改变。

癫痫短暂性发作期 MRI 改变的影像表现形式

和发生部位有很大不同，认识这些影像表现形式有助于进行鉴别诊断，并对选择适当的治疗方式有重要影响。短暂性发作期 MRI 改变常表现为长 $T_1$、长 $T_2$ 信号影，FLAIR 像表现为高信号影，提示病变部位水肿，水含量增加（图 12-6-1）。DWI 可以表现为高信号影，ADC 表现为低信号，提示弥散受限和细胞毒性脑水肿（图 12-6-2）。有些病例也可表现为弥

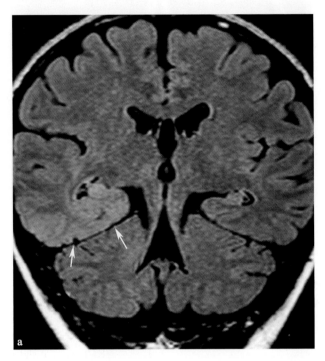
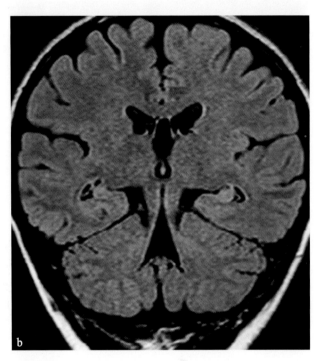

**图 12-6-1　癫痫持续状态**
a. 冠状位 FLAIR，右颞底面皮质可见稍高信号影（箭头）；b. 3 个月后复查，异常信号影消失

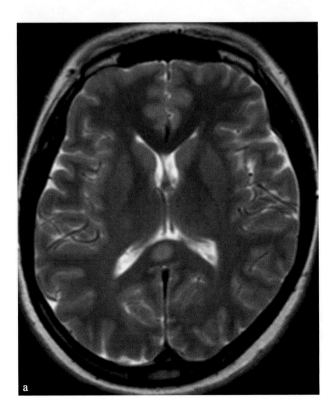
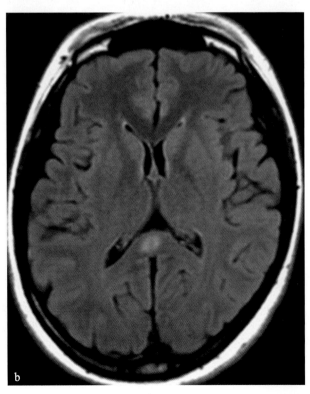

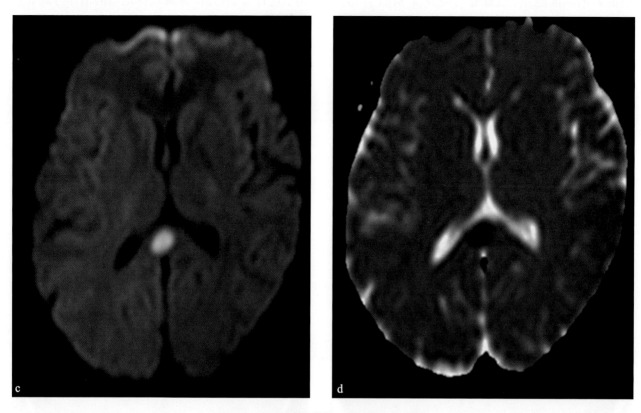

**图 12-6-2　癫痫大发作，24h 后 MRI 检查**

a. 横轴位 T₂WI，胼胝体压部可见小片高信号影；b. 横轴位 FLAIR，病变可见高信号；c、d. 胼胝体压部异常信号可见扩散受限，提示细胞毒性脑水肿

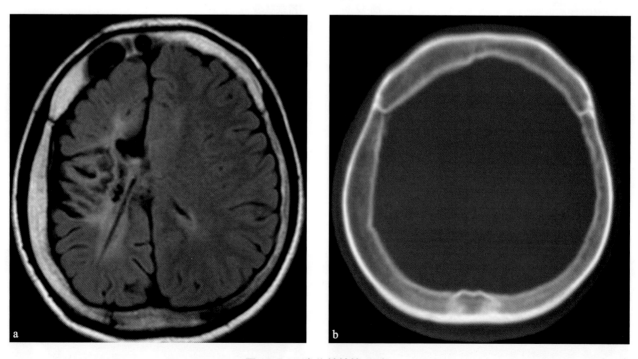

**图 12-6-3　发作性抽搐 17 年**

a. 横轴位 FLAIR，右额顶叶大片软化灶，颅骨可见弥漫性增厚；b. CT 骨窗，颅骨可见弥漫性增厚表现

散增加，提示病变部位出现血管源性脑水肿。增强扫描可见皮质软脑膜强化影。MRS 有时可见乳酸峰或 Cho 峰增高，NAA 峰减低，提示相应部位的缺血缺氧性改变。DWI 在显示短暂性发作期 MRI 改变中最敏感，一些皮层微小信号改变只能在 DWI 上显示。

大部分癫痫短暂性发作期 MRI 改变通常为单发局灶性，位于皮质或皮质下。病变常见于 Rolandic 区周围或致痫病变的周围。可见于脑皮质的任何部位，病变范围可以非常广泛，或累及双侧半球。还可出现于已有致痫病变的较远部分，如对侧小脑半球、丘脑、胼胝体压部、基底节区等。

## 二、慢性癫痫的继发影像改变

患者长期的癫痫发作和服用抗癫痫药物都可以对脑组织产生一定影响，如双侧大脑半球萎缩、小脑脑干萎缩。影像检查可发现相应的萎缩性改变。某些抗癫痫药物还可以对颅骨产生影响，导致颅骨增厚（图 12-6-3）。

（朱明旺）

## 参 考 文 献

[1] 施美华，钟玉敏，殷敏智，等. 儿童软组织脉管性病变的影像诊断. 放射学实践，2013，28（7）：723-729.

[2] Ernemann U，Kramer U，Miller S，et al. Current concepts in the classification，diagnosis and treatment of vascular anomalies. Eur J Radiol，2010，75（1）：2-11.

[3] Krings T，Mull M，Gilsbach JM，et al. Spinal vascular malformations. Eur Radiol，2005，15（2）：267-278.

[4] Hacein-Bey L，Konstas AA，Pile-Spellman J. Natural history，current concepts，classification，factors impacting endovascular therapy，and pathophysiology of cerebral and spinal dural arteriovenous fistulas. Clin Neurol Neurosurg，2014，121：64-75.

[5] Kiyosue H，Tanoue S，Okahara M，et al. Spinal ventral epidural arteriovenous fistulas of the lumbar spine：angioarchitecture and endovascular treatment. Neuroradiology，2013，55（3）：327-336.

[6] Spetzger U，Gilsbach JM，Bertalanffy H. Cavernous angiomas of the spinal cord clinical presentation，surgical strategy，and postoperative results. Acta Neurochir（Wien），1995，134（3-4）：200-206.

[7] Bostroem A，Thron A，Hans FJ，et al. Spinal vascular malformations—typical and atypical findings. Zentralbl Neurochir，2007，68（4）：205-213.

[8] Kivelev J，Niemelä M，Hernesniemi J. Characteristics of cavernomas of the brain and spine. J Clin Neurosci，2012，19（5）：643-648.

[9] Clark MT，Brooks EL，Chong W，et al. Cobb syndrome：a case report and systematic review of the literature. Pediatr Neurol，2008，39（6）：423-425.

（洪 楠 程敬亮 审校）

# 第十三章　脊髓检查方法

## 第一节　脊椎X线平片

脊椎X线平片对诊断脊椎的骨质病变或椎管内病变都有帮助，方法简单，常用。但无椎骨改变或改变轻微时，则难以发现病变，需行特殊检查。

脊椎X线平片常规拍摄正位片和侧位片，如观察椎弓或椎间孔，则需加摄斜位片。

（孙志华）

## 第二节　脊髓造影

脊髓造影（myelography）是将非离子型碘造影剂经腰穿或小脑延髓池穿刺注入脊蛛网膜下腔中，观察其充盈及流动情况，以发现椎管内病变的一种X线检查方法。该方法可用于观察脊髓压迫和椎管梗阻性病变，但属于有创性检查方法，目前已被MRI取代。

（孙志华）

## 第三节　脊髓血管造影

脊髓血管造影（angiography of the spinal cord）是将导管选择性地依次插入肋间动脉及腰动脉以显示脊髓动脉的造影方法，可直接显示脊髓血管异常。主要用于脊髓血管畸形（vascular malformation of spinal cord）的检查，可确定脊髓血管畸形的类型、位置、范围、数目（单发或多发）及供血动脉和引流静脉情况，为介入和手术治疗提供指导。

（孙志华）

## 第四节　脊椎和脊髓CT

脊椎和脊髓CT扫描要求：①数字定位图像，以决定扫描部位和层数及诊断定位；②应有足够的分辨力，以显示椎管内的软组织影，空间分辨力应达

到0.8mm，密度分辨力应达到0.5%；③扫描层厚和层距的选择应根据不同部位和不同病变而定；④靶CT扫描，即在体素数不减少的情况下使图像放大，可以显示细小病变；⑤对于脊椎复杂畸形或骨折可行三维重建；⑥对于血管性病变、肿瘤以及脊髓缺血、炎症等病变应行增强扫描。

检查时首先参考临床体征及正侧位X线平片选择扫描部位，再根据数字定位图像确定范围进行逐层扫描，获得横轴位图像。扫描层厚为5～10mm，如检查椎间盘，则层厚需2mm。观察软组织时，窗位用50Hu，窗宽用500Hu；观察骨组织时，窗位用200～300Hu，窗宽用2 000Hu。脊椎和脊髓CT扫描能显示部分脊髓、脊蛛网膜下腔、硬脊膜囊、硬脊膜外腔及椎间盘、小关节和椎体。增强扫描方法与脑扫描相同。

CT脊髓造影（CT myelography，CTM）扫描，是应用非离子型碘水造影剂5～10ml注入脊蛛网膜下腔，然后再行CT扫描。多数病例能清晰显示脊蛛网膜下腔，48h后造影剂逐渐消失，密度恢复正常。

（孙志华）

## 第五节　脊椎和脊髓MRI

MRI具有多方位检查的优势，利用该优势能充分显示病变，有助于诊断。最常用的为矢状位扫描，可显示脊髓的前后移位，有不受脊髓四个生理弯曲限制的优点，利于显示脊髓全貌和病变上下平面。对于因椎间盘病变行MRI检查者，矢状位扫描可同时观察椎间孔及椎体骨赘，但摆位一定要标准，否则只能显示脊髓某一节段。冠状位虽可显示脊髓左右移位，但因脊髓有生理弯曲，常仅能节段显示脊髓。因而，一般不作为常规检查，但对观察跨越椎间孔内外的神经源性肿瘤、骶骨改变及脊髓左右移位等情况较好。横轴位可确切显示脊髓横断面大小、脊髓内外病变及脊髓移位的程度，对椎间

盘突出等病变也有诊断价值,可作为矢状位的补充。

MRI检查中,应针对要观察的具体病变选择合适的脉冲序列。一般脊柱退行性变,如椎间盘突出、椎管狭窄、韧带钙化应首选$T_2WI$检查,这是因为脑脊液呈高信号,可显示骨、椎间盘、韧带退变造成的脊蛛网膜下腔受压改变。而椎管内肿瘤的诊断则要同时使用$T_1WI$和$T_2WI$,因肿瘤及CSF均呈$T_2WI$高信号,有时无法鉴别,甚至可以漏诊。脊髓血管病一般以$T_2WI$最佳,因为在CSF $T_2WI$高信号的背景下可清楚显示血管流空。髓质骨的改变需行$T_1WI$及$T_2WI$,以鉴别钙化、髓质丢失及骨转移。至于外伤患者,一般需要同时行$T_1WI$和$T_2WI$。对于可疑含脂肪病变,应加扫脂肪抑制序列。因磁场的不均匀性,常规的频率选择饱和法脂肪抑制技术有时不能有效抑制脂肪信号,而新近开发的采用非对称回波的最小二程估算法迭代水脂分离(IDEAL)技术是一种全新的DIXON法水脂分离成像技术,能有效克服磁场不均匀性的影响,脂肪抑制均匀可靠。对于脊髓外伤或血管畸形患者,需除外是否有髓内出血者,需加扫梯度回波$T_2^*WI$。另外,对于脊髓血管畸形患者可采用脊髓MRA,可显示畸形血管及供血动脉(图13-5-1、图13-5-2)。

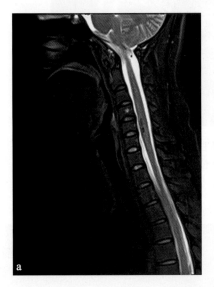
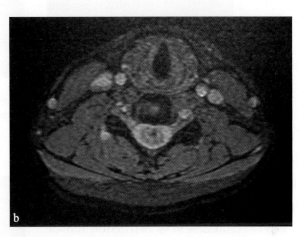

**图13-5-1 脊髓海绵状血管瘤MRI**
a. 矢状T2WI;b. 轴位GRE序列。示颈髓内可见小片短T2信号影,边界较清楚,GRE序列上呈低信号

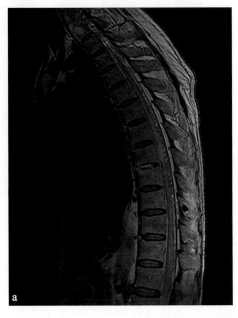
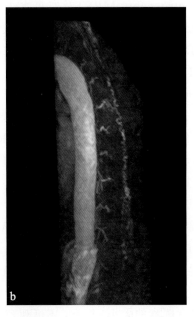

**图13-5-2 脊髓MR血管造影**
a. 矢状T2WI平扫;b. MR血管造影重建。示胸髓背侧蛛网膜下腔内可见多发血管流空影,胸髓内并可见长T2信号,MRA重建图像显示胸椎管内多发血管影,可见肋间动脉供血

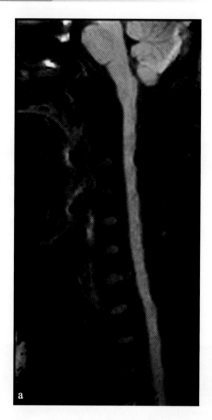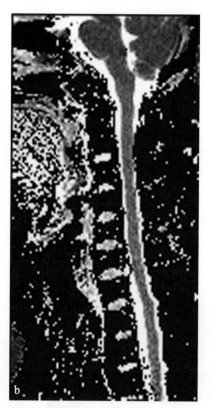

**图 13-5-3　正常颈髓 DWI**
a. 矢状位 DWI；b. 矢状位 ADC

　　各种功能 MRI 序列亦开始应用到脊髓疾病的诊断，如弥散加权成像技术（diffusion weighted imaging，DWI）、弥散张量成像（diffusion tensor imaging，DTI）、磁敏感加权成像（susceptibility weighted imaging，SWI）、波谱成像（magnetic resonance spectroscopy，MRS）及血氧水平依赖（blood oxygenation level dependent，BOLD）成像等（图 13-5-3）。DWI 对于检测脊髓损伤及缺血性改变较为敏感，DTI 主要应用于脱髓鞘病变的检出，以及显示肿瘤对白质纤维束的压迫、破坏、浸润等。SWI 在检测微出血方面较传统梯度回波序列更敏感，可用于颈髓损伤患者的常规检查中。BOLD-fMRI 主要研究脊髓运动功能损伤，对于损伤后脊髓的可塑性及功能重建具有很大的研究前景。

　　MR 脊髓造影（MR myelography，MRM）是利用 MR 水成像技术，采用较长 TE 获取重 $T_2WI$ 并联合使用脂肪抑制技术，使脊蛛网膜下腔缓慢流动的脑脊液显影的成像方法。该方法具有无创、多层面、多方位成像的特点，可显示脊髓、脊蛛网膜下腔以及硬脊膜囊的大小、形态，还可观察神经根、圆锥、马尾的解剖形态和空间位置关系（图 13-5-4）。MRM 有助于椎管内肿瘤的定位和确定病变

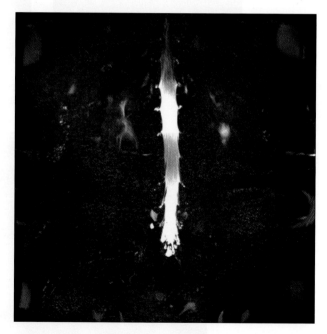

**图 13-5-4　脊髓 MRM**

范围，还可显示脊蛛网膜囊肿及其他充盈脑脊液的病变如根鞘囊肿、假性脊膜膨出等，对炎症、外伤、手术等造成的脊蛛网膜下腔梗阻、粘连也有诊断价值。

（孙志华）

## 参 考 文 献

[1] 廉宗澂,贺能树.影像诊断学基本功.天津:天津科学技术出版社,1997:641.

[2] 吴恩惠.头部CT诊断学.2版.北京:人民卫生出版社,1994:191.

[3] 张云亭,袁聿德.医学影像检查技术学.北京:人民卫生出版社,2000:190.

[4] Reeder SB, Pineda AR, Wen Z, et al. Iterative decomposition of water and fat with echo asymmetry and least-squares estimation(IDEAL): application with fast spin-echo imaging. Magn Reson Med, 2005, 54(3): 636-644.

[5] 王梅云,韩艳红,戴建平,等.不同磁共振成像序列在颈髓损伤中的应用比较.磁共振成像,2011,2(3):195-199.

[6] Ciccarelli O, Wheeler-Kingshott CA, McLean MA, et al. Spinal cord spectroscopy and diffusion-based tractography to assess acute disability in multiple sclerosis. Brain, 2007, 130(8): 2220-2231.

[7] Endo T, Spenger C, Westman E, et al. Reorganization of sensory processing below the level of spinal cord injury as revealed by fMRI. Exp Neurol, 2008, 209(1): 155-160.

[8] Lilja J, Endo T, Hofstetter C, et al. Blood oxygenation level-dependent visualization of synaptic relay stations of sensory pathways along the neuroaxis I response to graded sensory stimulation of a limb. J Neuroci, 2006, 26(23): 6330-6336.

（洪　楠　程敬亮　审校）

## 第一节　脊髓正常影像学表现

### 一、脊椎 X 线平片

参见《中华影像医学·骨肌系统卷》(第 3 版)。

### 二、脊髓造影

脊髓造影是将造影剂经腰穿或小脑延髓池穿刺进入脊柱蛛网膜下隙中,观察其充盈及流动情况,以检查椎管内病变的一种 X 线检查方法,但由于其为有创性检查,且提供的脊髓相关病变的信息有限,目前临床脊髓造影已逐步被 MRI 替代。

正位,造影剂位于脊蛛网膜下腔内,呈柱状致密影。在颈、胸段造影剂柱中央见宽带状密度稍低影为脊髓,在颈及腰膨大处稍宽。脊髓两侧呈更为致密窄带状影,为脊蛛网膜下腔。腰$_1$椎体下缘平面以下无脊髓,造影剂柱密度较均匀,有时可见其

内呈束状马尾神经影。侧位,亦呈柱状,前后缘较平滑,颈、胸段可见脊髓及其前后的脊蛛网膜下腔影。腰$_1$椎体下缘平面以下密度均匀。造影剂柱末端为盲囊,相当于骶$_1$～骶$_2$平面,但有些患者可在腰$_5$或骶$_4$平面。盲囊多为锥形或柱形,但亦有呈分支形。

### 三、脊椎和脊髓 CT

#### (一)脊髓

脊髓位于椎管中央,由于其周围脊蛛网膜下腔内的脑脊液的衬托,用软组织窗 CT 平扫可以看到上颈段脊髓的大致轮廓,与周围脊蛛网膜下腔有一粗略的界限,而下颈段、胸腰段脊髓则难于分辨。在普通 CT 扫描时脊髓一般呈比较均一的密度(图14-1-1)。采用高分辨率 CT 可显示脊髓内的灰质和白质结构。

脊髓造影后 CT 扫描即 CTM 检查能清楚显示

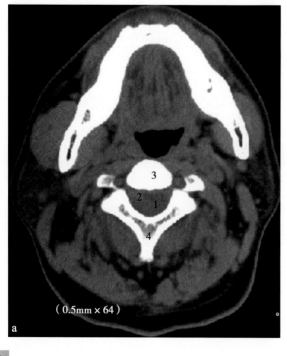

(0.5mm×64)

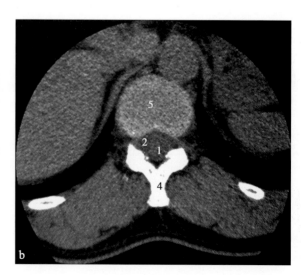

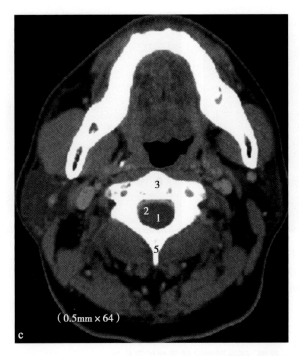
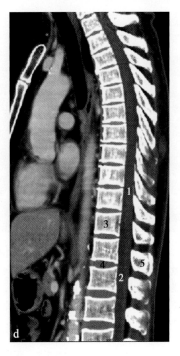

**图 14-1-1 脊椎、脊髓正常 CT 表现**

a、b 分别为颈髓及脊髓圆锥轴位 CT 平扫。1. 脊髓；2. 脊蛛网膜下腔；3. 椎体；4. 棘突；5. 椎间盘。

c、d 分别为颈髓轴位及脊髓矢状位 CT 增强。1. 脊髓；2. 脊蛛网膜下腔；3. 椎体；4. 椎间盘；5. 棘突

正常脊髓、马尾和神经根。CTM 上，脊髓居中，两侧对称，在下颈段偏后而在胸段则偏前，这与脊柱的生理曲度有关。脊髓在寰枕区呈近似圆形，颈髓向下随着其前后径的减小而呈椭圆形。就整个颈髓而言，其上下较圆而中部最扁。胸腰段脊髓呈类圆形，其前后径及横径也最小，脊髓圆锥水平各径线略增大，以后逐渐变细而形成终丝。终丝与马尾不能区分，马尾神经在脊蛛网膜下腔呈匀称排列的多个圆点状低密度影。

在颈段脊髓，有时可见前缘中间内凹的前正中裂及前后脊神经根，居脊蛛网膜下腔中，与脊髓相连，呈对称"八"字或反"八"字形条带状低密度影（图 14-1-2）。

成人 CTM 中脊髓和硬脊膜囊在不同节段的前后径和横径的正常平均值见表 14-1-1。

为了便于临床应用，正常成人各段的脊髓与硬脊膜囊的前后径与横径见表 14-1-2。

CTM 中脊髓各节段密度（CT 值）平均为 33～46Hu，但密度差有时很大，这主要是受邻近结构如肺、肩胛骨等影响，造影剂还可渗入脊髓，影响 CT 值，因此脊髓 CT 值在诊断中价值不大。

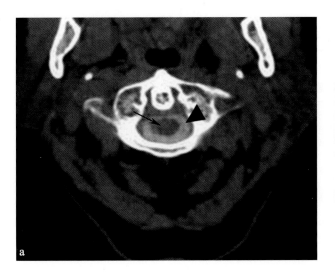
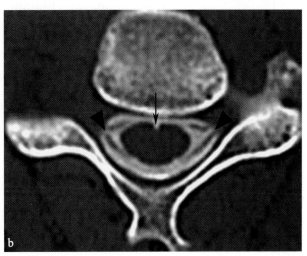

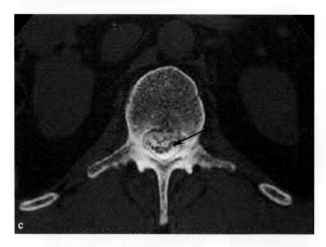
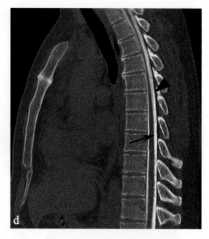

**图 14-1-2　脊髓正常 CTM 表现**

a. 寰枕区层面，颈髓为类圆形低密度影（↑），周围环形高密度为充满造影剂的脊蛛网膜下腔（▲）；b. 前正中裂为脊髓前缘中部的向内凹陷（↑），神经根与颈髓相连、对称、呈倒八字形带状低密度影（▲）；c. 马尾神经为均匀排列的多个圆点状低密度影（↑）；d. 脊髓矢状位，脊髓（↑），脊蛛网膜下腔（▲）

表 14-1-1　正常成人脊髓、硬脊膜囊径线平均值及比值

| | 脊髓 | | | 硬脊膜囊 | | | 脊髓前后径 / 硬脊膜囊前后径 | 脊髓横径 / 硬脊膜囊横径 |
|---|---|---|---|---|---|---|---|---|
| | 前后径 / mm | 横径 / mm | 前后径 / 横径 | 前后径 / mm | 横径 / mm | 前后径 / 横径 | | |
| 寰枕 | 11.2 | 12.8 | 0.88 | 24.6 | 24.6 | 1.00 | 0.46 | 0.53 |
| $C_1/C_2$ | 9.1 | 12.0 | 0.76 | 15.0 | 22.2 | 0.68 | 0.62 | 0.54 |
| $C_2/C_3$ | 8.7 | 12.4 | 0.70 | 12.6 | 19.3 | 0.65 | 0.69 | 0.64 |
| $C_3/C_4$ | 8.4 | 12.7 | 0.66 | 12.0 | 19.0 | 0.63 | 0.71 | 0.67 |
| $C_4/C_5$ | 8.1 | 12.9 | 0.63 | 11.7 | 19.1 | 0.62 | 0.70 | 0.68 |
| $C_5/C_6$ | 7.9 | 12.5 | 0.63 | 11.6 | 18.9 | 0.62 | 0.68 | 0.68 |
| $C_6/C_7$ | 7.6 | 11.5 | 0.66 | 11.7 | 17.7 | 0.66 | 0.65 | 0.65 |
| $C_7/T_1$ | 7.7 | 10.4 | 0.75 | 12.9 | 16.6 | 0.78 | 0.60 | 0.63 |
| $T_7/T_8$ | 7.1 | 8.2 | 0.87 | 13.3 | 14.1 | 0.96 | 0.54 | 0.59 |
| $T_{11}/T_{12}$ | 7.5 | 8.6 | 0.58 | 14.7 | 17.5 | 0.85 | 0.51 | 0.50 |
| $L_1/L_2$ | – | – | – | 14.6 | 19.8 | 0.74 | – | – |
| $L_3/L_4$ | – | – | – | 12.0 | 16.8 | 0.72 | – | – |

表 14-1-2　正常成人脊髓、硬脊膜囊径线范围

| | 脊髓 | | 硬脊膜囊 | |
|---|---|---|---|---|
| | 前后径 /mm | 横径 /mm | 前后径 /mm | 横径 /mm |
| 寰枕 | 9～13 | 11～15 | 17～23 | 19～30 |
| 颈 | 7～9 | 11～14 | 10～15 | 16～22 |
| 胸腰△ | 7～8 | 8～9 | 12～16 | 13～21 |

△脊髓至圆锥，硬脊膜囊至腰₃

## （二）脊膜、脊蛛网膜下腔

包绕脊髓有三层脊膜，最外层为硬脊膜，硬脊膜囊起自颅颈联合区与颅内硬脑膜相续，下至骶$_2$水平，由纤维组织固定在尾骨或仅由膜性皱襞附着于椎管。硬脊膜与脊蛛网膜之间的硬脊膜下腔有少量液体和一些纤维带，CT上不能显示。但在腰穿针头误入此腔并注入造影剂时能显示。蛛网膜下腔内充满脑脊液，在CT图像上呈低密度。平扫时硬脊膜和脊蛛网膜为薄而均一光滑的结构，二者不能分辨。增强检查时，硬脊膜强化而密度增高。

硬脊膜囊径线的变化规律与脊髓相似。横断CTM硬脊膜囊在寰枕区为圆形，颈段为椭圆形，胸段为类圆形，脊髓圆锥水平为椭圆形，腰$_3$、腰$_4$水平以下各径线明显减小。脊蛛网膜下腔在颈段中部最窄，在寰枕区和脊髓圆锥水平最宽。

## （三）硬脊膜外间隙

硬脊膜外间隙位于硬脊膜和骨性椎管之间，为负压，含有丰富的脂肪以及神经、淋巴、血管和结缔组织等。硬脊膜外间隙在颈段最小，腰段由于硬脊膜囊逐渐变细而最大，胸段则介于二者之间。CT平扫横轴位上，神经根鞘表现为硬脊膜囊前外方侧隐窝内，直径为1～3mm的圆形或椭圆形影，其内为脑脊液密度。CTM上神经根鞘充盈造影剂，可见其中低密度类圆形神经根。腰神经根鞘可有囊状扩大，称塔（Tarlov）氏囊肿，为正常变异。脊神经节位于椎间孔内，为梭形或椭圆形软组织密度影，两侧对称呈倒八字状。有时在其外方仍可见一段脊神经。

椎管内静脉丛分布于椎管的骨膜和硬脊膜之间，可分为前、后两部；前部位于椎体、椎间盘的后面及后纵韧带的两侧，后部位于椎弓及黄韧带的前面；包括椎后静脉丛、椎体静脉、椎前内静脉和根静脉（图14-1-3）。脊椎静脉多数可由CT显示，椎后静脉丛在椎体后缘中部，CT显示为椎体后缘类圆形软组织密度影，时有钙质沉积，近于骨密度，不可误认为后纵韧带骨化或骨质增生。椎后静脉丛前方与椎体静脉相连且所在平面的椎体后缘皮质不连续，有助于识别。椎体静脉走行于椎体松质骨内，向后汇入椎后静脉丛，CT显示为椎体中部Y型低密度管状结构，但可因钙质沉积而显示为高密度。相邻的椎后静脉丛由几对椎前内静脉相连，直径大于2mm时，CT可以显示为两侧对称的圆形软组织密度横断影，居椎体后缘与硬脊膜囊前缘之间。椎前内静脉由根静脉经椎间孔与椎外静脉丛相连。根静脉两侧

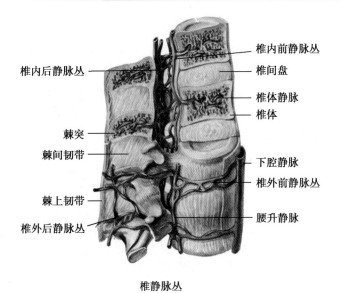

**图 14-1-3 脊椎静脉图**

对称，为水平走行于椎间孔的宽度一致细管状影。这些静脉在增强检查后均强化而显示更为清楚。

椎管内韧带位于硬脊膜外间隙。黄韧带位于椎管后方，附着于相邻椎板的前下和后上，两侧在后方中线融合，向外在椎间孔后与关节囊融合。黄韧带为软组织密度，正常厚度为2～4mm。后纵韧带位于椎体后椎管前部的硬脊膜外间隙中，上起颈$_1$，下至骶骨；颈段韧带较厚，而胸、腰段较薄，在椎间盘平面，韧带与纤维环融合，在椎体水平韧带厚且被椎后静脉丛和硬脊膜外脂肪与椎体分开。

## 四、脊髓MRI

脊髓MRI检查是目前诊断脊髓疾病的最主要的影像学检查方法。由于其极佳的软组织分辨率、多参数成像、多平面直接显示等特点，可以清晰显示脊髓的解剖和病变，对于脊髓肿瘤、炎症、变性、水肿、血管性疾病、先天性疾病及髓外椎管内病变等的显示和诊断均表现出优异的价值。

随着MRI设备硬、软件的发展及新成像序列的开发，目前已在大脑较普遍使用的各种功能性成像技术亦开始应用到脊髓，并成为脊髓MRI一个重要的发展方向，如弥散加权成像技术（diffusion weighted imaging，DWI）、弥散张量成像（diffusion tensor imaging，DTI）、波谱成像（magnetic resonance spectroscopy，MRS）以及血氧水平依赖（blood oxygenation level dependent，BOLD）成像等。

脊髓MRI以矢状位为主，辅以横轴位及冠状位。矢状位不受脊椎生理弯曲的影响，可以充分连续地显示脊髓的全长及椎管前后缘的病变，特别是

显示脊椎和椎间盘病变对脊髓的影响。在矢状位上可清楚显示脊髓始于枕大孔平面，在正中矢状位上枕大池在枕大孔和漏斗状颈部硬脊膜囊的后部。颈髓边界清楚，在颈$_3$～胸$_2$之间前后径较大，为生理性膨大。胸髓呈厚度均一的带状向下延伸，由于胸椎生理性后突，胸髓的位置偏向椎管的前方。脊髓在过了腰膨大段后逐渐变细，形成脊髓圆锥，位于椎管后方，并向下逐渐变小，其下方形成终丝止于第2骶椎平面。脊髓终止于圆锥，成人圆锥位于腰$_1$水平，12岁以后的儿童，圆锥的位置通常不低于腰$_2$水平。脊髓圆锥在矢状位上显示良好，其远侧的马尾神经呈带状影，靠近椎管后缘，在圆锥的两侧下行，在圆锥以下的水平，马尾神经几乎呈平行下行。

在 $T_2WI$ 矢状位上，脊髓呈均匀的中等信号或低信号，其周围的脑脊液为高信号。在脊髓的中线可见一纵行的高信号细线状带影，宽约 1mm，为包绕中央管的中线灰质，中央管不能看到。在 $T_1WI$ 矢状位上不能显示与 $T_2WI$ 上相对应的纵行细带。在高分辨率和流动代偿的 $T_1WI$ 上，脊髓内可出现纵行低信号带，其由后柱所形成。脊髓中心的纵行低信号或高信号带也可能为驼背和相位位移形成的伪影。

冠状位可以观察脊髓及其两侧的神经根。由于生理弯曲的影响，冠状位很难一层完整地显示全段脊髓。冠状位上颈膨大颈$_7$水平横径可达 12mm，脊髓在胸$_9$～腰$_2$的生理性腰膨大不如颈膨大显著。位于神经孔内由背侧和腹侧神经根联合而成的脊神经，周围有脂肪环绕，在颈段呈水平走行，通过神经孔后即向前侧方走行。胸段的脊神经向侧下方走行，冠状位上可以部分显示通过椎间孔的一段。通过椎管背侧的扫描层面可以显示脊神经发出的分支。腰椎冠状位可以显示脊神经向尾侧走行，并可追踪到脊椎以外，走行与腰大肌平行。

横轴位 $T_1WI$ 上脊髓呈等信号，位于低信号的脊蛛网膜下腔内，脊蛛网膜下腔周围的静脉丛、纤维组织和骨皮质均为低信号，与脊蛛网膜下腔界限不清。横轴位可显示脊髓前正中裂，高分辨率成像还可以显示蝴蝶状的中央灰质，于颈髓尤为清楚。颈髓背侧和腹侧神经根向外侧走行，连合于脊神经节，位于椎间孔内，神经节前方为椎动脉和椎静脉。在横轴位上胸髓呈圆形，直径 6～7mm。由于正常胸椎有一定的后凸曲度，因此在横轴位图像上胸髓可表现为略偏向椎管的前部，同样在脊柱侧凸时脊髓也可因侧凸而轻度偏向椎管的某一侧。胸髓比胸椎短，脊神经与椎间孔不在同一平面上，脊神经自胸髓发出后，先向外下走行，然后通过神经孔。因此，孔内的神经节不与脊髓阶段相对应。腰椎横轴位最适于显示向侧方突出的椎间盘，扫描平面应与椎体终板平行。在 $T_1WI$ 上椎间盘与脑脊液形成良好对比，在 $T_2WI$ 上，脑脊液呈高信号，突出的椎间盘呈低信号。

脊髓灰质在轴面上呈"H"形或蝴蝶状，其周围为白质束。"H"形中间的灰质联合，在中央管的前方或后方横过，在矢状位 $T_2WI$ 上为高信号的细线状带影。正常表现见图 14-1-4。

在 MRI 上硬膜外脂肪组织在 $T_1WI$ 上呈高信号，易与其他组织相区别。在不同节段硬膜外脂肪分布有所不同，在颈段其硬膜外间隙仅存少量脂肪组织，在下胸段和腰骶段其硬膜外间隙则存在较多的脂肪组织，在下胸段主要分布在两侧椎弓和硬膜之间，在腰骶段则主要分布在椎管的前半部，在MRI 图像可以清晰显示这些脂肪组织。腰段硬膜囊的前方和前外方可见到较明显的脂肪，尤其在侧隐窝处其硬膜外脂肪约有 3～4mm。

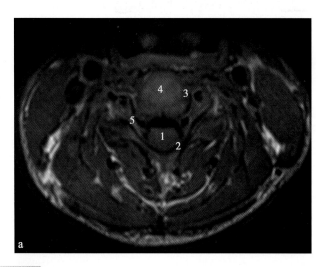

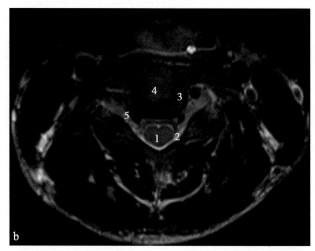

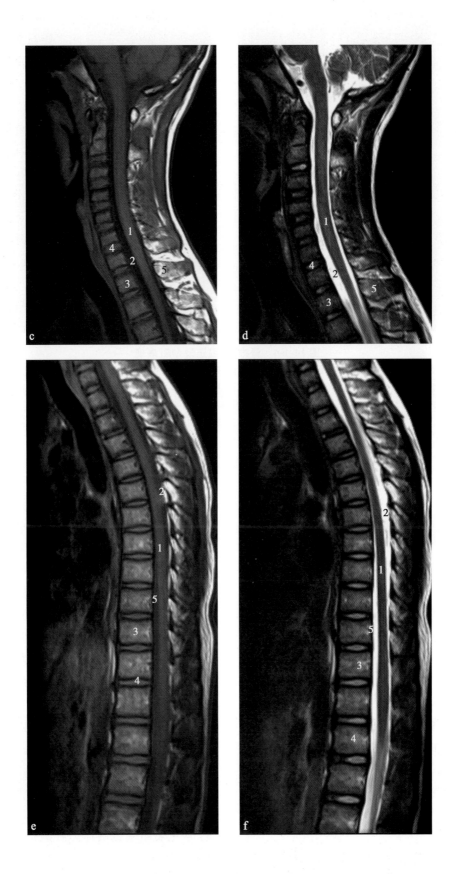

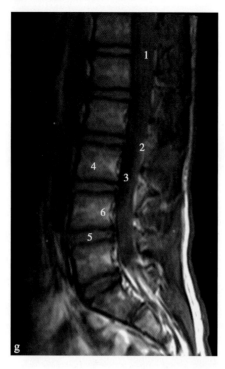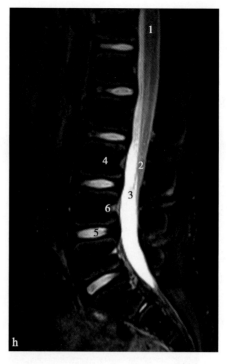

**图 14-1-4 脊椎、脊髓正常 MRI 表现**

a、b. 颈椎及颈髓横轴位 $T_1WI$、$T_2WI$。1. 脊髓；2. 脊蛛网膜下腔；3. 椎体；4. 髓核；5. 椎间孔；c、d. 颈椎及颈髓矢状位 $T_1WI$、$T_2WI$。1. 脊髓；2. 脊蛛网膜下腔；3. 椎体；4. 椎间盘；5. 棘突；e、f. 胸椎及胸髓矢状位 $T_1WI$、$T_2WI$。1. 脊髓；2. 脊蛛网膜下腔；3. 椎体；4. 椎间盘；5. 椎后静脉丛；g、h. 腰椎及马尾矢状位 $T_1WI$、$T_2WI$。1. 脊髓圆锥；2. 终丝与马尾神经；3. 脊蛛网膜下腔；4. 椎体；5. 椎间盘；6. 椎后静脉丛

（杨智云）

## 第二节 脊髓异常影像学表现

### 一、脊椎 X 线平片

脊椎 X 线平片对诊断脊椎骨病变和椎管内肿瘤均有价值，后者也可引起椎骨变化，X 线平片对诊断有一定帮助，本节只介绍椎管内肿瘤的 X 线平片表现。

椎管内肿瘤表现为椎管扩大，正位片常显示椎弓根变形或骨质破坏，椎弓根内缘凹陷，两侧同时受累可形成括弧状变形，椎弓根间距增宽，亦可见椎弓根骨质稀疏，轮廓模糊，严重时骨质破坏消失。侧位片，椎管前后径增宽。

### 二、脊髓造影

脊髓造影诊断的目的是确定椎管内是否存在占位性病变，病变的位置与范围及其与脊髓的关系和病理性质，目前已很少应用，逐渐被 MRI 所替代。影像学表现如下：

1. 髓内肿瘤大多为胶质瘤，在脊髓内浸润生长，常侵犯多个节段，脊髓增粗膨大，可对称或不对称，脊蛛网膜下腔两侧或一侧变窄，造成部分梗阻，造影剂从两侧分流呈梭形。中央梭形膨大的透亮条状影为膨大的脊髓，如完全梗阻则梗阻端呈大杯口形，两侧端变尖，外缘常紧贴椎弓根内缘，脊髓无推移可与髓外肿瘤鉴别。脊髓空洞症、髓内血肿、囊肿等均有类似表现，因此不易定性。

2. 髓外硬脊膜内肿瘤常见为神经纤维瘤或神经鞘瘤，其次为脊膜瘤。由于肿瘤紧贴脊蛛网膜下腔，常导致完全梗阻，梗阻端显示光滑锐利的偏心性杯口状充盈缺损，在充盈缺损的内侧方可见透亮索条状偏移的脊髓影，梗阻端一侧的脊蛛网膜下腔，由于脊髓被压向对侧和被肿瘤撑宽，造影剂积聚较多。而对侧的脊蛛网膜下腔被移位的脊髓挤压而变窄。

3. 硬脊膜外肿瘤大多为原发恶性肿瘤和转移瘤，常见骨质受侵破坏。肿瘤位于硬脊膜外腔，与脊蛛网膜下腔之间有较坚韧的硬脊膜相隔，因此梗阻端无明显充盈缺损，常是肿瘤推挤硬脊膜造成脊蛛网膜下腔和脊髓移位。阻塞端的脊蛛网膜下腔随硬脊膜推移受压变形，两侧均变尖，并向健侧移位，病侧造影剂外侧缘至椎弓根内缘的距离增宽。完全

梗阻时梗阻端常表现为梳齿状或水平截面。

### 三、脊椎和脊髓CT

#### （一）椎管内病变的基本征象

**1. 病变密度** 平扫为低、高、等或混杂密度，如肿瘤急性出血可为高密度，而脊髓星形细胞瘤、肿瘤囊变区、表皮样囊肿、蛛网膜囊肿可为低密度，而神经鞘瘤因有坏死区而呈混杂密度。但CT平扫对低、等或混杂密度病变常难以发现。

**2. 病变形状** 类圆形、不规则形、哑铃形、柱状。皮样囊肿、表皮样囊肿可为类圆形，肿瘤多为不规则形，神经纤维瘤经椎间孔向椎管外延伸呈哑铃形，脊髓空洞症为柱状病变。增强检查可使某些病变的形状显示得更为清楚。

**3. 病变钙化** 脊膜瘤可发生钙化。

**4. 病变多发性** 转移瘤于脊髓和脊椎可为多发病变，外伤可同时发生脊髓血肿、水肿、脊蛛网膜下腔出血等多种性质的病变。

**5. 相邻脊椎改变** 可发生椎管破坏、扩大，以椎管内肿瘤多见。脊膜瘤可造成椎管增生，也可发生破坏；神经纤维瘤可造成椎间孔扩大；而表皮样囊肿可造成椎管扩大。脊椎外伤、炎症可有脊椎骨折、骨质破坏伴椎管内改变。

**6. 增强检查** 肿瘤可发生均一、不均一、环状强化，可轻、中度及明显强化。如脊膜瘤可明显均一强化，室管膜瘤、星形细胞瘤可轻、中度不均一强化，存在囊变的肿瘤有时可环状强化。

**7. CTM的造影剂渗入** 如脊髓空洞症可见CTM后或延迟扫描造影剂进入空洞内。

#### （二）脊髓改变

在CTM检查中可显示如下表现：

**1. 脊髓增大** 髓内肿瘤、脊髓空洞症、脊髓血肿可造成相应部位增大。

**2. 脊髓萎缩** 脊髓炎、损伤等病变慢性期可见脊髓萎缩、变细。

**3. 脊髓移位** 髓外硬脊膜内、硬脊膜外肿瘤等病变，可发生不同程度脊髓移位。

**4. 脊髓横断、撕裂见于外伤后。**

### 四、脊椎和脊髓MRI

#### （一）椎管内病变的基本征象

**1. 囊性病灶** 囊性病灶边缘光滑，信号强度均一，如内含液体则为 $T_1WI$ 低信号、$T_2WI$ 高信号。如内容物蛋白量偏高，则 $T_1WI$ 信号高于CSF。

**2. 出血** 出血超急性期（<1天）$T_2WI$ 上血肿为高或混杂信号区，急性期（2～7天）$T_1WI$ 血肿周边信号均高于中心。亚急性期在 $T_1WI$ 及 $T_2WI$ 上均呈高信号。而慢性期（>1个月）血肿在 $T_1WI$ 及 $T_2WI$ 上为中心高信号周围低信号环。

**3. 钙化** 钙化不含水，没有信号，$T_1$ 及 $T_2$ 均为黑影。

**4. 脂类** 脂类物质含有氢原子，因分子结构不同，而表现不同。例如大分子的胆固醇物质 $T_1WI$ 及 $T_2WI$ 分别为等信号和高信号；中小分子的甘油三酸酯，$T_1WI$ 及 $T_2WI$ 分别为高信号及低信号；而正常脂肪组织 $T_1WI$ 与 $T_2WI$ 均为高信号。

**5. 蛋白质** 脊蛛网膜下腔梗阻后，CSF的蛋白含量增高，此时的 $T_1WI$ 及 $T_2WI$ 可见高信号。

**6. 流空效应** 液体内氢质子含量高，本应为 $T_1WI$ 低信号、$T_2WI$ 高信号表现，但由于被射频场激发的质子，快速流出到接受信号范围之外，而造成了流空现象，致使 $T_1WI$ 与 $T_2WI$ 均为低或无信号，见于快速流动的血液及脑脊液。应当指出，脑脊液的流空效应，只发生在由截面大到截面小的管道中，这是因为流量不变，截面缩小，流速提高之故。如果流速变慢，小于 3ml/s，静脉内血液流动也能被发现，而呈 $T_1WI$ 高信号。例如，椎间盘压迫硬脊膜外静脉丛，则可出现 $T_1WI$ 高信号表现。

**7. 水肿为 $T_1WI$ 低信号、$T_2WI$ 高信号。**

**8. 病变本身信号** 肿瘤性病变依肿瘤内含水量、细胞数量及核浆比的不同可表现为 $T_1WI$ 和 $T_2WI$ 均为等信号至 $T_1WI$ 低信号、$T_2WI$ 高信号；如肿瘤内有出血、钙化或顺磁性物质沉积等可出现 $T_1WI$ 高和/或 $T_2WI$ 低信号而致信号混杂；而炎症和脱髓鞘病变多为 $T_1WI$ 低信号、$T_2WI$ 高信号。

**9. 病变强化** 肿瘤强化可均一或不均、明显或不明显；非肿瘤占位性病变多无强化；而炎症性病变早期可发生不规则强化。

#### （二）脊髓改变

由于MRI可直接观察脊髓，所以，可按脊髓有无移位和大小变化以及脊蛛网膜下腔、硬脊膜外腔宽窄来进行分析。

**1. 脊髓增粗** 如脊髓空洞症、肿瘤。脊柱外伤致脊髓血肿、水肿也可引起脊髓增粗，脊髓血管畸形亦可造成脊髓增粗并有迂曲、粗大血管影。

**2. 脊髓变细** 脊髓空洞症时，脊髓变细同时可见髓内囊腔。脊髓萎缩，可为节段性，也可累及全脊髓。

**3. 脊髓正常** 脊髓空洞症时，脊髓大小可正常，可见髓内沿长轴走行的囊腔；脊髓缺血、炎症、脱髓鞘病变时，其大小也可正常，仅见边界不清的 $T_1WI$ 低信号、$T_2WI$ 高信号改变。

4. 脊髓移位伴病灶上下方脊蛛网膜下腔增宽，为髓外硬脊膜内占位性病变的特点，脊髓局部移位明显。脊髓较大范围轻度移位伴病灶上下方脊蛛网膜下腔变窄，为硬脊膜外占位病变的表现。椎间盘脱出不仅显示椎间盘退变而致信号变化外，且显示后脱出局限压迫硬脊膜囊前缘，局部脊髓受压移位。

（杨智云）

## 参 考 文 献

[1] 廉宗澂，贺能树．影像诊断学基本功．天津：天津科学技术出版社，1997：643．

[2] 吴恩惠，戴建平，张云亭，等．中华影像医学：神经系统卷．北京：人民卫生出版社，2004．311-314．

[3] 张云亭，于荣溥，罗汉超．中枢神经与头部疾病影像诊断图谱．沈阳：辽宁科学技术出版社，1998：515．

[4] 张云亭，白人驹，汤育三，等．100 例正常成人 Metrizamide 脊髓造影 CT 测量．中华放射学杂志，1988，22：148．

[5] 蒋高民，李兴波，臧静，等．CT 及 CT 脊髓造影对椎管内肿瘤诊断价值的探讨．中国医师杂志，2003，5：615-616．

[6] 徐光炎，金琼英．原发性椎管内肿瘤的低场 MRI 诊断与鉴别诊断．影像诊断与介入放射学，2010，4：195-198．

[7] 李红双，史浩，于台飞．MRI 新技术在脊髓病变中的研究进展．医学影像学杂志，2012，5：824-827．

[8] 李维金，易文中，耿道颖，等．椎管内占位性病变的脊髓造影（包括 CTM）与 MRI 对比分析．实用放射学杂志，2000，16：275-278

（张　辉　程敬亮　审校）

# 第十五章　椎管内肿瘤

椎管内肿瘤根据生长部位或与脊髓、硬脊膜的关系分为脊髓内、脊髓外硬脊膜下和硬脊膜外三种类型。肿瘤起源可来自脊髓、脊膜、脊神经、椎管内其他软组织和转移瘤。其中以脊髓外硬脊膜内肿瘤最常见，约占椎管内肿瘤的60%～75%。

由于脊髓受压，可出现受压平面以下肢体运动、感觉、反射、括约肌功能以及皮肤营养障碍等症状和体征。

## 第一节　髓内肿瘤

髓内肿瘤约占椎管内肿瘤的10%～15%。以室管膜瘤、星形细胞瘤、血管母细胞瘤常见。其他肿瘤，如多形性胶质母细胞瘤、少突胶质细胞瘤、转移瘤等少见。

### 一、室管膜瘤

【概述】

室管膜瘤（ependymoma）是最常见的髓内肿瘤，约占髓内肿瘤的60%，肿瘤起自中央管内衬室管膜细胞及其残余或终丝的终室细胞。根据2007年WHO组织学分类，室管膜肿瘤分为室管膜下瘤（Ⅰ级）、黏液乳头状型室管膜瘤（Ⅰ级）、室管膜瘤（Ⅱ级，包括细胞型、乳头状型、透明细胞型、伸展细胞型）和间变性室管膜瘤（Ⅲ级）。其中以黏液乳头状型室管膜瘤更为常见，好发于脊髓圆锥和终丝。室管膜瘤易出血、坏死、囊变、继发脊髓空洞形成。

【临床特点】

脊髓室管膜瘤好发于30～50岁，男性略多于女性。肿瘤通常生长缓慢，病史较长。首发症状以单侧或双侧肢体疼痛多见，多为针刺样痛，而后可缓慢出现感觉异常、运动障碍及括约肌功能障碍等。包膜完整的肿瘤可以手术全切，位于脊髓圆锥及终丝者，常见马尾神经包裹，难以彻底切除，若勉强切除则易造成神经根损伤。

【影像检查技术与优选】

MRI对于室管膜瘤的显示优于其他影像学检查方法，CT有助于显示瘤内的新鲜出血灶。

【影像学表现】

1. CT　病变处椎管扩大。CTM见脊髓增粗，局部蛛网膜下腔狭窄、闭塞。病变多为低密度，增强检查后可有中央管周围的轻度强化，是室管膜瘤的特征改变。

2. MRI　室管膜瘤使脊髓呈梭形肿大，病灶可局限或较广泛。在 $T_1WI$ 矢状位上呈较均匀的等或低信号，$T_2WI$ 为高信号。当肿瘤伴有囊变、坏死、出血时信号常不均（图15-1-1a、b），肿瘤与正常脊髓的边界比较清楚。典型的室管膜瘤多伴发囊变，发生在肿瘤内或在肿瘤两端的脊髓内。肿瘤内囊变为肿瘤的一部分，两端为继发脊髓空洞形成。肿瘤内囊变区的信号取决于选用的脉冲序列和囊内液体的蛋白质含量，通常在 $T_1WI$ 上为低信号、$T_2WI$ 上为高信号，而两端的空洞区信号与脑脊液信号相同。室管膜瘤富血管，有出血倾向，由于含铁血黄素的沉积，出血区呈低信号，在 $T_2WI$ 上更为明显。

发生于马尾和终丝的肿瘤可为髓内肿瘤的髓外延伸或为髓外肿瘤，其形态常不规则。在 $T_1WI$ 上肿瘤的信号可与其远侧脑脊液相似，脑脊液信号增高可能是因为肿瘤的占位作用致肿瘤远侧的脑脊液搏动减弱以及其中蛋白质含量增高所致。在 $T_2WI$ 上马尾和终丝的肿瘤呈高信号，与周围静止的脑脊液几乎没有对比，因此难于定位，但病变上方脊髓常呈杯口状环绕病变，有助于确定病变起自脊髓圆锥或终丝（图15-1-2）。

增强检查，肿瘤实体部分强化明显，囊变区无强化（图15-1-1c、d）。增强检查能够发现较小的肿瘤，并将肿瘤同其周围的水肿和伴发的囊肿区分，从而显示肿瘤的边界并做出准确定位。增强检查也

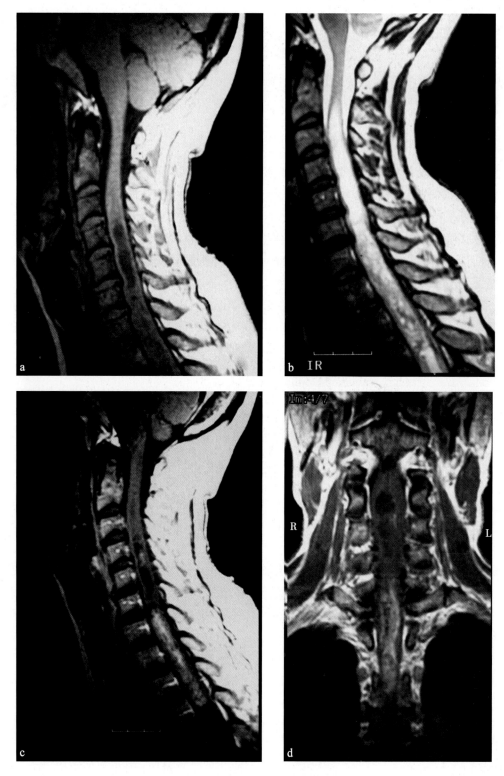

**图 15-1-1　室管膜瘤的磁共振表现**

a. $T_1WI$ 平扫；b. $T_2WI$ 平扫；c、d. $T_1WI$ 增强扫描。示颈胸髓肿胀，其内信号不均，以等 $T_1$、稍长 $T_2$ 信号为主，病变上下方可见长 $T_1$、长 $T_2$ 信号囊性区，增强检查后病变呈不均一明显强化，病变上下方囊性区未见强化

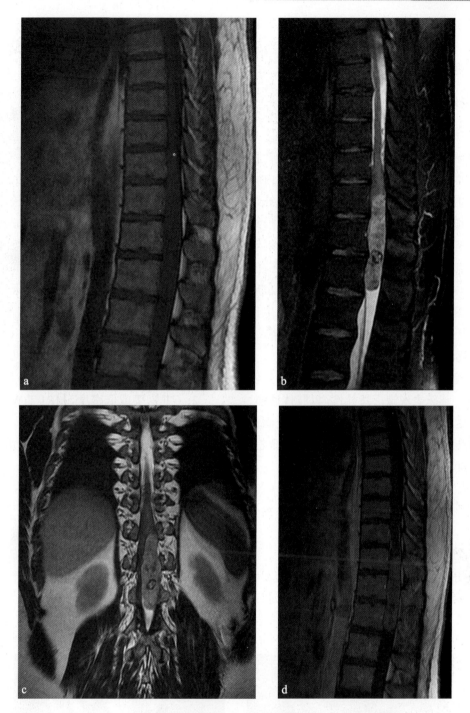

图 15-1-2  脊髓圆锥及终丝黏液乳头状型室管膜瘤的磁共振表现

a. T₁WI 平扫；b、c. T₂WI 平扫；d. T₁WI 增强扫描。示脊髓圆锥及终丝肿胀，呈等 $T_1$ 稍长 $T_2$ 信号，病变内可见短 $T_2$ 信号（出血），病变偏心性生长，部分突出于脊髓外，增强检查后病变呈较均一明显强化

是确定手术后肿瘤复发的重要方法。因为手术后不能根据解剖形态的改变确定有无肿瘤复发，T₁WI 上水肿、脊髓软化和出血等术后改变，可与复发的肿瘤组织相混淆。而增强检查对残留和复发肿瘤的发现较敏感，表现为髓内异常的强化区，手术后改变引起的强化多在 2～3 个月后消退。

【诊断要点】

1. 发生于脊髓圆锥及终丝者多为黏液乳头状型室管膜瘤。

2. CT 髓内低密度病变伴有中央管周围强化为其典型表现。

3. MRI T₁WI 低信号、T₂WI 高信号的肿块伴囊变、出血，常有明显不均一强化。

【鉴别诊断】

1. **星形细胞瘤**  好发于颈、胸段，病变范围广，常无明显边界，囊变、出血比例不高。

**2. 血管母细胞瘤** 好发于颈段,由囊性部分和附壁结节构成,壁结节常位于脊髓背侧表面,增强扫描壁结节呈明显均一强化。

## 二、星形细胞瘤

### 【概述】

星形细胞瘤(astrocytoma)发生率仅次于室管膜瘤,约占髓内肿瘤的30%,是儿童最常见的髓内肿瘤,占儿童髓内肿瘤的60%以上。病理上以原纤维细胞型及毛细胞型星形细胞瘤最多见,其他星形细胞肿瘤,如间变性星形细胞瘤或多形性胶质母细胞瘤少见。星形细胞瘤可发生在脊髓的任何部位,但以颈胸髓常见,少数肿瘤可累及全脊髓。髓内星形细胞瘤可使脊髓受压膨胀,由于肿瘤呈浸润性生长而表现为边界不清,继发囊变、空洞常见。

### 【临床特点】

好发于儿童和青少年,成人较为少见,50岁以上者更为罕见。临床表现缺乏特异性,以肢体疼痛、麻木、感觉及运动障碍等较为常见。肿瘤呈浸润性生长,故手术全部切除较困难,预后较室管膜瘤差,5年内肿瘤复发率约达50%。

### 【影像检查技术与优选】

MRI在定位、定量及定性诊断等方面明显优于CT检查。

### 【影像学表现】

1. CT 病变为低或等密度,增强后强化不明显且不均一,病变中心可见低密度囊变区,部分病例可显示椎弓根间距增宽或椎管扩大。CTM可显示局限性脊髓增粗,相应脊蛛网膜下腔变窄或梗阻。

2. MRI 星形细胞瘤使脊髓呈梭形肿胀,累及多个脊髓节段。在矢状位 $T_1WI$ 上可见肿胀的脊髓呈等或轻度低信号,由于肿瘤有周围水肿,难于确定肿瘤大小;在 $T_2WI$ 上呈高信号,周围水肿也呈高信号,致使肿瘤界限不清(图15-1-3a、b)。肿瘤信号的均匀度取决于肿瘤的大小,范围较大的肿瘤因出血和囊变信号多不均匀。增强检查,多数肿瘤可呈中等程度强化(图15-1-3c、d);少数肿瘤无明显强化,但可将肿瘤与水肿区分。脊髓间变性星形细胞瘤可沿软脊膜播散,显示为脊髓表面线样、结节样强化影。

### 【诊断要点】

1. 儿童常见,颈胸髓浸润性生长,可累及脊髓全长。

2. CT为等或低密度,MRI $T_1WI$ 等或低信号、$T_2WI$ 高信号,可有或无强化。

3. 间变性肿瘤强化不均匀,并可沿脑脊液播散。

### 【鉴别诊断】

1. **室管膜瘤** 星形细胞瘤多见于儿童,较少累及马尾和终丝,累及范围较大,伴发囊变和出血的机会相对较少,强化程度不及室管膜瘤,而室管膜瘤较小,呈边界清楚的结节状,并伴广泛的囊变及空洞形成。

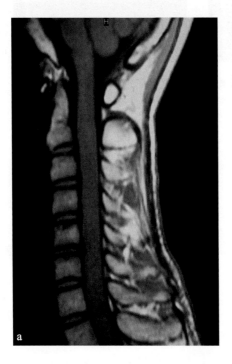

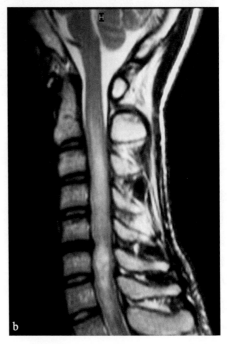

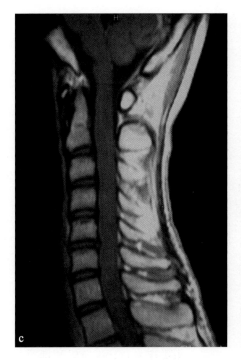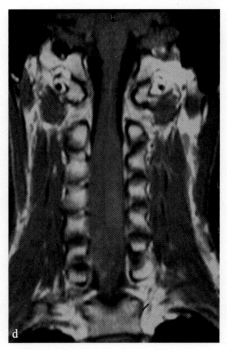

**图 15-1-3 星形细胞瘤的磁共振表现**

a. T₁WI 平扫；b. T₂WI 平扫；c、d. T₁WI 增强扫描。示颈髓肿胀，T₁WI 呈等信号，T₂WI 呈
不均匀稍高信号，增强检查后病变强化不明显，可见散在多发斑片状轻度强化

2. **急性脊髓炎** 起病急，常有感染的前驱症
状，脊髓肿胀较轻，信号较均匀，增强检查无或轻度
强化，一般不合并囊变及脊髓空洞。

### 三、血管母细胞瘤

【概述】

血管母细胞瘤约占髓内肿瘤的 3%～5%，好发于
颈、胸或胸腰段。其中约 1/3 为多发，多发者常合并
von Hippel-Lindau 综合征。病理上，病变常由囊性部
分和壁结节组成，壁结节多位于脊髓背侧。壁结节
代表肿瘤实体部分，富含血管成分，常可见供养动脉
和引流静脉；囊壁由非肿瘤性胶质细胞增生构成。

【临床特点】

多发生在 20～40 岁成人，儿童少见，男女发病
率约为 2:1。患者通常会出现感觉异常、运动失调
和疼痛等症状，偶尔会导致蛛网膜下腔出血或脊髓
出血。

【影像检查技术与优选】

MRI 平扫及增强扫描对于该肿瘤的显示有特征
性，DSA 易于显示畸形血管结构，有利于鉴别诊断。

【影像学表现】

1. **血管造影** 椎管内富血管性致密肿瘤染色
伴有扩张、迂曲的供养动脉和引流静脉。

2. **CT** 为形态不规则的囊实性低密度肿块，

增强检查壁结节常明显强化。

3. **MRI** 表现因其大小而不同，大的肿瘤在矢
状位 T₁WI 上显示脊髓弥漫且广泛的增粗，其中有
多发低信号区，边界清楚的低信号区提示为囊性区。
壁结节常位于脊髓背侧甚至脊髓表面，为本病主要
特征（图 15-1-4a、b）。壁结节在 T₁WI 上可呈低、等
或混杂信号，在 T₂WI 呈稍高信号，周围常见点状或
蜿蜒状异常血管流空信号。肿瘤可有明显的引流静
脉，在脊髓背侧显示良好。瘤周水肿明显，在 T₂WI
上肿瘤呈高信号，囊性区的信号可以更高，通常不
难同水肿区分。小的壁结节伴广泛或多发囊性区，
两者大小常不成比例（大囊小结节），亦为本病特征。
增强检查，瘤结节显著增强，界限清楚，位于囊壁
内或在脊髓表面，囊壁、囊内无瘤组织故无强化（图
15-1-4c、d）。

【诊断要点】

1. 多发者需除外合并 von Hippel-Lindau 综合
征，需行头部及其他部位检查。

2. CT 上，肿块为囊实性，实体部分明显强化。

3. MRI 上，囊实性病变、壁结节明显强化、异
常流空血管影是其特异性表现。

【鉴别诊断】

1. **血管畸形** 仅能看到异常流空血管影，无囊
肿形成和脊髓肿胀。

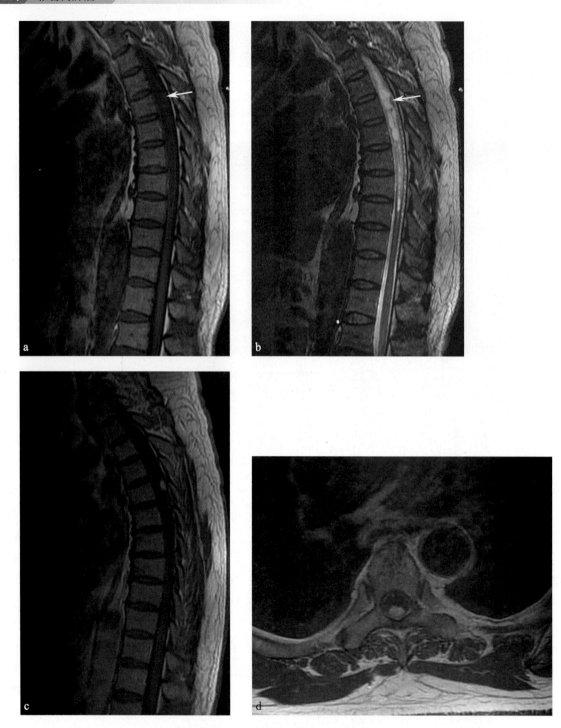

**图 15-1-4　血管母细胞瘤的磁共振表现**

a. T₁WI 平扫；b. T₂WI；c、d. T₁WI 增强扫描。示胸髓肿胀，可见不均匀长 T₁、长 T₂ 信号囊性区，脊髓背侧
可见等 T₁、等 T₂ 信号壁结节影（白箭），T₂WI 背侧蛛网膜下腔内可见流空信号，增强扫描可见壁结节明显强
化，囊性区未见强化，脊髓背侧可见线状强化血管影

**2. 其他髓内肿瘤**　明显强化的壁结节伴有异常流空血管影是脊髓血管母细胞瘤的特征性改变，较易与室管膜瘤、星形细胞瘤等相鉴别。

### 四、脊髓转移瘤

**【概述】**

脊髓转移瘤（metastases of spinal cord）少见，原发肿瘤以肺癌、乳癌和恶性黑色素瘤常见，也可见于甲状腺癌、肾癌、结肠癌等。中枢神经系统肿瘤，如室管膜瘤、髓母细胞瘤、多形性胶质母细胞瘤或生殖细胞瘤等，也可转移到脊髓内。转移途径包括：①经动脉血行性转移，最常见；②经椎静脉系统播散；③经脑脊液种植软脊膜而侵犯脊髓。脊髓转移瘤以胸段多见，颈段次之，病灶可单发或多发。

【临床特点】

脊髓转移瘤患者多有原发肿瘤病史及相应症状。椎管内肿瘤的表现常以局部根痛或牵扯痛为首发症状，病情进展迅速，严重可出现截瘫，部分患者的疼痛反而减轻。

【影像检查技术与优选】

对于髓内转移性肿瘤的显示 MRI 优于其他影像学检查。MRI 不仅能显示肿瘤的数目、大小、形态，而且能显示肿瘤的继发改变如出血、囊变及邻近空洞形成。CT 对于瘤内钙化或急性期出血的显示优于 MRI 检查。

【影像学表现】

1. CT　肿瘤引起脊髓局部膨大，无特征性。

2. MRI　$T_1WI$ 矢状位上转移瘤引起脊髓肿胀，呈低信号，略不均匀。血源性转移呈局限性不规则增大。经软脊膜转移者，脊髓肿胀的范围较大，并在硬脊膜内、髓外可见肿瘤结节。病变在 $T_2WI$ 上呈高信号，可超越脊髓肿胀区甚至累及脊髓全长，延伸到脑干。$T_2WI$ 上高信号区大部分为水肿所致，在横轴位上可显示较小的肿瘤及与周围正常脊髓的界限，肿瘤若呈高信号则难与水肿区分。增强扫描肿瘤有明显均一强化（图 15-1-5）。经脑脊液种植转移者常可见软脊膜增厚，脊髓内等 $T_1$、等 $T_2$ 信号（图 15-1-6），二者分界不清，脊髓内水肿常无血源性转移瘤明显，增强检查脊膜和脊髓内病变均可见明显强化。

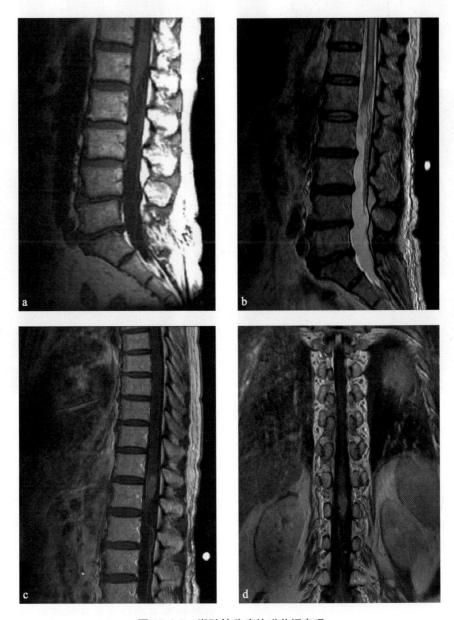

图 15-1-5　脊髓转移瘤的磁共振表现

a. $T_1WI$ 平扫；b. $T_2WI$；c、d. $T_1WI$ 增强扫描。示脊髓圆锥内可见等 $T_1$、稍长 $T_2$ 信号结节影，病变上方可见大片长 $T_2$ 信号水肿区，增强扫描可见病变呈均匀明显强化

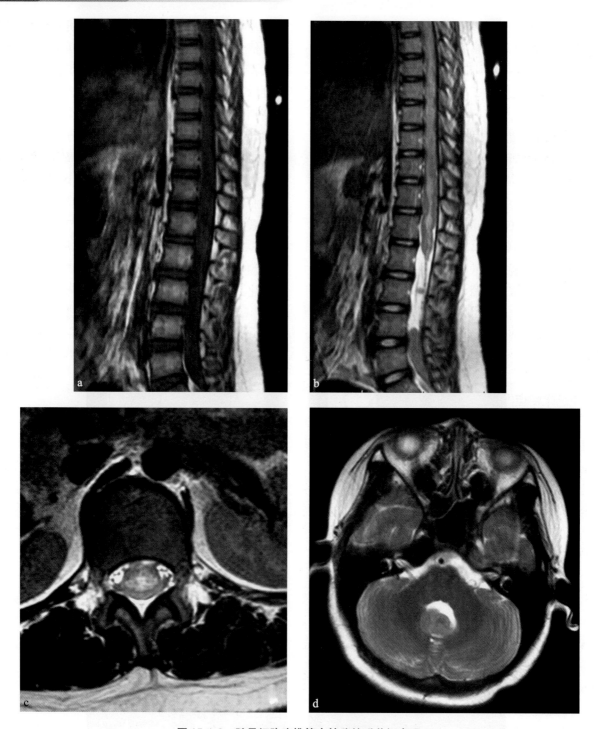

图 15-1-6　髓母细胞瘤椎管内转移的磁共振表现

a. $T_1WI$ 平扫；b～d. $T_2WI$。示胸腰髓增粗，呈不均匀等 $T_1$、等 $T_2$ 信号，$L_4$～$S_1$ 水平椎管内亦可见相同信号肿物影，小脑蚓部可见等 $T_2$ 信号肿块

【诊断要点】

1. 临床病史（原发肿瘤或中枢神经系统恶性肿瘤病史）尤为重要。

2. MRI 表现为小病灶大水肿，病灶呈明显强化。

【鉴别诊断】

1. 单发转移瘤与髓内其他原发肿瘤　转移瘤常表现为瘤灶小而水肿广泛，两者不成比例，一般不合并脊髓空洞，且进展快，常有原发肿瘤病史。血管母细胞瘤也可表现为强化结节，但常为囊壁结节表现，周围可见流空血管影。

2. 多发转移瘤与多发性硬化　多发性硬化急性期也可出现脊髓内多发斑片状或结节状强化，但脊髓肿胀及瘤周水肿均不明显，结合临床表现也有助于鉴别。

（孙志华）

# 第二节　髓外硬脊膜内肿瘤

## 一、神经鞘瘤和神经纤维瘤

### 【概述】

神经鞘瘤（neurilemmoma）和神经纤维瘤（neurofibroma）是椎管内最常见的肿瘤，约占全部椎管内肿瘤的1/3。神经纤维瘤起自神经纤维母细胞，神经鞘瘤起自神经鞘膜的神经膜细胞，可见于椎管内各个节段，以腰段最常见。肿瘤多位于脊神经背侧感觉根，多数位于硬膜内间隙，可沿神经根生长穿破硬脊膜到硬膜外或通过椎间孔到椎管外。肿瘤多单发，有光滑、完整的包膜，生长缓慢。神经鞘瘤易坏死、囊变；而神经纤维瘤易发生黏液变性。多发者常合并神经纤维瘤病。恶性神经鞘瘤少见，多呈浸润生长。

### 【临床特点】

多见于成人，儿童少见，病程大多较长，当肿瘤发生囊变或出血时可出现急性症状。60%以上患者的首发症状为神经根痛，还可出现从远端开始的肢体运动障碍，可伴有肿瘤相应水平附近的皮肤过敏和括约肌功能障碍。手术切除是最佳治疗方案，术后复发率低，但患者因脊髓长期受压，因而脊髓功能恢复不明显。

### 【影像检查技术与优选】

MRI检查易于观察肿瘤的形态、内部结构特征及与邻近结构的关系，特别是增强扫描对于发现病变及确定病变性质有重要价值，应作为首选。CT检查易于观察肿瘤内钙化及邻近骨质侵犯。CTM对确定病变部位有帮助。

### 【影像学表现】

1. CT　平扫用软组织窗观察，可见肿块呈等或稍高密度，有时可见其中的低密度囊变与坏死区，少数病例可见高密度钙化；增强检查肿块有中等均一强化，使肿块显示更为清楚；CTM可显示肿块造成的充盈缺损区，脊髓受压，向对侧移位和变形，肿瘤上、下方脊蛛网膜下腔扩大而肿瘤区变窄或消失，可见向椎间孔和椎管外延伸的双极哑铃状软组织肿块。用骨窗观察有时可见椎管扩大，一侧或两侧椎间孔扩大和相邻椎体吸收、破坏。

2. MRI　肿瘤在$T_1WI$和$T_2WI$上与脊髓信号相似，神经鞘瘤常见囊变、坏死，可在肿瘤内出现与脑脊液信号近似的$T_1WI$低信号、$T_2WI$高信号（图15-

2-1a、b）。在矢状位和冠状位$T_2WI$上可清楚显示邻近脊蛛网膜下腔增宽及肿瘤对脊髓的压迫，少数肿瘤可突入脊髓内，与髓内肿瘤相似，多平面成像能够做出鉴别。增强检查肿瘤实体部分显著均一强化，边界清楚，囊变区多无强化（图15-2-1c、d）。神经纤维瘤信号较均一，囊变、坏死罕见，增强检查多为均一明显强化（图15-2-2a～c）。在横轴位上可显示跨越椎间孔位于椎管内外的哑铃状肿瘤（图15-2-2d）。

### 【诊断要点】

1. 神经鞘瘤和神经纤维瘤是椎管内最常见肿瘤，多数位于硬膜内间隙，少数可累及硬膜外或椎管外。多发者常合并神经纤维瘤病。

2. CT示肿块为等或稍高密度、均一强化，骨窗可见椎管及椎间孔扩大、相邻椎体吸收、破坏。

3. MRI矢状位和冠状位$T_2WI$上可清楚显示邻近脊蛛网膜下腔增宽及脊髓受压的硬膜下肿瘤特点。在$T_1WI$和$T_2WI$上肿瘤一般与脊髓等信号，增强后呈显著强化。

4. 神经鞘瘤常见囊变、坏死，神经纤维瘤信号较均一，囊变、坏死罕见。

5. 肿瘤呈哑铃状，是沿神经根侵犯硬膜外间隙的征象，是神经鞘瘤和神经纤维瘤特征性改变。

### 【鉴别诊断】

1. **脊膜瘤**　与硬膜广基相连、有"硬膜尾征"是其特异性表现，鉴别诊断不难。

2. **髓内肿瘤**　少数神经鞘瘤可侵犯脊髓内，特别是恶性神经鞘瘤，表现为肿瘤与邻近脊髓分界不清，类似髓内肿瘤，但肿瘤主体仍位于髓外硬膜内间隙。

## 二、脊膜瘤

### 【概述】

脊膜瘤（meningioma）居椎管内肿瘤第二位，仅次于神经源性肿瘤。好发于胸段脊蛛网膜下腔背外侧，其次为枕大孔、颈段，腰骶段少见。肿瘤为实性，表面光滑，包膜完整，时有钙化。肿瘤广基与硬脊膜相连，多数位于硬脊膜内，部分为硬脊膜内外生长。

### 【临床特点】

脊膜瘤与脑膜瘤类似，以女性多见，而且比例更高，多发生于40～70岁，15岁以下罕见。常见症状为神经根痛或束性疼痛、从足部逐渐向上发展的肢体麻木、锥体束征阳性等。

### 【影像检查技术与优选】

影像学检查应首选MRI。CT对观察肿瘤内钙

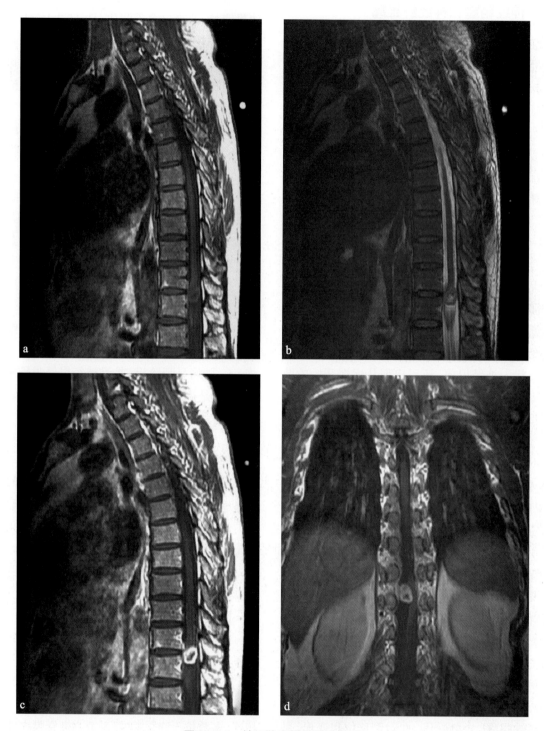

图 15-2-1 神经鞘瘤的磁共振表现

a. $T_1WI$ 平扫；b. $T_2WI$；c、d. $T_1WI$ 增强扫描。示胸$_{12}$～腰$_1$水平椎管内硬膜内间隙可见类圆形等$T_1$、等$T_2$信号结节，内部可见长$T_1$、长$T_2$信号囊变区，增强检查呈明显环状强化，内部囊变区未见强化，脊髓受压移位

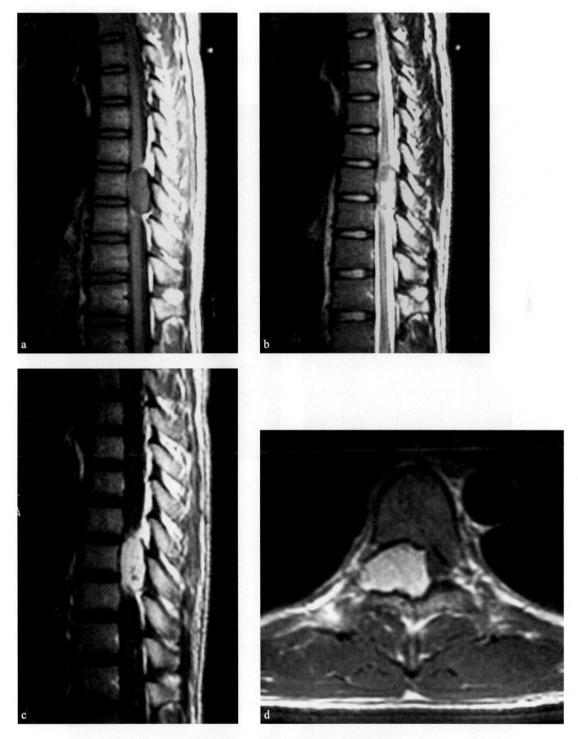

**图 15-2-2 神经纤维瘤的磁共振表现**

a. $T_1WI$ 平扫；b. $T_2WI$；c、d. $T_1WI$ 增强扫描。示下胸段椎管内可见椭圆形等 $T_1$、等 $T_2$ 信号，边界清楚，增强检查后明显均匀强化，轴位像可见病变向右侧椎间孔延伸，呈"哑铃状"

化和邻近骨改变更敏感。

**【影像学表现】**

1. CT 平扫软组织窗观察肿块为高密度，有时可见其中的钙化；增强检查，肿块明显均一强化；CTM 可显示肿块造成的脊髓受压、移位和变形以及肿瘤上下方蛛网膜下腔的增宽。用骨窗观察可见相邻椎管骨增生或骨吸收、破坏。

2. MRI 脊膜瘤在 $T_1WI$ 和 $T_2WI$ 上通常与脊髓信号相似，多呈 $T_1WI$ 等信号、$T_2WI$ 等或稍高信号（图 15-2-3a、b），在矢状位和横轴位上能清楚显示脊髓受累的程度和肿瘤的全貌。矢状位与冠状位便于全面观察肿瘤与硬脊膜囊、蛛网膜下腔的关系。增强检查肿瘤呈高度均一强化（图 15-2-3c、d），脊膜瘤与脊髓的界限清楚，外与硬脊膜广基相连并可显

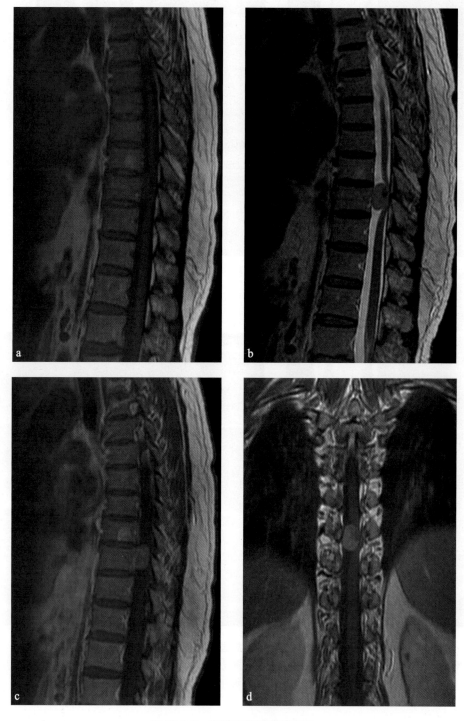

**图 15-2-3 脊膜瘤的磁共振表现**

a. $T_1WI$ 平扫；b. $T_2WI$；c、d. $T_1WI$ 增强扫描。示胸段椎管内硬膜内间隙可见椭圆形以等 $T_1$、等 $T_2$ 信号为主肿块，病变内可见点状长 $T_1$、短 $T_2$ 信号（不除外钙化），病变与硬膜广基相连，病变侧上下方蛛网膜下腔增宽，对侧蛛网膜下腔变窄，增强检查呈明显均匀强化

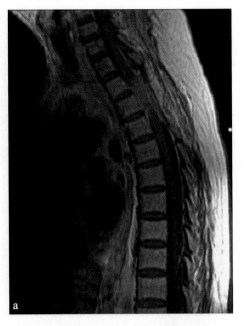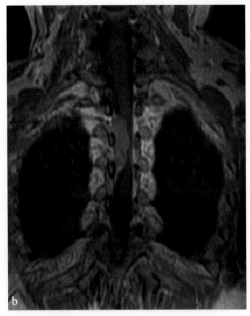

**图 15-2-4　脊膜瘤的"硬膜尾征"**

a、b. T$_1$WI 增强扫描。示上胸段椎管内可见与硬膜广基的梭形明显强化肿块,邻近硬膜可见线状
增厚、强化("硬膜尾征"),病变邻近椎间孔无扩大

示"硬膜尾征"(图 15-2-4)。

**【诊断要点】**

1. 中老年女性,硬膜内间隙肿块。

2. CT 肿块多为高密度,可有钙化,并见相邻椎骨改变。

3. MRI 肿块 T$_1$WI 和 T$_2$WI 与脊髓信号相同,明显强化及"硬膜尾征"是其特征性表现。

**【鉴别诊断】**

神经鞘瘤和神经纤维瘤:容易伴发椎间孔扩大而呈"哑铃状"表现,脊膜瘤则很少见。

### 三、脊副神经节瘤

**【概述】**

脊副神经节瘤(spinal paraganglioma)罕见,可出现于椎管的任何部位,但好发于马尾和终丝。组织学表现与身体其他部位的副神经节肿瘤相似。

**【临床特点】**

临床表现无特异性,可出现背痛、感觉和运动障碍等神经根受累症状。多数学者认为脊副神经节瘤是一种具有潜在恶性的良性肿瘤,术后复发率较高,并有远处转移倾向。

**【影像检查技术与优选】**

对于肿瘤的显示上,MRI 优于其他影像学方法。

**【影像学表现】**

1. CT　CTM 表现为脊髓末端硬脊膜囊内类圆形软组织肿块影,边界清楚。增强扫描呈明显均一强化。

2. MRI　可见境界清楚的类圆形 T$_1$WI 稍低或等信号,T$_2$WI 稍高信号肿块影,常与马尾神经或终丝相连。增强扫描明显均一强化。

**【诊断要点】**

1. 与马尾或终丝相连的类圆形肿块。

2. 肿瘤富含血管,CT 或 MRI 明显强化是其特征。

**【鉴别诊断】**

1. **脊膜瘤**　好发于胸段,增强检查也呈明显均匀强化,与硬膜广基相连,"硬膜尾征"是鉴别要点。

2. **终丝室管膜瘤**　易出血、囊变,增强检查明显均匀强化,但仅靠影像学检查两者有时鉴别困难。

### 四、软脊膜肿瘤

**【概述】**

软脊膜肿瘤(leptomeningeal tumor)可以是中枢神经系统原发性肿瘤的软脊膜播散或中枢神经系统以外的肿瘤转移至软脊膜。前者包括多形性胶质母细胞瘤、室管膜瘤、髓母细胞瘤和生殖细胞瘤;后者以淋巴瘤较常见,肺癌、乳癌、黑色素瘤也可转移到软脊膜。急性白血病可以浸润软

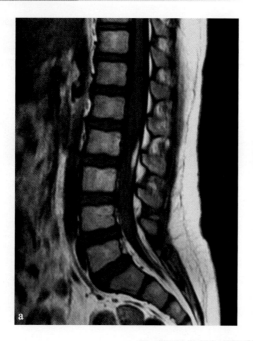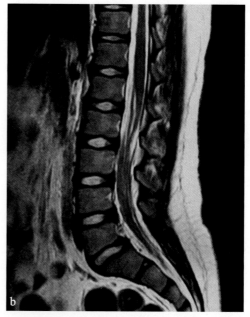

图 15-2-5 白血病软脊膜浸润的磁共振表现
a. T$_1$WI 平扫；b. T$_2$WI。示马尾神经条带状等 T$_1$、等 T$_2$ 信号影

脊膜。

浸润软脊膜的肿瘤细胞呈片状覆盖于软脊膜表面。脊蛛网膜上的转移瘤可形成较大的结节灶。

【临床特点】

软脊膜肿瘤的临床表现多无特异性，常见者为背痛或脊膜刺激症状。脊髓本身和颅内软脑膜肿瘤可分别出现脊髓症状和头痛等颅内症状，本病的诊断主要依靠脑脊液细胞学检查。

【影像检查技术与优选】

MRI 为首选检查方法，CTM 对该病的显示价值有限。

【影像学表现】

1. CT 一般检查难于发现。CTM 可见局限脊髓增粗，累及软脊膜致脊蛛网膜粘连者，可形成"空硬脊膜囊征"表现，也可显示阻塞或大小不等的类圆形充盈缺损。

2. MRI T$_1$WI 主要表现为脊髓表面或在马尾神经根上出现小结或条带状影，T$_2$WI 以等信号为主（图 15-2-5），若瘤结节呈高信号与脑脊液信号相似则难于发现。增强检查肿瘤显著强化，充盈于脊蛛网膜下腔，或于脊髓边缘形成细线状、不规则条带状强化影。

【诊断要点】

1. 临床病史（中枢神经系统或血液系统恶性肿瘤）极为重要。

2. CT 价值有限。MRI 可见脊髓表面或马尾的小结节影并明显强化。

【鉴别诊断】

1. **脊蛛网膜炎** 脊蛛网膜炎可引起马尾的神经根粘连，但脊神经节无增大，T$_2$WI 上呈异常的高信号，但在软脊膜肿瘤中，脊神经节可增大。

2. **终丝及马尾的神经鞘瘤或神经纤维瘤** 单发者也可见沿马尾神经走行明显强化结节，神经纤维瘤病中的神经纤维瘤可多发，呈串珠样，结合病史鉴别不困难。

（孙志华）

# 第三节 硬脊膜外肿瘤

【概述】

硬脊膜外肿瘤（extradural tumor）包括起自硬脊膜外原发肿瘤、脊椎骨质及邻近软组织的原发肿瘤和转移性病变。其中以转移瘤、淋巴瘤及白血病浸润较为常见。

硬脊膜外转移瘤是成人最常见的硬脊膜外恶性肿瘤。多由身体其他部位恶性肿瘤如肺癌、乳腺癌、甲状腺癌、前列腺癌等经血行转移至硬脊膜外间隙而形成肿块或继发于邻近椎体和椎弓根的转移灶向椎管内的侵犯；恶性淋巴瘤可经椎管内淋巴系统侵犯硬脊膜外组织，但较少侵犯脊椎骨质。硬脊膜外淋巴瘤以非霍奇金淋巴瘤常见；硬脊膜外白血病浸润可发生于各种类型白血病，但以急性淋巴细胞性白血病多见。其可为脑脊膜或中枢神经系统白血病的一部分，也可单独发生。

【临床特点】

转移瘤多见于中老年人，病程进展较快，常有局部节段剧烈疼痛，短期内出现严重的脊髓压迫症状。淋巴瘤多见于成年男性，可有其他部分淋巴瘤表现，临床以脑脊液压力增高，神经根受累症状为主。

【影像检查技术与优选】

MRI 为首选方法，如骨质信号异常可行 CT 检查，了解骨质受累情况。

【影像学表现】

1. CT 平扫对硬脊膜外肿瘤的诊断价值不大，但可观察邻近骨质破坏情况。CTM 可帮助确定病变的部位。

2. MRI 显示硬脊膜外单发或多发软组织肿块，呈 $T_1WI$ 稍低或等信号、$T_2WI$ 稍高信号（图 15-3-1a～c）。病变好发于硬脊膜囊腹侧，硬脊膜囊受压移

位，病变位于椎间孔处可造成神经根增粗并可沿椎间孔向椎旁侵犯。增强扫描示肿瘤明显强化（图 15-3-1d～f），如肿瘤侵犯邻近硬脊膜可见硬脊膜增厚并呈条带状强化。MRI 还可显示邻近骨质信号的异常，如病变累及椎体和附件可表现为骨髓脂肪信号消失。

【诊断要点】

1. 定性诊断需结合临床病史及实验室检查。

2. 影像学检查的目的在于显示病变的部位、数目与侵及范围。

3. X 线平片和 CT 易于显示椎体及附件骨质受累情况。

4. MRI 易于显示硬脊膜外软组织肿块的数目、病变范围、神经根受累情况、硬脊膜囊移位等。

【鉴别诊断】

1. **转移瘤** 是最常见的硬膜外肿瘤，患者可有原发肿瘤病史，可伴有椎体或椎弓根的转移瘤。

2. **淋巴瘤及白血病浸润** 多有临床病史及相关实验室检查证实，累及范围较广泛，边界不清，也可侵犯骨质结构。

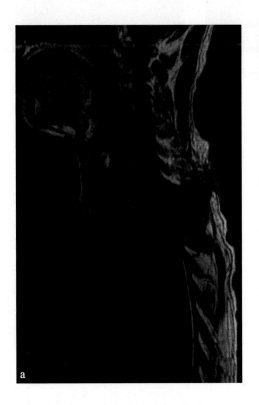
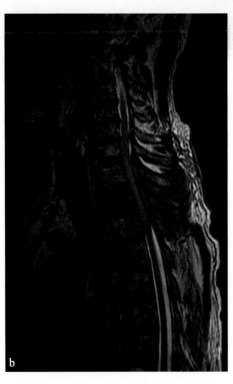

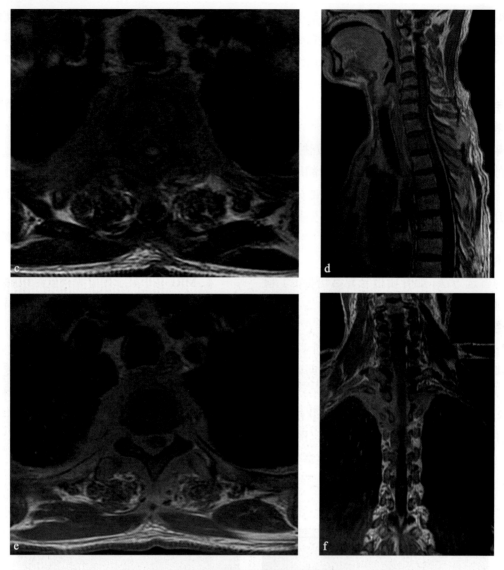

**图 15-3-1　硬膜外淋巴瘤的磁共振表现**

a、c. $T_1WI$ 平扫；b. $T_2WI$；d～f. $T_1WI$ 增强扫描。示颈$_7$～胸$_2$椎体及附件正常骨髓信号消失，呈等 $T_1$、等 $T_2$ 信号，病变侵入椎管内硬膜外间隙、邻近椎旁及背部软组织、椎间孔、肋骨及胸膜，增强检查病变明显强化，硬脊膜增厚并强化

（孙志华）

## 第四节　椎管内先天性肿瘤和肿瘤样病变

椎管内先天性肿瘤和肿瘤样病变系胚胎残余性病变，包括表皮样囊肿（胆脂瘤）、皮样囊肿、畸胎瘤、脂肪瘤、肠源性囊肿、蛛网膜囊肿、硬脊膜憩室及神经根鞘囊肿等。常与脊柱先天畸形并发，如脊柱闭合不全等。

### 一、表皮样囊肿和皮样囊肿

【概述】

表皮样囊肿（epidermoid cyst）和皮样囊肿（dermoid cyst）可位于髓内、髓外硬脊膜内或硬脊膜外，以腰骶段髓外硬脊膜内或硬脊膜外较常见。表皮样囊肿起源于椎管内异位的皮肤外胚层组织，囊壁由复层鳞状上皮构成，囊内含液态或固态胆固醇结晶和角化蛋白；皮样囊肿包含中胚层和外胚层结构，除覆盖有复层鳞状上皮外，其基底层含有较多的纤维组织及真皮层组织，内含皮肤的附属结构如汗腺、皮脂腺和毛囊等。

【临床特点】

多见于儿童，常合并脊柱裂和皮肤窦道，窦道多开口于背部正中线，因反复发作的感染可造成化脓性脊膜炎或脓肿。多以腰腿痛、下肢麻木与无力发病，可有脊髓神经根症状及二便障碍等。

【影像检查技术与优选】

该病常合并脊柱闭合不全、脊髓栓系等多种先天性疾病。综合病史、X线平片、CT、MRI等多种影像学方法，才能做出较全面的诊断。

【影像学表现】

1. CT　CTM可见肿瘤位于脊髓圆锥和终丝，其CT值为-30～30Hu，造影剂可描绘出肿瘤边缘，肿瘤较大可使局部脊蛛网膜下腔封闭，甚至占据整个椎管并使椎管扩大。

2. MRI　典型表皮样囊肿在 $T_1WI$ 和 $T_2WI$ 上的信号与脑脊液相似，但信号常不均（图15-4-1a～c），其信号的高低与囊液中所含的脂类物质、蛋白量有关。囊肿边缘光滑，多为卵圆形或圆形。硬脊膜内病变可压迫脊髓和马尾。增强扫描病变通常无强化，个别可见边缘线状强化（图15-4-1d）；皮样囊肿由于其中的成分更加复杂，常含脂类物质或脂肪成分。在 $T_1WI$ 上可见高信号，在 $T_2WI$ 上呈略低于脑脊液的稍高信号（图15-4-2）。

【诊断要点】

1. 儿童及青年患者，常合并脊柱闭合不全、脊髓栓系等。

2. CT上，圆锥以下，椎管内低、等密度囊性病

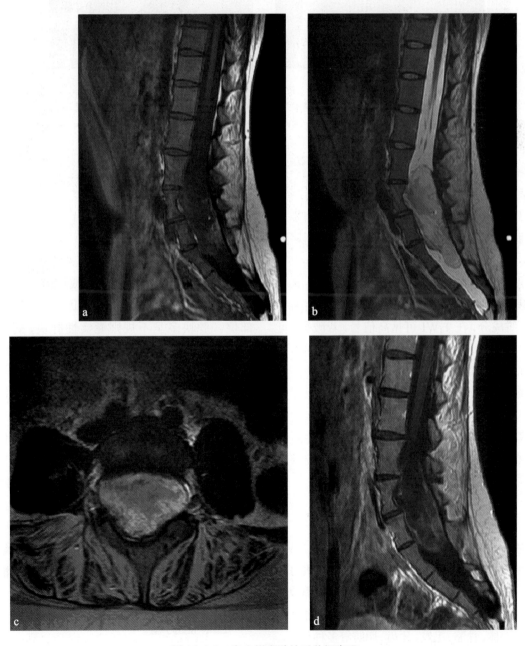

**图 15-4-1　表皮样囊肿的磁共振表现**

a. $T_1WI$ 平扫；b、c. $T_2WI$；d. $T_1WI$ 增强扫描。示腰骶部椎管扩大，内可见梭形稍长 $T_1$、稍长 $T_2$ 信号肿物，信号不均匀，$T_1WI$ 可见少许高信号，邻近椎体受压变形，增强检查病变周边可见少许线状强化，内部未见强化

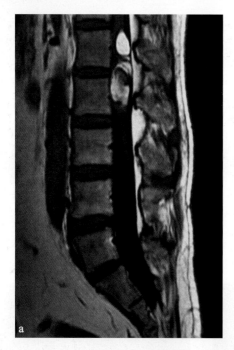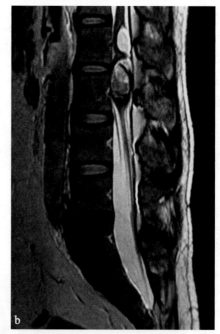

**图 15-4-2　皮样囊肿的磁共振表现**

a. $T_1WI$ 平扫；b. $T_2WI$。示脊髓圆锥末端可见不规则形短 $T_1$、长 $T_2$ 信号肿物，信号不均匀，可见线状长 $T_1$、短 $T_2$ 信号。邻近蛛网膜下腔变窄，考虑病变位于脊髓内

变，邻近椎管扩大。

3. 表皮样囊肿 MRI 上囊内信号 $T_1WI$ 略高于脑脊液，$T_2WI$ 略低于脑脊液信号。皮样囊肿信号不均，含脂肪成分时可见 $T_1WI$ 高信号，脂肪抑制序列该信号减低。

【鉴别诊断】

1. **表皮样囊肿与皮样囊肿**　皮样囊肿因为含有成熟脂肪成分，在 $T_1WI$ 可见高信号，若破裂，可在蛛网膜下腔或脊膜上见到脂肪滴，而表皮样囊肿信号较为均匀，一般与脑脊液类似。

2. **畸胎瘤**　含有三个胚层的成分，CT 上可见钙化、脂肪等密度，MRI 上信号更不均匀。

3. **其他囊性病变**　如蛛网膜囊肿、肠源性囊肿等，由于信号类似，有时与表皮样囊肿鉴别较为困难，DWI 有助于进一步鉴别。

## 二、畸胎瘤

【概述】

畸胎瘤（teratoma）是含内、中、外三胚层组织的真性肿瘤。可发生于髓内、髓外硬脊膜内或硬脊膜外，以腰骶部的髓外硬脊膜内较常见。成熟畸胎瘤内常含有钙化、腺体、骨骼、毛发、牙齿、脂肪等多种成分。

【临床特点】

见于任何年龄，以儿童及青少年多见。肿瘤较小时可无症状，主要症状为下肢运动及感觉障碍、

二便功能障碍等。

【影像检查技术与优选】

CT、MRI 表现典型，均可作为首选方法。

【影像学表现】

1. **CT**　表现为椎管内混杂密度肿块，其内斑片状高密度影代表钙化、骨骼或牙齿。

2. **MRI**　多方位成像有助于判断肿块的确切部位。肿块多呈不规则囊实性肿块，病变在各序列均呈高低混杂信号，增强检查多无明显强化（图15-4-3）。

【诊断要点】

1. 青少年，腰骶部椎管内肿块。

2. CT 呈混杂密度肿块，可见钙化、骨骼或牙齿、脂肪等。

3. MRI 多呈不规则囊实性肿块，信号不均，增强检查多无明显强化。

【鉴别诊断】

皮样囊肿：包含中胚层和外胚层结构，CT 及MRI 密度或信号不均，但钙化罕见，无骨骼及牙齿成分。

## 三、脂肪瘤

【概述】

脂肪瘤（lipoma）可位于髓内、髓外硬脊膜内和硬脊膜外。好发于胸段脊髓的背侧和终丝，由脂肪和

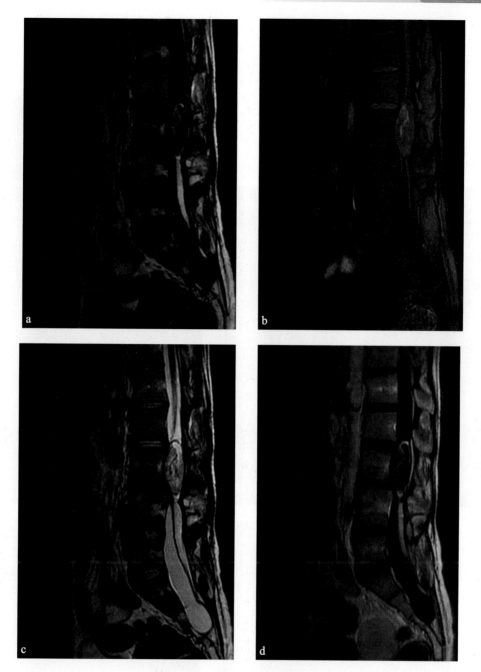

**图 15-4-3 畸胎瘤的磁共振表现**
a. $T_1WI$ 平扫；b. $T_1WI$ 脂肪抑制；c. $T_2WI$；d. $T_1WI$ 增强扫描。示终丝及马尾可见类椭圆形 $T_1WI$、$T_2WI$ 均呈混杂信号肿物，病变下方并见条带状短 $T_1$、长 $T_2$ 信号，$T_1$ 脂肪抑制序列上病变内部分高信号及病变下方高信号被抑制，增强检查病变无明显强化

纤维组织构成。椎管内脂肪瘤常并发脊柱闭合不全。

【临床特点】

可见于任何年龄，临床症状取决于部位、大小等，一般为脊髓及神经根受压表现。

【影像检查技术与优选】

CT、MRI 均可作为首选方法。

【影像学表现】

1. CT 　髓内脂肪瘤为低密度肿块，CT 值为 −100～−20Hu。髓外硬脊膜内脂肪瘤为椎管内背侧的圆形或稍呈分叶状的脂肪密度肿块（图 15-4-

4a）。CTM 显示肿块位于硬脊膜囊内由造影剂围绕。CT 不仅可做出定性诊断还有助于显示椎体和附件的发育异常。

2. MRI 　肿块为典型脂肪信号，$T_1WI$ 为高信号，$T_2WI$ 为低于脑脊液的较高信号（图 15-4-4b～e），脂肪抑制序列扫描信号减低（图 15-4-4d、f）。

【诊断要点】

1. 好发于胸段脊髓的背侧和终丝。

2. CT、MRI 具典型脂肪密度及信号。MRI 脂肪抑制序列可作为确诊的依据。

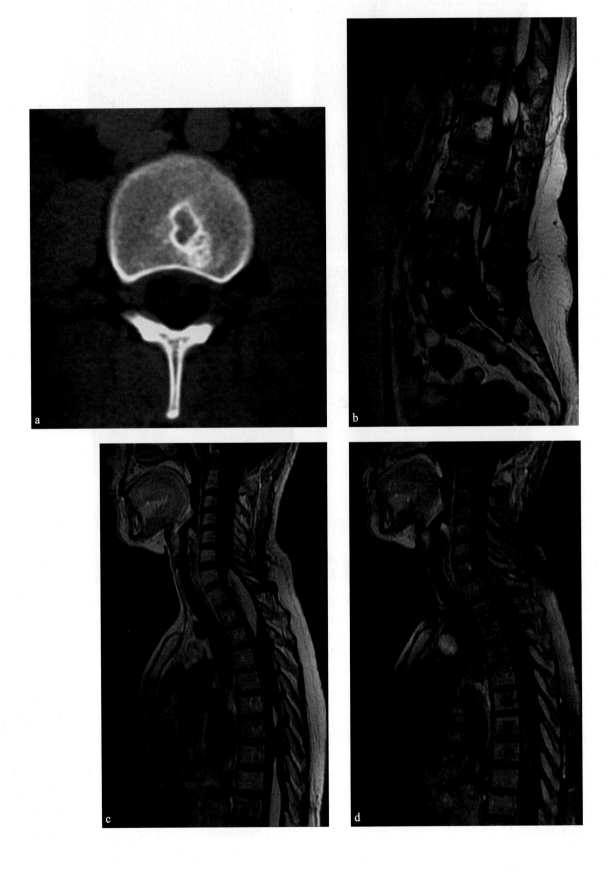

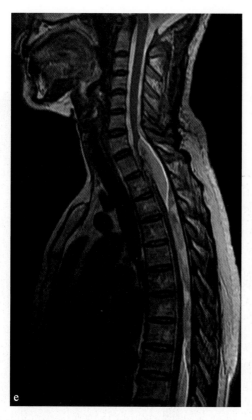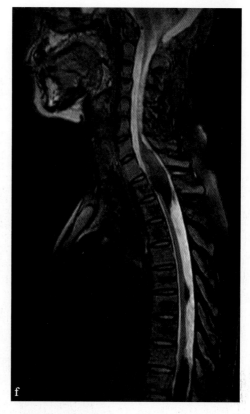

**图 15-4-4 椎管内多发脂肪瘤的影像学表现**

a. CT 平扫；b、c. T$_1$WI 平扫；d. T$_1$WI 脂肪抑制；e. T$_2$WI；f. T$_2$WI 脂肪抑制。示腰椎管内 CT 可见脂肪密度，MRI 示颈胸腰段椎管内可见多发短 T$_1$、长 T$_2$ 信号，脂肪抑制序列呈低信号

**【鉴别诊断】**

皮样囊肿：因含有成熟脂肪组织，有时难于鉴别，但信号常不均匀。

### 四、肠源性囊肿

**【概述】**

肠源性囊肿（enterogenous cyst）是由于肠管形成期脊索组织与前肠分离失败所致。组织学上，囊壁由纤维结缔组织和单层柱状上皮细胞组成。肠源性囊肿好发于胸段或颈段脊髓腹侧的髓外硬脊膜下间隙，偶见于脊髓背侧或脊髓内，囊肿破裂易造成化脓性或化学性脊膜炎。常伴发椎体发育畸形。

**【临床特点】**

多见于儿童。以颈肩背部疼痛或不适为首发症状，部分患者出现运动功能障碍，少数患者术后可复发。

**【影像检查技术与优选】**

MRI 对该病变的显示优于其他影像学方法，应作为首选。

**【影像学表现】**

1. CT 脊髓腹侧边界清楚的囊性低密度病变，

脊髓受压向后移位。CT 易于显示与其并发的脊椎畸形，如蝴蝶椎、半椎体等。CTM 易于显示脊髓受压及邻近脊蛛网膜下腔梗阻情况。

2. MRI 典型表现为脊髓腹侧髓外硬脊膜内囊性 T$_1$WI 低信号、T$_2$WI 高信号影，囊壁薄而均一（图 15-4-5a）。矢状位上病变常表现为与脊柱长轴平行的长椭圆形。少数病变可经椎体裂隙疝出于椎体前方。增强检查囊壁无或轻度强化（图 15-4-5b）。

**【诊断要点】**

1. 儿童，颈、胸段脊髓腹侧髓外硬脊膜内囊性病变，少数嵌入或位于脊髓内。

2. MRI 示病变壁薄，无强化。

**【鉴别诊断】**

1. 蛛网膜囊肿 常位于脊髓背侧，仅靠密度或信号特征彼此难以鉴别。

2. 表皮样囊肿 常位于下腰段，DWI 有助于病变鉴别。

### 五、椎管内蛛网膜囊肿和硬脊膜憩室

**【概述】**

椎管内蛛网膜囊肿（arachnoid cyst）好发于

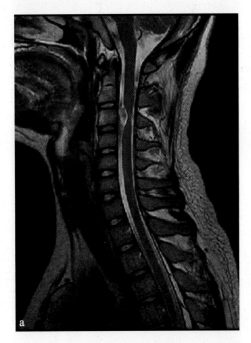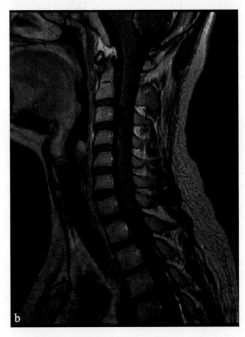

**图 15-4-5  肠源性囊肿的磁共振表现**

a. $T_2WI$；b. $T_1WI$ 增强扫描。示颈$_3$椎管内硬膜下间隙脊髓腹侧可见小圆形长 $T_2$ 信号，边界清楚，部分嵌入脊髓内，增强检查无强化

下胸段脊髓背侧的脊蛛网膜下腔，也可位于硬脊膜外，形成原因不明，可能与炎症、外伤有关。多数与蛛网膜下腔相通。硬脊膜憩室（spinal dural diverticulum）系先天性脊膜发育缺陷形成的脊蛛网膜疝，囊内含脑脊液，应视为椎管内蛛网膜囊肿的特殊类型。骶管内蛛网膜囊肿常由于硬脊膜囊缺损，脊蛛网膜经缺损区疝入骶管内，又称骶管内脊膜膨出。

**【临床特点】**

可发生于任何年龄，病变较小者可无症状和体征，较大者可有神经根压迫症状。

**【影像检查技术与优选】**

MRI 应作为首选检查方法。

**【影像学表现】**

1. CT  病变区脊蛛网膜下腔扩大，脊髓受压移位，相邻椎板受压变薄，椎管扩大。CTM 可帮助确定囊肿位于硬脊膜外或硬脊膜内，是否与脊蛛网膜下腔相通。

2. MRI  多为脊髓背侧髓外硬脊膜内或硬脊膜外长椭圆形或分叶状囊性病变，呈与脑脊液近似的 $T_1WI$ 低信号、$T_2WI$ 高信号（图 15-4-6a～c）。脊髓或硬脊膜囊受压向腹侧移位。增强检查囊壁无强化（图 15-4-6d）。

**【诊断要点】**

1. 脊髓背侧硬膜下或硬膜外间隙囊性病变。

2. 脑脊液密度或信号病变，无强化。

**【鉴别诊断】**

与肠源性囊肿等鉴别，根据好发部位鉴别较容易，但部分需病理证实。

## 六、神经根鞘囊肿

**【概述】**

神经根鞘囊肿（root sleeve cyst）为脊神经根鞘的囊状扩大，内含囊液，形成原因不明。腰神经根鞘囊状扩大又称塔氏囊肿，为正常变异。

**【临床特点】**

无特殊好发年龄及人群，常无症状。

**【检查方法优选】**

虽 CTM、MRI 均可做出正确诊断，MRI 为无创性检查应作为首选。

**【影像学表现】**

1. CT  平扫显示一侧椎间孔区的囊性低密度病变，有时可见椎间孔周围骨质吸收、扩大。增强扫描病变无强化。CTM 示一侧神经根鞘呈囊状扩张，内含造影剂。

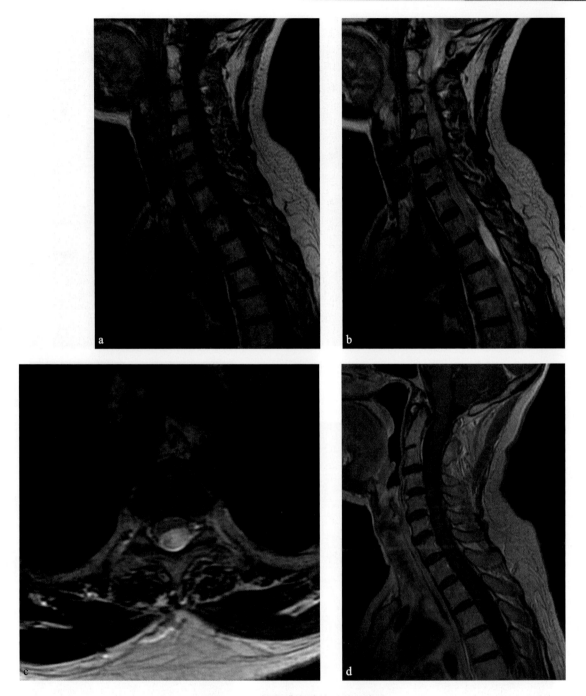

**图 15-4-6　蛛网膜囊肿的磁共振表现**
a. T₁WI 平扫；b、c. T₂WI；d. T₁WI 增强扫描。示 T₁~₃ 水平脊髓背侧蛛网膜下腔局限性扩大，脊髓受压前移，病变呈与脑脊液信号相同的均一 T₁WI 低信号、T₂WI 高信号，增强检查无强化

2. MRI　平扫示一侧椎间孔区的囊状 T₁WI 低信号、T₂WI 高信号病变，与脑脊液信号近似（图 15-4-7a、b）。病变呈类圆形或梭形且与神经根走行一致，其内可见神经根影像（图 15-4-7c、d）。增强扫描病变无强化。

【诊断要点】

1. 椎间孔区囊性病变。

2. MRI 可显示囊肿内神经根。

【鉴别诊断】

主要与椎管内其他囊性病变（如蛛网膜囊肿、椎小关节滑膜囊肿等）鉴别，依据病变是否包绕神经根诊断不难。

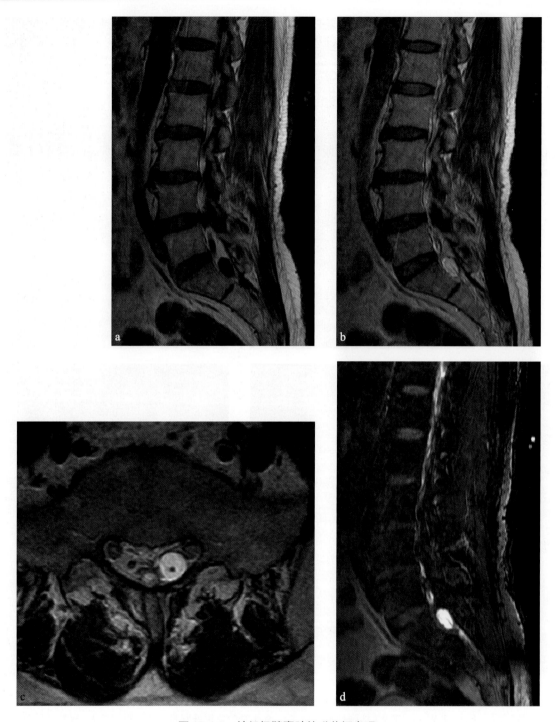

图 15-4-7 神经根鞘囊肿的磁共振表现

a. T$_1$WI 平扫；b、c. T$_2$WI；d. T$_2$WI 脂肪抑制。示骶$_1$左侧椎间孔可见类圆形长 T$_1$、长 T$_2$信号，边界清楚，脂肪抑制 T$_2$WI 呈明显高信号，病变内可见点状等 T$_2$信号，考虑神经根鞘囊肿

（孙志华）

## 参 考 文 献

［1］Abul-Kasim K，Thurnher MM，McKeever P，et al. Intradural spinal tumors：current classification and MRI features. Neuroradiology，2008，50（4）：301-314.

［2］Kim DH，Kim J H，Choi S H，et al. Differentiation between intramedullary spinal ependymoma and astrocytoma：comparative MRI analysis. Clinical Radiology，2014，69（1）：29-35.

［3］Evans A，Steedley N，Halpin S. Magnetic Resonance Imaging of Intraspinal Cystic Lesions：A Pictorial Review. Proh Diagn Radiol，2002，31：79-94.

［4］陆紫微，田霞，孙琪，等. 椎管内脊膜瘤和神经鞘瘤 MRI 鉴别. 医学影像学杂志，2012，22（8）：1250-1253.

［5］陈宇，徐坚民，王小宜，等.探讨动态增强MRI强化曲线对椎管内肿瘤的诊断价值及其病理基础.医学影像学杂志，2012，22（7）：1063-1067.

［6］张静，王培军，袁小东，等.脊髓髓内转移性肿瘤的MRI诊断及鉴别诊断.中国医学影像技术，2007，23（6）：852-854.

［7］陆璐，叶彩林，马冰雪，等.脊髓转移瘤MRI诊断.实用放射学杂志，2015：31（12）：1950-1955.

［8］Elefante A，Peca C，Caro M，et al. Symptomatic spinal cord metastasis from cerebral oligodendroglioma. Neurological Sciences，2012，33（3）：609-613.

［9］Ibrahim A，Dural tail sign in spinal meningiomas. Eur J Radiol，2006，60（3）：387-391.

［10］蔡志胜，周忠洁，严志汉，等.椎管内表皮样囊肿的MRI表现.放射学实践，2006，21（1）：27-29.

［11］王世芳，曹慧芳，史浩，等.椎管内畸胎类肿瘤的影像学诊断.医学影像学杂志，2006，16（5）：460-462.

［12］何新红，陆建平.椎管内囊性病变的诊断与鉴别诊断.中国医学影像技术，2003，19（6）：773-774.

**（张　辉　程敬亮　审校）**

# 第十六章　脊髓脊椎先天畸形

## 第一节　脊柱闭合不全

### 【概述】

脊柱闭合不全（spinal dysraphism）是一组脊柱先天性发育异常，是胚胎发育过程中神经管闭合异常，导致脊柱中线的间质、骨骼和神经结构融合上的缺陷，常累及皮肤、脊柱和脊髓。根据背部皮肤是否完整，分为开放性脊柱裂和闭合性脊柱裂。开放性脊柱裂少见，但病变较严重，常伴发脊髓膨出或脊髓脊膜膨出，患儿多夭折。闭合性脊柱裂较常见，多伴发皮肤、脊柱和脊髓的发育异常。皮肤表现包括背部中线皮肤异常毛发丛、色素沉着斑、血管瘤、凹陷、皮下肿瘤及皮毛窦等；脊柱可出现脊柱裂、脊柱侧凸、半椎体、蝴蝶椎、椎体融合、椎节缺损、椎弓发育不良及椎弓根间距增宽等；脊髓可发生低位脊髓圆锥、终丝增粗、脊髓纵裂、Arnold-Chiari 畸形和积水性脊髓空洞症等；此外，还可伴发椎管内脂肪瘤、皮样囊肿、表皮样囊肿等先天性肿瘤或肿瘤样病变。

### 【临床特点】

临床表现主要包括腰骶背部中线软组织肿块、皮肤异常、背部疼痛、进行性下肢运动和感觉障碍、足畸形以及排尿和排便障碍或失禁等。

### 【影像检查技术与优选】

CT 有助于观察脊柱的骨质发育异常，而 MRI 利于观察脊髓发育异常和背部软组织改变，尤其是脂肪抑制序列可确定有无异常的脂肪组织堆积。结合 CT 和 MRI 可全面了解本病的影像学改变。

### 【影像学表现】

1. **脂肪、脊膜、脊髓膨出**　脊膜膨出囊的内容物为脑脊液；脂肪脊膜膨出（lipomeningocele）的内容物为脊膜和脂肪成分；脊髓脊膜膨出（myelomeningocele）囊内含有神经成分；脂肪脊髓脊膜膨出（lipomyelomeningocele）囊内同时包含神经和脂肪成分。CT 平扫可见腰骶部脊柱裂，表现为两侧椎板未联合，经脊柱裂向外膨出的疝囊呈脑脊液样低密度肿块。当存在脊髓膨出时还可显示由椎管向膨出端延伸的一条或多条软组织密度条带影，为脊髓和马尾结构。有时也可显示囊内、皮下和肌肉内的脂肪堆积，囊内脂肪可与椎管内脂肪相连。

MRI 检查对神经组织的显示优于 CT，可确定囊内有无神经组织。囊袋于 $T_1WI$ 上呈低信号、$T_2WI$ 上呈高信号；疝出的脊髓或马尾神经呈与神经组织近似的中等信号；脂肪组织于 $T_1WI$ 和 $T_2WI$ 上均为高信号，脂肪抑制序列上呈低信号；疝出的脂肪组织与骶尾部皮下脂肪相连续；低位的脊髓末端贴近椎管背侧，而其前方的间隙常扩大（图 16-1-1）。

2. **脊髓纵裂**　脊髓纵裂（diastematomyelia）多自下胸椎水平裂开分成两半。90% 以上裂开一段后又可汇合，最后形成一个终丝；少数可持续裂开，最终形成两个终丝。50% 患者合并脊髓空洞积水症。

脊髓纵裂可分为两型：①Ⅰ型为分裂的脊髓位于单一扩大的硬脊膜囊内，常有纤维间隔；②Ⅱ型为分裂的脊髓分别位于两个较小的硬脊膜囊内，其间常有软骨或骨性分隔。裂开的脊髓横断像为圆形或椭圆形，大小与形状可大致相同或不同。MRI 可显示脊髓纵裂的大部分病理变化。$T_1WI$ 及 $T_2WI$ 横轴位和冠状位可显示纵裂的部位、范围和程度（图 16-1-2），表现为对称或不对称的两条半脊髓，纤维或骨性分隔表现为线状低信号，骨性分隔 CT 显示较好。

3. **低位脊髓圆锥、终丝增粗**　在正常情况下，胚胎发育过程中，椎体发育快于脊髓，导致脊髓圆锥逐渐上移、终丝拉长；出生后 3 个月圆锥末端位置接近成人，多位于 $L_1/L_2$ 椎间盘水平或 $L_2$ 椎体下缘以上水平。如果在发育过程中存在某种因素导致终丝张力增加，限制脊髓圆锥上移，则发生脊髓圆锥低位、终丝紧张，即脊髓栓系综合征。脊髓圆锥

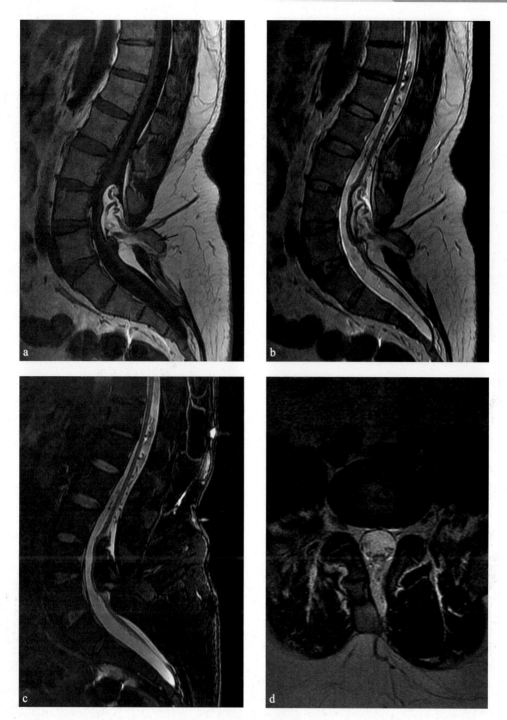

**图 16-1-1 脂肪脊髓脊膜膨出**

a、b. 矢状位 $T_1WI$ 和 $T_2WI$，腰骶部椎管扩大，脊髓圆锥低位，局部椎管内脂肪堆积呈高信号，可见经脊柱裂向背侧疝出的脂肪、脊膜和马尾神经（黑箭），腰骶部皮下脂肪增厚；c. 脂肪抑制 $T_2WI$，腰骶部椎管内脂肪及疝囊内容物呈低信号；d. 横轴位 $T_2WI$，可见脊柱裂，椎管内脂肪疝出

末端位置个体差异较大，一般认为儿童低于 $L_3$ 椎体下缘、成人低于 $L_2$ 椎体下缘即为脊髓圆锥低位。部分也可表现为无脊髓圆锥，脊髓向下逐渐变细并止于硬脊膜囊内后方。

终丝增粗指终丝直径大于 2mm，此时终丝常发生脂肪化、纤维化，弹性下降。终丝增粗患者中 86% 存在脊髓圆锥低位，29% 存在终丝脂肪瘤。正常 CT 扫描终丝与马尾神经多不能区分，均表现为硬脊膜囊内多个圆形或椭圆形低密度影，终丝增粗则在硬脊膜囊内后方出现直径大于 2mm 的圆形低密度影。

MRI 可显示脊髓圆锥和终丝的位置形态（图 16-1-3），矢状位结合轴位图像显示较好，可见脊髓圆锥低位，与增粗的终丝共同贴于椎管后壁，前方

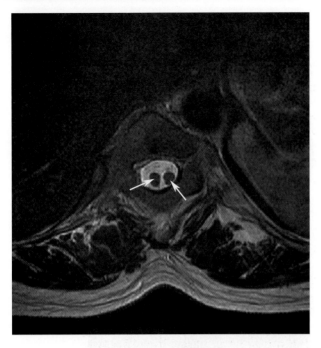

**图 16-1-2　脊髓纵裂**

横轴位 $T_2WI$ 显示脊髓一分为二，呈两个类圆形的等信号，中间为脑脊液

椎管扩大。终丝脂肪瘤表现为终丝内纵行条状脂肪信号影，脂肪抑制序列上呈低信号（图 16-1-4）。

4. **脊柱先天异常**　可见腰骶椎椎板不联、蝶形椎、半椎体、融合椎、脊柱侧凸等畸形，多种畸形可同时存在。X 线平片和 CT 检查显示较好。

5. **硬脊膜囊扩大**　CT 和 MRI 检查可见下腰椎水平硬脊膜囊径线均大于正常成人最大值（前后径为 16mm，横径为 21mm）（图 16-1-3）。

6. **椎管内脂肪异常堆积**　下腰椎硬脊膜囊内和 / 或囊外有大量脂肪异常堆积，与纤维带一起可使硬脊膜囊变形，表现为椎管下端脂肪瘤，常常限制终丝拉长，是脊髓圆锥低位的原因之一。椎管内堆积成团的脂肪也可经脊柱裂膨出，与皮下脂肪组织相连。堆积的脂肪在 $T_1WI$ 和 $T_2WI$ 均为高信号肿块，脂肪抑制序列呈低信号（图 16-1-3）。

7. **Arnold-Chiari 畸形**　Arnold-Chiari 畸形 I 型在 CTM 中表现为 $C_1 \sim C_2$ 后外方的新月形低密度影。

MRI 矢状位可见小脑扁桃体呈锥形疝入 $C_1 \sim C_2$ 椎管的脊髓后方，超过枕大孔下缘达 5mm 以上（图 16-1-5），常伴发脊髓空洞症。

【诊断要点】

1. 脊柱裂表现为两侧椎板未融合。

2. 脂肪、脊髓和脊膜膨出在 MRI 上可见相应的组织经脊柱裂疝出。

3. 脊髓纵裂在 MRI 轴位和冠状位上可见两个半脊髓，内有纤维或骨性分隔。

4. 脊髓圆锥低位时脊髓末端常低于 $L_2$ 椎体下缘，终丝直径大于 2mm 为终丝增粗。

5. 并发脊柱畸形时 X 线和 CT 可清楚显示。

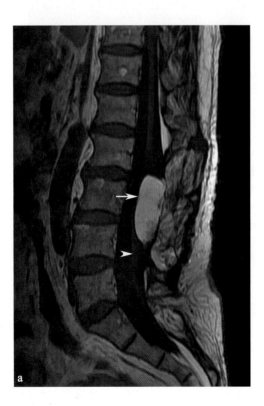

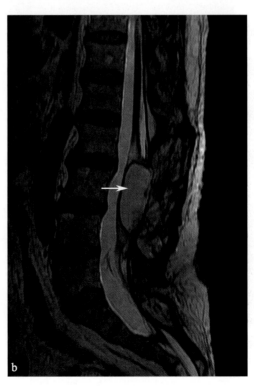

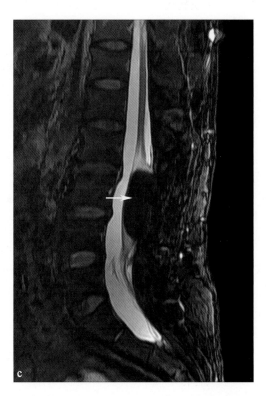
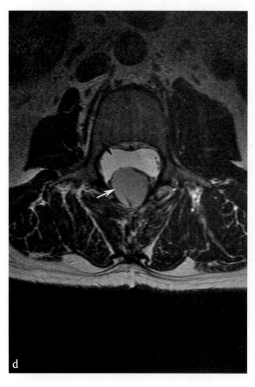

**图 16-1-3 脊髓栓系综合征**

a、b. 矢状位 $T_1WI$ 和 $T_2WI$，腰骶部椎管扩大，脊髓圆锥末端位于腰 4 椎体下缘水平（白箭头），腰 3～4 椎体水平椎管内可见椭圆形脂肪信号肿块（白箭），骶 1 水平可见脊柱裂，腰骶部皮下脂肪增厚；c. 脂肪抑制 $T_2WI$，椎管内肿块呈低信号，为脂肪瘤（白箭）；d. 横轴位 $T_2WI$，硬膜囊扩大（黑箭），脂肪瘤位于后方，呈高信号（白箭）

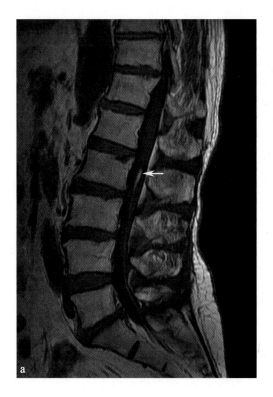
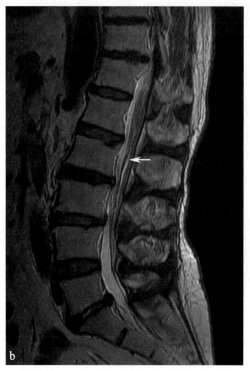

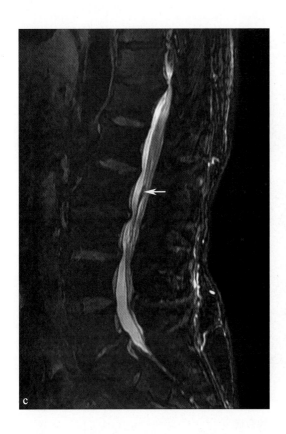

**图 16-1-4　终丝内脂肪沉积**
a、b 为矢状位 $T_1WI$ 和 $T_2WI$，腰 4 椎体水平终丝内见条形短
$T_1$、长 $T_2$ 信号，于脂肪抑制 $T_2WI$（c）上呈低信号

6. 椎管内外脂肪堆积表现为椎管内外脂肪信号，抑脂像呈低信号。

**【鉴别诊断】**

脊柱裂及其并发的各种畸形影像诊断相对容易，结合临床症状、体征、皮肤异常表现以及 CT、MRI 显示的脊髓、终丝、硬脊膜囊异常和伴发的先天性肿瘤等可作诊断。因多种畸形常同时存在，因此影像检查的主要目的是全面评估病变，明确脊髓栓系的有无及病因，为临床治疗提供指导信息。

（张　权）

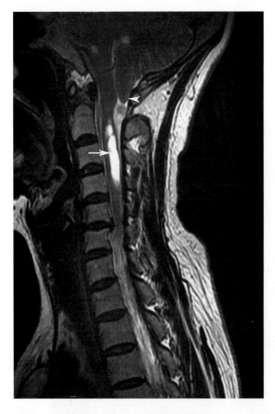

**图 16-1-5　Arnold-Chiari 畸形**
矢状位 $T_2WI$ 显示小脑扁桃体变尖，并经枕大孔疝入颈段椎管内（白箭头），脑干受压，颈 2~4 椎体水平脊髓中央可见纵形高信号，为脊髓空洞（白箭）

## 第二节　积水性脊髓空洞症

**【概述】**

积水性脊髓空洞症（hydrosyringomyelia）是一种慢性发展的脊髓退行性变，它的形成可以是先天性、退行性、外伤性和肿瘤性。它包括脊髓空洞和中央管积水两种情况。前者空洞多在颈段和上胸段，偶可多发，空洞内含无色或黄色液体，洞壁由胶质细胞和纤维组织构成。空洞与中央管不同，空洞脊髓外形可正常、梭形增大或萎缩。中央管积水则为脊髓中央管均匀扩张或囊状扩张，内衬以室管膜细胞，

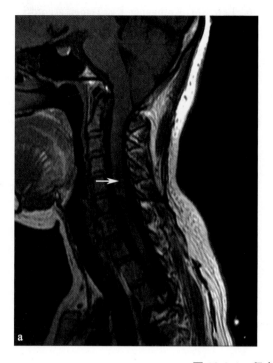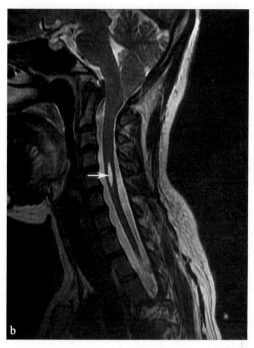

**图16-2-1 积水性脊髓空洞症**
颈₅椎体水平脊髓中央见短条状异常信号，于T₁WI（a）上呈低信号，T₂WI（b）上呈高信号，边界清楚

囊腔与中央管相通。两者在影像上区分困难，因此常合并称为积水性脊髓空洞症。

**【临床特点】**

主要临床症状为受损节段的分离性感觉障碍和下运动神经元障碍等。

**【影像检查技术与优选】**

CT对本病的诊断价值不大，CT扫描后脊髓造影（CTM）为有创检查方法，MRI为首选检查方法。

**【影像学表现】**

在CTM上依脊髓外形分为四型：①正常；②增大；③变扁；④萎缩。任何一型髓内都有空洞。CT平扫，用适宜的软组织窗有可能发现髓内边界清楚、脑脊液密度的囊腔，如果囊液蛋白含量高则为等密度而不易发现。CTM可见造影剂进入空洞内。注入造影剂后立即显影或延迟4～6h后显影，可见髓内高密度区。立即显影者空洞可能与蛛网膜下腔相通，延迟显影则经脊髓渗入空洞。

MRI能够确定空洞的大小及范围，观察脑脊液和囊内液体的动力学改变，还能发现引起空洞的原发病变，如脊髓肿瘤。囊腔位于脊髓内，在T₁WI上呈低信号，T₂WI上呈高信号（图16-2-1）。矢状位最宜于确定囊腔的范围，呈纵行条带状，可连续或阶段性扩张，脊髓增大或萎缩；横轴位可进一步显示囊腔在脊髓的定位。

**【诊断要点】**

脊髓内纵行条带状脑脊液信号影，边界清楚，脊髓可增粗或萎缩。继发性脊髓空洞者，可检测到肿瘤等致病因素。

**【鉴别诊断】**

积水性脊髓空洞症诊断比较容易，但需要注意的是检查应该包括空洞全长，确定有无合并Chiari I型畸形或脊髓内的肿瘤性病变，以免漏诊。同时，积水性脊髓空洞症常合并于多种脊柱脊髓畸形，如脊柱裂、脊髓纵裂、脊髓脊膜膨出等，因此要全面观察。

脊髓空洞积水症需要与脊髓软化灶进行鉴别，后者可见于外伤、炎症、椎间盘突出等情况，软化灶常比较局限，形态不如空洞规则，结合明确的临床病史可做出鉴别诊断。

（张 权）

## 参 考 文 献

[1] 吴恩惠.头部CT诊断学.2版.北京:人民卫生出版社，1994:219.

[2] 张权,李威,张云亭.脊髓栓系综合征的MRI研究.天津

医科大学学报，2003，9（1）：29-32.

［3］Gupta P，Kumar A，Kumar A，et al. Congenital spinal cord anomalies：a pictorial review. Curr Probl Diagn Radiol，2013，42（2）：57-66.

［4］Hertzler DA 2nd，DePowell JJ，Stevenson CB，et al. Tethered cord syndrome：a review of the literature from embryology to adult presentation. Neurosurg Focus，2010，29（1）：E1.

［5］Kumar J，Afsal M，Garg A. Imaging spectrum of spinal dysraphism on magnetic resonance：A pictorial review.

World J Radiol，2017，9（4）：178-190.

［6］Lew SM，Kothbauer KF. Tethered cord syndrome：an updated review. Pediatr Neurosurg，2007，43（3）：236-248.

［7］Rufener S，Ibrahim M，Parmar HA. Imaging of congenital spine and spinal cord malformations. Neuroimaging Clin N Am，2011，21（3）：659-676.

［8］Schijman E. Split spinal cord malformations：report of 22 cases and review of the literature. Childs Nerv Syst，2003，19（2）：96-103.

（张　辉　程敬亮　审校）

# 第十七章　脊髓血管畸形

脊髓血管畸形同身体其他部位血管畸形一样，可按照病灶内血流特点分为快血流血管畸形及慢血流血管畸形，前者主要为动静脉畸形和动静脉瘘，后者包括海绵状血管瘤、静脉性畸形和毛细血管扩张症。脊髓血管畸形以动静脉畸形和动静脉瘘常见，包括髓内动静脉畸形、髓周动静脉畸形累及髓内或造成脊髓继发改变。髓内海绵状血管瘤发生率仅次于髓内动静脉畸形，而静脉畸形及毛细血管扩张症罕见。

## 第一节　脊髓动静脉畸形

### 【概述】

脊髓动静脉畸形在病理上分为动静脉畸形（arteriovenous malformation，AVM）和动静脉瘘（arteriovenous fistula，AVF），前者在供血动脉和引流静脉间有异常毛细血管团，后者则为供血动脉与引流静脉直接相连。按发生部位及病理形态常将脊髓动静脉畸形分为四型：Ⅰ型，硬脊膜动静脉瘘；Ⅱ型，髓内球状动静脉畸形；Ⅲ型，幼稚型动静脉畸形，又称青少年型；Ⅳ型，硬膜下髓外动静脉瘘。

### 【临床特点】

脊髓动静脉畸形是最常见的脊髓血管性病变，好发于颈胸段。其中Ⅰ型占70%～80%，Ⅱ型和Ⅲ型占15%～20%。Ⅰ型多由单一的硬脊膜供血动脉和动脉化的引流静脉组成，通常发生在椎间孔附近或神经根鞘内，供血动脉来自动脉硬膜支，硬膜下静脉引流直接进入软脊膜静脉。引流静脉常延及多节脊髓；Ⅱ型由髓内异常血管丛及多条来自脊前或脊后动脉的供血动脉构成的髓内致密血管巢，其内无神经组织，类似于颅内动静脉畸形；Ⅲ型由累及髓内外，甚至脊椎外的复杂血管畸形构成，常由来自多个不同椎体水平的多支供血动脉供应，复杂的血管巢内可存在神经组织；Ⅳ型病变完全位于髓外硬

脊膜内，由增粗的供血动脉直接引流至粗细不等的增粗引流静脉，供血动脉常来自脊前动脉，病变多位于圆锥附近，无血管巢。

在组织学上Ⅰ型为真性动静脉瘘，无毛细血管吻合；Ⅱ～Ⅳ型则表现为畸形血管壁及内弹力层厚薄不均，周围组织发生反应性改变，可见胶质增生、包涵小体、Rosenthal 纤维、含铁血黄素沉积和钙化等。

脊髓动静脉畸形临床症状出现早，常见于儿童及青少年，首发症状常表现为急性出血，其他症状不具特异性，如肢体无力、麻木、弥漫的后背部和肌肉疼痛，少数可因急性髓内或蛛网膜下腔出血而出现急性瘫痪。

### 【影像检查技术与优选】

CT 对脊髓血管畸形的显示价值不大，但可显示病变区的钙化和出血。CTA 可以显示多种血管畸形的全貌。MRI 对髓内病变显示较好。DSA 是显示血管畸形最佳方法，是诊断血管畸形的金标准。

### 【影像学表现】

1. DSA 检查　脊髓造影时病变区显示粗大扭曲蚓蚓状透亮条影，边缘光滑。造影剂流动缓慢，一般无梗阻。如血管扩张较重或融合成团，可显示线团状、环状、葡萄状充盈缺损。合并脊蛛网膜粘连也可引起梗阻，较小的血管畸形由于与造影剂重叠而不易发现。Ⅰ型：硬膜瘘可起自椎动脉至髂内动脉任何水平，可确定动静脉瘘的确切位置，引流静脉多位于脊髓背侧（90%）；Ⅱ型：由脊髓前或后动脉供给血管巢，引流入脊髓表面冠状静脉丛并向前引流至硬膜外间隙；Ⅲ型：血管巢复杂且范围广，可为髓内、髓外或脊柱外，多发供给动脉；Ⅳ型：脊髓前或后动脉为供血动脉，直接和静脉相沟通，无血管巢。

脊髓动脉畸形在脊髓血管造影时可显示供血动脉、引流静脉及畸形血管团的部位、形态和范围（图17-1-1a、b），还可显示动静脉瘘的瘘口位置、大小及

形态,有利于手术和介入治疗。

2. **CT 检查**　脊髓血管畸形在 CT 上表现为局部脊髓增粗。平扫 CT 对脊髓血管畸形的显示价值不大,但可显示病变区的钙化和出血。增强 CT 可显示脊髓表面软脊膜静脉和增粗脊髓内强化的血管巢。而 CTA 检查可以显示多种血管畸形的全貌。

3. **MRI 检查**　脊髓动静脉畸形在 MRI 及 MRA 上可显示脊髓和 / 或脊髓表面异常粗大、迂曲的血管流空影(图 17-1-1c、e、g)。在 $T_1WI$ 上,因缺血、水肿,脊髓可表现为增粗和信号减低;血管巢内的出血表现为混杂高信号。在 $T_2WI$ 上,增粗的脊髓

呈高信号,可见混杂信号血管团影及硬膜下或硬膜外增粗的流空血管影,脊髓受压变形。流空血管在脑脊液高信号的衬托下显示得更加清楚,可伴有局限性脊髓增粗或萎缩(图 17-1-1d、f、h),有时髓内可见继发缺血改变或陈旧性出血灶,在 $T_2^*WI$ 和 SWI 序列上显示较好。增强扫描流速较慢的畸形血管可明显强化,有利于发现小的畸形血管、供血动脉和引流静脉以及瘘口的位置等。MRA 可显示增粗的引流静脉、供血动脉及血管巢。

【诊断要点】

依据脊髓动静脉畸形在 MRI 和 DSA 上的典型

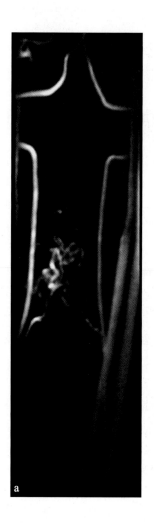

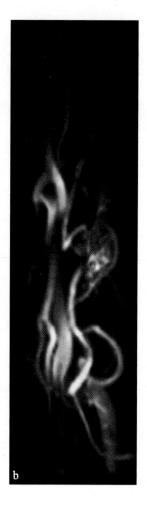

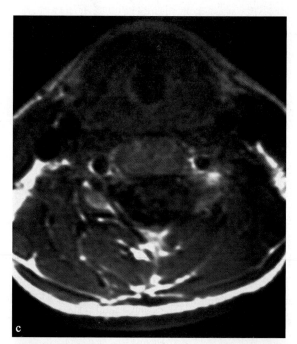

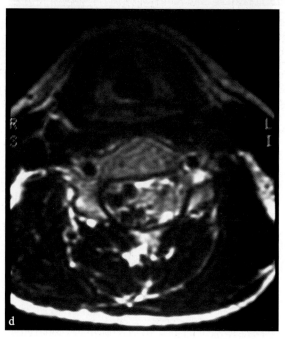

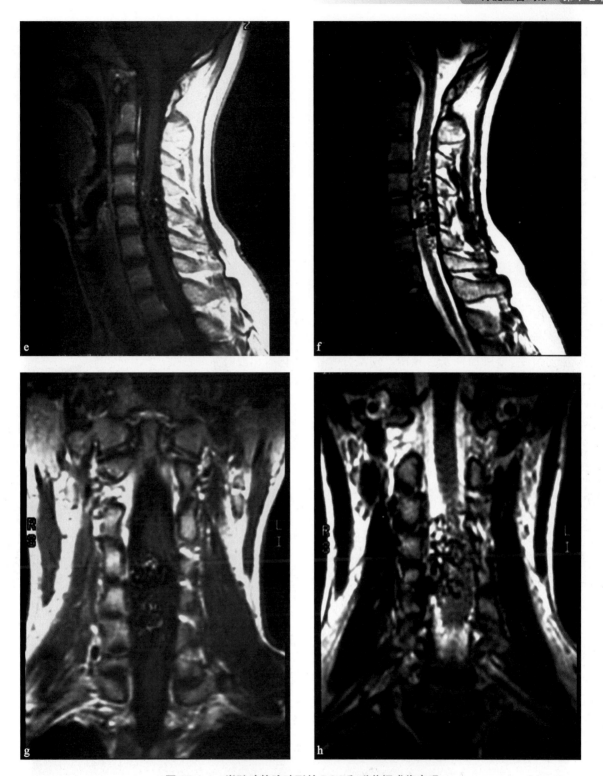

**图 17-1-1　脊髓动静脉畸形的 DSA 和磁共振成像表现**

a、b. DSA 检查；c. $T_1WI$ 轴位；d. $T_2WI$ 轴位；e. $T_1WI$ 矢状位；f. $T_2WI$ 矢状位；g. $T_1WI$ 冠状位；h. $T_2WI$ 冠状位。DSA 示畸形血管团与脊髓前动脉相连，并可见粗大的引流静脉，$T_2WI$ 上 $C_4\sim C_6$ 水平脊髓背侧异常血管流空影像，脊髓受压变形，$T_1WI$ 上椎管内多发点状血管流空信号，脊髓萎缩变细

表现，诊断并不困难。诊断要点包括：$T_2WI$ 上脊髓高信号，脊髓表面和/或髓内的异常血管流空影；Ⅱ型可见髓内血管巢；伴脊髓出血、缺血、软化及萎缩；MRA 和 DSA 可见供血动脉、引流静脉及异常

血管团。

**【鉴别诊断】**

**1. 正常脑脊液搏动伪影**　常见于 $T_2WI$ 胸段脊髓背侧，边界不清，呈断续低信号，结合其他序列可

与流空血管鉴别。

**2. 脊髓内肿瘤** 髓内 AVM 伴有出血时需与髓内肿瘤鉴别,如室管膜瘤和血管母细胞瘤。室管膜瘤常造成脊髓增粗、囊变和继发中央管积水,病变周围无血管流空影。血管母细胞瘤瘤结节附近可见异常扩大的引流静脉,增强扫描瘤结节呈明显均一强化,且瘤结节周围广泛或多发囊变区是其特征,脊髓血管造影可用于鉴别脊髓动静脉畸形和血管母细胞瘤。

(张　权)

# 第二节　海绵状血管瘤

## 【概述】

脊髓海绵状血管瘤是脊髓血管畸形中较常见的一种,是先天性、非肿瘤性发育异常。常呈分叶状或桑葚状,由薄壁血窦构成,血管间隙被胶原组织分割,被覆单层内皮细胞,不含平滑肌和弹力层,无神经组织间隔,与脑内海绵状血管瘤相似。脊髓海绵状血管瘤不具备动脉、毛细血管或静脉的特征。可反复出血,局部部分或完全血栓形成,周围神经组织表现为胶质增生、萎缩和含铁血黄素沉着。

## 【临床特点】

脊髓海绵状血管瘤,男女比为 1:2,好发于胸髓,其次为颈髓。好发年龄为 30~60 岁,高峰年龄为 40 岁。病变可多发,但少见。典型的临床表现为感觉异常,通常在疼痛之后的数小时发生。病程多

变,可缓慢进行性加重,也可表现为脊髓半切综合征。临床进展表现多样,包括:复发好转型、缓慢进展型、突发快速进展型和急性发作进展型。家族性海绵状血管瘤综合征占 20%,特点是多发病变,多为幕下病变,发病年龄小,出血和形成新病变可能性大。

## 【影像检查技术与优选】

CT 检查对诊断海绵状血管瘤价值不大,但有时可显示病变区的细小钙化。MRI 对于髓内海绵状血管瘤的显示优于其他影像学方法,DSA 也有助于鉴别髓内其他血管畸形。

## 【影像学表现】

DSA 检查:海绵状血管瘤在脊髓血管造影时常为阴性,也称隐性血管畸形。

CT 检查:有时可显示病变区的细小钙化,病灶内有出血时呈高密度。

MRI 检查:海绵状血管瘤在 MRI 上有特征性改变,常表现为髓内高低混杂信号区(图 17-2-1a、b),其内可见陈旧性出血信号,在梯度回波各序列均呈低信号。病变周边可见含铁血黄素沉积,其在 $T_2WI$ 上呈低信号(图 17-2-1b)。较小病灶可能仅表现为 $T_2WI$ 低信号影,而无中间高信号区。病变处脊髓常无增粗,但急性出血时可发生脊髓水肿而增粗。MRI 增强扫描多不显示强化,少数可表现周围轻度强化(图 17-2-1c、d)。

## 【诊断要点】

1. 髓内高低混杂信号病变。

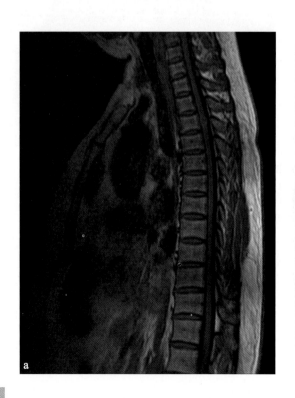

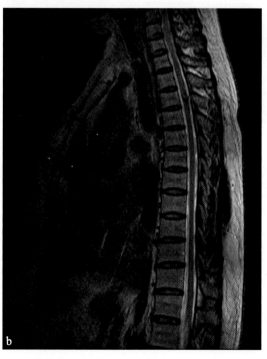

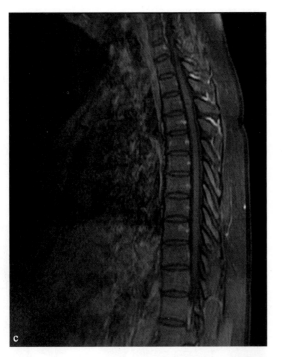 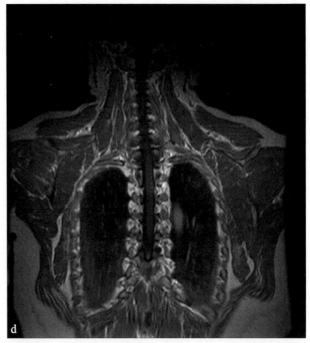

**图 17-2-1 脊髓海绵状血管瘤的磁共振成像表现**

a. $T_1WI$ 检查；b. $T_2WI$；c. 矢状位 $T_1WI$ 增强扫描；d. 冠状位 $T_1WI$ 增强扫描。$T_1WI$、$T_2WI$ 上显示上胸$_3$椎体水平脊髓内高低混杂信号影像，脊髓无明显增粗。增强扫描呈轻度强化

2. $T_2WI$ 病变周边可见低信号环。

3. 无占位效应。

4. 强化不明显。

**【鉴别诊断】**

1. **髓内肿瘤** 伴有新鲜出血的髓内海绵状血管瘤需要与髓内肿瘤鉴别，后者常有明显占位效应，相应节段脊髓增粗，多伴有囊变和中央管积水征象，周围水肿明显，增强后明显强化。

2. **髓内动静脉畸形** 常有继发出血，但病变周围可见异常粗大的血管流空影像，邻近脊髓可见萎缩性改变，且 MRI 增强扫描病变强化明显。

（张 权）

## 第三节 脊柱节段性血管瘤病

**【概述】**

脊柱节段性血管瘤病（Cobb 综合征），又称为节段性脊柱、脊髓血管瘤病或皮肤脑脊膜血管瘤病，是一种脊椎先天性疾病，男性稍多，常累及脊椎的一个或多个节段，由一个或多个椎体血管瘤、椎旁血管瘤、脊髓、硬膜外血管瘤、皮下和表皮血管瘤等组成。椎体血管瘤为动静脉型而非海绵状血管瘤。

**【临床特点】**

临床表现主要包括以下三类：①脊髓症状，包括蛛网膜下腔出血、髓内出血和神经根刺激症状；②椎管内脊髓血管瘤、硬膜外间隙血管瘤的症状，以及椎体或椎旁血管瘤压迫脊髓所致的症状。可以出现疼痛、肢体无力、大小便障碍、感觉障碍等症状。③皮肤、皮下血管瘤相应的表现，皮肤血管痣或皮肤斑点，皮下可以扪及质软的肿物。

**【影像检查技术与优选】**

CT 可以显示椎体、软组织血管瘤。MRI 可以更好地显示椎管内病变。DSA 为诊断金标准，可以同时进行血管内治疗。

**【影像学表现】**

1. **CT** 椎管节段性血管瘤病在 CT 上可显示某一脊椎节段的同一平面出现椎体、椎管内、椎旁软组织及皮下的异常密度改变，病变可彼此相连，其内可夹杂着较粗大的血管影，病变多为等密度，其内可见高密度钙化影，增强扫描明显强化（图 17-3-1a、b）。椎体血管瘤常呈网状改变，表现为骨小梁增厚。椎体破坏常表现为不规则混杂密度，呈"栅栏"征。椎管内病变可累及髓内和 / 或髓周间隙、硬膜外间隙。椎管内病变可造成邻近椎体及附件骨质吸收或破坏。

2. **MRI** 椎管节段性血管瘤病在 MRI 上表现为一个或多个脊椎节段受累的异常流空血管团或肿物，病变累及相应节段的脊髓、髓外硬膜下、硬膜

外、椎体、椎旁软组织及皮肤等（图 17-3-1c～f）。病变椎体在 $T_1WI$、$T_2WI$ 上呈高信号。病灶内部和病灶之间可见一条或多条异常粗大的供血动脉和引流静脉。增强检查，上述病变通常明显强化。

3. DSA　椎管节段性血管瘤病在血管造影时表现为肋间及肋下动脉扩张和紊乱。引流静脉迂曲、扩张，以及多个异常浓集的血管巢。DSA 可准确显示病变的范围、数目、供血动脉、畸形血管团及引流静脉。

【诊断要点】

同时累及皮肤、软组织、椎体、脊髓 2 种组织以上的血管性病变，结合 CT、MRI、DSA 等影像学检查，诊断不难。

【鉴别诊断】

椎管节段性血管瘤病需和单纯椎体海绵状血管瘤、椎管内动静脉畸形鉴别。结合临床，全面检查，

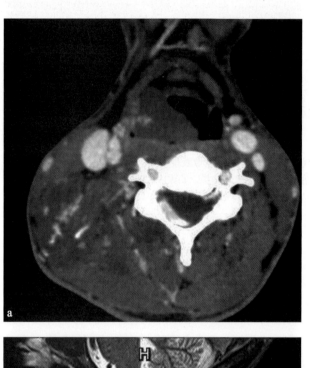

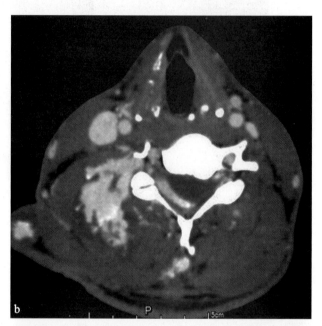

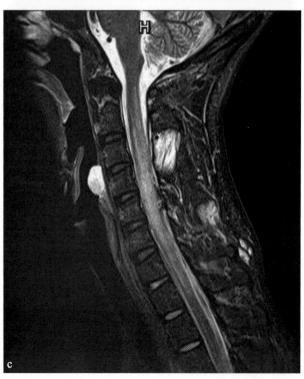

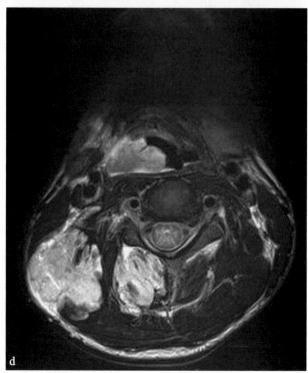

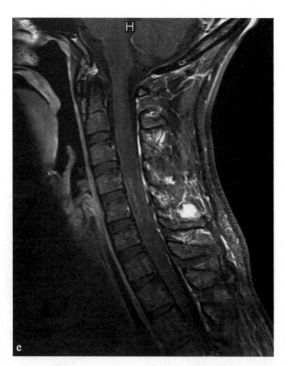
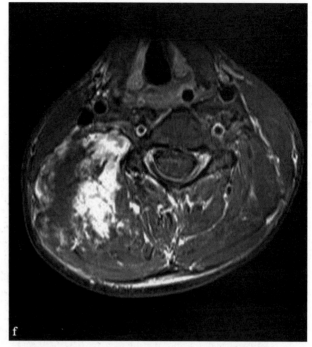

**图 17-3-1 Cobb 综合征**

a、b. CT 增强轴位重建图；c. T₂WI 轴位；d. 为 T₂WI 矢状位；e. 为增强矢状位；f. 为增强轴位。CT 扫描显示，右侧项
背部斜方肌深面、竖脊肌、右侧大圆肌肌内、肌间和皮下软组织内、右侧喉部、部分胸椎右后方皮下软组织内多发病团
块样病灶，CT 增强扫描弥漫显著强化，颈₁～胸₂节段硬膜外间隙片块状明显强化。MRI T₂WI 上为高信号，增强扫描
弥漫强化。颈髓 T₂WI 信号增高，增强扫描，髓内见多发条状点状异常强化影。颈椎骨质未见异常

鉴别不难。

（杨智云）

## 第四节　脊髓动脉综合征

### 【概述】

脊髓动脉综合征是指脊髓供血动脉闭塞后引起的其供血区域脊髓缺血梗死所致的临床症状综合征。包括脊髓前动脉综合征，脊髓后动脉综合征及中央动脉综合征。脊髓的动脉血液供应有两个来源：一个为脊髓前动脉和脊髓后动脉，另一个为来自一些节段性动脉（肋间后动脉和腰动脉等）的脊髓支。脊髓前动脉（anterior spinal artery）和脊髓后动脉（posterior spinal artery）均起自椎动脉。脊髓前动脉沿前正中裂下行至脊髓末端，供应脊髓前 2/3 包括脊髓灰质前角、侧角，中央灰质及侧索的锥体束、脊髓丘脑束。脊髓后动脉由椎动脉或小脑下后动脉发出左右两支，沿脊髓左右后外侧沟下行。脊髓前、后动脉在下行的进程中，沿途接受肋间后动脉和腰动脉的脊髓支补充，下行直至脊髓圆锥。脊髓后动脉供应脊髓后 1/4。由于胸₄~₉、腰₁节段吻合支较少，易发生缺血改变。因此临床最常见的是脊髓前动脉综合征（anterior spinal artery syndrome），

又称 Beck 综合征、Davison 综合征、脊髓前动脉闭塞综合征等。

### 【临床特点】

常表现为突然发作的肢体无力及感觉减退。表现为迅速进行性的神经功能障碍，常数小时达到高峰。脊髓前动脉综合征表现为脊髓前动脉分布区域受累引起肢体瘫痪，痛温觉障碍、直肠膀胱括约肌障碍。无发热、感染征象。脑脊液常规和生化常正常，或者蛋白轻度升高。

病因多由脊髓前动脉及其有关的血管狭窄或闭塞所致。常见的病因有高血压、动脉粥样硬化，也见于感染、脊髓外伤、主动脉手术、系统性低血压、肿瘤压迫、动脉硬化血管畸形等。

### 【影像检查技术与优选】

MRI 常规扫描及弥散加权成像是首选的影像检查技术。DSA 是金标准，可以显示血管情况，可以同时进行血管内治疗。

### 【影像学表现】

主要显示由于动脉狭窄或闭塞导致的脊髓缺血梗死。

MRI 平扫急性期脊髓受累节段水肿肿胀，信号异常，矢状位上呈长条形，T₁WI 显示为等或稍低信号，T₂WI 高信号（图 17-4-1a、b）。脊髓前动脉综合

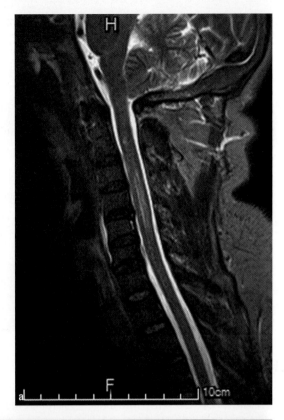

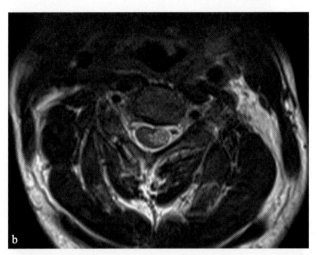

**图 17-4-1 颈髓梗死 MRI 平扫**

a. 矢状位抑脂 $T_2WI$；b. 为轴位 $T_2WI$；c. 为 DWI b=1 000；d. ADC 图。$T_2WI$ 上为高信号，矢状位上（a）颈$_{2\sim5}$水平条片状高信号影，轴位（b）显示为脊髓中央灰质及左侧部分信号增高，弥散受限，DWI b=1 000（c）为高信号，ADC（d）图为明显低信号

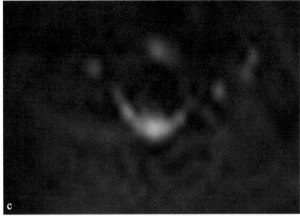

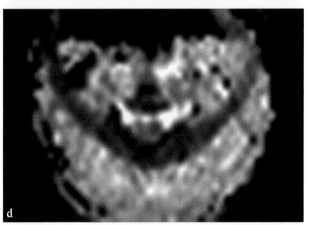

征典型的供血范围在轴位上脊髓前 2/3 部分片状，两侧对称或不对称。慢性期表现为受累脊髓局部软化萎缩。

急性及亚急性期弥散加权图像上表现为弥散受限，即高 b 值 DWI 为高信号，ADC 为低信号。（图 17-4-1c、d）

增强扫描急性期不强化，亚急性期可表现为斑片状强化。

DSA 显示脊髓动脉狭窄或闭塞。

**【诊断要点】**

1. 临床特点为突然起病，临床症状急速进展，并迅速达高峰。

2. MRI 表现信号表现为前 2/3 截面信号异常，矢状位长条状。弥散受限。

3. DSA 显示脊髓动脉狭窄或闭塞。

**【鉴别诊断】**

1. **横贯性脊髓炎** MRI 表现常类似，脊髓肿胀，信号异常。横贯性脊髓炎常有感染或接种疫苗病史，脑脊液有感染的证据，弥散可以不受限。

2. **亚急性脊髓联合变性** 亚急性脊髓联合变性是维生素 $B_{12}$ 缺乏导致的脊髓变性性疾病。起病慢，病程长。MRI 上表现脊髓后部为双侧对称性八字形或 M 形的 $T_2WI$ 高信号影，弥散不受限。结合病史及影像表现不难鉴别。

（杨智云）

## 参 考 文 献

［1］ 周振玲 . 常见脊髓非肿瘤性病变的 MRI 诊断特征分析 . 现代医用影像学，2017，26（05）：1434-1435，1438.

［2］ 齐连生 . 脊髓梗死的临床和 MRI 特点分析 . 中国实用神经疾病杂志，2010，13（04）：30-32.

［3］ 马艳花，程流泉，庄林，等 . 脊髓梗死 MRI 表现 2 例 . 医学影像学杂志，2007（08）：789-795.

［4］ 田芳，丁永生，周自明，等 . 脊髓梗死的磁共振诊断初探 . 放射学实践，2007，（01）：24-27.

［5］ 吴晶，吴杰，贾秀川，等 . 脊髓梗死的 MRI 诊断及临床表现 . 中国临床医学影像杂志，2007（01）：37-39.

［6］ Kivelev J，Niemela M，Hernesniemi J. Characteristics of cavernomas of the brain and spine. J Clin Neurosci，2012，19（5）：643-648.

［7］ Ahmed NF，Mubarak F，Sajjad N. Intramedullary cavernoma with extralesional haemorrhage. J Pak Med Assoc，2017，67（8）：1278-1279.

［8］ Grelat M，Madkouri R，Tremlet J，et al. Aim and indications of spinal angiography for spine and spinal cord surgery：Based on a retrospective series of 70 cases. Neurochirurgie，2016，62（1）：38-45.

［9］ Schneider，Gregory S. Anterior spinal cord syndrome after initiation of treatment with atenolol. The Journal of Emergency Medicine，2010，38（5）：e49-e52.

［10］ Cheshire WP，Santos CC，Massey EW，et al. Spinal cord infarction：etiology and outcome. Neurology，1996，47（2）：321-330.

［11］ Cheung AT，Weiss SJ，McGarvey ML，et al. Interventions for reversing delayed-onset postoperative paraplegia after thoracic aortic reconstruction. The Annals of Thoracic Surgery，2002，74（2）：413-419.

（张 辉 程敬亮 审校）

# 第十八章　脊柱脊髓外伤

## 第一节　脊柱骨折

### 【概述】

脊柱骨折（spinal fracture）在创伤中并不少见，表现为椎体附件骨折、压缩性骨折及爆裂骨折。较常发生于活动度较大的胸腰段、颈胸段及下腰段，绝大多数为暴力导致脊柱过度屈曲所致的单纯性压缩骨折。爆裂骨折为纵向压力导致的椎体粉碎性骨折，常伴有碎骨片嵌入椎管且易合并椎弓附件骨折和脱位。

### 【临床特点】

有明显的外伤史，如机动车交通事故、体育运动及高处坠落、躯干挤压等，老年人常为跌坐伤。受伤部位局部疼痛、压痛明显，可伴有脊柱畸形、强迫体位、活动受限。

### 【影像检查技术与优选】

X 线平片是脊柱骨折的首选检查方法，简便易行，整体观强。但对细微骨折、后柱骨折容易漏诊。CT 扫描是脊柱损伤后的常规检查方法，有助于评价椎管的完整性和椎管内碎骨块的定位，也可明确显示骨折分型，以及中、后柱骨折、椎小关节脱位及椎管狭窄程度。MRI 是脊髓损伤的首选检查手段，能直接显示脊髓的损伤和韧带撕裂，还可清晰显示骨挫伤。

### 【影像学表现】

1. **X 线**　正侧位片见椎体变扁，延长，呈楔形变，椎间隙变窄或增宽，严重者引起椎体明显前突、后突畸形，椎体错位（图 18-1-1）。双斜位可显示小

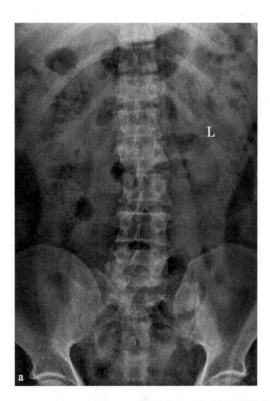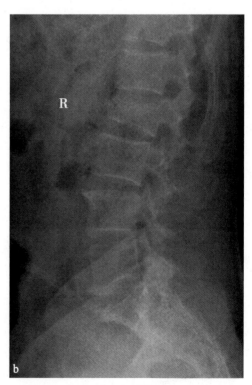

**图 18-1-1　腰₂椎体爆裂骨折 X 线正位（a）侧位（b）**

腰₂椎体变扁，椎体上缘密度增高。侧位片示腰₂椎体楔形变，同时可见腰₁棘突及腰₂椎板骨质不连续

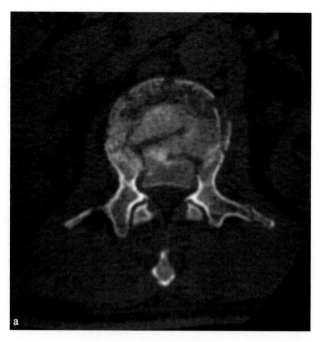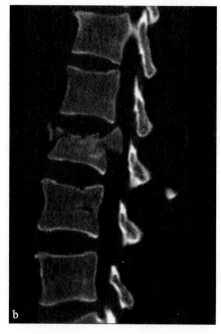

图18-1-2 腰₂椎体爆裂骨折CT横断面（a）及矢状位重建（b）腰₂椎体变形，可见纵行、斜形低密度骨折线影，有碎骨块向后突入椎管内，椎管狭窄，硬膜囊受压。此外，可见腰₂椎体双侧横突骨折

关节紊乱、滑脱、交锁、移位。根据椎间孔是否增大、变小，是否导致椎体滑脱，从而间接判断神经及脊髓是否受压、损伤。

2. CT　CT横断面可清晰显示椎体及附件低密度骨折线影，或骨小梁呈斑片状密度增高（图18-1-2）。爆裂骨折时椎体碎裂，骨碎块向周围不同程度移位，可造成椎管不同程度狭窄，椎间盘突出。CT对脊髓及韧带的损伤显示不敏感，且显示不清。仅能观察到韧带及脊髓被碎骨片、突出的椎间盘、膨隆的椎体边缘挤压变形、移位的情况。

3. MRI　椎体楔形变，$T_1WI$呈稍低信号，$T_2WI$呈等高信号，脂肪抑制序列呈高信号，如压缩性骨折向椎管内突出，可见硬膜囊及脊髓受压。

【诊断要点】

1. 外伤史。

2. X线　椎体变形是最明显的X线征象，常表现为楔形变。

3. CT　椎体及附件低密度骨折线影，爆裂骨折可见椎管内及椎体旁碎骨块，椎管变形、狭窄，椎间盘突出。

4. MRI　椎体变形，$T_1WI$呈稍低信号，$T_2WI$脂肪抑制序列呈高信号，并见低信号骨折线影。

【鉴别诊断】

1. 椎体变形并非骨折独有，在日常工作中有时会将非外伤产生的椎体楔形改变误诊为骨折。因此除观察椎体变形外，还应注意以下骨折征象：椎体前角有无骨折块，椎体边缘皮质有无皱褶、中断、内陷、隆起，椎体内有无骨小梁压缩的横行致密线。

2. 单纯性和病理性压缩骨折的鉴别，X线两者都表现为椎体压缩呈楔形改变，如合并明显附件骨质破坏或周围软组织肿块，应考虑病理性压缩骨折。CT单纯性压缩骨折，椎体的皮质骨和骨小梁仅有断裂而无破坏，而在绝大多数病理性压缩骨折，椎体的皮质和小梁都有不同程度的破坏。MRI椎体单纯性压缩骨折保留有全部或部分正常骨髓信号，且形态规则，而病理性压缩骨折中的正常骨髓信号则被肿瘤取代，在$T_1WI$呈低信号。

（张　辉）

## 第二节　脊髓损伤

【概述】

脊髓损伤（spinal cord injury）是一种极为严重的神经系统损伤，继发于脊柱外伤，其主要原因有车祸、工伤、剧烈运动等。

【临床特点】

脊髓损伤见于脊柱外伤，根据损伤严重程度主要包括脊髓震荡、脊髓挫裂伤、脊髓受压或断裂。脊髓震荡属最轻的脊髓损伤，是指脊髓外伤后功能出现暂时性障碍，但无器质性损伤，临床主要表现为脊髓外伤后出现短暂的完全性或不完全性横贯性脊髓功能障碍，症状在24～48h内迅速恢复。脊髓挫裂伤常伴有较严重的脊椎骨折和脱位。严重的脊髓损伤可呈部分或完全断裂，为脊椎骨严重骨折错位的合并症。

**【影像检查技术与优选】**

对于脊柱骨折的显示，应首选 X 线及 CT，但对椎管内脊髓的显示价值有限。MRI 由于其较高的软组织分辨力，对脊髓病变包括脊髓损伤的显示有其独特的优势，MRI 在鉴别脊髓损伤后的水肿、出血方面是其他影像学检查方法无法替代的。

**【影像学表现】**

1. CT 脊髓损伤后水肿 CT 检查可见脊髓膨大，密度减低。CT 对于椎管骨质异常的显示优于 MRI。而 MRI 对脊髓损伤水肿的诊断比 CT 敏感的多。外伤后脊髓内出血少见，急性期 CT 扫描呈高密度影，局部脊髓膨大程度取决于出血多少及周围水肿的程度。

2. MRI 损伤后脊髓水肿比较常见，可以与骨性椎管各种损伤同时存在，也可不伴有骨质异常而单独存在。水肿范围可局限或广泛。MRI 可以确定脊髓水肿的范围和程度，$T_1WI$ 矢状位可见水肿节段脊髓肿大增粗，信号正常或稍低，$T_2WI$ 水肿区呈高信号。单纯脊髓水肿信号均质，与正常脊髓间境界清楚，预后较好。水肿合并有坏死时形态常欠规则，$T_2WI$ 高信号常不均质，预后较差，常不能完全恢复，数周后，可见原病变部位脊髓软化囊变，表现为脊髓内局限性、边缘清楚的囊性病灶，$T_1WI$ 信号明显降低，类似于脑脊液信号，$T_2WI$ 呈脑脊液样高信号，并伴有局部脊髓萎缩，为慢性期脊髓损伤表现。

外伤后脊髓内出血是脊髓损伤中较严重的一种。24h 内 MRI 信号常无变化，呈等 $T_1$、等 $T_2$ 信号，急性期 $T_1WI$ 呈等信号，$T_2WI$ 中心为低信号，周围为高信号，亚急性期 MRI 检查容易确定有无脊髓内出血，血肿在 $T_1WI$ 表现为高信号，初期 $T_1WI$ 血肿部位由外周开始出现高信号而 $T_2WI$ 无高信号表现，随时间进展，$T_1WI$ 高信号区域从外围向中心扩展，$T_2WI$ 也出现高信号，到亚急性后期，$T_2WI$ 血肿周围可出现低信号环。

脊髓断裂是最严重的脊髓损伤，常为椎骨严重骨折错位的合并症，或见于椎管锐器伤后。MRI 显示最好，矢状位或冠状位图可清楚地显示脊髓断裂的部位和形态，表现为脊髓部分或完全分离（图 18-2-1）。

**【诊断要点】**

1. **外伤史。**

2. **CT** 外伤后脊髓内出血急性期 CT 扫描呈高密度影。

3. **MRI** 脊髓损伤后水肿 MRI 表现为 $T_1WI$ 矢状位脊髓肿大增粗，信号正常或稍低，$T_2WI$ 水肿区呈高信号，单纯脊髓水肿信号均质，与正常脊髓间境界清楚，血肿在不同时间 MRI 表现为不同信号特征。

**【鉴别诊断】**

尽管脊髓损伤后水肿的 MRI 表现与急性脊髓

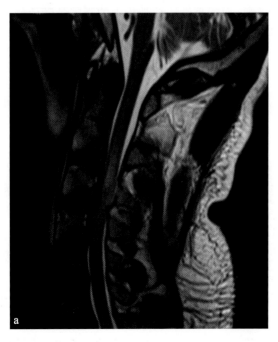
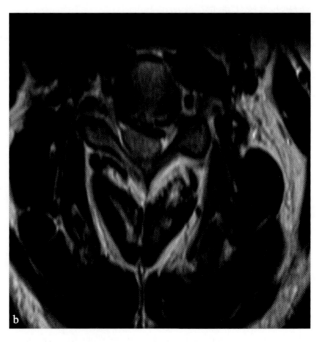

**图 18-2-1 脊髓损伤后脊髓水肿 MRI 表现**
MRI 平扫矢状位和轴位 $T_2WI$ 颈 $_3$ 椎体水平脊髓可见片状高信号

炎、脊髓内转移、放射性损伤等其他髓内病变相似，但结合临床外伤史一般诊断不难。

（张　辉）

# 参 考 文 献

[1] 冯亮，陈君坤，卢光明，等.脊柱损伤.南京：江苏科学技术出版社，2000：446.

[2] 张卫涛，黄炜.X线片与CT扫描在胸腰段脊柱骨折诊断中的应用价值比较.中国CT和MRI杂志，2017，15（4）：133-136.

[3] 吴恩惠.医学影像诊断学.北京：人民卫生出版社，2001：299.

[4] Kepler CK，Pavlov H，Herzog RJ，et al. Comparison of a fluoroscopic 3-dimensional imaging system and conventional CT in detection of pars fractures in the cadaveric lumbar spine. J Spinal Disord Tech，2012，25（8）：429-432.

[5] 王海泉.胸腰椎严重爆裂骨折治疗前后的X线、CT影像评价分析.中国CT和MRI杂志，2015，13（11）：115-117.

[6] 赵志勇.X线平片和CT影像在脊柱爆裂型骨折诊断中的作用评价.影像研究与医学应用，2017，1（4）：78-79.

[7] 白人驹，韩萍，于春水.医学影像诊断学.4版.北京：人民卫生出版社，2016.

[8] Stroman PW，Khan HS，Bosma RL，et al. Changes in pain processingin the spinal cord and brainstem after spinal cord injury characterized by functional magnetic resonance imaging. J Neurotrauma，2016，33（15）：1450-1460.

[9] Wheeler-Kingshott CA，Stroman PW，Schwab JM，et al. The current state-of-the-art of spinal cord imaging：applications. Neuroimage，2014，84：1082-1093.

[10] 张超，王宏.MRI新技术用于脊髓损伤后皮质脊髓束与脑运动皮质的研究.国际医学放射学杂志，2014，37（6）：528-531.

（张　辉　程敬亮　审校）

# 中英文名词对照索引

# 致　谢

　　继承与创新是一部著作不断完善与发展的主旋律。在本书付梓之际，我们再次由衷地感谢那些曾经为本书前期的版本做出贡献的作者们，正是他们辛勤的汗水和智慧的结晶为本书的日臻完善奠定了坚实的基础。以下是本书前期的版本及其主要作者：

《中华影像医学·中枢神经系统卷》（2004年出版，丛书总主编：吴恩惠）
**主　编**　吴恩惠　戴建平　张云亭

《中华影像医学·中枢神经系统卷》（第2版，2016年出版）
**主　审**　戴建平　肖家和　张云亭
**主　编**　龚启勇
**副主编**　高培毅　李坤成　于春水
**编　委**　（按姓氏汉语拼音排列）

| | | | |
|---|---|---|---|
| 冯　逢 | 中国医学科学院北京协和医院 | 王晓明 | 中国医科大学附属盛京医院 |
| 高培毅 | 首都医科大学附属北京天坛医院 | 杨智云 | 中山大学附属第一医院 |
| 龚启勇 | 四川大学华西医院 | 姚振威 | 复旦大学附属华山医院 |
| 黄　力 | 暨南大学附属第一医院 | 于春水 | 天津医科大学总医院 |
| 李　威 | 天津医科大学总医院 | 月　强 | 四川大学华西医院 |
| 李坤成 | 首都医科大学宣武医院 | 张　敬 | 天津医科大学总医院 |
| 吕　粟 | 四川大学华西医院 | 张　权 | 天津医科大学总医院 |
| 马　林 | 中国人民解放军总医院 | 张体江 | 遵义医学院附属医院 |
| 齐志刚 | 首都医科大学宣武医院 | 朱明旺 | 首都医科大学附属三博脑科医院 |
| 孙志华 | 天津医科大学总医院 | 朱文珍 | 华中科技大学同济医学院附属同济医院 |

**编写秘书**　月　强　四川大学华西医院